"十四五"时期国家重点出版物出版专项规划项目
第二次青藏高原综合科学考察研究丛书

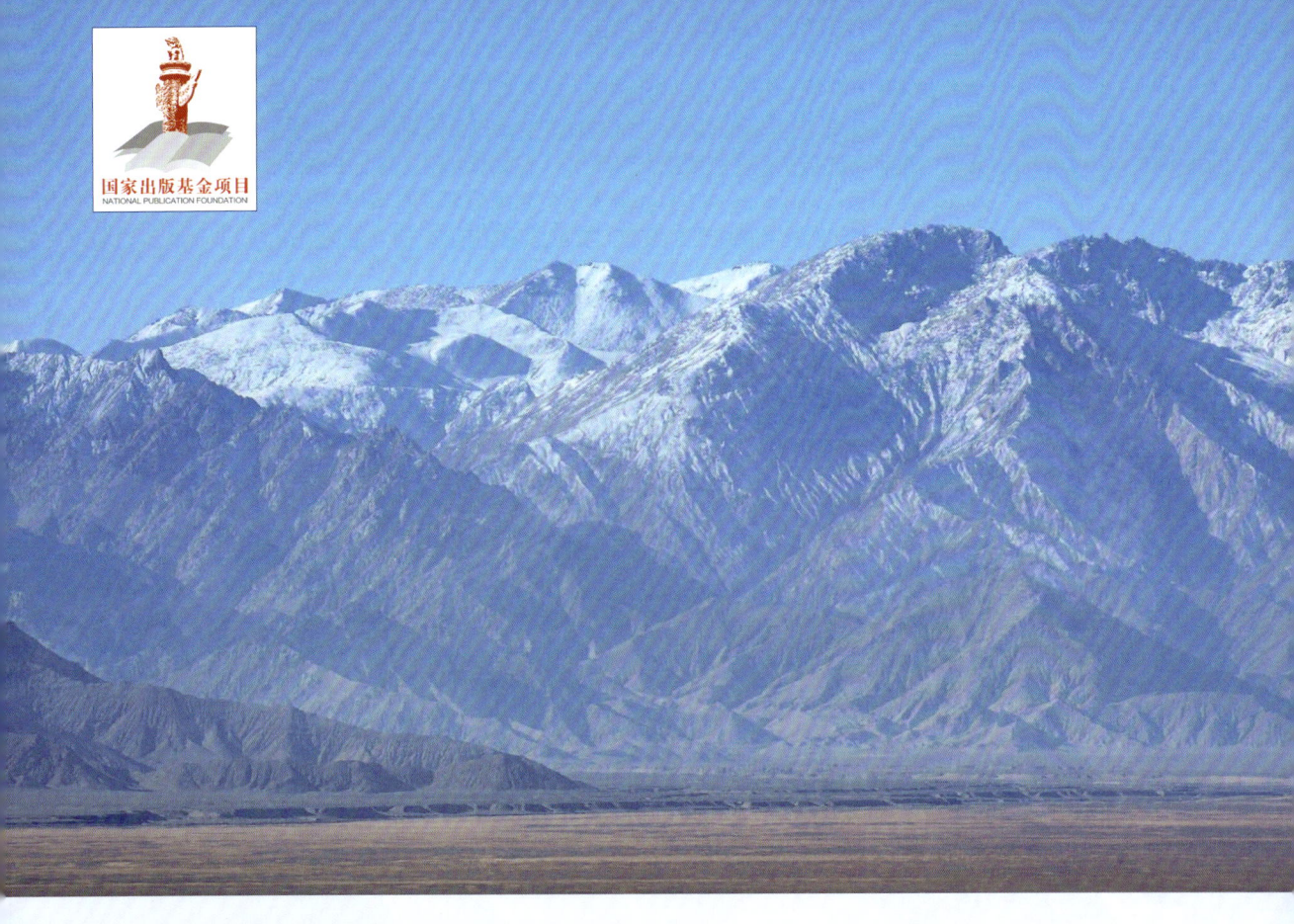

青藏高原
地表氧含量格局与人畜健康

史培军 陈志 唐海萍 等 著

科学出版社

北京

内 容 简 介

本书系统阐述在青藏高原开展的地表氧含量、短居人群缺氧健康响应、家畜及模式动物缺氧健康响应科考测量工作；总结青藏高原地表氧含量、短居人群与家畜缺氧健康响应等第一手实测资料；基于主要植被类型测算植被产氧量，结合主要地理要素分析地表氧含量的影响因子，量化青藏高原地表氧含量的时空格局；定量评估青藏高原家畜缺氧风险，提出青藏高原常居人口缺氧健康响应区域分异规律，估算缺氧常居人口慢性高原病发病率。

本书可供地理学、生态学、灾害学、高原医学、高原农牧学等专业的科研、教学人员及高原行政管理人员等参考使用。

审图号：GS京(2025)0528号

图书在版编目(CIP)数据

青藏高原地表氧含量格局与人畜健康/史培军等著. -- 北京：科学出版社, 2025.6 -- (第二次青藏高原综合科学考察研究丛书). -- ISBN 978-7-03-082172-0

Ⅰ.R161.1；S858.2

中国国家版本馆CIP数据核字第2025ZL4746号

责任编辑：杨帅英　赵　晶 / 责任校对：郝甜甜
责任印制：徐晓晨 / 封面设计：马晓敏

科学出版社 出版
北京东黄城根北街16号
邮政编码：100717
http://www.sciencep.com

北京汇瑞嘉合文化发展有限公司印刷
科学出版社发行　各地新华书店经销

*

2025年6月第 一 版　开本：787×1092　1/16
2025年6月第一次印刷　印张：43
字数：1 020 000

定价：610.00元
(如有印装质量问题，我社负责调换)

"第二次青藏高原综合科学考察研究丛书"指导委员会

主　任　　孙鸿烈　中国科学院地理科学与资源研究所

副主任　　陈宜瑜　国家自然科学基金委员会
　　　　　　秦大河　中国气象局

委　员　　姚檀栋　中国科学院青藏高原研究所
　　　　　　安芷生　中国科学院地球环境研究所
　　　　　　李廷栋　中国地质科学院地质研究所
　　　　　　程国栋　中国科学院西北生态环境资源研究院
　　　　　　刘昌明　中国科学院地理科学与资源研究所
　　　　　　郑绵平　中国地质科学院矿产资源研究所
　　　　　　李文华　中国科学院地理科学与资源研究所
　　　　　　吴国雄　中国科学院大气物理研究所
　　　　　　滕吉文　中国科学院地质与地球物理研究所
　　　　　　郑　度　中国科学院地理科学与资源研究所
　　　　　　钟大赉　中国科学院地质与地球物理研究所
　　　　　　石耀霖　中国科学院大学
　　　　　　张亚平　中国科学院
　　　　　　丁一汇　中国气象局国家气候中心
　　　　　　吕达仁　中国科学院大气物理研究所
　　　　　　张　经　华东师范大学
　　　　　　郭华东　中国科学院空天信息创新研究院
　　　　　　陶　澍　北京大学

刘丛强	天津大学
龚健雅	武汉大学
焦念志	厦门大学
赖远明	中国科学院西北生态环境资源研究院
胡春宏	中国水利水电科学研究院
郭正堂	中国科学院地质与地球物理研究所
王会军	南京信息工程大学
周成虎	中国科学院地理科学与资源研究所
吴立新	中国海洋大学
夏　军	武汉大学
陈大可	自然资源部第二海洋研究所
张人禾	复旦大学
杨经绥	南京大学
邵明安	中国科学院地理科学与资源研究所
侯增谦	国家自然科学基金委员会
吴丰昌	中国环境科学研究院
孙和平	中国科学院精密测量科学与技术创新研究院
于贵瑞	中国科学院地理科学与资源研究所
王　赤	中国科学院国家空间科学中心
肖文交	中国科学院新疆生态与地理研究所
朱永官	中国科学院城市环境研究所

"第二次青藏高原综合科学考察研究丛书"编辑委员会

主　编　姚檀栋

副主编　徐祥德　欧阳志云　傅伯杰　施　鹏　陈发虎　丁　林
　　　　　吴福元　崔　鹏　葛全胜

编　委　王　浩　王成善　多　吉　沈树忠　张建云　张培震
　　　　　陈德亮　高　锐　彭建兵　马耀明　王小丹　王中根
　　　　　王宁练　王伟财　王建萍　王艳芬　王　强　王　磊
　　　　　车　静　牛富俊　勾晓华　卞建春　文　亚　方小敏
　　　　　方创琳　邓　涛　石培礼　卢宏玮　史培军　白　玲
　　　　　朴世龙　曲建升　朱立平　邬光剑　刘卫东　刘屹岷
　　　　　刘国华　刘　禹　刘勇勤　汤秋鸿　安宝晟　祁生文
　　　　　许　惊　孙　航　赤来旺杰　严　庆　苏　靖　李小雁
　　　　　李加洪　李亚林　李晓峰　李清泉　李　嵘　李　新
　　　　　杨永平　杨林生　杨晓燕　沈　吉　宋长青　宋献方
　　　　　张扬建　张进江　张知彬　张宪洲　张晓山　张鸿翔
　　　　　张镱锂　陆日宇　陈　志　陈晓东　范宏瑞　罗　勇
　　　　　周广胜　周天军　周　涛　郑文俊　封志明　赵　平
　　　　　赵千钧　赵新全　段青云　施建成　秦克章　徐柏青
　　　　　徐　勇　高　晶　郭学良　郭　柯　席建超　黄建平
　　　　　康世昌　梁尔源　葛永刚　温　敏　蔡　榕　翟盘茂
　　　　　樊　杰　潘开文　潘保田　薛　娴　薛　强　戴　霜

《青藏高原地表氧含量格局与人畜健康》
编写委员会

主　任　　史培军

副主任　　陈　志　　唐海萍　　马永贵　　王静爱
　　　　　　郝力壮　　朱文泉　　蒲小燕　　姜　璐

委　员　　陈彦强　　胡小康　　李亚兄　　张　慧
　　　　　　马　恒　　张钢锋　　贾　伟　　马伟东
　　　　　　刘　甜　　张　颖　　杨雯倩　　杨合仪
　　　　　　潘云龙　　张林浩　　刘若杨　　梁大林
　　　　　　胡金鹏　　霍文怡昕　魏　丹　　吉怡萌
　　　　　　刘　冬　　苏　鹏

第二次青藏高原综合科学考察队
缺氧环境及其健康效应科考分队人员名单

姓名	职务	工作单位
史培军	队长	北京师范大学／青海省人民政府－北京师范大学高原科学与可持续发展研究院
马永贵	队员	青海师范大学生命科学学院
唐海萍	队员	北京师范大学地理科学学部
陈　志	队员	青海师范大学／青海省人民政府－北京师范大学高原科学与可持续发展研究院
朱文泉	队员	北京师范大学地理科学学部
姜　璐	队员	青海师范大学／青海省人民政府－北京师范大学高原科学与可持续发展研究院
毛　睿	队员	北京师范大学地理科学学部
陈振宁	队员	青海师范大学生命科学学院
余　露	队员	浙江大学／青海省人民政府－北京师范大学高原科学与可持续发展研究院
索南吉	队员	青海师范大学生命科学学院
吴吉东	队员	北京师范大学地理科学学部
杨　静	队员	北京师范大学地理科学学部
颜亮东	队员	青海省气象科学研究所
杨建平	队员	中国科学院西北生态环境资源研究院
吴必虎	队员	北京大学／青海省人民政府－北京师范大学高原科学与可持续发展研究院
钟洪麟	队员	山东大学／青海省人民政府－北京师范大学高原科学与可持续发展研究院
谢惠春	队员	青海师范大学生命科学学院
陈宗颜	队员	青海师范大学地理科学学院

郝力壮	队员	青海大学畜牧兽医科学院
龙主多杰	队员	青海师范大学生命科学学院
赵青林	队员	青海师范大学地理科学学院
陈波	队员	北京师范大学地理科学学部
周洪建	队员	应急管理部国家减灾中心
杨显明	队员	青海师范大学地理科学学院
朱敏侠	队员	西藏民族大学医学院
陈玉福	队员	中国科学院地理科学与资源研究所
闫凯	队员	北京师范大学地理科学学部
宦兴胜	队员	青海黄河光伏维检有限公司生产技术部
陈彦强	队员	北京师范大学地理科学学部
贾伟	队员	青海师范大学地理科学学院
张钢锋	队员	北京师范大学地理科学学部
罗巧玉	队员	青海师范大学生命科学学院
高妙妮	队员	北京师范大学地理科学学部
马伟东	队员	青海师范大学地理科学学院
扎西列珠	队员	西藏农牧学院资源与环境学院
张晓英	队员	西藏民族大学医学院
闫刚印	队员	西藏民族大学信息工程学院
姜钊	队员	西藏民族大学医学院
文艺	队员	中国矿业大学／青海省人民政府－北京师范大学高原科学与可持续发展研究院
刘钊	队员	北京经济管理职业学院
王红	队员	中国科学院地理科学与资源研究所
袁德宣	队员	大地风景文旅集团
余洲	队员	大地风景文旅集团
胡小康	队员	北京师范大学地理科学学部
潘云龙	队员	北京师范大学地理科学学部
马恒	队员	北京师范大学地理科学学部
刘冬	队员	北京师范大学地理科学学部
杨雯倩	队员	北京师范大学地理科学学部
刘甜	队员	北京师范大学地理科学学部
井源源	队员	北京师范大学地理科学学部

孙烨琳	队员	北京师范大学地理科学学部
吴仁吉	队员	北京师范大学地理科学学部
胡金鹏	队员	北京师范大学地理科学学部
张　慧	队员	北京师范大学地理科学学部
何　研	队员	北京师范大学地理科学学部
韩钦梅	队员	北京师范大学地理科学学部
祁应莲	队员	青海师范大学生命科学学院
李翊尘	队员	北京师范大学地理科学学部
吕富荣	队员	北京师范大学地理科学学部
李亚兄	队员	青海师范大学生命科学学院
杨合仪	队员	北京师范大学地理科学学部
戢　爽	队员	青海师范大学生命科学学院
金兄莲	队员	青海师范大学生命科学学院
杜少波	队员	青海师范大学生命科学学院
张林浩	队员	北京师范大学地理科学学部
霍文怡昕	队员	北京师范大学地理科学学部
张　颖	队员	北京师范大学地理科学学部
王　蓉	队员	青海师范大学生命科学学院
张安宇	队员	北京师范大学地理科学学部
陈虹举	队员	中国科学院西北生态环境资源研究院
冀　钦	队员	中国科学院西北生态环境资源研究院
史运坤	队员	青海师范大学地理科学学院
王高烽	队员	青海师范大学生命科学学院
王　汉	队员	青海师范大学生命科学学院
王琳璇	队员	青海师范大学生命科学学院
高　烽	队员	青海师范大学生命科学学院
冯　冰	队员	北京师范大学地理科学学部
马　强	队员	青海大学医学院
李爽林	队员	青海大学医学院
梁向平	队员	青海师范大学生命科学学院
周源涛	队员	青海师范大学地理科学学院
董志强	队员	青海师范大学生命科学学院
梁大林	队员	北京师范大学地理科学学部

李佳桐	队员	北京师范大学地理科学学部
陈晓文	队员	青海师范大学生命科学学院
张 翠	队员	青海师范大学生命科学学院
苏 鹏	队员	青海师范大学地理科学学院
高 慧	队员	青海大学医学院
汪 超	队员	青海师范大学地理科学学院
陈亚梅	队员	青海师范大学地理科学学院
王 迪	队员	山东大学威海前沿交叉科学研究院
王 晨	队员	山东大学威海前沿交叉科学研究院
熊美怡	队员	山东大学威海前沿交叉科学研究院
赵志敏	队员	青海师范大学生命科学学院
何邦科	队员	北京师范大学地理科学学部
陈宇超	队员	北京师范大学地理科学学部
密发凯	队员	青海师范大学生命科学学院
杨春霞	队员	青海师范大学生命科学学院
杨金措	队员	青海师范大学生命科学学院
南夸措	队员	青海师范大学生命科学学院
强六合	队员	青海师范大学生命科学学院
孙兆泉	队员	青海师范大学生命科学学院
马瑶瑶	队员	北京师范大学地理科学学部
王怡雯	队员	北京师范大学地理科学学部
张 浩	队员	北京师范大学地理科学学部
刘若杨	队员	北京师范大学地理科学学部
杨欣怡	队员	北京师范大学地理科学学部
赵晶文	队员	青海师范大学地理科学学院
严 萌	队员	青海师范大学地理科学学院
白有军	队员	青海师范大学生命科学学院
李国云	队员	青海师范大学地理科学学院
马秀兰	队员	青海师范大学生命科学学院
潘昌杰	队员	青海师范大学生命科学学院
赵成财	队员	青海师范大学生命科学学院
徐文深	队员	青海师范大学生命科学学院
陈新燕	队员	青海师范大学生命科学学院

周学伟	队员	青海师范大学地理科学学院
陈元龙	队员	北京工业大学信息学部
姚冠桐	队员	北京师范大学珠海校区未来教育学院
宋昌春	队员	青海师范大学生命科学学院
刘富生	队员	青海师范大学生命科学学院
刘 军	队员	青海师范大学生命科学学院
孔繁吉	队员	青海师范大学生命科学学院
张 旭	队员	青海师范大学生命科学学院
赵德玉	队员	青海师范大学生命科学学院
李文辉	队员	青海师范大学生命科学学院
朱明崇	队员	青海师范大学生命科学学院
张国栋	队员	青海师范大学生命科学学院
马金宝	队员	青海师范大学生命科学学院
马咏梅	队员	青海师范大学生命科学学院
赵国婷	队员	青海师范大学生命科学学院
李永萍	队员	青海师范大学生命科学学院
严 新	队员	青海师范大学生命科学学院
卢 婷	队员	青海师范大学生命科学学院
张金芳	队员	青海师范大学生命科学学院
龙本才让	队员	青海师范大学生命科学学院
文昌吉	队员	青海师范大学生命科学学院
东主才让	队员	青海师范大学民族师范学院
万军加	队员	青海师范大学民族师范学院
才项南吉	队员	青海师范大学民族师范学院
公保多杰	队员	青海师范大学民族师范学院
石成鹏	队员	青海师范大学生命科学学院
郑 玄	队员	青海师范大学生命科学学院
张国庆	队员	青海师范大学生命科学学院
张 斌	队员	青海师范大学生命科学学院
乔鸿海	队员	青海师范大学生命科学学院
李美雎	队员	青海师范大学生命科学学院
马金良	队员	青海师范大学生命科学学院
马继蓉	队员	青海师范大学生命科学学院

张荣萍	队　员	青海师范大学生命科学学院
陈晓婷	队　员	青海师范大学生命科学学院
魏丽萍	队　员	青海师范大学生命科学学院
叶万春	队　员	青海师范大学生命科学学院
李丁艾	队　员	青海师范大学生命科学学院
李志莲	队　员	青海师范大学生命科学学院
冯　艳	队　员	青海师范大学生命科学学院
楞本才旦	队　员	青海师范大学生命科学学院
关却卓玛	队　员	青海师范大学民族师范学院
南卡多杰	队　员	青海师范大学民族师范学院
加羊扎西	队　员	青海师范大学民族师范学院
羊吉布加	队　员	青海师范大学民族师范学院
卓玛东智	队　员	青海师范大学民族师范学院
加杨尖措	队　员	青海师范大学民族师范学院
才让多杰	队　员	青海师范大学民族师范学院
项秀多杰	队　员	青海师范大学民族师范学院
土旦它开	队　员	青海师范大学民族师范学院
西然多杰	队　员	青海师范大学民族师范学院
等宝格力	队　员	青海师范大学民族师范学院
囊吉卓玛	队　员	青海师范大学民族师范学院
尕兰吉	队　员	青海师范大学民族师范学院
江永卡着	队　员	青海师范大学民族师范学院
冷措吉	队　员	青海师范大学民族师范学院
南措吉	队　员	青海师范大学民族师范学院
尼玛卓玛	队　员	青海师范大学民族师范学院
完代卓玛	队　员	青海师范大学民族师范学院
羊日措	队　员	青海师范大学民族师范学院
羊毛才让	队　员	青海大学医学院

丛书序一

青藏高原是地球上最年轻、海拔最高、面积最大的高原，西起帕米尔高原和兴都库什、东到横断山脉，北起昆仑山和祁连山、南至喜马拉雅山区，高原面海拔4500米上下，是地球上最独特的地质－地理单元，是开展地球演化、圈层相互作用及人地关系研究的天然实验室。

鉴于青藏高原区位的特殊性和重要性，新中国成立以来，在我国重大科技规划中，青藏高原持续被列为重点关注区域。《1956—1967年科学技术发展远景规划》《1963—1972年科学技术发展规划》《1978—1985年全国科学技术发展规划纲要》等规划中都列入针对青藏高原的相关任务。1971年，周恩来总理主持召开全国科学技术工作会议，制订了基础研究八年科技发展规划（1972—1980年），青藏高原科学考察是五个核心内容之一，从而拉开了第一次大规模青藏高原综合科学考察研究的序幕。经过近20年的不懈努力，第一次青藏综合科考全面完成了250多万平方千米的考察，产出了近100部专著和论文集，成果荣获了1987年国家自然科学奖一等奖，在推动区域经济建设和社会发展、巩固国防边防和国家西部大开发战略的实施中发挥了不可替代的作用。

自第一次青藏综合科考开展以来的近50年，青藏高原自然与社会环境发生了重大变化，气候变暖幅度是同期全球平均值的两倍，青藏高原生态环境和水循环格局发生了显著变化，如冰川退缩、冻土退化、冰湖溃决、冰崩、草地退化、泥石流频发，严重影响了人类生存环境和经济社会的发展。青藏高原还是"一带一路"环境变化的核心驱动区，将对"一带一路"20多个国家和30多亿人口的生存与发展带来影响。

2017年8月19日，第二次青藏高原综合科学考察研究启动，习近平总书记发来贺信，指出"青藏高原是世界屋脊、亚洲水塔，是地球第三极，是我国重要的生态安全屏障、战略资源储备基地，是中华民族特色文化的重要保护地",要求第二次青藏高原综合科学考察研究要"聚焦水、生态、人类活动,着力解决青藏高原资源环境承载力、灾害风险、绿色发展途径等方面的问题,为守护好世界上最后一方净土、建设美丽的青藏高原作出新贡献,让青藏高原各族群众生活更加幸福安康"。习近平总书记的贺信传达了党中央对青藏高原可持续发展和建设国家生态保护屏障的战略方针。

第二次青藏综合科考将围绕青藏高原地球系统变化及其影响这一关键科学问题,开展西风–季风协同作用及其影响、亚洲水塔动态变化与影响、生态系统与生态安全、生态安全屏障功能与优化体系、生物多样性保护与可持续利用、人类活动与生存环境安全、高原生长与演化、资源能源现状与远景评估、地质环境与灾害、区域绿色发展途径等10大科学问题的研究,以服务国家战略需求和区域可持续发展。

"第二次青藏高原综合科学考察研究丛书"将系统展示科考成果,从多角度综合反映过去50年来青藏高原环境变化的过程、机制及其对人类社会的影响。相信第二次青藏综合科考将继续发扬老一辈科学家艰苦奋斗、团结奋进、勇攀高峰的精神,不忘初心,砥砺前行,为守护好世界上最后一方净土、建设美丽的青藏高原作出新的更大贡献!

孙鸿烈
第一次青藏科考队队长

丛书序二

青藏高原及其周边山地作为地球第三极矗立在北半球，同南极和北极一样既是全球变化的发动机，又是全球变化的放大器。2000年前人们就认识到青藏高原北缘昆仑山的重要性，公元18世纪人们就发现珠穆朗玛峰的存在，19世纪以来，人们对青藏高原的科考水平不断从一个高度推向另一个高度。随着人类远足能力的不断加强，逐梦三极的科考日益频繁。虽然青藏高原科考长期以来一直在通过不同的方式在不同的地区进行着，但对于整个青藏高原的综合科考迄今只有两次。第一次是20世纪70年代开始的第一次青藏科考。这次科考在地学与生物学等科学领域取得了一系列重大成果，奠定了青藏高原科学研究的基础，为推动社会发展、国防安全和西部大开发提供了重要科学依据。第二次是刚刚开始的第二次青藏科考。第二次青藏科考最初是从区域发展和国家需求层面提出来的，后来成为科学家的共同行动。中国科学院的A类先导专项率先支持启动了第二次青藏科考。刚刚启动的国家专项支持，使得第二次青藏科考有了广度和深度的提升。

习近平总书记高度关怀第二次青藏科考，在2017年8月19日第二次青藏科考启动之际，专门给科考队发来贺信，作出重要指示，以高屋建瓴的战略胸怀和俯瞰全球的国际视野，深刻阐述了青藏高原环境变化研究的重要性，希望第二次青藏科考队聚焦水、生态、人类活动，揭示青藏高原环境变化机理，为生态屏障优化和亚洲水塔安全、美丽青藏高原建设作出贡献。殷切期望广大科考人员发扬老一辈科学家艰苦奋斗、团结奋进、勇攀高峰的精神，为守护好世界上最后一方净土顽强拼搏。这充分体现了习近平生态文明思想和绿色发展理念，是第二次青藏科考的基本遵循。

第二次青藏科考的目标是阐明过去环境变化规律，预估未来变化与影响，服务区域经济社会高质量发展，引领国际青藏高原研究，促进全球生态环境保护。为此，第二次青藏科考组织了10大任务和 60 多个专题，在亚洲水塔区、喜马拉雅区、横断山高山峡谷区、祁连山–阿尔金区、天山–帕米尔区等 5 大综合考察研究区的 19 个关键区，开展综合科学考察研究，强化野外观测研究体系布局、科考数据集成、新技术融合和灾害预警体系建设，产出科学考察研究报告、国际科学前沿文章、服务国家需求评估和咨询报告、科学传播产品四大体系的科考成果。

两次青藏综合科考有其相同的地方。表现在两次科考都具有学科齐全的特点，两次科考都有全国不同部门科学家广泛参与，两次科考都是国家专项支持。两次青藏综合科考也有其不同的地方。第一，两次科考的目标不一样：第一次科考是以科学发现为目标；第二次科考是以摸清变化和影响为目标。第二，两次科考的基础不一样：第一次青藏科考时青藏高原交通整体落后、技术手段普遍缺乏；第二次青藏科考时青藏高原交通四通八达，新技术、新手段、新方法日新月异。第三，两次科考的理念不一样：第一次科考的理念是不同学科考察研究的平行推进；第二次科考的理念是实现多学科交叉与融合和地球系统多圈层作用考察研究新突破。

"第二次青藏高原综合科学考察研究丛书"是第二次青藏科考成果四大产出体系的重要组成部分，是系统阐述青藏高原环境变化过程与机理、评估环境变化影响、提出科学应对方案的综合文库。希望丛书的出版能全方位展示青藏高原科学考察研究的新成果和地球系统科学研究的新进展，能为推动青藏高原环境保护和可持续发展、推进国家生态文明建设、促进全球生态环境保护做出应有的贡献。

姚檀栋

第二次青藏科考队队长

前　言

第二次青藏高原综合科学考察研究是以变化为主题的考察研究，目标是摸清变化规律，评估与预测未来变化趋势；强化科考成果的转移转化、科考数据的共享集成和产学研融合，支撑区域经济社会高质量发展；开拓国际视野，开展广域联动研究，服务全球生态环境保护和人类命运共同体建设。为实现上述目标，第二次青藏高原综合科学考察研究设置了亚洲水塔动态变化与影响等十大科学考察研究任务，组建了若干个专题科考分队，开展了五大综合考察研究区内19个关键区的科学考察研究（图前言-1）。《青藏高原地表氧含量格局与人畜健康》（以下简称综合科考研究）是第二次青藏高原综合科学考察研究第六大任务"人类活动与生存环境安全"第6专题"生物地球化学循环与环境健康"（2019QZKK0606）中"缺氧环境及其健康效应"科考分队相关科考研究工作的成果总结。

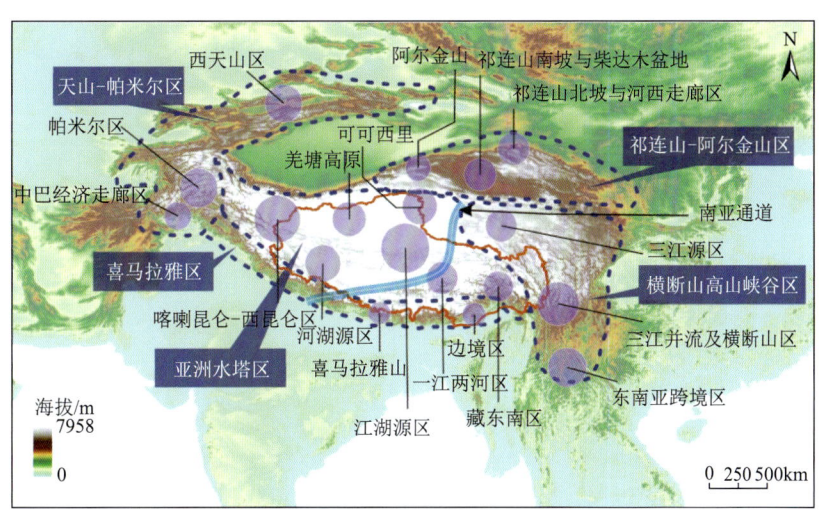

图前言-1　第二次青藏高原综合科学考察研究的五大综合考察研究区19个关键区
据第二次青藏高原综合科学考察研究官网修订

开展人类活动对青藏高原生物地球化学循环及其环境效应考察研究，对加深理解青藏高原地表生物地球化学过程动态及其对人畜环境健康影响有着重要的理论和实践价值。第 6 专题从地球表层系统的角度出发，通过对青藏高原地势、地貌、大气、水域、植被、土壤、土地利用过程的考察研究，揭示在人类活动影响下青藏高原生物地球化学循环机理、过程、格局及其人畜环境健康效应。这一科考研究任务主要由青海师范大学、北京师范大学、青海省人民政府－北京师范大学高原科学与可持续发展研究院负责，史培军、陈志、汪涛、唐海萍主持，其中 4 项具体的科考研究任务"大气氧化性及其在全球变化中的作用"由北京大学朱彤、叶春翔负责；"地表功能元素耦合作用的植物性状响应"由中国科学院地理科学与资源研究所何念鹏、高扬负责；"高寒土壤碳氮时空格局及其驱动机制"由中国科学院青藏高原研究所汪涛、孔维栋、曹现勇负责；"缺氧环境及其健康效应"由青海师范大学、北京师范大学、青海省人民政府－北京师范大学高原科学与可持续发展研究院史培军、陈志、唐海萍、马永贵负责（图前言 -2）。

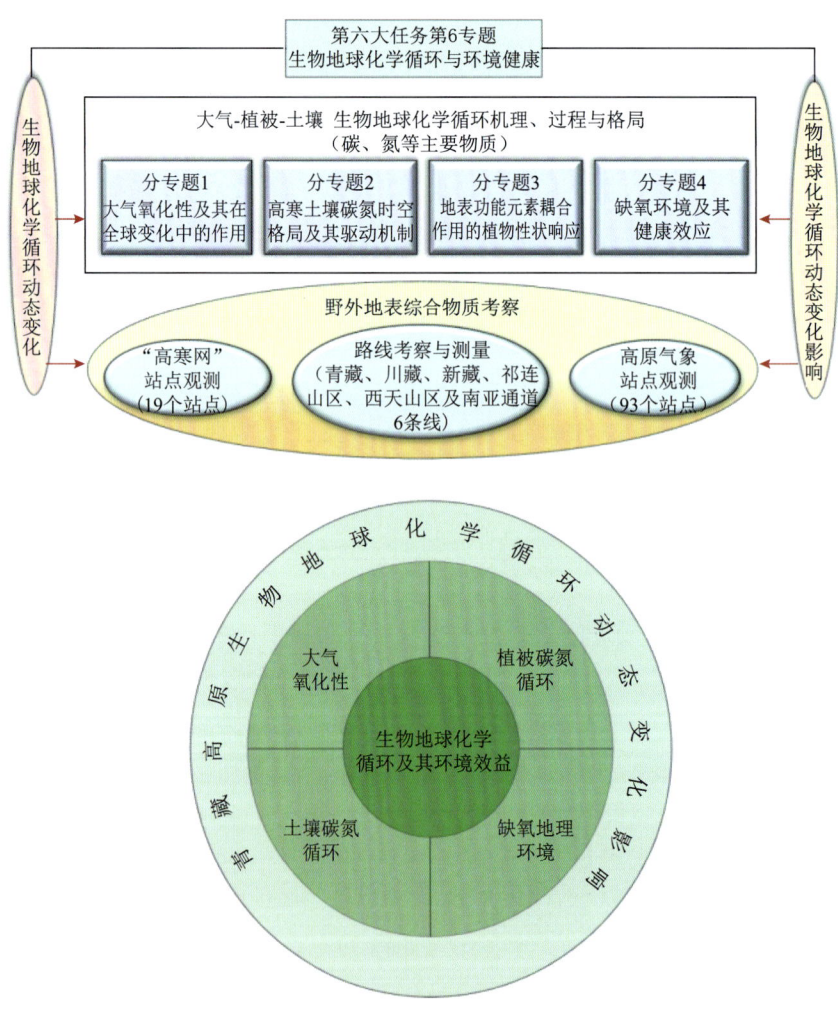

图前言 -2　青藏高原生物地球化学循环与环境健康综合科学考察研究框架

前言

为深化理解青藏高原缺氧环境及其人畜健康效应，自 2017 年以来，我们先后开展了 14 次路线考察和测量工作，初步构建了青藏高原缺氧环境测量网络，并以参加野外科考的师生作为青藏高原"短居人群"，在野外对他们开展驻地缺氧环境及健康响应相关指标的测量（海拔 500～5000m）。在青海高原三个不同海拔地点，即西宁市（2200m）、贵南县（3080m）、达日县（4000m）开展定位科考人员缺氧健康响应的调查和观测；在西宁市（2200m）、门源回族自治县（以下简称门源县）（3200m）、玛多县（4200m）开展模式实验动物缺氧响应的观测，这些工作使我们得到宝贵的短居人群和模式动物缺氧健康响应数据。与此同时，我们还在青海高原的西宁市城北区（2200m）、黄南藏族自治州（以下简称黄南州）河南蒙古族自治县（以下简称河南县）（3800m）两地开展了对家畜（牦牛）缺氧健康响应的相关观测。

本书第 1 章为"青藏高原氧含量科考测量与分析"，由史培军、马永贵、唐海萍负责；第 2 章为"青藏高原短居人群缺氧健康响应"，由陈志、马永贵负责；第 3 章为"青藏高原家畜、模式动物缺氧健康响应"，由郝力壮、蒲小燕负责；第 4 章为"青藏高原植被产氧量测算与时空格局"，由唐海萍、朱文泉负责；第 5 章为"青藏高原主要地理要素与地表氧含量的关系"，由史培军、唐海萍、姜璐负责；第 6 章为"青藏高原地表氧含量的时空格局"，由史培军、王静爱负责；第 7 章为"青藏高原常居人口缺氧健康响应区域分异"，由史培军负责；第 8 章为"青藏高原典型区地表氧含量与植被产氧量综合分析"，由王静爱、唐海萍、史培军负责；第 9 章为"青藏高原地表氧含量格局与人畜健康专题地图设计"，由王静爱、史培军负责，各章的具体完成人员均在各章的起始页页脚逐一列出。

另外，本书后附 6 个附录：附录 1 是科考日志。第一个科考日志为"青藏高原地表氧含量实地测量日志"，由史培军、马永贵、唐海萍负责；第二个科考日志为"短居人群（科考队员）沿青藏高原科考沿线驻地缺氧健康响应测量日志"，由陈志、马永贵负责完成。附录 2 是"青藏高原地表氧含量专题地图编制人员表"，由王静爱、刘甜、张颖负责完成。附录 3 是"青藏高原地表氧含量测量结果及相关地理要素数据（2017～2023 年）"，由史培军、陈彦强、胡小康、姜璐、贾伟、马伟东负责完成。附录 4 是"青藏高原氧含量定位测量结果及相关地理要素数据"，由陈彦强、胡小康、马恒、杨雯倩、霍文怡昕负责完成。附录 5 是"青藏高原植被/地表覆盖调查数据（2017～2022 年）"，由唐海萍、潘云龙、刘冬、胡小康负责完成。附录 6 是"青藏高原缺氧（低氧）短居人口、模式动物、家畜健康响应过程测量数据"，由陈志、马永贵、郝力壮、蒲小燕、李亚兄负责完成。

参加青藏高原缺氧环境及其健康效应科考的科技人员共计 292 人次，主要来自青海师范大学、北京师范大学、青海省人民政府-北京师范大学高原科学与可持续发展研究院、青海大学、青海省气象局、西藏自治区气象局、北京大学、西藏民族大学和西藏农牧学院等单位。

在此，对第二次青藏高原综合科学考察研究领导小组办公室、第六大任务"人类活动与生存环境安全"办公室、青海省第二次青藏高原综合科学考察研究领导小组办公室、青海师范大学、北京师范大学、青海大学、青海省气象局、西藏自治区气象局、北京大学、西藏民族大学、西藏农牧学院等单位给予的支持表示衷心感谢！对青海省人民政府、西藏自治区人民政府、西藏自治区第二次青藏高原综合科学考察研究领导小组办公室、新疆维吾尔自治区第二次青藏高原综合科学考察研究领导小组办公室给予的帮助表示衷心感谢！对第二次青藏高原综合科学考察研究队队长姚檀栋院士、第六大任务科考队长陈发虎院士，以及第六大任务科考各分队长张镱锂研究员、康世昌研究员、杨晓燕研究员，第六大任务办公室主任张强弓研究员给予的指导和帮助表示衷心感谢！对青藏高原综合科学考察研究报告的匿名审定人提出的非常有价值的建议和指出的不足等审定意见，我们逐一做了核对、完善和修改，在此，也对匿名审定人表示衷心感谢！

北京师范大学地表过程与资源生态国家重点实验室
（现北京师范大学地表过程与水土风沙灾害风险防控全国重点实验室）
应急管理部－教育部减灾与应急管理研究院（北京师范大学）
青海省人民政府－北京师范大学高原科学与可持续发展研究院（青海师范大学）
2023 年 11 月 30 日于北京

摘　　要

地球上绝大部分生物赖以生存的氧气在生物地球化学循环中扮演着不可替代的角色。青藏高原是地球"第三极"，平均海拔 4000 m 以上，空气稀薄，生态环境极为脆弱。对于区域内人口与经济系统来说，看似世居的人口和牲畜已习惯与高原共存，但这是以各种机体受损作为代价的，在高质量发展背景下，缺氧日益成为一种极其重要的环境风险因子。缺氧环境严重影响当地居民的生产生活、家畜饲养和外来游客旅游观光等活动。通过获取青藏高原地表氧含量（以下简称氧含量）及相关数据，建立氧含量长期监测网络，研究其变化特点及机制，定量评估人口和家畜缺氧环境健康效应，研究氧含量时空格局动态变化规律，量化主要影响因子贡献率，认识青藏高原生物地球化学循环过程与生态系统产氧机制等，为提高当地居民 / 游客福祉和地方家畜饲养能力提供科技支撑，进而促进地区稳定繁荣发展与长治久安。然而，一直以来，气象与环境保护系统并未开展氧含量监测及其变化分析，学界也鲜有相关研究。在第一次青藏高原综合科学考察研究中，因各种条件所限，科考队没有开展青藏高原缺氧环境的相关科考研究工作。值此第二次青藏高原综合科学考察研究之际，通过开展氧含量采集和监测工作，必将极大地助力夯实青藏高原人畜缺氧环境健康效应研究数据基础，为加深理解青藏高原生物地球化学循环及其环境健康效应提供依据，进而推动全球高海拔地区缺氧环境及其人口和家畜缺氧环境健康效应等相关研究和学科发展，助力实现青藏高原地区人畜高质量发展。

科考分队从地球表层系统的角度出发，通过对青藏高原地貌、大气、水文、植被、土壤、土地利用与生态系统的综合科学考察研究，在青藏高原部署了 7 横 5 纵的综合科考路线和 9 处定点观测小区。共获得 1014 个路线测点的氧含量、地理坐标、海拔、气温、大气压、空气相对湿度等数据，51 个地表覆盖大样方（1km×1km）的地表覆盖度数据，野外测得的 234 个植被样方数据；得到 1422 人次科考人员在野外驻地的血压、心率、血氧含量等数据，985 人次在定点的血压、心率、血氧含量数据；获取 72 个模式实验动物缺氧（低氧，下同）响应数据，测得 40 组 2 个定点家畜缺氧响应数据。这些数据不仅填补了青藏高原综合科学考察研究的空白，还成为本书撰写的科学基础。

本书正文共 9 章，还有 6 个附录。正文部分详细阐述科考分队在青藏高原"7 横 5 纵"多个定点测量处实测的氧含量、地理坐标、海拔、气温、气压、相对湿度等环境数据，以及大样方地表覆盖度数据、植被样方数据等，采用综合地理剖面的方式，反映出青藏高原氧含量呈现明显的东南和周边高、西北和腹地低的空间分异规律，夏季高于冬季的季节分异规律。根据科考小分队科考人员在野外驻地定点测得的血压、心率、血氧含量、血容比数据，定点测得的家畜（牛、羊）缺氧响应数据、模式实验动物缺氧响应数据等，基于综合统计分析，可以发现，代表短居人群的科考人员在缺氧环境下，血压升高、心率加快、血氧含量变低、血容比增加、血清皮质酮升高；缺氧环境可导致大鼠肺动脉高压和高原肺水肿的发生；随氧含量减少，家畜（牛、羊）代谢体重、干物质、有机物质、粗蛋白质和纤维表观消化率显著降低，牦牛瘤胃微生物丰富度和多样性提高，日粮营养的利用效率降低，免疫受损，健康受到影响，进而造成出栏率下降，显著降低了家畜养殖的效率与效益。

科考分队新绘制的用于青藏高原植被氧含量测算的植被类型图，给出了青藏高原 2019 年植被产氧量的空间分布，结果显示，植被产氧量与植被类型关系密切，全年单位面积产氧量最高的是常绿阔叶林，其次依次是落叶阔叶林、山地灌丛、栽培植被（包括农田和经济林等）、常绿针叶林、针阔叶混交林、山地草甸、高寒草甸、沼泽湿地、山地草原、高寒灌丛和高寒草原。青藏高原全年植被产氧量主要来源于高寒草甸，其次依次是山地草甸、常绿针叶林、常绿阔叶林、针阔叶混交林、沼泽湿地、山地草原、高寒草原、栽培植被、高寒灌丛、落叶阔叶林和山地灌丛。草地（包括山地草甸、山地草原、高寒草甸和高寒草原）在青藏高原的总产氧量最高，其产氧量占所有植被总产氧量的 59.99 %。青藏高原氧含量与海拔、温度、植被间的统计关系表明，氧含量是地理环境各要素综合作用的产物，氧含量与海拔呈现负相关关系，与温度、植被盖度（叶面积指数）、生态系统产氧量呈现正相关关系，海拔、温度、植被、生态系统产氧量等都对氧含量起着重要作用。基于氧含量与海拔、温度、植被间的定量模型，科考分队绘制了青藏高原夏、冬、全年氧含量分布图（公里格网），结果表明，青藏高原氧含量第一是东西分异显著，即东部高于西部，且自东向西递减明显，这与植被产氧量有很大关系，亦是温湿气候与冷干气候的差异，显示了经度地带性的规律；第二是周边高于腹地，且自低向高递减明显，这与地势和温度有很大关系，亦是温干（北周边）、温湿气候（东、东南、南周边）与冷干（中西腹地）、冷湿（中东腹地）气候的差异，显示出山地地带性的规律；第三是南北带状更替、东西延伸，这与海拔、温度的综合影响有很大关系，亦是高原高寒冰雪气候与寒冷气候的差异，显示了纬度地带性（山间低地）与山地地带（山区）交替的规律。

选择青藏高原三个高平原地貌，即革吉波状高平原区（4700～5000m）、治多层状高平原区（4100～4300m）、拉雅（拉萨河、雅鲁藏布江）河谷高平原区（3500～3800m）；还有三个山地，祁连山区、横断山区和珠峰（喜马拉雅山）区，系统分析青藏高原次一级大地理单元氧含量的区域分异，结果进一步揭示氧含量与海拔、温度、植被、生态系统产氧量、土地利用等都有着密切关系，海拔不是氧含量的绝对控制因素。青藏高原缺氧作为一种环境风险（强致病因素），对城乡常居居民产生了严重的危害，统计结果表明，常居居民慢性高原病（chronic mountain sickness，CMS）发病率与绝对地表氧含量呈显著负相关关系，据此构建高原缺氧与慢性高原病发病率定量测算模型，绘制青藏高原县域与县城所在地常居居民慢性高原病比例分布图，结果显示，常居居民缺氧慢性高原病人口比例为5%~35%，其时空分异与青藏高原氧含量格局一致。为了更好地展现科考取得的对青藏高原地表氧含量时空差异、影响因素及其贡献率、短居人群、常居居民与家畜对缺氧的健康响应等考察研究成果，本书以专题地图的表现方式，如综合考察剖面图、图版图等，系统呈现青藏高原地表氧含量、缺氧引发的常居居民慢性高原病比例，家畜缺氧暴露量，家畜缺氧导致出栏率下降等的时空分异，以提升对本书的阅读效果。

附录1为科考日志，包括"青藏高原地表氧含量实地测量日志"和"短居人群（科考队员）沿青藏高原科考沿线驻地缺氧健康响应测量日志"。附录还包括"青藏高原地表氧含量专题地图编制人员表"（附录2），"青藏高原地表氧含量测量结果及相关地理要素数据（2017~2023年）"（附录3），"青藏高原氧含量定位测量结果及相关地理要素数据"（附录4），"青藏高原植被/地表覆盖调查数据（2017~2022年）"（附录5），"青藏高原缺氧（低氧）短居人口、模式动物、家畜健康响应过程测量数据"（附录6）。

目 录

第1章 青藏高原氧含量科考测量与分析 1
1.1 氧含量实地测量科考路线布局 2
    1.1.1 科考路线布局原则 2
    1.1.2 科考路线氧含量测量点位数 3
    1.1.3 野外氧含量测量精度 4
    1.1.4 科考路线氧含量实地测量 4
    1.1.5 氧含量定点测量 5
1.2 沿科考路线氧含量时空分异 6
    1.2.1 青藏线 6
    1.2.2 新藏线与环青海湖 7
    1.2.3 环祁连山 9
    1.2.4 川藏线 10
    1.2.5 滇藏线 11
    1.2.6 玉树—那曲—阿里—札达线与玉树—马尔康线 12
    1.2.7 西宁—合作—红原—成都线 14
    1.2.8 马尔康—玛沁—格尔木—茫崖线 16
    1.2.9 茫崖—大柴旦—西宁线 17
    1.2.10 固定点位与西宁环线 18
    1.2.11 玛多—曲麻莱—索南达杰自然保护站—双湖—班戈线 22
    1.2.12 喀什—塔什库尔干—红其拉甫线 23
    1.2.13 横断山三江并流区干旱河谷 24
    1.2.14 环祁连山、环青海湖 28
1.3 青藏高原氧含量试验观测网的建设 29
    1.3.1 氧含量试验观测网 29
    1.3.2 青海氧含量动态观测图谱 32
参考文献 36

第 2 章 青藏高原短居人群缺氧健康响应 ·············· 95
2.1 短居人群缺氧健康响应科考测量设计 ·············· 96
2.1.1 科考测量指标 ·············· 96
2.1.2 科考测量过程 ·············· 97
2.2 短居人群缺氧健康响应科考测量与分析 ·············· 98
2.2.1 2019 年青藏线 ·············· 98
2.2.2 2019 年川藏线 ·············· 101
2.2.3 2020 年西宁—玉树—昌都—昆明线 ·············· 104
2.2.4 2020 年玉树—那曲—阿里—札达线 ·············· 108
2.2.5 2020 年西宁—合作—红原—成都线 ·············· 112
2.2.6 2021 年玉树—马尔康—玛沁—格尔木—茫崖—大柴旦—西宁线 ·············· 114
2.2.7 2022 年玛多—曲麻莱—索南达杰自然保护站—双湖—班戈线 ·············· 118
2.2.8 2022 年喀什—塔什库尔干线 ·············· 121
2.2.9 2023 年环祁连山、环青海湖 ·············· 124
2.3 短居人群定点缺氧健康响应 ·············· 127
2.3.1 2021 年达日县定点观测 ·············· 127
2.3.2 2021 年贵南县定点观测 ·············· 130
2.3.3 短居人群生理指标对比分析 ·············· 133

第 3 章 青藏高原家畜、模式动物缺氧健康响应 ·············· 157
3.1 家畜缺氧健康响应 ·············· 158
3.1.1 考察测量设计 ·············· 158
3.1.2 观测试验 ·············· 159
3.1.3 指标分析 ·············· 161
3.2 模式动物（SD 大鼠）缺氧健康响应 ·············· 166
3.2.1 考察测量设计 ·············· 166
3.2.2 生理指标与肺组织含水量的差异 ·············· 167
3.2.3 肺组织病理形态学差异 ·············· 169
3.2.4 肺组织中氧化应激因子的差异 ·············· 171
3.3 家畜缺氧风险评价 ·············· 172
3.3.1 总体数量分布 ·············· 172
3.3.2 缺氧暴露评估 ·············· 172
3.3.3 出栏率与氧含量 ·············· 181
参考文献 ·············· 186

第 4 章 青藏高原植被产氧量测算与时空格局 ·············· 191
4.1 主要植被类型的产氧量测算 ·············· 192
4.1.1 服务于氧含量测算的青藏高原植被类型图 ·············· 192

4.1.2　主要植被类型产氧量测算 193
　4.2　植被产氧量时空格局 195
　　　4.2.1　全年植被产氧分布量与统计 195
　　　4.2.2　四个季节植被产氧量分布与统计 196
　　　4.2.3　生长季（6～9月）植被产氧量分布与统计 199
　参考文献 202

第5章　青藏高原主要地理要素与地表氧含量的关系 209
　5.1　海拔与氧含量的关系 210
　　　5.1.1　高海拔地区与氧含量 210
　　　5.1.2　青藏线海拔与氧含量 211
　　　5.1.3　海拔与氧含量 213
　5.2　气温、湿度与氧含量的关系 215
　　　5.2.1　夏季气温与氧含量 215
　　　5.2.2　秋冬季气温与氧含量 216
　　　5.2.3　空气相对湿度与氧含量 217
　5.3　植被与氧含量的关系 217
　　　5.3.1　实测植被覆盖度与氧含量 217
　　　5.3.2　遥感反演的植被覆盖度与氧含量 218
　　　5.3.3　植被产氧量与氧含量 221
　5.4　生态系统功能与氧含量的关系 221
　　　5.4.1　生态系统生产力与氧含量 221
　　　5.4.2　生态系统碳汇与氧含量 224
　5.5　清洁能源发展与氧含量的关系 227
　　　5.5.1　水电建设对周边生态环境影响 228
　　　5.5.2　光伏电站建设对周边生态环境影响 231
　　　5.5.3　风电建设对周边生态环境影响 233
　5.6　自然环境对氧含量贡献率的估算 233
　　　5.6.1　氧含量时空变化及其影响因素 233
　　　5.6.2　氧含量影响因素的关联性与贡献率研究 243
　参考文献 250

第6章　青藏高原地表氧含量的时空格局 253
　6.1　实测氧含量的时空格局 254
　　　6.1.1　科考路线氧含量 254
　　　6.1.2　基于地貌单元的氧含量 255
　　　6.1.3　科考定点站氧含量 258
　6.2　氧含量模拟值的时空格局 260
　　　6.2.1　氧含量的模型模拟 260

  6.2.2 氧含量的模拟值 ··· 263

 参考文献 ·· 268

第 7 章 青藏高原常居人口缺氧健康响应区域分异 ·· **275**

 7.1 高海拔缺氧人口健康响应 ··· 276

  7.1.1 氧含量与人口健康 ··· 276

  7.1.2 氧含量与慢性高原病 ·· 278

 7.2 缺氧常居人口慢性高原病发病率估算 ·· 279

  7.2.1 县（区）年均慢性高原病发病率 ·· 279

  7.2.2 缺氧人口暴露量与慢性高原病发病人口估算 ······················· 279

 7.3 全球气候变暖背景下氧含量变化及其人口健康效应 ··· 283

  7.3.1 气温和植被变化与氧含量变化和人口期望寿命 ···················· 283

  7.3.2 氧含量变化和人口期望寿命关联性的佐证 ·························· 284

 参考文献 ·· 286

第 8 章 青藏高原典型区地表氧含量与植被产氧量综合分析 ···································· **293**

 8.1 典型区选取原则和地理意义 ·· 294

  8.1.1 典型区选取原则、布局与综合分析内容 ······························ 294

  8.1.2 典型区综合分析的地理意义 ··· 295

 8.2 典型区氧含量与植被产氧量综合分析 ·· 296

  8.2.1 珠峰（喜马拉雅山）区 ·· 296

  8.2.2 横断山区 ·· 298

  8.2.3 祁连山区 ·· 299

  8.2.4 革吉波状高平原区 ··· 300

  8.2.5 治多层状高平原区 ··· 302

  8.2.6 拉雅（拉萨河、雅鲁藏布江）河谷高平原区 ······················· 303

 8.3 不同典型区氧含量时空格局模式 ··· 305

  8.3.1 典型区氧含量与海拔、气候和植被的关系 ·························· 305

  8.3.2 典型区氧含量影响因素与分布模式 ······································ 307

 参考文献 ·· 308

第 9 章 青藏高原地表氧含量格局与人畜健康专题地图设计 ···································· **341**

 9.1 专题地图制图理念与总体设计 ·· 342

  9.1.1 制图理念 ·· 342

  9.1.2 总体设计 ·· 343

 9.2 分部分专题地图制图设计 ··· 346

  9.2.1 综合剖面图 ··· 346

  9.2.2 模型指标图 ··· 350

  9.2.3 典型区图 ·· 352

 参考文献 ·· 357

附录 ·· **359**
 附录 1 科考日志 ··· 362
  附 1.1 青藏高原地表氧含量实地测量日志 ·· 362
  附 1.2 短居人群（科考队员）沿青藏高原科考沿线驻地缺氧健康响应
      测量日志 ·· 418
 附录 2 青藏高原地表氧含量专题地图编制人员表 ·· 439
 附录 3 青藏高原地表氧含量测量结果及相关地理要素数据（2017～2023 年）··· 440
 附录 4 青藏高原氧含量定位测量结果及相关地理要素数据 ·································· 492
 附录 5 青藏高原植被/地表覆盖调查数据（2017～2022 年）·· 502
 附录 6 青藏高原缺氧（低氧）短居人口、模式动物、家畜健康响应过程
     测量数据 ·· 517

第1章

青藏高原氧含量科考测量与分析[①]

[①] 本章由史培军、马永贵、陈彦强、唐海萍、马恒、胡小康撰写。
本章地图设计由王静爱、张颖完成,制图由张颖、马恒、吉怡萌、杨雯倩、陈彦强、刘甜、魏丹完成。

根据"生物地球化学循环与环境健康"专题科考研究的总体方案，青藏高原"缺氧环境及其健康效应"科考分队按照第二次青藏高原综合科学考察研究第六大任务"人类活动与生存环境安全"的综合科学考察研究19个关键区的科考研究布局，在2017～2023年先后对青藏高原亚洲水塔区、喜马拉雅区、横断山高山峡谷区、祁连山-阿尔金山区、天山-帕米尔区等区域开展了青藏高原氧含量实地考察测量，获得了第一手的宝贵数据（附录3）。本章将阐述科考分队沿科考路线所测氧含量的时空差异及其可能的原因。

1.1 氧含量实地测量科考路线布局

1.1.1 科考路线布局原则

青藏高原面积广大，其内部不同区域的地势、地貌、气候、植被、土壤、土地利用、生态系统等具有明显的空间异质性。对于本次科考研究来说，较少的科考测量点难以代表整个区域的氧含量变化情况，且会使区域氧含量的整体估算有较大误差，较大范围的科考测量能够提高其估算精度，但又受到人力、物力、财力和时间等的限制。本专题野外科考测量的路线布局主要考虑以下四个原则：

一是空间上，考虑到青藏高原巨大的空间异质性，结合实际交通情况，尽可能覆盖青藏高原海拔、地貌、气候、植被、土壤、土地利用、生态系统的主要类型。

二是时间上，尽可能集中在每年7月下旬至8月上旬植被生长旺盛期，前后不超过1个月，以确保不同年份的测量数据具有可比性，且以夏季为主，同时兼顾秋季和冬季。

三是尽可能覆盖青藏高原涉及的所有地级单元和多数县级单元。

四是设立定点和与平原区对比的观测站点，以验证和补充科考路线观测的有限性。

据此，我们设计了"7横5纵"的科考路线，以及藏东南站、纳木错站、阿里站、祁连站、青海湖站、房山站（对照观测点）6个固定的氧含量测量点（图1-1），开展了系统的氧含量及相关地理要素的观测。

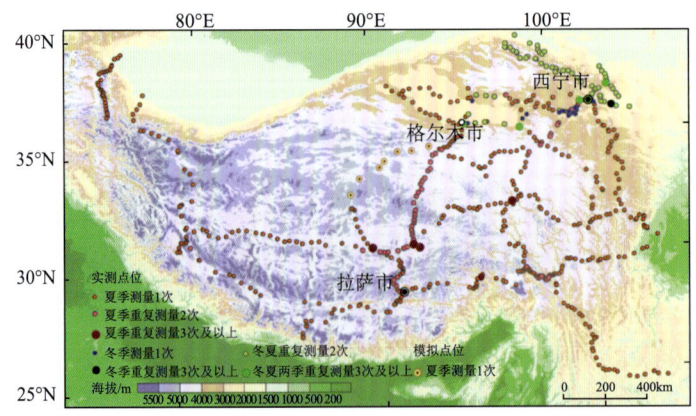

图1-1　2017～2022年夏季、冬季青藏高原氧含量科考观测点分布图

1.1.2 科考路线氧含量测量点位数

遵循上述科考路线的总体布局，2017～2023年已连续7年在青藏高原开展了15次路线（含环线）/样点式的野外科考测量，行程3万多公里（表1-1），共计得到1014个测量点的经纬度、海拔、气温、空气相对湿度、大气压、氧含量、地貌类型、植被类型等地理环境数据（附录3）。利用1km×1km野外大样方测量得到青藏高原51个测量点的地表覆盖度（附录5）。在6个固定的生态系统或科学实验站测量了氧含量等地理环境数据（附录4）。上述野外测量点经纬度范围为74.8887°E～104.0639°E，24.8350°N～39.7990°N，海拔为534～5362m。在每一个测量点，分别由3台仪器同时测定大气压、气温、相对湿度和氧含量，在后期数据处理时取其平均值，并对各年测量数据进行仪器校正。

表1-1 2017～2023年路线/样点式氧含量测量数据统计表

编号	科考时间	野外科考测量路线	测量点数量
1	2017.07.27～08.04	曲水—拉萨—那曲—格尔木	65
2	2018.08.01～08.10	拉萨—日喀则—聂拉木—萨嘎—阿里—叶城	67
3	2018.08.14～08.18	环青海湖	13
4	2019.02.13～02.19	环祁连山（冬季）	53
5	2019.07.14～07.20	环祁连山（夏季）	54
6	2019.07.27～08.04	拉萨—林芝—雅安—成都	59
7	2020.06.21～06.30	西宁—玉树—昌都—昆明	75
8	2020.07.23～07.31	玉树—那曲—阿里—札达	61
9	2020.08.01～08.06	西宁—合作—红原—成都	40
10	2021.07.24～08.04	玉树—马尔康—玛沁—格尔木—茫崖—大柴旦—西宁	95
11	2021.10.22～11.19	西宁—共和—德令哈—格尔木—西宁—民和	39
12	2022.07.15～07.25	玛多—曲麻莱—索南达杰自然保护站—双湖—班戈	85
13	2022.07.27～07.30	喀什—塔什库尔干—红其拉甫	34
14	2022.07.16～07.23	横断山三江并流区干旱河谷（巴塘—芒康—左贡—邦达—八宿）	67
15	2023.07.19～07.28	环祁连山、环青海湖	207
		合计	1014

由于是野外科考时对氧含量进行测量，因此通过便携式测氧仪给出的测点处风速为假设处于准静态时的瞬时值（便携式测氧仪自备稳定调整功能），每次测量都要等仪器稳定几分钟后才进行读数，有时候测点风速较大时，稳定时间会达到10min左右，即表明风速、风向以及测点处的氧含量达到一个稳定和平衡状态。另外，气温和大气压也可在一定程度表示区域风场的行为，在区域尺度上，气温和大气压对氧含量的影响也包含风场对氧含量的影响。此外，科考分队尽最大可能在每年风速变化相对较小的夏季（7月下旬至8月上旬）进行氧含量的测量，以减少风场变化对氧含量测量结果的影响。

1.1.3 野外氧含量测量精度

参照中国气象局的《地面气象观测规范》，测氧仪测量高度为距离地面 1.5 m 左右。2017 年野外科考时利用 CY-12C 型数字测氧仪，2018～2023 年利用 TD400-SH-O_2 便携式测氧仪。两种仪器均为电化学式测氧仪（表 1-2）。

表 1-2　野外测量指标及所用仪器

指标	所用仪器/设备及使用年份	精度
经纬度	Garmin Oregon 450 型 GPS（2017 年）	1″
海拔	Garmin 63sc 型 GPS（2018～2023 年）	1 m
气温	DPH-103 型智能数字温湿度大气压计（2018～2023 年）（2017 年未测）	0.01℃
空气相对湿度		0.1%
大气压	卡西欧 PRG-130GC 型气压计（2017 年）	5 hPa
	DPH-103 型智能数字温湿度大气压计（2018～2023 年）	0.1 hPa
地表氧含量	CY-12C 型数字测氧仪（2017 年）	0.1%
	TD400-SH-O_2 便携式测氧仪（2018～2023 年）	0.01%

需要特别说明的是，因为测量仪器的不同，2017 年测得的氧含量数据与其他年份的数据需经过校正后才可对比。同时，2018～2020 年野外测量所用的 3 台 TD400-SH-O_2 便携式测氧仪于 2018 年购买，因寿命到期，2021 年对其传感器进行了更换，故 2021 年测得的氧含量数据也需经过校正后才可对比。为此，我们于 2022 年夏季对 2017 年、2018～2020 年、2021 年、2022 年所用的 CY-12C 型数字测氧仪、TD400-SH-O_2 便携式测氧仪进行了相互校正，将测量数据均转换为了 2018～2020 年所用仪器的标准，消除了不同仪器测量导致的误差，本章所展示的数据均为当时实测数据。据此，科考测量的氧含量精度即测氧仪的测量精度，为 0.01%。此外，因手持 GPS 自身定位误差，同一点位测量得到的海拔可能略有差别。

1.1.4 科考路线氧含量实地测量

根据本专题科考研究的总体方案，"缺氧环境及其健康效应"科考分队于 2017 年夏季沿青藏线（曲水—拉萨—那曲—格尔木），2018 年夏季沿新藏线（拉萨—日喀则—聂拉木—萨嘎—阿里—叶城），夏秋过渡季环青海湖，2019 年冬季与夏季环祁连山，夏季沿川藏线（拉萨—林芝—雅安—成都），2020 年夏季沿"西宁—玉树—昌都—昆明"线、"玉树—那曲—阿里—札达"线、"西宁—合作—红原—成都"线，2021 年夏季沿"玉树—马尔康—玛沁—格尔木—茫崖—大柴旦—西宁"线，秋冬过渡季沿"西宁—共和—德令哈—格尔木—西宁—民和"线，2022 年夏季沿"玛多—曲麻莱—索南达杰自然保护站—双湖—班戈"线、"喀什—塔什库尔干—红其拉甫"线、"横断山三江并流区干旱河谷（巴塘—芒康—左贡—邦达—八宿）"线，2023 年夏季环祁连山和环青海湖沿线，开展了青藏高原地表氧含量实地考察测量。科考与测量过程见附录中的附1.1 青藏高原地表氧含量实地测量日志，测量得到1014个测量点的经纬度、海拔、气温、空气相对湿度、大气压、氧含量、地貌类型、植被类型等指标的第一手数据（附录3）。测量结果虽受测时的气候影响，但经定点测量数据校验，对其相对大小的影响不明显，可保证其空间对比性。"7横5纵"的测量结果表明，氧含量分布的总体呈现为：随海拔升高、气温降低、大气压降低、植被覆盖度减少，氧含量减少；随海拔降低、气温升高、大气压增加、植被覆盖度增加，氧含量增加。

1.1.5 氧含量定点测量

路线/样点式的科考测量氧含量只能获取测量点某个瞬时点的氧含量数据，无法反映氧含量在不同时间尺度的连续变化。综合考虑地理位置、海拔、植被覆盖情况等，2019年3月起，科考分队陆续在中国科学院藏东南高山环境综合观测研究站（藏东南站）、纳木错多圈层综合观测研究站（纳木错站）、阿里荒漠环境综合观测研究站（阿里站）、黑河上游生态-水文试验研究站（祁连站）及北京师范大学青海湖流域地表过程综合观测研究站（青海湖站）安装了氧含量固定监测设备。此外，为了与青藏高原的氧含量测量数据的准确性进行对比，在北京师范大学房山综合实验基地（房山站）也安装了相应的仪器，参考气温观测的《地面气象观测规范》（中国气象局，2007），测氧仪高度设置为距地面1.5m，采样时间间隔为2min。上述6个站点信息依海拔分列如下：

纳木错站（90°59′E，30°46′N）位于西藏自治区当雄县纳木湖乡纳木错东南岸，海拔4730m，下垫面为高寒草甸，属典型的半干旱高原季风气候区。

阿里站（79°42′E，33°24′N）位于西藏自治区阿里地区日土县城西219国道南侧的玛嘎尔草场，海拔4270 m，下垫面为高寒荒漠。

青海湖站（100°15′E，37°24′N）位于青海省刚察县三角城种羊场，海拔3600m，下垫面主要为高寒草甸，优势种主要为小嵩草等。

藏东南站（94°44′E，29°46′N）位于西藏自治区林芝市巴宜区鲁朗镇318国道西侧的山间谷地，海拔3326 m，下垫面为高寒草甸。

祁连站（94°44′E，38°15′N）位于青海省祁连县扎麻什乡，海拔3040m，属大陆性高寒山区气候，年降水量400～600mm，下垫面以高寒草甸、高寒草原及山地灌丛为主。

房山站（对照观测点）（116°03′E，39°42′N）位于北京市房山区窦店镇下坡店村北，海拔33 m。该站地处华北平原与太行山脉交界地带，同时也属于大都市圈的城市与郊区的过渡地带，其西部和北部是山地和丘陵，东部和南部为华北平原。

固定式测氧仪安装于中央空旷区域的气象园内，周边为绿地。气象园按照标准气象站要求设计，长宽均为25m（图1-2），内部安装了百叶箱、雨量筒、虹吸式自记雨量计、小型蒸发皿和地温表等气象观测仪器，主要进行大气压、气温、湿度、降水、蒸发量、风速风向、日照、辐射、地温等气象要素的观测。

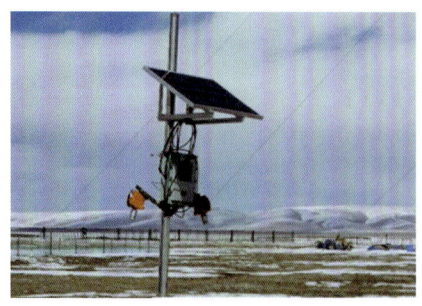 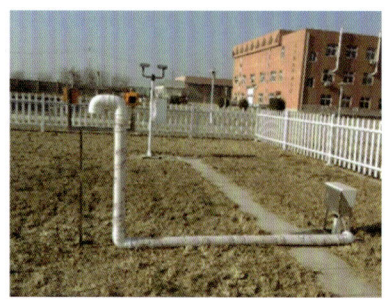

图 1-2 固定式测氧仪安装站点实景照片（左：纳木错站；右：房山站）

青藏高原 5 个站点的氧含量与气温呈现出明显的正相关关系，这不仅与对照观测点房山站氧含量与气温呈现出同样的正相关关系，也与科考路线观测的结果一致。这表明所用测氧等相关仪器，在高海拔与低海拔所测数据是客观的，沿科考路线利用测氧仪观测氧含量是可行的，其夏季或冬季所测氧含量相对值可以反映其时空差异。

1.2 沿科考路线氧含量时空分异

1.2.1 青藏线

2017 年夏季科考分队沿 318 国道和 109 国道获取了 65 个测量点的数据（图 1-3）。

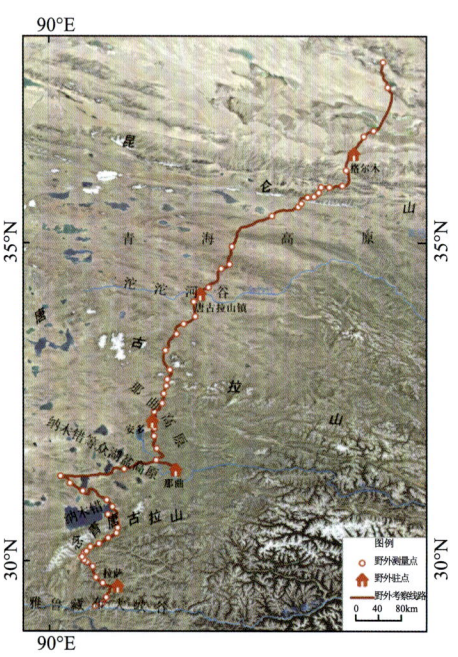

图 1-3 2017 年夏季青藏线沿线科考路线及测量点位置

通过实地考察与野外测量，对沿线地势、地貌、气候、植被、土壤、土地利用、生态系统等景观变化有了直观的认识，对不同地点氧含量的相对高低与人体缺氧反应有了切身感受；对不同海拔、不同气象条件、不同植被覆盖下的氧含量变化及其人口缺氧健康效应这一科学问题有了更深入的了解。本次科考自南向北依次经过的主要地貌单元有：青藏高原雅鲁藏布江－拉萨河谷、那曲高原、念青唐古拉山、唐古拉山、可可西里无人区、昆仑山、柴达木盆地。在这一过程中，氧含量呈现出明显的波动（图1-4）。65组氧含量平均值为21.1%、最大值为21.9%、最小值为20.8%（图版1-1、图版1-2）。

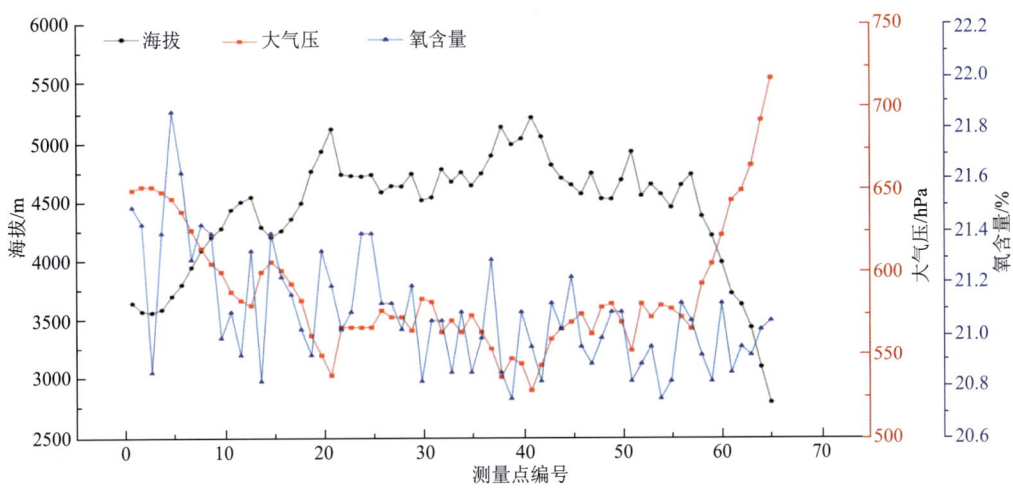

图 1-4　2017 年夏季沿青藏线各测量点海拔、大气压和氧含量变化情况

测量点编号 1～65 分别对应附录 3 中野外编号 QZ-001 至 QZ-065

对2017年夏季采集自青藏高原的数据分析发现，500hPa 的大气温度（500 hPa-T）、海拔与氧含量呈现显著的负相关关系，与地表植被覆盖度呈现正相关关系。利用主成分分析法，发现就氧含量而言，植被覆盖度的方差解释率为33.1%，500hPa-T 和海拔的方差解释率分别为28.5%和3.9%，总方差解释率为65.5%；通过理想气体状态方程计算得到地表绝对氧含量，发现海拔对其方差解释率为45.9%，植被覆盖度和500hPa-T 分别为18.5%和14.5%，总方差解释率为78.9%。地表绝对氧含量与慢性高原病发病率有很好的空间相关性（史培军等，2019），地表绝对氧含量高的地方，慢性高原病的发病率均偏低。

1.2.2　新藏线与环青海湖

夏季沿新藏线。2018年科考分队主要沿 219 国道（拉萨—日喀则—聂拉木—萨嘎—阿里—叶城）获取了 67 个测量点的数据、6 个 500m×500m 地表覆盖大样方（以下简称大样方）的数据（图 1-5）。通过对青藏高原雅鲁藏布江河谷、喜马拉雅山区南北、阿里高原、昆仑山区的实地考察与野外测量，对沿线海拔、地貌、气候、植被、土壤、土地利用、生态系统景观等变化有了直观的认识；对不同地点氧含量的相对高低与人体缺氧反应也有了切身感受;对不同海拔、不同气象条件、不同植被覆盖下的氧含量变化及其人口缺氧健康效应这一科学问题有了更深入的理解。67组氧含量平均值为20.15%、最大值为20.66%、最小值为19.94%(图版1-3、图版1-4)。基于对2018年夏季新藏线观测数据的初步分析,进一步验证了2017年的观测结果,即海拔对氧含量呈负影响,植被对氧含量呈正影响,但2018年度的野外观测结果表明,实测的气温与氧含量呈显著的正相关关系,这一点与2017年500 hPa-T和氧含量间的负相关关系有较大差异,还需要做更细致的观测和对比分析。

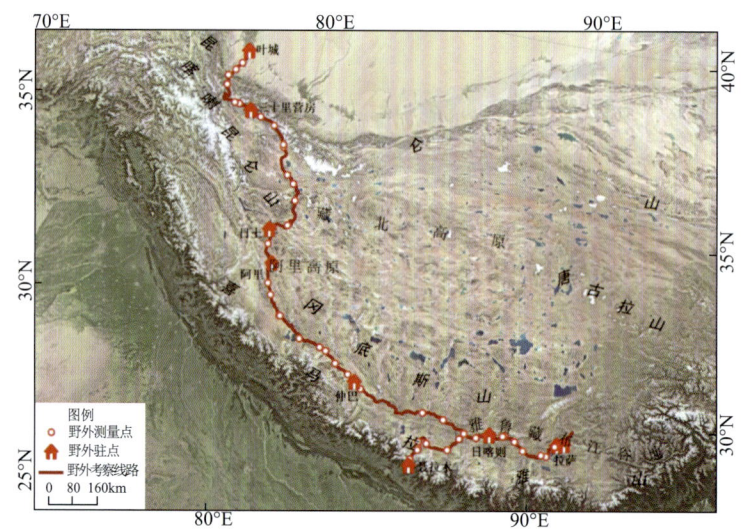

图1-5　2018年夏季新藏线沿线科考路线及测量点位置

夏秋过渡季环青海湖。2018年科考分队环青海湖周边获取了13个测量点的数据(图1-6)。通过本次氧含量与相关数据测量,认识到青藏高原不同季节的氧含量存在明显差异。本次测得的氧含量平均值为20.40%、最大值为20.59%、最小值为20.28%。

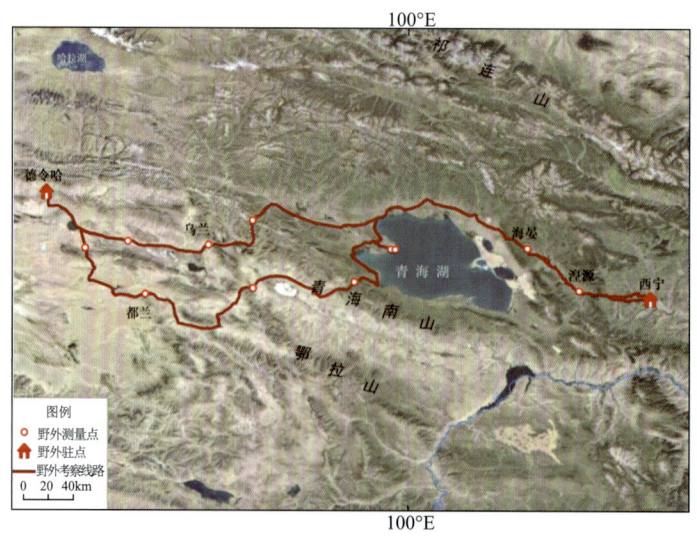

图1-6　2018年夏秋过渡季环青海湖科考路线及测量点位置

1.2.3 环祁连山

2019 年科考分队环祁连山对其冬夏两季氧含量与相关数据的差异进行了科考研究，在环祁连山冬、夏季相同海拔条件下开展了氧含量与相关数据测量（图 1-7）。其中，冬季获取了 53 个测量点的数据，夏季获取了 54 个测量点的数据，相同位置的测量点有 53 个，如图 1-7 所示，为了对比冬夏两季氧含量与相关数据的差异，后续分析均只针对相同位置的 53 个测量点，即测量点 QL-001 至 QL-053（冬季）与 SQL-001 至 SQL-053（夏季），冬季测得的氧含量平均值为 20.16%、最大值为 20.43%、最小值为 19.98%；夏季测得的氧含量平均值为 20.47%、最大值为 20.71%、最小值为 20.09%（图版 1-5 ~ 图版 1-12）。冬、夏季科考测量发现，所有环祁连山测量点的夏季氧含量均分别高于其冬季氧含量，其差值达 0.31%（图 1-8），证实了除海拔外，温度和植被对氧含量有明显的影响，且都呈现出正影响。

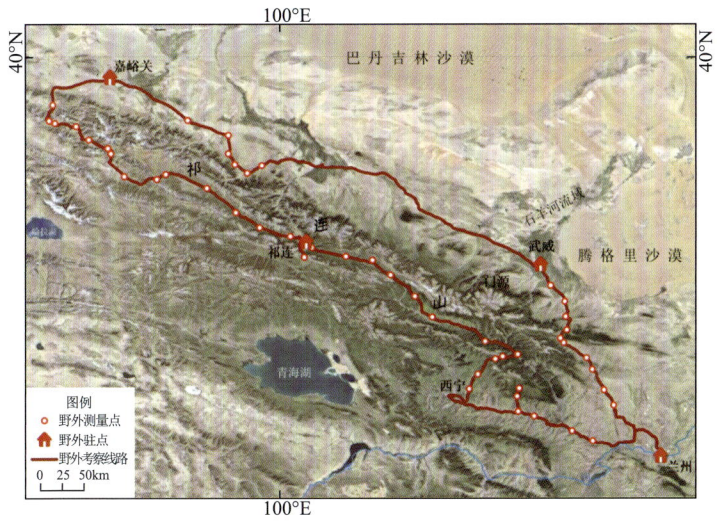

图 1-7　2019 年冬、夏季环祁连山科考路线及测量点位置

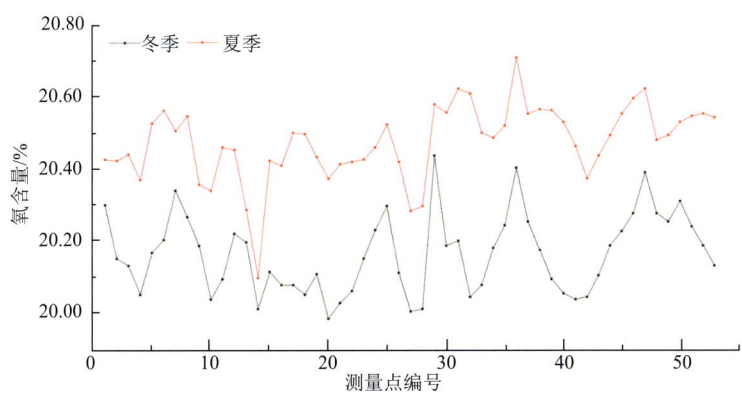

图 1-8　2019 年冬、夏季环祁连山地表氧含量数据对比

测量点编号 1 ~ 53 分别对应附录 3 中野外编号 QL-001 至 QL-053（冬季）、SQL-001 至 SQL-053（夏季）

1.2.4 川藏线

2019年夏季科考分队沿川藏公路（拉萨—林芝—雅安—成都）(G318)一线获取了59个测量点、3个1km×1km大样方的数据（图1-9）。本次测得的氧含量平均值为20.27%、最大值为20.78%、最小值为20.02%（图版1-13、图版1-14）。从实测数据来看，川藏线(G318)沿途随海拔、气温波动变化，氧含量与海拔呈现反相关，与气温呈正相关，即海拔越高，气温越低，氧含量也越低，气温与氧含量的变化基本同步（图1-10）。但也可以看出，海拔和温度相同时，氧含量仍存在差异，这就与生态系统产氧有密切的关系。观测表明，在同样的海拔和温度路段，穿过森林、草地的区间，氧含量相对较高，而穿过荒漠、灌丛的区间，氧含量相对较低。

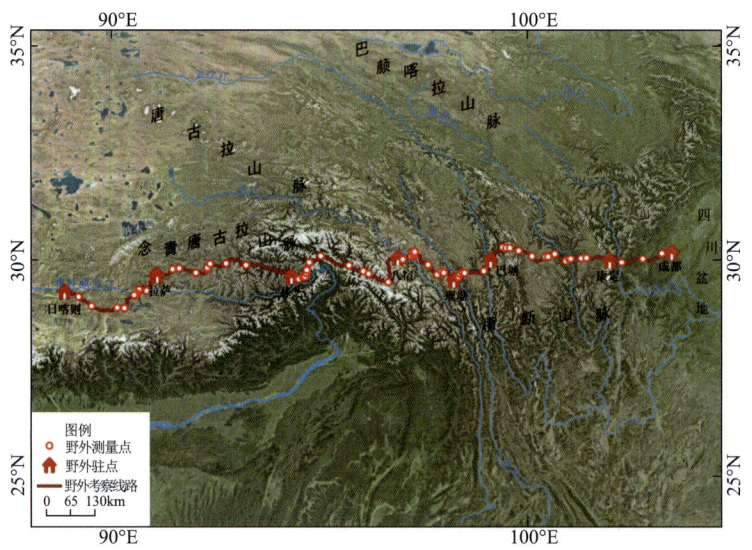

图1-9　2019年夏季川藏线沿线科考路线及测量点位置

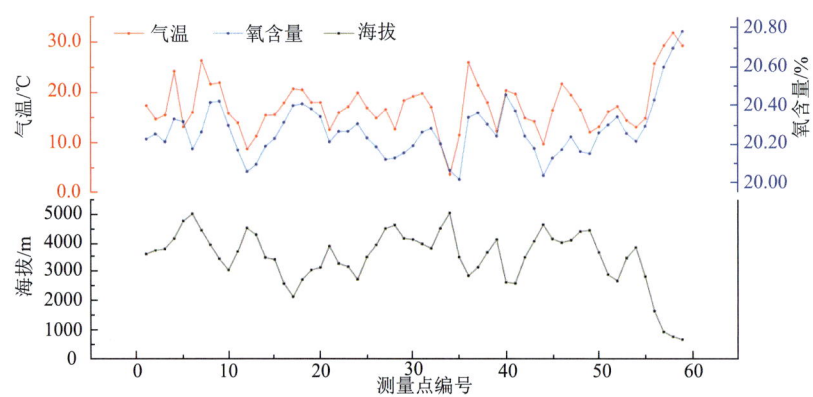

图1-10　2019年夏季沿川藏线各测量点海拔、气温和地表氧含量变化情况

测量点编号1～59分别对应附录3中野外编号CZ-001至CZ-059

据此观测结果，怒江至澜沧江段分布的大面积荒漠景观，其产氧不足，导致地表氧含量相对较低，这也许是此区间交通事故多发的一个重要原因。同样的海拔和温度，荒漠生态系统较森林生态系统产氧明显偏少，从而会影响到氧含量的多少，车行至此区域，因氧含量较低，驾驶员会更缺氧，从而相对增加了驾驶员的缺氧健康风险，在同样崎岖陡峭的高原高海拔山路上，缺氧更会影响到驾驶员的驾车安全，在同样条件下，驾车的失误就会比其他同样海拔和温度的路段高一些。这一结果还需得到交通管理部门对川藏线（G318）各植被分布路段车辆事故的统计数据的验证。因此，需深入分析在横断山林区形成干旱荒漠的原因，以解开干旱河谷荒漠氧含量偏低之谜。

1.2.5 滇藏线

2020年夏季科考分队沿西宁—玉树—昌都—昆明国道（G214）获取了75个测量点、8个1km×1km大样方的数据（图1-11）。本次测得氧含量平均值为20.31%、最大值为20.66%、最小值为19.99%（图版1-15）。从实测数据来看，滇藏线（G214）沿途随海拔、气温波动变化，氧含量与海拔亦呈反相关，与气温呈正相关，即海拔越高、气温越低，氧含量也越低，气温与氧含量的变化基本同步（图版1-16）。同时也可以看出，与川藏线测量结果一样，同海拔、同温度时，氧含量也有差异，这除与生态系统产氧有密切关系外，可能还与其他地理要素有关。观测结果也表明，在同样的海拔和气温路段，穿过森林、草地区间，氧含量相对较高，而穿过荒漠、灌丛、居民地、水域区间，氧含量相对较低（史培军等，2021）。为此，需要全面考虑自然地理与人文地理环境对测量点氧含量的影响。

青藏高原三级夷平面：5000～5500m（局部）、4000～4200m（大部）、2900～3100m（云贵高原为1800～2000m）都对氧含量有明显的影响，较高的高原比较低的高原氧含量偏低。植被和地表覆盖类型：森林、灌丛、草地（含草甸）、荒漠、湿地（含沼泽）、水域（含河流、湖泊、水库）、道路、居民地、裸地[裸岩、裸石、裸砾、裸砂（沙）、裸土]、冰雪覆盖等的分布格局对氧含量分布格局有明显的影响，森林比草地氧含量偏高，草地比裸地氧含量偏高；横断山脉的干旱河谷中，因特殊的气候环境，山地荒漠植被呈现倒置景观（荒漠—森林—荒漠），对氧含量有明显的影响，使氧含量也出现了倒置，高地比低地略偏高。土地利用类型：林地、草地、耕地、居民地、工矿、水域、道路、难利用地对氧含量有明显的影响，居民地、工矿、水域、道路氧含量比同地有植被分布区的氧含量明显偏低。河源区：长江、黄河、澜沧江、怒江、雅鲁藏布江等水系的源区对氧含量有明显的影响，水域氧含量比同地无水域分布区的氧含量明显偏低。

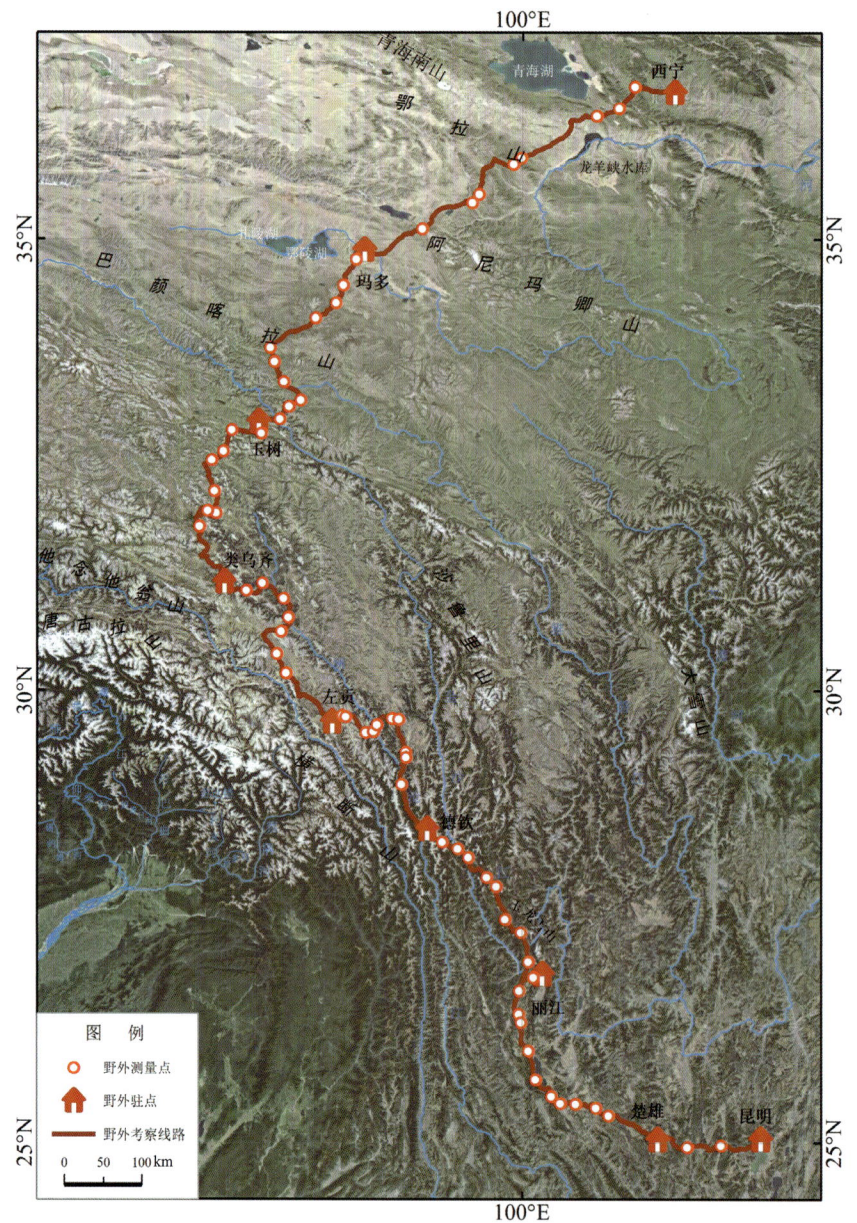

图 1-11 2020 年夏季滇藏线沿线科考路线及测量点位置

1.2.6 玉树—那曲—阿里—札达线与玉树—马尔康线

科考分队分别于 2020 年 7 月、2021 年 7 月，沿玉树—那曲—阿里—札达线（G317）、玉树—马尔康线分别获取了 61 个和 23 个测量点，10 个大样方（1km×1km）的数据（图 1-12）。第一段测得的氧含量平均值为 20.19%、最大值为 20.44%、最小值为 19.97%；

第1章 青藏高原氧含量科考测量与分析

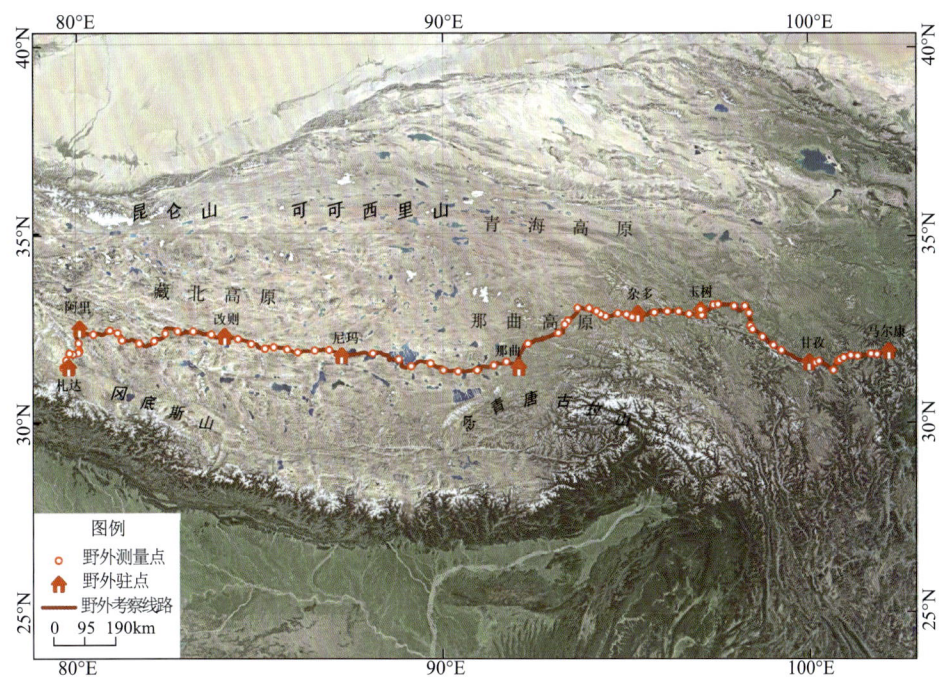

图 1-12 玉树—那曲—阿里—札达线与玉树—马尔康线沿线科考路线及测量点位置

第二段测得的氧含量平均值为20.10%、最大值为20.27%、最小值为20.00%（图版1-17、图版1-18）。由于2020年夏季与2021年夏季所用氧含量测量仪不同，我们对两次测量的数据进行了校正，详见附录3表注。

测量结果表明，氧含量受海拔、气温、植被覆盖度影响，与海拔呈负相关关系，与气温、植被覆盖度呈正相关关系。氧含量呈明显的区域差异，沿线东部比西部的高；同海拔、同温度条件下，森林高于草地和灌木、草地高于灌木、林地和草地高于荒漠、有植被区高于无植被区、陆地高于水面、自然覆盖区高于城镇与居民区（Shi et al., 2021）。第二次青藏高原综合科学考察研究对青藏高原氧含量的影响因素有了更全面的思考，主要认识如下：

一是对青藏高原水塔与生态系统碳储、碳汇与氧含量时空差异的深化认识（水源地、水塔）。本次科考途经玉树高原（长江、黄河、澜沧江的发源地）、那曲高原（怒江发源地）、阿里高原（雅鲁藏布江、印度河的发源地），地质构造格局、地貌差异、气候差异，造成生态系统的差异，进而影响高原屏障的功能。地表侵蚀（重力、冻融、风、水、复合侵蚀）普遍发育，水源地（冰、雪、河、湖、冻土、土壤等）动态变化明显，植被退化（荒漠化、草场退化），高原自然地带呈现"隐域中的显域、显域中的隐域"分异规律。这些地理因素程度不同地影响到生态系统的产氧能力，进而影响到氧含量的时空差异，以及其对相对、绝对氧含量的贡献率等。植被覆盖度高的区域比低的区域氧含量明显偏高。

二是对藏北高原人与自然的再认识，特别是氧含量短缺对人类生存与发展的影响。本次科考体验了藏北无人区与土著居民的生存与发展环境，加深了对藏北无人区野生动物乐园的认识，看到了地球第三极、亚洲水塔与高原观光/生态体验产业发展的潜力。深化了对高原生态屏障（世界、亚洲、中国）保护、生物多样性（植物、动物、微生物）保育、国家公园（自然保护地体系）建设等对高原缺氧环境的改善，特别是对高原缺氧环境区生物资源保护与利用的认识。同一区域，设立自然保护地的地段比非保护地的地段氧含量明显偏高。

三是对青藏高原环境与氧含量短缺的再思考。野外科考激发了科考队员对青藏高原气候变化的"源"与"汇"（碳源与碳汇）的新认识，大陆动力、大气热力、人类活动与青藏高原相互关系的新思考，地带性与非地带性气候与植被的空间格局的新理解，高原隆升的阶段性与区域差异性、高原隆升的气候效应、高原隆升的矿产资源效应的再思考，高原缺氧环境对生命科学、高原医学、高原农学的新挑战，以及开展高原缺氧环境及人畜健康效应多学科综合研究的迫切性等。高原环境对氧含量的影响表现出明显的综合性与区域性。

四是对研制便携式供氧仪的新认识。对仪器的作用（对比）、仪器的便携性、仪器的稳定性、仪器的实用性、仪器的适用性等性能的完善。

1.2.7 西宁—合作—红原—成都线

2020年夏季科考分队沿西宁—合作—红原—成都线（G0612、G213、G316、G568、G248、G317）获取了40个测量点，3个大样方（1km×1km）的数据（图1-13）。

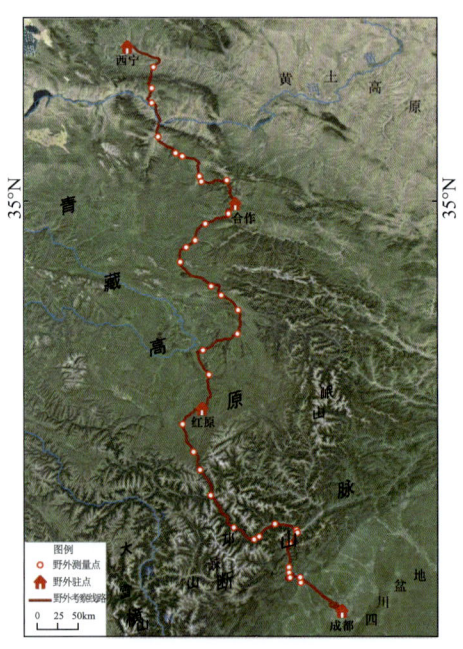

图1-13 西宁—合作—红原—成都线沿线科考路线及测量点位置

本次测得的氧含量平均值为20.47%、最大值为20.73%、最小值为20.16%（图版1-19、图版1-20）。测量结果表明，氧含量仍有明显的区域差异，沿线南部比北部的高，本次科考线氧含量比川藏线、玉树—马尔康线高。科考人员缺氧反应明显缓解，气候变暖很可能缓解了青藏高原人口缺氧的健康风险（Chen et al.，2022）。对青藏高原氧含量的区域分异及其影响因子和贡献率有了系统的认识，主要认识如下：

一是青藏高原与横断山区的差别对氧含量的影响。首先是地势差别：青藏高原海拔平均约4000m，相对起伏低，一般为50～200m，边缘为200～500m；横断山区海拔平均约3000m，相对起伏大，一般为1000～1500m，三江并流区为1500m以上。其次是地表景观的差别：青藏高原多为波状起伏、层状起伏的高平原，植被与土壤地带以水平地带分异为主、山地地带分异为辅，气候以西风和高原季风为主、西南季风和东南季风为辅，青藏高原地处大河源区区域内河湖交织；横断山区多为崎岖陡峭的山地和峡谷交替，植被与土壤地带以水平地带分异为辅、山地地带分异为主，气候以西风和高原季风为辅、西南季风和东南季风为主，横断山区地处大河上游，区域内多深切河谷。青藏高原与横断山区的地理环境差别，导致后者的氧含量高于前者。

二是青藏高原与黄土高原的差别对氧含量的影响。黄土高原海拔平均为1500～2000m，个别山地为2000～3000m。地貌以黄土丘陵、黄土塬、黄土沟壑为主，塬、梁、峁、沟交织和镶嵌。黄土高原沟壑纵横，重力侵蚀、水蚀、风蚀严重，青藏高原冻融侵蚀、重力侵蚀、水蚀、风蚀、寒冻风化普遍。黄土高原岛状森林、森林草原与灌丛草原交织，人工植被广布，青藏高原高寒灌丛荒漠、高寒草原、高寒草甸分布普遍。黄土高原土壤以褐土、娄土、栗钙土、棕钙土为主，青藏高原土壤以粗骨土、漠钙土、沼泽土、草甸土、沙土等为主。黄土高原以东南季风气候为主、西南季风气候为辅。青藏高原与黄土高原的地理环境差别导致后者的氧含量高于前者。

三是青藏高原自然地带空间格局对氧含量空间格局的影响。青藏高原"显域中的隐域，隐域中的显域"自然地带在前人工作中统称为高原地带性，即高原山地地带与经度地带、纬度地带的交织递变。事实上，除此之外，还表现为局地地势、地貌、气候造成的植被带隔断，即植被逆向分布的存在：从低海拔到高海拔为荒漠—草原—森林—草原—荒漠—冰雪覆盖；从东到西为森林—草原—荒漠—草原—森林；从南到北为荒漠—森林—荒漠等。青藏高原自然地带空间格局影响到氧含量的空间格局，一般森林—草原—荒漠氧含量呈递减规律。

四是青藏高原土地利用/覆盖格局与变化对氧含量格局与变化的影响。青藏高原交通条件的改善，使到访与旅游和观光的人员数量明显增加，区域生态保护、修复与建设力度明显加强，对全球气候变化的响应明显，所有这些地理环境因素的变化，使青藏高原土地利用/覆盖发生了明显的变化，从而必然影响到氧含量格局与变化，甚或改变各地理因素对氧含量贡献率的变化。青藏高原土地利用/覆盖格局与变化必然影响氧含量格局与变化，一般农田氧含量大于周边的草地。

1.2.8 马尔康—玛沁—格尔木—茫崖线

2021 年夏季科考分队沿马尔康—玛沁—格尔木—茫崖线（G317、G347、G0615、G6、S303）获取了 40 个测量点、8 个 1km×1km 大样方的数据（图 1-14）。本段测得的氧含量平均值为 20.21%、最大值为 20.41%、最小值为 19.91%（图版 1-21、图版 1-22）。

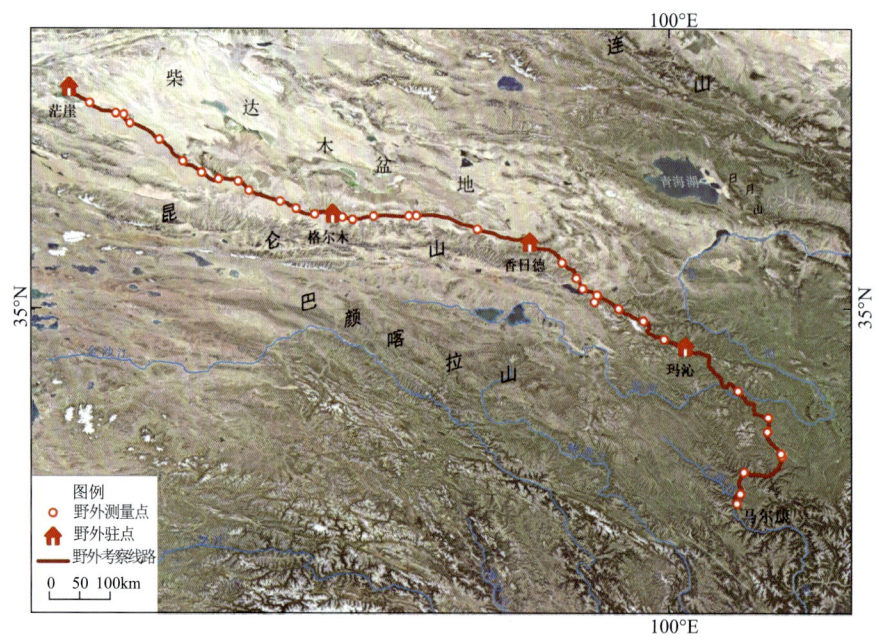

图 1-14 马尔康—玛沁—格尔木—茫崖线沿线科考路线及测量点位置

测量结果表明，沿线氧含量明显低于西宁—合作—红原—成都沿线，科考分队成员对缺氧的反应由弱（马尔康）到强（黄河源区）再到弱（柴达木盆地东南绿洲），然后再强（茫崖荒漠），这不仅与海拔有关，还与地表植被、气温有关，从而再次验证了海拔、气温、植被对氧含量的综合影响，以及人体对高原缺氧的反应敏感。与此同时，对青藏高原经纬度、地势与地貌、植被三维地带（纬向、经向、垂直）、土地利用与覆盖等地理要素的区域差异如何影响氧含量有了深入的思考，认识如下：

一是青藏高原三级夷平面发育与氧含量的关联。青藏高原第三级夷平面（5000m 以上），高山冰雪，冰雪消退后多为高山岩漠和石漠组成的裸地荒漠；高原第二级夷平面（4000～4200m），山地灌丛草原，低起伏山地为林灌草地；高原第一级夷平面（2900～3100m），多为干旱荒漠。测量数据表明，在植被类似高寒灌丛草原的条件下，青藏高原三级夷平面氧含量自一级夷平面到三级夷平面逐渐降低，这与地势增加、气温降低密切相关。

二是青藏高原植被地带发育与氧含量的关联。青藏高原以第二级夷平面（4000～4200m）为主，其上自然地带自东而西依次为：森林（灌丛）草原（年降水量 450 mm

以上）—灌丛草原（局部汇水盆地为草甸草原、沼泽化草原）（年降水量350～450mm）—草原（局部汇水盆地为草甸草原、沼泽化草原）（年降水量300～350mm）—荒漠草原（局部汇水盆地为草甸草原、盐碱滩地）（年降水量250～300mm）—荒漠（局部汇水盆地为草甸、盐碱滩）（年降水量250mm以下）。测量数据表明，在接近同样高程下（4000～4200m），青藏高原氧含量自森林（灌丛）草原到荒漠逐渐减少，这与植被类型和覆盖度（植被产氧）密切相关。气温的影响在夏季的早、晚明显不同，因时而异，这就造成在同海拔、同植被类型与覆盖度条件下，青藏高原随气温下降氧含量逐渐减少。

三是青藏高原地理环境的三维地带性对氧含量的影响。青藏高原内部以4000～4500m为基面，呈现山原交替（镶嵌）地貌景观，从而对水热形成再分配，进而决定植被在高原上的异质性。宏观的高原地带性不能反映高原地貌造成的中观地带性。"山原地貌"+"沟原"地貌两类中观地貌景观镶嵌，山原地貌大都在4500～6500m（镶嵌6500～7500m山峰），沟原地貌大都在2500～4500m（镶嵌6000～7000m山峰），这种地表环境的三维地带性对氧含量空间格局有明显影响，使氧含量也呈现出三维地带性分布。

1.2.9 茫崖—大柴旦—西宁线

2021年夏季科考分队沿茫崖—大柴旦—西宁线（G315、G3011、S2013、G6、G109）获取了32个样点、3个1km×1km大样方的数据（图1-15）。

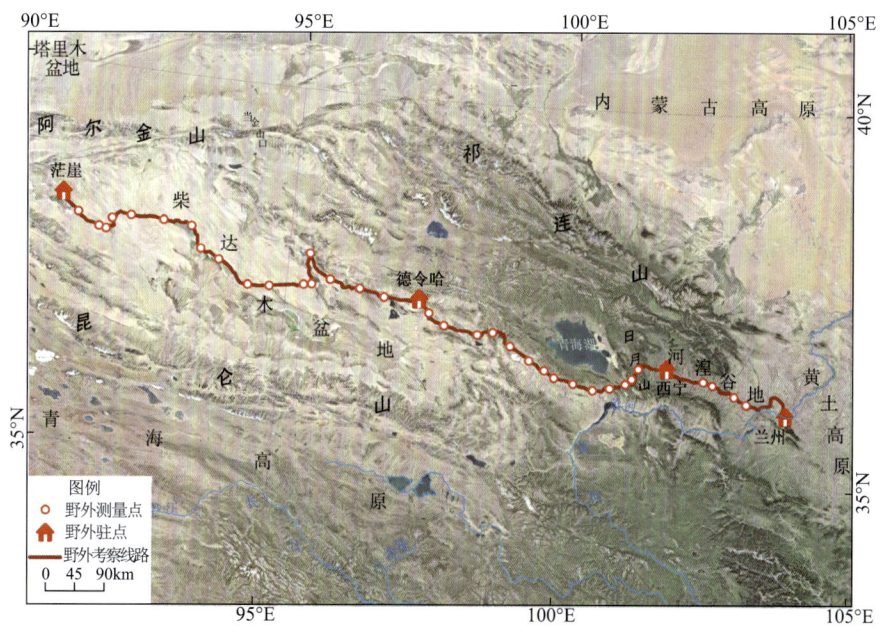

图1-15 茫崖—大柴旦—西宁线沿线科考路线及测量点位置

本次测得的氧含量平均值为20.23%、最大值为20.32%、最小值为20.12%（图版1-23、图版1-24）。测量结果表明，沿线氧含量略高于马尔康—玛沁—格尔木—茫崖沿线，科考分队成员对缺氧的反应由强（茫崖荒漠）到弱（柴达木盆地东北绿洲），然后再强（日月山地）后转弱（西宁谷地），这不仅与海拔有关，还与地表植被有关，从而再次验证了海拔、气温、植被对氧含量的综合影响，以及人体对高原缺氧的反应敏感。与此同时，对青藏高原荒漠区地理单元、干燥区荒漠景观如何影响氧含量有了深入的思考，认识如下：

一是青藏高原荒漠区地理单元对氧含量的影响。按地势划分，青藏高原荒漠区有内陆盆地、高平原、高原、丘陵、山地，相应的氧含量一般表现为逐渐降低。按地貌类型划分：青藏高原荒漠区有干燥剥蚀山地（含丘陵）、山前洪积扇台地（砂质沙丘）、山前洪积冲积平原（沙质沙丘）、冲积湖积平原（雅丹地貌），相应的氧含量一般表现为逐渐增高。按照植被类型划分：青藏高原荒漠区有石质荒漠（含基岩和基岩风化壳）、砾质荒漠（含砾质+石质荒漠）、沙质荒漠（含砂质）（流动、半流动、半固定、固定沙丘）、泥质荒漠（含干盐湖盐碱荒漠），相应的氧含量一般表现为逐渐增高。按气候类型划分：青藏高原荒漠区有极端干燥区（极端干旱区）（年降水量<50mm）、干燥区（干旱区）（年降水量50～250mm）、半干燥区（半干旱区）（年降水量250～450mm）、半湿润区（年降水量450mm以上）（绿色岛状山地），相应的氧含量也一般表现为逐渐增高。按农业类型划分：青藏高原荒漠区有绿洲农区（灌溉农业）（含水田农业）、雨养农业（非灌溉农业），相应的氧含量一般表现为逐渐降低。

二是干燥区荒漠景观对氧含量的影响。青藏高原干燥区荒漠景观主要有雅丹地貌、裸地荒漠（裸岩、裸石、裸砾、裸沙、裸土、裸盐）、盐湖、干燥剥蚀中低山地与丘陵、高山冰雪、河流湖泊、山间盆地绿洲、冲洪积平原、灌丛草原、工矿、城镇、居民地等景观镶嵌其间。地表的这些覆盖必然影响氧含量的多少和分布格局，荒漠景观的氧含量明显低于绿洲。

三是利用干燥区荒漠景观在海拔、植被的一致性可否准确核算植被、气温对氧含量影响的贡献率？荒漠区同海拔无植被样方与有植被样方氧含量测量结果对比分析，可以明确植被对氧含量的贡献率。据此，可以用统计方法确定植被贡献率的准确性。荒漠区无植被，在海拔几乎一致（高差200～500m）的情况下，也可对比出气温对氧含量的贡献率。这样也可以通过统计分析得出气温对氧气贡献率的准确性。气温一致，植被均为无植被荒漠，可定量得到海拔的贡献率，这样也可以通过统计分析厘定海拔贡献率的准确性。

四是青藏高原氧含量与碳储、碳汇的关联。国家清洁能源产业高地建设、世界盐湖产业高地建设、国际旅游产业目的地建设、绿色有机农畜产品输出地建设与氧含量的关联等问题的解决，需加快青藏高原缺氧与畜群健康关系的观测，补充研究土壤与氧含量的关系，思考青藏高原风速的变化与氧含量的关系、新能源开发与氧含量的关联等工作。

1.2.10 固定点位与西宁环线

2021年夏季大通—海晏—乌兰固定点位生态系统产氧/耗氧空间分异。科考小分队于 2021 年 8 月 5～29 日在青海省西宁市大通回族土族自治县（以下简称大通县）达坂山，海北藏族自治州（以下简称海北州）海晏县青海湖北岸，以及海西蒙古族藏族自治州（以下简称海西州）乌兰县茶卡盐湖附近（图 1-16）各选取 3 块样地，在各样地上，按照 1h 的时间间隔，对气温、大气压、空气相对湿度、氧含量、光合作用、呼吸作用等指标进行了测量。上述地点的植被类型为：达坂山高原高寒草甸、灌丛草甸（海拔 3673～4039m）；青海湖北岸高原高寒禾草、薹草草原（海拔 3118～3249m）；茶卡盐湖高原高寒半荒漠/矮灌丛荒漠（海拔 3069～3128m）。

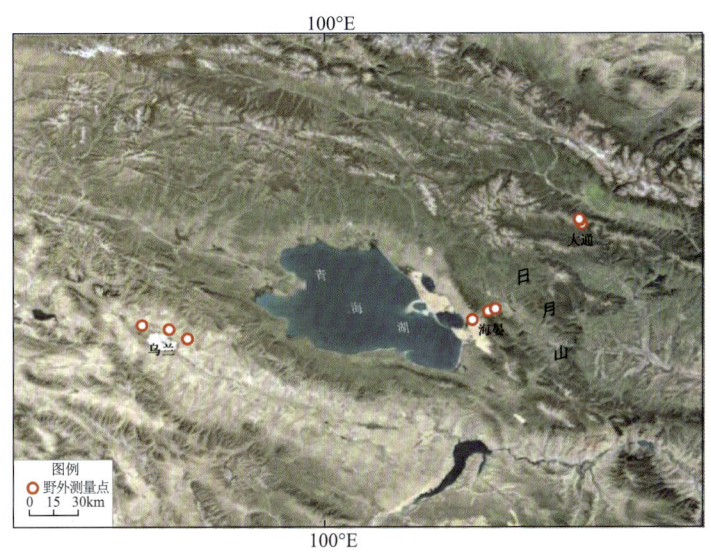

图 1-16　2021 年夏季光合作用与呼吸作用测量点分布

样地的选择遵循以下两个原则：①所选测量点人为影响尽可能小，距道路、湖泊、建筑物等的距离一般不小于 100m；②所覆盖植被为本区主要植被类型。光合作用与呼吸作用的测定用到了两套仪器，分别为 GFS-3000 便携式光合－荧光测量系统（Heinz Walz GmbH，Effeltrich，Germany）和土壤碳通量测量系统 Li-COR 8100（Li-COR，Lincoln，NE，USA）。经纬度、海拔、氧含量、气温、空气相对湿度、大气压等参数测量仪器与前文相同。

在每块样地内随机选取 2 处植被覆盖状况基本相同的点位，最迟于实验开始前 24h，将内径 20cm、高 10cm 的聚氯乙烯（PVC）固定底座分别嵌入 2 个测量点的土壤中，使其上端高出地表 5cm 左右。一处除去底座内植物和凋落物（代表土壤呼吸），另一处保留（代表生态系统呼吸，即土壤呼吸＋植被呼吸）。选择相对晴朗天气，在 9:00～18:00（北京时间，下同），按照 1h 的时间间隔，利用土壤呼吸仪分别测定土壤呼吸速率和生态系统呼吸速率。每次测量重复 3 次，计算时取其平均值。在每块样地内选取代表性的 3 个 37cm×37cm 的样方，最迟于实验开始前 24h，将同化箱的底座分别嵌入 3 个样方的土壤中大约 7cm，顶部露出地面约 3cm。实验当天从日出到日落（9:00～18:00）每 1h 测量一次小样方的光合速率和呼吸速率。

本次科考获得 9 个测量点 122 组呼吸作用的数据、51 组光合作用的数据、122 组氧含量数据。测得氧含量平均值为 20.08%、最大值为 20.30%、最小值为 19.88%。测量结果表明，氧含量与植被总初级生产力（GPP）、植被净初级生产力（NPP）、净生态系统生产力（NEP）均呈现正相关关系，表明在测量点尺度上，生态系统产氧能力越强，氧含量相对越高。同时发现，不同测量点氧含量随 GPP（或 NPP/NEP）变化的情况并不完全相同，说明氧含量对生态系统产氧响应能力的异质性和复杂性。

2021 年夏季祁连山—若尔盖—三江源—藏西北固定点位生态系统产氧/耗氧空间分异。科考分队于 2021 年 7 月 21 日~9 月 3 日选择祁连山高寒草甸与灌丛草甸草原、若尔盖高寒草甸与灌丛草甸草原、三江源高寒典型草原、藏西北羌塘高原半荒漠/荒漠草原，作为 4 个不同生态功能区（图 1-17），每个功能区选取 2 条植被样带，每条样带选取 5 个不同海拔梯度，各海拔区选取 3 个样地，在各样地上，按照 1h 的时间间隔，对氧含量、气温、大气压、光合作用、呼吸作用等指标进行了测量。

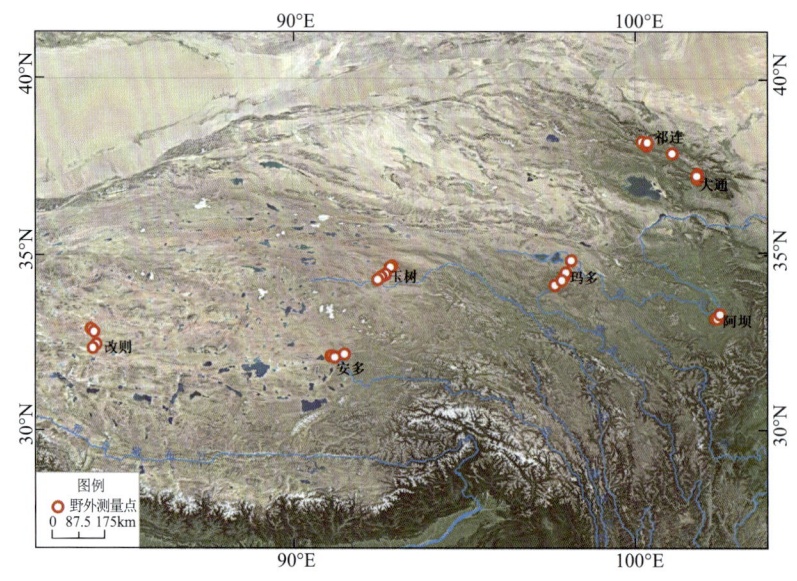

图 1-17　2021 年 7~9 月野外科考测量点分布图

样地选择遵循以下原则：植被分布要有均匀性；结构完整，层次分明；土壤和地形一致；群落的中心部位避免存在过渡地段；所选测量点人为影响尽可能小，距道路、湖泊、建筑物等的距离一般不小于 100m。据此，选择能够代表整个样地草地植被、地形及土壤等特征的地段，沿海拔梯度设置一条 1000 m 的样线，然后沿水平直线方向布设 1 个 10m×10m 的观测样方。在每一样方内随机设置 3 个 100cm×100cm 的样方 [样方应处于同一地形部位（坡向和海拔），间距应大于 2 m，以避免地形或土壤本身的空间差异掩盖了处理效果，用这 3 个样方的数据计算平均值和标准误差]，对每个样方框内的植被进行调查，用 GPS 记录经度、纬度和海拔。对于样品的采集和处理，为了消除降雨对土壤水分等测定的影响，采样至少 5 个无雨天之后进行。在每个样方对角线附近随机嵌入PVC土壤环（Φ20 cm×H10cm），夯入土中5cm，并夯实基座外的土壤，实验期间不再移动PVC土壤环。每个测量点共埋3个土壤环。采用Li-COR8100土壤碳通量仪测定土壤呼吸，时间为8:00～18:00，每个点连续测量3次。在测量土壤呼吸的同时，分别记录Li-COR8100自带温度计与水分传感器中土壤5 cm深处的温度和湿度变化；用温度计测量近地面温度（土壤表层湿度通过环刀测量）。

在每个草地群落类型中选择5个区域，每个区域又分成3个不同的重复样地，每个样地植物共有120组数据（4个生态功能区×2个采样区×5个测量点×3个重复），包括451个土样和451个植物根样。同时，对土壤呼吸和地表氧含量进行测定，最后得到37组土壤呼吸数据，37组氧含量。其中氧含量的平均值为20.76%，最大值为22.01%，最小值为20.11%。科考观测结果表明，青藏高原高寒草地物种多样性指数随海拔梯度的变化规律符合前人研究的5种模式（吴红宝等，2019），整体而言，除Pielou指数外，其他多样性特征参数均表现出青藏高原自西向东和自南向北逐渐递增的趋势，说明降水与气温是影响物种多样性的主要环境因子，其中水分对物种多样性的影响显著大于气温。海拔4600 m以上的高寒草原和高寒草甸差异显著，其余海拔区间不同群落类型的氧含量差异不显著，说明不同植被类型的产氧量对人畜健康的影响显著。

2021年冬季西宁环线氧含量空间分异。科考分队在完成"青海省国家清洁能源产业高地建设现状与对策研究"野外调研的同时，于2021年10月22日～11月19日，完成了冬季西宁—海南[①]—海西—海东—西宁环线沿途39个测量点氧含量与相关数据的测量（图1-18）。本次所测氧含量平均值为20.01%、最大值为20.24%、最小值为19.77%。本次科考测量结果与此前同位置测量的夏季数据对比明显偏低，从而进一步明确气温、植被对氧含量影响的正向作用。

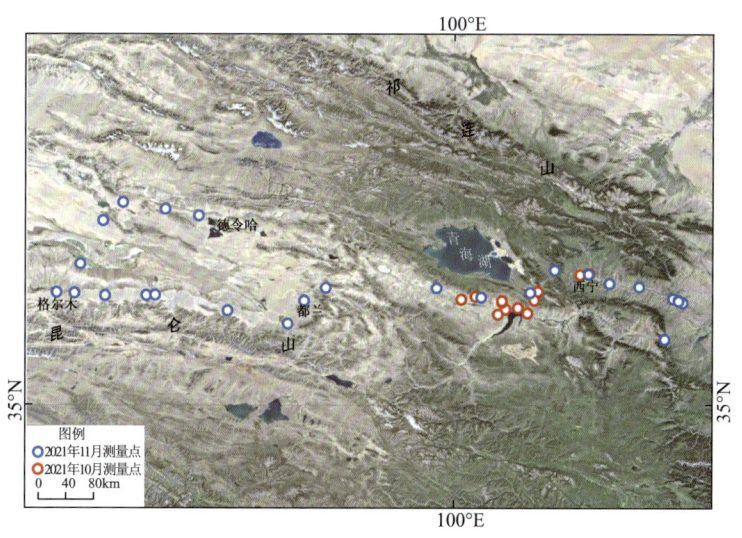

图1-18　2021年10～11月野外科考测量点分布图

---

① 海南指海南藏族自治州。

1.2.11 玛多—曲麻莱—索南达杰自然保护站—双湖—班戈线

2022年夏季科考分队沿玛多—曲麻莱—索南达杰自然保护站—双湖—班戈线获取了85个测量点（其中测得2017年重复点位36个，2020年重复点位17个，2021年重复点位4个，2022年新测点位28个），4个1 km×1km大样方数据（图1-19中仅标注2022年新测点）。全段氧含量平均值为20.55%、最大值为20.82%、最小值为20.31%（图版1-25、图版1-26）。

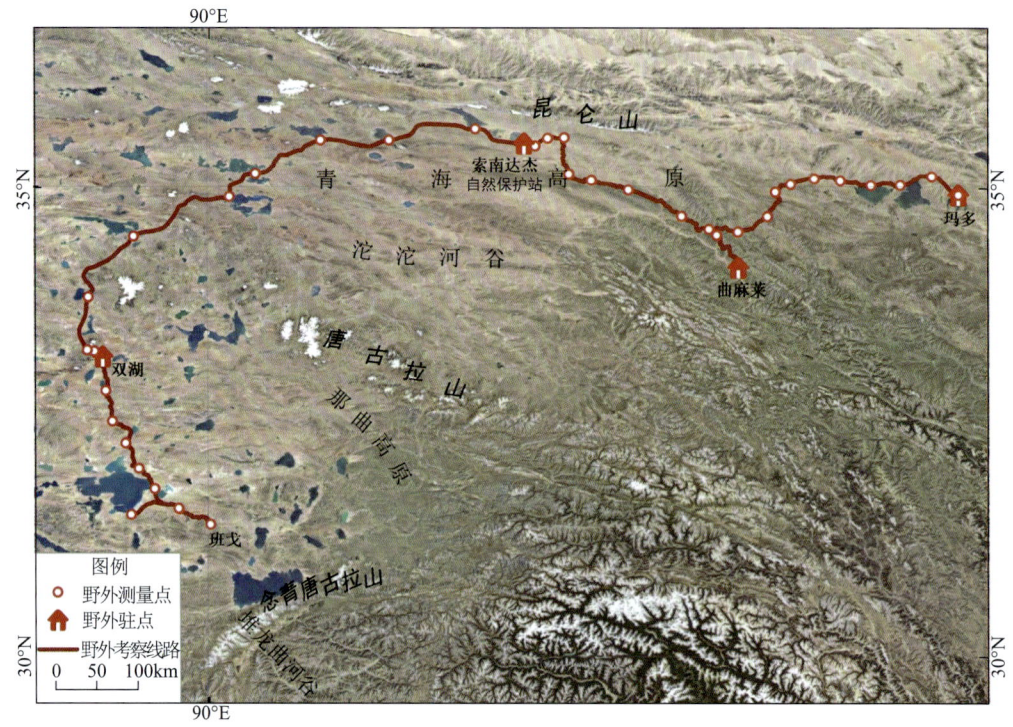

图1-19 玛多—曲麻莱—索南达杰自然保护站—双湖—班戈线科考测量点位分布

通过测量黄河源区氧含量与相关数据，考察影响氧含量的地理因素，认识到玛多在同海拔情况下，与其他区域相比更缺氧可能与区域内湖面比例较多而湖面又不产氧有重要关系，从而进一步加深理解了碳储-碳汇-碳吸收-生态系统产氧-氧含量的级联关系，以及青海高原"四地"建设与氧含量的关系（图1-20）。通过对2017年、2021年、2022年所用测氧仪与2018～2020年所用测氧仪的同时实测验证，结果表明各年野外测量数据可以相互校正，精度可达近100%。气候变暖，冻融加强，使高原湖泊溃堤，引发地质-水文灾害，损毁高原植被，影响到植被产氧，因此需要深化对高原冻土碳储与碳汇的关系；高原冻土深度与碳储估计；青藏高原碳循环过程与氧含量的关系；碳汇强度与青藏高原大面积草场退化的自然原因甚或人为原因（过牧）；保护区设立后，野生动物增多、家畜与野生动物互相抢食资源，草场的载畜量如何确定；全球气候变化背景下，青藏高原碳汇的动态平衡如何估计；关键气候因子的高精度测算（利于估计气候因子异质性）等学术问题的研究。特别需要全面理解和科学评估青藏高原的生态状况与氧含量的关系。

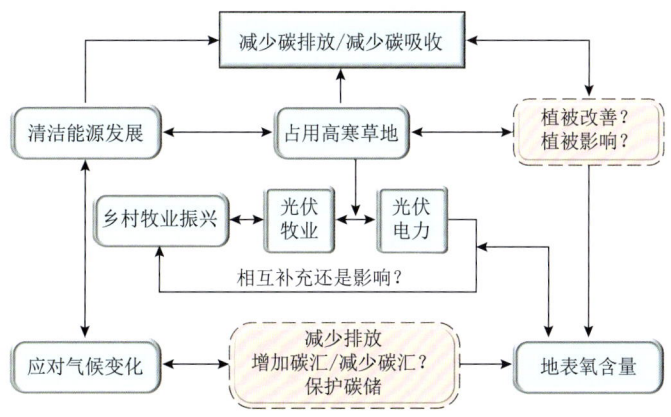

高海拔地区可持续发展的模式探究

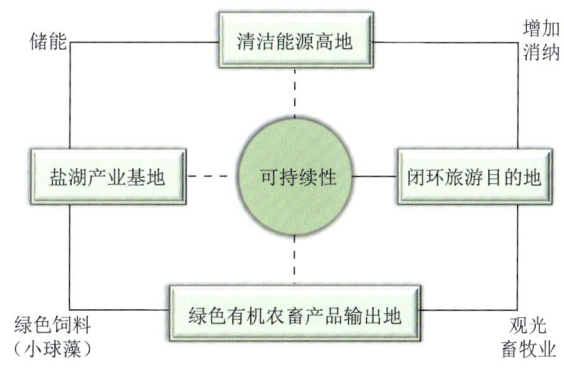

青海高原"四地"建设一体化模式

图 1-20 青海"四地"建设一体化模式与氧含量关系

1.2.12 喀什—塔什库尔干—红其拉甫线

2022 年夏季科考分队沿新疆喀什—塔什库尔干—红其拉甫一线（G314）（图 1-21），获得了 34 个测量点、1 个 1km×1km 大样方的测量数据，全段氧含量平均值为 20.60%、最大值为 20.82%、最小值为 20.31%（图版 1-27、图版 1-28）。

通过对喀什—塔什库尔干—红其拉甫沿线科考测量，加深理解了青藏高原西北缘山地地区自然地带分异的复杂性，特别是位处干旱荒漠区的山谷相间地貌格局、绿洲分布等对氧含量的影响。测量结果表明，在相对较低的海拔下，这一断面的氧含量偏低与其所处荒漠地带植被产氧很少有密切关联。此外，土地利用程度较高、城镇居民地比例偏高、区域土地退化严重也相对减少了氧含量。

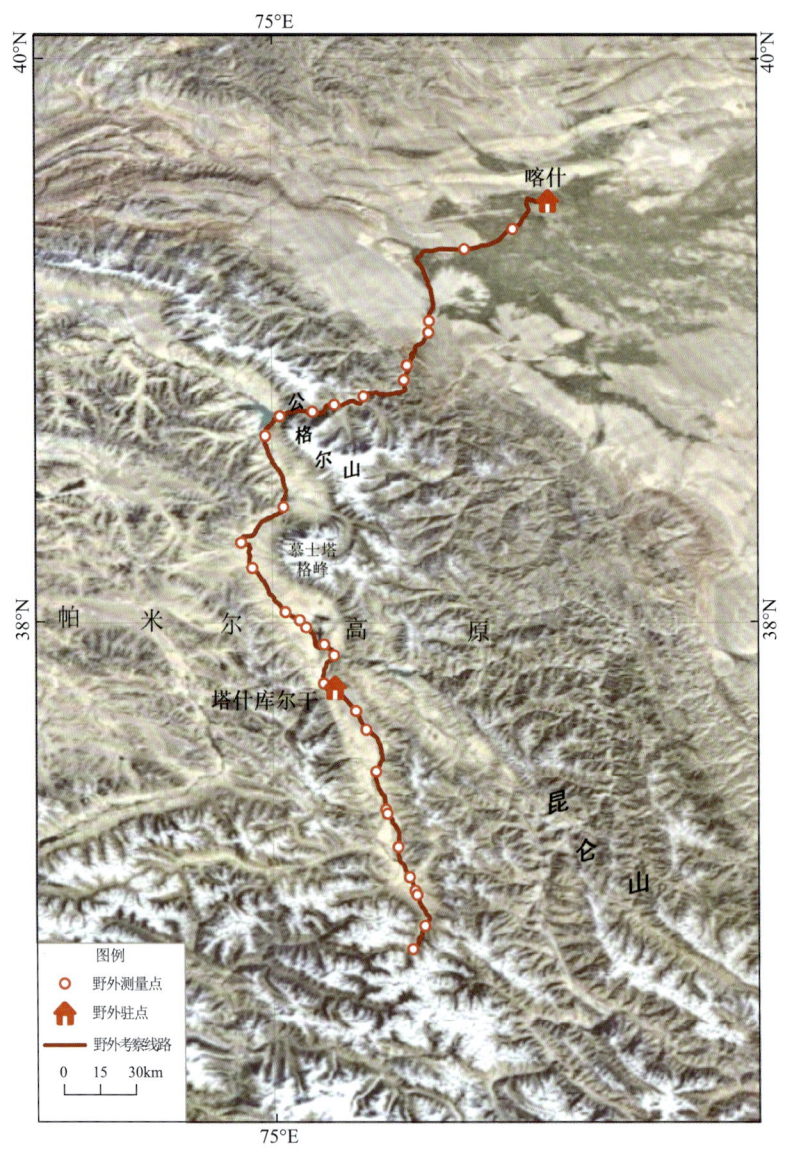

图 1-21　新疆喀什—塔什库尔干—红其拉甫线沿线与测量点

1.2.13　横断山三江并流区干旱河谷

2022年夏季科考分队在横断山三江并流区干旱河谷（巴塘—芒康—左贡—邦达—八宿）开展了氧含量与相关数据测量（图 1-22）。科考小队工作重点以巴塘县为起点、八宿县为终点，途经金沙江、澜沧江及怒江三江流域的干旱河谷，目的是进一步研究横断山三江并流区干旱河谷氧含量与地形、气候以及植被等自然因素之间的关系，以每隔5km、植被变化明显且能够安全测量的地方为原则，进行氧含量及相关数据的测定。

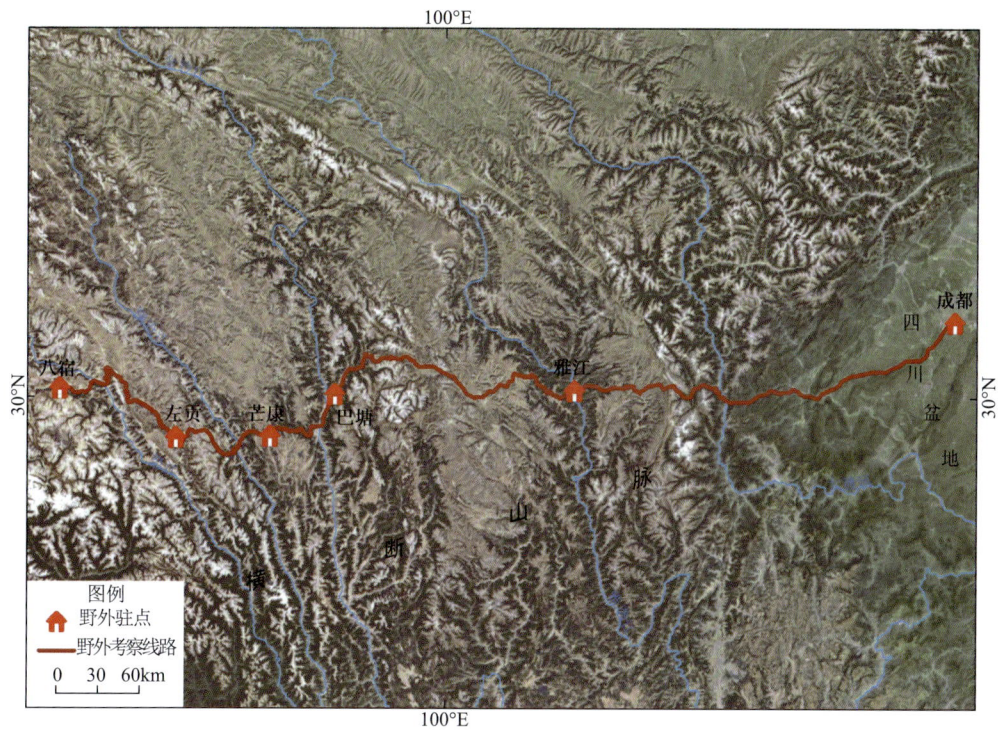

图 1-22　2022 年 7 月横断山三江并流区干旱河谷科考路线图

经纬度坐标及海拔由集思宝、Qfile 进行测定，温度及相对湿度通过特安斯温湿度计进行测定，植被覆盖度通过 30m 无人机正射影像进行测定（图 1-23）。

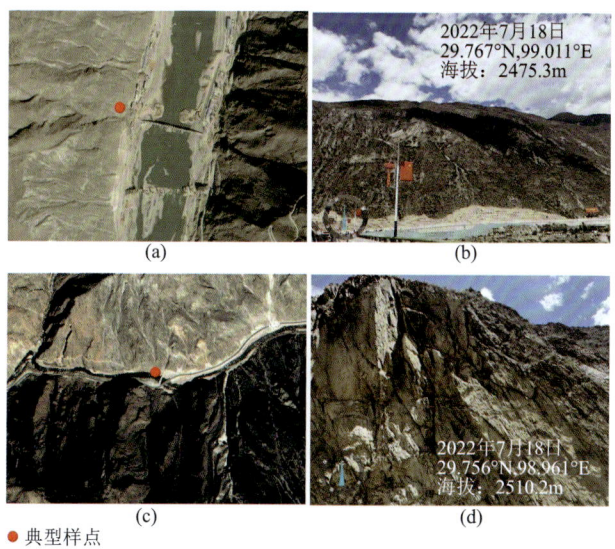

图 1-23　金沙江流域典型样点 1 三维地貌图 [(a) 和 (c)] 及相机实拍图 [(b) 和 (d)]

此次科考共获取141个测量点的相关数据，其中67个测量点为氧含量数据。调查样点分布如图1-24所示。在藏区入户访谈13个村，获得调查问卷62份，受访村落分布如图1-25所示。科考分队在科考期间进行了无人机飞行测量，总计飞行50架次，获取了典型区的正射影像50套。无人机飞行样区分布如图1-26所示。基于无人机飞行数据生产了典型区植被覆盖度数据产品以及干旱河谷三维重建模型。

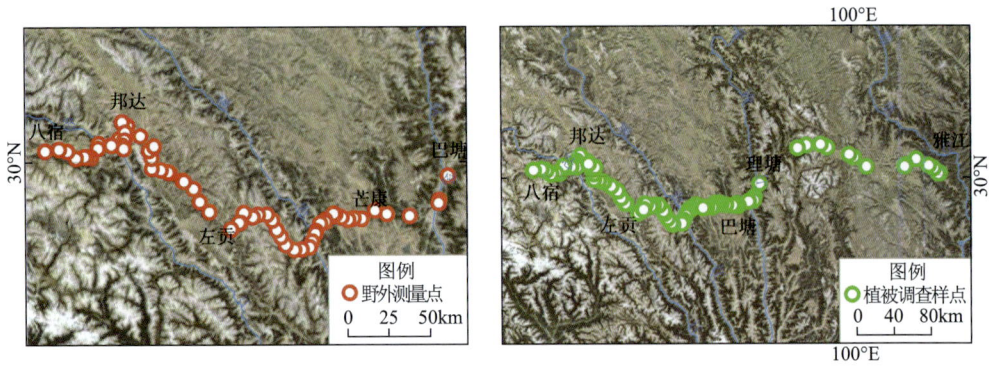

图1-24　2022年青藏科考植被调查样点及氧含量测量点分布图

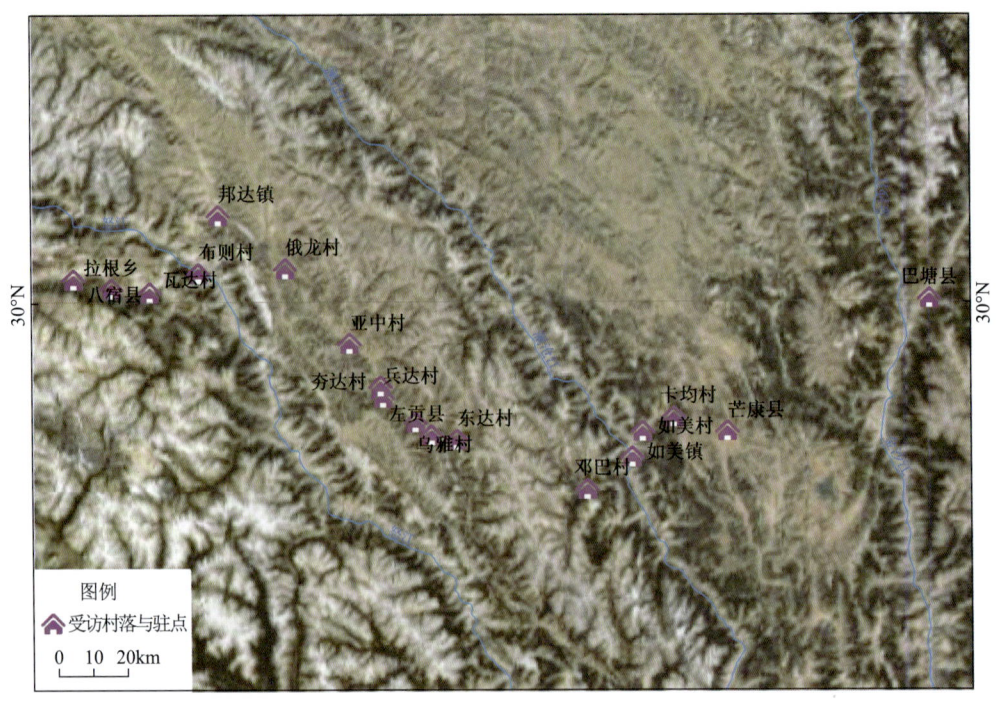

图1-25　2022年青藏科考横断山三江并流区干旱河谷受访村落分布图

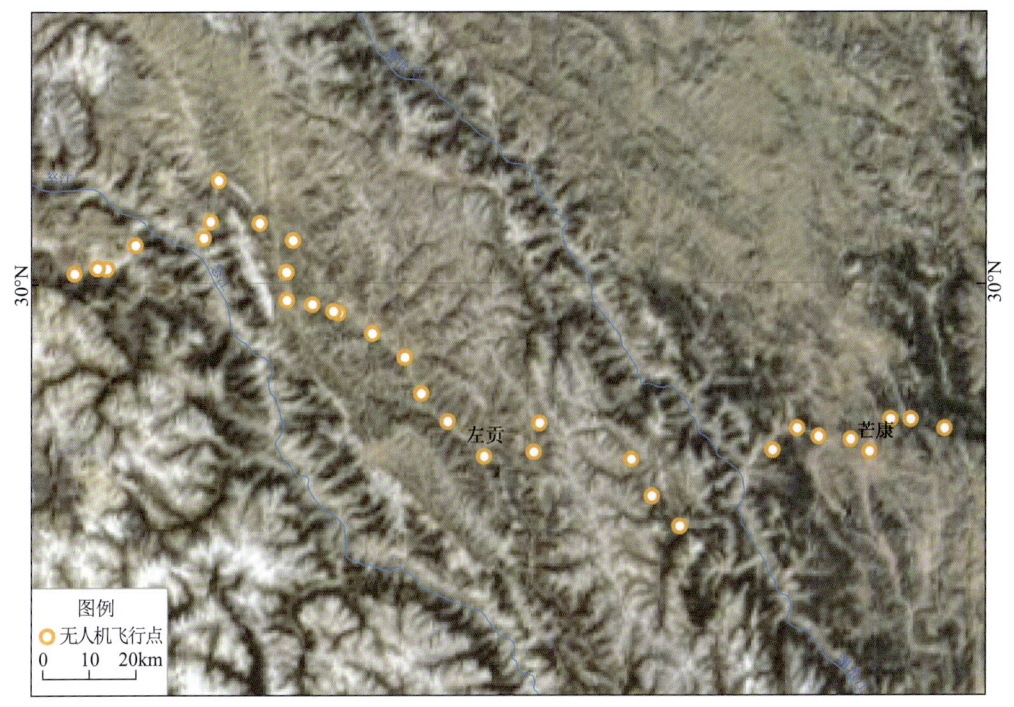

图 1-26　无人机飞行科考路线样区分布图

此次科考主要考察了横断山三江并流区干热河谷植被垂直分布状况和村落生产、生活、生态情况，加密了氧含量测点以及植被校验，并利用无人机开展植被覆盖度测量及干旱河谷植被三维分布重建。温暖干燥的空气下沉效应使干旱河谷地区越靠近河谷的地区越温暖、干燥，出现植被覆盖类型倒置的现象，植被覆盖类型沿海拔由低到高依次为裸土－荒漠草原－稀疏草原－草灌混交带－郁闭灌丛－裸岩，植被覆盖度沿海拔由低到高增加，而且增温使干旱河谷中的农作物比其他地区早熟。测量结果表明，横断山三江并流区干旱河谷氧含量与海拔、气温、空气相对湿度有密切关系，氧含量最高为 20.6%，在东达山最低，为 19.5%，可能由经过该地时气温偏低且该地海拔高达 5200m 所致。青稞地氧含量较周边裸地明显偏高，横断山三江并流区干旱河谷氧含量总体偏低，可能由干旱河谷沿途植被稀少且山势高峻所致。干旱河谷的藏民户均年收入大部分在 3 万元以下，种植青稞和养殖 3~4 头牛能够满足自给自足，打工是主要收入来源，大部分跑沿线交通运输，生活满意度均很高，但是普遍存在的问题就是就业机会少，大学生外出学成归来很难就业。横断山三江并流区农牧民的生计状况直接影响这一地区植被覆盖度，进而影响氧含量，在农业开垦比例较大的地区，氧含量比周边的自然地明显偏低。

1.2.14 环祁连山、环青海湖

2023年夏季科考分队环祁连山、环青海湖，获取了207个测量点的数据（其中，对比测量不同农业土地利用类型下氧含量差异的测量数据157个，对比测量不同新能源土地利用类型下氧含量差异的测量数据50个）（图1-27）。

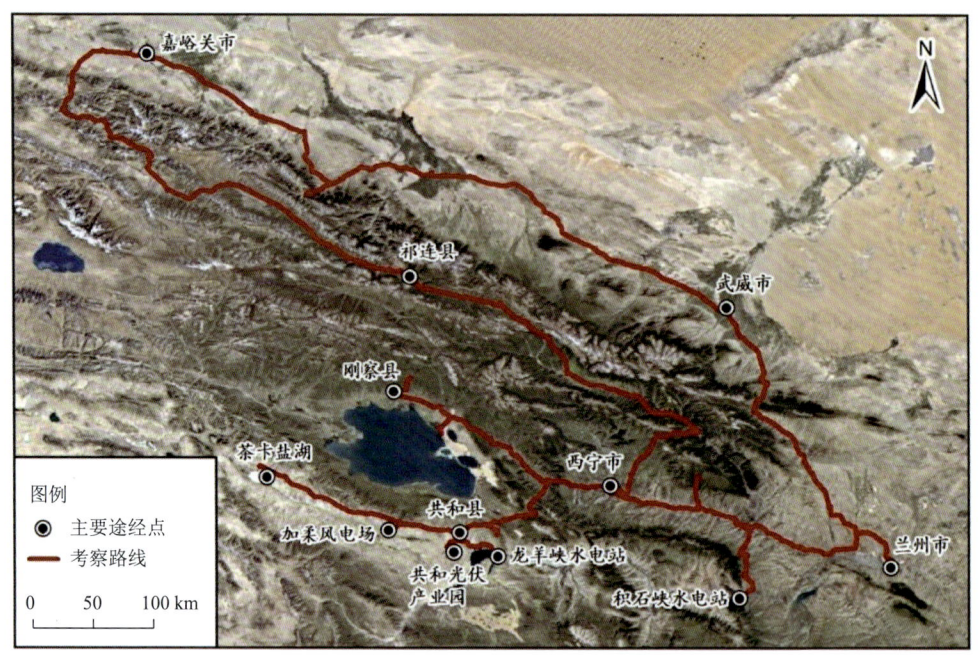

图1-27　2023年7月环祁连山、环青海湖科考路线图

本次测得的氧含量平均值为20.56%、最大值为20.82%、最小值为20.31%。本次科考中，通过对比测量沿线近地表氧含量等环境参数，深入调查了土地利用变化对氧含量的影响，主要认识如下：

一是土地利用变化和新能源用地建设对氧含量的影响。野外调查发现，不同土地利用类型下的氧含量排序大致符合以下规律：天然林地＞人工林地＞灌丛＞耕地＞湿地＞草地＞水域＞城镇用地/工矿用地/裸地，但具体比较还需结合土地利用类型和地表植被类型以及植被覆盖度来进行更深入的分析。对于新能源用地，水电站外氧含量高于水域氧含量，因此修建水电站会导致局地水域面积增加，进而使得区域地表氧含量降低；光伏电站外草地氧含量大于光伏板下草地氧含量，说明光伏板建设会阻挡板下植被的光合作用，影响草地生长，导致光伏板下草地的产氧量下降；风机下草地平均氧含量大于风电场外草地平均氧含量，其原因主要与测量的时间和温度不一致、风电场禁牧有关，测量风电场外氧含量数据的时间更早且气温更低，还需控制变量后做进一步的研究。

第1章 青藏高原氧含量科考测量与分析

二是冻融侵蚀对氧含量的影响。在瓦里关国家大气本底站，科考分队从山顶至山脚依次调查了 5 个冻融侵蚀阶段的地貌：无冻融侵蚀阶段—冻融侵蚀早期—冻融侵蚀中期—冻融侵蚀后期—冻融侵蚀末期，并分别测量了不同冻融侵蚀下的地表氧含量，结果显示，随着冻融侵蚀的加剧，植被覆盖度降低，草地类型从植被覆盖度高的放牧草地逐渐退化为裸露草地，直至退化为裸地，同时植被产氧量也下降，氧含量也降低。

三是祁连山北侧的典型景观分带特征。对于祁连山北侧的山地带谱，自上而下依次为高山冰雪带（5500 m 以上）—冰雪消融带（4500～5500 m）—山地草甸带（4000～4500 m）—山地森林草原带（3800～4000 m）—山地森林带（3500～3800 m）—山地森林草原带（3000～3500 m）—山地荒漠草原带（2200～3000 m），形成原因主要与温度和降水有关。对于山前洪积扇台地带谱，自上而下依次为高台地（2000～2200 m）—高台地溢出带（1900～2000 m）—中台地（1720～1900 m）—中台地溢出带（1670～1720 m）—低台地（1570～1670 m）—低台地溢出带（1550～1570m）—沙漠（水域、盐湖）（1500～1550 m），形成原因主要与降水和地下水有关。

四是祁连山区土地退化与土壤侵蚀现状。祁连山区主要农作物为油菜、蚕豆、小麦、燕麦、土豆、青稞等，主要人工植被为人工云杉林（成林、幼林）、各类灌木林等。与 2019 年夏季科考相比，祁连山区植被条件明显好转，但是过度放牧现象仍然很严峻，特别是祁连山牧区，过度放牧问题更为突出。冻融现象非常普遍，水、风、冻、重力侵蚀普遍，叠加侵蚀和交错侵蚀现象普遍存在，并且以叠加侵蚀为主，普遍发育"冻融＋风＋水＋重力"多营力侵蚀，部分风速较大区域"风＋冻融＋重力"侵蚀突出。祁连山区植被退化以冻融为主，辅以过牧，以及多营力复合侵蚀。此外，在高海拔地区可普遍观测到冰雪消退裸地。

1.3 青藏高原氧含量试验观测网的建设

1.3.1 氧含量试验观测网

1. 试验观测网的布局

青藏高原氧含量试验观测网共计建设 52 个观测站点（图 1-28），在青海省和西藏自治区各选取 26 个气象站点作为观测点，每个气象站安装固定式电化学传感器氧气检测仪（TD600S-O_2）和固定式氧化锆传感器氧气检测仪（TD600S-O_2-T）各 1 台，观测网共计 104 台仪器，用于 24h 连续观测氧含量变化情况，其分辨率为 0.01%vol，数据可通过通用分组无线业务（GPRS）自动远程无线传输，由青海省气象局、西藏自治区气象局数据中心接收并汇总。在建设过程中，科考专题与两省（自治区）气象局充分考虑了土地利用类型、海拔及基础设施等情况，将观测点选址在不同土地覆盖类型、不同海拔及仪器维护较为方便的站点，以求最大限度地发挥观测网作用并保证其正常运行。图1-28显示了目前试验观测网安装情况,其中紫色三角表示青海省安装测氧仪的气象站点,红色三角表示西藏自治区安装测氧仪的气象站点。青海省26个观测站的56台仪器已于2021年9月安装完成,并陆续上线开始观测工作,并在青海省气象局设立工作站,负责远程接收青海省氧含量观测数据,目前已收集到大约4个月(2~5月)的观测数据。西藏自治区氧含量试验观测网也已建设完成,仪器已于2022年8月陆续上线开始正常工作。青藏高原氧含量试验观测网完全搭建完成,正式投入运行。

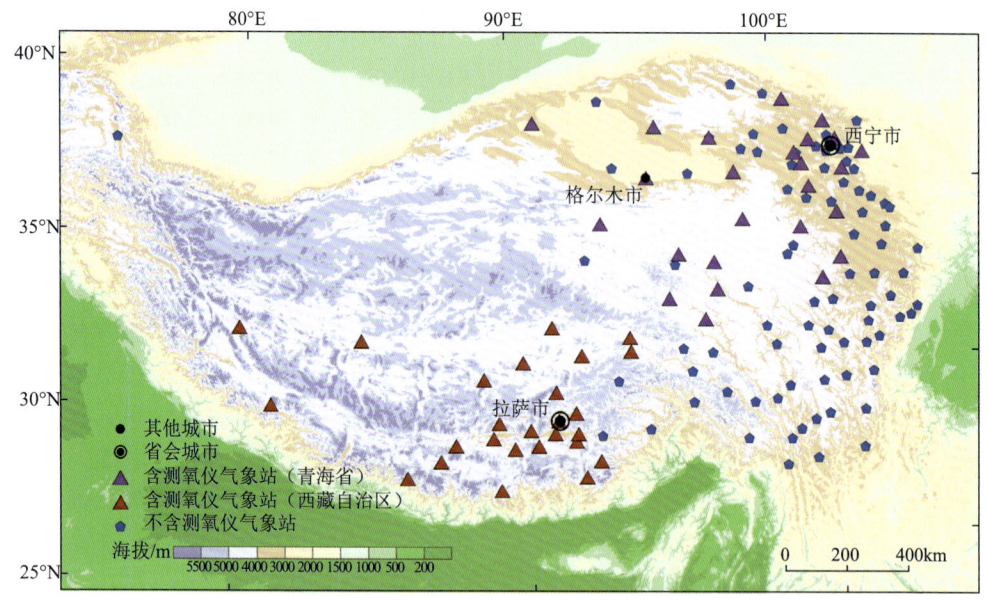

图1-28 青藏高原地表氧含量试验观测网建设进展图

2. 试验观测网站点信息

表1-3给出青藏高原氧含量试验观测网观测点位信息,观测站最低海拔1815m(青海民和)、观测站最高海拔4706m(西藏班戈),相差2891m;观测站最东为102.85°E(青海民和)、观测站最西为80.08°E(西藏狮泉河),相差22.77°;观测站最北为38.25°N(青海茫崖)、观测站最南为27.73°N(西藏帕里),相差10.52°(表1-3)。

表1-3 青藏高原氧含量试验观测网观测点位信息表

序号	省区	区站号	站名	海拔/m	纬度(°N)	经度(°E)
1	青海	51886	茫崖	2945	38.25	90.85
2	青海	52737	德令哈	2982	37.37	97.37
3	青海	52657	祁连	2789	38.18	100.25
4	青海	52765	门源	2851	37.38	101.62
5	青海	52818	格尔木	2809	36.42	94.90
6	青海	52836	都兰	3192	36.30	98.10
7	青海	52853	海晏	3081	36.92	100.98

续表

序号	省区	区站号	站名	海拔/m	纬度(°N)	经度(°E)
8	青海	52856	共和	2836	36.27	100.62
9	青海	52863	互助	2481	36.82	101.95
10	青海	52866	西宁	2295	36.72	101.75
11	青海	52713	大柴旦	3174	37.85	95.37
12	青海	52876	民和	1815	36.32	102.85
13	青海	52908	五道梁	4614	35.22	93.08
14	青海	52955	贵南	3202	35.58	100.75
15	青海	52963	尖扎	2086	35.95	102.03
16	青海	56125	囊谦	3645	32.20	96.48
17	青海	56034	清水河	4181	33.80	97.01
18	青海	56018	杂多	4069	32.90	95.30
19	青海	56021	曲麻莱	4176	34.13	95.78
20	青海	56029	玉树	3682	33.02	97.02
21	青海	56033	玛多	4273	34.92	98.22
22	青海	56043	玛沁	3720	34.47	100.25
23	青海	56065	河南	3501	34.73	101.60
24	青海	56067	久治	3630	33.43	101.48
25	青海	56151	班玛	3530	32.93	100.75
26	青海	青海师范大学野外站	江西沟	3218	36.60	100.40
27	西藏	55228	狮泉河	4279	32.50	80.08
28	西藏	55248	改则	4415	32.15	84.42
29	西藏	55279	班戈	4706	31.38	90.02
30	西藏	55294	安多	4686	32.35	91.10
31	西藏	55299	那曲	4507	31.48	92.07
32	西藏	55437	普兰	3900	30.28	81.25
33	西藏	55472	申扎	4661	30.95	88.63
34	西藏	55493	当雄	4200	30.48	91.10
35	西藏	55569	拉孜	4000	29.08	87.60
36	西藏	55572	南木林	4000	29.68	89.10
37	西藏	55578	日喀则	3842	29.25	88.88
38	西藏	56137	昌都	3315	31.15	97.17
39	西藏	56312	林芝	2992	29.67	94.33
40	西藏	55591	拉萨	3649	29.67	91.13
41	西藏	55593	墨竹工卡	3804	29.85	91.73
42	西藏	55597	琼结	3739	29.03	91.68
43	西藏	55598	泽当	3554	29.25	91.77
44	西藏	55655	聂拉木	3810	28.18	85.97
45	西藏	55664	定日	4300	28.63	87.08
46	西藏	55680	江孜	4040	28.92	89.60

续表

序号	省区	区站号	站名	海拔/m	纬度(°N)	经度(°E)
47	西藏	55681	浪卡子	4459	28.97	90.40
48	西藏	55690	错那	4345	27.98	91.95
49	西藏	55696	隆子	3880	28.42	92.47
50	西藏	55773	帕里	4300	27.73	89.08
51	西藏	56106	索县	4030	31.88	93.78
52	西藏	56109	比如	3907	31.48	93.78

1.3.2 青海氧含量动态观测图谱

1. 月图谱

图 1-29 给出了青海省各站点氧含量（电化学方法）月平均值空间分布，图 1-30 给出了青海省各站点氧含量（氧化锆方法）月平均值空间分布，从中可以看出，随月份的增加，两种测量结果显示氧含量总体都呈增加的趋势。

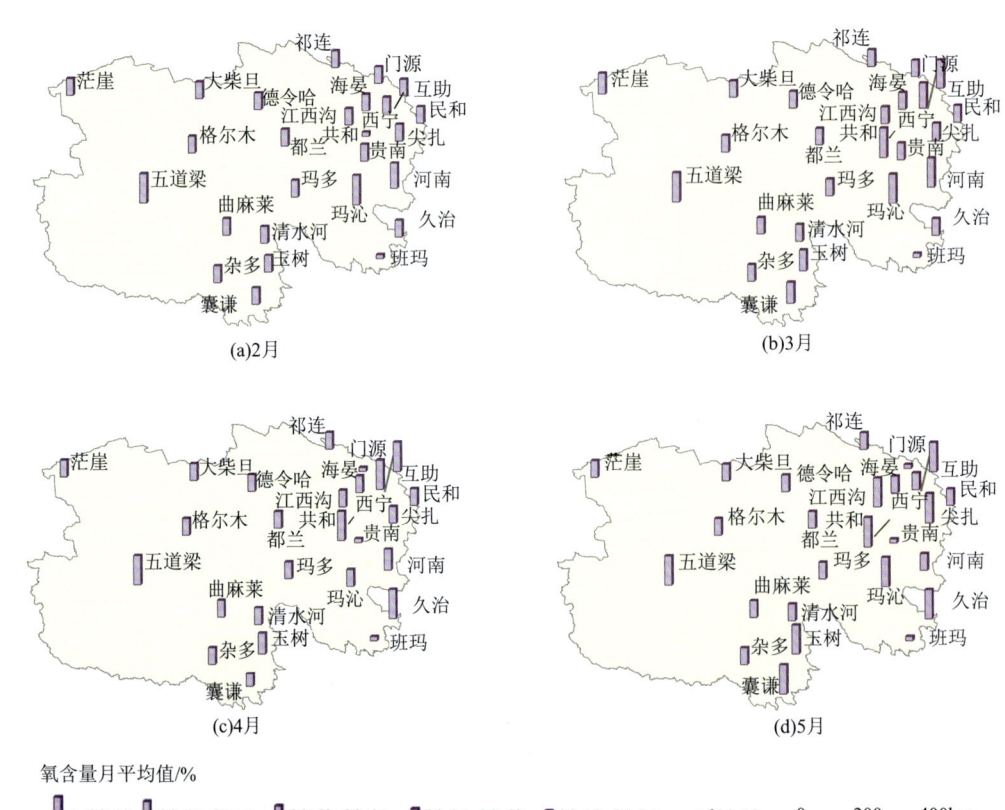

图 1-29 2022 年 2～5 月青海省各站点氧含量（电化学方法）月平均值空间分布

第1章 青藏高原氧含量科考测量与分析

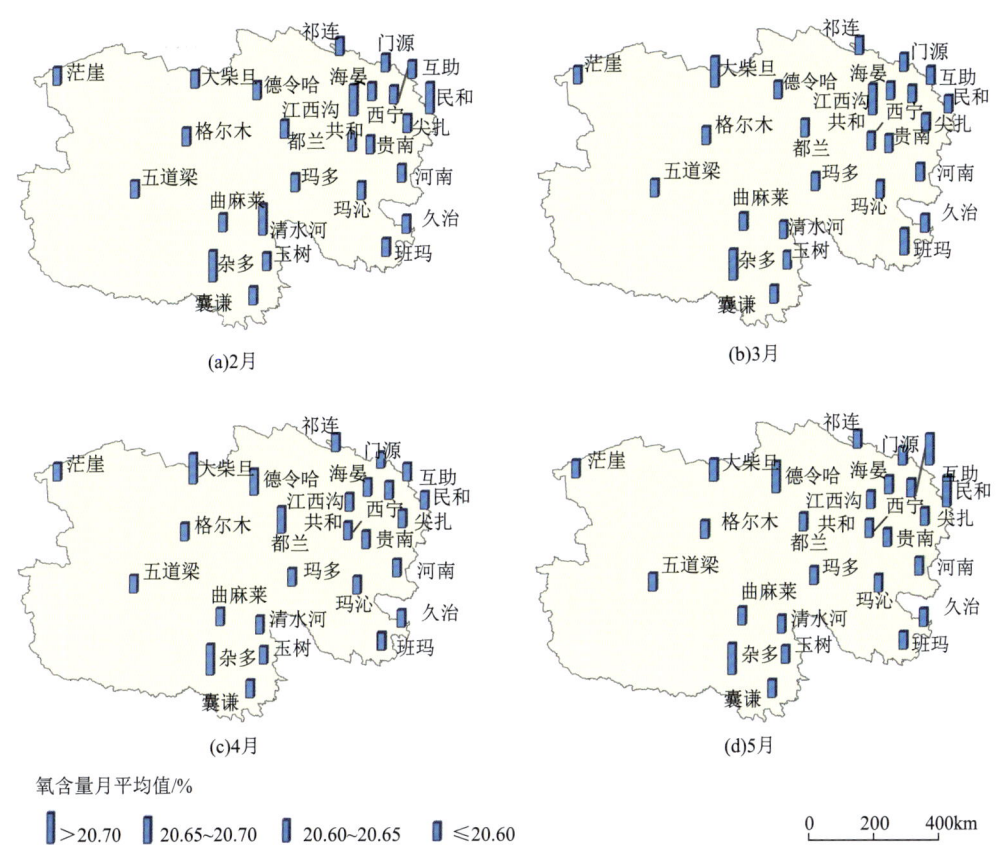

图 1-30 2022 年 2～5 月青海省各站点氧含量（氧化锆方法）月平均值空间分布

2. 日动态

根据已有处理氧含量定点观测数据的方法（Chen et al.，2022），科考定点观测小组对 2022 年 2～5 月青海省氧含量定点观测网数据进行了检查和处理，将异常值进行了剔除，进而计算了观测网各站点上不同原理测氧仪在过去 4 个月定点氧含量日均值。图 1-31 给出了（西藏地区无数据，因此只显示青海地区站点）展示了观测网中电化学原理测氧仪、氧化锆原理测氧仪分别在 2022 年 2～5 月观测的氧含量日均值空间分布，其显示多数站点氧含量均值较低（< 20.60%），且在 2～5 月围绕 20.58% 上下微弱波动，无明显变化，但也有一些站点随着时间推移，其日均氧含量呈增加趋势。由于传感器原理不同，同一站点两种类型测氧仪观测的氧含量均值也存在一定差异。

根据上述处理后的数据，分析了不同观测站点的日均氧含量在 2022 年 2～5 月的变化规律，并挑选了部分具有典型变化特征的站点进行绘图（图 1-31），从中可以看出，几个站点地表氧含量变化规律稍有差异，如海晏站点，两种类型测氧仪均维持在 20.58% 附近，无明显变化，观测网中也有较多站点呈现类似特征。在共和站点和五道梁站点，电化学测氧仪测得的氧含量值随着时间推移呈现增加趋势，但是氧化锆测氧仪无明显变化。在互助站点，两种类型测氧仪数值在前半段时间均维持在 20.58% 附近无明显波动，在后半段时间突然增加，并存在一定的波动变化。

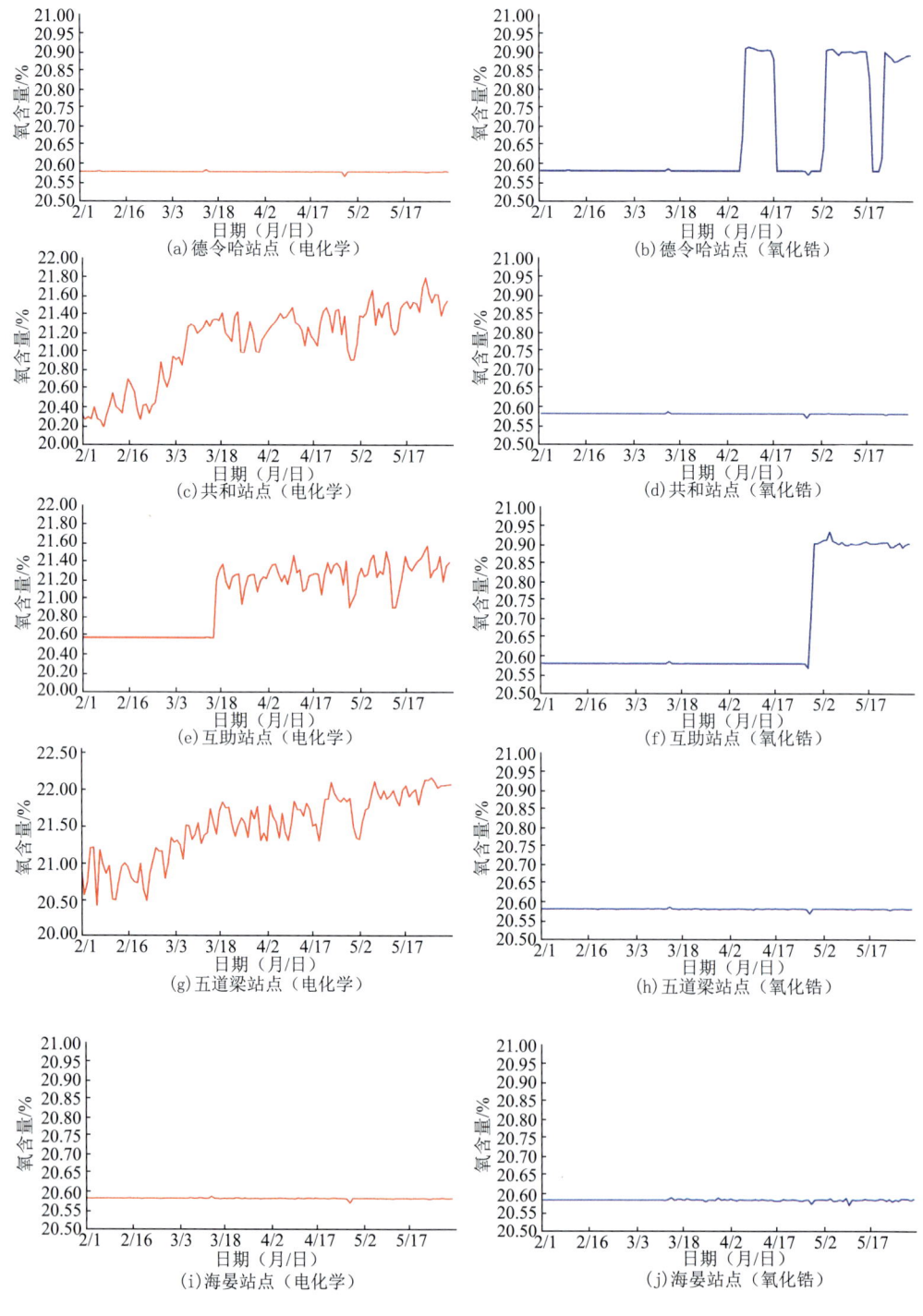

图 1-31　2022 年 2～5 月青海省部分站点日均氧含量变化图

3. 日小时动态

根据处理后的数据，本书计算了观测网各站点每两分钟的地表氧含量平均值，分析了其在一天内的变化规律。由于站点较多且日数据较多，我们仅挑选互助和共和站点在2月1日的数据，绘制了如图1-32所示的站点氧含量值日变化图。观测网中各站点的地表氧含量日变化大多与互助站相似，均在0:00～8:00（北京时间，下同）下降，在8:00～19:00持续上升，然后在19:00～24:00又呈现下降趋势。在共和站，电化学测氧仪监测的地表氧含量略有不同，但总体还是呈现"下降—上升—下降"的变化规律。

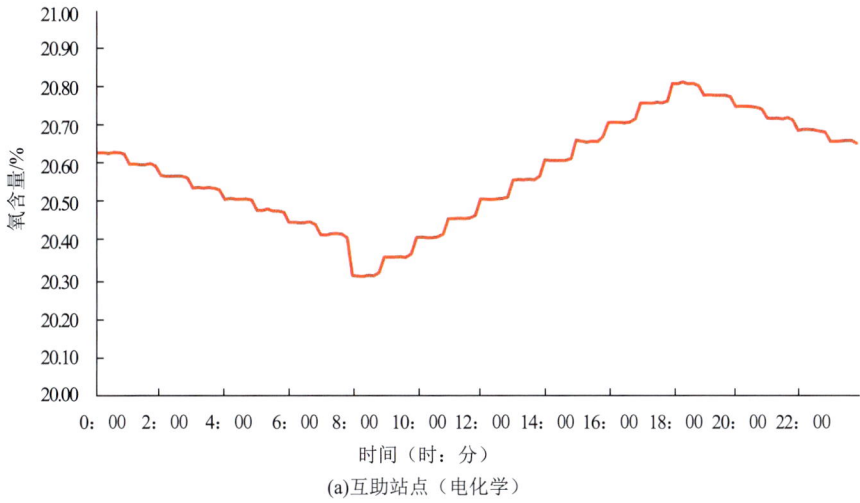
(a)互助站点（电化学）

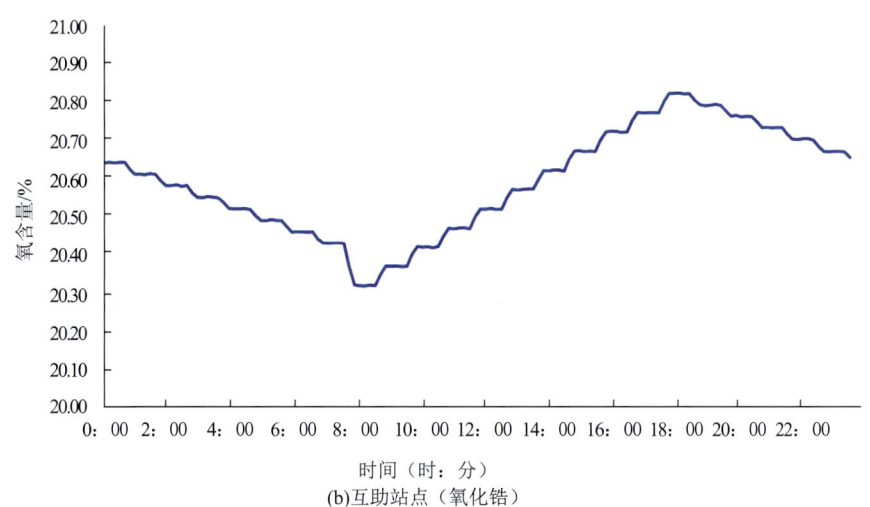
(b)互助站点（氧化锆）

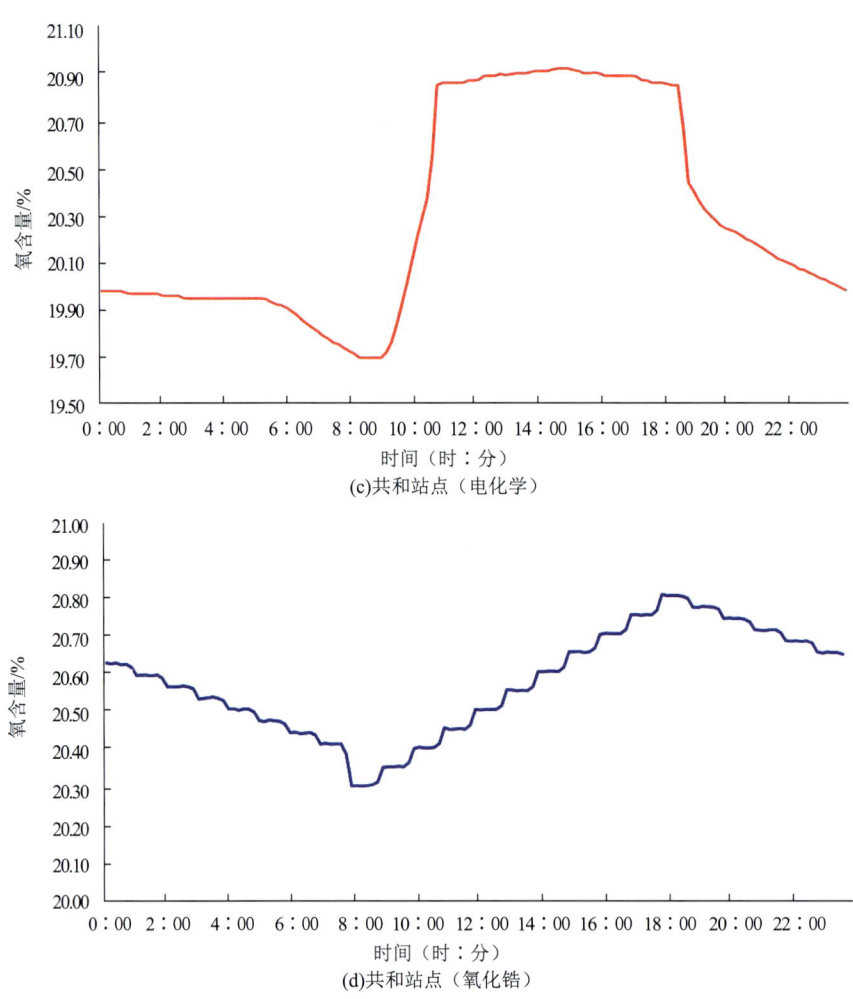

图 1-32　2022 年 2 月 1 日青海省部分站点地表氧含量值日小时变化图

参考文献

史培军,陈彦强,马恒,等. 2021. 再论青藏高原近地表大气相对氧含量影响因素的贡献率 [J]. 科学通报,66(31):4028-4035.

史培军,陈彦强,张安宇,等. 2019. 青藏高原大气氧含量影响因素及其贡献率分析 [J]. 科学通报,64(7):715-724.

吴红宝,水宏伟,胡国铮,等. 2019. 海拔对藏北高寒草地物种多样性和生物量的影响 [J]. 生态环境学报,28(6):1071-1079.

中国气象局. 2007. QX/T 50-2007 地面气象观测规范 第 6 部分：空气温度和湿度观测 [S]. 北京：气象出版社.

Chen Y Q, Zhang G F, Chen Z, et al. 2022. A warming climate may reduce health risks of hypoxia on the Qinghai-Tibet Plateau[J]. Science Bulletin, 67(4): 341-344.

Shi P J, Chen Y Q, Zhang G F, et al. 2021. Factors contributing to spatial-temporal variations of observed oxygen concentration over the Qinghai-Tibetan Plateau[J]. Scientific Reports, 11: 17338.

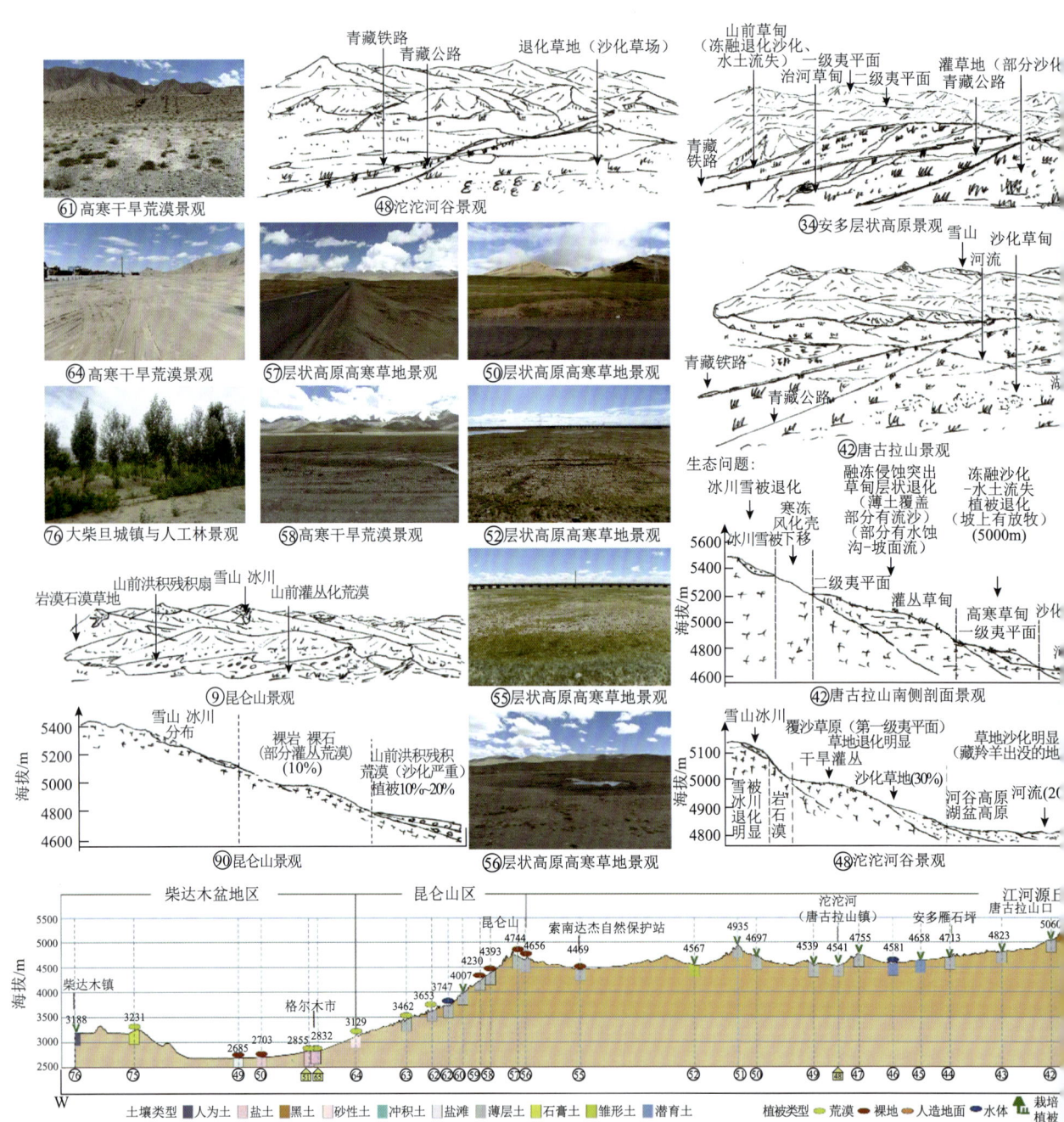

图版 1-1　2017年青藏线（曲水
T1 表示一级阶地，

第1章 青藏高原氧含量科考测量与分析

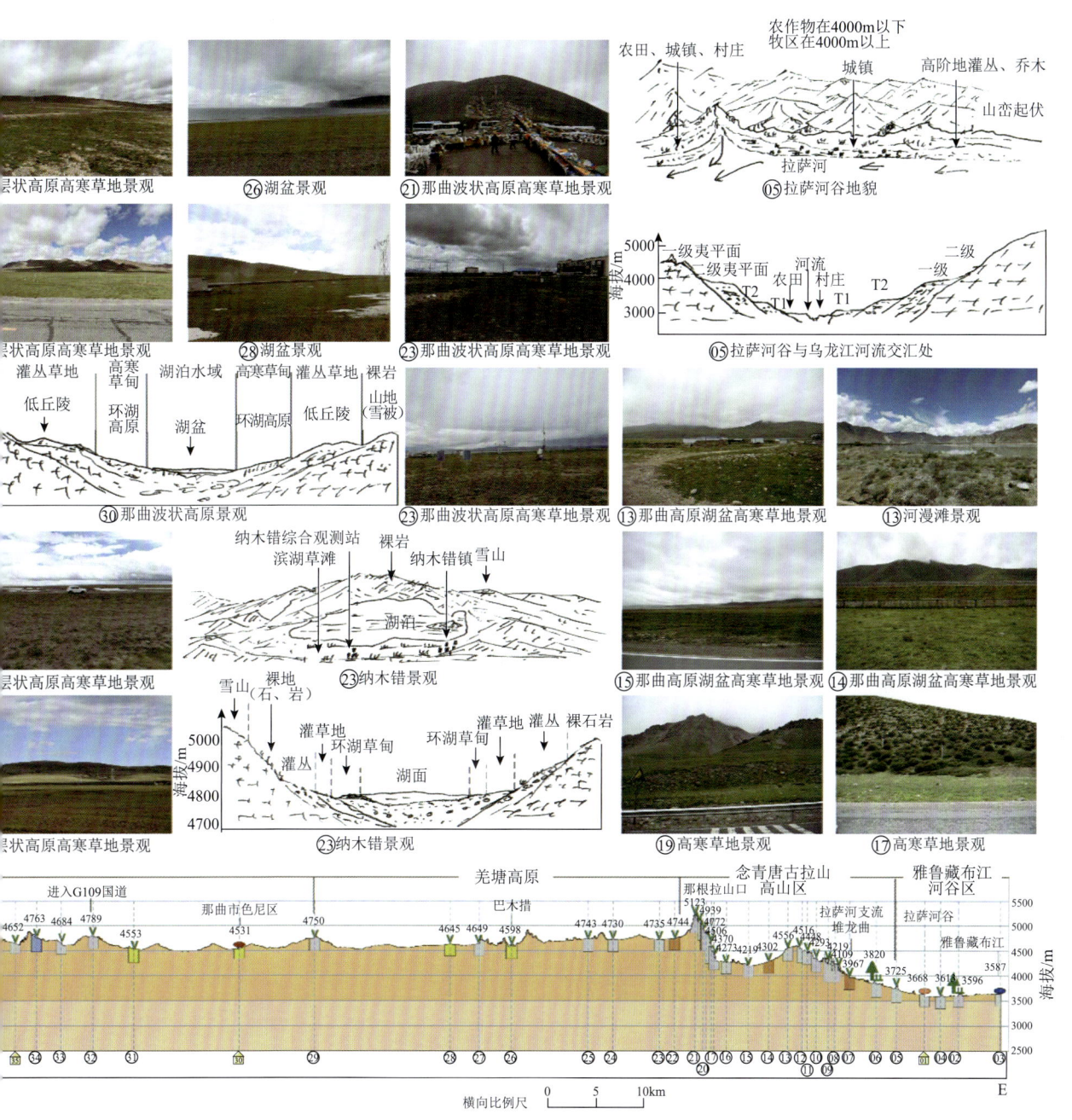

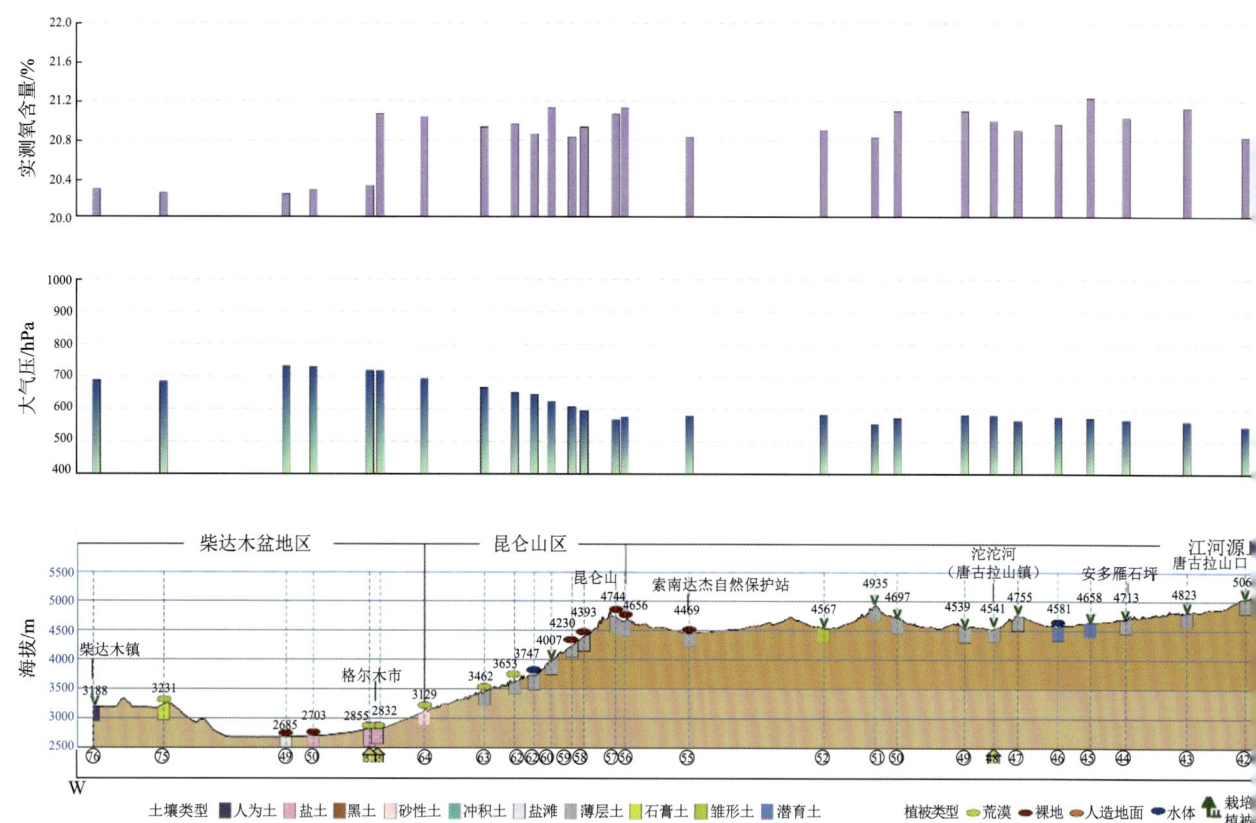

图版1-2　2017年青藏线（曲水

第 1 章 青藏高原氧含量科考测量与分析

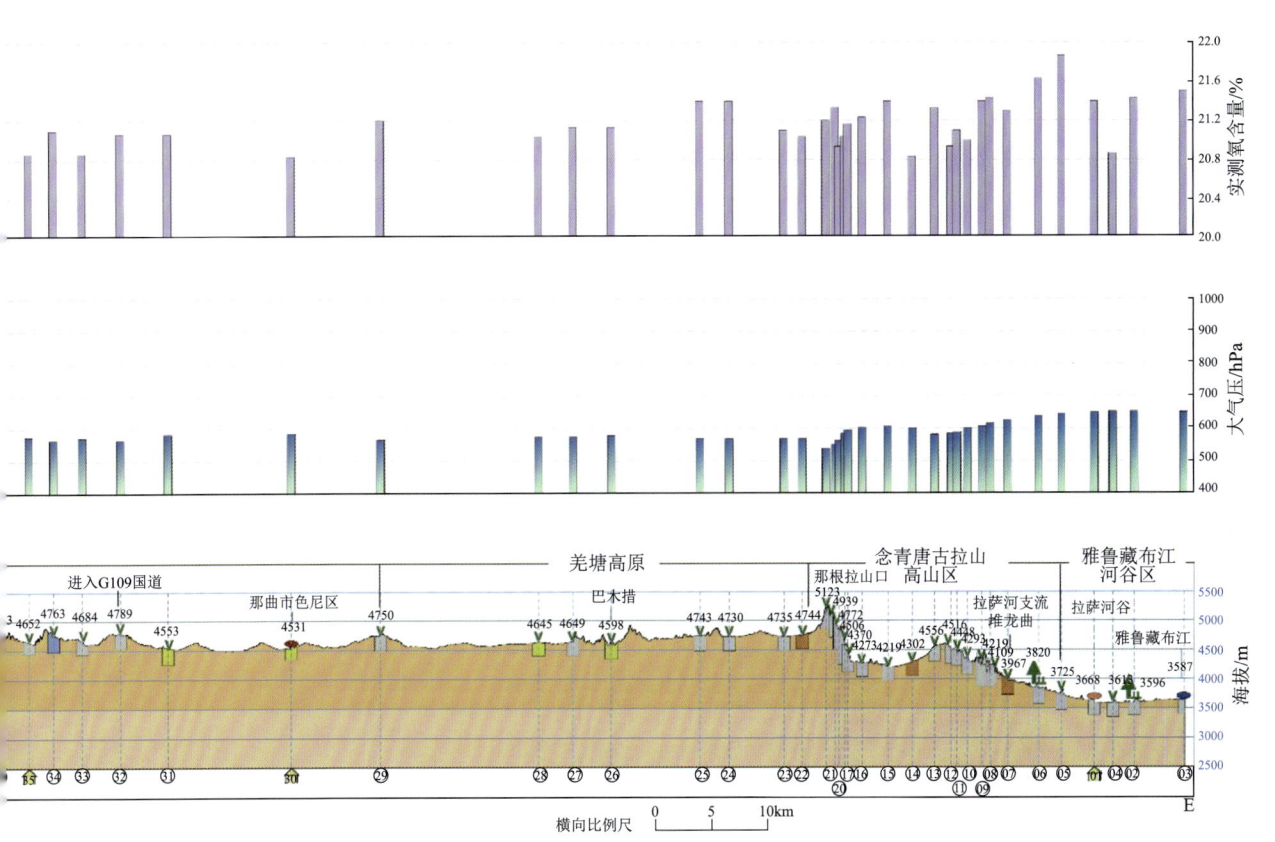

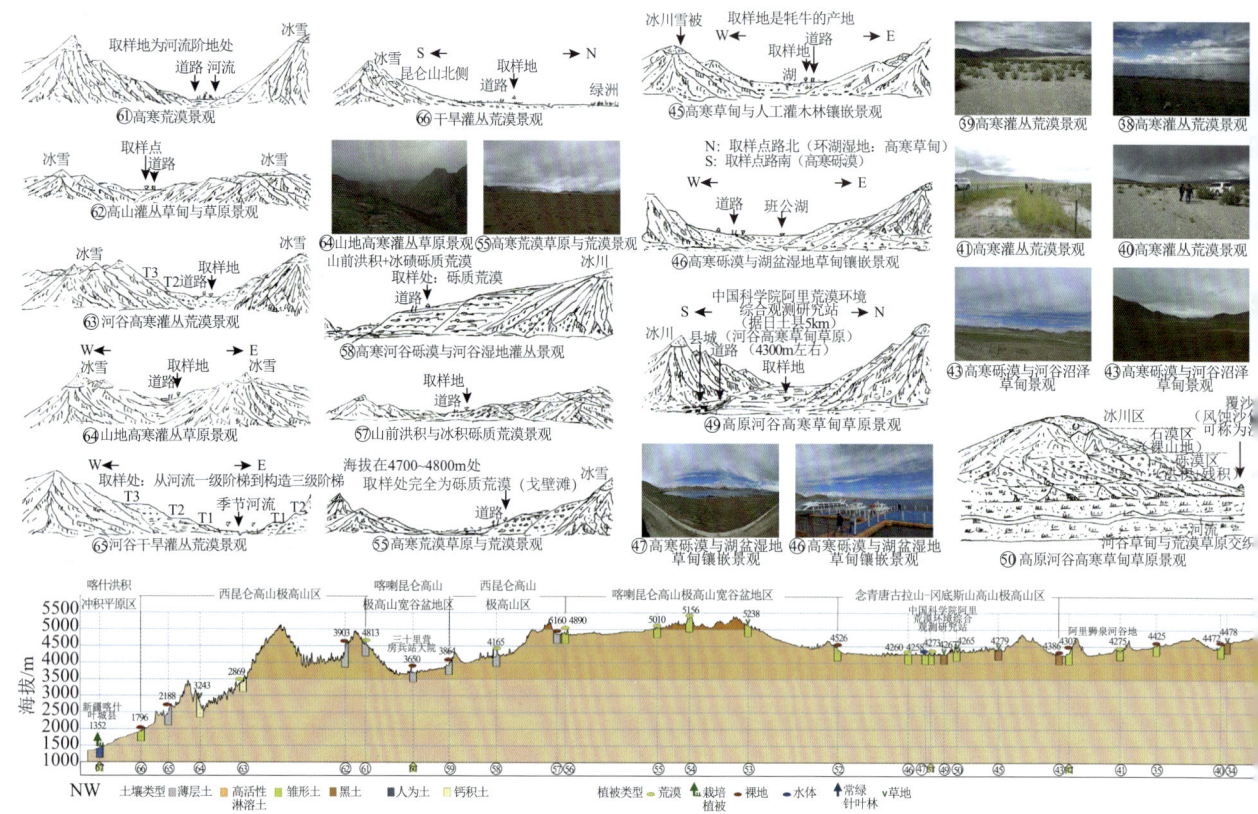

图版 1-3 2018年新藏线（拉萨—日喀则）

第1章 青藏高原氧含量科考测量与分析

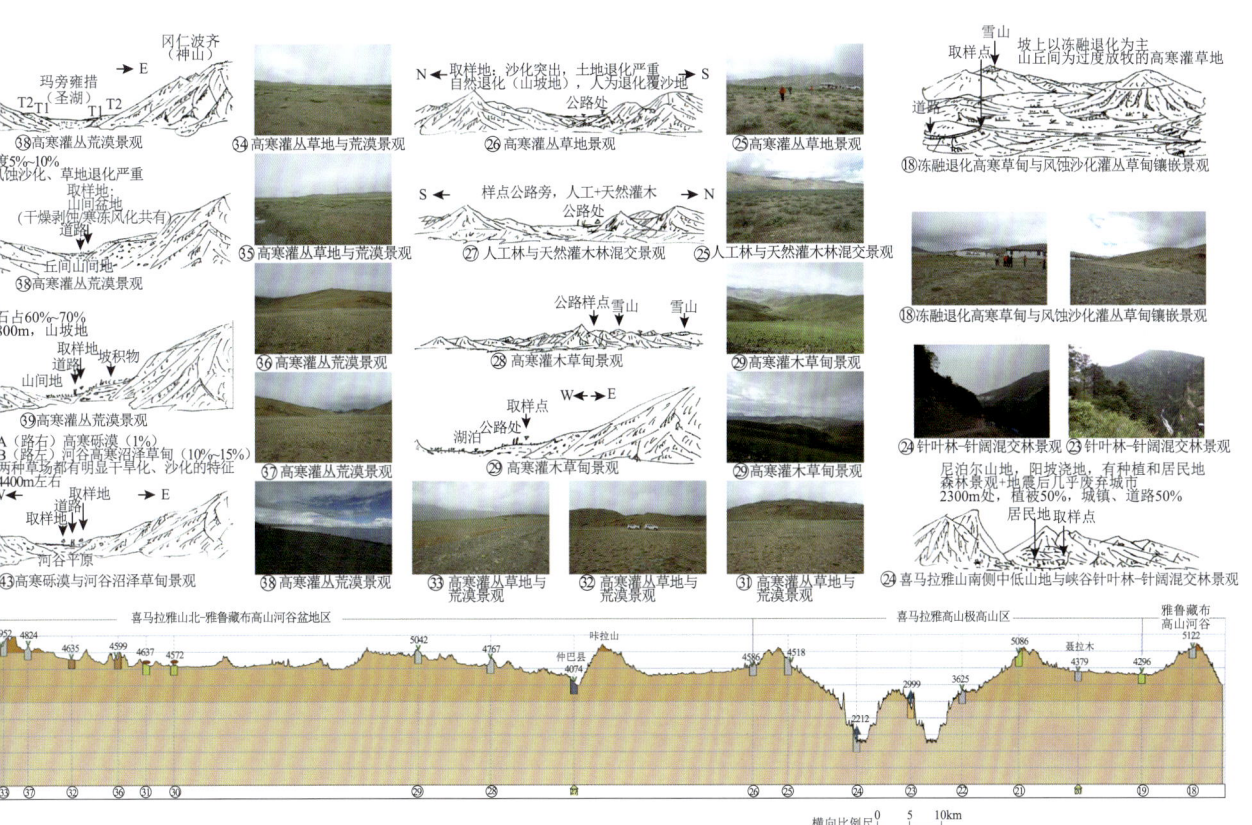

（萨嘎—阿里—叶城）沿线科考综合景观图

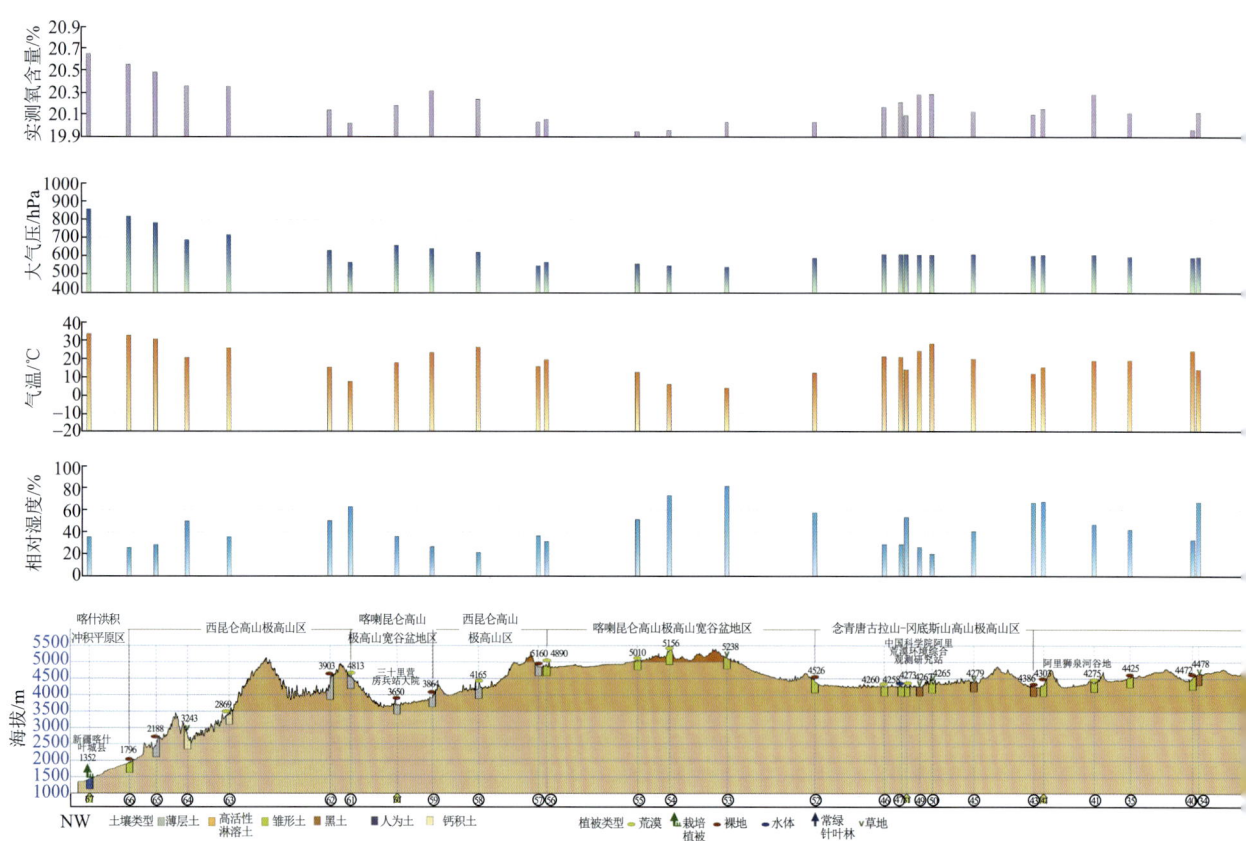

图版1-4 2018年新藏线（拉萨—日

第 1 章 青藏高原氧含量科考测量与分析

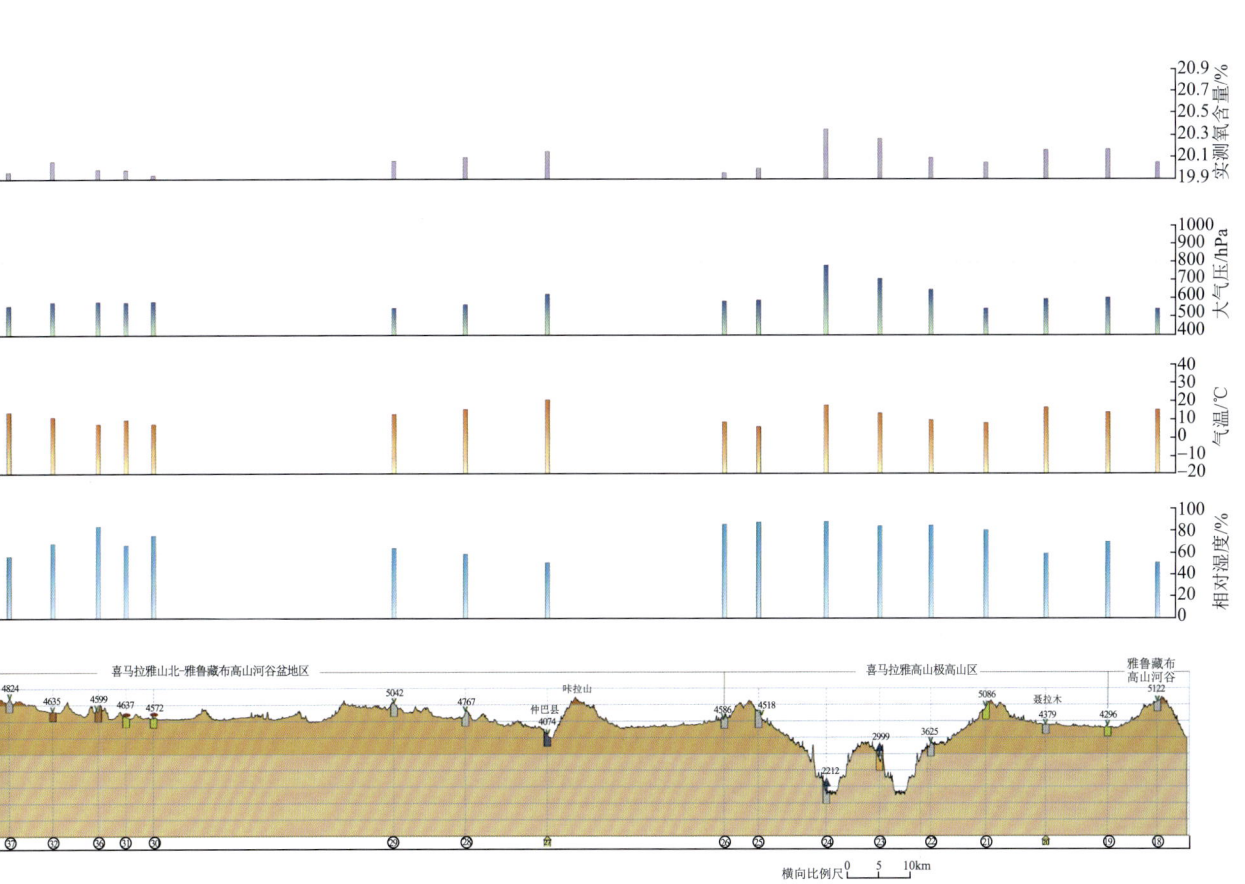

（木—萨嘎—阿里—叶城）沿线科考数据展示图

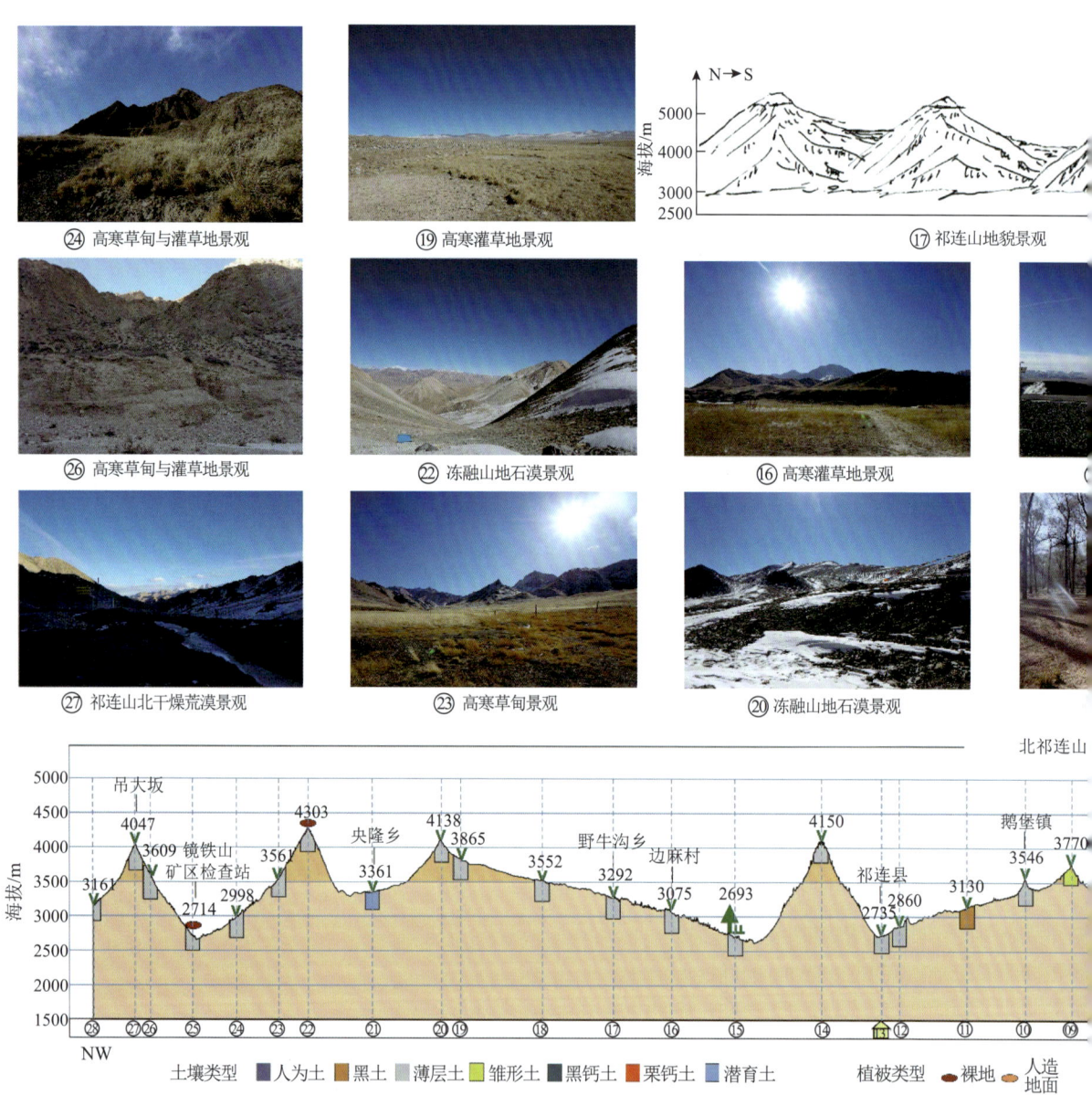

图版1-5　2019年2月

第1章 青藏高原氧含量科考测量与分析

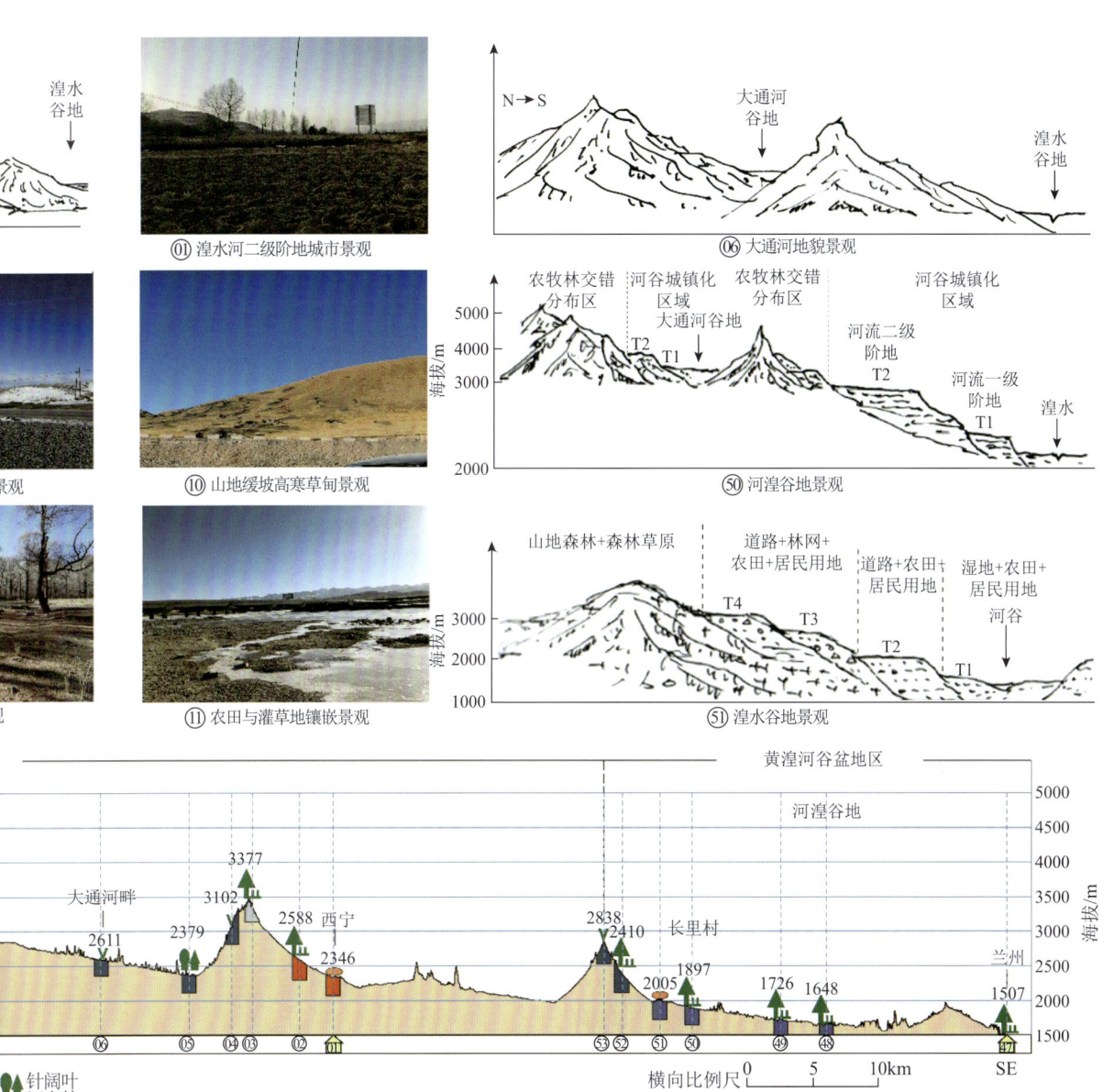

科考综合景观图（南线）

47

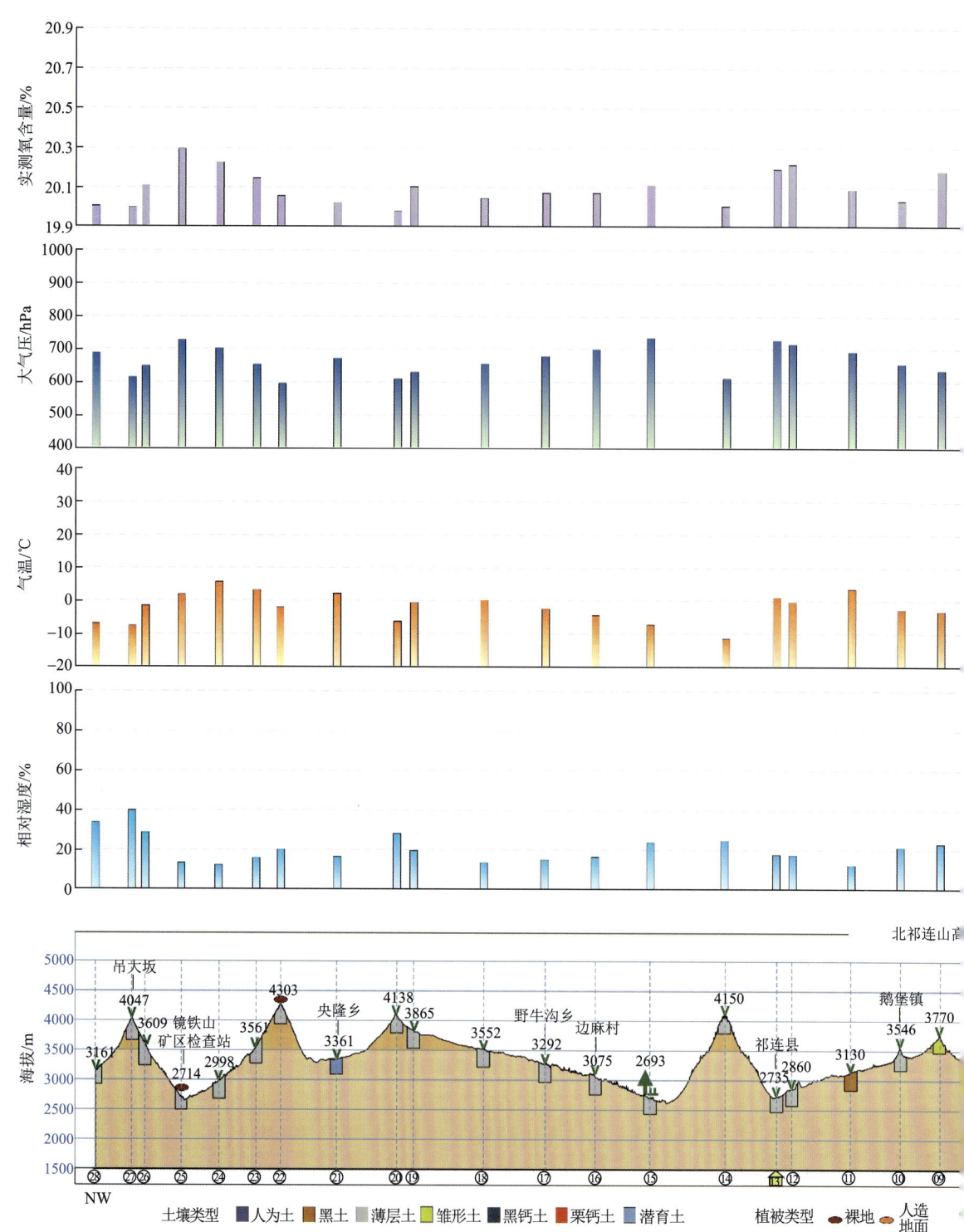

图版 1-6 2019 年 2 月

第 1 章 青藏高原氧含量科考测量与分析

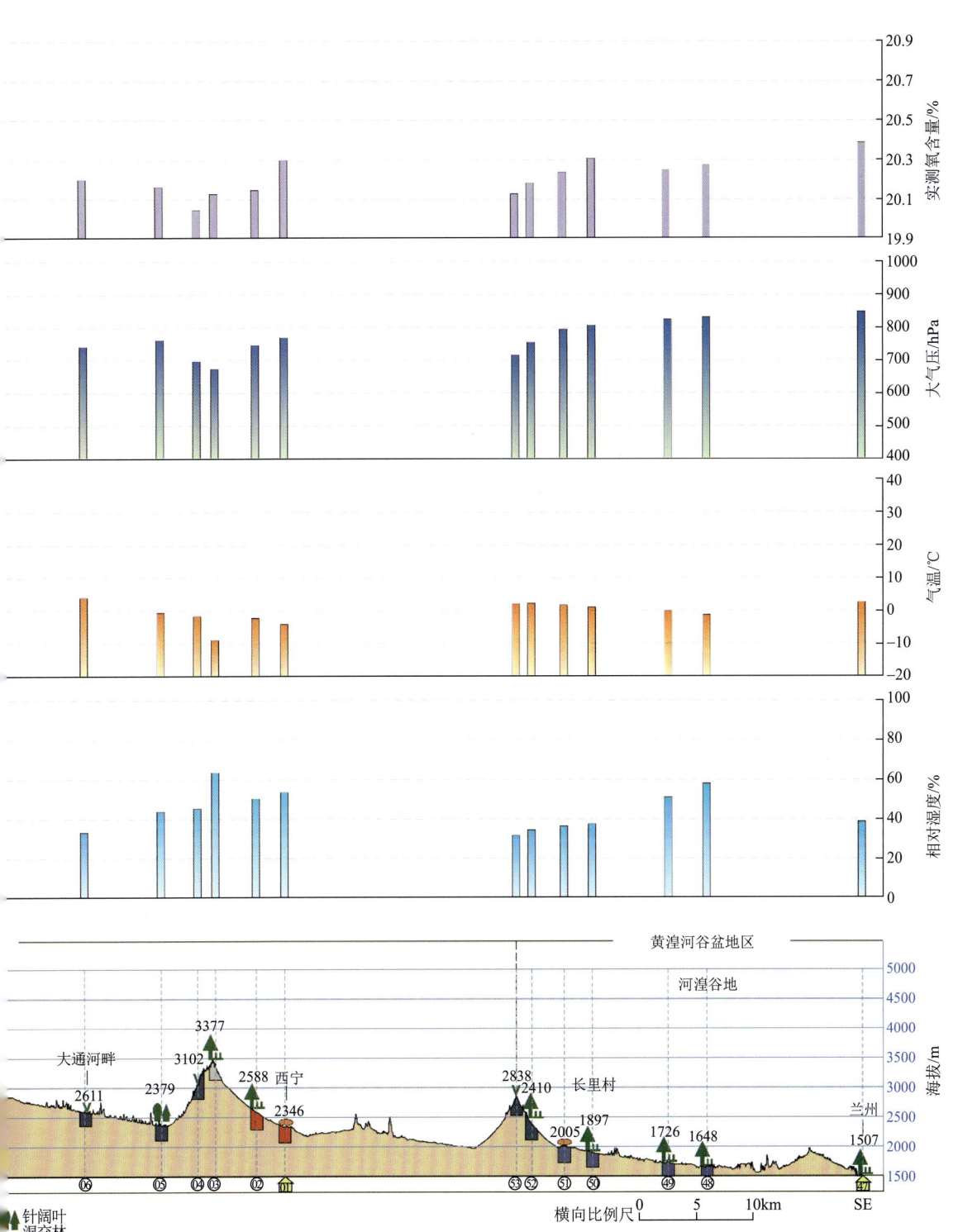

科考数据展示图(南线)

49

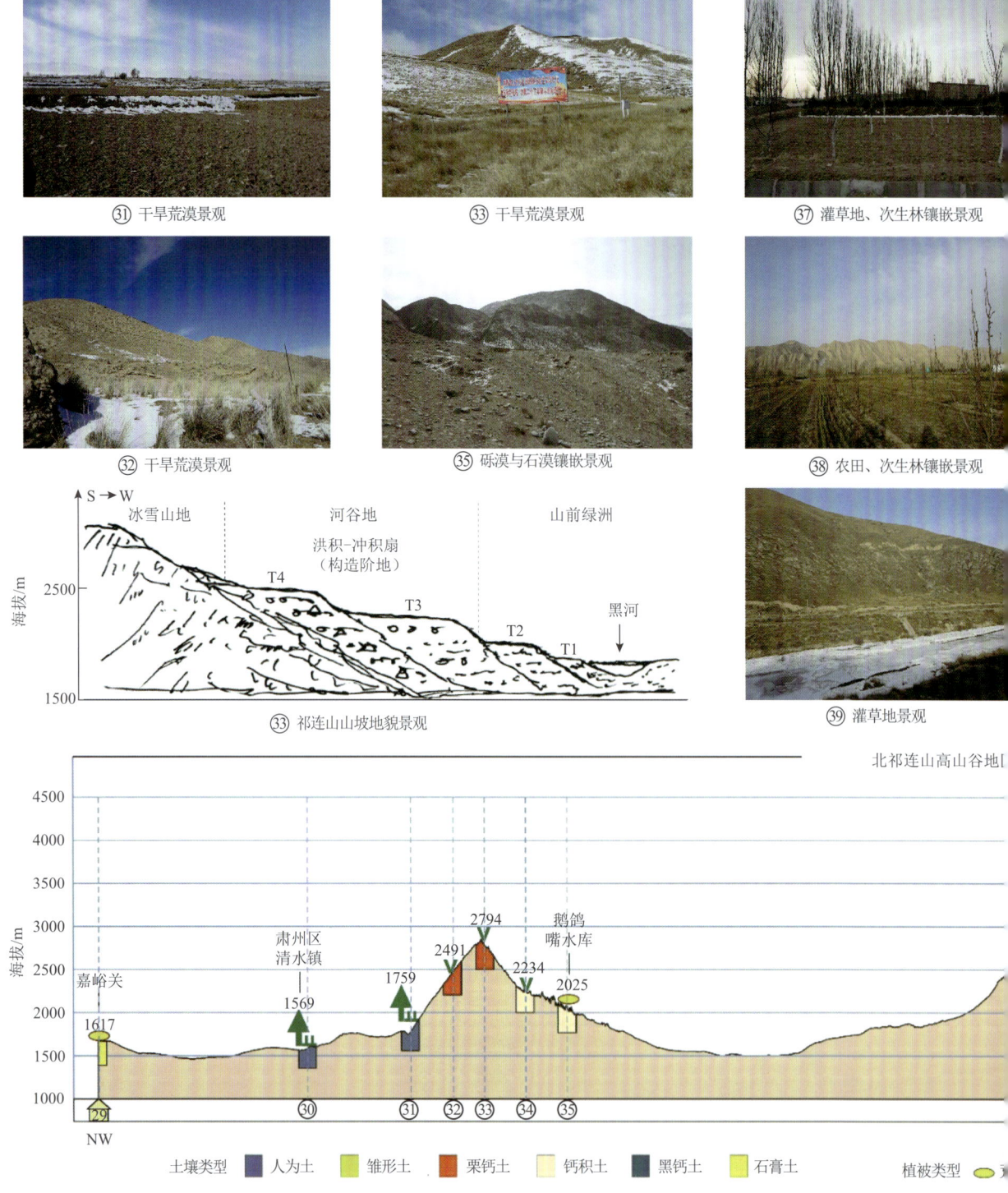

图版 1-7 2019年2月

第1章 青藏高原氧含量科考测量与分析

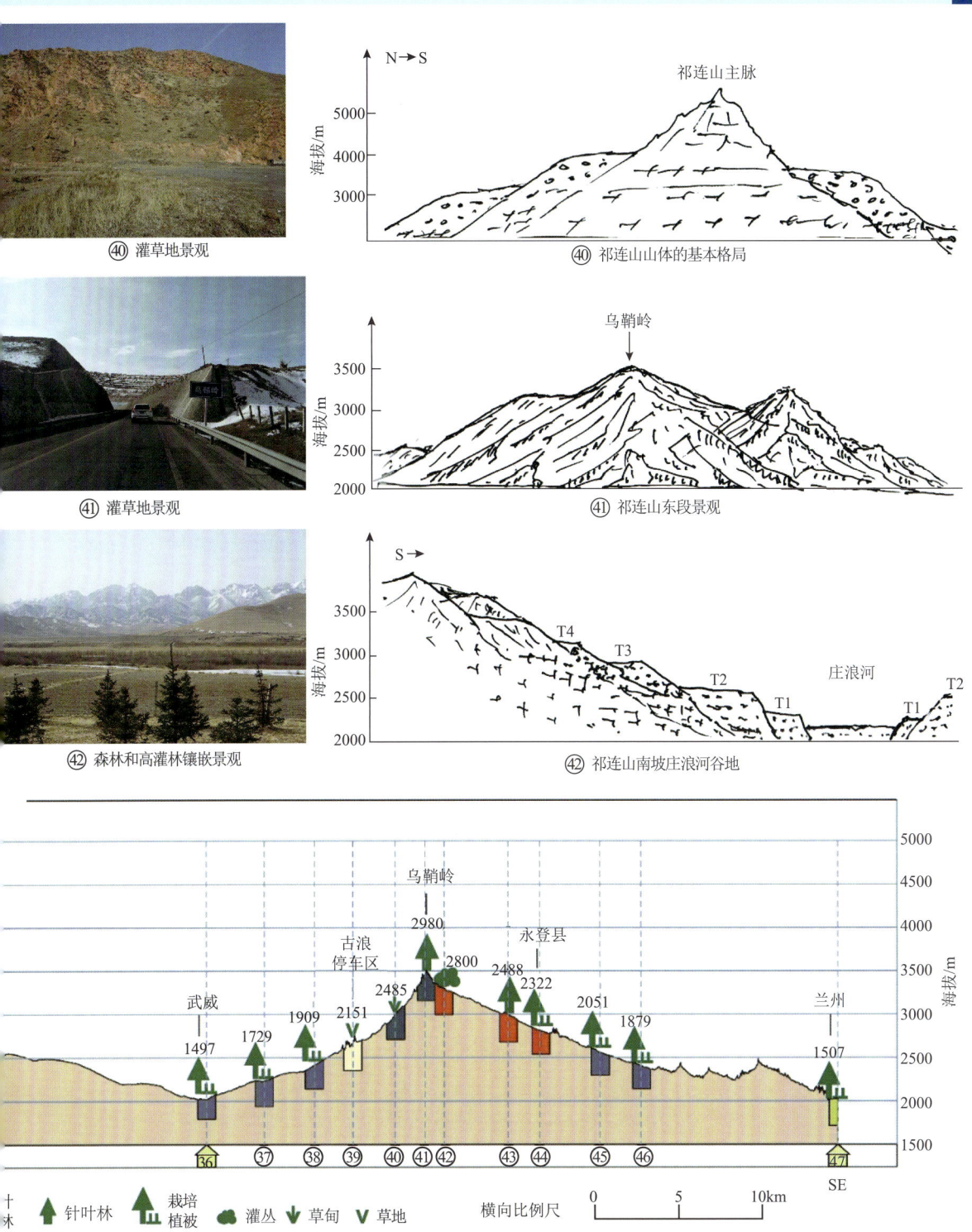

科考综合景观图（北线）

51

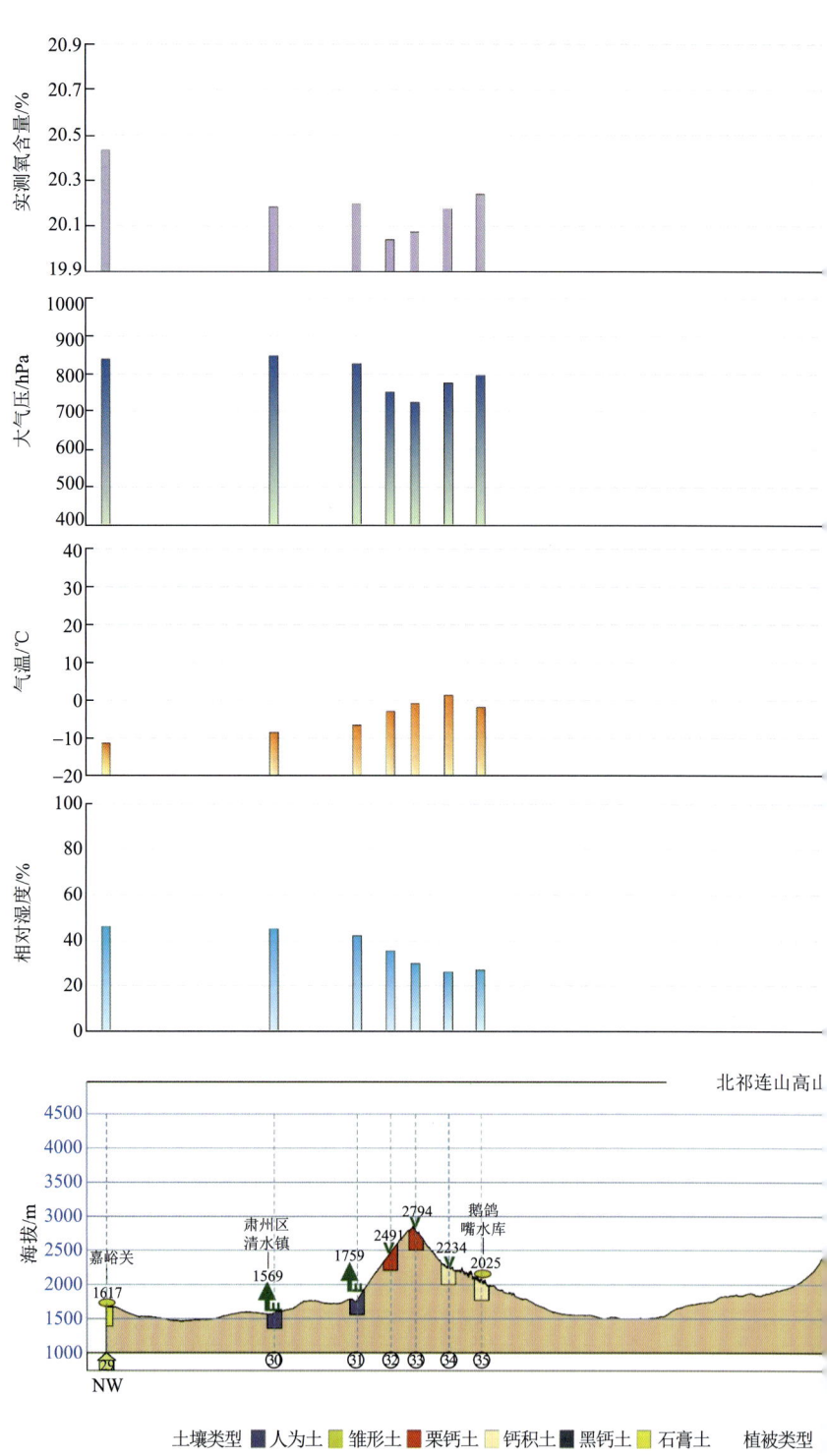

图版1-8 2019年2月环

52

第1章 青藏高原氧含量科考测量与分析

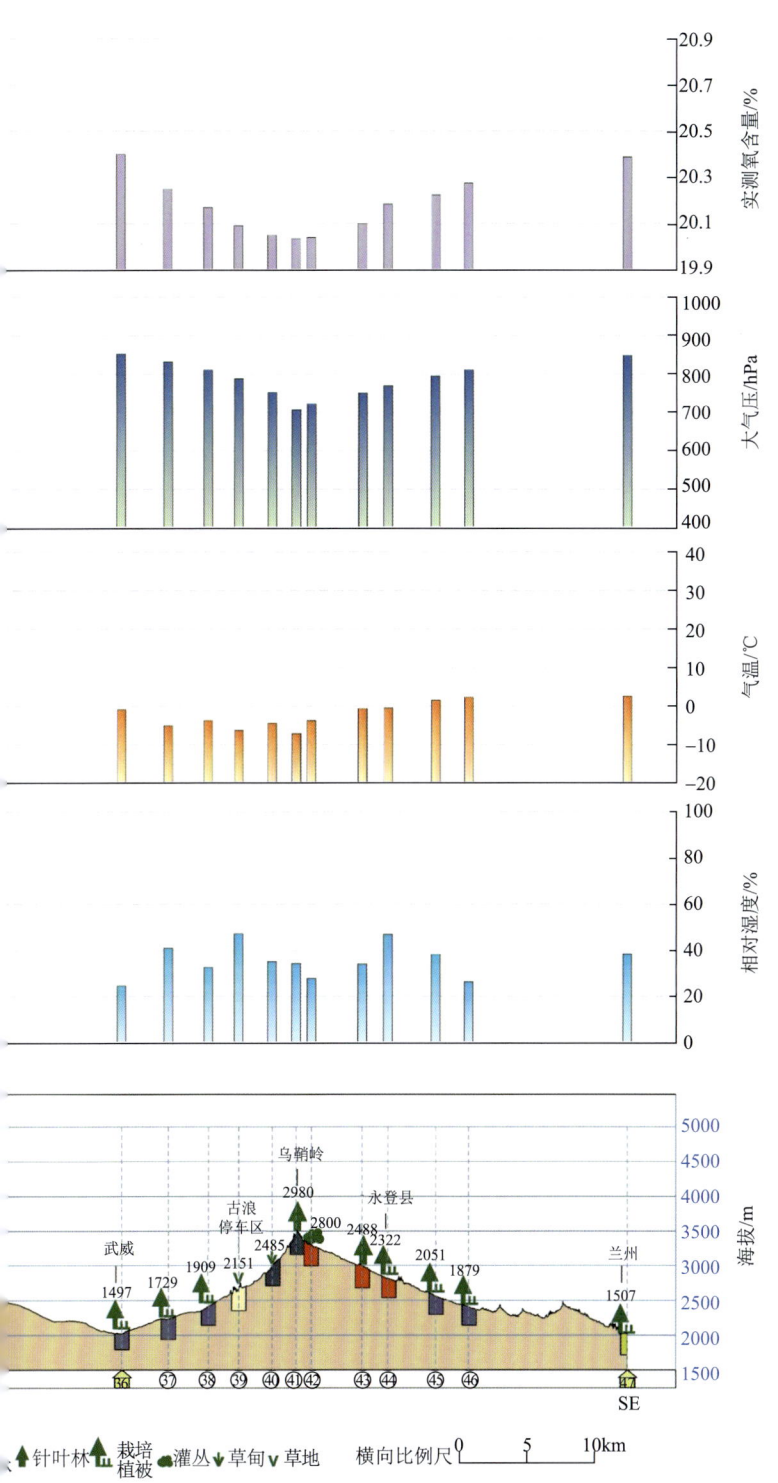

考数据展示图（北线）

53

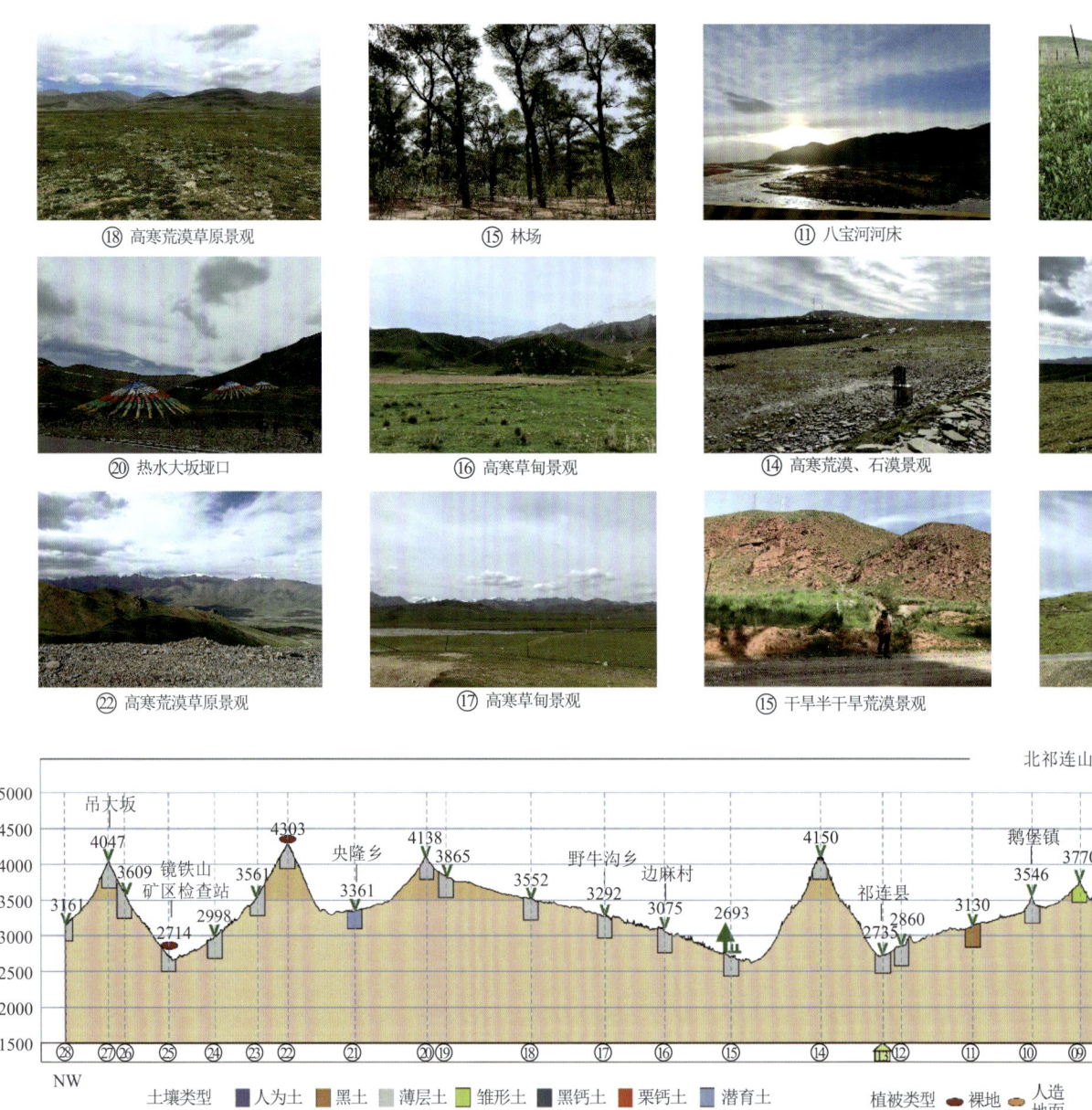

图版 1-9 2019 年 7 月

第1章 青藏高原氧含量科考测量与分析

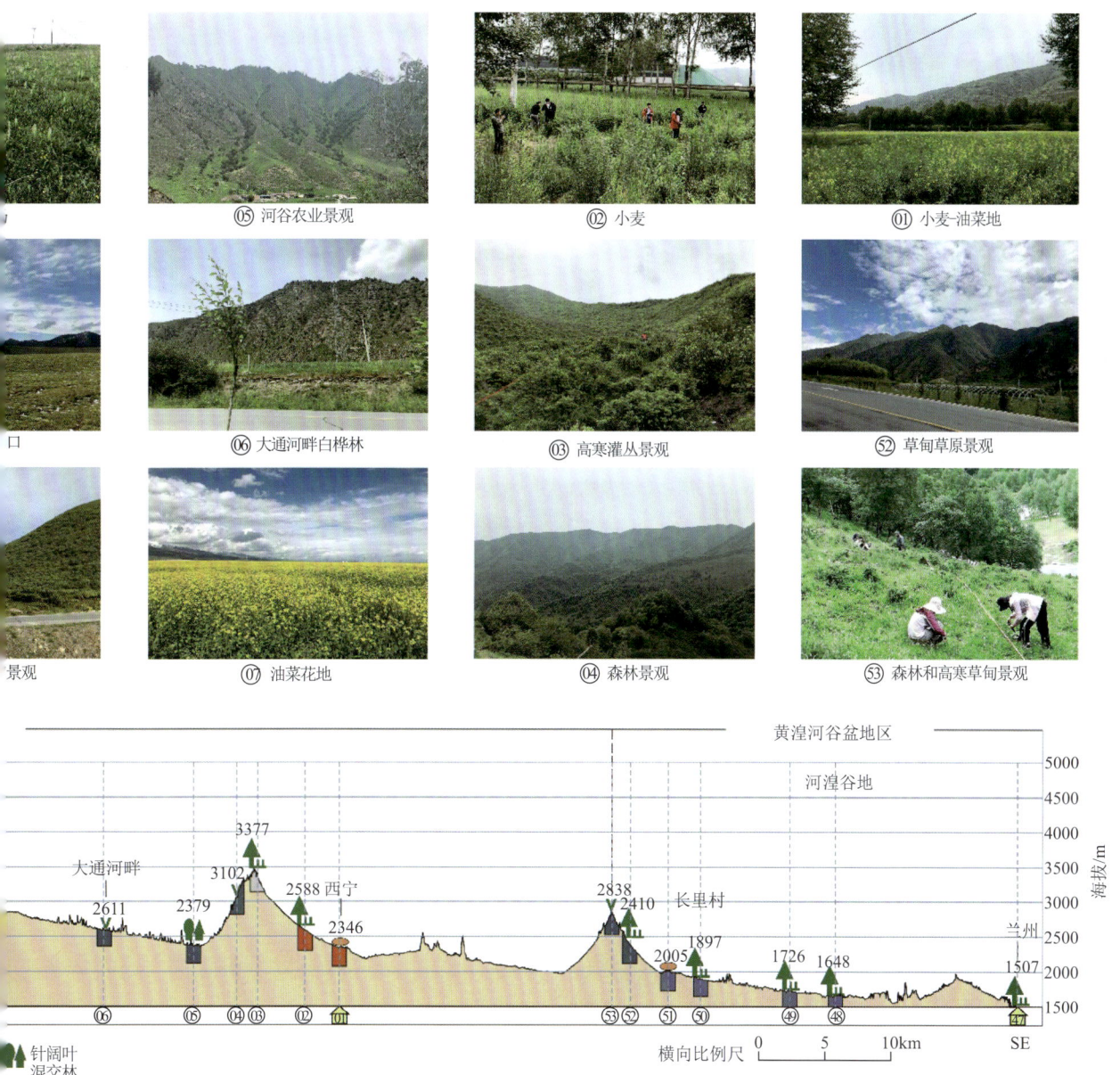

科考综合景观图（南线）

55

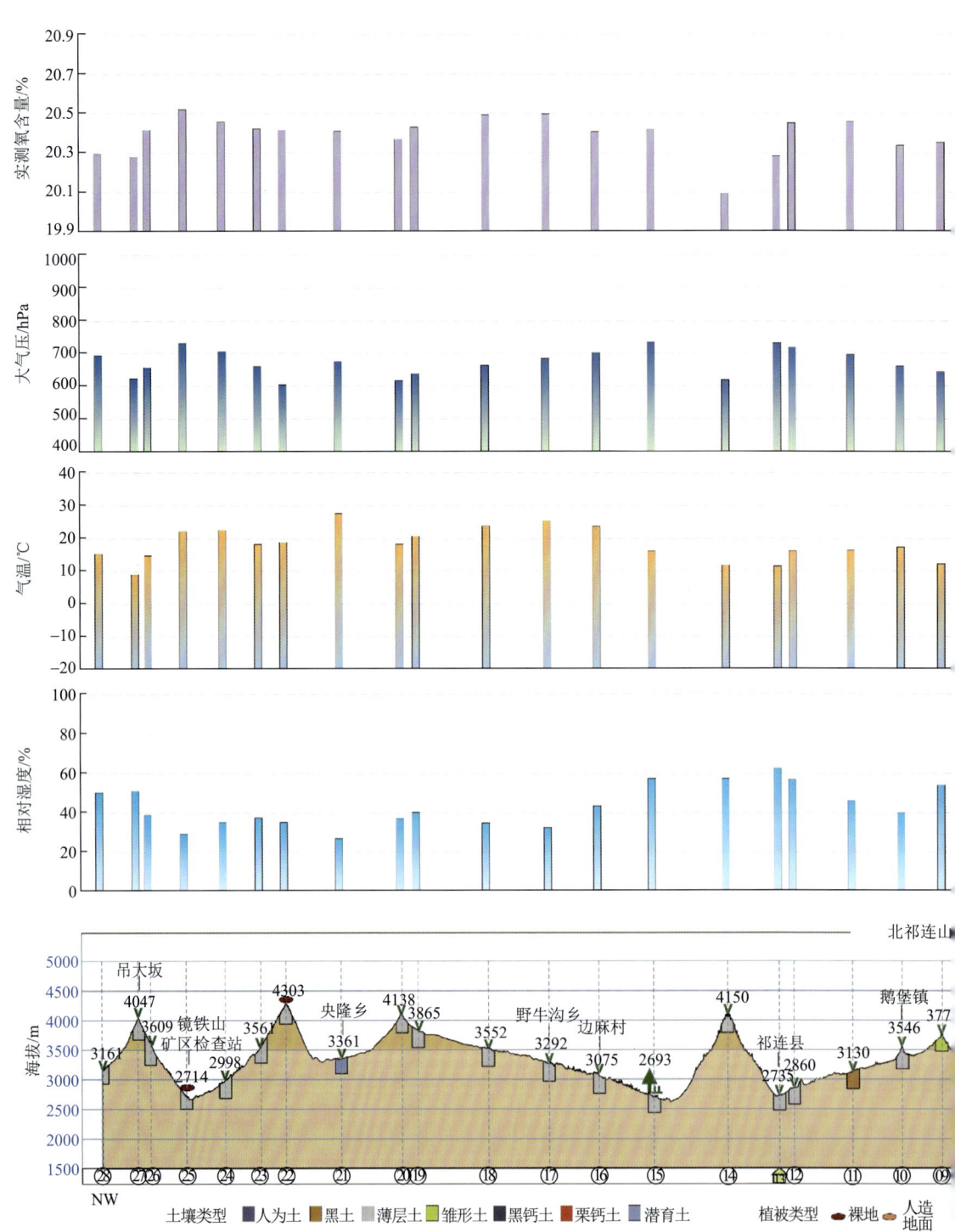

图版1-10 2019年7月

第1章 青藏高原氧含量科考测量与分析

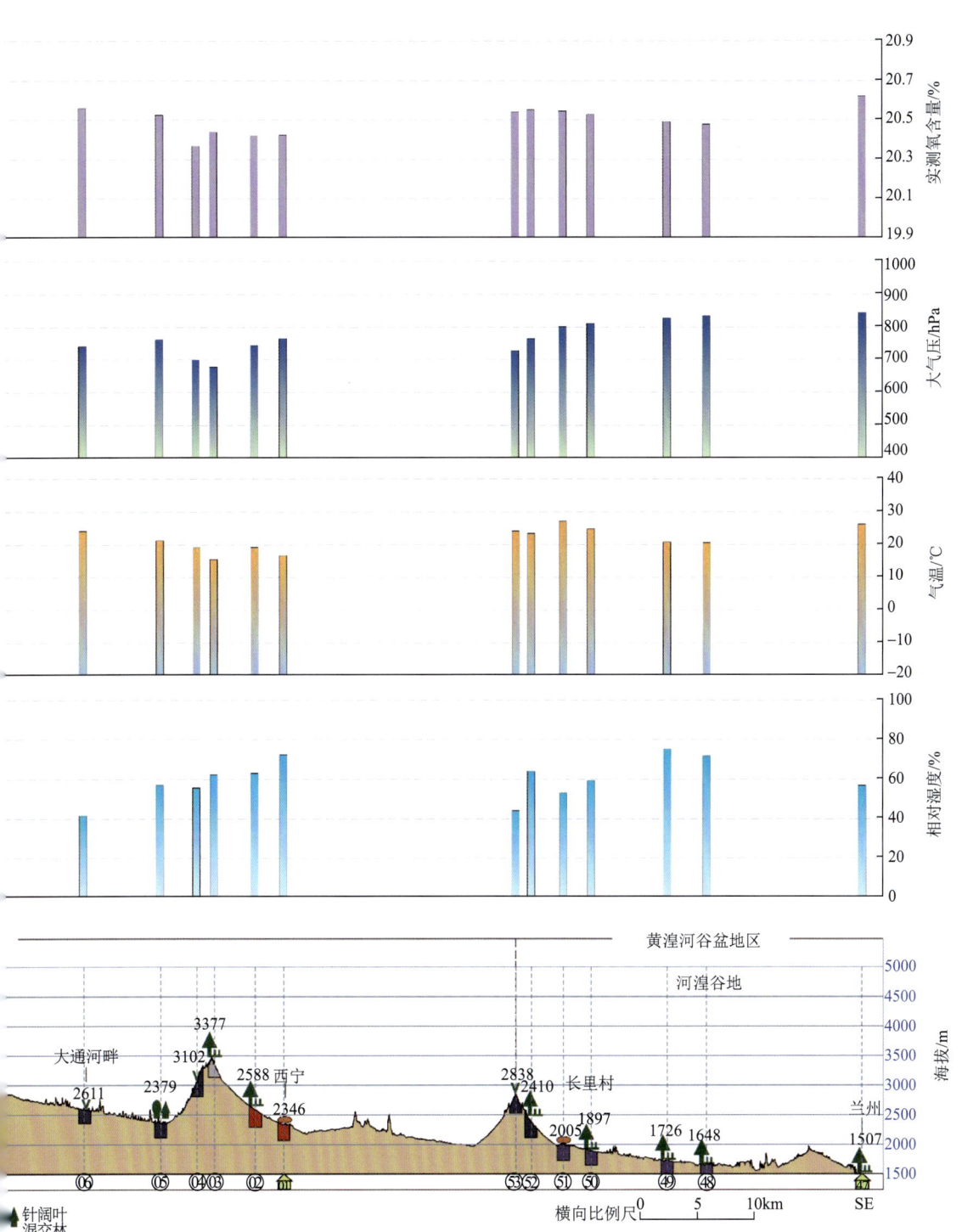

科考数据展示图（南线）

57

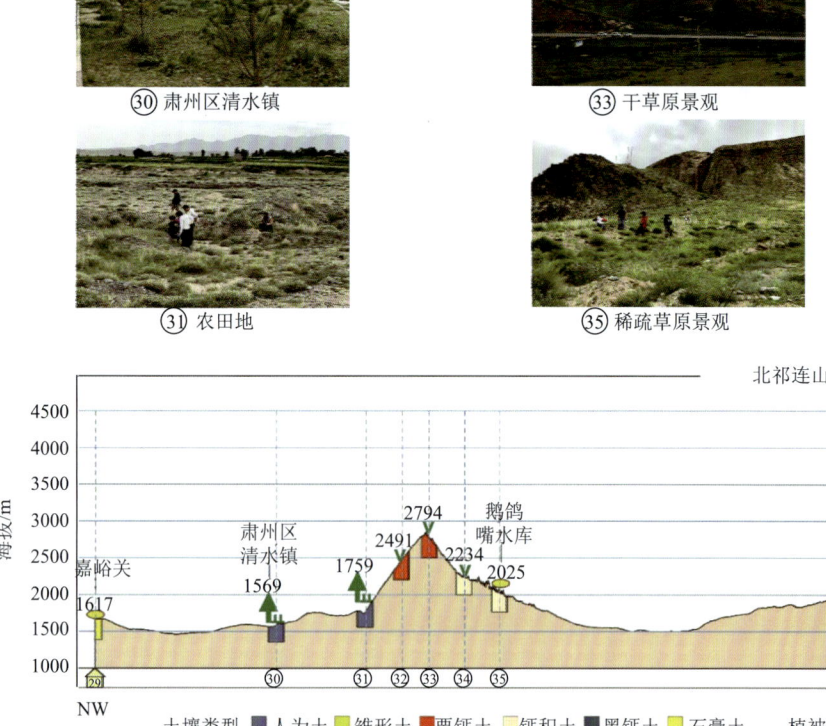

图版1-11 2019年7月

58

第1章 青藏高原氧含量科考测量与分析

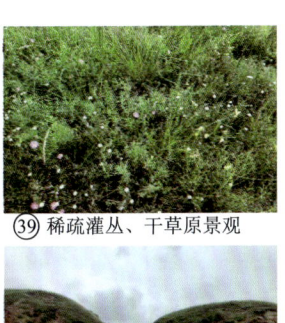

㊴ 稀疏灌丛、干草原景观

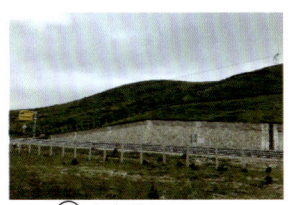

㊶ 高寒草甸景观

㊵ 稀疏灌丛、干草原景观

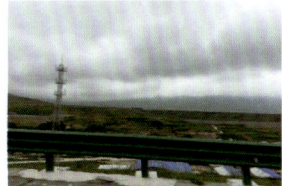

㊸ 城镇景观

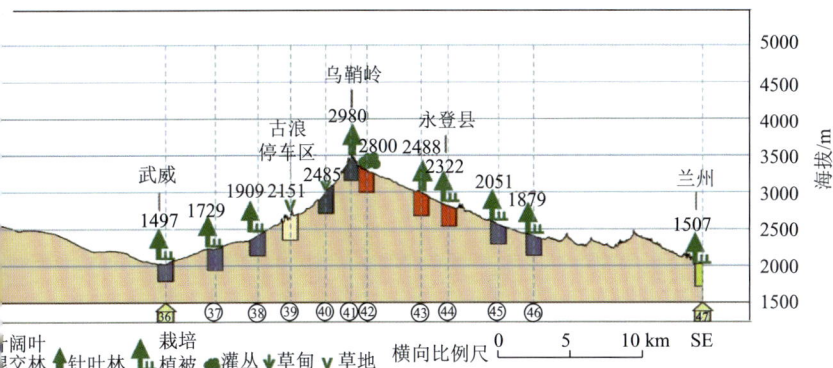

科考综合景观图（北线）

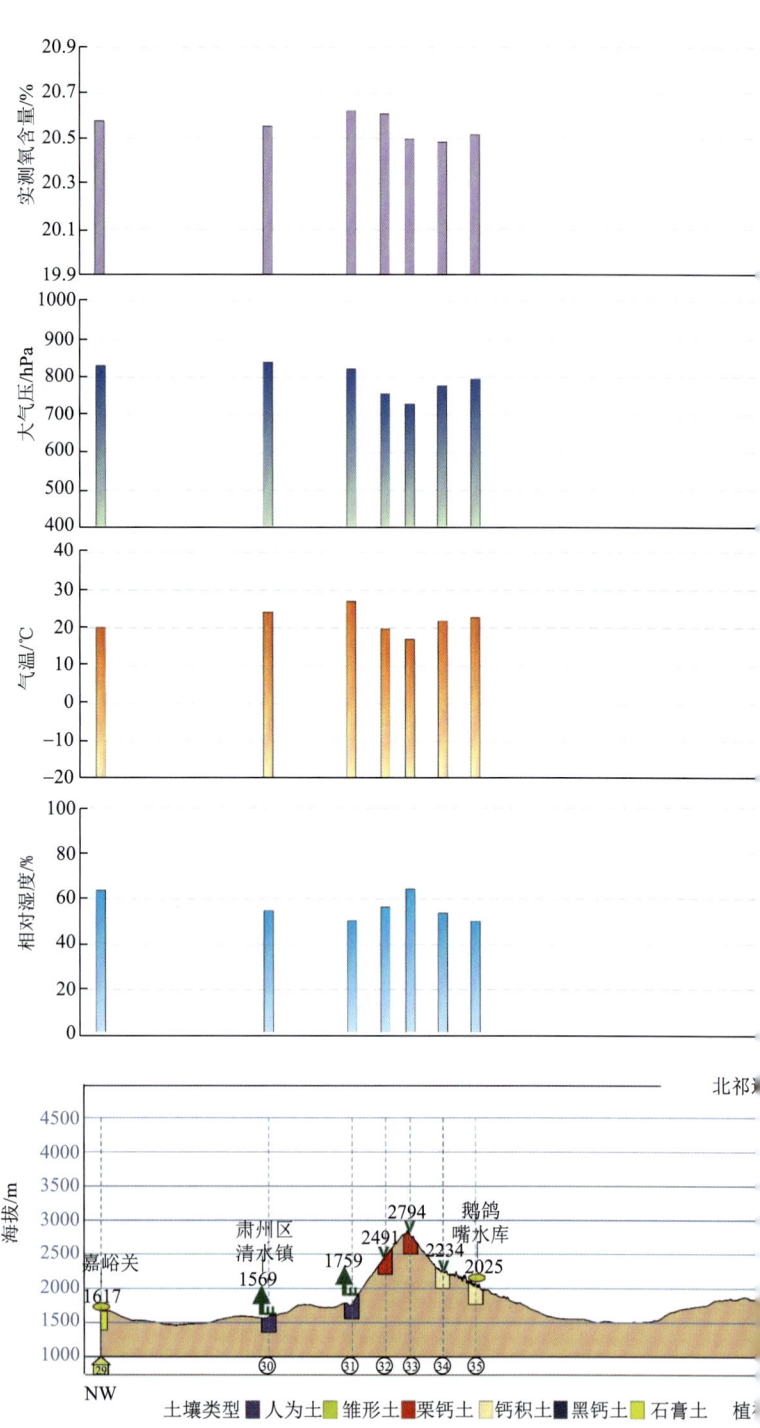

图版 1-12 2019 年 7 月

第1章 青藏高原氧含量科考测量与分析

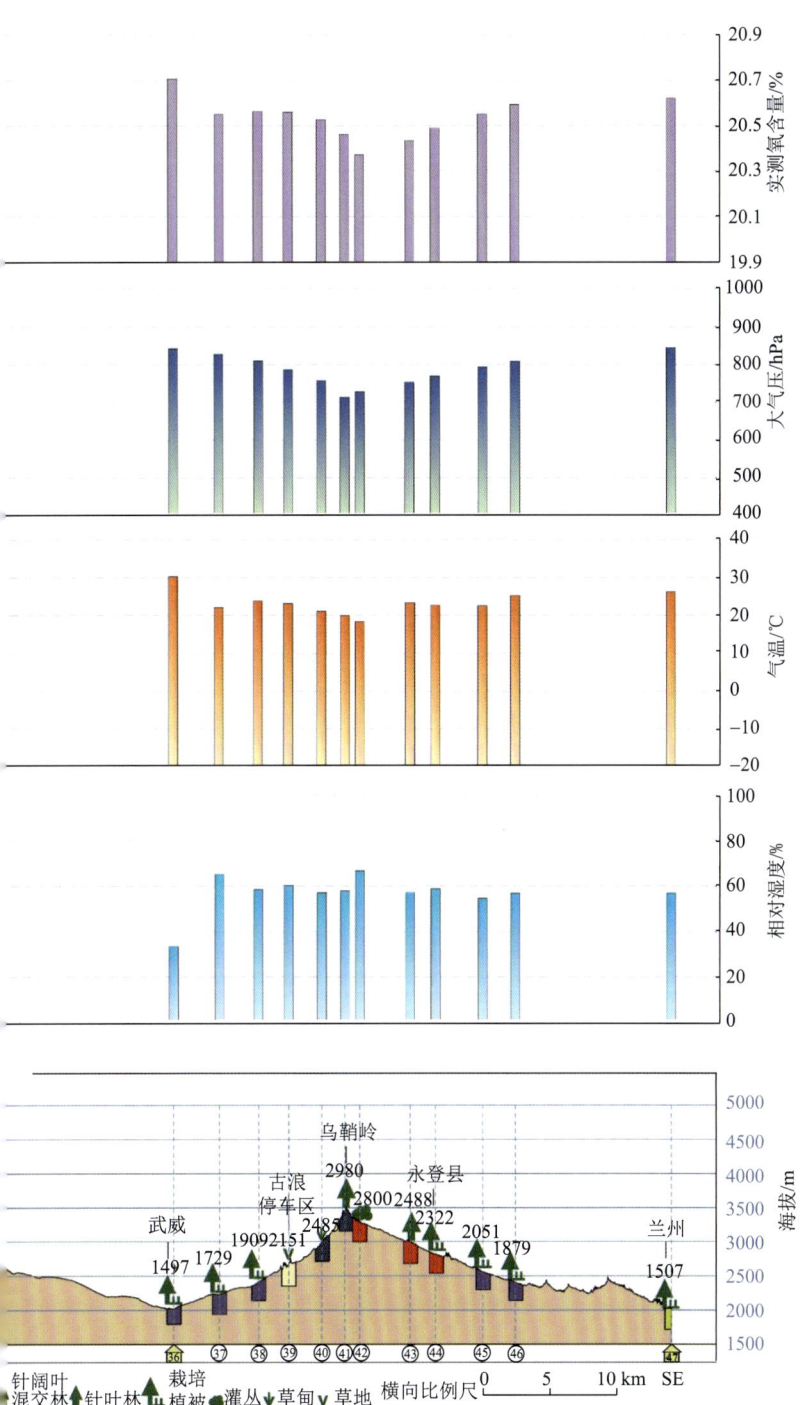

科考数据展示图（北线）

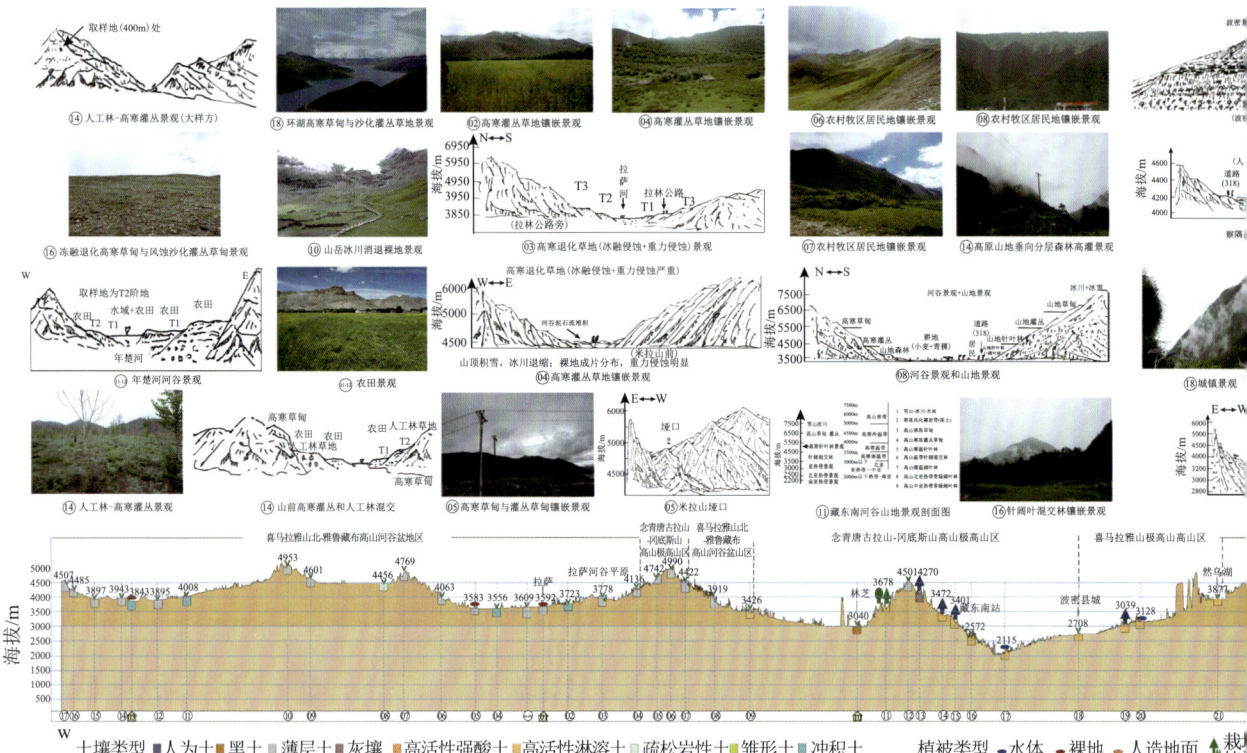

第1章 青藏高原氧含量科考测量与分析

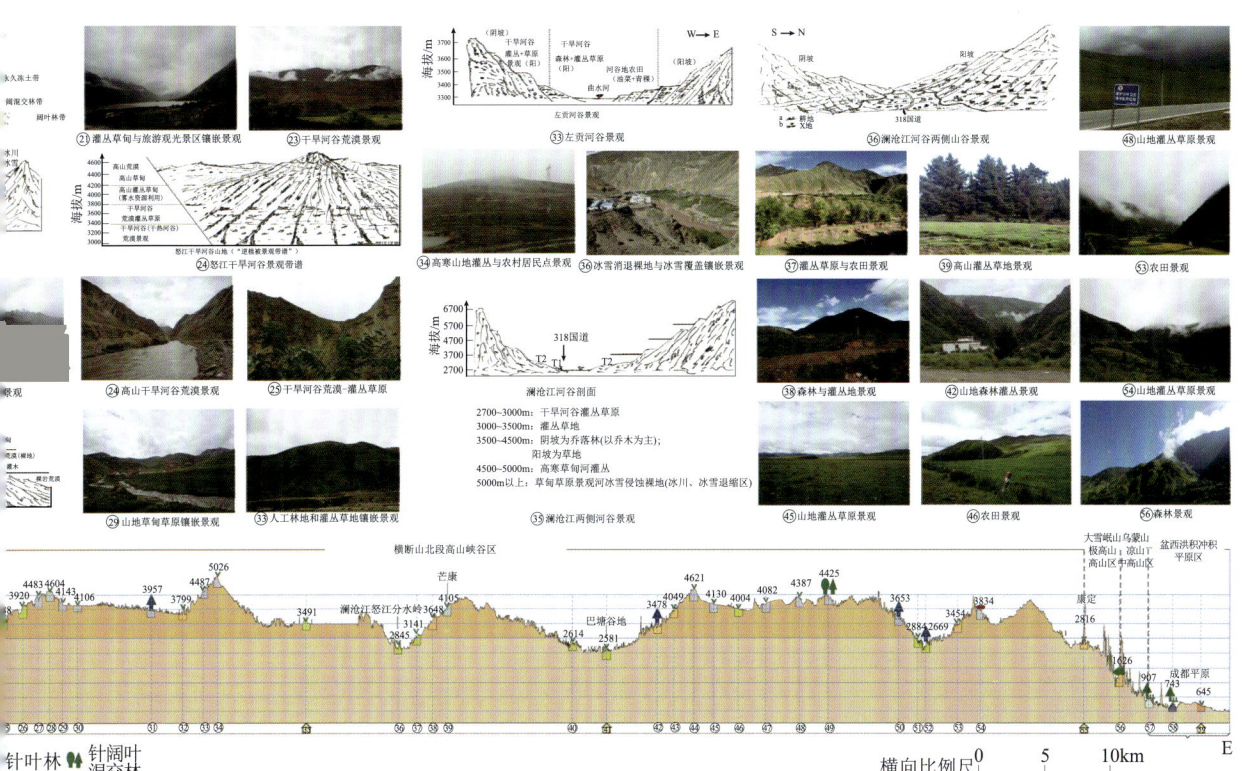

线科考综合景观图

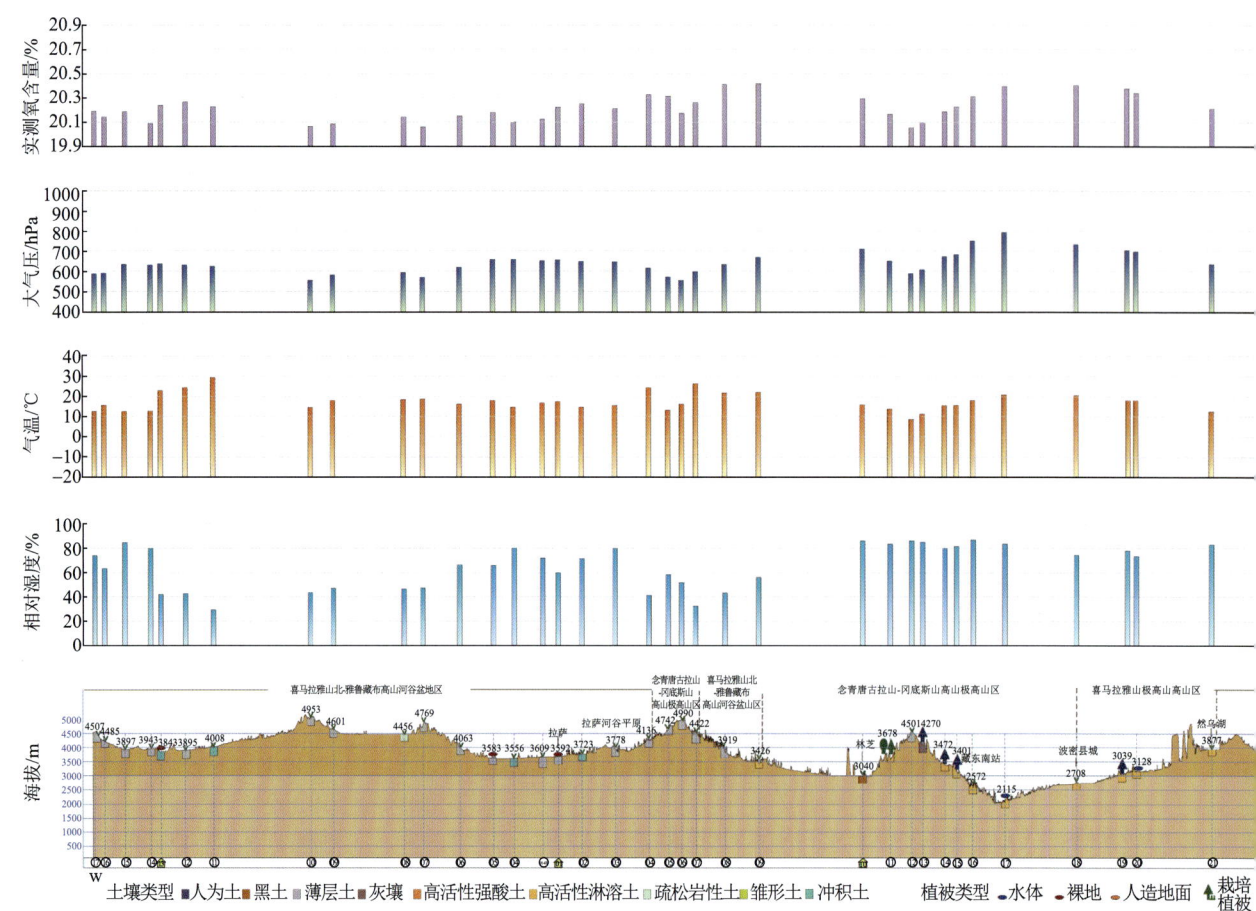

图版 1-14 2019 年

第1章 青藏高原氧含量科考测量与分析

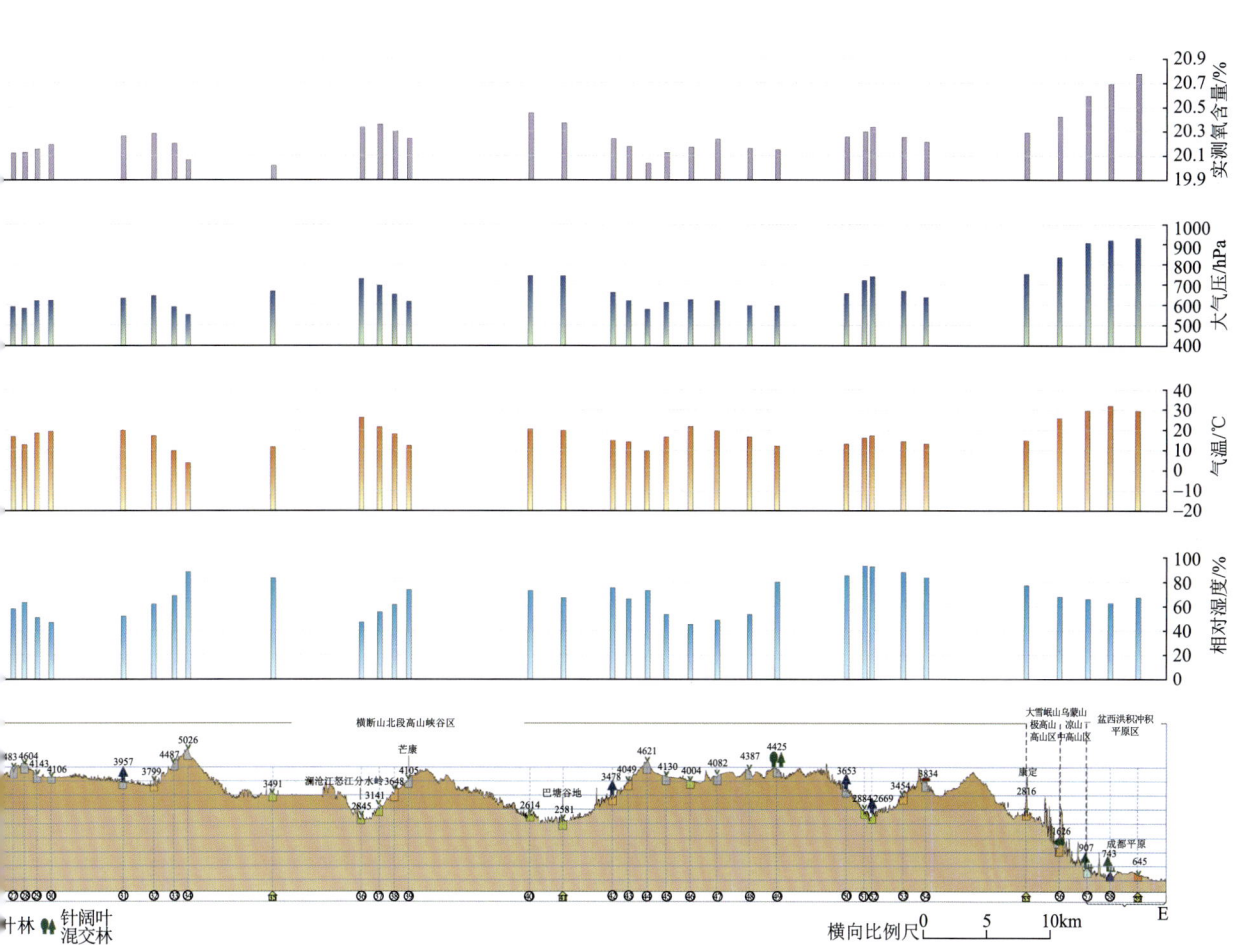

线科考数据展示图

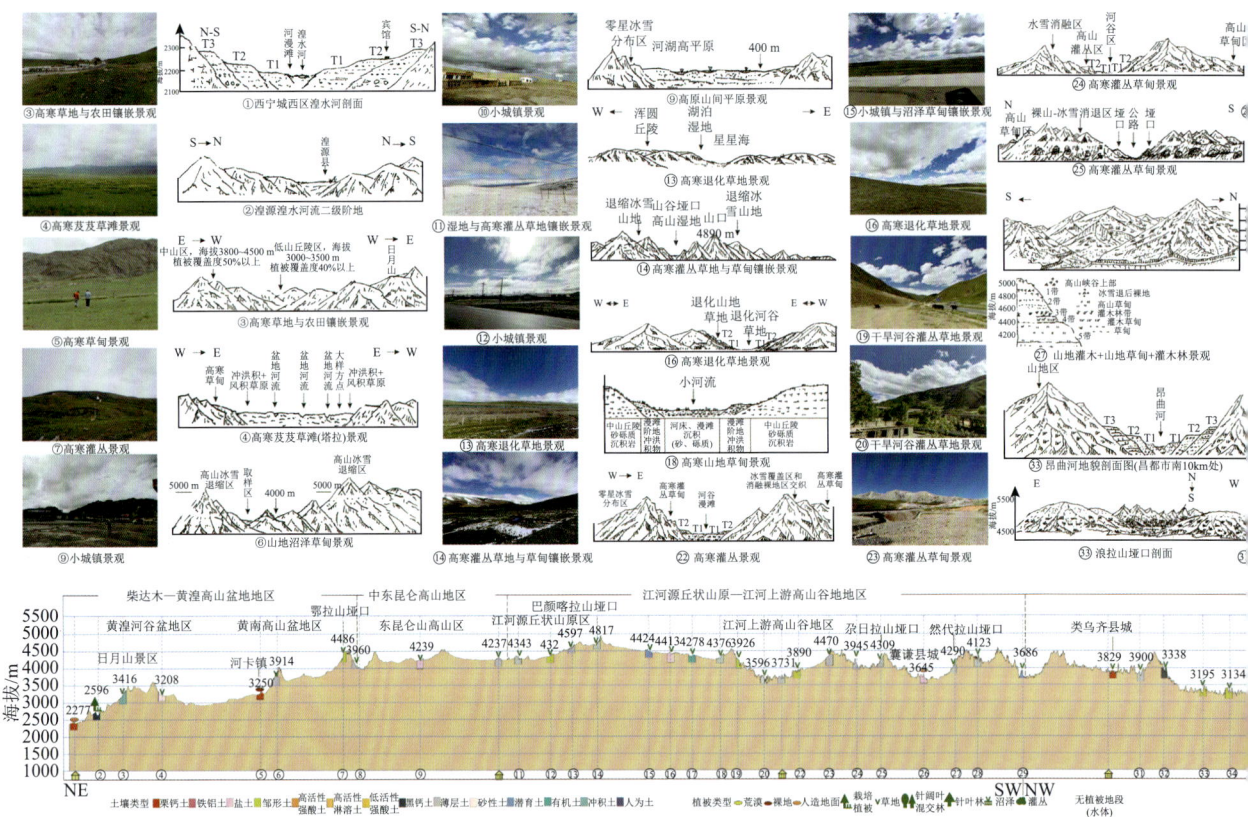

图版1-15 2020年夏季滇藏线（

第1章 青藏高原氧含量科考测量与分析

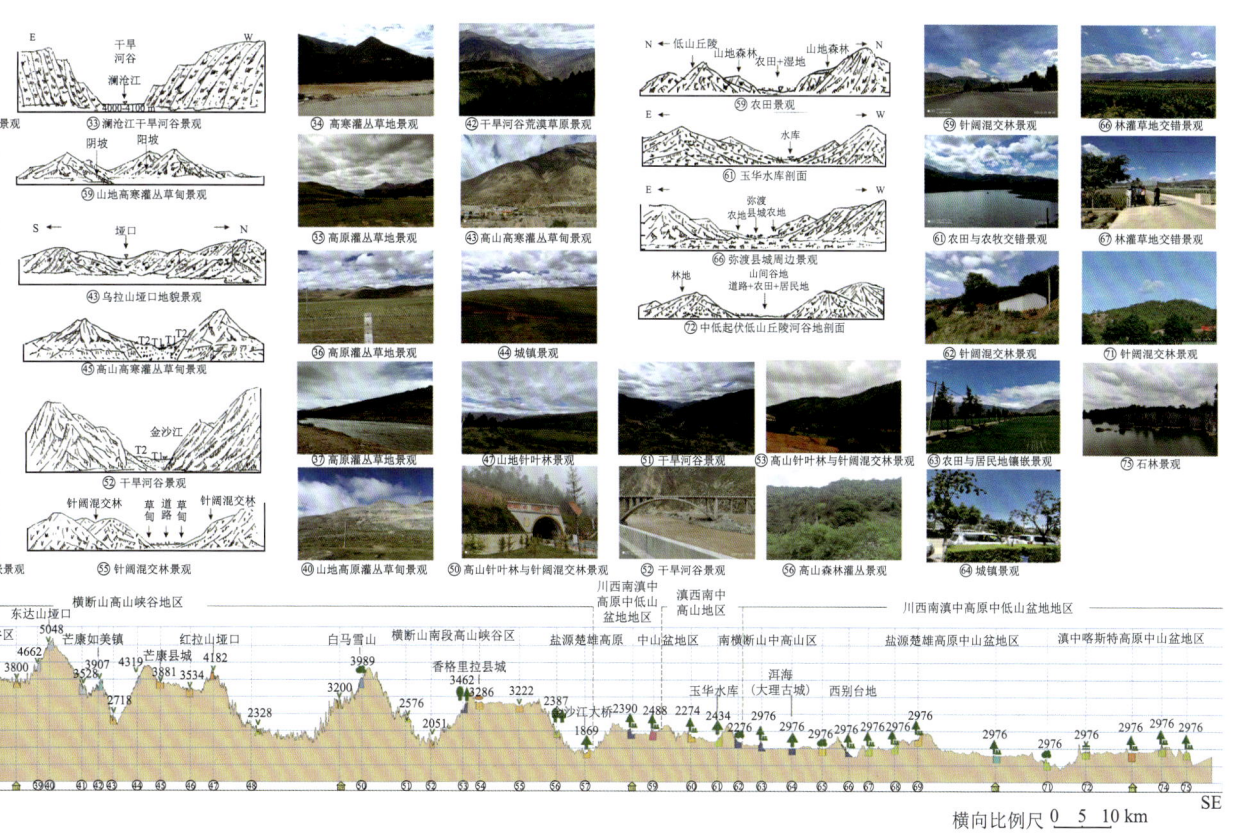

（昌都—昆明）沿线科考综合景观图

67

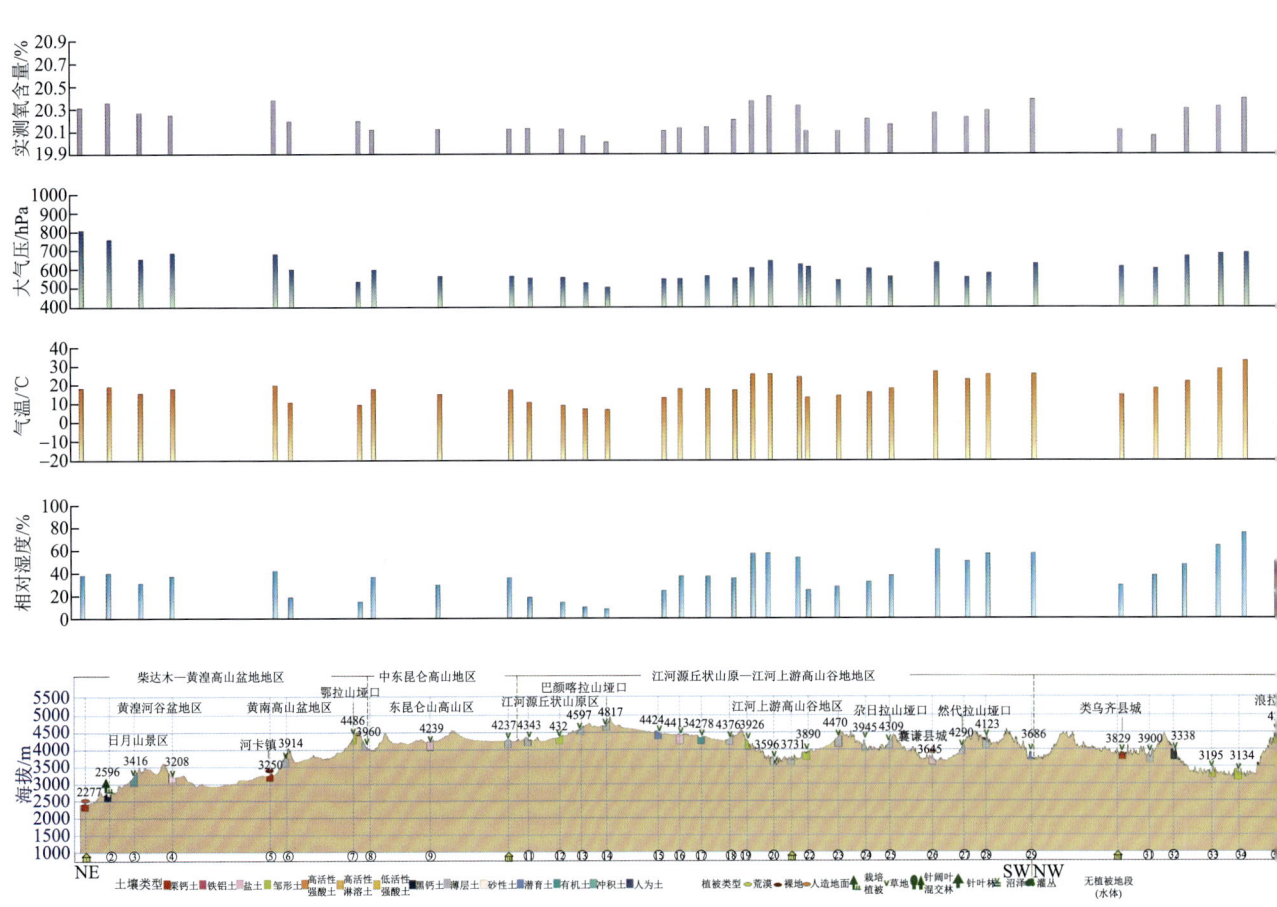

图版 1-16 2020 年夏季滇藏线（

第 1 章 青藏高原氧含量科考测量与分析

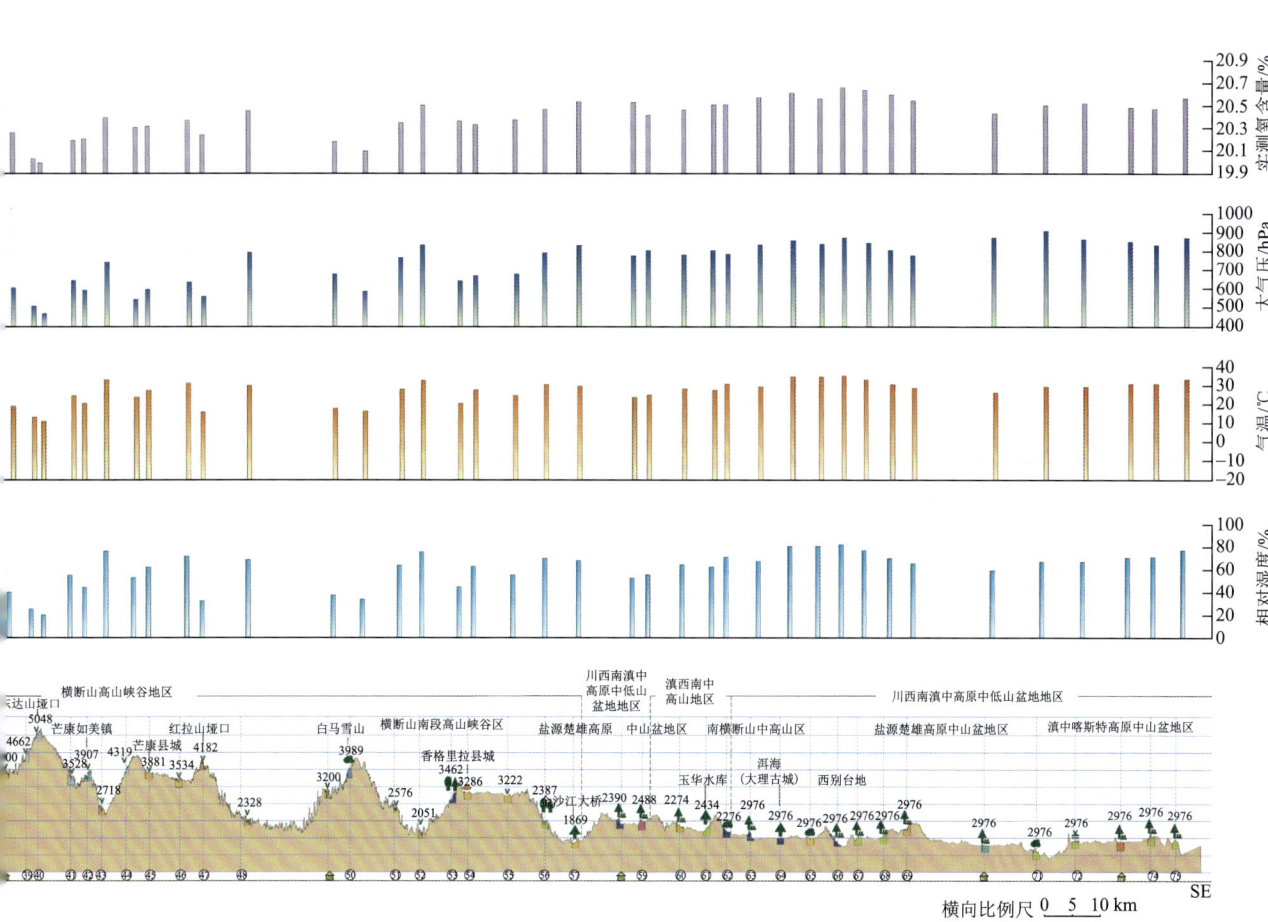

（昌都—昆明）沿线科考数据展示图

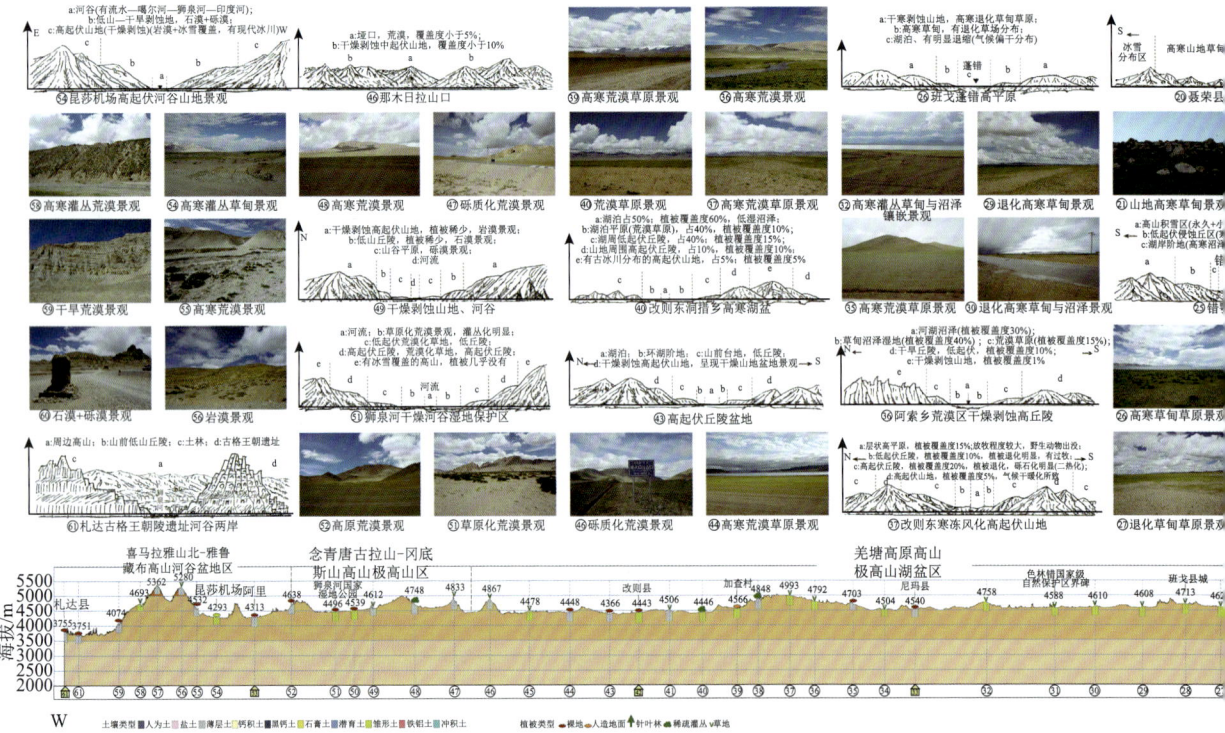

图版1-17　2020年、2021年夏季玉树—那

第1章 青藏高原氧含量科考测量与分析

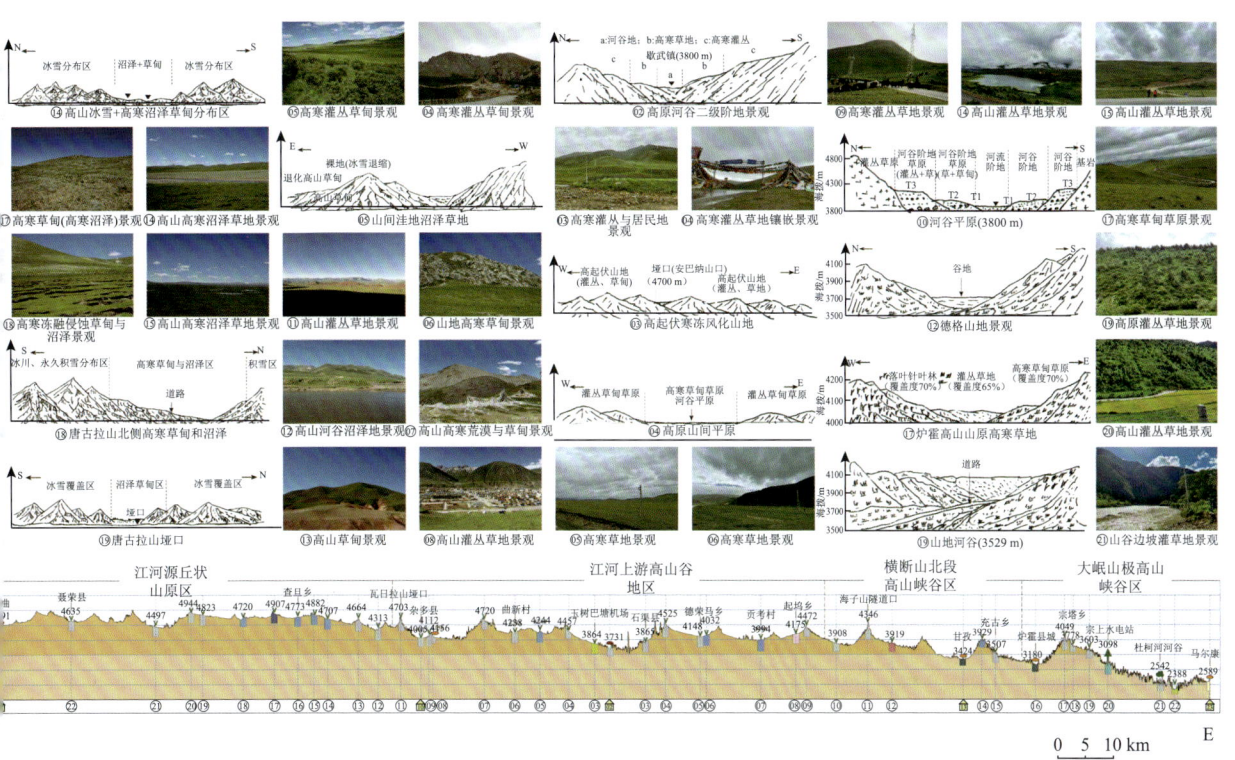

达线和玉树—马尔康沿线科考综合景观图

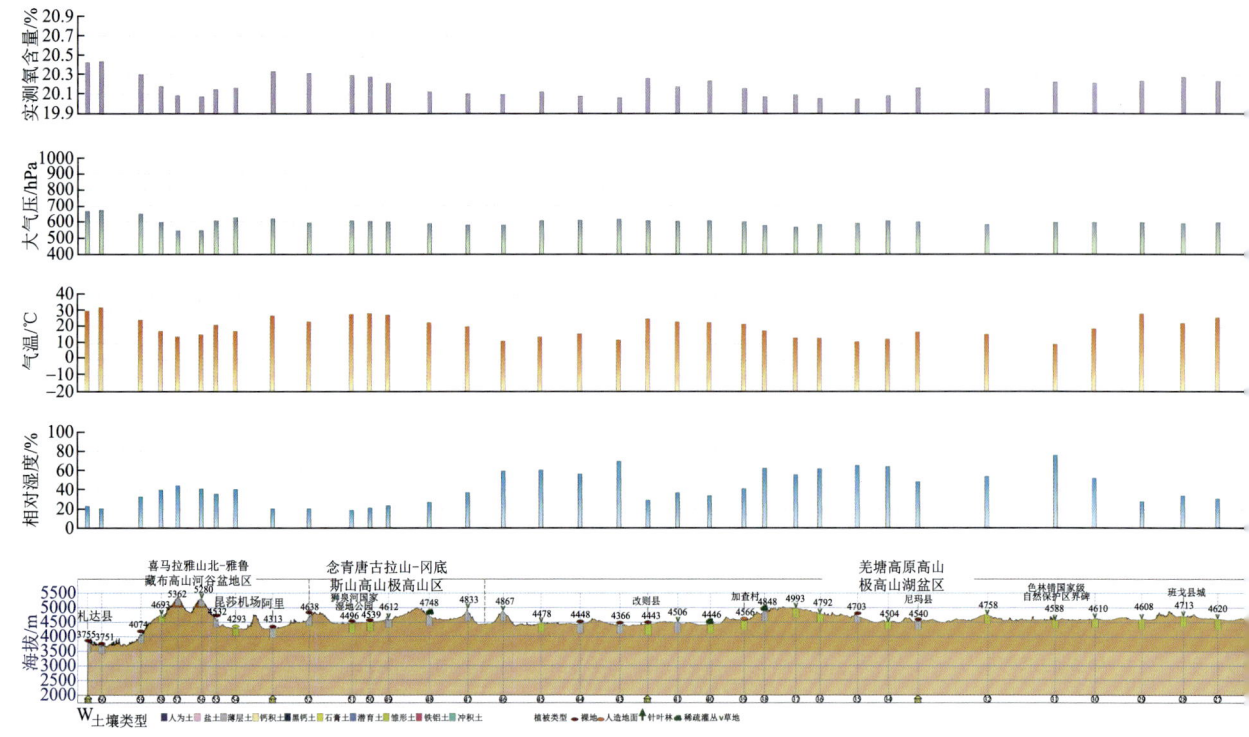

图版1-18 2020年、2021年夏季玉树—班

第1章 青藏高原氧含量科考测量与分析

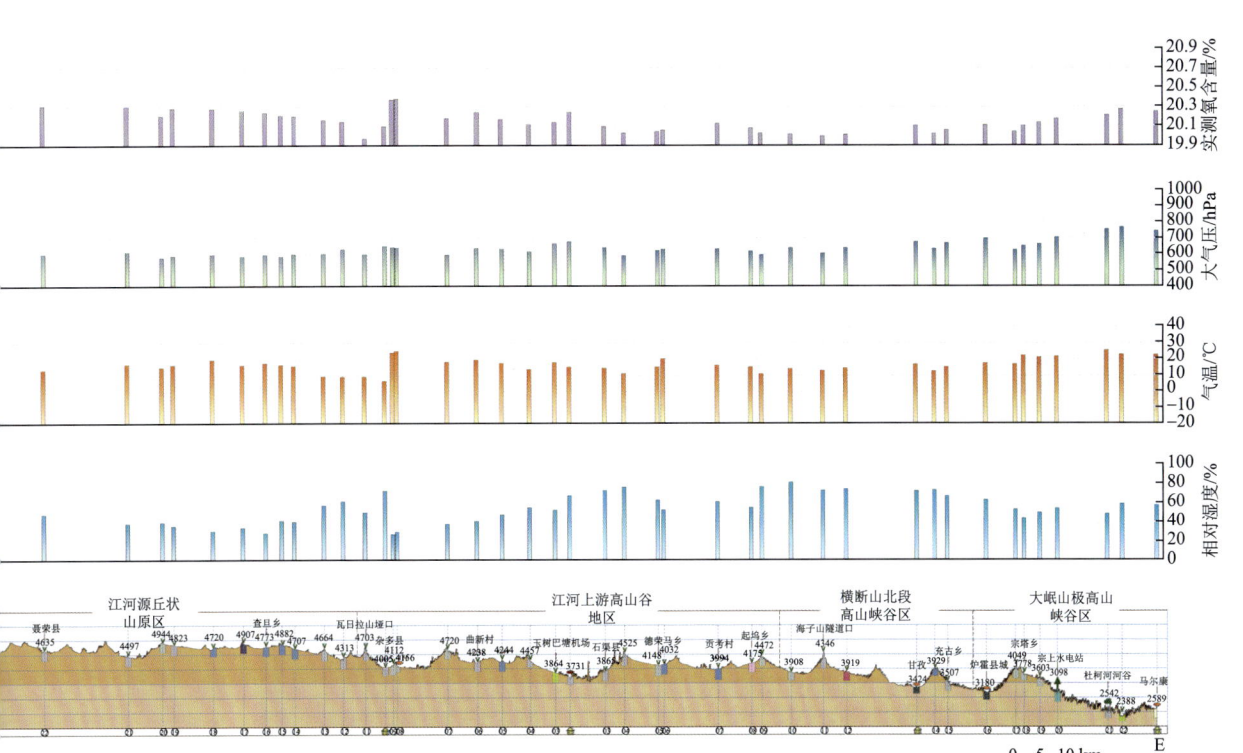

达线和玉树—马尔康沿线科考数据展示图

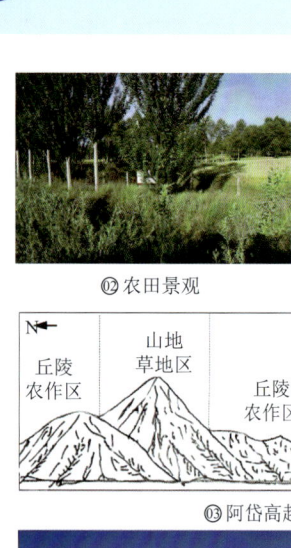
②农田景观

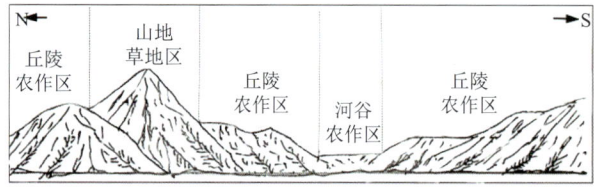
⑥高山灌丛草甸与草甸镶嵌景观

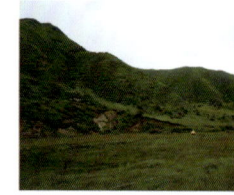
⑫灌丛草地景观

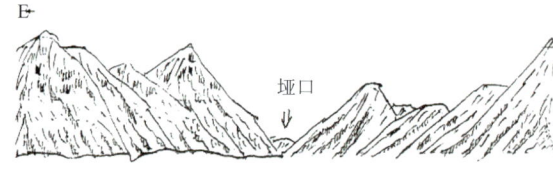
⑬灌丛草地景观

③阿岱高起伏丘陵景观

⑭碌曲中低山丘陵草地景观

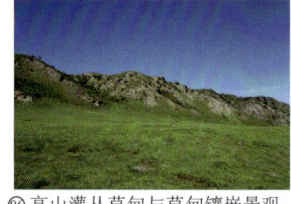
⑥高山灌丛草甸与草甸镶嵌景观

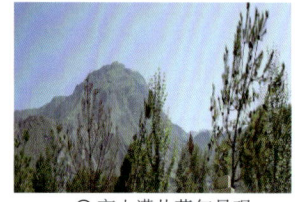
⑤高山灌丛草甸景观

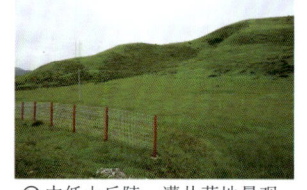
⑭中低山丘陵，灌丛草地景观

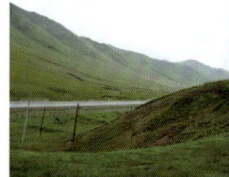
⑮灌丛草地景观

a:森林草原，覆盖度60%；
b:草甸+灌丛草原，覆盖度70%，河谷平原农田和城镇居民用地，农田占50%。城市占50%
⑪合作市周围景观

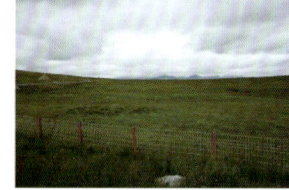
⑯草甸草原景观

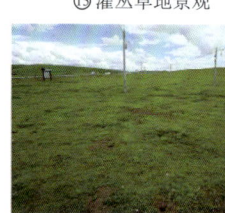
⑲若尔盖草原景观

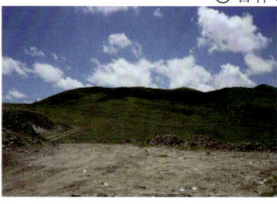
⑦高山灌丛草地与草甸景观

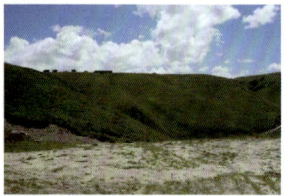
⑧山地灌丛草原景观

若尔盖低山丘陵与高平原
a:河谷平原(县城所在地)；b:低山丘陵；c:中起伏山地(山地灌丛草原)
⑳若尔盖县景观

图版 1-19　2020 年夏季西宁

第1章 青藏高原氧含量科考测量与分析

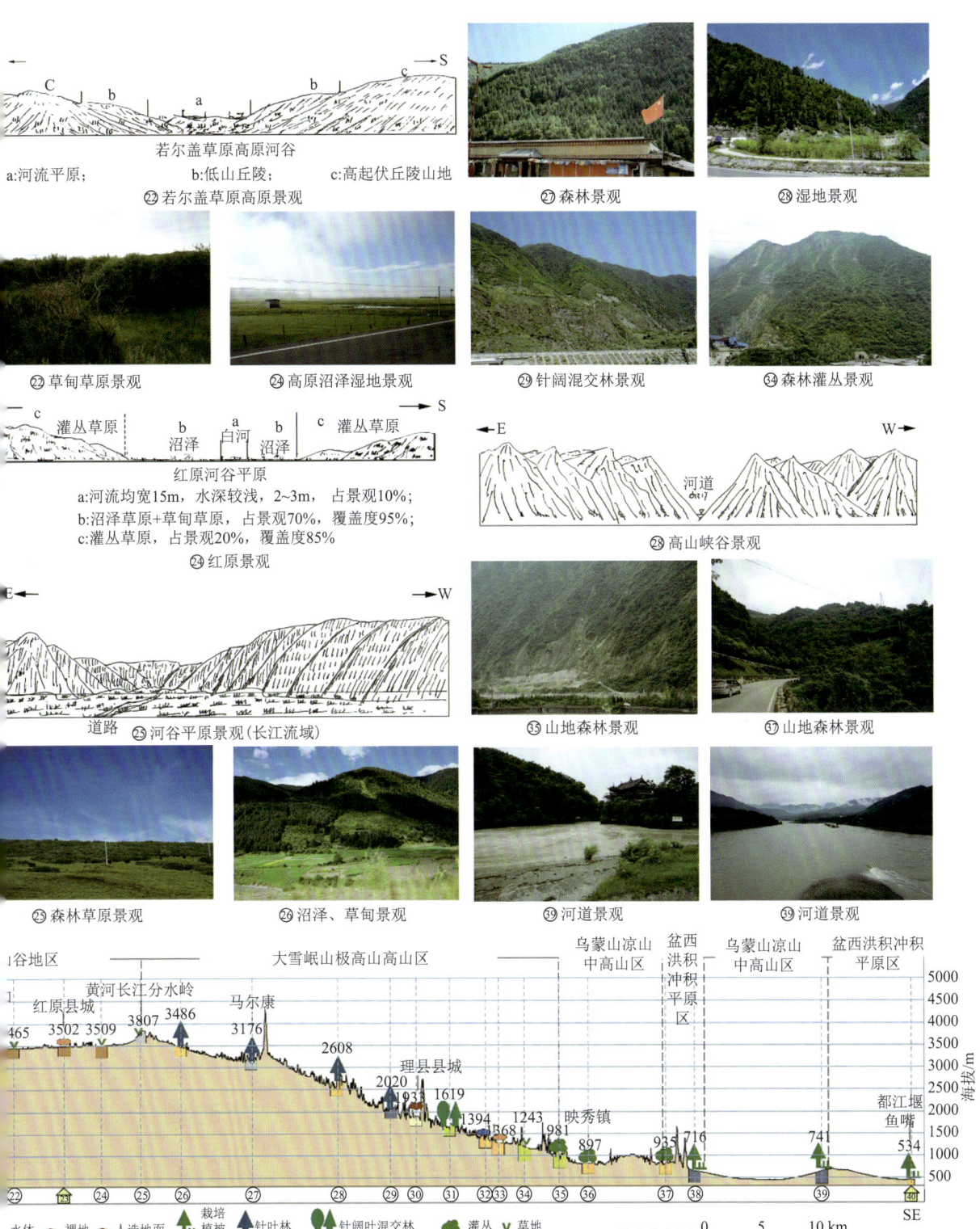

成都沿线科考综合景观图

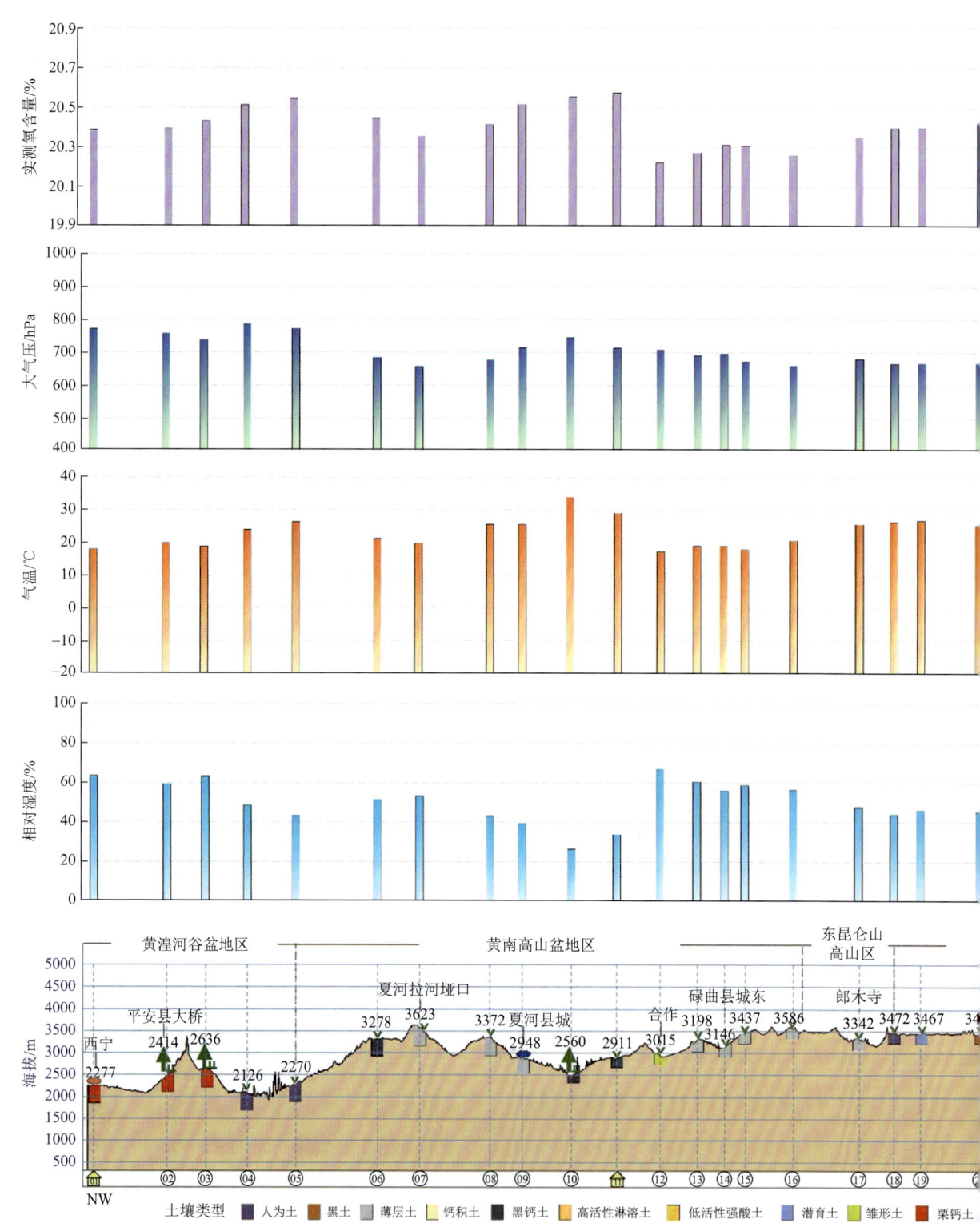

图版 1-20 2020 年夏季西宁

第1章 青藏高原氧含量科考测量与分析

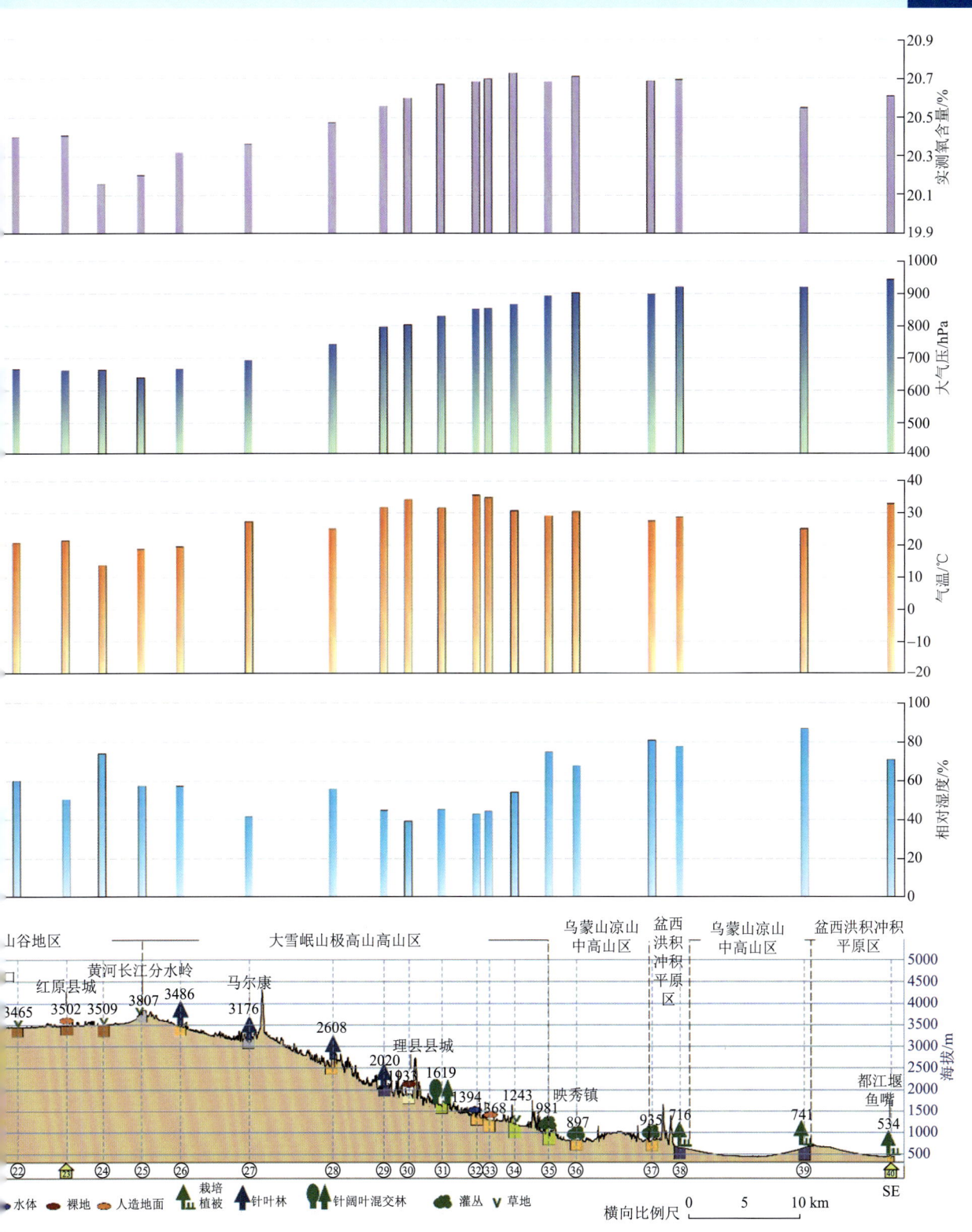

—成都沿线科考数据展示图

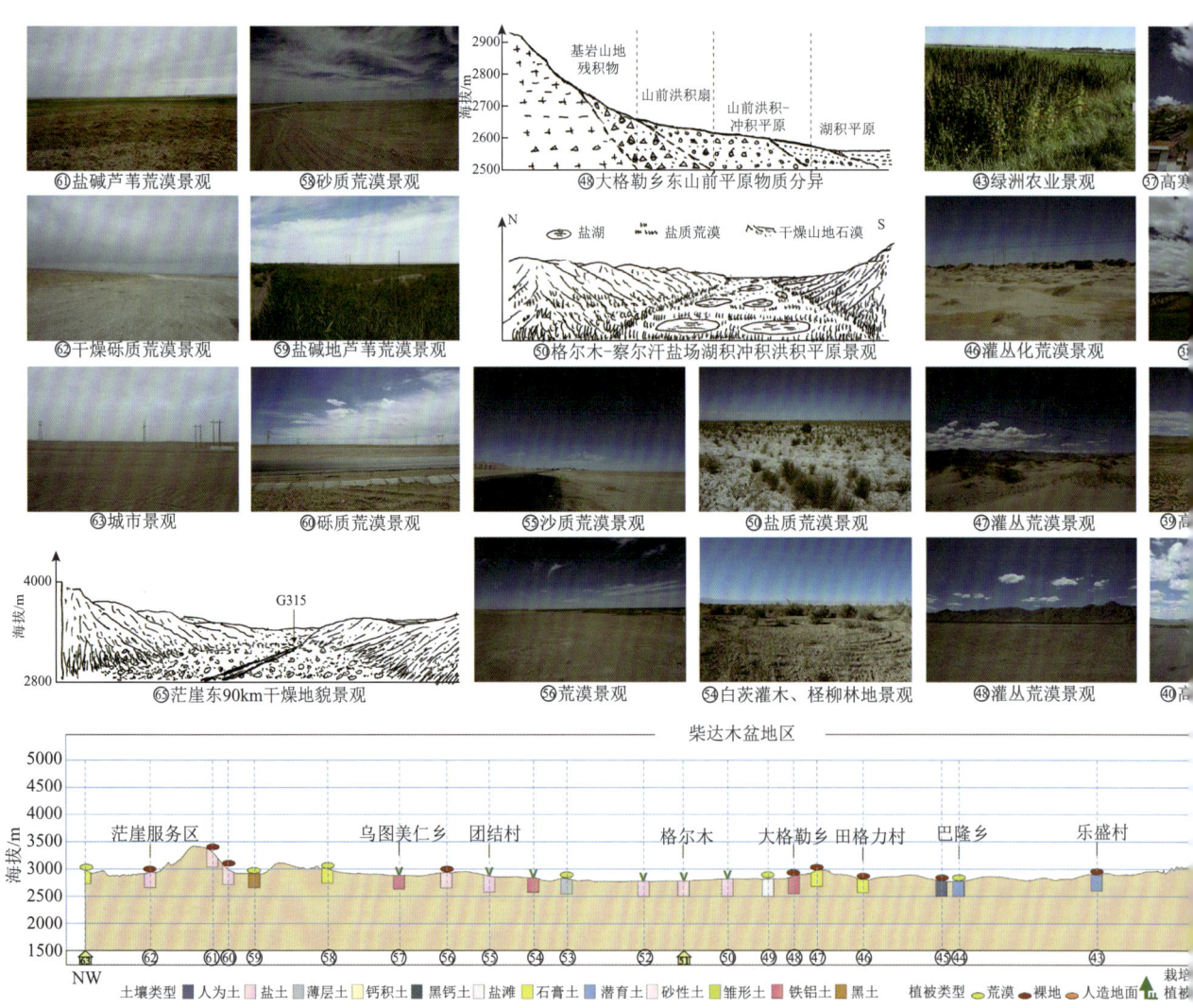

图版 1-21 2021 年夏季马尔

第 1 章　青藏高原氧含量科考测量与分析

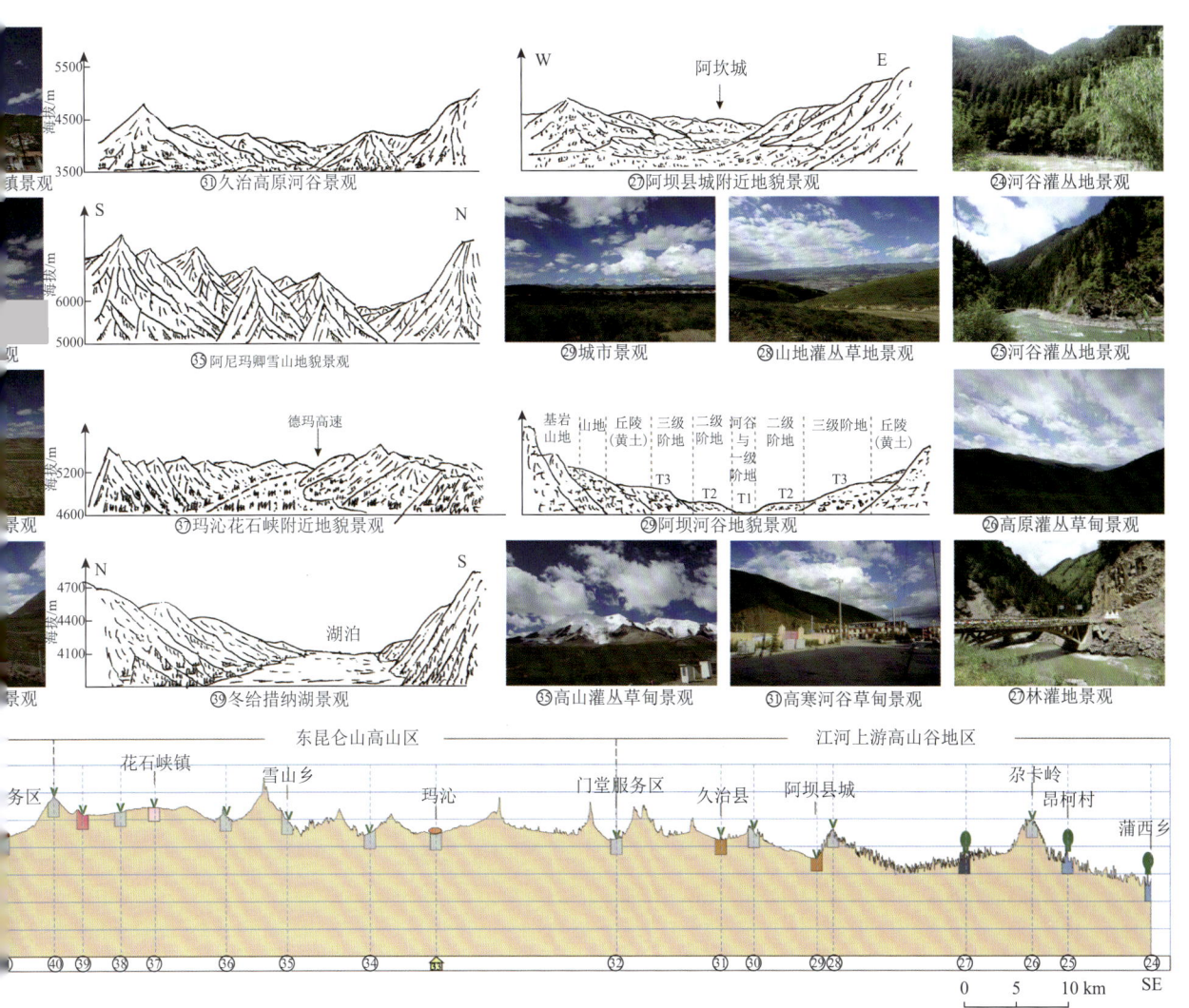

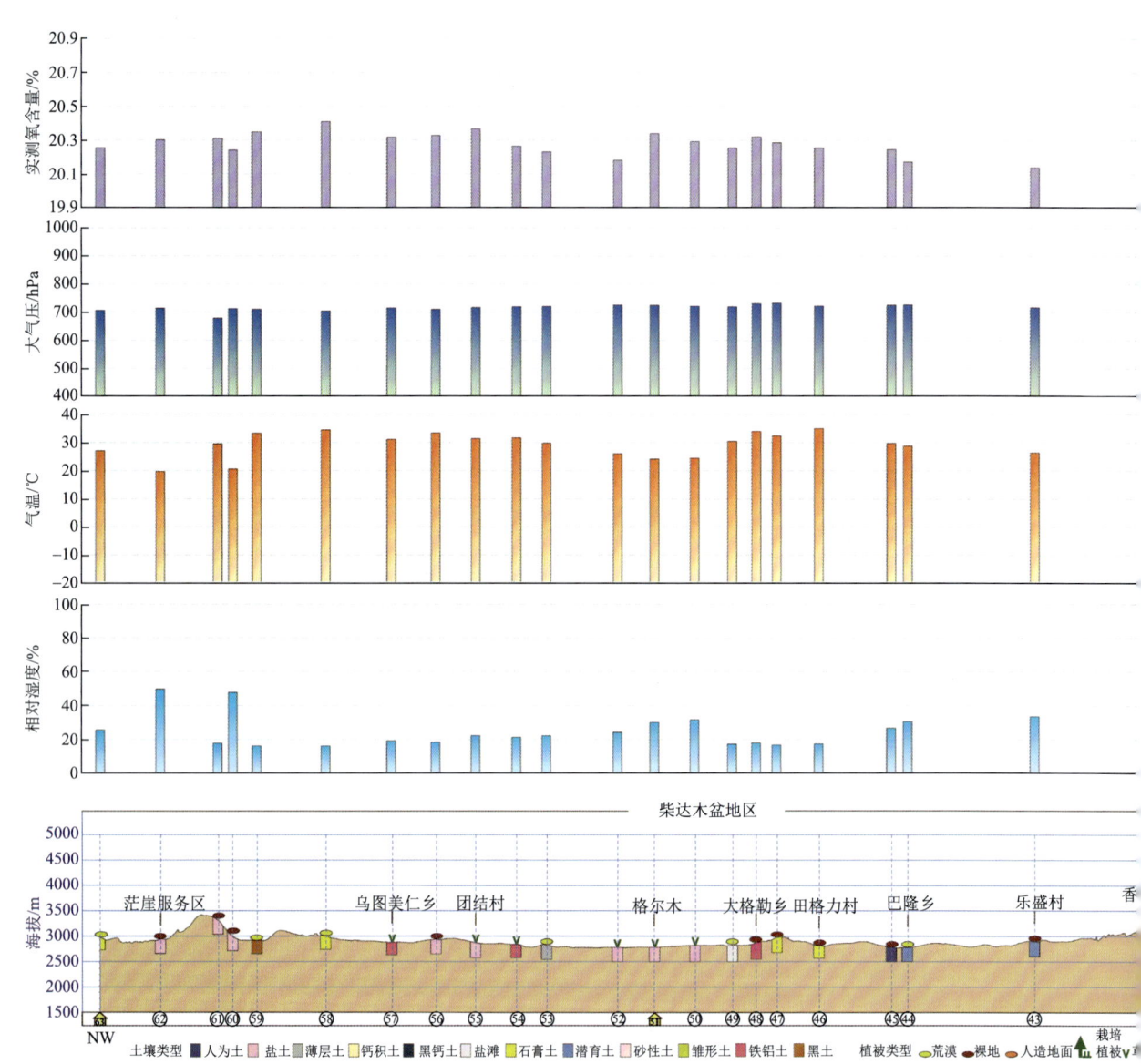

图版 1-22 2021 年夏季马尔

第1章 青藏高原氧含量科考测量与分析

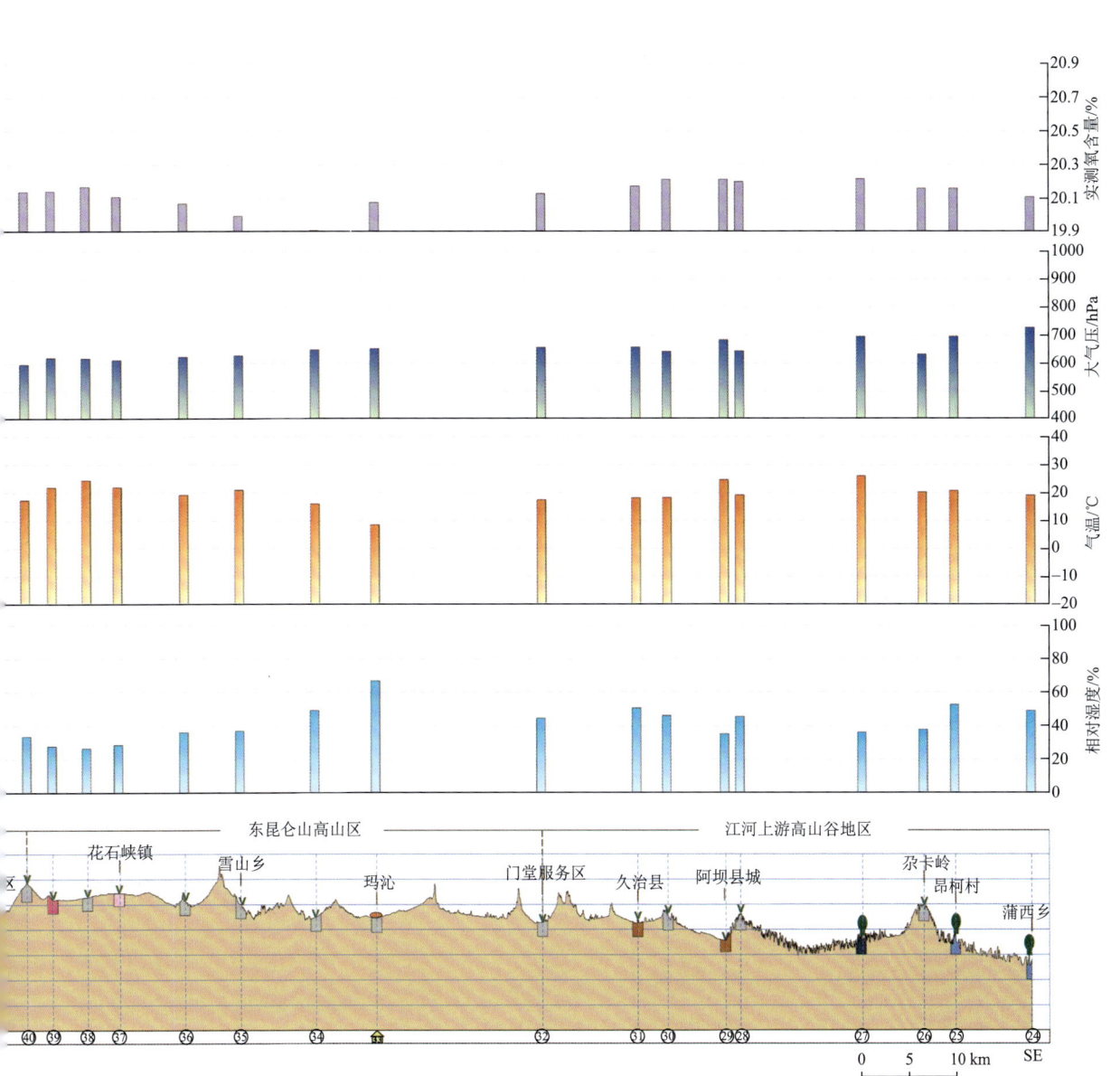

尔木—茫崖科考数据展示图

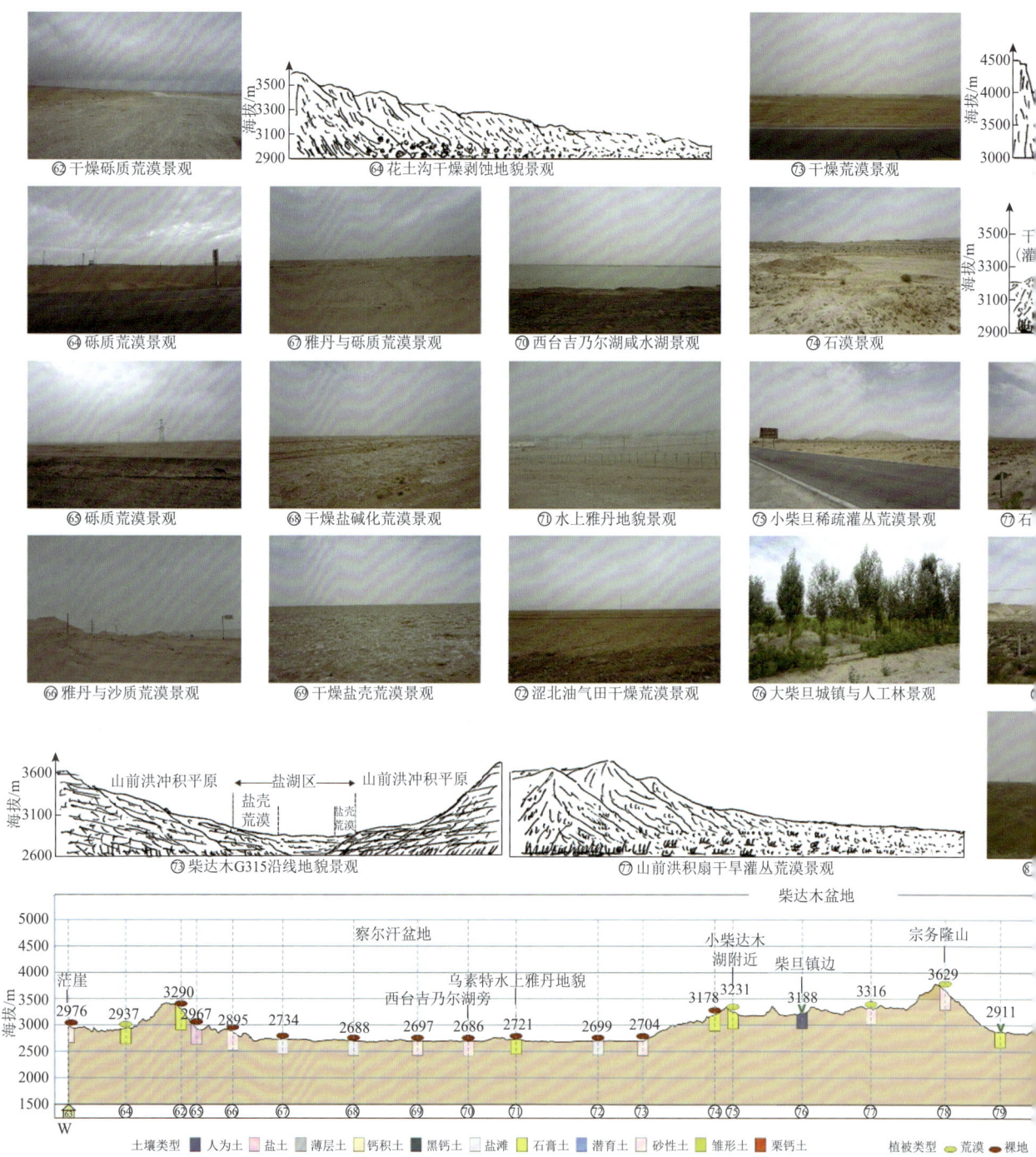

图版 1-23　2021 年夏季

第1章 青藏高原氧含量科考测量与分析

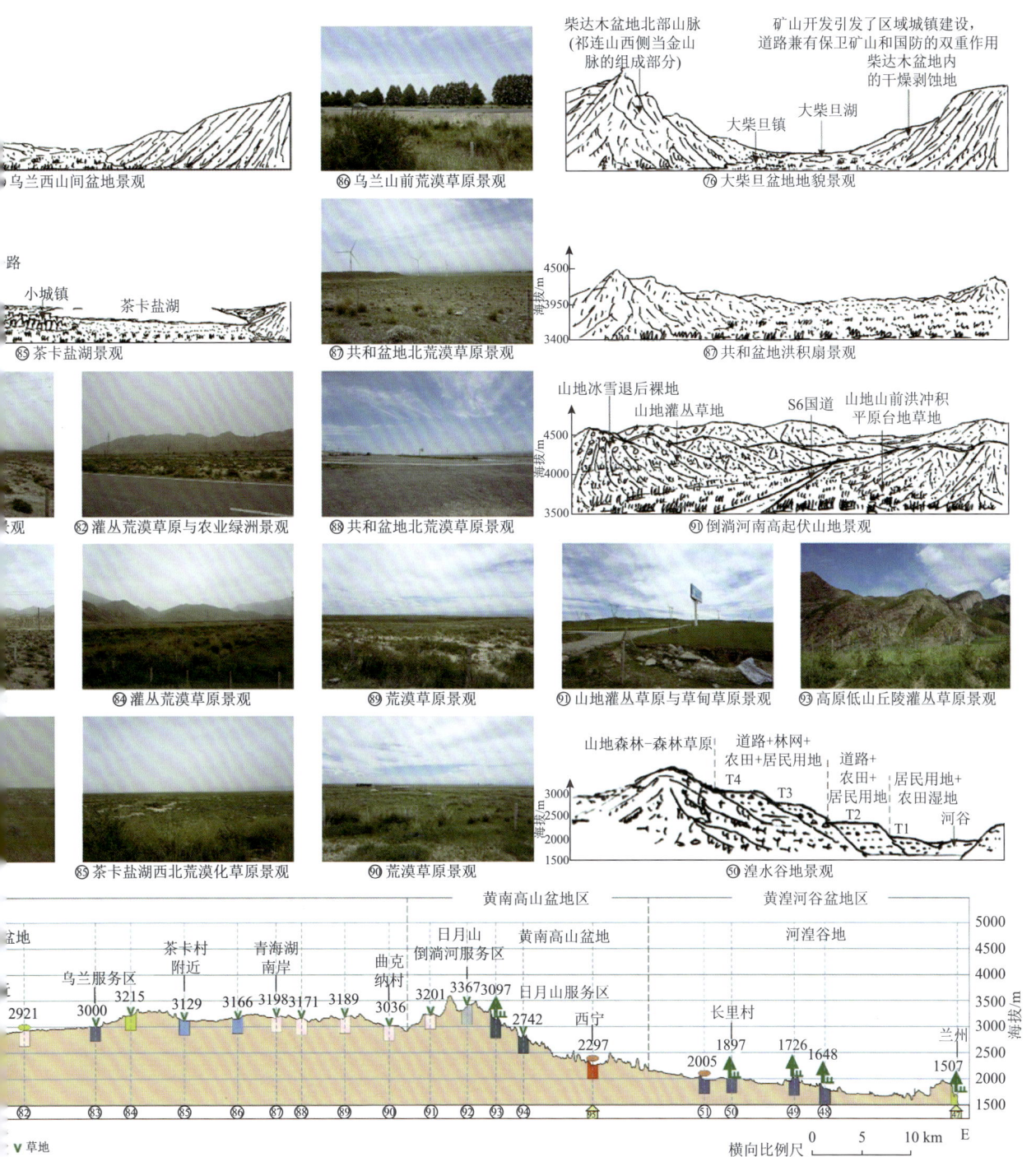

—西宁科考综合景观图

83

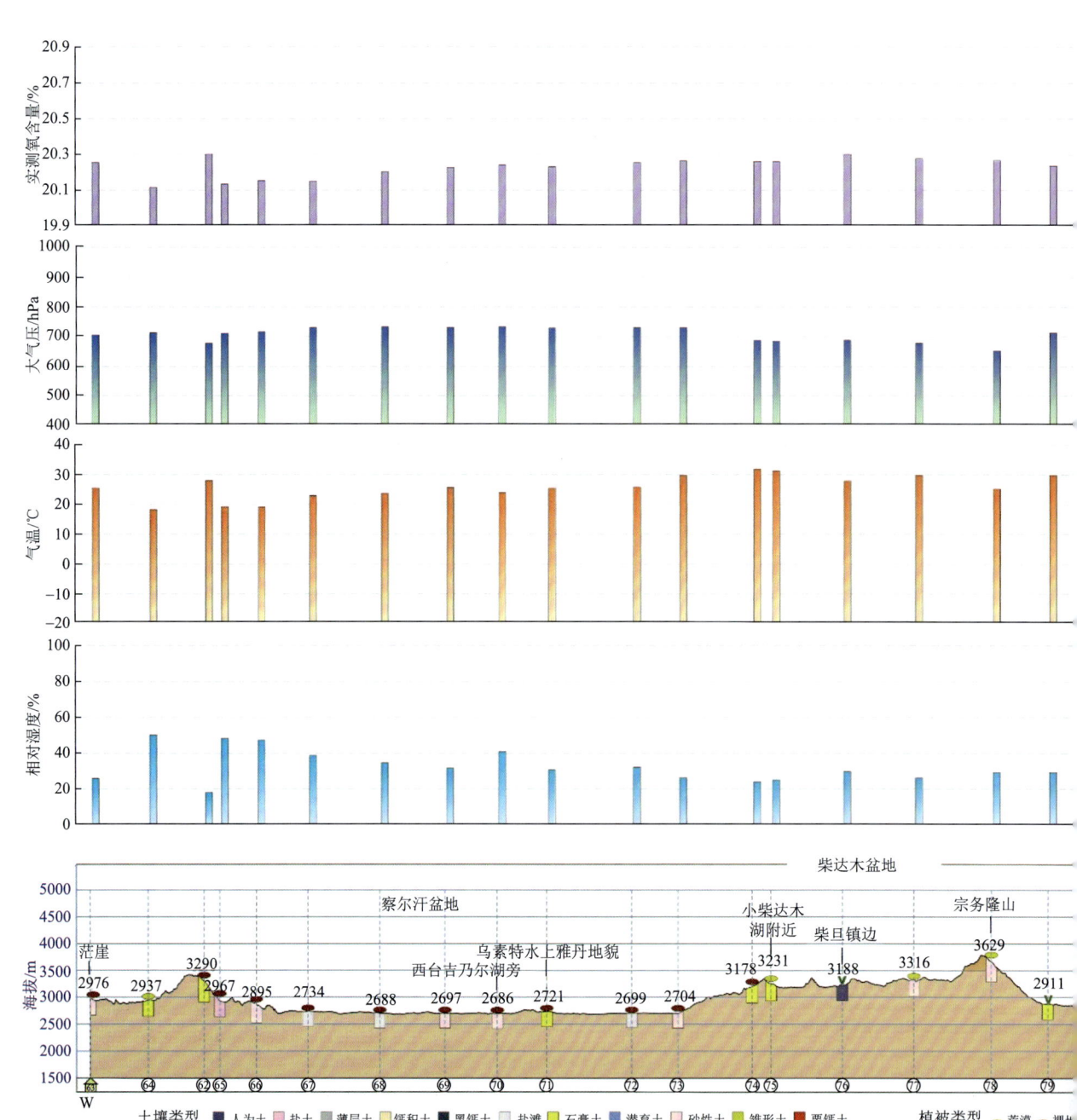

图版1-24　2021年夏季

第 1 章　青藏高原氧含量科考测量与分析

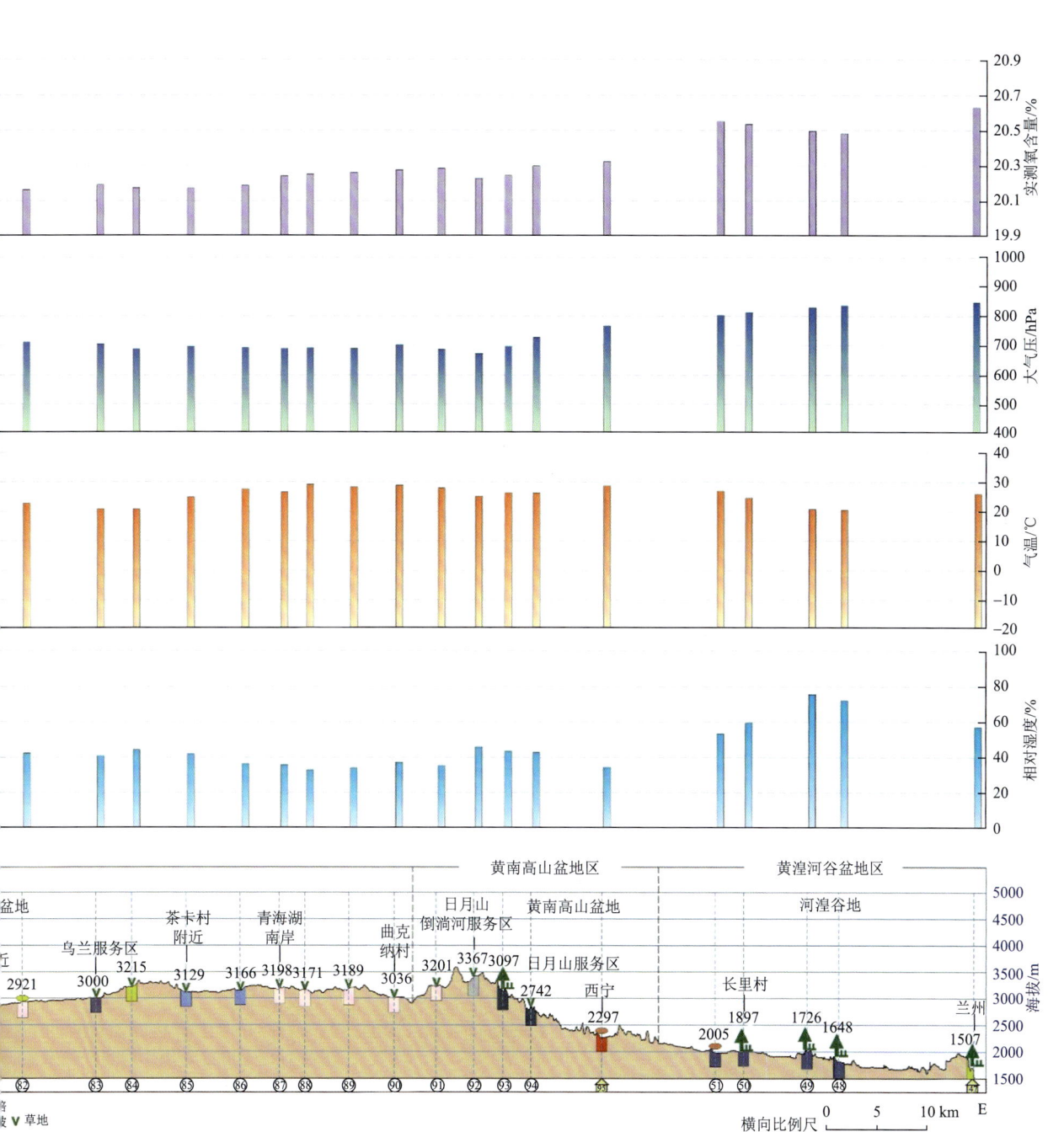

—西宁科考数据展示图

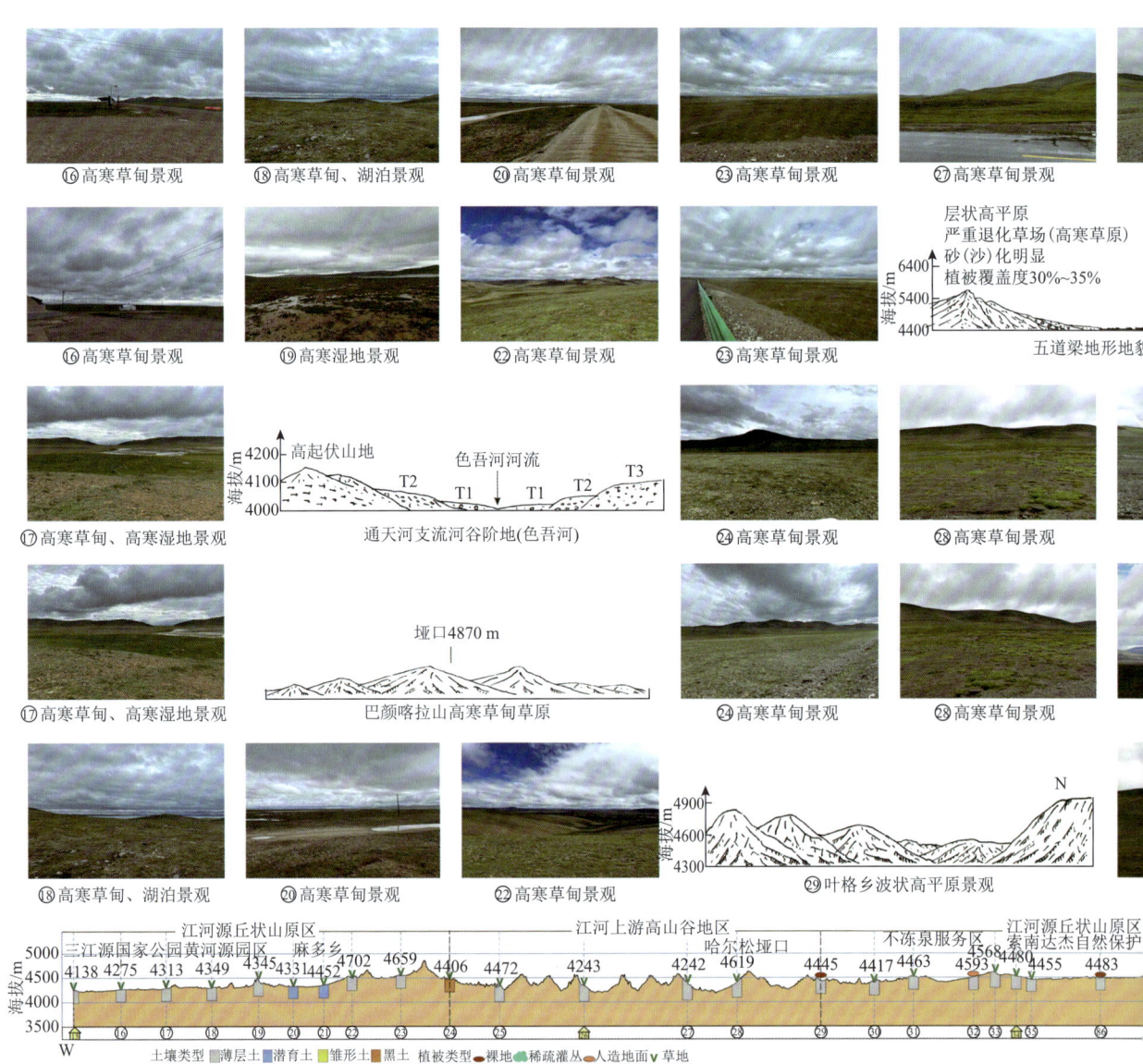

图版 1-25 2022 年夏季玛多—曲麻莱—

第1章 青藏高原氧含量科考测量与分析

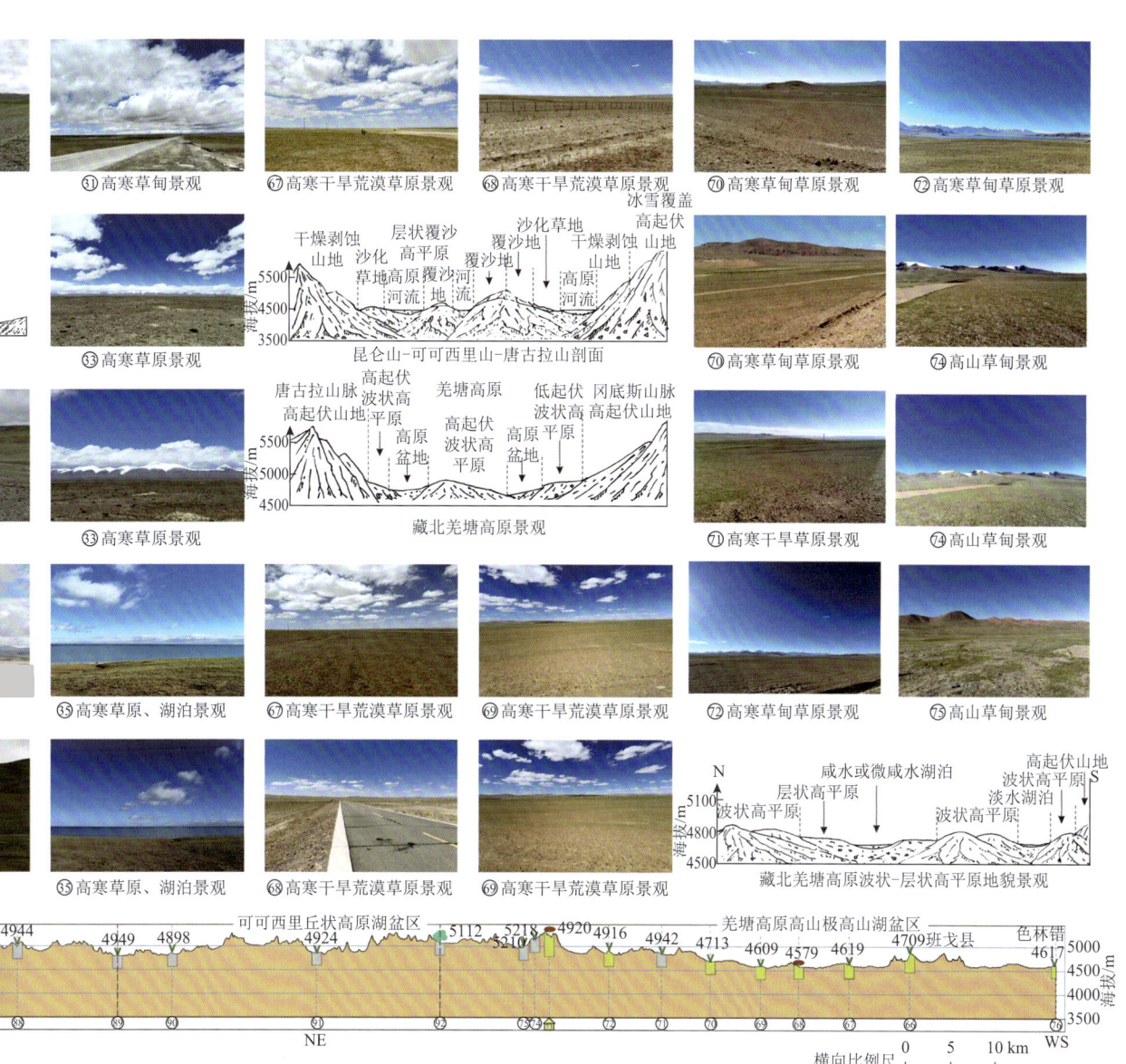

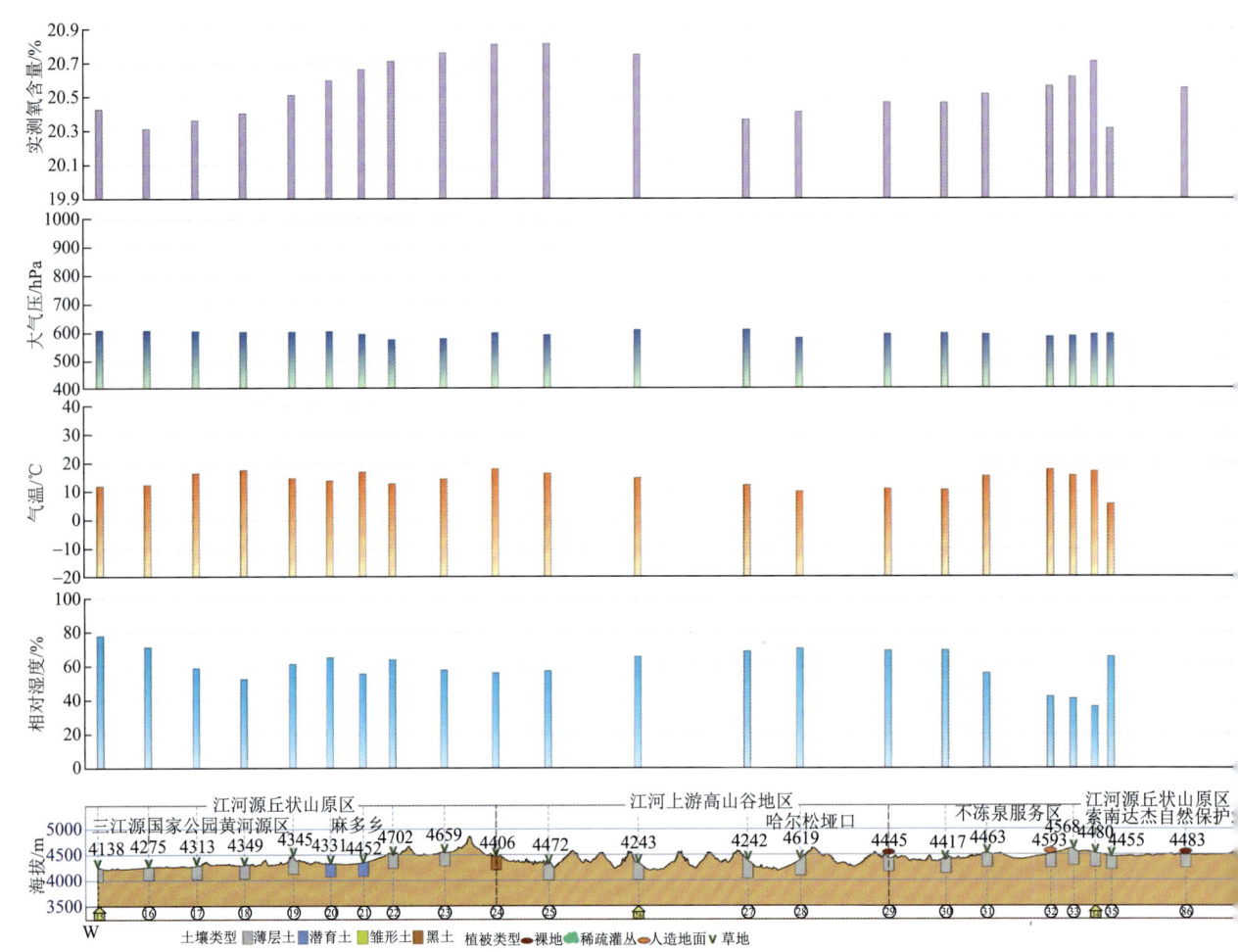

图版1-26 2022年夏季玛多—曲麻莱—

第1章 青藏高原氧含量科考测量与分析

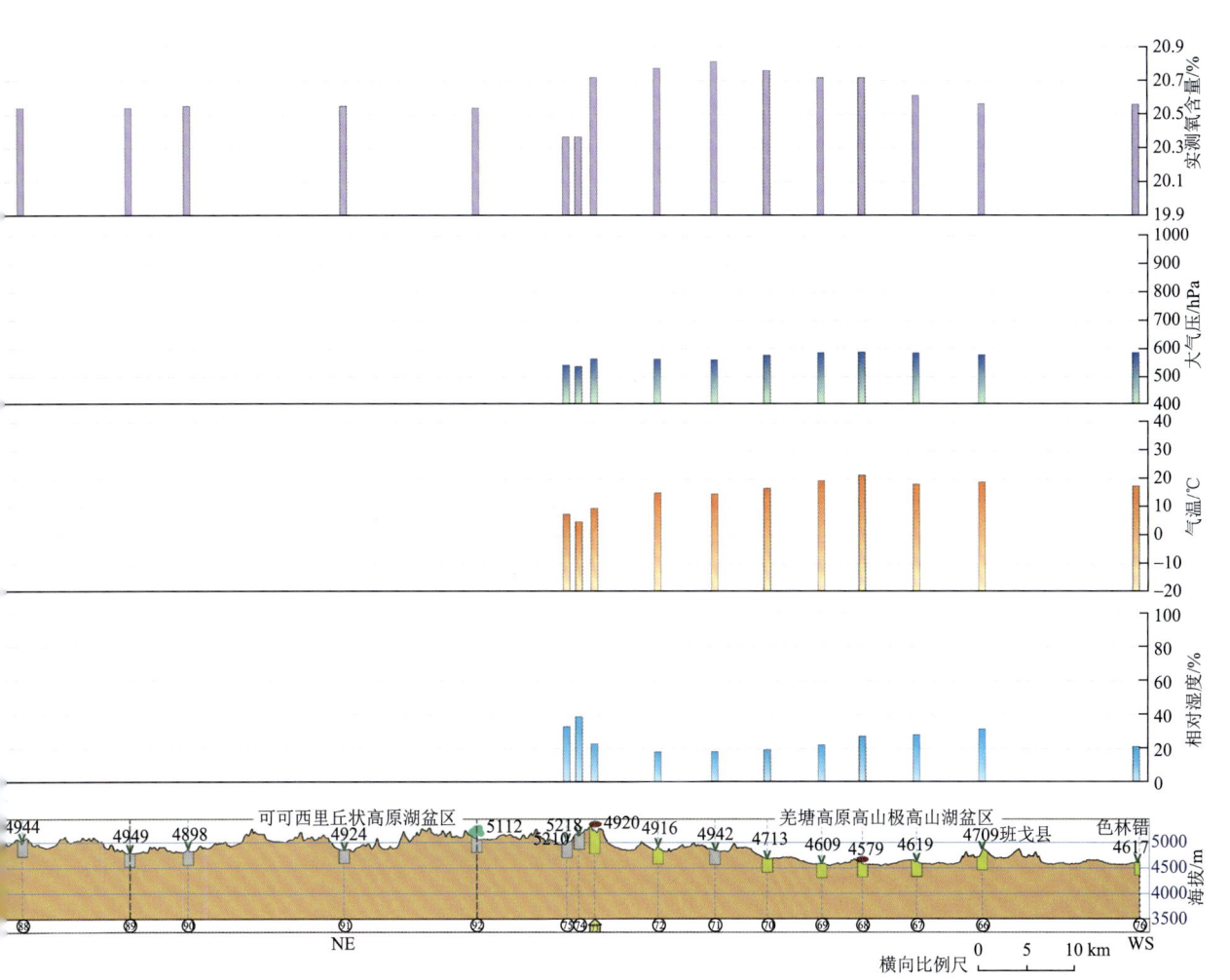

保护站—双湖—班戈沿线科考数据展示图

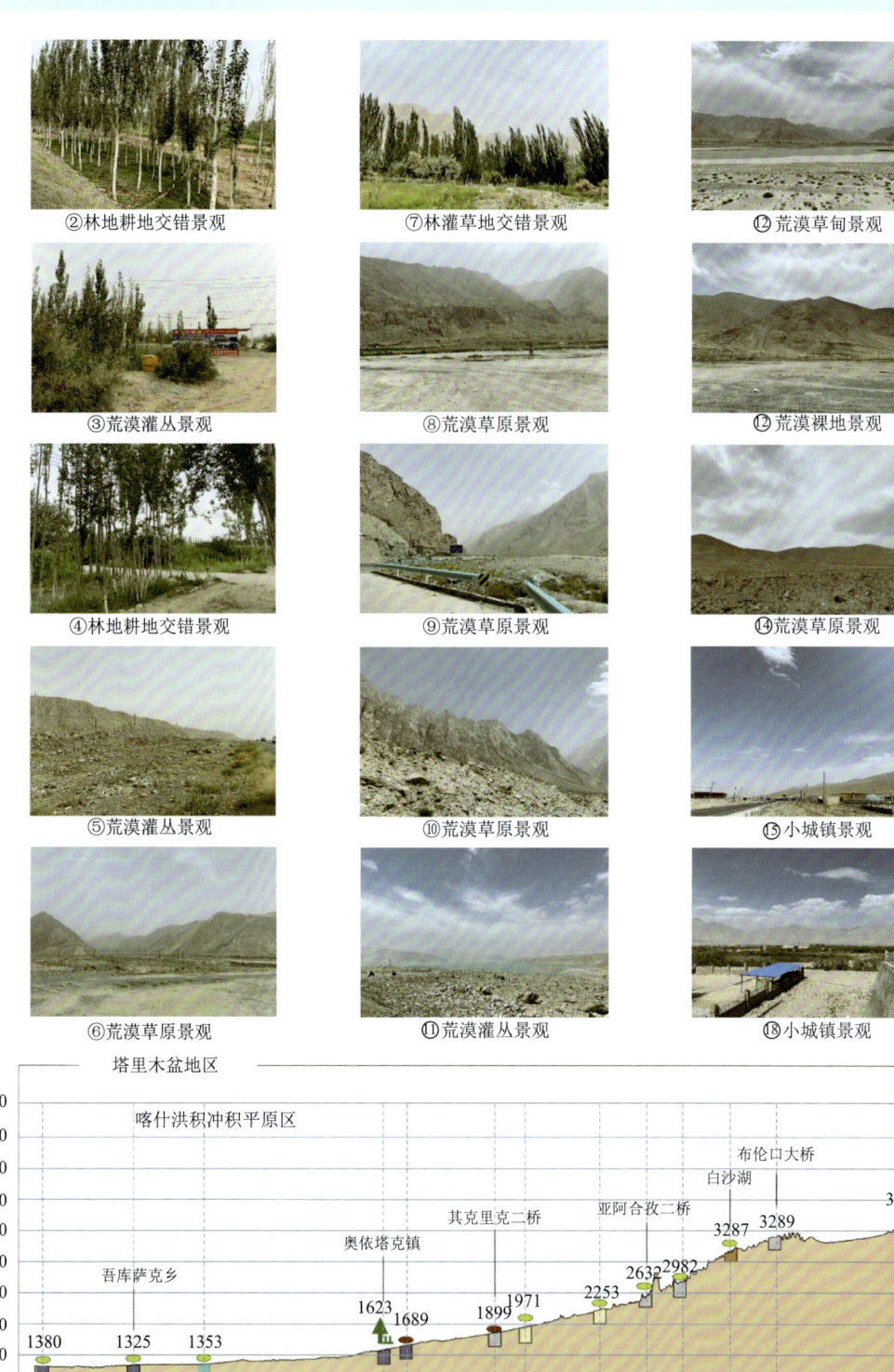

图版 1-27 2022 年夏季喀什—

第1章 青藏高原氧含量科考测量与分析

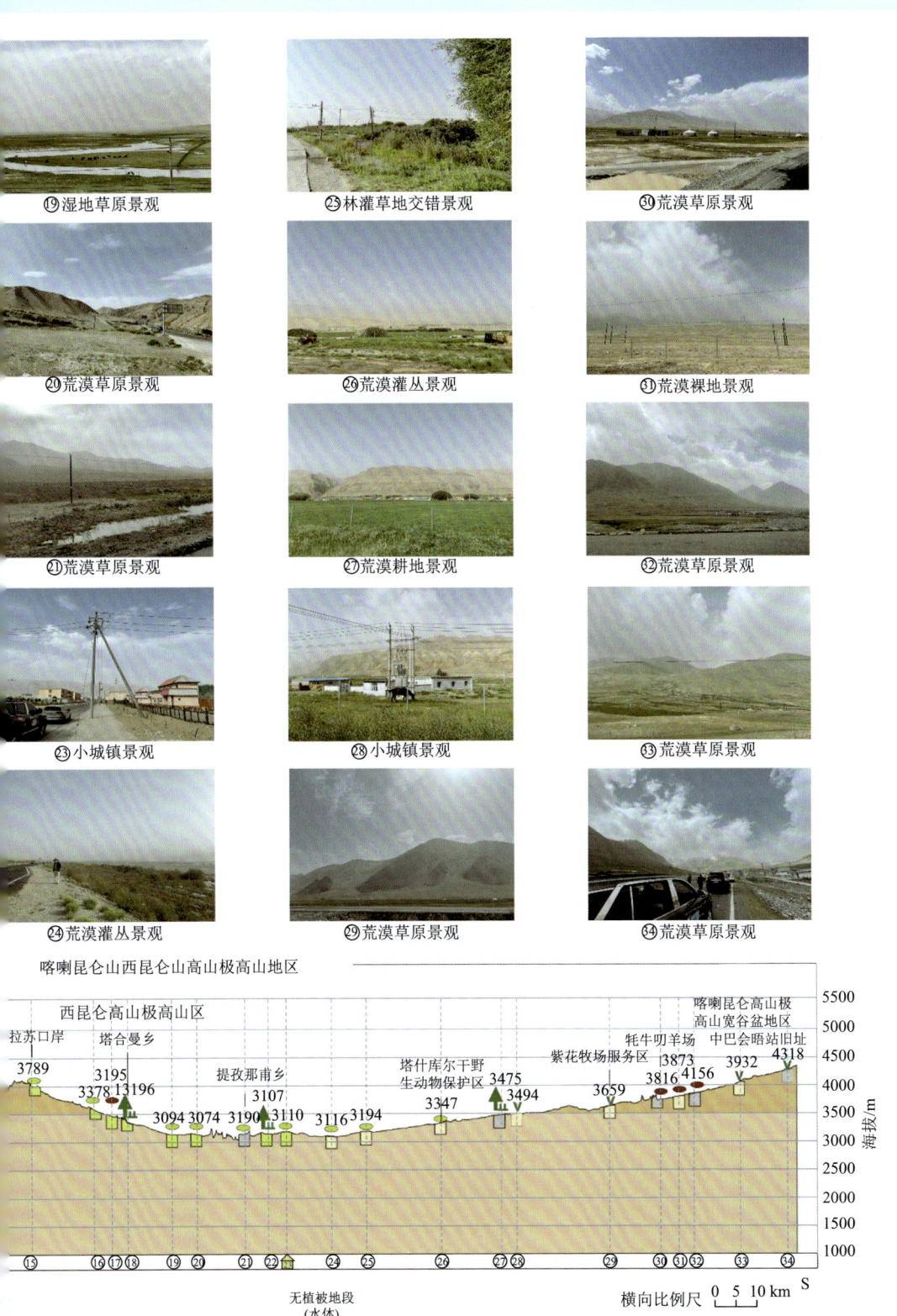

红其拉甫沿线景观剖面展示图

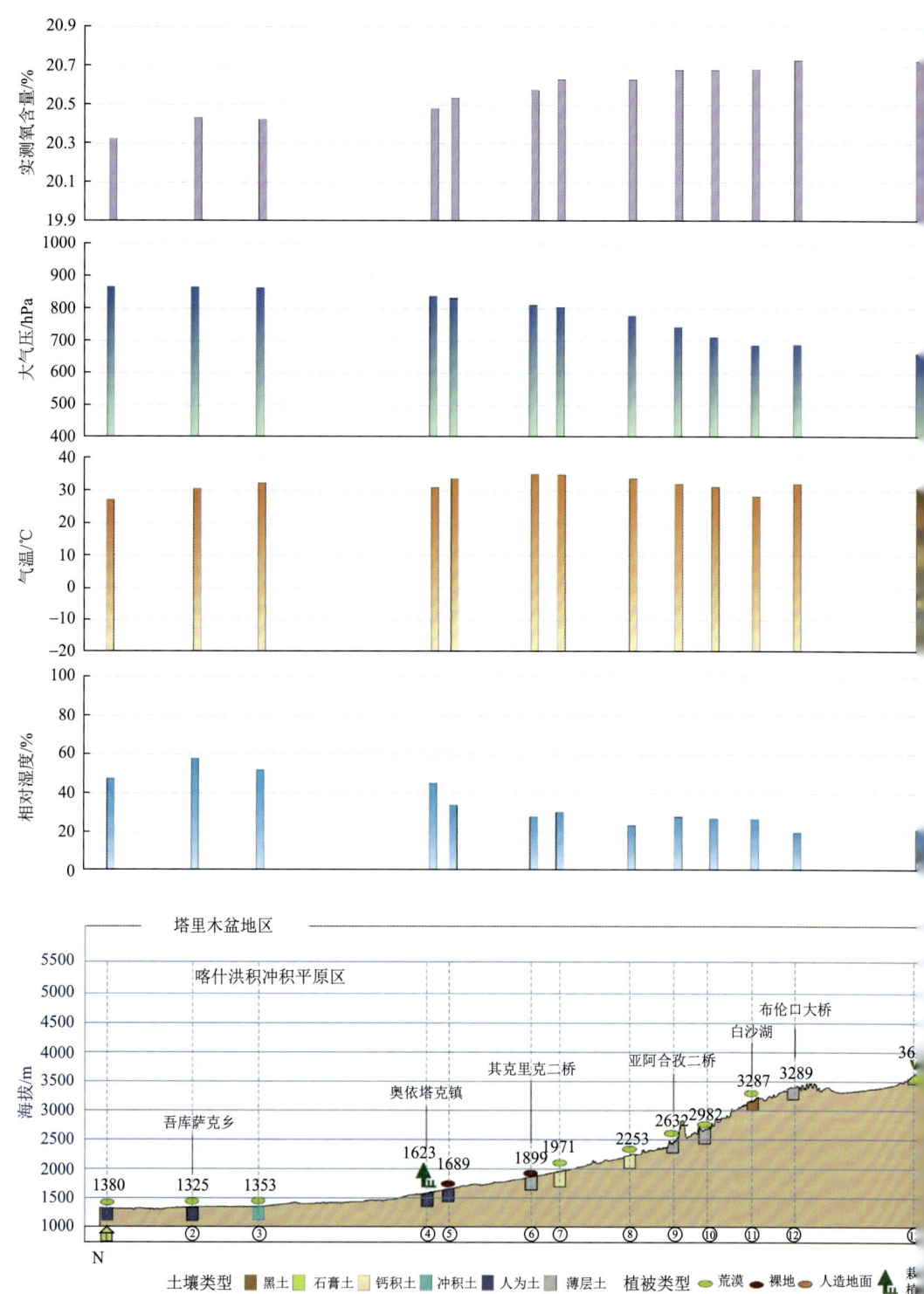

图版 1-28 2022 年夏季喀什—

第1章 青藏高原氧含量科考测量与分析

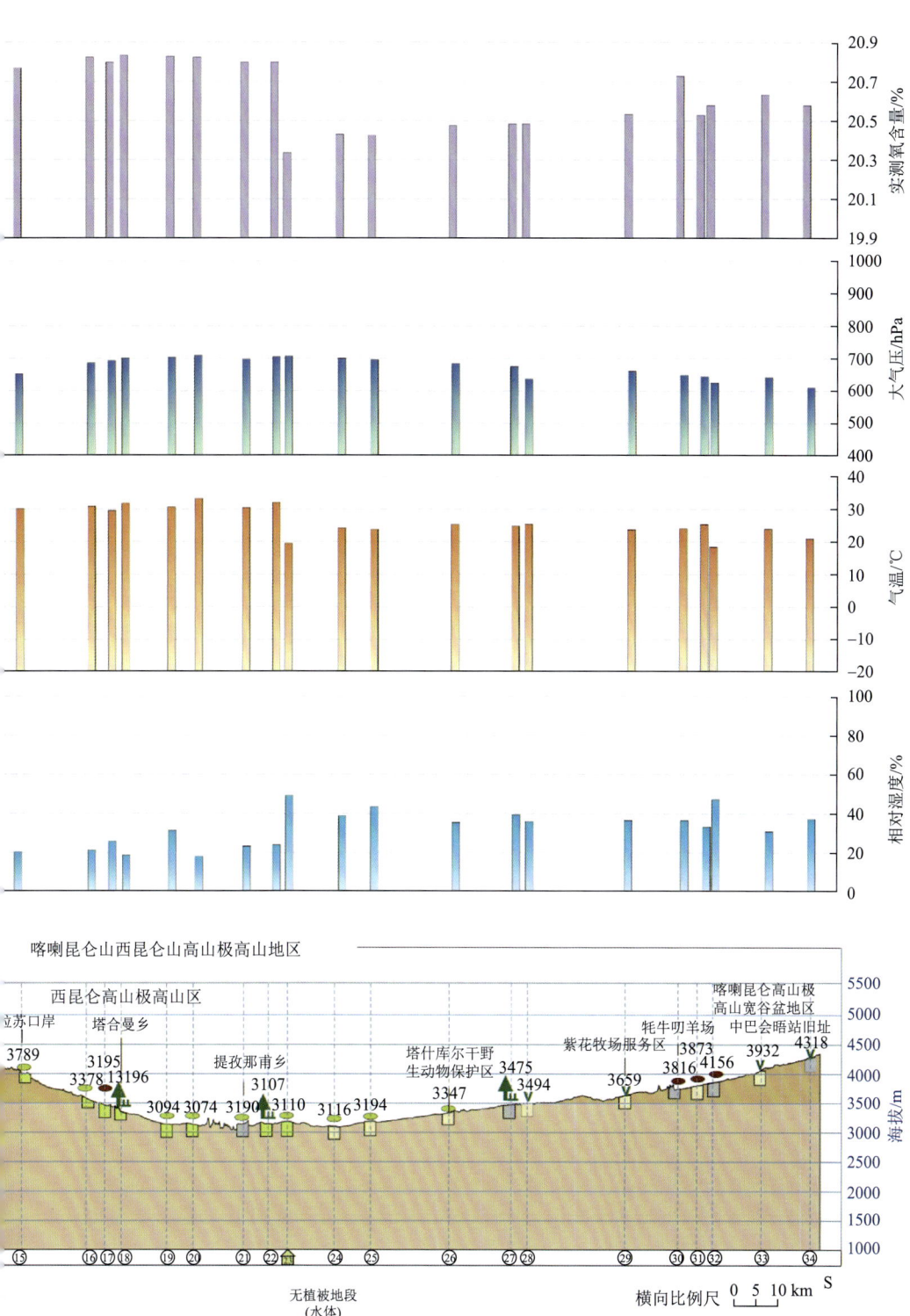

红其拉甫沿线科考数据展示图

第 2 章

青藏高原短居人群缺氧健康响应[①]

[①] 本章由陈志、马永贵、李亚兄撰写。
本章地图设计由王静爱、陈志、马永贵、张颖、李亚兄完成,制图由张颖、李亚兄、马恒、吉怡萌、胡小康、刘甜、魏丹完成。

青藏高原"缺氧环境及其健康效应"科考分队按照第二次青藏高原综合科学考察研究第六大任务"人类活动与生存环境安全"的19个关键区的科考研究布局，在2017～2023年先后对青藏高原亚洲水塔区、喜马拉雅区、横断山高山峡谷区、祁连山-阿尔金山区、天山-帕米尔区等区域开展了青藏高原短居人群缺氧（低氧）健康响应实地考察测量（附1.1青藏高原地表氧含量实地测量日志），获得了第一手的宝贵数据（附录6）。与此同时，2021年冬季在西宁市城北区（海拔2200 m）、海南州贵南县（海拔3080 m）、果洛藏族自治州（以下简称果洛州）达日县（海拔4000 m）定点进行了缺氧对科考队员健康影响的观测和样本采集。在此基础上，对青藏高原短居人群缺氧健康响应进行了分析。

2.1 短居人群缺氧健康响应科考测量设计

2.1.1 科考测量指标

考察测量路线设计 短居人群（科考队员，下同）野外考察测量路线设计主要考虑以下三个原则：一是沿科考路线联合氧含量与相关数据测量科考分队协同开展；二是生理指标测量和血液样本采集，主要于早晨6点到8点30分在典型地区政府驻地空腹测量生理指标，部分医疗条件较好的驻地采集血液样本；三是定点观测，以西宁作为参照，选择不同海拔地区（海南州贵南县、果洛州达日县）开展对比观测，于早晨在驻地空腹测量生理指标，并进行血常规检测。

考察测量指标 野外科考过程中，以科考分队成员为测量对象，测量其生理指标（血压、心率、血氧饱和度），所用仪器为国家认可的医学设备（表2-1）。血压（收缩压和舒张压）使用臂式电子血压计测量，测量血压前，先放松，静坐休息3min以上，保持正确测量姿势，手臂自然放置于桌面，掌心向上，保证臂带部位与心脏同高，测量三次取平均值；血氧饱和度和心率使用指夹式血氧仪测量，测量三次取平均值；血容比使用含乙二胺四乙酸（EDTA）的采血管采血，用肝素化毛细管取样，封蜡板封样，置于水平离心机离心（3000 r/min，15 min），用尺子测量红细胞与血液全部容量的比值，计算百分比（注：指标分析中统一用早晨空腹采集数据进行。为签署了知情同意书的科考队员采血，进行血容比测量和与低氧有关的神经内分泌指标检测。现场进行血样采样和处理方法：包括血液处理和实验室激素测量）。

表2-1 短居人口健康野外测量指标及所用仪器

指标	测量仪器	精度
经纬度	Garmin 63sc型GPS	1″
海拔	Garmin 63sc型GPS	1m
血压	臂式电子血压计	
血氧饱和度、心率	指夹式血氧仪	
血液（离心）	低速离心机	
血液（转移）	移液枪和移液器	
激素	酶标仪 人激素试剂盒	

血液处理 早晨空腹，用一次性人体静脉采血针进行采血，5mL 采血管（含 EDTA）取血 3mL；5mL 采血管（含肝素钠）取血 3 mL。用毛细管取血，封蜡板封口，于水平离心机进行离心（3000 r/min，离心 15min），测量血比容。其余血液置于低速离心机（3500 r/min，离心 12min），将离心后的血样转移，上层血浆和下层血细胞分别转移到不同冻存管中，分类编号后置液氮罐中保存，到实验室放置于 –86℃冰箱备用。

实验室激素测量 ①从室温平衡 20min 后的铝箔袋中取出所需板条，剩余板条用自封袋密封放回 4℃恒温箱；②设置标准品孔和样本孔，标准品孔各加不同浓度的标准品 50μL；③样本孔中加入待测样本 50μL，空白孔不加；④除空白孔外，标准品孔和样本孔中每孔加入辣根过氧化物酶（HRP）标记的检测抗体 100μL，用封板膜封住反应孔，37℃水浴锅或恒温箱温育 60min；⑤弃去液体，吸水纸上拍干，每孔加满洗涤液（350μL），静置 1min，甩去洗涤液，吸水纸上拍干，如此重复洗板 5 次（也可用洗板机洗板）；⑥每孔加入底物 A、B 各 50μL，37℃避光孵育 15min；⑦每孔加入终止液 50μL，15min 内，在 450nm 波长处测量各孔的 OD 值。根据 OD 值和标准方程计算激素浓度（注：激素数据还在处理中，8 月底完成整个工作）。数据处理：把每位受试者的指标测量数据输入绘图分析软件 GraphPad Prism 8.0.2 中，得到条形图，其中横坐标为指标采集地点，纵坐标为测量的指标[包括收缩压、舒张压、心率、血氧饱和度（SPO_2）、血容比]；所有数据用 SPSS 23.0 软件处理，组间采用单因素方差分析，进行两两比较，将结果标注在条形图上，若字母完全不同则说明两驻点（野外测量点）间有显著性。

2.1.2 科考测量过程

路线/样点式测量 科考分队于 2019～2023 年连续 5 年在青藏高原开展了 8 次路线/样点式的野外科考驻地测量，行程 2 万多公里（图 2-1），共计得到 1422 人次的血压、心率、血氧饱和度数据（表 2-2），生化指标 460 组，测量过程见附 1.2 短居人群（科考队员）沿青藏高原科考沿线驻地缺氧健康响应测量日志。

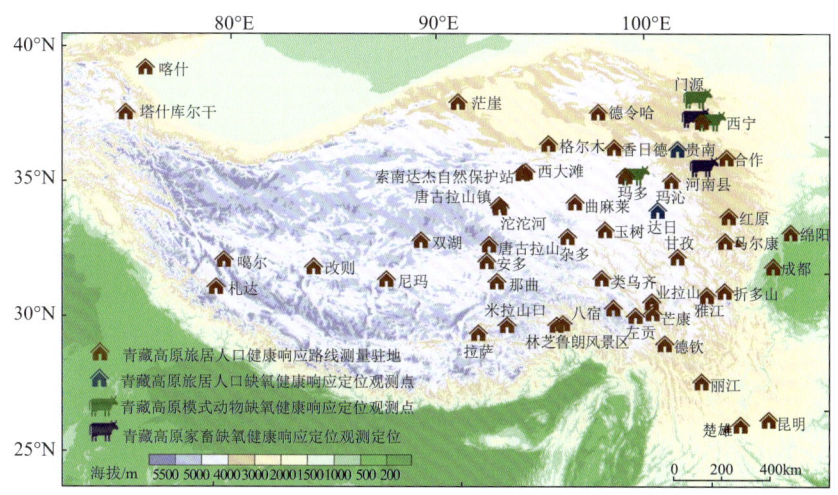

图 2-1　2019～2023 年青藏高原缺氧健康响应科考路线和站点

表 2-2　2019～2023 年青藏高原路线/样点式短居人群驻地缺氧健康数据测量统计表

编号	科考时间	野外科考测量路线	测量人次
1	2019.08.19～09.01	青藏线、川藏线	287
2	2020.06.21～06.30	西宁—玉树—昌都—昆明线	194
3	2020.07.23～07.31	玉树—那曲—阿里—札达线	194
4	2020.08.01～08.06	西宁—合作—红原—成都线	88
5	2021.07.24～08.03	玉树—马尔康—玛沁—格尔木—茫崖—大柴旦—西宁线	243
6	2022.07.15～07.25	玛多—曲麻莱—索南达杰自然保护站—双湖—班戈线	241
7	2022.07.26～07.31	喀什—塔什库尔干线	37
8	2023.07.19～07.28	环祁连山、环青海湖	138
	合计		1422

不同海拔高程定点测量　2021 年 12 月 31 日～2022 年 1 月 16 日科考分队在青藏高原的 3 个海拔梯度西宁市城北区、海南州贵南县、果洛州达日县对科考队员（短居人群）开展了定点人群的缺氧健康观测和数据采集，获得 985 组测量数据（附录 6）。

2.2　短居人群缺氧健康响应科考测量与分析

2.2.1　2019 年青藏线

西宁—格尔木—沱沱河—那曲—拉萨沿线科考中（图 2-2），以科考队员为测量对象，

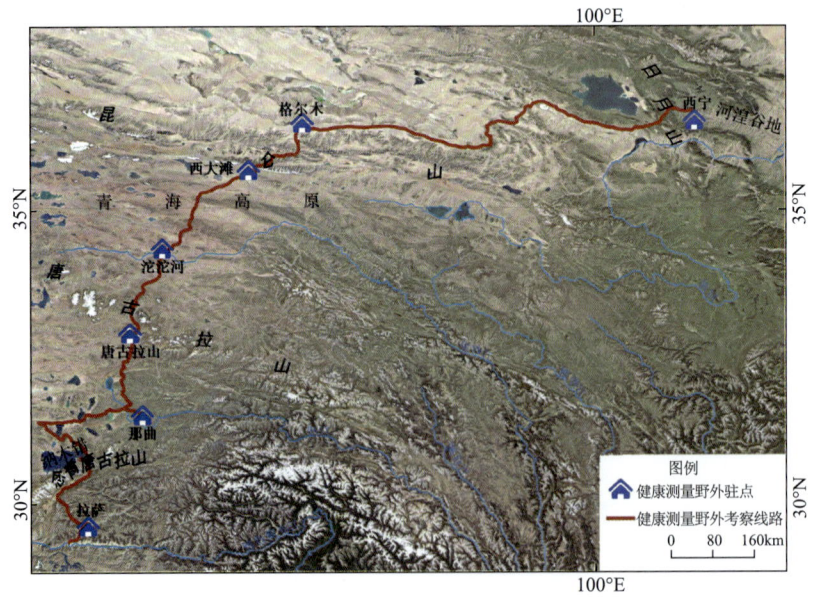

图 2-2　2019 年青藏线科考队员健康响应测量点位置

第 2 章 青藏高原短居人群缺氧健康响应

测量 125 人次的生理指标（血压、心率、血氧饱和度），采血 89 人次（附录 6）（图版 2-1）。科考观测结果表明，随着氧含量降低，人体肺内的氧分压也随之降低，当科考队员暴露在高原缺氧环境下时，会产生胸闷气短、失眠多梦、口唇紫绀、肠胃不适等症状，且氧含量越低反应越强烈。参加此次科考的队员在青藏高原地区短居，当氧含量较低时，人的机体发生应激反应，血压和心率会上升、血氧饱和度降低。但是不同科考人员对缺氧的耐受性不同，而且暴露在缺氧下时长不同，个体反应完全不同、指标变化趋势也不同。高原缺氧对人体的更多影响需要进一步分析血液指标方可知晓。

1. 指标分析

两驻点间若无相同字母则表示有差异性。所有数据结果先做两两比较，得到差异检验结果，然后开始标记。

(1) 将全部平均数从大到小依次排列，然后在最大的平均数后标记字母 a；

(2) 将该平均数与（向下比）以下各平均数相比较，凡差异不显著的，一律标上字母 a，直至某一个与之差异显著的平均数则标记字母 b，然后结束向下比；

(3) 以标有字母 b 的平均数为标准，与（向上比）上方各个比它大的平均数比较，凡差异不显著的也一律标记字母 b；

(4) 以标有字母 b 的最大平均数为标准，与（向下比）以下各未标记的平均数相比，凡差异不显著的继续标记字母 b，直至某一个与之差异显著的平均数则标记字母 c；

(5) 如此重复类推，直至最小的一个平均数有了标记字母则停止。

收缩压 科考队员从西宁点出发，收缩压随着海拔升高整体逐渐上升，并且在沱沱河点（海拔 4505 m）达到最高；格尔木点、沱沱河点、唐古拉山点与西宁点相比显著性升高，当科考队员逐步适应了缺氧环境后，收缩压逐渐降低，那曲点和拉萨点的收缩压分别低于前面较低氧含量的点，但高于西宁点（图 2-3）。

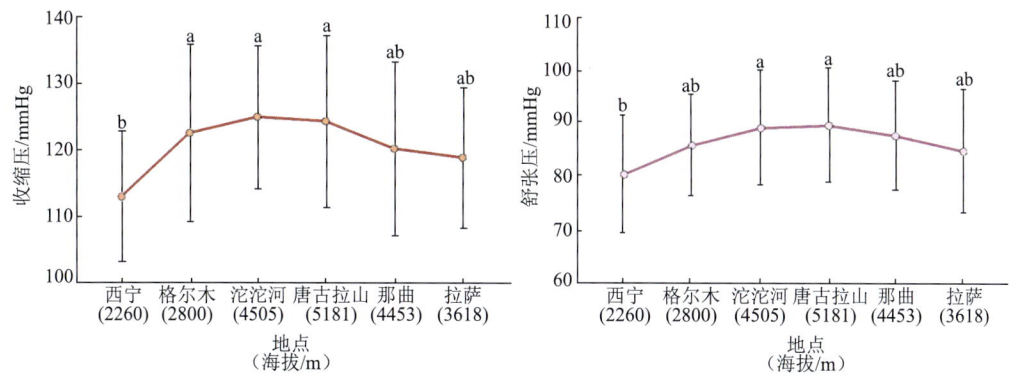

图 2-3 2019 年青藏线（驻地）18 名科考队员血压变化

显著性水平取 0.05，字母标记用小写字母如 a、b、c，凡有一个相同字母标记的即差异不显著，凡具有不同字母标记的即差异显著（$P<0.05$）

舒张压 科考队员从西宁点出发，整体舒张压随着海拔的上升逐渐上升，并且在唐古拉山点（海拔5181 m）达到最高；沱沱河点、唐古拉山点与西宁点相比显著性升高，当科考队员逐步适应了低氧环境后，那曲点和拉萨点的舒张压逐渐降低，但仍高于西宁点（图2-3）。

心率 科考队员从西宁点出发，当到达海拔2800 m的格尔木点时，心率变化不大；随着海拔升高，科考队员的整体心率有了显著性升高，并且一直保持在较高水平；沱沱河点、唐古拉山点、那曲点、拉萨点心率水平与西宁点相比显著性升高（图2-4）。

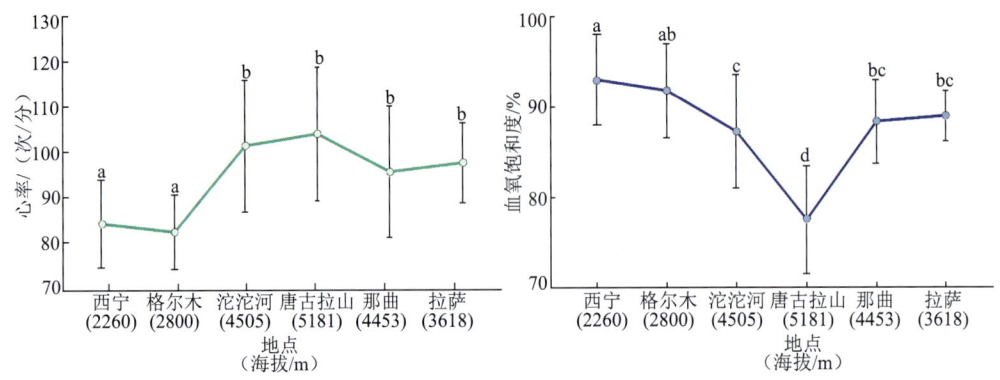

图2-4 2019年青藏线（驻地）18名科考队员心率和血氧饱和度变化

两驻点间若无相同字母则表示有差异性

血氧饱和度 随着海拔的升高，血氧饱和度逐渐降低，在唐古拉山点（海拔5181 m）达到最小值；沱沱河点、唐古拉山点、那曲点、拉萨点血氧饱和度水平与西宁点相比显著性降低（图2-4）。

血容比 血容比无显著性变化（图2-5）。

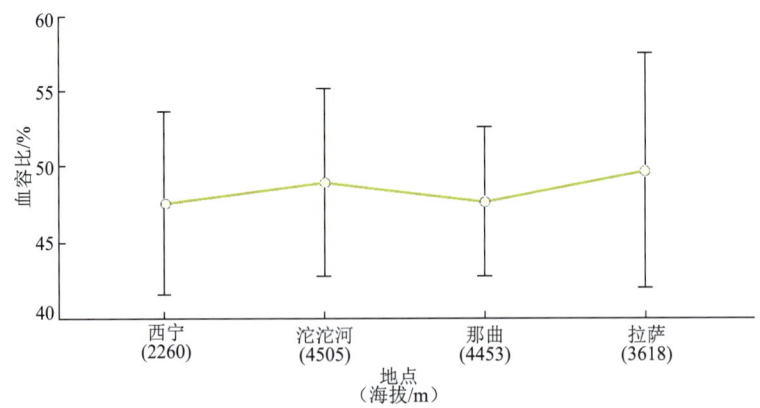

图2-5 2019年青藏线（驻地）18名科考队员血容比变化

2. 指标间相关性

从测量结果可知，舒张压与收缩压呈现显著正相关关系；心率与海拔呈现显著正相关关系；血氧饱和度与海拔、心率呈现显著负相关关系；血容比与舒张压呈现显著正相关关系（表2-3）。

表 2-3　2019 年青藏线科考队员缺氧健康响应指标间的相关性

	海拔	收缩压	舒张压	心率	血氧饱和度
收缩压	0.091				
舒张压	0.129	0.482**			
心率	0.369**	0.079	0.117		
血氧饱和度	−0.275**	−0.115	−0.087	−0.354**	
血容比	0.120	0.214	0.295*	0.030	−0.025

* 表示在 0.05 级别（双尾）相关性显著；** 表示在 0.01 级别（双尾）相关性显著。

注："−"表示两指标间呈现负相关，没有"−"则为正相关。

2.2.2　2019 年川藏线

沿拉萨—芒康—绵阳线展开测量（图2-6）。科考中，测量了162人次的生理指标，采集血液样本54人次（附录6）（图版2-2）。

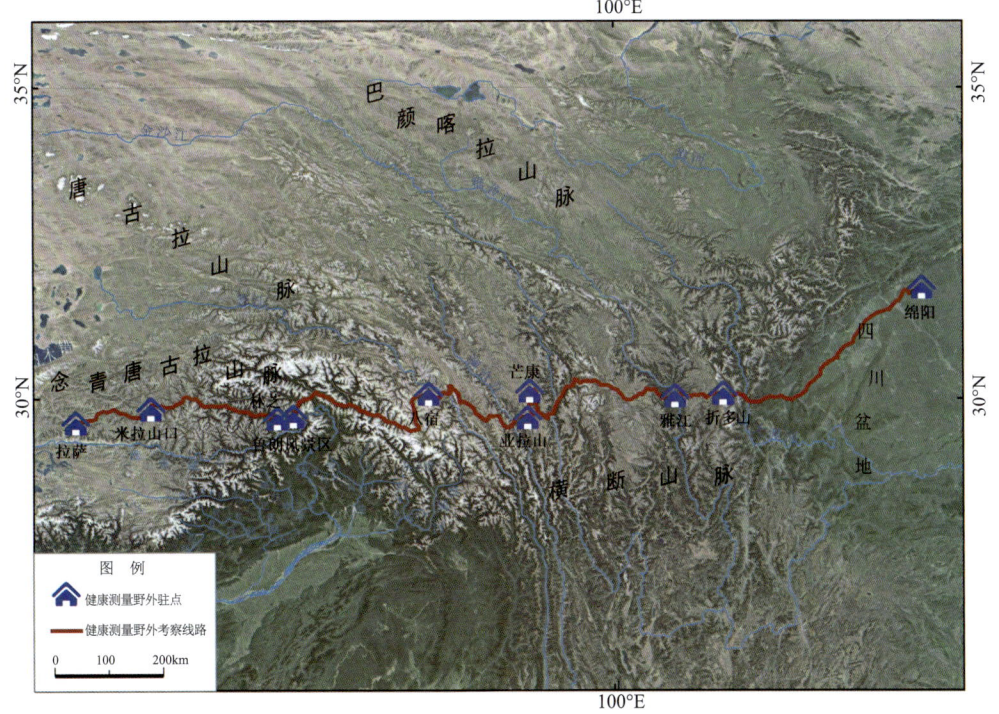

图 2-6　2019 年川藏线科考队员健康响应测量点位置

1. 指标分析

收缩压 随着海拔升高，科考队员整体的收缩压升高，且在海拔 4249 m 的折多山点达到最大值；米拉山口点、业拉山点、芒康点、雅江点、折多山点相较于西宁点有显著性上升（图 2-7）。

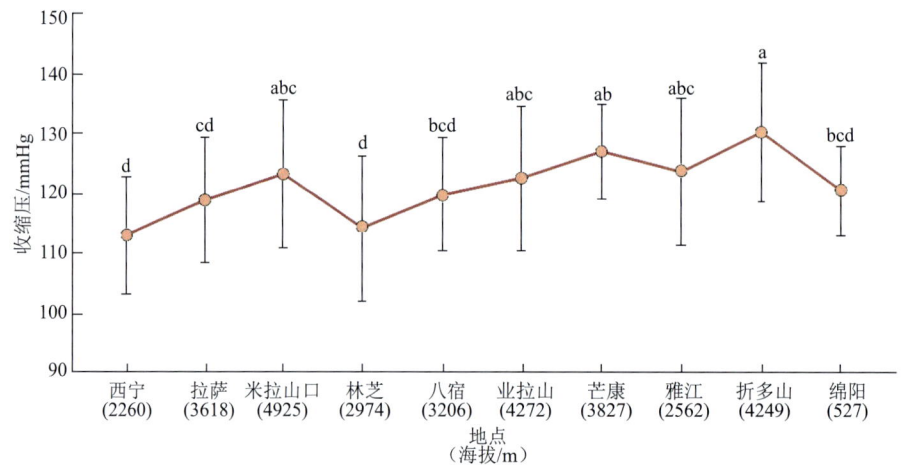

图 2-7 2019 年川藏线（驻地）18 名科考队员收缩压变化
两驻点间若无相同字母则表示有差异性

舒张压 随着海拔升高，科考队员整体的舒张压升高，林芝点舒张压最低，芒康点、雅江点、折多山点相较于西宁点有显著性上升（图 2-8）。

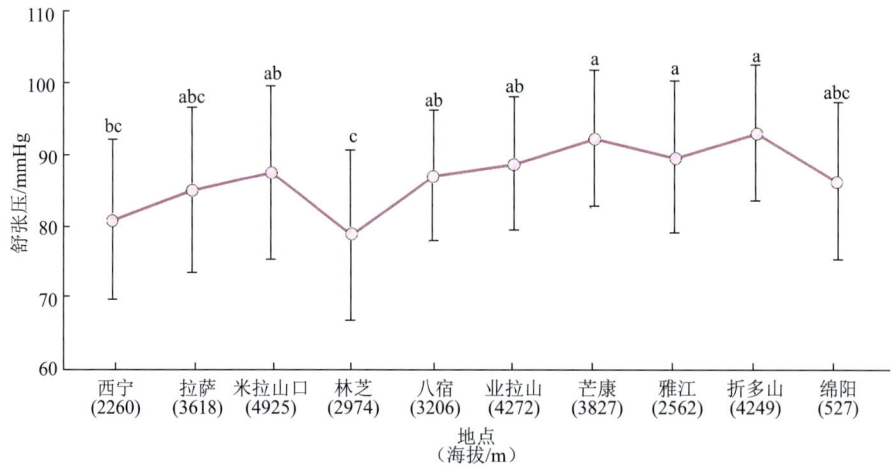

图 2-8 2019 年川藏线（驻地）18 名科考队员舒张压变化
两驻点间若无相同字母则表示有差异性

心率 科考队员从西宁点出发,进入较高海拔地区心率变快,当逐渐适应缺氧环境时,心率慢慢降低但依旧高于西宁点,当到达海拔 527 m 的绵阳点后,心率降低(图 2-9)。

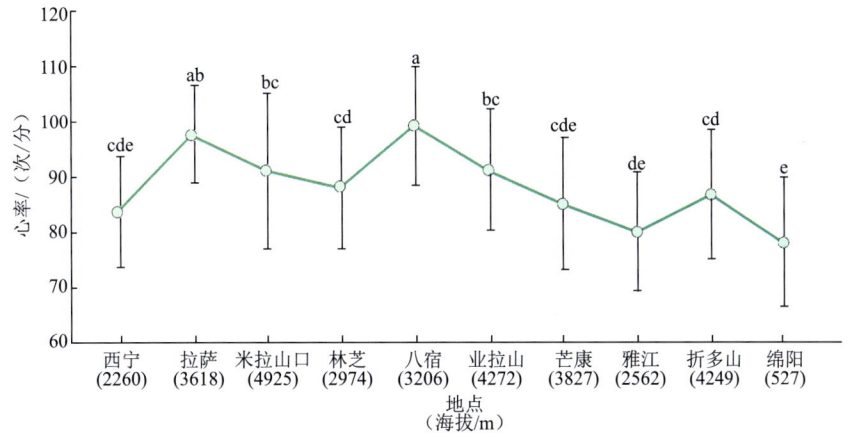

图 2-9　2019 年川藏线(驻地)18 名科考队员心率变化
两驻点间若无相同字母则表示有差异性

血氧饱和度 科考队员从西宁点出发,进入较高海拔地区血氧饱和度降低,海拔较高时,血氧饱和度较低;当到达海拔 527 m 的绵阳后,血氧饱和度显著性升高(图 2-10)。

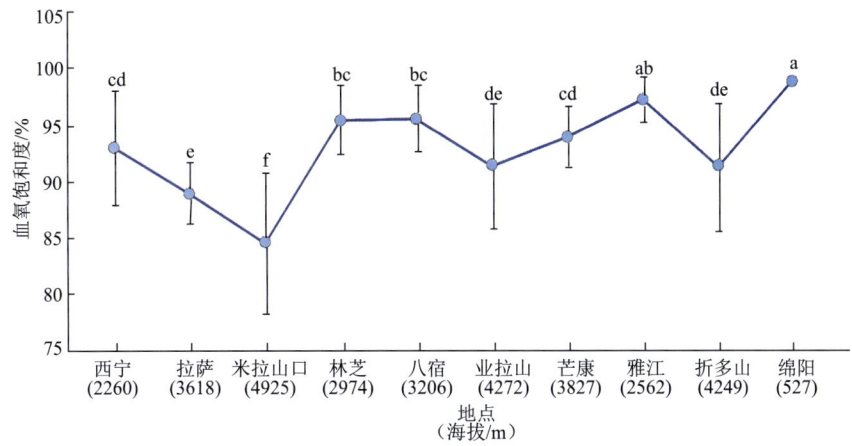

图 2-10　2019 年川藏线(驻地)18 名科考队员血氧饱和度变化
两驻点间若无相同字母则表示有差异性

血容比 绵阳点的血容比相较于西宁点、拉萨点、芒康点显著性降低(图 2-11)。

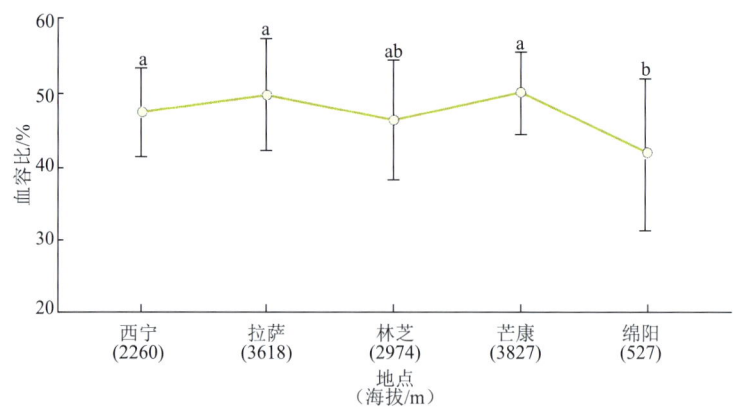

图 2-11　2019 年川藏线（驻地）18 名科考队员血容比变化
两驻点间若无相同字母则表示有差异性

2. 指标间相关性

从测量结果可知，收缩压与海拔呈现显著正相关关系；舒张压与收缩压、海拔呈现显著正相关关系；心率与海拔呈现显著正相关关系；血氧饱和度与海拔、血压呈现显著负相关关系；血容比与海拔和血压呈现显著正相关关系，与血氧饱和度呈现显著负相关关系（表 2-4）。

表 2-4　2019 年川藏线科考队员缺氧健康响应指标间的相关性

	海拔	收缩压	舒张压	心率	血氧饱和度
收缩压	0.250**				
舒张压	0.262**	0.798**			
心率	0.256**	0.009	0.120		
血氧饱和度	−0.537**	−0.166*	−0.163*	−0.045	
血容比	0.346**	0.277**	0.384**	0.023	−0.290**

* 表示在 0.05 级别（双尾）相关性显著；** 表示在 0.01 级别（双尾）相关性显著。

注："−"表示两指标间呈现负相关，没有"−"则为正相关。

2.2.3　2020 年西宁—玉树—昌都—昆明线

沿西宁—玉树—昌都—昆明线（滇藏线）展开测量（图 2-12）。科考中，测量 194 人次的生理指标，采血样本 88 人次（附录 6）（图版 2-3）。

第 2 章 青藏高原短居人群缺氧健康响应

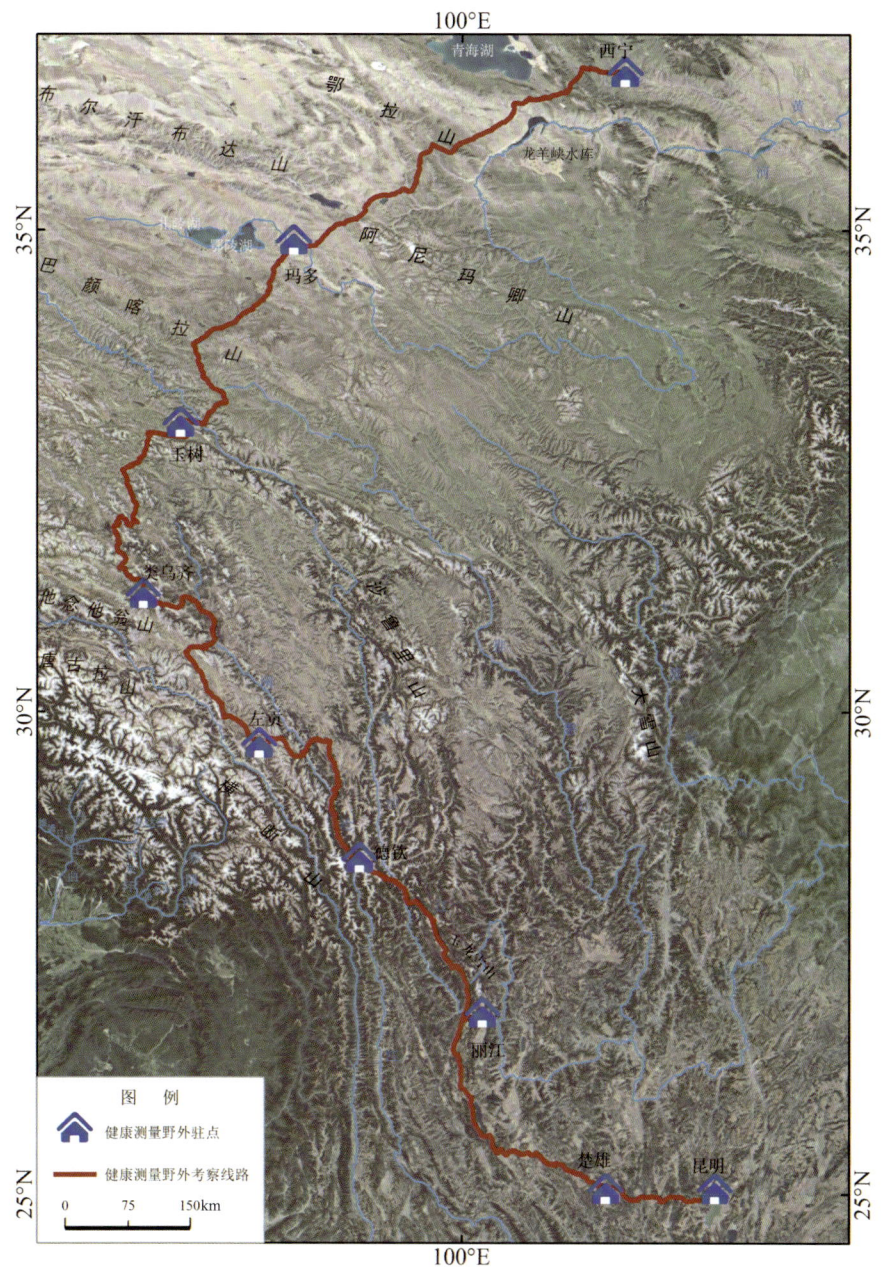

图 2-12 2020 年滇藏线科考队员健康响应测量点位置

1. 指标分析

收缩压 在科考进行的前半段，随着海拔升高，科考队员整体的收缩压升高，且类乌齐点（海拔 3829 m）相较于西宁点有显著性升高，当机体适应了缺氧环境，收缩压慢慢降低，但依旧高于出发时的西宁点（图2-13）。

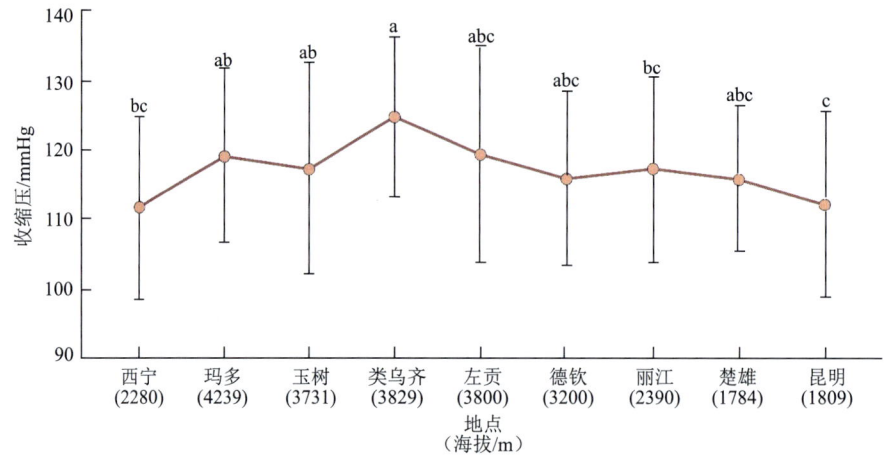

图2-13 2020年滇藏线（驻地）沿线23名科考队员收缩压变化
两驻点间若无相同字母则表示有差异性

舒张压 在滇藏线科考路线的每一个驻点上，科考队员整体的舒张压水平均高于西宁点，且左贡点（海拔3800 m）相较于西宁点有显著性升高（图2-14）。

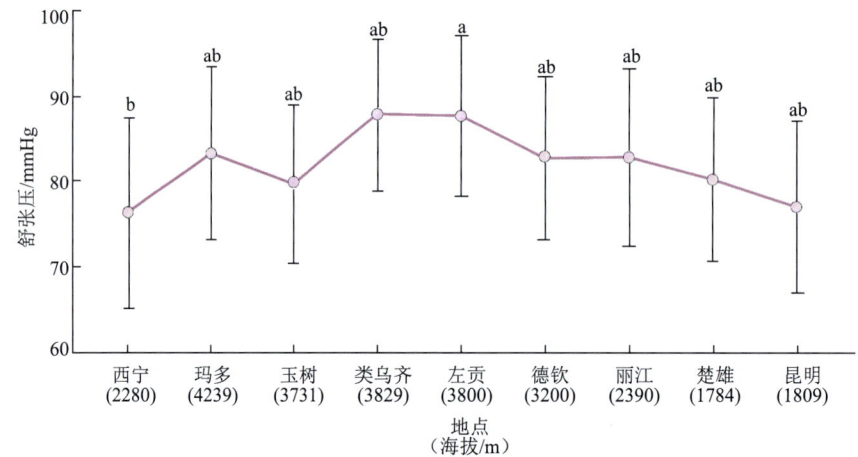

图2-14 2020年滇藏线（驻地）沿线23名科考队员舒张压变化
两驻点间若无相同字母则表示有差异性

心率 随着海拔升高，科考队员整体的心率水平升高，且在每一个驻点上的心率水平均显著高于西宁点（图2-15）。

第 2 章 青藏高原短居人群缺氧健康响应

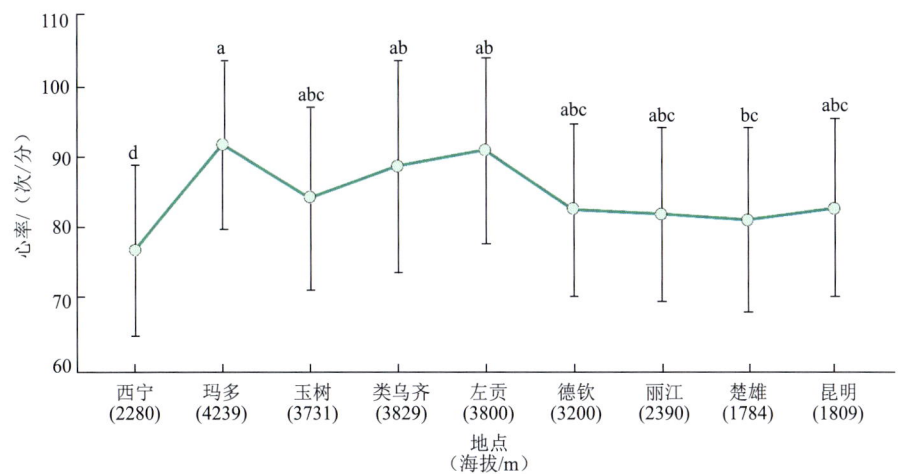

图 2-15　2020 年滇藏线（驻地）沿线 23 名科考队员心率变化
两驻点间若无相同字母则表示有差异性

血氧饱和度　在海拔 3000 m 以上的地区，科考队员整体血氧饱和度显著性低于海拔 3000m 以下地区时的水平，且在玛多点（海拔 4239 m）达到最小值（图 2-16）。

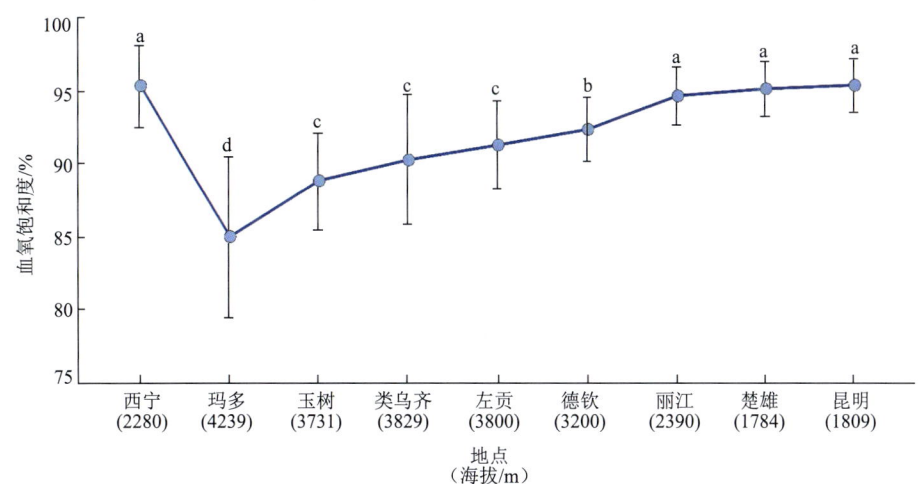

图 2-16　2020 年滇藏线（驻地）沿线 23 名科考队员血氧饱和度变化
两驻点间若无相同字母则表示有差异性

血容比　玛多点（海拔 4239 m）的血容比显著性高于西宁点（海拔 2280 m）、玉树点（海拔 3731 m）、昆明点（海拔 1809 m）（图 2-17）。

107

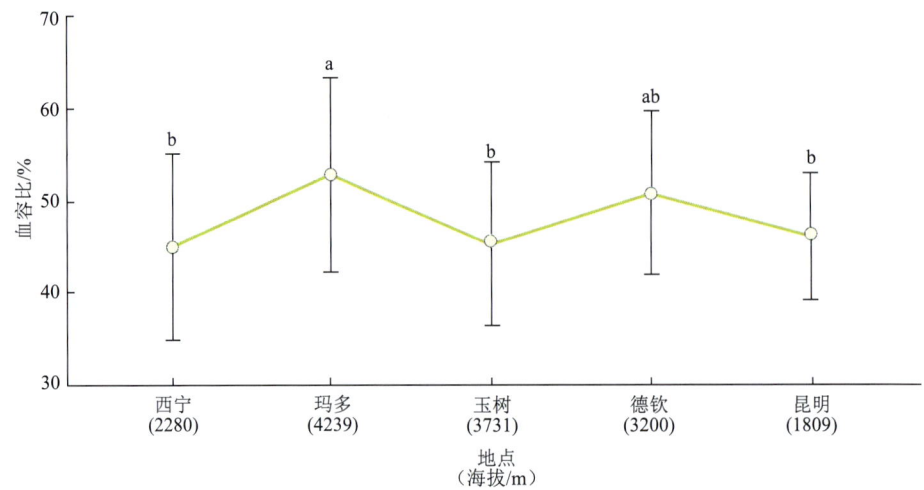

图 2-17　2020 年滇藏线（驻地）沿线 23 名科考队员血容比数据变化

两驻点间若无相同字母则表示有差异性

2. 指标间相关性

从测量结果可知，收缩压与海拔呈现显著正相关关系；舒张压与海拔、收缩压呈现显著正相关关系；血氧饱和度与海拔、血压呈现显著负相关关系；心率与海拔和血压呈现显著正相关关系，与血氧饱和度呈显著负相关关系；血容比与血压呈现显著正相关关系（表 2-5）。

表 2-5　2020 年滇藏线科考队员缺氧健康响应指标间的相关性

	海拔	收缩压	舒张压	血氧饱和度	心率
收缩压	0.228**				
舒张压	0.283**	0.721**			
血氧饱和度	−0.711**	−0.203**	−0.149*		
心率	0.313**	0.279**	0.340**	−0.308**	
血容比	0.204	0.255*	0.235*	−0.078	0.061

* 表示在 0.05 级别（双尾）相关性显著；** 表示在 0.01 级别（双尾）相关性显著。

注："−"表示两指标间呈现负相关，没有"−"则为正相关。

2.2.4　2020 年玉树—那曲—阿里—札达线

沿玉树—那曲—阿里—札达线展开测量（图 2-18）。本次科考中，测量 194 人次的生理指标，采血液样本 86 人次（附录 6）（图版 2-4）。

第 2 章 青藏高原短居人群缺氧健康响应

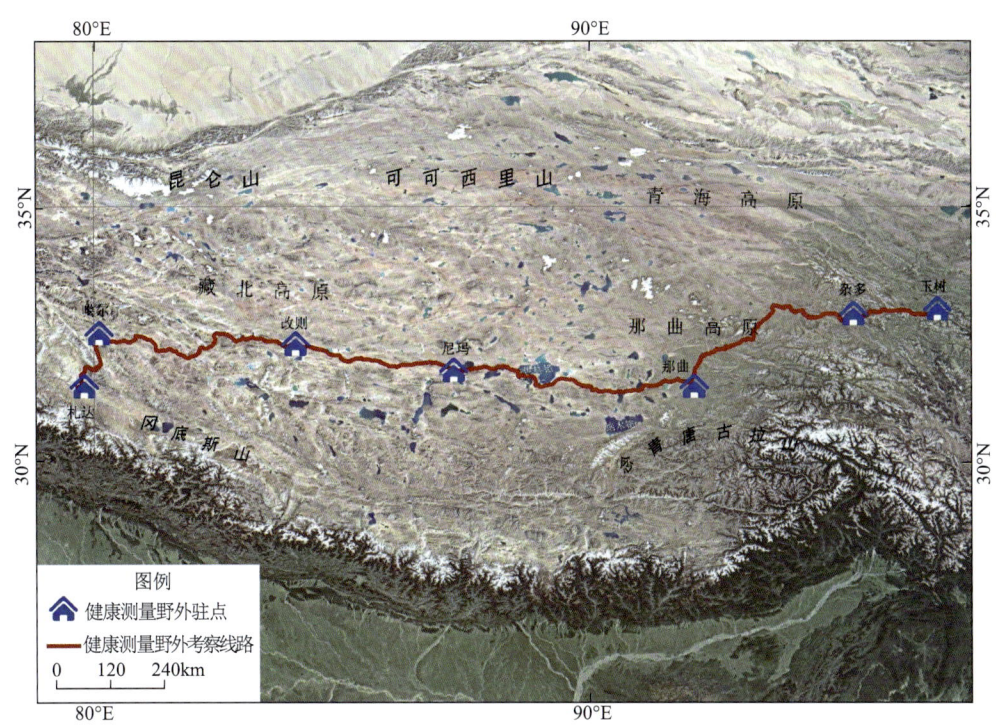

图 2-18　2020 年玉树—那曲—阿里—札达线科考队员健康响应测量点位置

1. 指标分析

收缩压　玉树—那曲—阿里—札达线各驻点海拔均在 3700 m 以上，且各驻点的收缩压相较于西宁点显著性上升（图 2-19）。

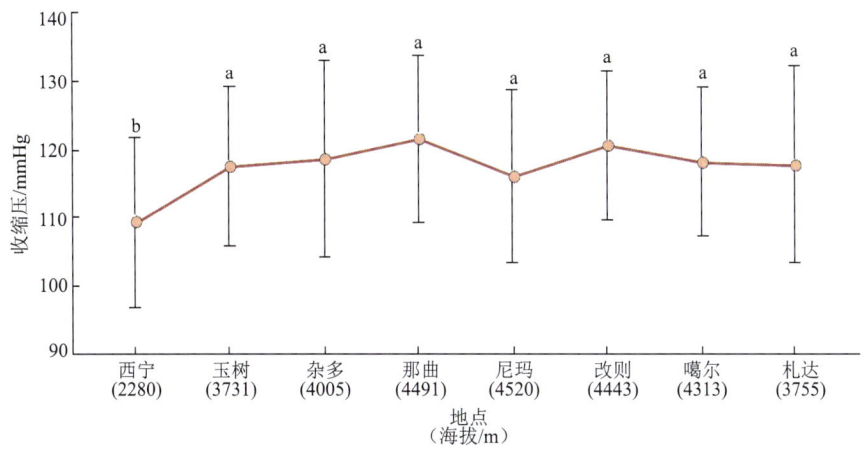

图 2-19　2020 年玉树—那曲—阿里—札达线（驻地）31 名科考队员收缩压变化

两驻点间若无相同字母则表示有差异性

舒张压 各驻点的舒张压相比于西宁点显著性上升,在第三天到达的那曲点(海拔 4491 m)呈现最大值(图 2-20)。

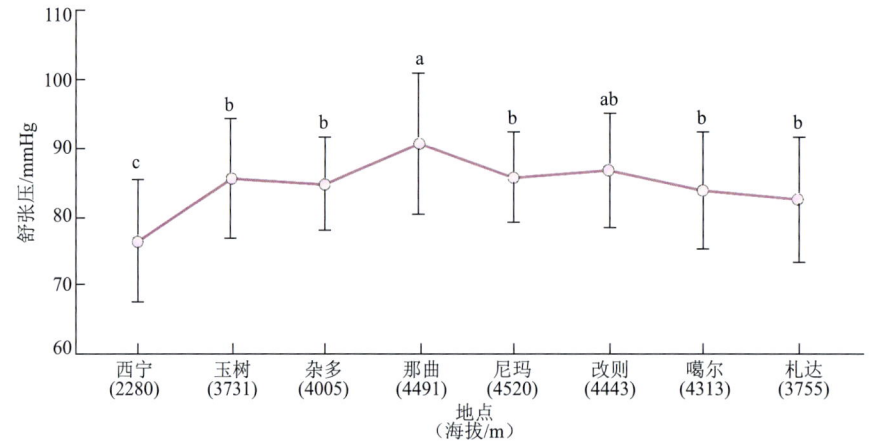

图 2-20 2020 年玉树—那曲—阿里—札达线(驻地)31 名科考队员舒张压变化
两驻点间若无相同字母则表示有差异性

心率 随着海拔升高,科考队员的整体心率水平处在较高水平,每个驻点的心率均高于西宁点(图 2-21)。

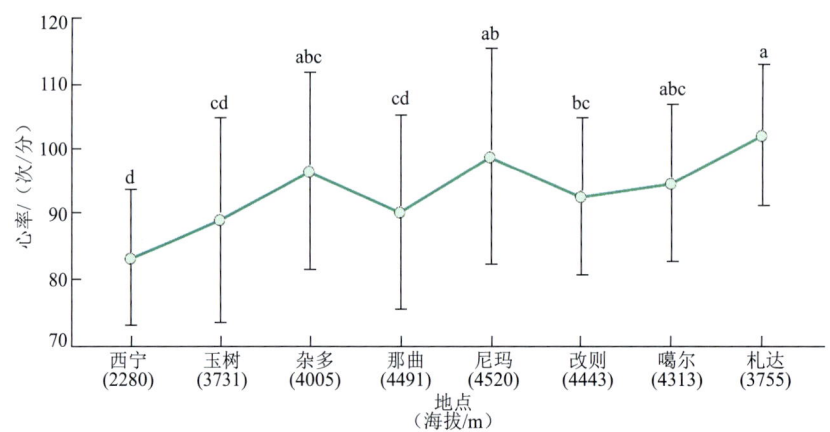

图 2-21 2020 年玉树—那曲—阿里—札达线(驻地)31 名科考队员心率变化
两驻点间若无相同字母则表示有差异性

血氧饱和度 随着海拔升高,血氧饱和度降低,且每一个驻点的血氧饱和度水平均显著性低于西宁点的水平(图 2-22)。

第 2 章 青藏高原短居人群缺氧健康响应

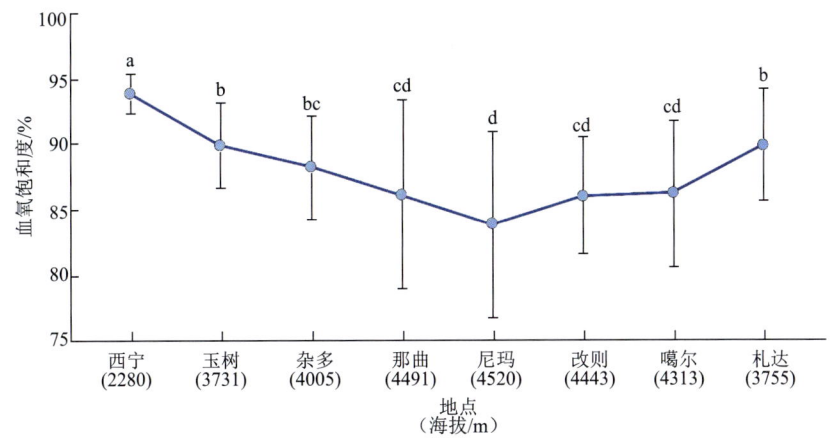

图 2-22　2020 年玉树—那曲—阿里—札达线（驻地）31 名科考队员血氧饱和度变化
两驻点间若无相同字母则表示有差异性

血容比　随着海拔升高，血容比升高；那曲点（海拔 4491 m）、改则点（海拔 4443 m）、噶尔点（海拔 4313 m）血容比值显著高于西宁点（海拔 2280 m）（图 2-23）。

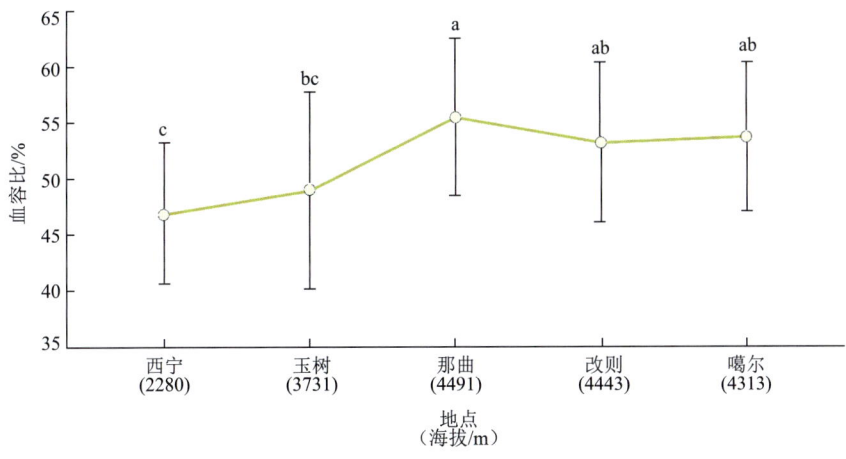

图 2-23　2020 年玉树—那曲—阿里—札达线（驻地）21 名科考队员血容比变化
两驻点间若无相同字母则表示有差异性

2. 指标间相关性

从测量结果可知，收缩压与海拔呈现显著正相关关系；舒张压与海拔和收缩压呈现显著正相关关系；心率与海拔呈显著正相关关系；血氧饱和度与海拔、血压、心率呈现显著负相关关系；血容比与海拔呈现显著正相关关系（表 2-6）。

表 2-6 2020 年玉树—那曲—阿里—札达线科考队员缺氧健康响应指标间的相关性

	海拔	收缩压	舒张压	心率	血氧饱和度
收缩压	0.176**				
舒张压	0.171**	0.724**			
心率	0.325**	0.015	0.122		
血氧饱和度	−0.333**	−0.180**	−0.142*	−0.285**	
血容比	0.339**	0.199	0.196	0.026	−0.104

* 表示在 0.05 级别（双尾）相关性显著；** 表示在 0.01 级别（双尾）相关性显著。

注："−"表示两指标间呈现负相关，没有"−"则为正相关。

2.2.5 2020 年西宁—合作—红原—成都线

沿西宁—合作—红原—成都线展开测量（图 2-24）。科考中，测量 88 人次的生理指标，采集血液样本 17 人次（附录 6）（图版 2-5）。

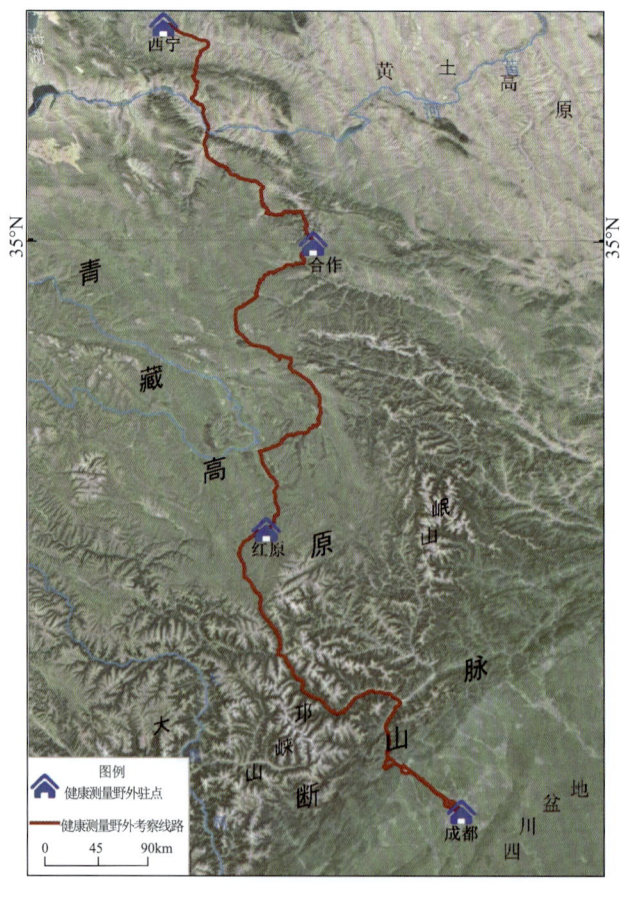

图 2-24 2020 年西宁—合作—红原—成都线科考队员健康响应测量点位置

1. 指标分析

西宁—合作—红原—成都线紧接着玉树—那曲—阿里—札达线进行,科考队员在前半段一直处于较高海拔地区,后半段海拔逐渐较低,直到低海拔的成都,血压、心率、血氧饱和度也趋于正常水平。

收缩压 红原点(海拔 3502 m)与西宁点(海拔 2280 m)相比,收缩压显著性升高(图 2-25)。

舒张压 红原点(海拔 3502 m)与西宁点(海拔 2280 m)、成都点(海拔 534 m)相比,舒张压显著性升高(图 2-25)。

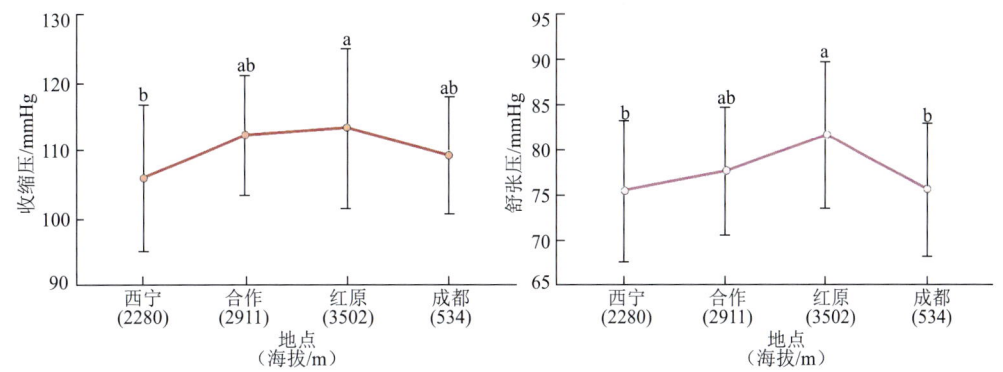

图 2-25 2020 年西宁—合作—红原—成都线(驻地)18 名科考队员血压变化

两驻点间若无相同字母则表示有差异性

心率 成都点(海拔 534 m)与红原点(海拔 3502 m)相比,心率显著性降低(图 2-26)。

血容比 成都点(海拔 534 m)较西宁点(海拔 2280 m)无显著性变化(图 2-26)。

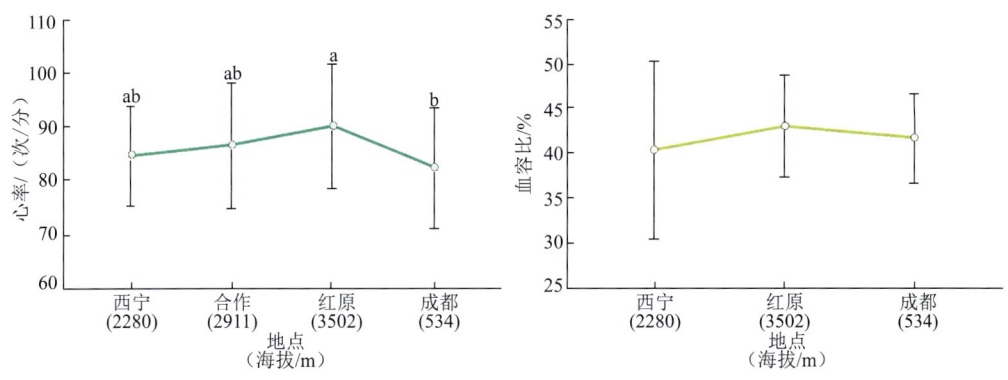

图 2-26 2020 年西宁—合作—红原—成都线(驻地)18 名科考队员心率和血容比

两驻点间若无相同字母则表示有差异性

血氧饱和度 成都点(海拔 534 m)与西宁点(海拔 2280 m)、合作点(海拔 2911 m)、红原点（海拔 3502 m）相比，血氧饱和度显著性升高（图 2-27）。

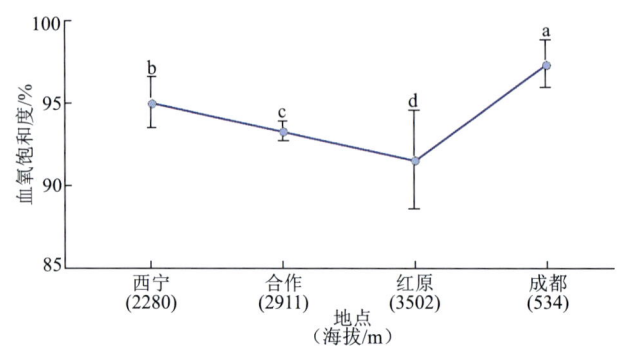

图 2-27　2020 年西宁—合作—红原—成都线（驻地）18 名科考队员血氧饱和度变化

两驻点间若无相同字母则表示有差异性

2. 指标间相关性

由测量结果可知，舒张压与海拔和收缩压呈现显著正相关关系；心率与海拔呈现显著正相关关系；血氧饱和度与海拔、收缩压、心率呈现显著负相关关系（表 2-7）。

表 2-7　2020 年西宁—合作—红原—成都线科考队员缺氧健康响应指标间的相关性

	海拔	收缩压	舒张压	心率	血氧饱和度
收缩压	0.147				
舒张压	0.219*	0.752**			
心率	0.247*	0.168	0.146		
血氧饱和度	−0.688**	−0.233*	−0.105	−0.380**	
血容比	0.287	−0.201	−0.157	0.092	−0.271

* 表示在 0.05 级别（双尾）相关性显著；** 表示在 0.01 级别（双尾）相关性显著。

注："−"表示两指标间呈现负相关，没有"−"则为正相关。

2.2.6　2021 年玉树—马尔康—玛沁—格尔木—茫崖—大柴旦—西宁线

沿玉树—马尔康—玛沁—格尔木—茫崖—大柴旦—西宁线展开测量（图 2-28）。科考中测量 243 人次的生理指标，血液样本 126 人次（附录 6）（图版 2-6）。

1. 指标分析

此次科考，大部分科考队员已经多次参加过科考活动，对于高原缺氧环境也有了很好的适应，但是由于所有人都不是世居于高原地区，当氧含量减少时，人员机体依旧会发生应激反应，各项指标会有所改变，不过持续时间较短。不同科考队员对缺氧的耐受性不同，而且暴露在不同缺氧时段，个体反应完全不同、指标变化趋势也不同。

第 2 章 青藏高原短居人群缺氧健康响应

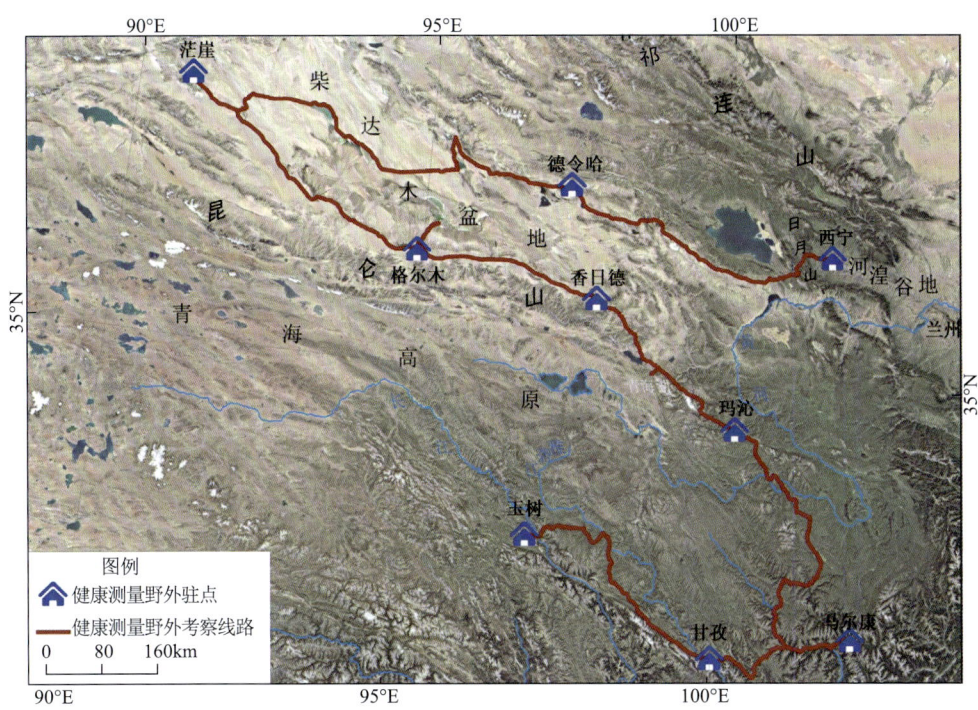

图 2-28 2021 年玉树—马尔康—玛沁—格尔木—茫崖—大柴旦—西宁线科考队员健康响应测量点位置

收缩压 甘孜点（海拔 3380 m）、马尔康点（海拔 2600 m）、玛沁点（海拔 3730 m）、香日德点（海拔 3100 m）、茫崖点（海拔 2980 m）相较于西宁点（海拔 2280 m），收缩压水平显著性升高（图 2-29）。

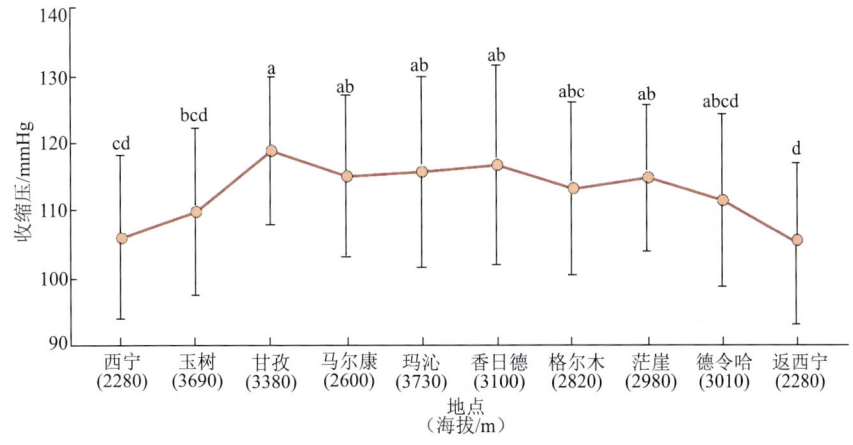

图 2-29 2021 年玉树—马尔康—玛沁—格尔木—茫崖—大柴旦—西宁线（驻地）21 名科考队员收缩压变化

两驻点间若无相同字母则表示有差异性

115

舒张压 甘孜点（海拔 3380 m）、马尔康点（海拔 2600 m）、玛沁点（海拔 3730 m）、香日德点（海拔 3100 m）、格尔木点（海拔 2820 m）、茫崖点（海拔 2980 m）相较于西宁点（海拔 2280 m），舒张压水平显著性升高（图 2-30）。

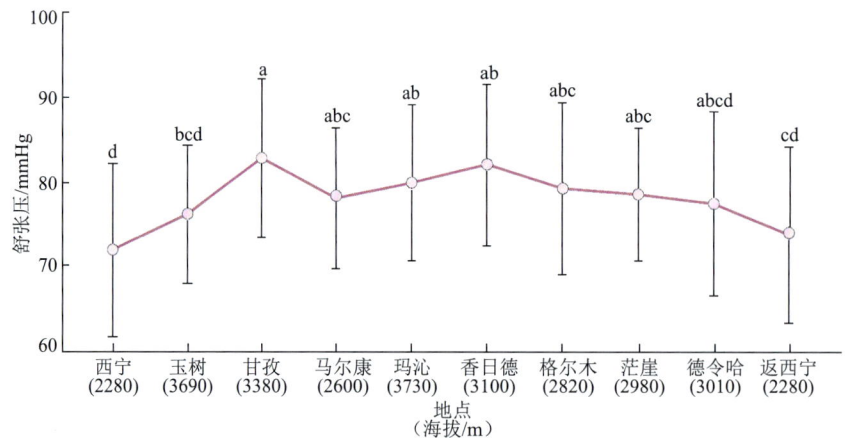

图 2-30　2021 年玉树—马尔康—玛沁—格尔木—茫崖—大柴旦—西宁线（驻地）21 名科考队员舒张压变化
两驻点间若无相同字母则表示有差异性

心率 玉树点（海拔 3690 m）较于西宁点（海拔 2280 m）心率水平显著性升高；在其他驻点，科考队员的整体心率水平也比西宁点高（图 2-31）。

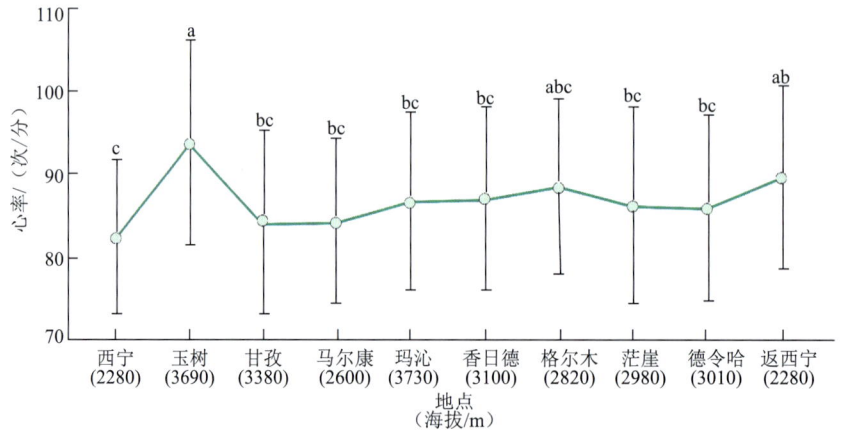

图 2-31　2021 年玉树—马尔康—玛沁—格尔木—茫崖—大柴旦—西宁线（驻地）21 名科考队员心率变化
两驻点间若无相同字母则表示有差异性

血氧饱和度 玉树点（海拔 3690m）、甘孜点（海拔 3380m）、玛沁点（海拔 3730m）、香日德点（海拔 3100m）相较于西宁点（海拔 2280 m），血氧饱和度水平显著性降低（图 2-32）。

第 2 章 青藏高原短居人群缺氧健康响应

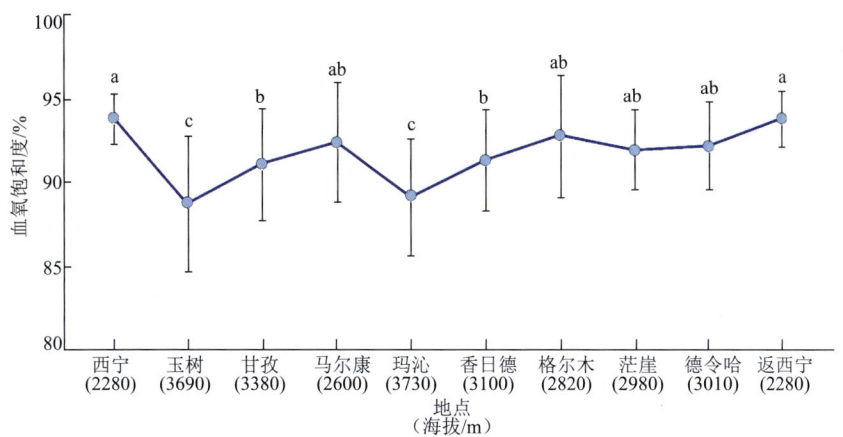

图 2-32 2021 年玉树—马尔康—玛沁—格尔木—茫崖—大柴旦—西宁线（驻地）21 名科考队员血氧饱和度变化

两驻点间若无相同字母则表示有差异性

血容比 由于个体差异性较大，科考队员的整体血容比在不同海拔呈现出不同结果（图 2-33）。

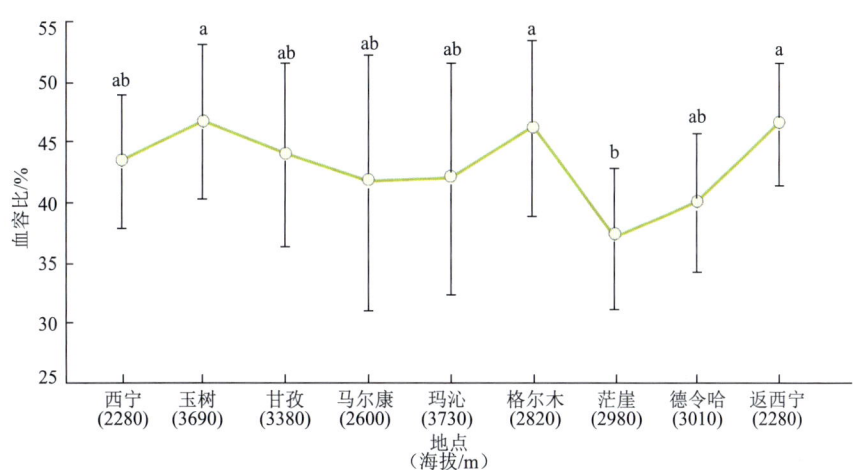

图 2-33 2021 年玉树—马尔康—玛沁—格尔木—茫崖—大柴旦—西宁线（驻地）16 名科考队员血容比变化

两驻点间若无相同字母则表示有差异性

2. 指标间相关性

由测量结果可知，收缩压与海拔呈现显著正相关关系；舒张压与海拔、收缩压呈现显著正相关关系；心率与收缩压呈现显著负相关关系；血氧饱和度与海拔、舒张压呈现显著负相关关系；血容比与海拔呈现显著负相关关系、与血氧饱和度呈现显著正相关关系（表 2-8）。

表 2-8　2021 年玉树—马尔康—玛沁—格尔木—茫崖—大柴旦—西宁线缺氧健康响应指标间的相关性

	海拔	收缩压	舒张压	心率	血氧饱和度
收缩压	0.130*				
舒张压	0.196**	0.756**			
心率	0.108	−0.185**	−0.089		
血氧饱和度	−0.473**	−0.116	−0.163*	−0.063	
血容比	−0.236*	0.040	−0.002	0.167	0.309**

* 表示在 0.05 级别（双尾）相关性显著；** 表示在 0.01 级别（双尾）相关性显著。

注："−"表示两指标间呈现负相关，没有"−"则为正相关。

2.2.7　2022 年玛多—曲麻莱—索南达杰自然保护站—双湖—班戈线

沿玛多—曲麻莱—索南达杰自然保护站—双湖—班戈线展开测量（图 2-34）。科考中，测量 241 人次的生理指标（附录 6）（图版 2-7）。

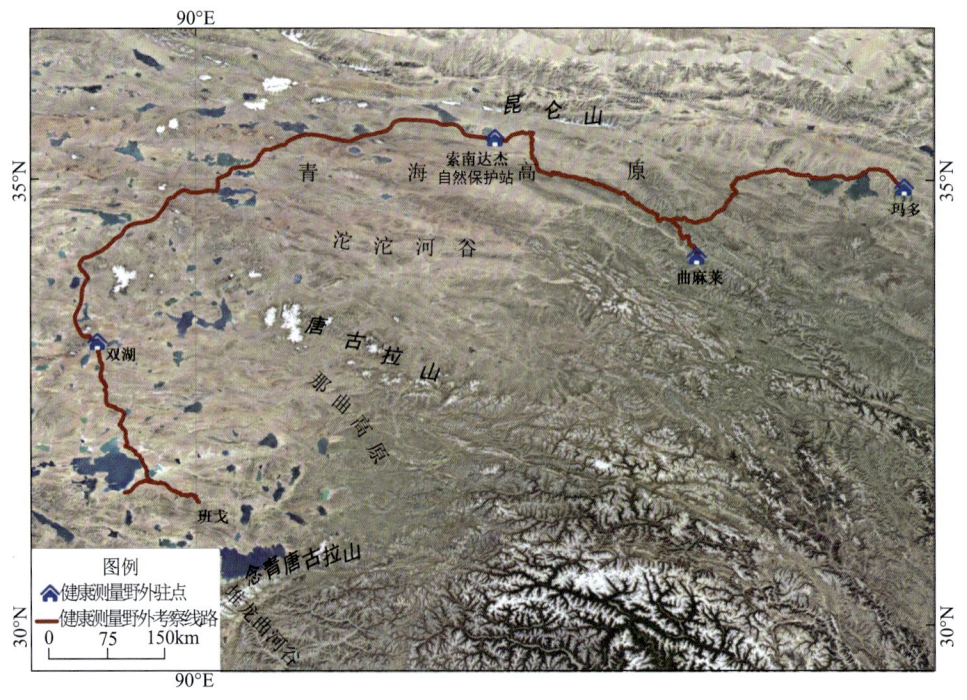

图 2-34　玛多—曲麻莱—索南达杰自然保护站—双湖—班戈线科考队员健康响应测量点位置

1. 指标分析

收缩压　科考队员从西宁点出发，随着海拔升高，收缩压呈逐渐上升的趋势，并且在双湖点时（海拔 4920 m）队员们的收缩压达到最大值（图 2-35）；途经低海拔地区时，收缩压随着海拔的降低表现为下降趋势。但玛多点（海拔 4261 m）与西宁点（海拔 2280 m）相比，收缩压降低。

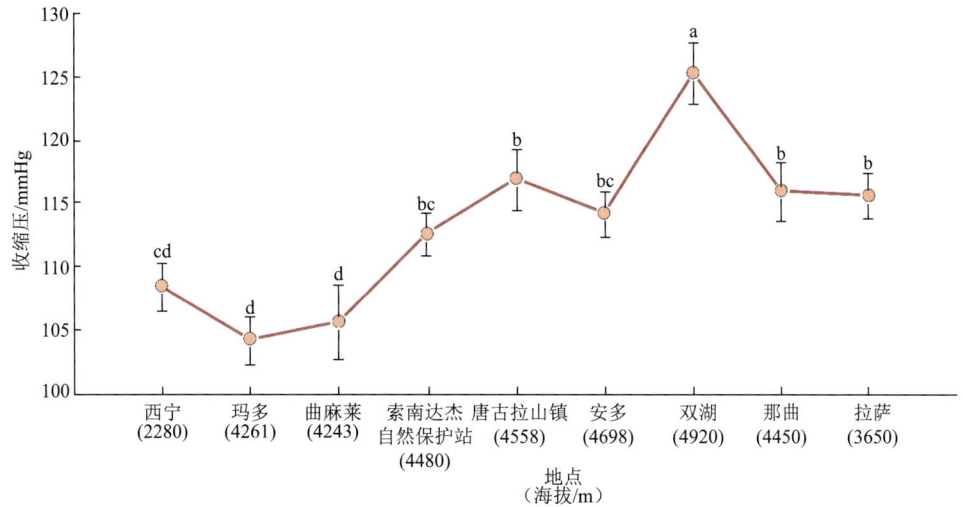

图 2-35　2022 年玛多—曲麻莱—索南达杰自然保护站—双湖—班戈线（驻地）18 名科考队员收缩压变化
两驻点间若无相同字母则表示有差异性

舒张压　科考队员从西宁点出发，随着海拔的升高舒张压呈逐渐上升的趋势，并且在双湖点时舒张压达到最大值；拉萨点、那曲点、唐古拉山镇点与西宁点相比显著性升高，当科考队员逐步适应了低氧环境后，舒张压逐渐降低，那曲点和拉萨点的舒张压分别低于前面较高海拔的点，但高于西宁点；玛多点和曲麻莱点的舒张压与海拔较高的点相比显著性降低（图 2-36）。

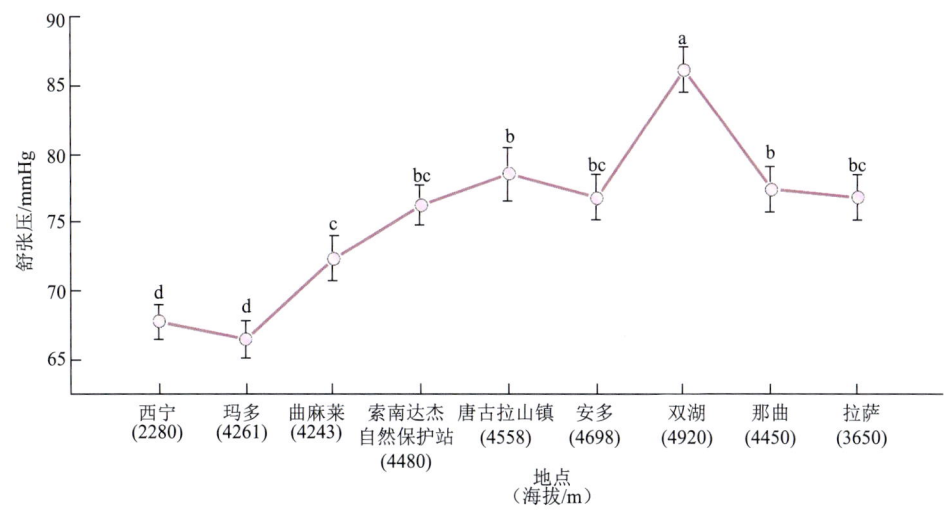

图 2-36　2022 年玛多—曲麻莱—索南达杰自然保护站—双湖—班戈线（驻地）18 名科考队员舒张压变化
两驻点间若无相同字母则表示有差异性

心率 科考队员从西宁点出发，随着海拔的升高心率呈逐渐上升的趋势，当抵达海拔4920 m的双湖点时，心率水平与西宁点相比显著性升高；当科考队员逐步适应了低氧环境后，各个高海拔点间的心率差异不显著，但仍高于西宁点；唐古拉山镇点的心率与高海拔点相比有所降低（图2-37）。

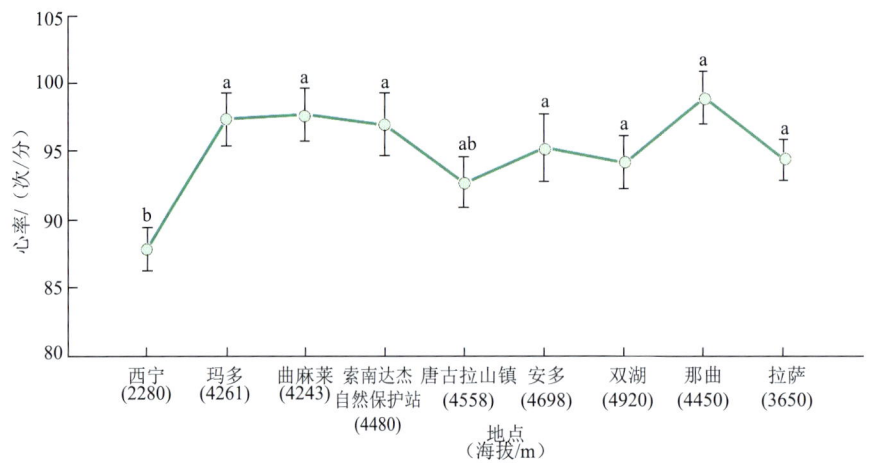

图2-37　2022年玛多—曲麻莱—索南达杰自然保护站—双湖—班戈线（驻地）18名科考队员心率变化
两驻点间若无相同字母则表示有差异性

血氧饱和度 科考队员从西宁点出发，随着海拔的升高，血氧饱和度呈逐渐下降的趋势，当抵达海拔4920 m的双湖点时达到最小值，其血氧饱和度水平与其他点相比降低；当科考队员逐步进入低氧环境后，各个点间的血氧饱和度存在差异，但均显著低于西宁点；玛多点的血氧饱和度与西宁点相比显著性降低（图2-38）。

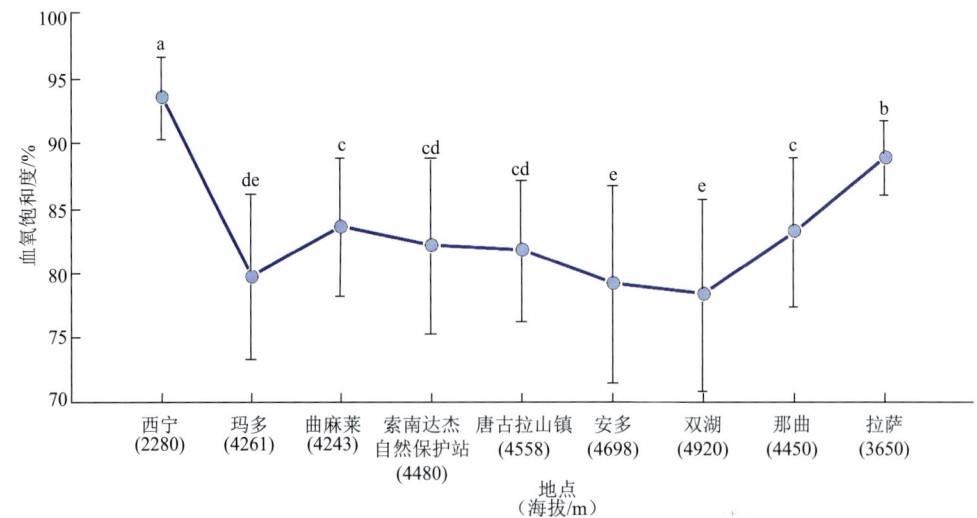

图2-38　2022年玛多—曲麻莱—索南达杰自然保护站—双湖—班戈线（驻地）18名科考队员血氧饱和度变化
两驻点间若无相同字母则表示有差异性

2. 指标间相关性

从测量结果可知,收缩压与海拔呈现显著正相关关系;舒张压与海拔、收缩压呈现显著正相关关系;心率与舒张压呈现显著正相关关系;血氧饱和度与海拔、收缩压和心率呈现显著负相关关系(表 2-9)。

表 2-9 2022 年玛多—曲麻莱—索南达杰自然保护站—双湖—班戈线科考队员缺氧健康响应指标间的相关性

	海拔	收缩压	舒张压	心率
收缩压	0.280**			
舒张压	0.343**	0.693**		
心率	0.073	0.047	0.151**	
血氧饱和度	−0.144**	−0.128**	−0.090	−0.337**

* 表示在 0.05 级别(双尾)相关性显著;** 表示在 0.01 级别(双尾)相关性显著。

注:"−"表示两指标间呈现负相关,没有"−"则为正相关。

2.2.8 2022 年喀什—塔什库尔干线

沿喀什—塔什库尔干线展开测量(图 2-39)。科考中,测量 37 人次的生理指标(附录 6)(图版 2-8)。

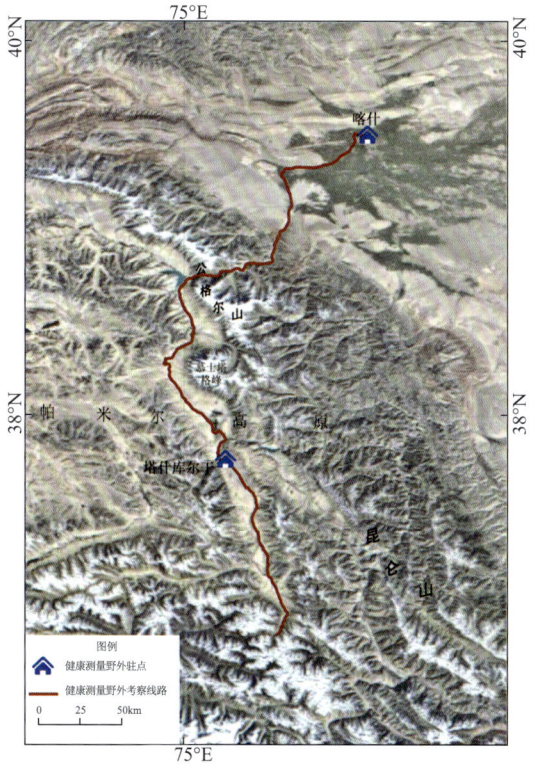

图 2-39 2022 年喀什—塔什库尔干线科考队员健康响应测量点位置

1. 指标分析

喀什—塔什库尔干线科考紧接着玛多—曲麻莱—索南达杰自然保护站—双湖—班戈线进行,科考队员在前半段一直处于较高海拔地区,后半段海拔逐渐较低,血压、心率、血氧饱和度也逐渐随着海拔的降低趋于正常水平。

收缩压 随着海拔升高,科考队员们的收缩压呈先上升后下降的趋势;塔什库尔干点(海拔 3110 m)与喀什点(海拔 1380 m)相比,收缩压显著性升高,当返回喀什点时收缩压显著性降低(图 2-40)。

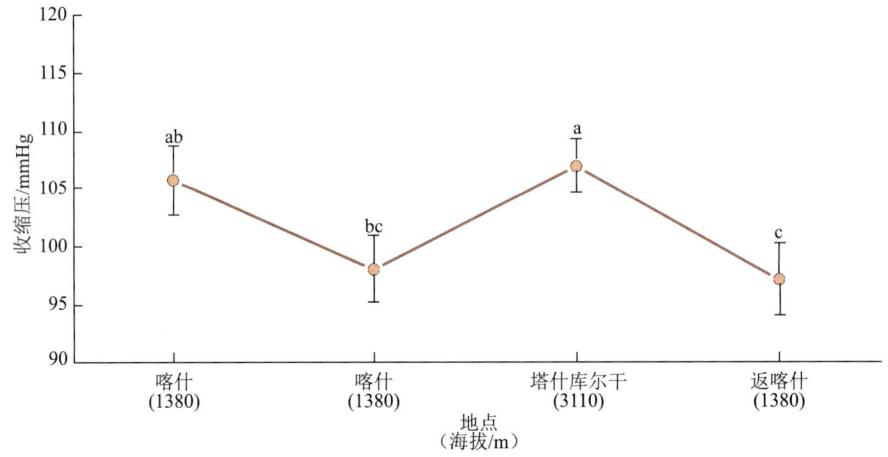

图 2-40　2022 年喀什—塔什库尔干线(驻地)9 名科考队员收缩压变化
两驻点间若无相同字母则表示有差异性

舒张压 随着海拔升高,科考队员们的舒张压呈先上升后下降的趋势;塔什库尔干点(海拔 3110 m)与喀什点(海拔 1380 m)相比,舒张压显著性升高,当返回喀什点时舒张压显著性降低(图 2-41)。

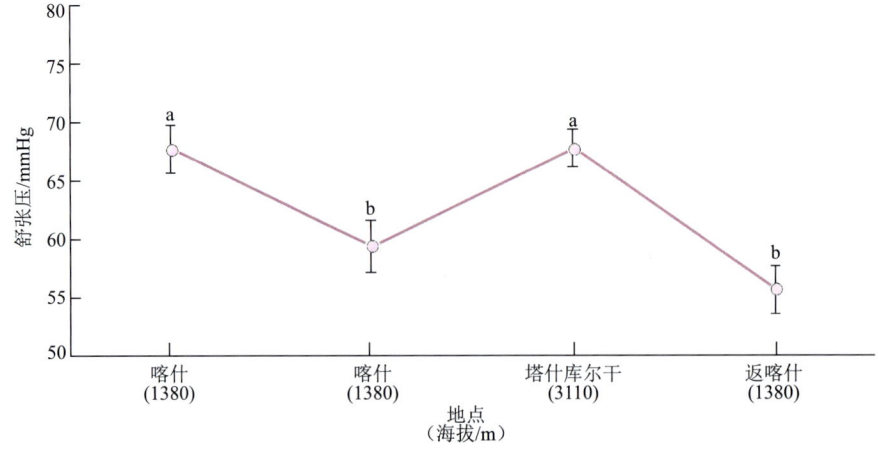

图 2-41　2022 年喀什—塔什库尔干线(驻地)9 名科考队员舒张压变化
两驻点间若无相同字母则表示有差异性

心率 随着海拔的升高，科考队员们的心率呈先上升后下降的趋势；塔什库尔干点（海拔 3110 m）与喀什点（海拔 1380 m）相比，心率显著性升高，当返回喀什点时心率显著性降低（图 2-42）。

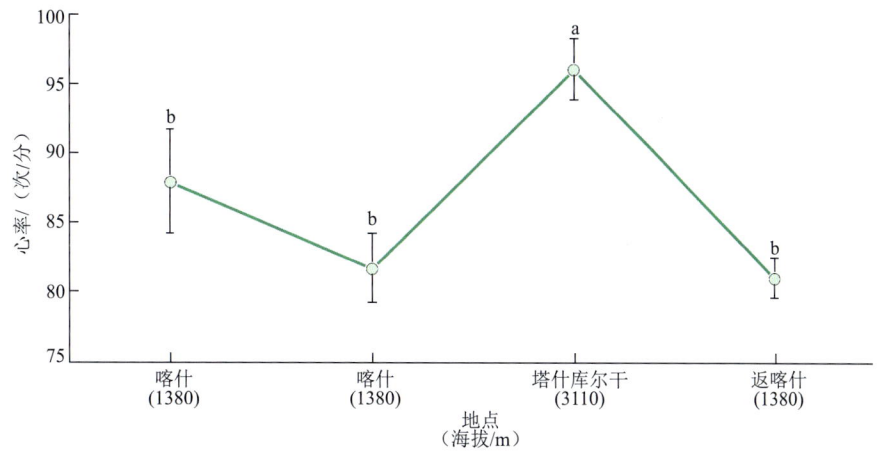

图 2-42　2022 年喀什—塔什库尔干线（驻地）9 名科考队员心率变化
两驻点间若无相同字母则表示有差异性

血氧饱和度 随着海拔的升高，科考队员们的血氧饱和度呈先下降后上升的趋势；塔什库尔干点（海拔 3110 m）与喀什点（海拔 1380 m）相比，血氧饱和度显著性降低，当返回喀什点时血氧饱和度显著性升高（图 2-43）。

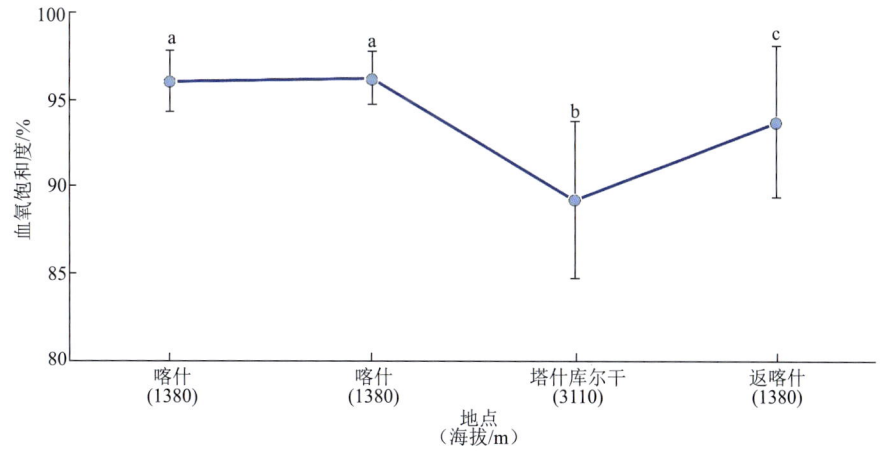

图 2-43　2022 年喀什—塔什库尔干线（驻地）9 名科考队员血氧饱和度变化
两驻点间若无相同字母则表示有差异性

2. 指标间相关性

从测量结果可知，舒张压与收缩压呈现显著正相关关系；心率与海拔、舒张压呈现显著正相关关系；血氧饱和度与海拔、收缩压、心率呈现显著负相关关系（表2-10）。

表2-10 2022年喀什—塔什库尔干线科考队员缺氧健康响应指标间的相关性

	海拔	收缩压	舒张压	心率
收缩压	0.081			
舒张压	0.217	0.759**		
心率	0.366*	0.270	0.408*	
血氧饱和度	−0.630**	−0.004	0.037	−0.181

* 表示在0.05级别（双尾）相关性显著；** 表示在0.01级别（双尾）相关性显著。

注："−"表示两指标间呈现负相关，没有"−"则为正相关。

2.2.9 2023年环祁连山、环青海湖

环祁连山、环青海湖沿线展开测量（图2-44）。科考中，测量了138人次的生理指标（附录6）。

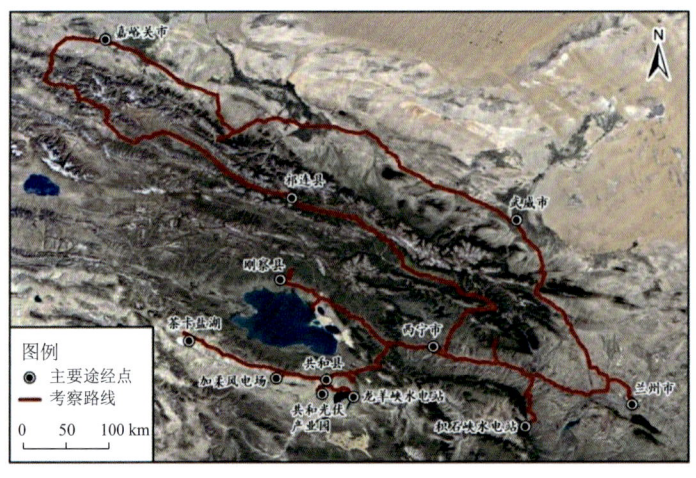

图2-44 2023年环祁连山、环青海湖科考队员健康响应测量点位置

1. 指标分析

收缩压 科考队员们从西宁点出发，由于急进高海拔地区，机体缺乏对低氧环境的适应，收缩压升高以加速血液输氧。途经祁连点时，尽管海拔高于西宁点，但是机体已经较适应低氧环境，收缩压降低。之后，随着海拔的下降，队员们的收缩压呈逐渐降低的趋势。由于抵达兰州后晚上有饮酒，第二天一早测得的收缩压有所上升。当科

考队员们再次返回西宁时,由于机体已适应了低氧环境,收缩压显著低于出发时,并已保持相对稳定(图2-45)。

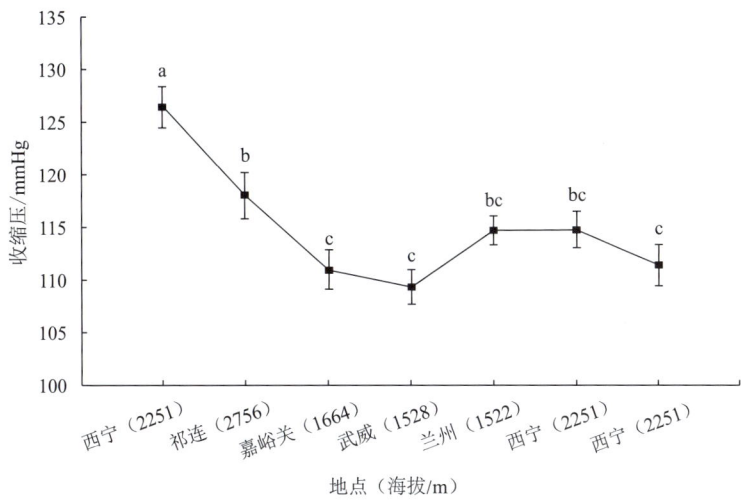

图2-45　2023年环祁连山、环青海湖(驻地)24名科考队员收缩压变化
两驻点间若无相同字母则表示有差异性

舒张压　科考队员们从西宁出发,机体缺乏对低氧环境的适应,舒张压较高。途经祁连点时,尽管海拔高于西宁点,但是机体已经较适应低氧环境,舒张压降低。之后,随着海拔的下降,队员们的舒张压呈逐渐降低的趋势。由于抵达兰州后晚上有饮酒,第二天一早测得的舒张压有所上升。当科考队员们再次返回西宁时,由于机体已适应了低氧环境,舒张压显著低于出发时,并已保持相对稳定(图2-46)。

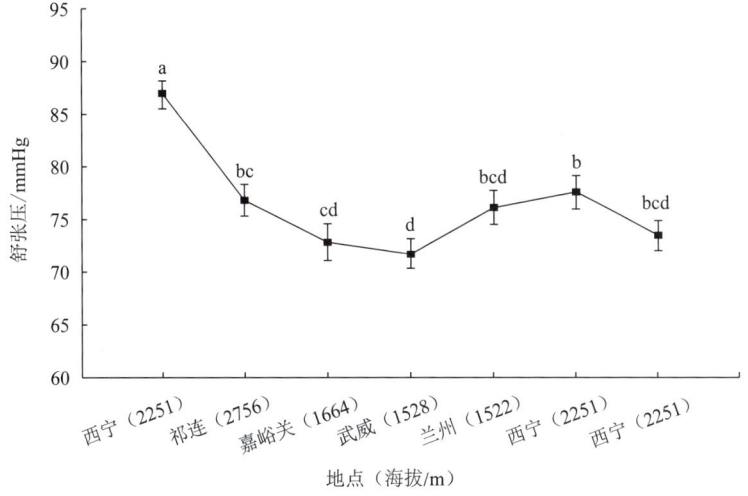

图2-46　2023年环祁连山、环青海湖(驻地)24名科考队员舒张压变化
两驻点间若无相同字母则表示有差异性

心率 本次科考沿线途经各点平均海拔在 3000 m 以下，且各驻点海拔差异相对较小，科考队员们在各驻点的心率差异不显著（图 2-47）。

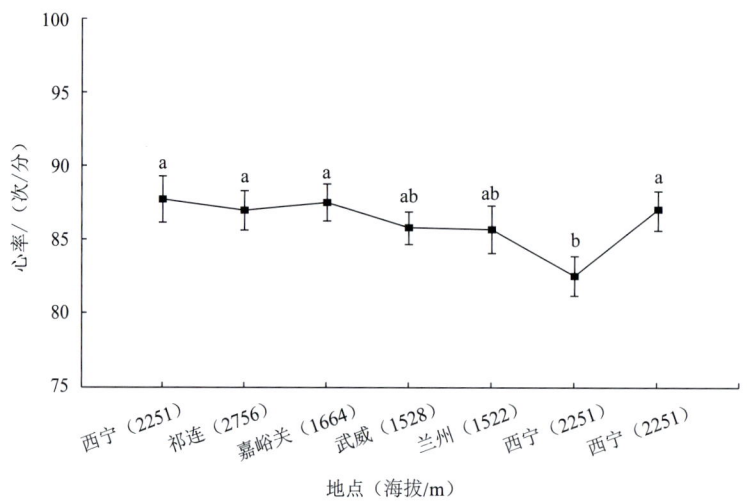

图 2-47　2023 年环祁连山、环青海湖（驻地）24 名科考队员心率变化
两驻点间若无相同字母则表示有差异性

血氧饱和度　从西宁出发，随着海拔的升高，在祁连点科考队员们的血氧饱和度达到最低，之后随着海拔降低，血氧饱和度逐渐上升，回到西宁后又有所降低（图 2-48）。

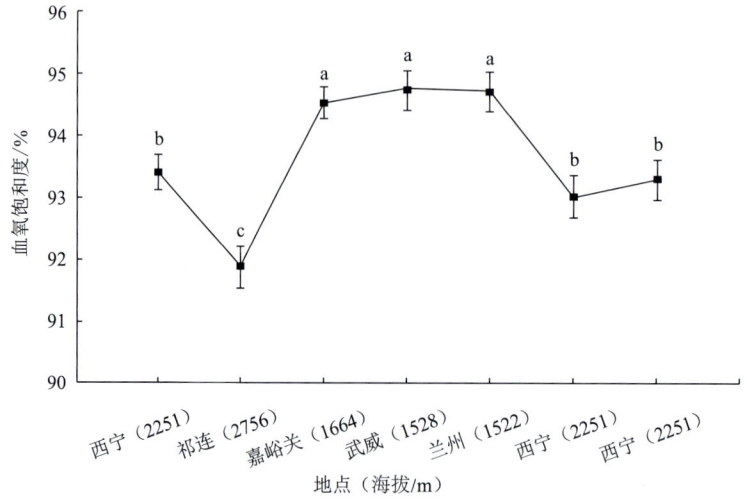

图 2-48　2023 年环祁连山、环青海湖（驻地）24 名科考队员血氧饱和度变化
两驻点间若无相同字母则表示有差异性

2. 指标间相关性

从测量结果可知，收缩压与海拔呈现显著正相关关系；舒张压与海拔、收缩压呈现显著正相关关系；心率与海拔、收缩压、舒张压呈现正相关关系；血氧饱和度与海拔、收缩压、舒张压呈现显著负相关关系，与心率呈现负相关关系（表2-11）。

表 2-11　2023 年环祁连山、环青海湖科考队员缺氧健康响应指标间的相关性

	海拔	收缩压	舒张压	心率
收缩压	0.193**			
舒张压	0.169**	0.693**		
心率	0.012	0.078	0.101*	
血氧饱和度	−0.377**	−0.152**	−0.157**	−0.024

* 表示在 0.05 级别（双尾）相关性显著；** 表示在 0.01 级别（双尾）相关性显著。

注："−"表示两指标间呈现负相关，没有"−"则为正相关。

2.3　短居人群定点缺氧健康响应

2.3.1　2021 年达日县定点观测

为了更好地阐述低氧环境对短居人群健康响应，依据考察研究计划，于 2021 年 12 月 31 日～2022 年 1 月 15 日开展冬季缺氧环境对短居人群健康响应科考观测，40 名科考队员参加。青海师范大学校医院、达日县人民医院对本次科考观测提供了帮助，获得原始数据 1160 组，样本 228 份（附录 6）。

达日县位于青海省东南部，地处四川、甘肃、青海三省交界的果洛州南部，地理坐标为 98°15′E～100°33′E，32°36′N～34°15′N，属青藏高原高寒半湿润气候，无明显四季之分，只有冷暖之别，无绝对无霜期。冷季风大雪多，气候寒冷，持续时间 7～8 个月，多有风雪灾害；暖季气候湿润，持续时间 4～5 个月。多年最高气温 23.2℃，最低气温 –34 ℃，年平均气温为 –0.5℃，昼夜温差为 15～25 ℃，年均降水量 595mm，年均蒸发量 1206mm。

1. 指标分析

定点观测科考队员包含青海省常住主要民族，科考队员年龄段集中在 21 岁左右，适应能力强，指标测定变化没有前期线路考察明显。心率和血氧饱和度有明显变化，血压变化低于在西宁（12 月 31 日）时。

收缩压　在达日县（海拔 4000m）待的时间越久，收缩压越趋于稳定水平，且在到达达日县第 14 天（1 月 15 日）时最低（图 2-49）。

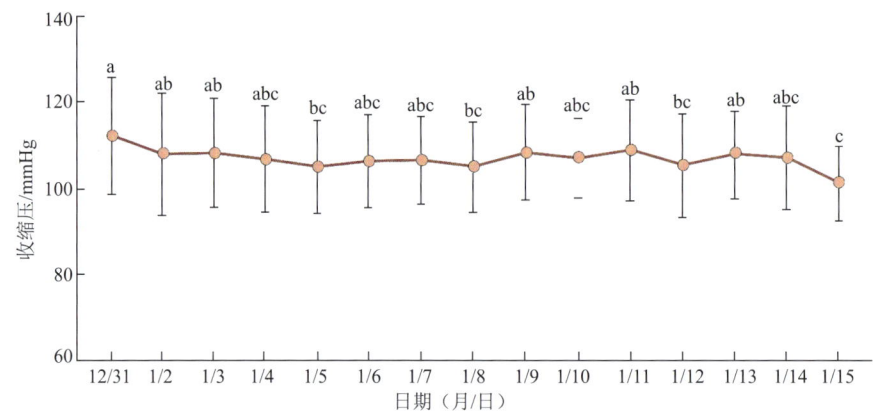

图 2-49　2021 年冬季达日县科考队员定点观测收缩压变化
不同时间若无相同字母则表示有差异性

舒张压　在达日县（海拔 4000 m）待的时间越久，舒张压越趋于稳定水平，且在到达达日县第 14 天（1 月 15 日）时水平最低，与到达达日县第 1 天（1 月 2 日）相比，显著降低（图 2-50）。

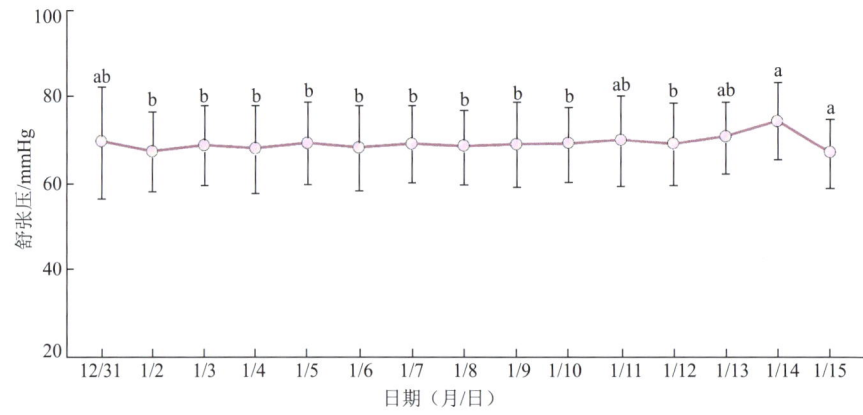

图 2-50　2021 年冬季达日县科考队员定点观测舒张压变化
不同时间若无相同字母则表示有差异性

心率　到达达日县第 1 天（1 月 2 日）心率显著性升高，且后续一直处于较高水平，心率与在西宁（12 月 31 日）时相比显著升高（图 2-51）。

血氧饱和度　到达达日县后各时间测定的血氧饱和度均小于在西宁（12 月 31 日）时，尤其是到达达日县第 1 天（1 月 2 日）时血氧饱和度降低明显，随后几天相对稳定，但无显著变化（图 2-52）。

血容比　无显著变化（图 2-53）。

第 2 章　青藏高原短居人群缺氧健康响应

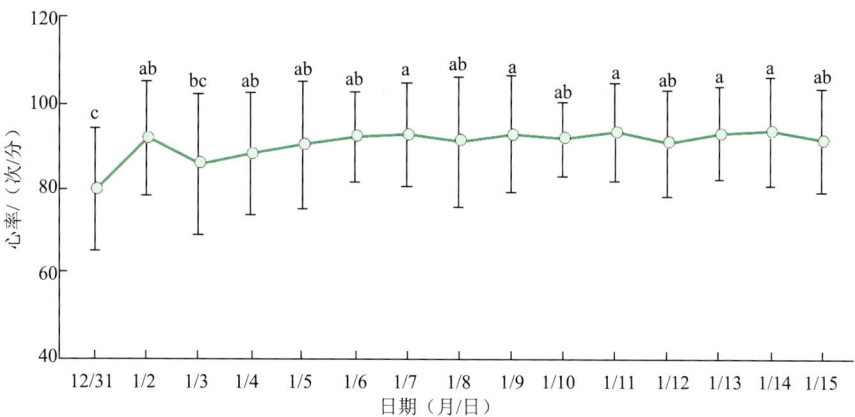

图 2-51　2021 年冬季达日县科考队员定点观测心率变化

不同时间若无相同字母则表示有差异性

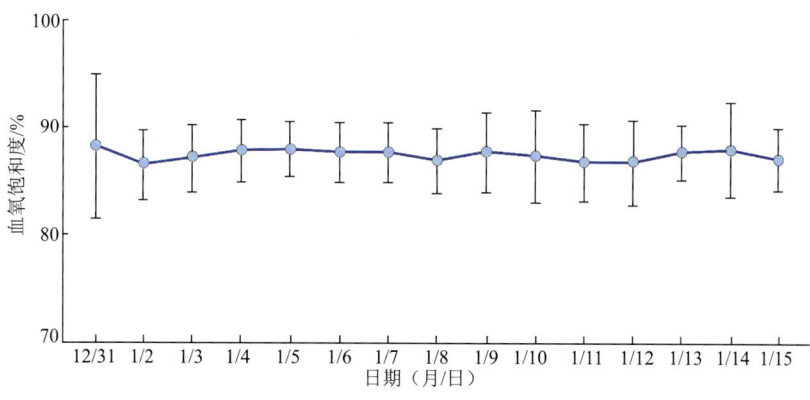

图 2-52　2021 年冬季达日县科考队员定点观测血氧饱和度变化

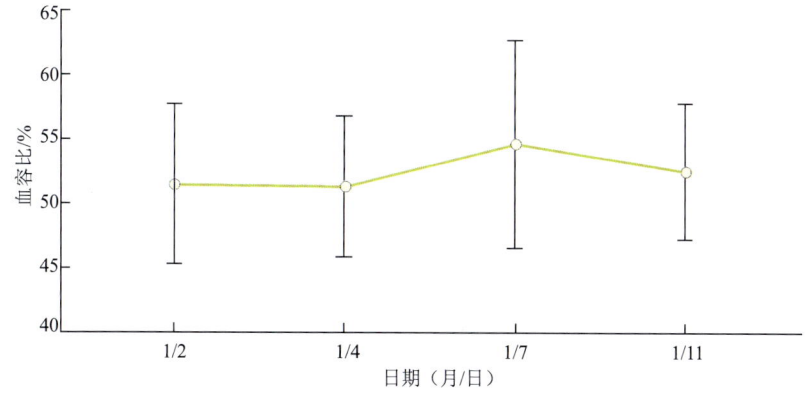

图 2-53　2022 年冬季达日县科考队员定点观测血容比指标变化

2. 指标间相关性

收缩压与时间长度呈现显著负相关关系；舒张压与收缩压呈现显著正相关关系；心率与时间长度呈现显著正相关关系、与收缩压呈现显著负相关关系；体重与血压呈现显著正相关关系，与心率、血氧饱和度呈现显著负相关关系（表2-12）。

表 2-12 2021 年冬季达日县科考队员缺氧健康响应指标间的相关性

	时间长度	收缩压	舒张压	心率	血氧饱和度
收缩压	−0.088*				
舒张压	0.072	0.583**			
心率	0.168**	−0.288**	−0.007		
血氧饱和度	−0.032	−0.04	0.034	0.066	
体重	−0.048	0.413**	0.101*	−0.274**	−0.146**

* 表示在 0.05 级别（双尾）相关性显著；** 表示在 0.01 级别（双尾）相关性显著。

注："−"表示两指标间呈现负相关，没有"−"则为正相关。

2.3.2　2021 年贵南县定点观测

为了能够更好地分析缺氧环境对短居人群健康的影响，于 2021 年 12 月 31 日～2022 年 1 月 15 日在贵南县开展连续定点观测，参加科考人员 29 人。青海师范大学校医院、贵南县藏医院对本次科考提供帮助，获得原始数据 836 组，样本 167 份（附录 6）。

贵南县隶属于青海省海南州，位于青海省东北部，地处西倾山与黄河之间，地理坐标为 100°13′E～101°33′E，35°09′N～36°08′N。贵南县属青藏高原大陆性气候，冬长夏短。年平均气温为 2.3℃，年极端最高气温 31.8℃，年极端最低气温 −29.2 ℃，年降水量为 403.8 mm，年平均日照时数为 2907.8h，年平均蒸发量为 1378.5 mm；气温低，日照长，辐射强，降水集中，雨热同季，但降水不足，蒸发量大；干旱、暴雨、冰雹、沙尘暴等气象灾害频繁。

1. 指标分析

本次定点观测，科考队员年龄集中在 21 岁左右，适应能力强，指标测定变化也没有前期线路考察明显。心率和血氧饱和度有明显变化，血压变化低于在西宁（12 月 30 日）时。

收缩压　到达贵南县第 1 天（1 月 2 日）收缩压低于在西宁（12 月 30 日）时，从到达贵南县的第 2 天（1 月 3 日）开始，收缩压降低且处于平稳水平（图 2-54）。

第 2 章 青藏高原短居人群缺氧健康响应

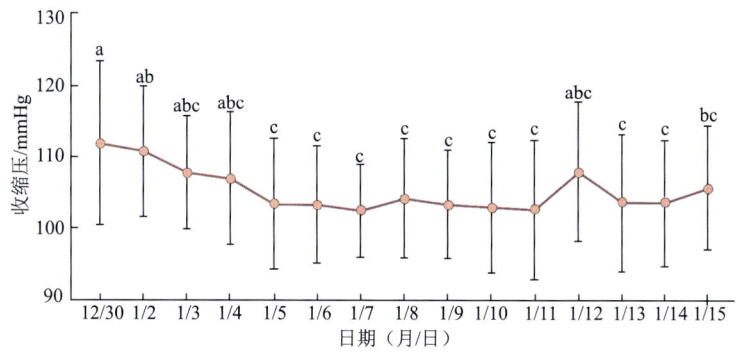

图 2-54　2021 年冬季贵南县科考队员定点观测收缩压变化
不同时间若无相同字母则表示有差异性

舒张压　到达贵南县第 1 天舒张压高于西宁值，后期趋于稳定，无显著变化（图 2-55）。

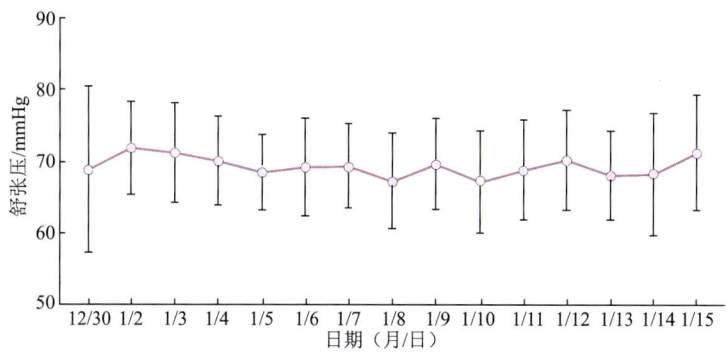

图 2-55　2021 年冬季贵南县科考队员定点观测舒张压变化
不同时间若无相同字母则表示有差异性

心率　在贵南县第 2 天心率低于西宁值，随后 7 天高于西宁值，到第 10 天心率变低。与西宁相比，在贵南县的第 9 天早上的心率相比第 2 天的心率水平有显著升高（图 2-56）。

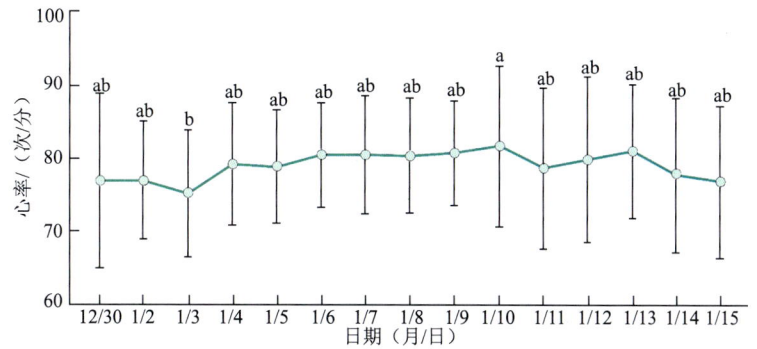

图 2-56　2021 年冬季贵南县科考队员定点观测心率变化
不同时间若无相同字母则表示有差异性

131

血氧饱和度 到达贵南县后血氧饱和度下降,且从到达贵南县的第 2 天(1 月 3 日)开始,血氧饱和度相较于在西宁(12 月 30 日)时有显著差异(图 2-57)。

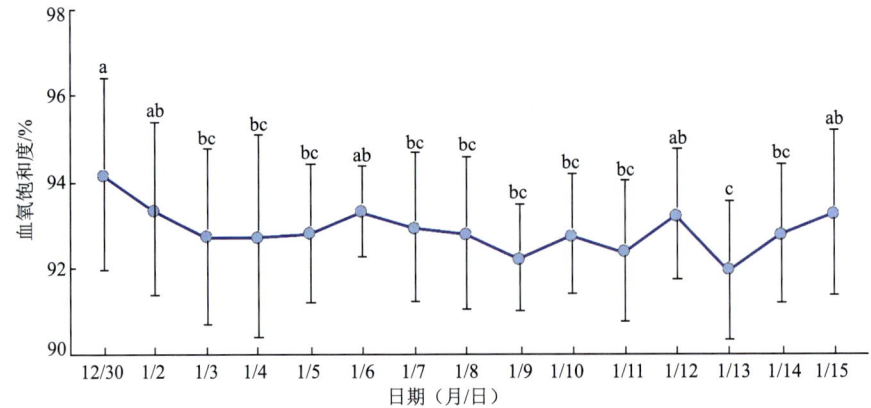

图 2-57 2021 年冬季贵南县科考队员定点观测血氧饱和度变化
不同时间若无相同字母则表示有差异性

血容比 到达贵南县第 10 天(1 月 11 日)的血容比相较于其他时间点血容比水平显著降低(图 2-58)。

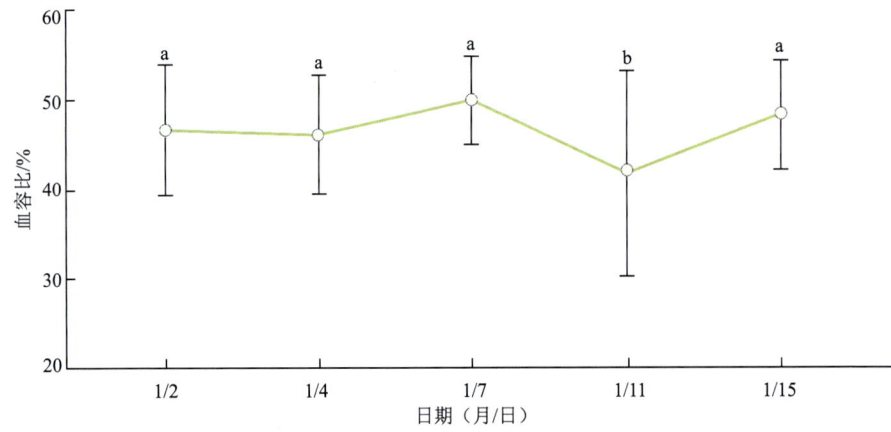

图 2-58 2021 年冬季贵南县科考队员定点观测血容比变化
不同时间若无相同字母则表示有差异性

2. 指标间相关性

收缩压与时间长度呈现显著负相关关系;舒张压与收缩压呈现显著正相关关系;心率与舒张压呈现显著正相关关系;血氧饱和度与时间长度、心率呈现显著负相关关系;体重与血压呈现显著正相关关系,与心率、血氧饱和度呈现显著负相关关系(表 2-13)。

表 2-13 2021 年冬季贵南县科考队员定点观测缺氧健康响应指标间的相关性

	时间长度	收缩压	舒张压	心率	血氧饱和度	体重
收缩压	−0.168**					
舒张压	−0.044	0.543**				
心率	0.067	−0.088	0.211**			
血氧饱和度	−0.103*	−0.017	−0.02	−0.165**		
体重	0.006	0.517**	0.169**	−0.137**	−0.194**	
血容比	−0.021	0.056	0.126	−0.093	0.137	0.112

* 表示在 0.05 级别（双尾）相关性显著；** 表示在 0.01 级别（双尾）相关性显著。

注："−" 表示两指标间呈现负相关，没有 "−" 则为正相关。

2.3.3 短居人群生理指标对比分析

1. 缺氧环境健康生理响应

对定点观测结果进行总结发现，随着海拔升高，短居人群的血压升高、心率加快、血氧饱和度降低。对比达日县和贵南县的志愿者生理指标误差柱状图发现（图 2-59、图 2-60），达日县的数据离散程度相较贵南县更大，说明达日县测得的生理指标较贵南县变化更强烈，但变化幅度在第 6 天开始有所回落，并保持在一个相对稳定的范围。

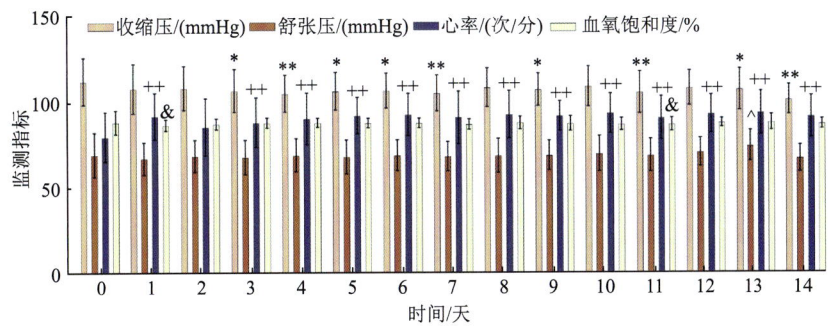

图 2-59 达日县志愿者血压、心率、血氧饱和度

* 表示收缩压与在西宁（第 0 天）时相比较的显著性水平，*P<0.05，**P<0.01；^ 表示舒张压与在西宁（第 0 天）时相比较的显著性水平，^P<0.05，^^P<0.01；+ 表示心率与在西宁（第 0 天）时相比较的显著性水平，+P<0.05，++P<0.01；& 表示血氧饱和度与在西宁（第 0 天）时相比较的显著性水平，&P<0.05，&&P<0.01。图 2-60 同

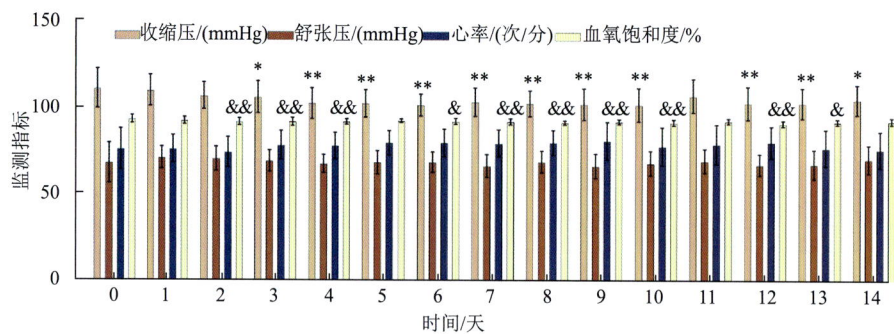

图 2-60　贵南点志愿者血压、心率、血氧饱和度

根据西宁市—贵南县、西宁市—达日县 15 日生理指标数据，采用变点检验方法［具体采用 R 程序包 changepoint 中的函数 cpt.mean 中的等效替代（AMOC）方法］做均值变点检验。分析的五项指标分别是"收缩压""舒张压""脉搏""血氧饱和度""心率"。通过变点检验，主要分析各项生理指标是否随着时间发生了突变。考虑到西宁与两地有海拔差异，这里分别对包含西宁的指标和未包含西宁的指标做检验，检测结果如下。

达日县：收缩压、舒张压、脉搏、血氧饱和度和心率均在抵达达日县的第 2 天（1 月 3 日）检测到均值变点。从时序图上可以明显发现，抵达达日县第 1 天（1 月 2 日）的收缩压、舒张压、脉搏、心率显著高于后几天，而血氧饱和度则显著低于后几天，抵达第 2 天后生理指标相对保持稳定（图 2-61）。

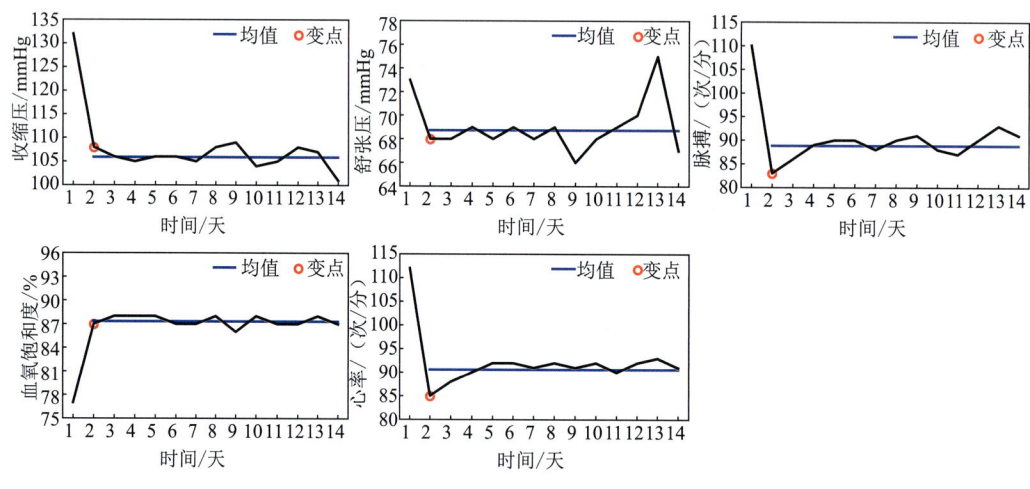

图 2-61　达日县五项生理指标 14 天时序数据均值变点检验结果

西宁市—达日县：收缩压在抵达达日县第 2 天（1 月 3 日）检测到均值变点，前 2 天均值显著高于后面几天，从时序图看，前 2 天的收缩压持续降低。脉搏、血氧饱和度和心率在抵达达日县第 1 天（1 月 2 日）检测到均值变点。舒张压数据中未检测到均

值变点（图 2-62）。

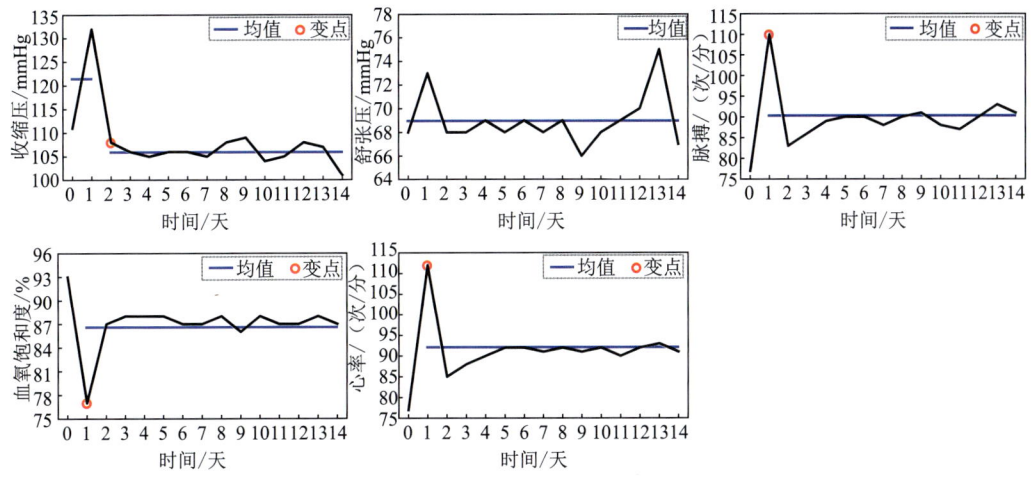

图 2-62　西宁市—达日县五项生理指标 15 天时序数据均值变点检验结果

和不添加西宁市数据相比，脉搏、血氧饱和度和心率数据中估计出的变点位置靠前 1 天，这可能是达日县相比于西宁市海拔增高太快，造成这几项生理指标突变，而在达日县生活一段时间后，这几项生理指标又恢复到在西宁市时的大致水平。收缩压前后两次估计出的变点位置完全一致。

贵南县：收缩压、舒张压均在抵达贵南县的第 4 天（1 月 5 日）检测到均值变点，前 3 天均值显著高于后面几天，从时序图看，前 3 天的收缩压和舒张压持续降低。脉搏、心率均在抵达贵南县的第 3 天（1 月 4 日）检测到均值变点，前 2 天的脉搏和心率显著低于后面几天。血氧饱和度数据中未检测到均值变点（图 2-63）。

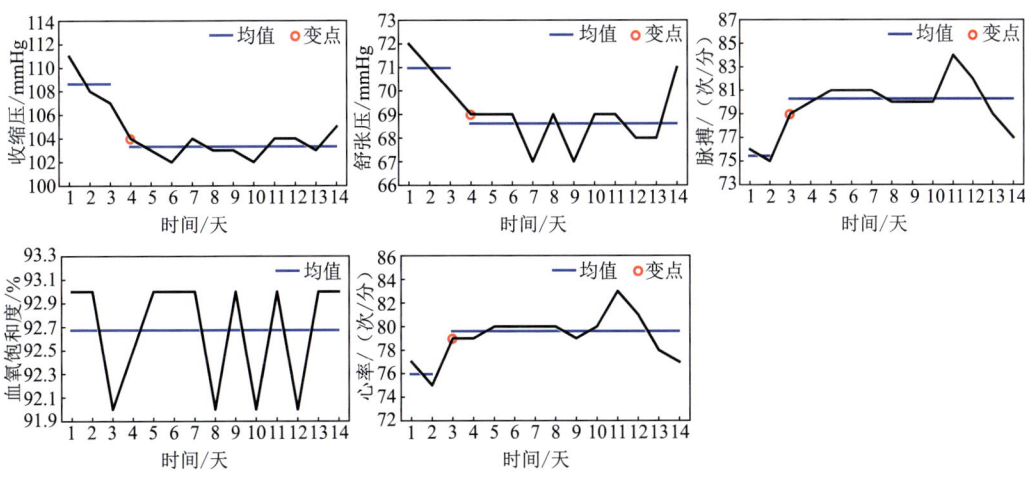

图 2-63　贵南县五项生理指标 14 天时序数据均值变点检验结果

西宁市—贵南县：收缩压在抵达贵南县的第4天（1月5日）检测到均值变点，前4天均值显著高于后面几天。脉搏、心率均在抵达贵南县的第3天（1月4日）检测到均值变点，前3天的脉搏和心率显著低于后面几天。舒张压、血氧饱和度数据中未检测到均值变点（图2-64）。

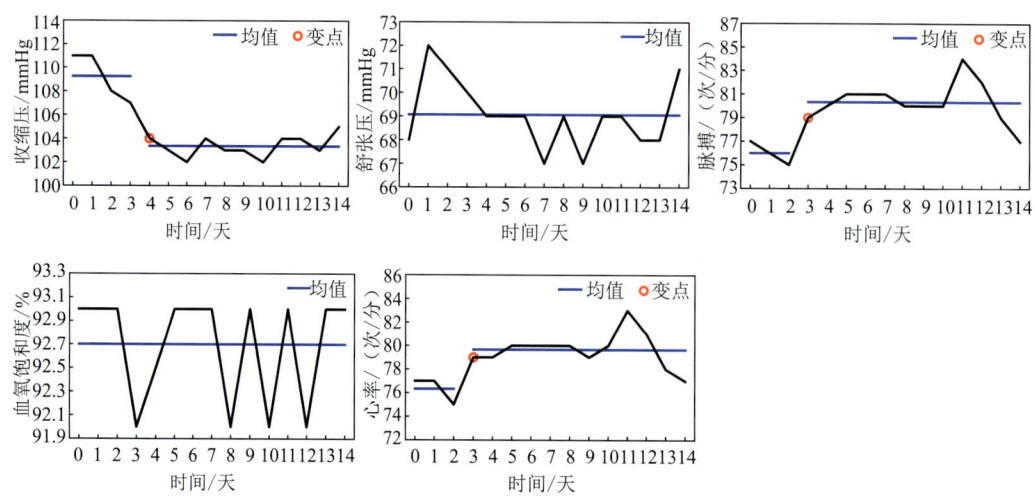

图2-64　西宁市—贵南县五项生理指标15天时序数据均值变点检验结果

除了舒张压外，其余四项指标在有没有添加西宁市数据的情况下估计出的均值变点位置完全一致，这说明达到贵南后这几项生理指标均发生了显著变化。

2. 缺氧环境健康激素与血常规响应

激素比较　分别对贵南县和达日县血液样本中测得的激素进行对比，结果如下：

对到达达日县和贵南县第1、第6、第10、第14天相关激素数据进行分析，第1天达日县相较于贵南县，醛固酮（ALD）、促肾上腺皮质激素（ACTH）升高，其中醛固酮 #$P<0.05$、促肾上腺皮质激素 /$P<0.05$；第6天，达日县相较于贵南县，醛固酮、肌酸激酶（CK）升高，其中醛固酮 #$P<0.05$、肌酸激酶 ++$P<0.01$；第10天，达日县相较于贵南县，醛固酮、皮质醇（Cortisol）、促肾上腺皮质激素和肌酸激酶升高，其中醛固酮 #$P<0.05$、皮质醇 ^^$P<0.01$、促肾上腺皮质激素 -$P<0.05$、肌酸激酶 ++$P<0.01$；第14天，达日县相较于贵南县，皮质醇、肌酸激酶升高，其中皮质醇 ^^$P<0.01$、肌酸激酶 +$P<0.05$（图2-65～图2-68）。

第2章 青藏高原短居人群缺氧健康响应

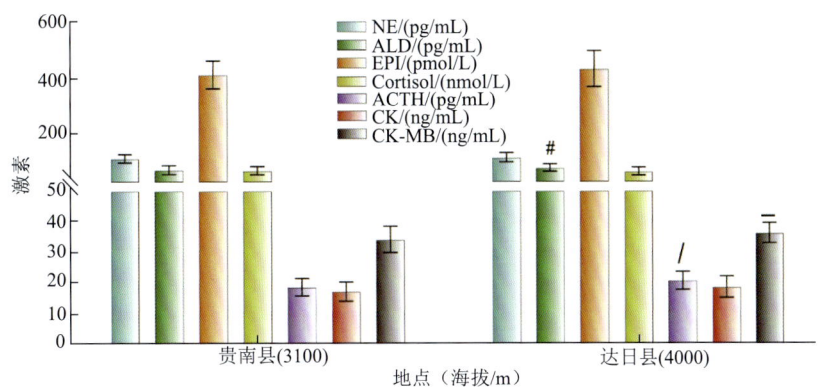

图 2-65　2022 年 1 月 2 日贵南县和达日县受试者激素对比

NE，去甲肾上腺素；ALD，醛固酮；EPI，肾上腺素；Cortisol，皮质醇；ACTH，促肾上腺皮质激素；CK，肌酸激酶；CK-MB，肌酸激酶同工酶。下同

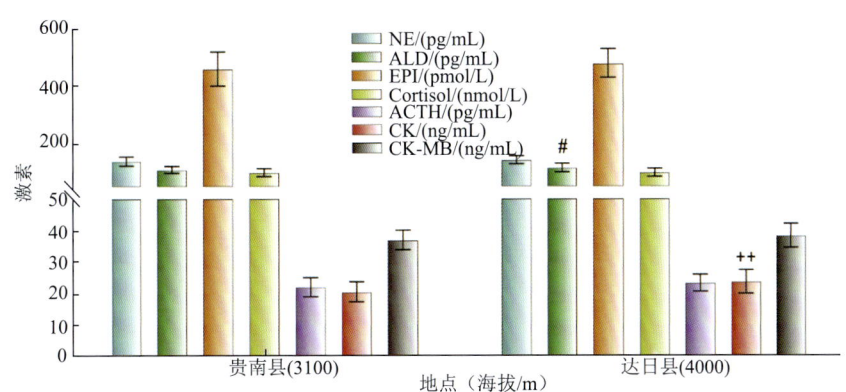

图 2-66　2022 年 1 月 7 日贵南县和达日县受试者激素对比

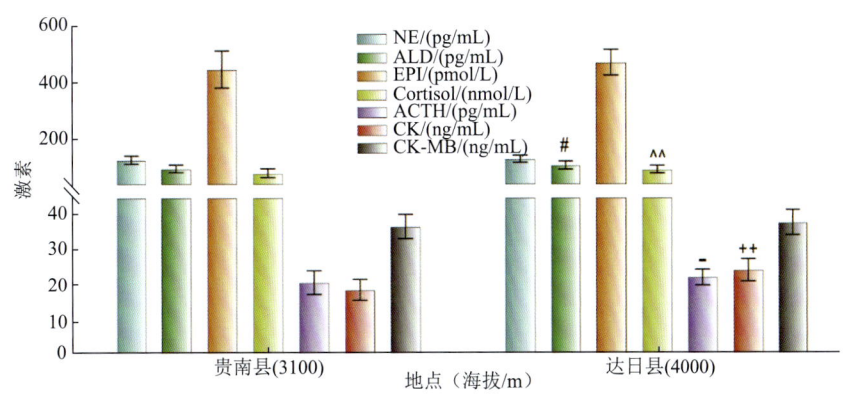

图 2-67　2022 年 1 月 11 日贵南县和达日县受试者激素对比

137

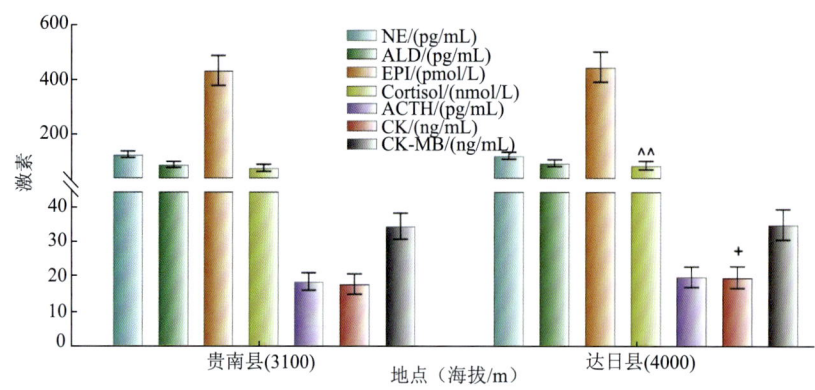

图 2-68　2022 年 1 月 15 日贵南县和达日县受试者激素对比

血常规比较　在到达更高海拔的第 1 天、第 3 天、第 6 天、第 10 天、第 14 天相较于贵南县，达日县的受试者整体的白细胞数（第 1 天 **$P<0.01$、第 3 天 ##$P<0.01$、第 6 天 &&$P<0.01$、第 10 天 +$P<0.05$、第 14 天 ^$P<0.05$）（图 2-69）、血红蛋白浓度（第 1 天 **$P<0.01$、第 3 天 ##$P<0.01$、第 6 天 &$P<0.05$、第 14 天 ^^$P<0.01$）（图 2-70）、血小板数目（第 1 天 **$P<0.01$、第 3 天 ##$P<0.01$、第 6 天 &&$P<0.01$、第 10 天 ++$P<0.01$、第 14 天 ^^$P<0.01$）（图 2-71）都显著性升高。

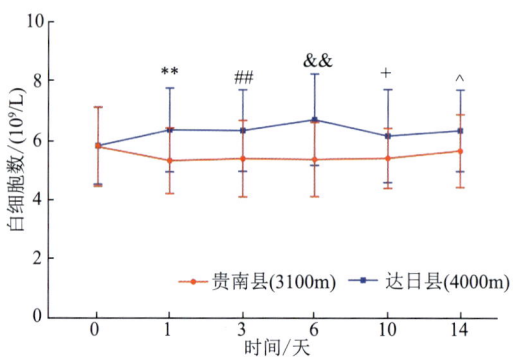

图 2-69　贵南县和达日县受试者白细胞数比较

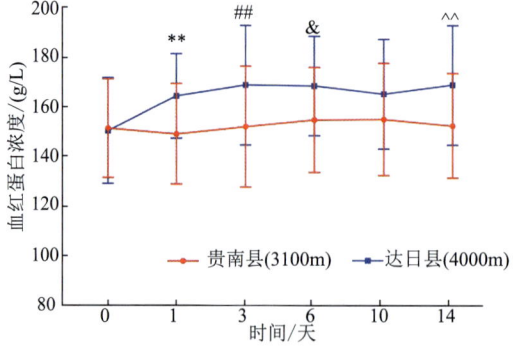

图 2-70　贵南县和达日县受试者血红蛋白浓度比较

第 2 章 青藏高原短居人群缺氧健康响应

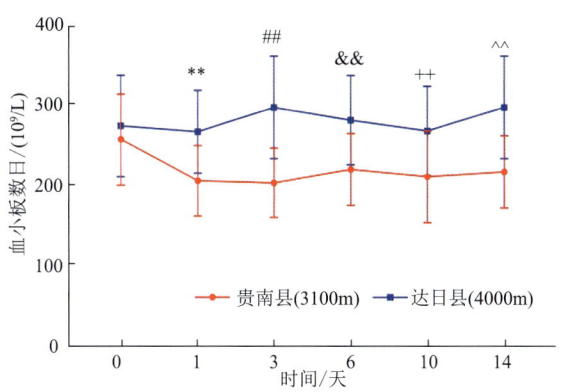

图 2-71 贵南县和达日县受试者血小板数比较

3. 缺氧环境健康响应

通过定点观测发现：①志愿者们舒张压与时间长度呈负相关，舒张压与收缩压呈正相关，血氧饱和度与心率呈负相关；②当志愿者们到达观测点后，随着停留时间的延长，整体的心率水平上升且每日均高于出发前西宁点所测结果，整体的血氧饱和度水平下降且每日均低于出发前西宁点所测结果；③血常规相比于出发前西宁点所测结果，随着驻留时间的延长，志愿者平均血红蛋白浓度、血小板数、血小板比数显著性降低；④激素：当进入较高海拔，人体机体的去甲肾上腺素（NE）、醛固酮（ALD）、肾上腺素（EPI）、皮质醇（Cortisol）、促肾上腺皮质激素（ACTH）、肌酸激酶（CK）、肌酸激酶同工酶（CK-MB）水平显著性升高，且均在驻留时间第 7 天时达到最大值，第 14 天时降低，但依旧高于出发时西宁点的水平；达日点（海拔 4000m）的红细胞生成素（EPO）水平在第 14 天显著性升高，贵南点（海拔 3100 m）的 EPO 水平无显著性差异。

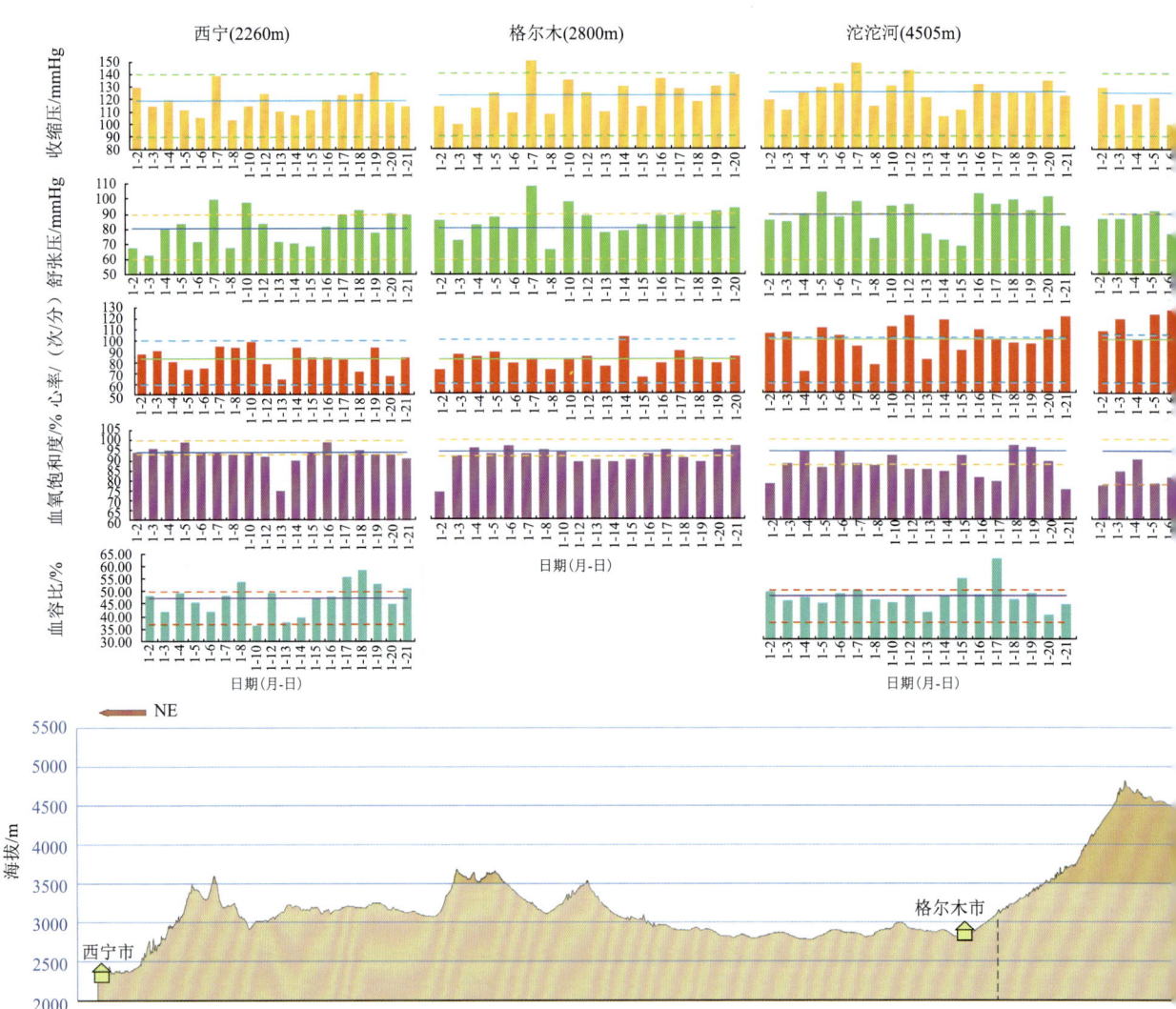

图版 2-1 2019 年青藏线

第 2 章 青藏高原短居人群缺氧健康响应

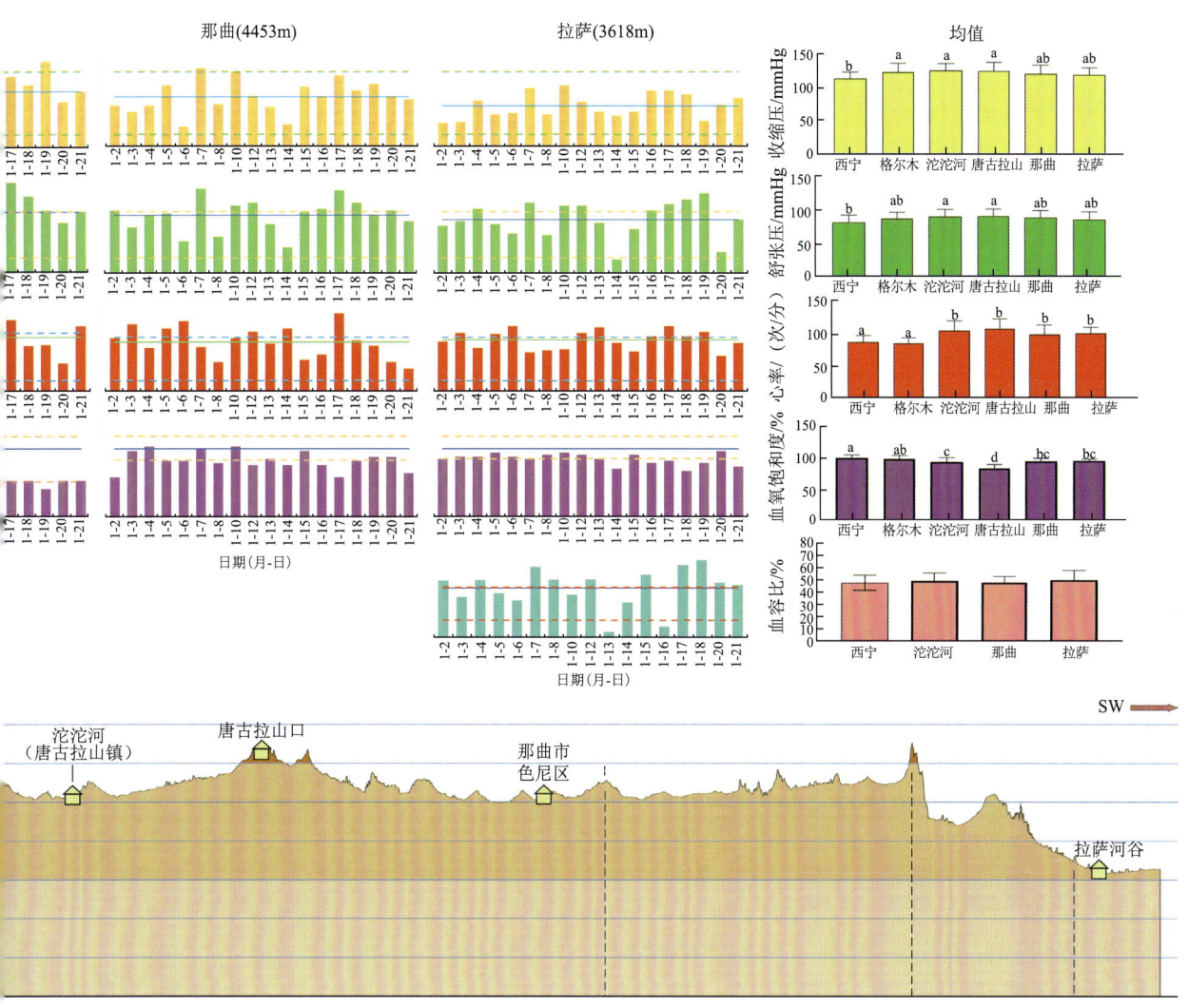

健康响应指标数据展示图

141

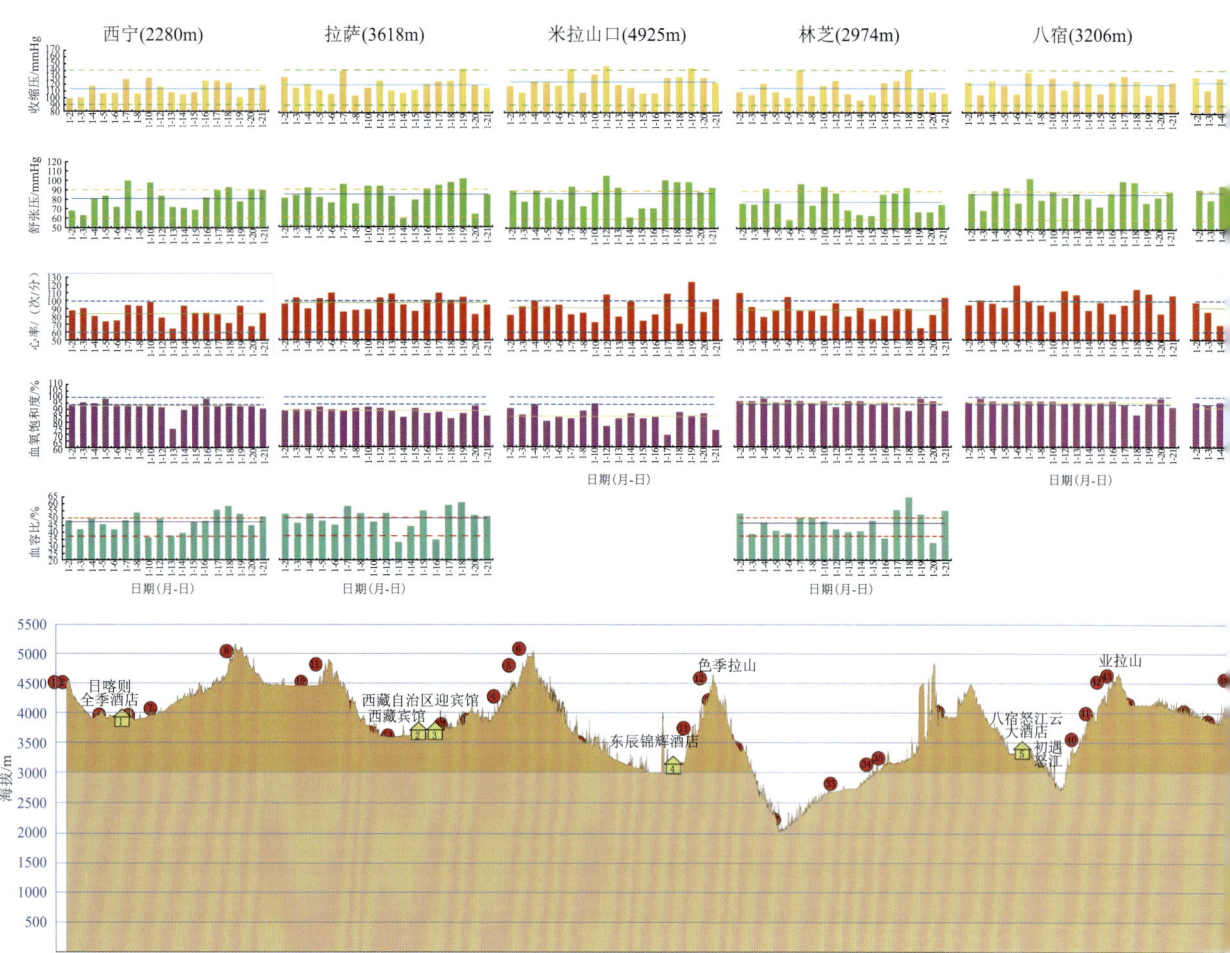

图版 2-2　2019 年川藏线

第 2 章 青藏高原短居人群缺氧健康响应

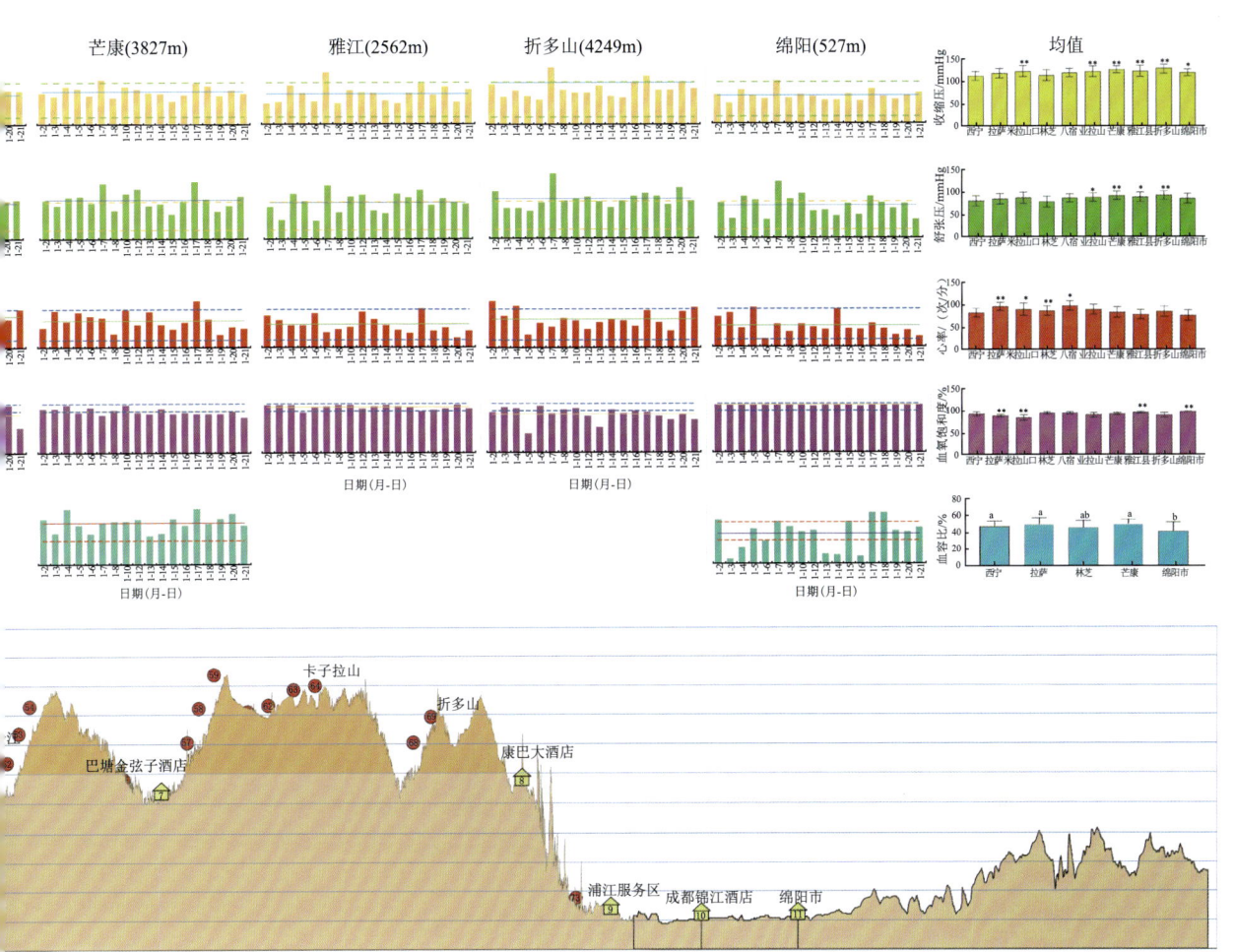

健康响应指标数据展示图

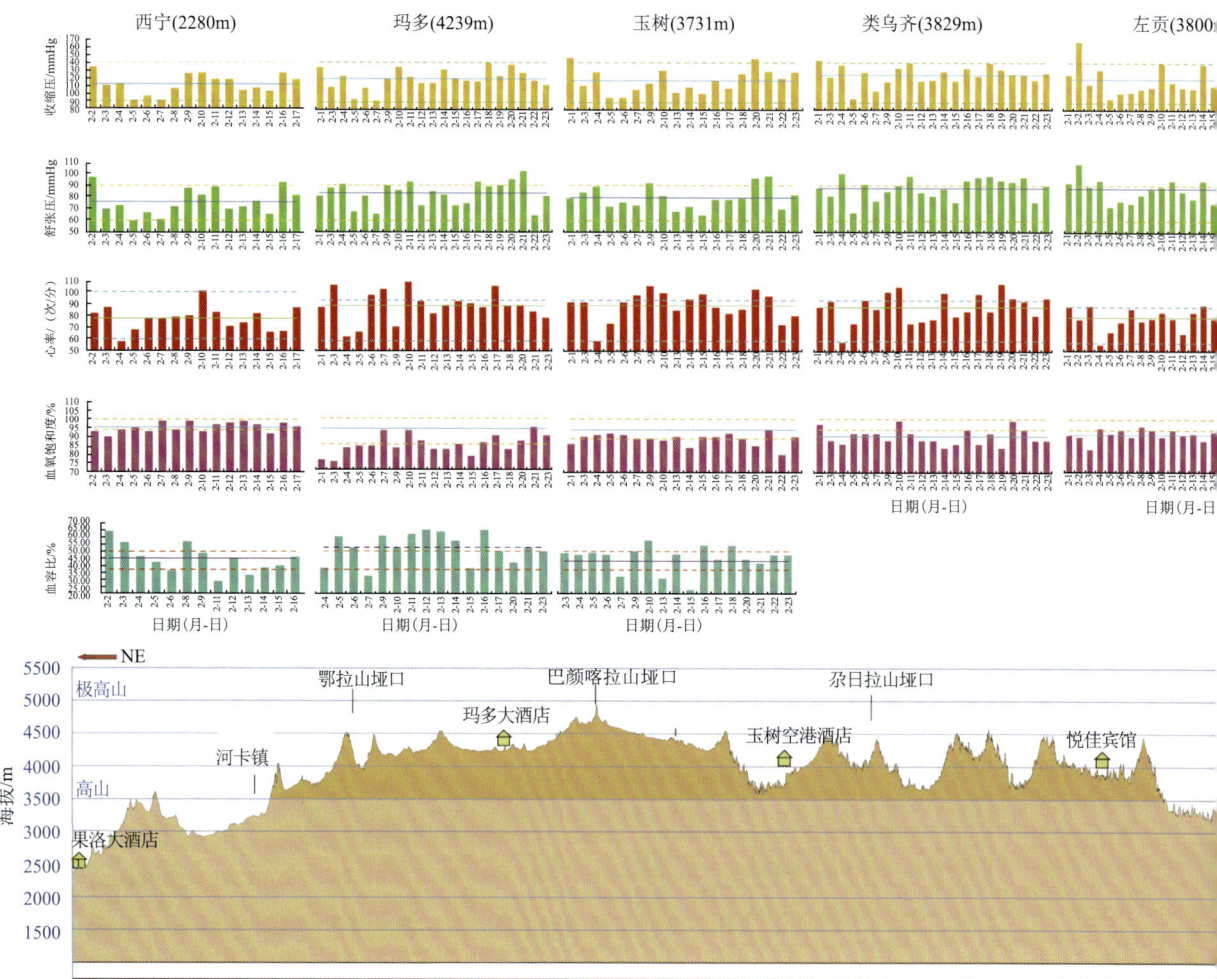

图版 2-3　2020 年滇藏线

第 2 章 青藏高原短居人群缺氧健康响应

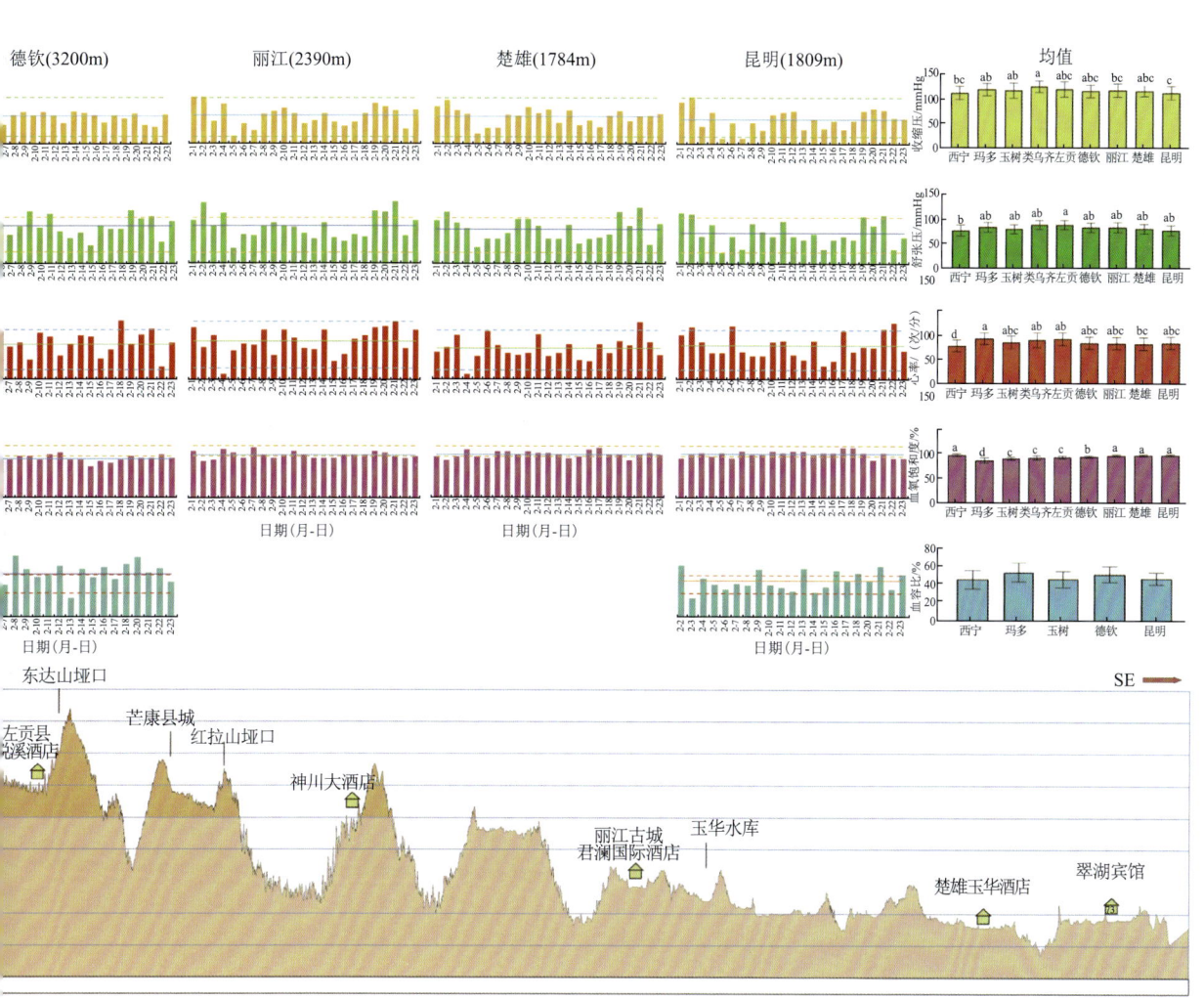

健康响应指标数据展示图

145

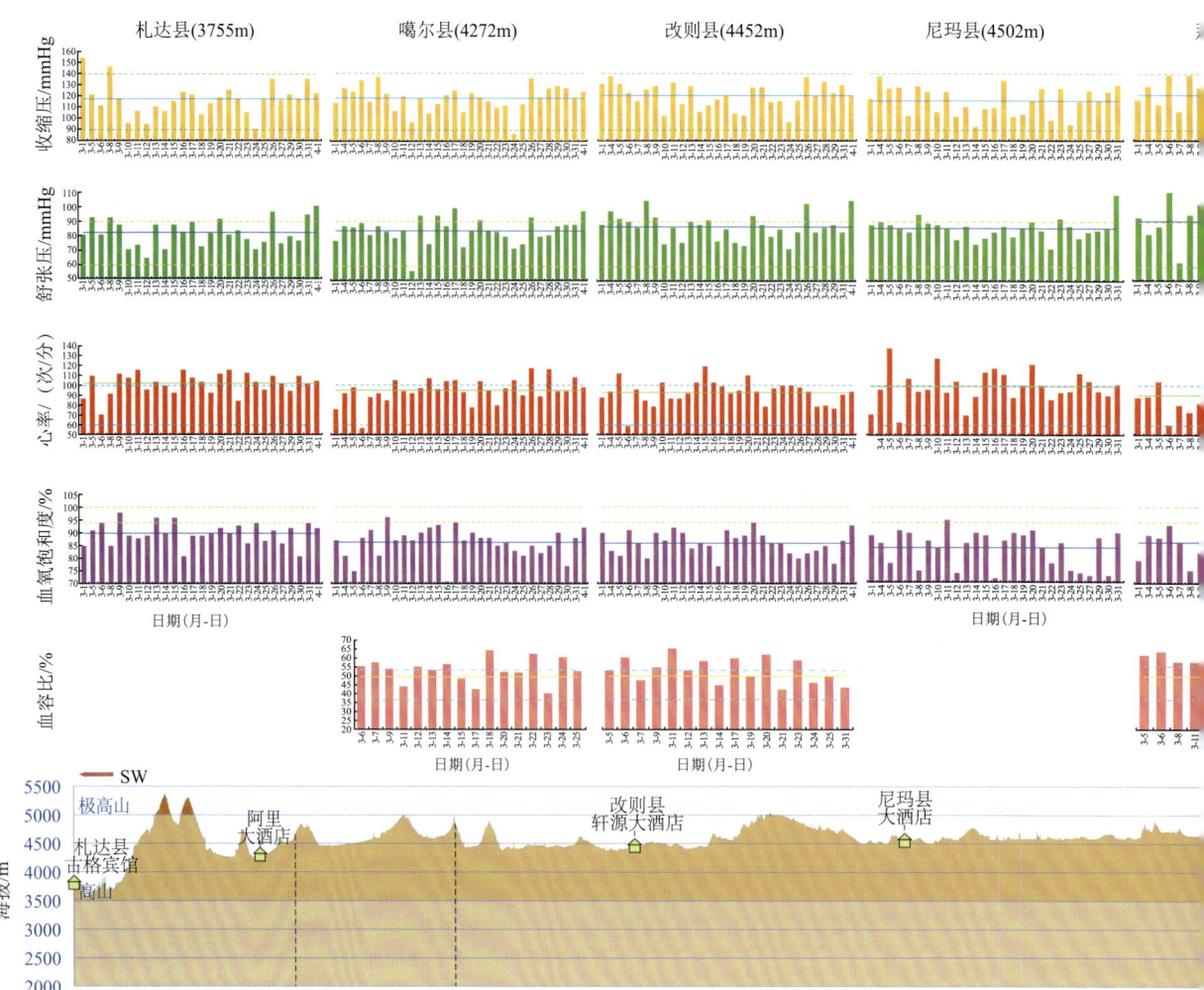

图版 2-4 2020 年玉树—那曲—

第 2 章 青藏高原短居人群缺氧健康响应

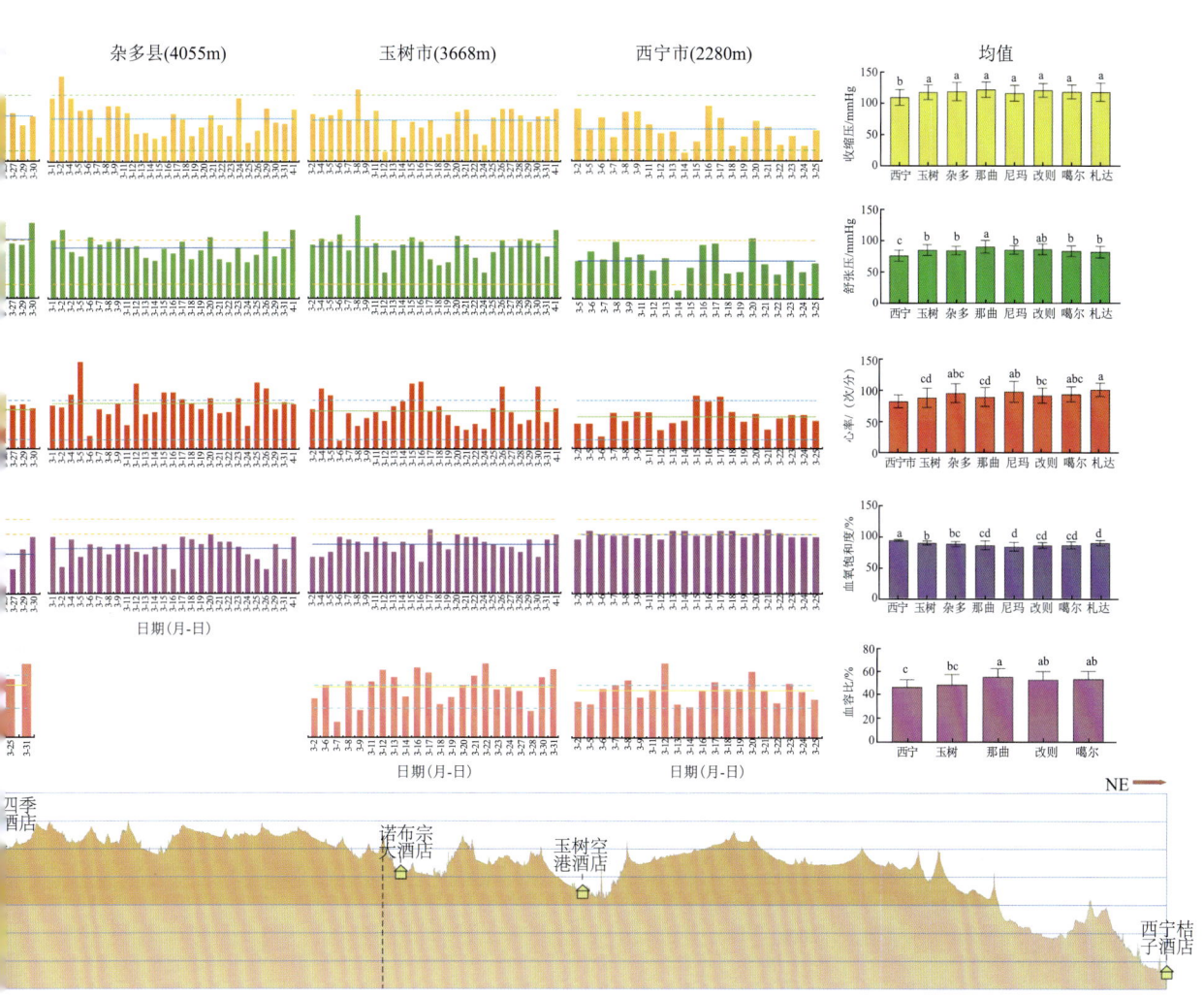

考队员健康响应指标数据展示图

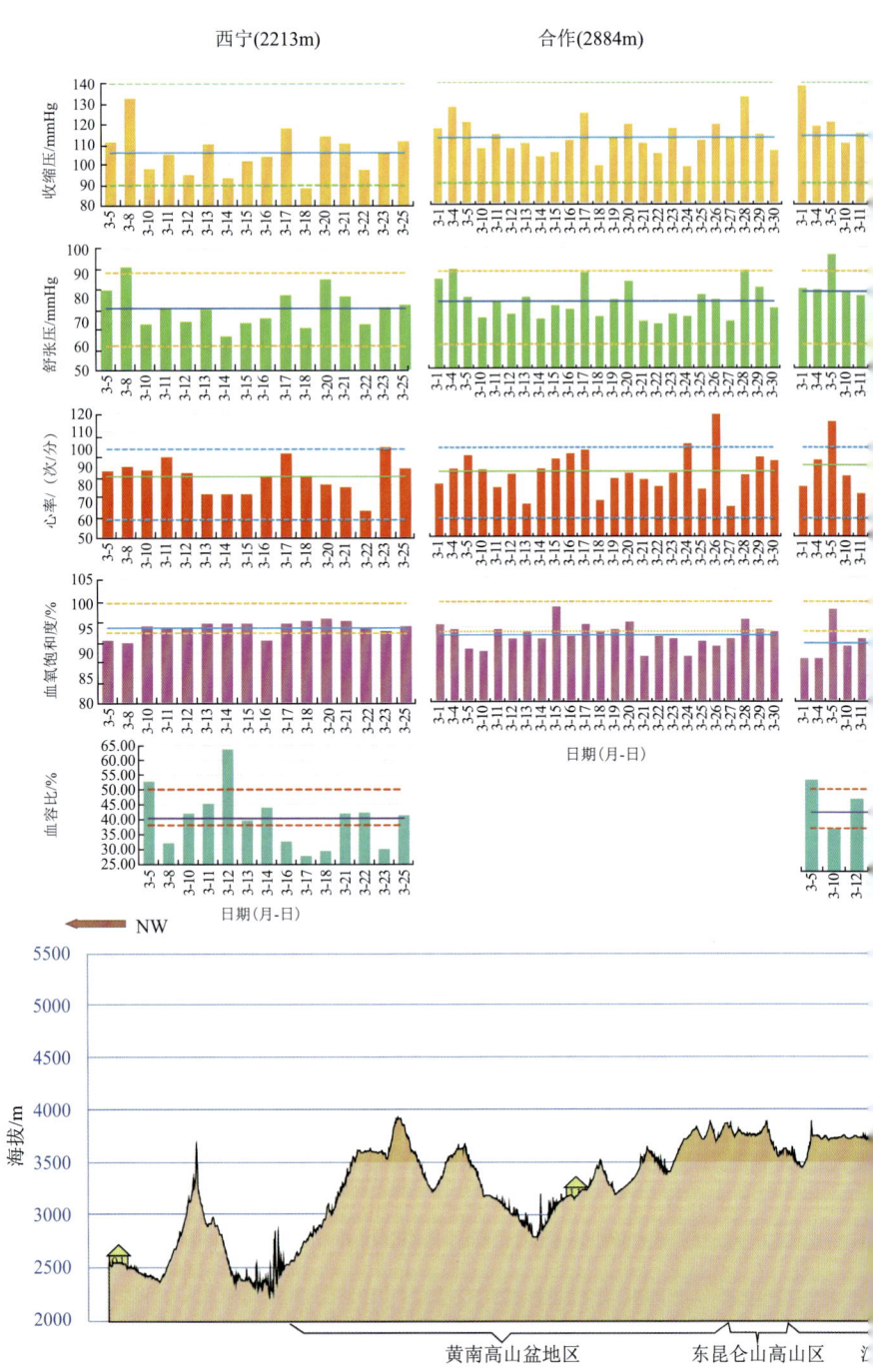

图版 2-5 2020 年西宁—合作—红原—成

第2章 青藏高原短居人群缺氧健康响应

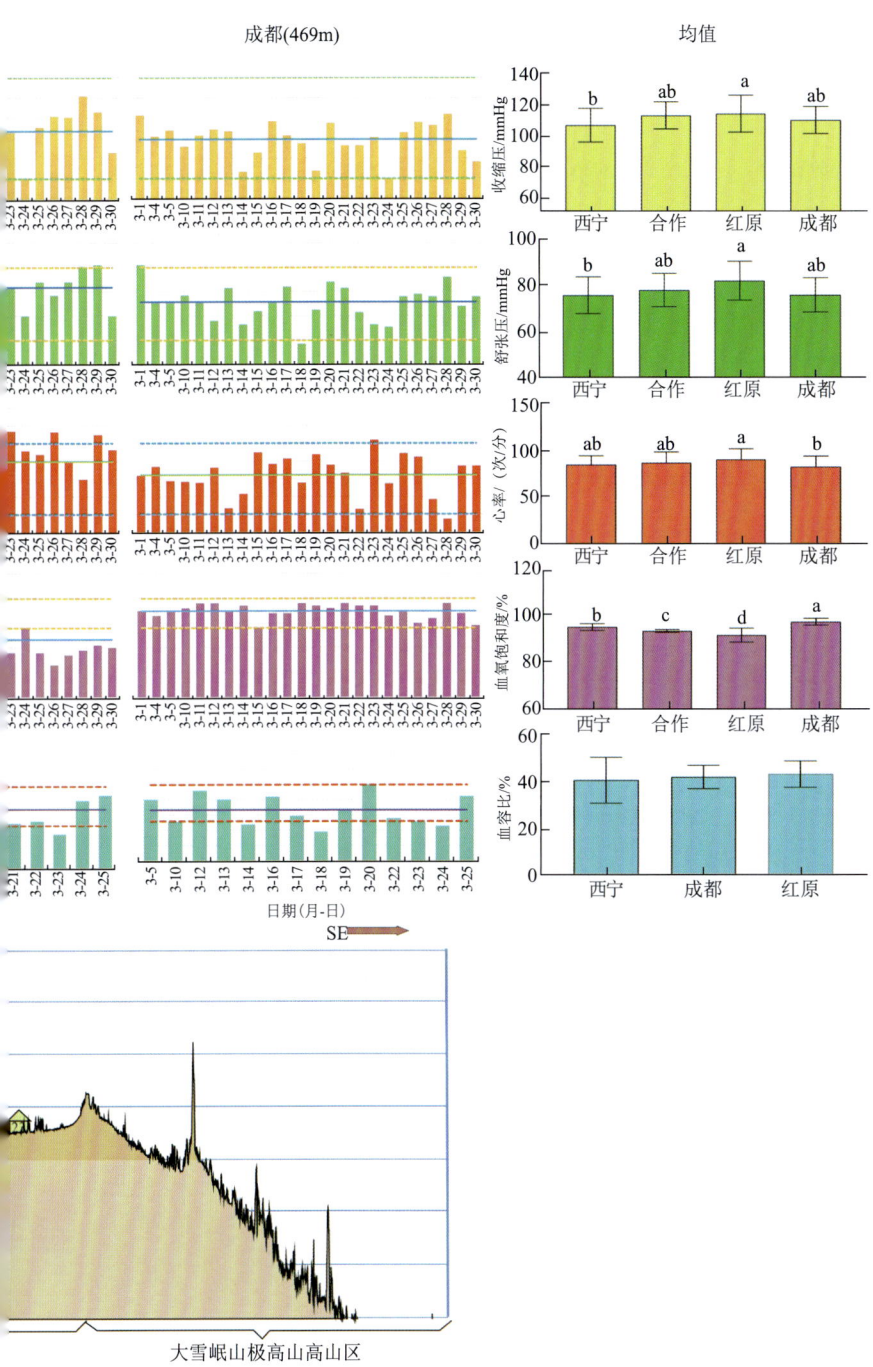

科考队员缺氧健康响应指标数据展示图

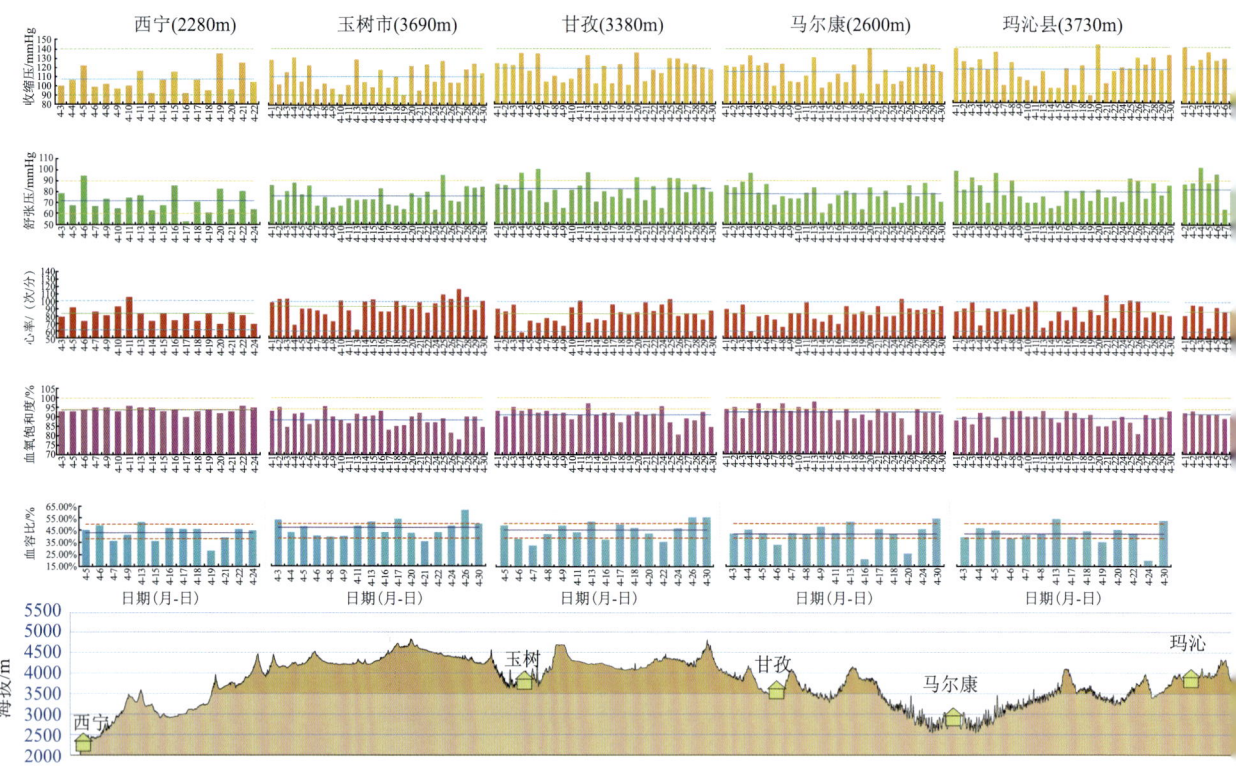

图版 2-6 2021年玉树—马尔康—玛沁—格尔木—茫崖

第 2 章 青藏高原短居人群缺氧健康响应

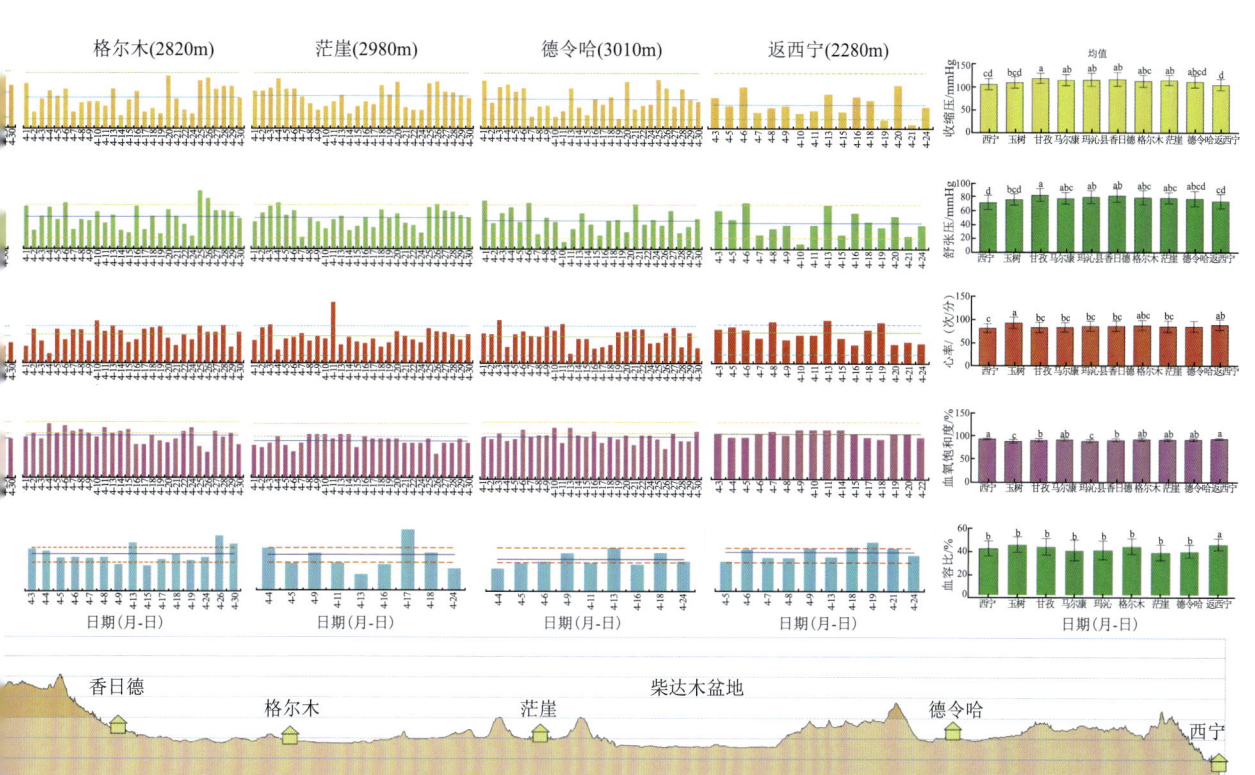

沿线（驻地）科考队员缺氧健康响应指标数据展示图

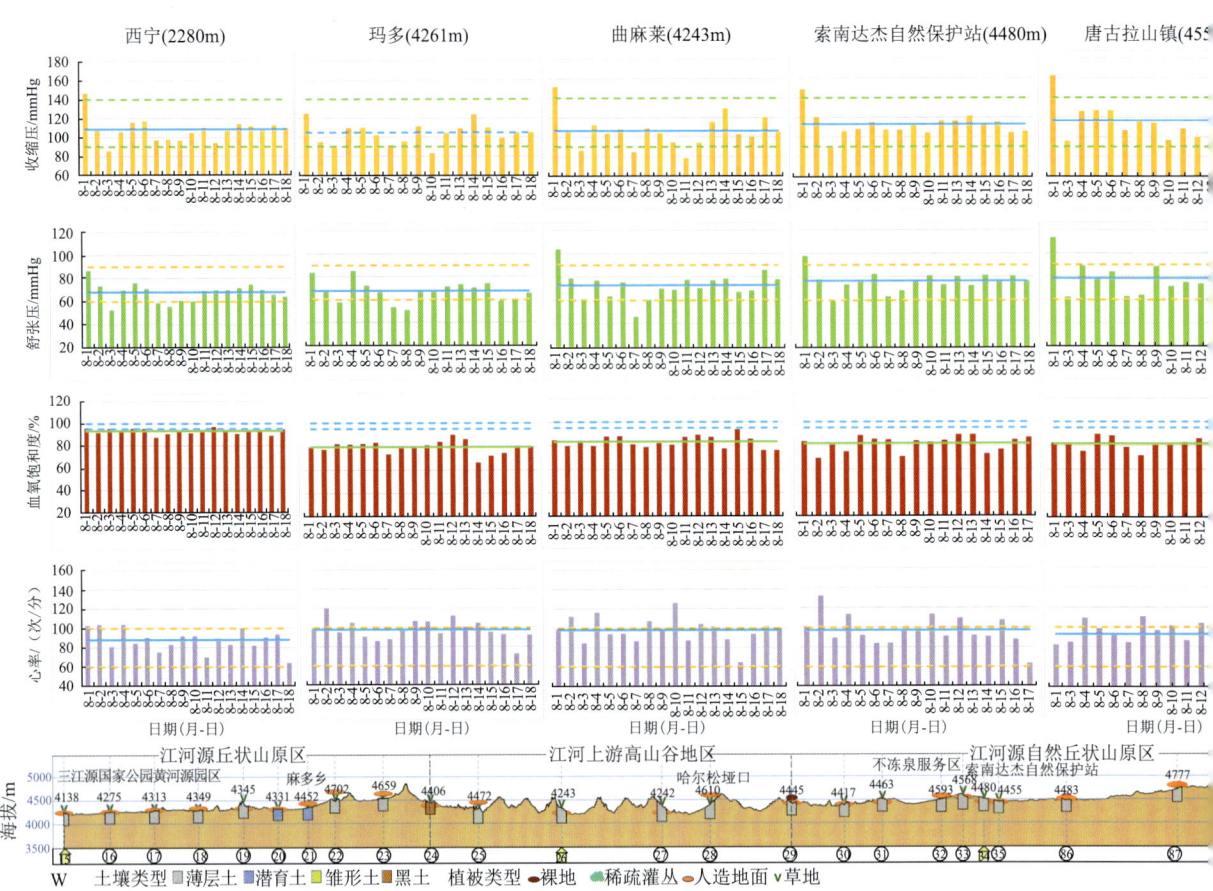

图版 2-7　2022 年夏季玛多—曲麻莱—索南达杰自

第 2 章 青藏高原短居人群缺氧健康响应

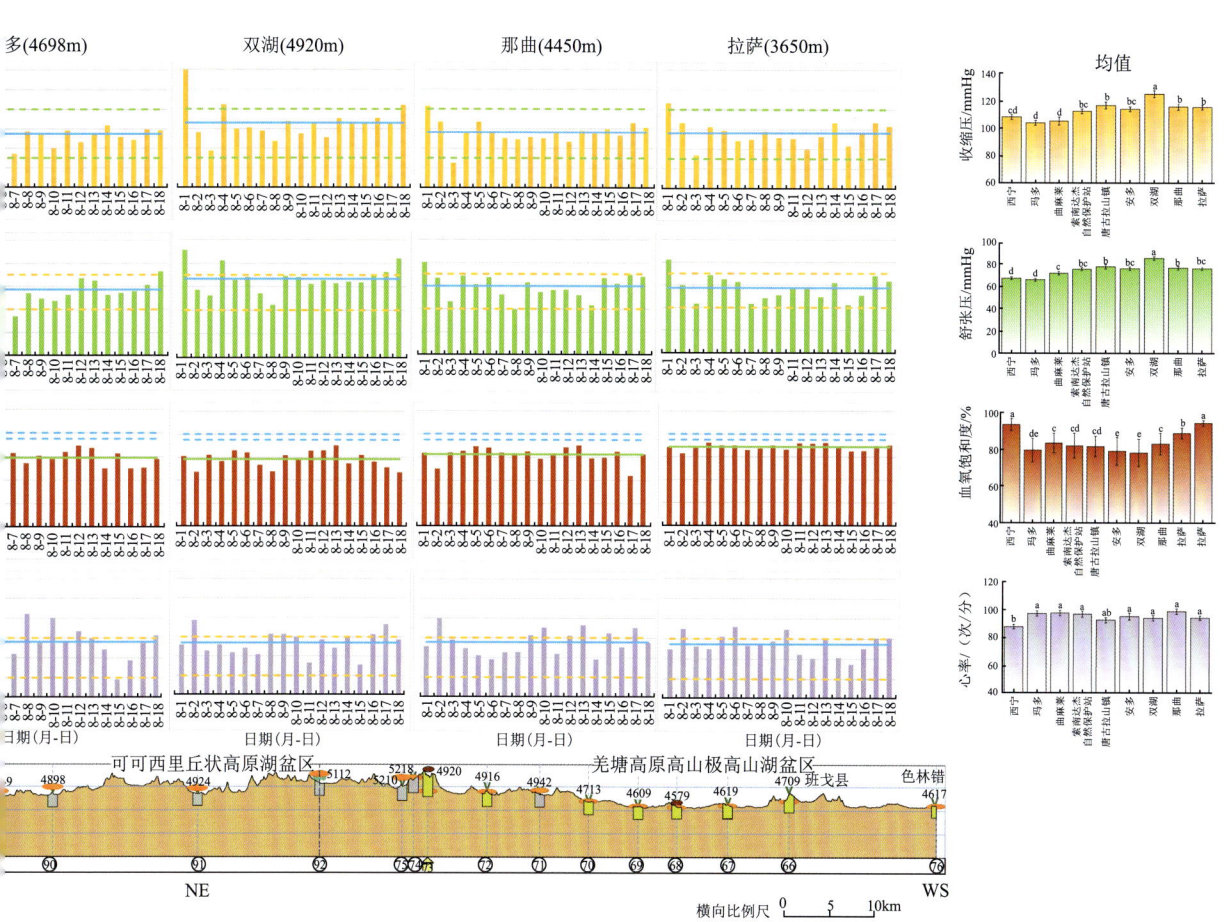

八月—班戈线科考队员缺氧健康响应指标数据展示图

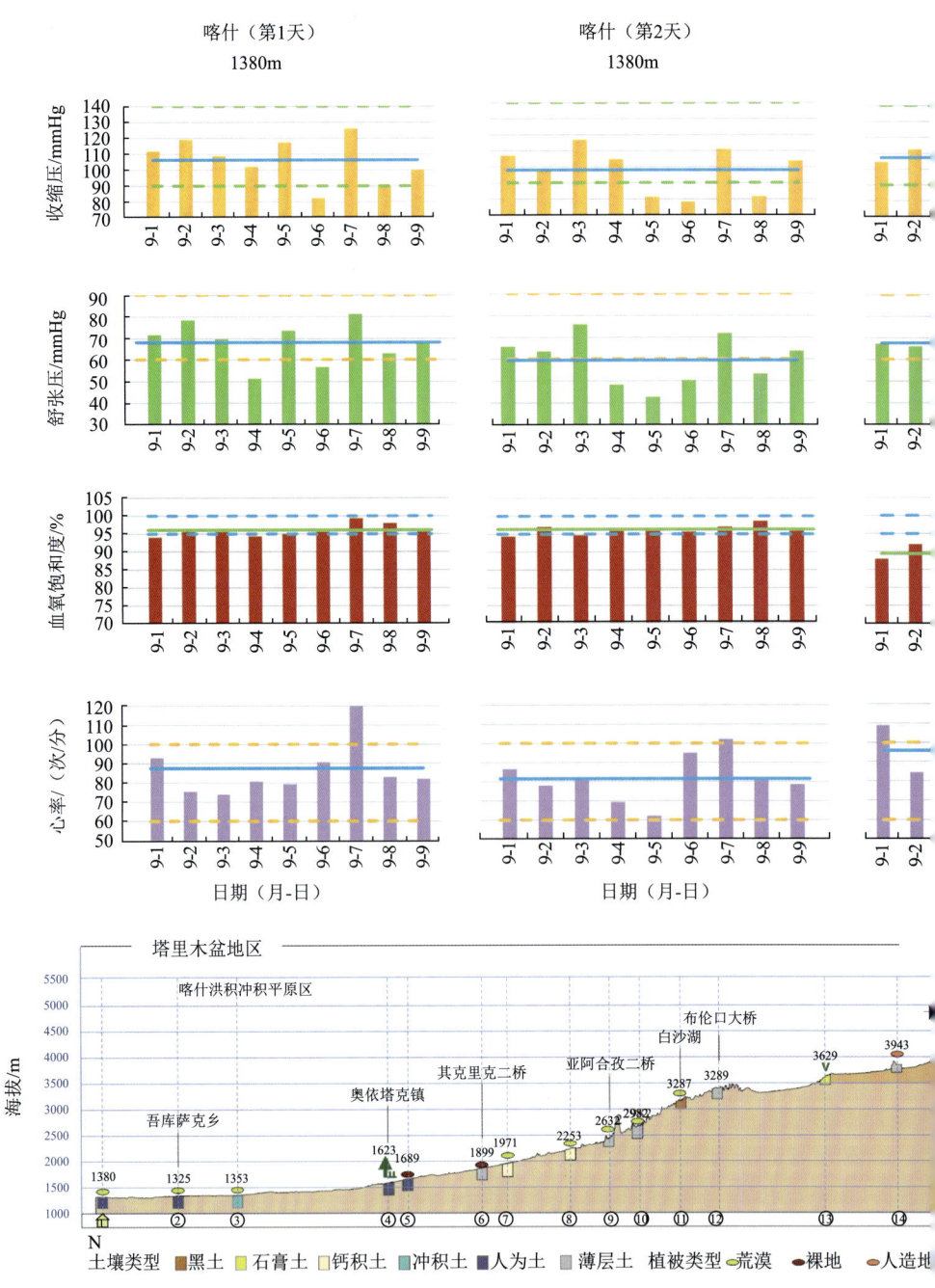

图版 2-8 2022年夏季喀什—塔什

第 2 章 青藏高原短居人群缺氧健康响应

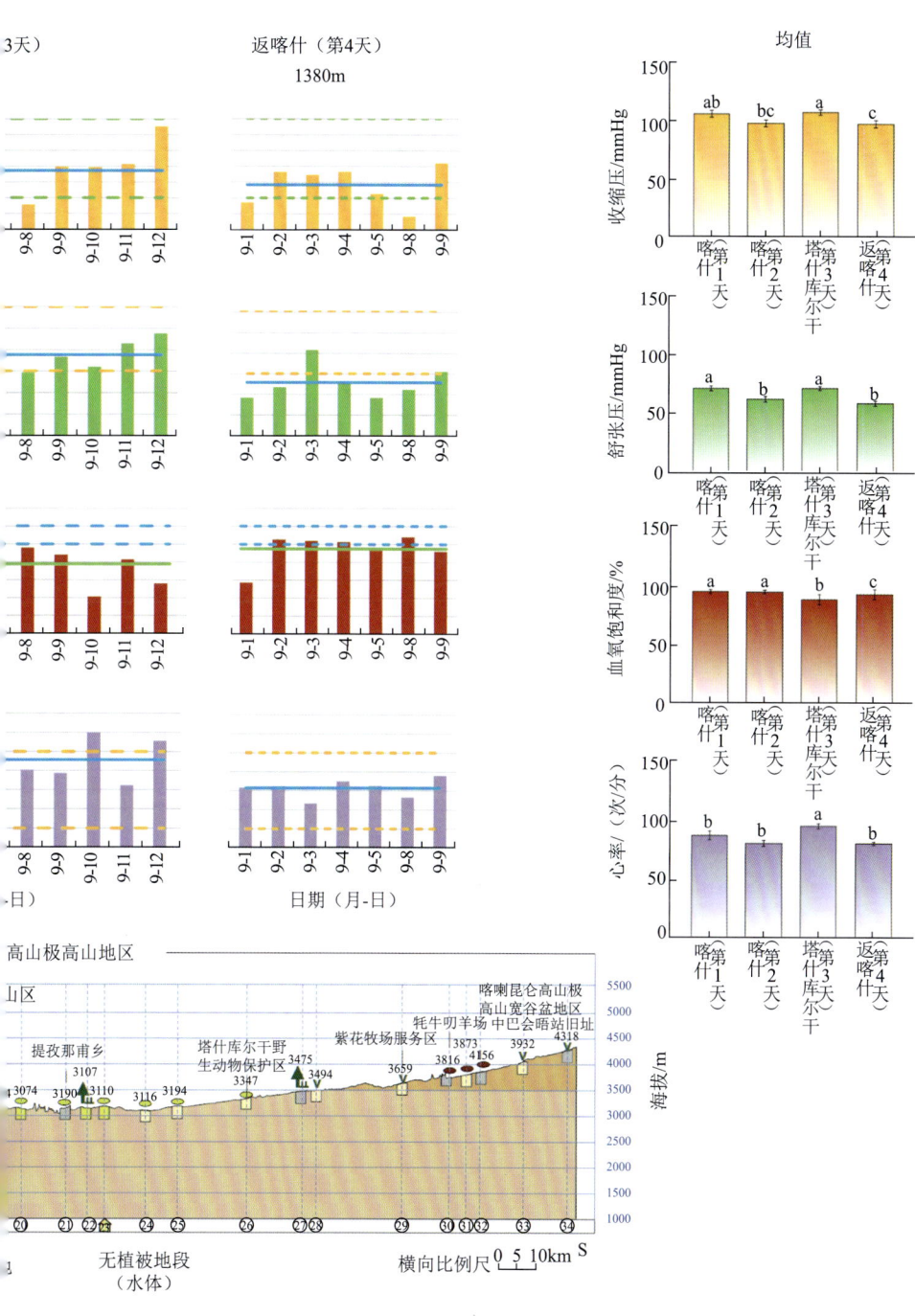

员缺氧健康响应指标数据展示图

第 3 章

青藏高原家畜、模式动物缺氧健康响应[①]

[①] 本章由郝力壮、蒲小燕、马恒、马永贵、陈志、史培军撰写。
本章地图设计由王静爱、郝力壮、蒲小燕完成，制图由李亚兄、马恒、张颖、刘甜、吉怡萌、魏丹完成。

青藏高原"缺氧环境及其健康效应"科考分队依据子课题的执行计划，于 2021 年 3 月 24 日～4 月 24 日在西宁市城北区（海拔 2200 m），2021 年 4 月 25 日～5 月 24 日在黄南州河南县（海拔 3800 m）开展了缺氧对家畜（牦牛、黄牛）养殖影响的控制实验。于 2019 年 7～8 月在西宁市城西区（海拔 2260 m）、海北州门源县（海拔 3200 m）、果洛州玛多县（海拔 4200 m）开展缺氧对模式动物（大鼠）健康影响的定点控制实验。这些定点科考观察实验，为理解青藏高原家畜和模式动物对缺氧环境的健康响应提供了重要的依据（附录 6）。

3.1 家畜缺氧健康响应

3.1.1 考察测量设计

采样点设计 家畜考察和采样点设计主要考虑以下两个原则：一是控制实验观测和采样，选择具备控制条件的青海大学畜牧兽医科学院反刍动物试验基地（西宁）和青海省黄南州河南县牦牛养殖合作社开展。二是在不同海拔地区扩大样本量观测和采集冬季数据（冬季的氧含量最低且能消除植被对地表氧含量的影响）。

家畜考察研究设计 从青海省西宁市大通县一养殖场选取 10 头黄牛 [初生重（245.5 ± 50）kg] 和 10 头牦牛 [初生重（211.6 ± 40）kg] 开展定点控制实验。第一次试验在青海大学畜牧兽医科学院（西宁市，海拔为 2200 m）进行，第二次试验在青海省黄南州河南县牦牛养殖合作社（海拔为 3800 m）进行。在试验期间，牦牛和黄牛被饲喂相同的日粮（燕麦干草），并且可自由采食和饮水。试验持续两个月，每个地点的预饲期为 21 天，正式试验期为 7 天。正式试验期结束后，在早晨饲喂前，去除试验动物粪便表面的污染部分，并收集剩余的新鲜粪便。试验期最后一天口腔采集瘤胃液，丢弃前 100mL 液体以消除唾液污染，收集瘤胃液并通过四层纱布过滤。收集的瘤胃液和粪便样品立即储存在液氮罐中迅速冷冻，以便随后进行发酵参数测量和微生物提取。早晨饲喂前，将试验个体固定，用真空采血管采集颈静脉血样。血液凝固后，以 3000 r/min 离心 20min 以收集血清样本，部分保存在 -20℃ 冰箱中用于血液生化指标分析，部分保存在 -80℃ 冰箱中用于血液代谢物测量。对牦牛缺氧健康的野外测量指标及所用仪器均为国家认可的相关设备，其性能如表 3-1 所示。

表 3-1 牦牛健康野外测量指标及所用仪器

测量指标	测量仪器	仪器型号及产地
采食量、饮水量、体重	台秤、体重计	—
pH	pH 计	METTLER TOLEDO，瑞典
营养物质消化率	电热恒温鼓风干燥箱 纤维分析仪 全自动凯氏定氮仪	DHG-9023A，上海 ANKOM 200i JK9830，济南

续表

测量指标	测量仪器	仪器型号及产地
血清生化	全自动生化分析仪	HITACHI 7160，日本
血液代谢组	LC-MS 分析平台	—
瘤胃代谢组	LC-MS 分析平台	—
氨氮	分光光度计	721，上海
微生物蛋白	分光光度计	721，上海
挥发性脂肪酸	气相色谱仪	岛津 GC-2014，日本
瘤胃液细菌结构组成	冷冻高速离心机 超微量分光光度计	Thermo Fisher Scientific，美国 NanoDrop 2000，美国

在正式试验期，每天记录每个试验个体的采食量和饮水量，称重并记录。通过记录 1min 胸部波动的次数来记录呼吸频率。将一个运动手环绑在试验对象的尾根上，记录心率。正式试验期，在 08:00 和 16:00 连续四天收集粪便。混合后，收集 10% 的粪便，分两部分处理：一部分加入 10% 硫酸溶液，在 –20℃ 下储存，用于测量粗蛋白（CP）；另一种在 65℃ 下直接烘焙至恒重，用于分析常规成分。通过干物质（DM）、粗蛋白、中性洗涤纤维（NDF）、酸性洗涤纤维（ADF）、半纤维素（hemicellulose）和木质素（lignin）分析测量了燕麦干草的相对生物量降解率。根据美国分析化学家协会（AOAC）标准方法分析干物质和总氮（总氮二粗蛋白/6.25）。中性洗涤纤维、酸性洗涤纤维和木质素采用 van Soest 等的方法测量。全自动生化分析仪用于测量血清样本的血清生化指标，包括天冬氨酸转氨酶（AST）、丙氨酸转氨酶（ALT）、总蛋白（TP）、白蛋白（ALB）、球蛋白（GLOB）、血糖（GLU）、总胆固醇（TCHO）、甘油三酯（TG）等。血清以及瘤胃液代谢组使用 LC-MS 分析平台进行分析。pH 采用瑞典 METTLER TOLEDO pH 计进行测量；挥发性脂肪酸用岛津气相色谱仪（GC-2014）进行测量，氨氮和微生物蛋白含量通过比色法用 721 分光光度计进行测量，微生物 DNA 用十六烷基三甲基溴化铵（CTAB）法进行提取并委托深圳华大基因股份有限公司进行测序。

测量数据见附录 6。

3.1.2　观测试验

1. 观测指标

一级指标包括黄牛和牦牛的代谢体重、采食量、饮水量和干物质消化率；通过记录 1min 胸部波动的次数来记录的呼吸频率；燕麦干草的干物质、粗蛋白、中性洗涤纤维、酸性洗涤纤维、半纤维素和木质素生物量降解率。

二级指标包括黄牛和牦牛的血液生化指标（总蛋白、谷丙转氨酶、甘油三酯、总胆固醇、钙、磷、血糖、乳酸脱氢酶、白蛋白、球蛋白、尿素、肌酸激酶、总胆红素）。

三级指标包括黄牛和牦牛的瘤胃发酵参数（pH、氨氮、微生物蛋白、总挥发性脂肪酸、乙酸、丙酸、异丁酸、丁酸、异戊酸、戊酸、乙酸/丙酸）。

2. 西宁市观测点家畜缺氧健康响应观测试验

西宁市地处湟水谷地，海拔 2200 m，试验地为湟水三级阶地，位于西宁市城北区，属城区内青海大学畜牧兽医科学院反刍动物试验基地（图 3-1）。观测结果表明，牦牛瘤胃挥发性脂肪酸含量显著高于黄牛，各脂肪酸（乙酸、丙酸、异丁酸、丁酸、异戊酸和戊酸）也均显著高于黄牛，同时瘤胃中经由微生物合成的微生物蛋白含量也显著高于黄牛，牦牛主要的能量来源是瘤胃内产生的挥发性脂肪酸。因此，即使是在采食量较低的情况下，牦牛依然在海拔 2200 m 的条件下具有较强的营养物质利用能力，这与血液生化指标中，牦牛相较于黄牛而言，血糖含量有相对较高的趋势相契合，同时瘤胃中较高的微生物蛋白含量也和血液中较高的白蛋白含量相契合。

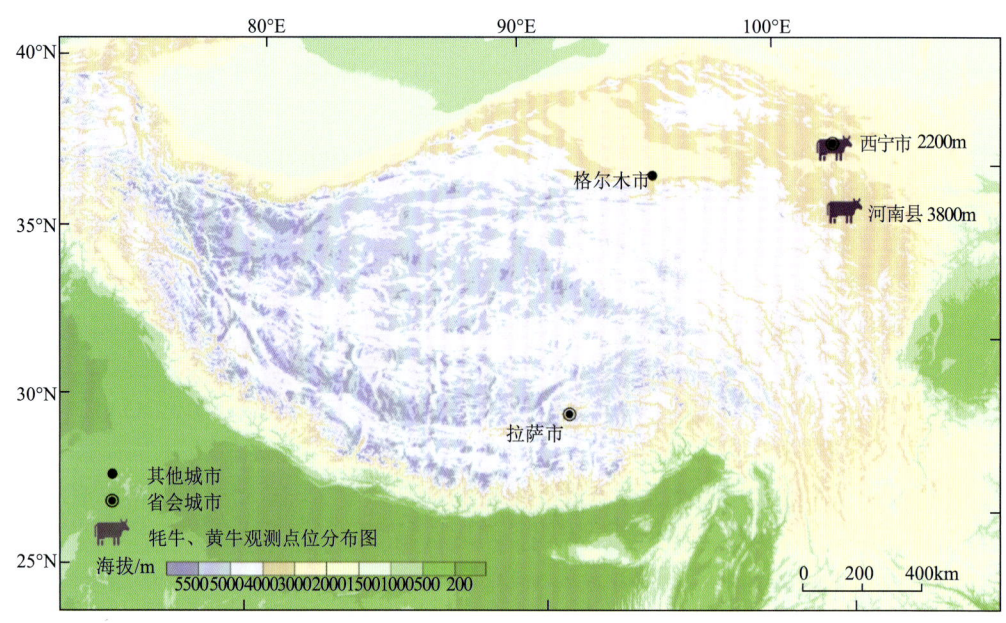

图 3-1　牦牛、黄牛缺氧健康响应观测点位分布图

3. 河南县观测点家畜缺氧健康响应观测试验

河南县是青海省唯一的蒙古族自治县，俗称"河南蒙旗"，是中国蒙古族人口比例最高的县。该县地处青海省东南部，处于青甘川三省接合部，试验地平均海拔 3800m，属纯牧区（图 3-1）。观测结果表明，牦牛瘤胃异戊酸含量显著高于黄牛，同时瘤胃中氨氮以及经由微生物合成的微生物蛋白含量也显著高于黄牛。在海拔 3800 m 的情况下，牦牛相比于黄牛代谢体重更轻，在自由采食和自由饮水的条件下，牦牛的采食量和饮水量也比黄牛更少，但是牦牛对营养物质（干物质、中性洗涤纤维、酸性洗涤纤维、半纤维素）的消化率显著高于黄牛，表明牦牛相较于黄牛而言，即使在采食量较低的情况下，对于营养物质的消化率依然较高。

3.1.3 指标分析

环境指标 初步试验观测结果表明，海拔（绝对氧含量，下同）对家畜健康有明显影响。高海拔相较于低海拔而言，氧含量和畜舍气温更低，氧含量差、气温差、畜舍湿度更高，光照时长更长，水温、水 pH 以及水溶解氧均更低，空气质量状况更好（表 3-2）。

表 3-2　不同海拔环境指标对比

项目	低海拔（西宁市）	高海拔（河南县）	P 值
氧含量 /%	20.45±0.02	19.86±0.06	<0.01
畜舍气温 /℃	13.34±0.34	4.41±0.26	<0.01
畜舍湿度 /%	46.86±1.87	73.07±3.48	<0.01
氧含量差 /%	0.22±0.01	1.03±0.13	<0.01
气温差 /℃	3.00±0.51	7.90±1.28	<0.01
湿度差 /%	15.57±2.88	34.86±6.19	0.015
水温 /℃	13.57±0.59	2.11±0.60	<0.01
水 pH	7.43±0.04	6.88±0.02	<0.01
溶解氧 /(mg/L)	8.41±0.04	5.22±0.10	<0.01
最高气温 /℃	15.29±1.21	11.14±0.80	0.014
温差 /℃	14.43±0.97	10.43±0.48	<0.01
光照时长 /h	13.13±0.02	14.07±0.01	<0.01
空气污染指数	61.71±4.60	32.71±4.32	<0.01
空气湿度 /%	57.14±4.34	85.00±2.84	<0.01
PM_{10}/(μg/m^3)	74.86±7.97	29.71±5.68	<0.01
$PM_{2.5}$/(μg/m^3)	30.14±3.36	13.00±2.01	<0.01
NO_2/(μg/m^3)	30.29±4.32	10.00±0.72	<0.01
SO_2/(μg/m^3)	13.71±3.42	4.86±0.14	0.041
O_3/(μg/m^3)	52.00±11.95	73.29±7.72	0.16
CO/(μg/m^3)	0.54±0.20	0.00±0.00	0.033

牦牛缺氧健康响应 初步试验观测结果表明，氧含量降低后（海拔升高），牦牛采食量显著增加，代谢体重以及呼吸频率极显著降低，干物质、酸性洗涤纤维、木质素、粗蛋白以及有机物消化率极显著降低（图 3-2）。

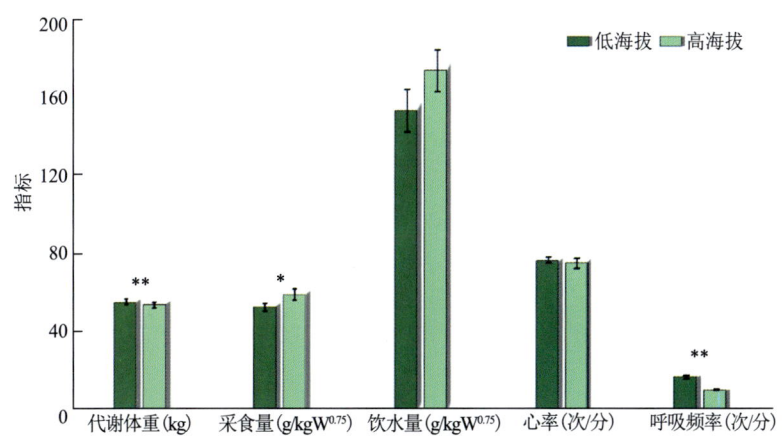

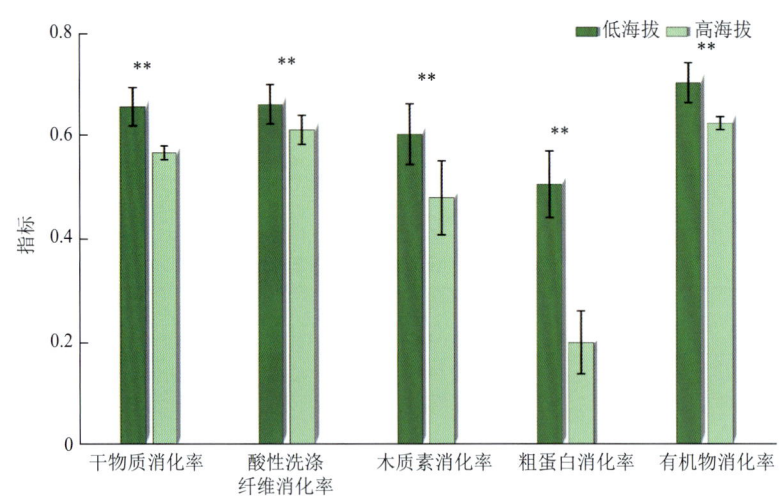

图 3-2 牦牛饲养与日粮消化指标对比图

* 表示通过了 0.5 水平显著性检验；** 表示通过了 0.01 水平显著性检验；$W^{0.75}$ 表示"代谢体重"，kg $W^{0.75}$ 表示"每千克代谢体重"

海拔升高后，牦牛总胆红素降低，血糖增加，谷丙转氨酶升高。血糖升高可能和牦牛采食量显著增加有关，在高海拔环境条件下，牦牛需要动用更多的能量维持体温以及自身生长代谢能量所需，当动用机体内的脂质困难时，肝脏细胞会有一定的损伤，引发一定的炎症，最终导致肝脏细胞中的谷丙转氨酶释放入血，造成血液中谷丙转氨酶含量的极显著升高（图 3-3）。牦牛瘤胃中氨氮浓度显著增加，微生物蛋白（MCP）含量极显著降低，异丁酸含量极显著增加（图 3-4）。

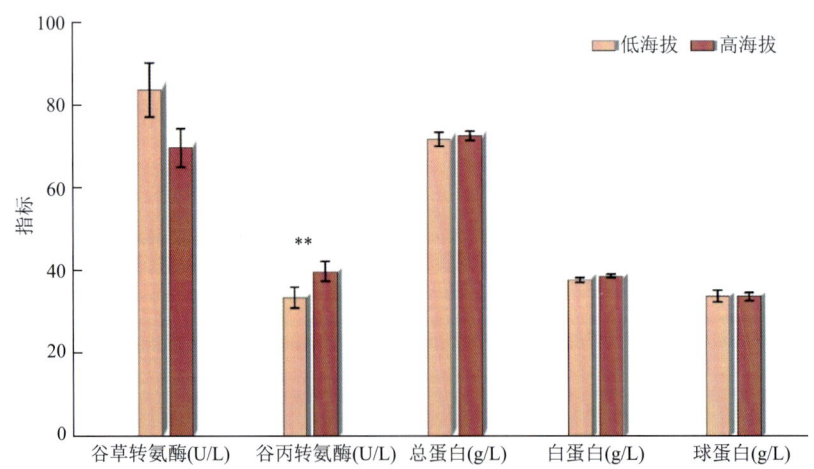

第 3 章 青藏高原家畜、模式动物缺氧健康响应

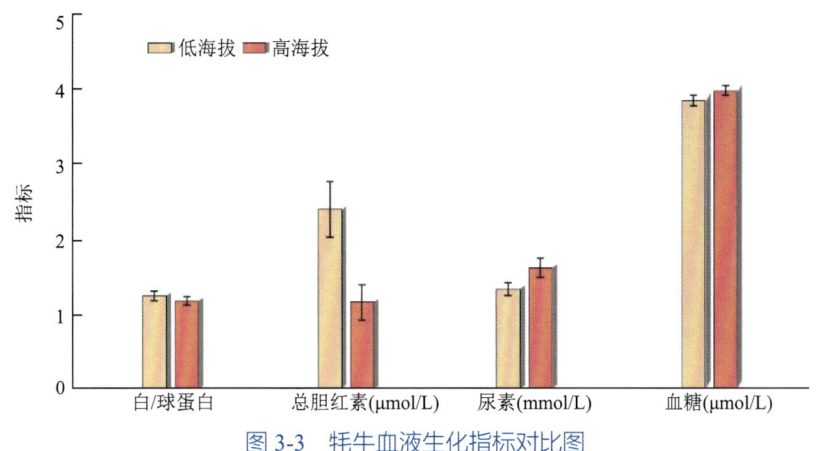

图 3-3　牦牛血液生化指标对比图

** 表示通过了 0.01 水平显著性检验

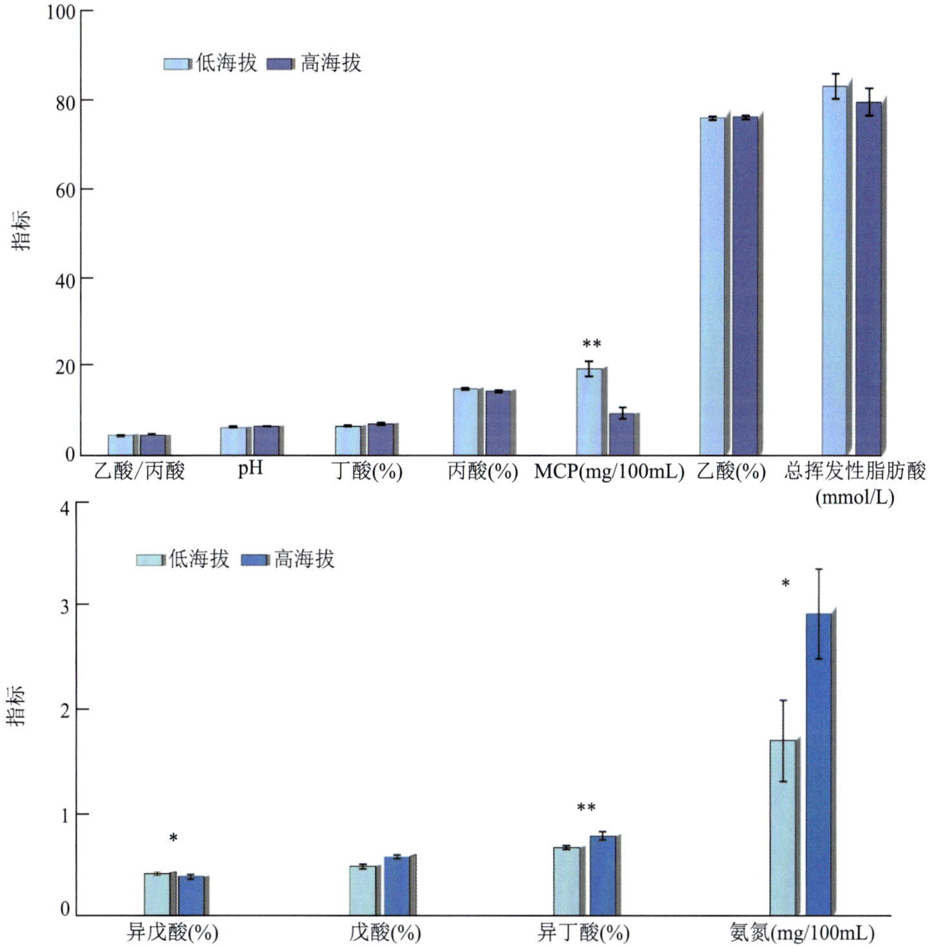

图 3-4　牦牛瘤胃发酵指标对比图

* 表示通过了 0.5 水平显著性检验；** 表示通过了 0.01 水平显著性检验

黄牛缺氧健康响应 初步试验观测结果表明，海拔升高后，为了维持自身机体能量代谢需要，黄牛采食量增加，但是干物质、木质素、粗蛋白以及有机物消化率降低（图3-5）。黄牛总胆红素降低，血糖含量升高（图3-6）。

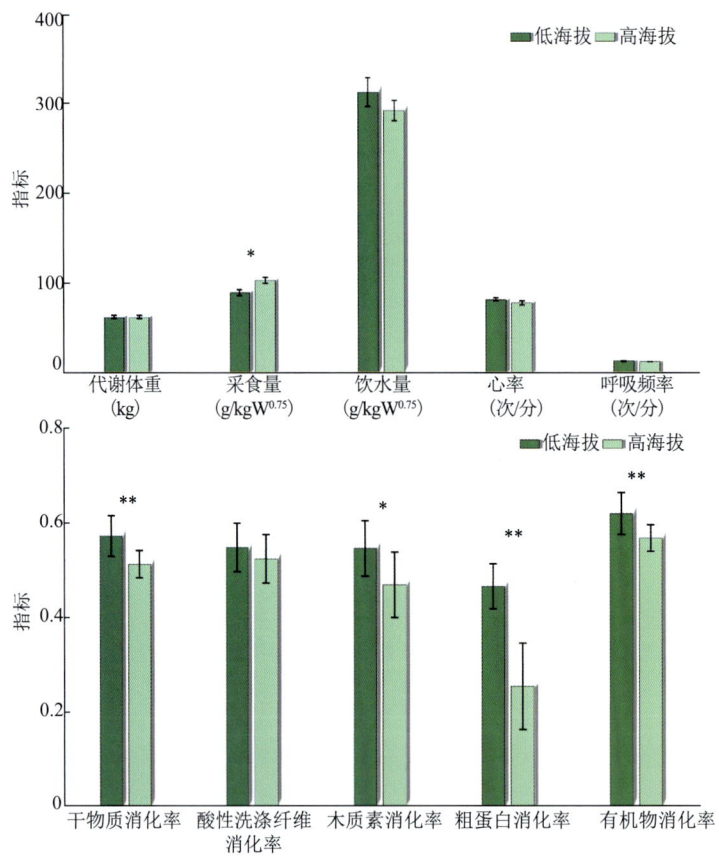

图 3-5　黄牛饲养与日粮消化指标对比图
* 表示通过了 0.5 水平显著性检验；** 表示通过了 0.01 水平显著性检验

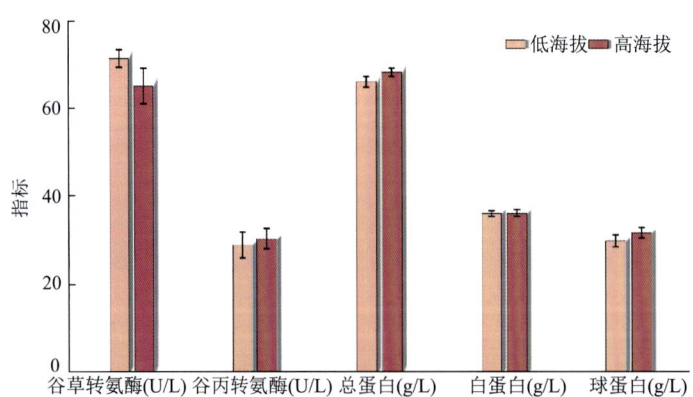

第 3 章　青藏高原家畜、模式动物缺氧健康响应

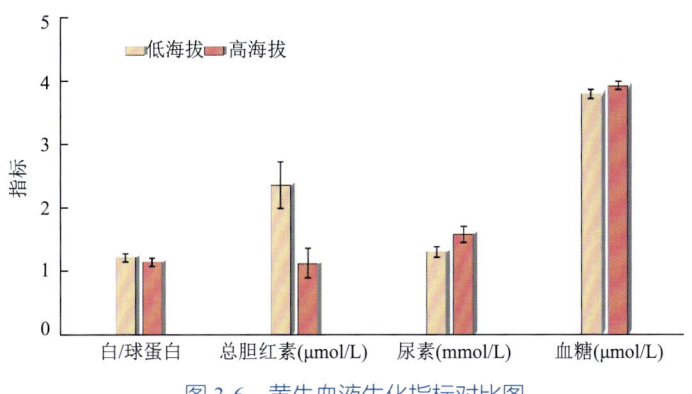

图 3-6　黄牛血液生化指标对比图

随着海拔的升高，黄牛瘤胃中氨氮浓度和微生物蛋白（MCP）含量降低，乙酸、异戊酸和总挥发性脂肪酸含量增加，丙酸和戊酸含量下降，这可能与采食量显著增加和黄牛对粗饲料（燕麦干草）消化利用比牦牛低有关（图 3-7）。

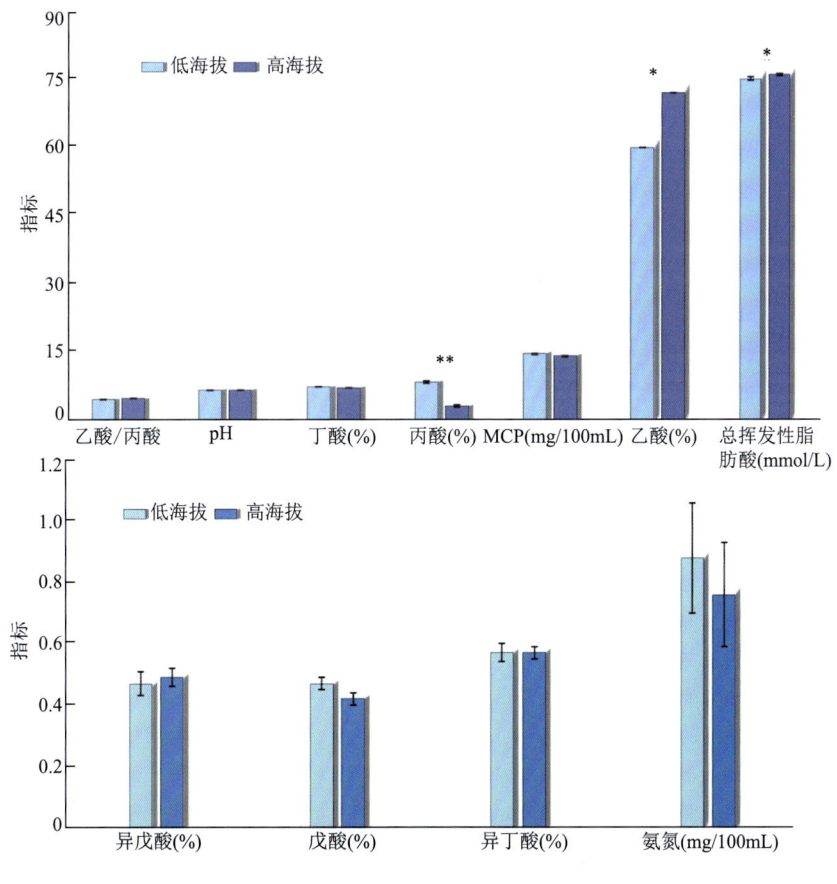

图 3-7　黄牛瘤胃发酵指标对比图

* 表示通过了 0.5 水平显著性检验；** 表示通过了 0.01 水平显著性检验

3.2 模式动物（SD 大鼠）缺氧健康响应

3.2.1 考察测量设计

采样点设计　缺氧对模式动物健康影响的定点观测选择了三个海拔相差 1000 m 的不同地点，分别为青海省西宁市（海拔 2200 m）、门源县（海拔 3200 m）和玛多县（海拔 4200 m），在这 3 个地点开展海拔等地理环境因子对斯泼累格·多雷（Sprague Dawley，SD）大鼠机体肺功能的影响及其分子机制研究。西宁市（36°31′N～37°23′N，100°51′E～101°56′E）位于青藏高原东部边缘，平均海拔约 2200 m。门源县（37°03′N～37°59′N，100°55′E～102°41′E）位于青海省东北部，属海北州管辖，在海北州东部，其东部和北部与甘肃省相邻，平均海拔 3200 m。玛多县（34°50′N～35°40′N，96°50′E～99°20′E）位于青海省果洛州西北部，平均海拔约 4200 m。

模拟动物考察研究设计　为了理解青藏高原缺氧环境对人畜健康响应的分子生物学机制，以模式动物无特定病原体（specific pathogen free，SPF）级雄性 SD 大鼠为研究对象，通过常规饲养 SD 大鼠，检测饲养 0 天、7 天、14 天和 28 天后大鼠血氧饱和度（SaO_2）、动脉血氧分压（PaO_2）、肺动脉压（PAP）等参数，观察大鼠肺组织病理形态学损伤情况以及不同海拔低氧环境胁迫对大鼠肺组织氧化应激状态的影响。野外测量指标及所用仪器均为国家认可的相关设备，其性能如表 3-3 所示。

表 3-3　实验动物模拟测量仪器

名称	生产厂家
普通台式离心机	盐城市凯特实验仪器有限公司
立式压力蒸汽灭菌器	上海申安医疗器械厂
电子精密天平	美国康州 HZ 电子有限公司
切片机刀片	日本羽毛安全剃刀株式会社
31050102W 组织包埋盒	江苏世泰实验器材有限公司
XH-B 旋涡混合器	江苏康健医疗用品有限公司
超低温冰箱	日本三洋公司
HH-1 电热恒温水浴锅	上海喆图科学仪器有限公司
UPH-II-10T 优谱超纯水制造系统	成都超纯科技有限公司
SpectraMax PLUS 384 多功能酶标仪	美国美谷分子仪器有限公司
NanoDrop 2000 紫外分光光度计	美国赛默飞世尔科技公司
光学显微镜	青岛聚创环保集团有限公司
透射电镜	日本电子株式会社
SW-CJ-2F 超净工作台	苏州安泰空气技术有限公司

动物分组　利用随机分组原则，将 SD 大鼠随机分成 3 组，分别为 2200 m 组（西宁市）、3200m 组（门源县）和 4200m 组（玛多县），$n=28$ 只，其中西宁组大鼠为对照，在青海大学医学部基础医学研究中心动物房中分笼饲养，门源组大鼠在青海省门源县

人民医院动物房中分笼饲养,玛多组在青海省玛多县人民医院动物房中分笼饲养,在实验第 0、第 7、第 14、第 28 天每组取 7 只进行实验数据的收集。

腹主动脉血氧分压及血氧饱和度检测 对 SD 大鼠腹腔注射 3% 戊巴比妥钠进行麻醉,待大鼠无角膜反射及收缩反应后,手术部位脱毛消毒,手术剪切开大鼠腹部皮肤,剥离开腹主动脉,用动脉采血器抽取全血,用 Sysmex 全自动血气分析仪分析腹主动脉 SaO_2 及 PaO_2。其余全血离心,收集血清,封装在无菌 EP 管,置于 –20℃冰箱保存备用。肺动脉压检测,采血结束后,使用 PowerLab 生理记录仪通过压力传感器采集 PAP,并记录数据。

苏木精 - 伊红(hematoxylin-eosin staining,HE)染色检测 上述实验结束后,处死各组 SD 大鼠,剖取肺组织,切取右肺下叶组织部分于 4% 多聚甲醛溶液中固定,石蜡包埋和切片,二甲苯脱蜡,苏木精 - 伊红染色,二甲苯透明,封片,显微镜观察。部分于液氮速冻后转入 –80℃冰箱保存,部分固定于 2.5% 戊二醛溶液,用于后期电镜检测。

透射电镜检测 取 SD 大鼠右下肺尖处肺组织,小心切成 1 mm^3 组织块,置于盛有预冷 2.5% 戊二醛溶液的冻存管中固定 10 h,用磷酸盐水缓冲液(phosphate buffered saline,PBS)洗涤。锇酸固定,梯度酒精脱水,纯丙酮、混合包埋液包埋 4 h,再浸入纯包埋液中过夜。在铅染色液中染色,使用透射电镜观察超微结构改变。

肺组织中氧化应激指标检测 取 SD 大鼠肺组织,室温下完全解冻后,置于组织匀浆机,按质量 / 体积比为 1/9 加入 PBS,进行匀浆,低温离心收集上清液,按照试剂盒操作说明进行后续操作,在 405 nm 处检测吸光度(OD 值),计算大鼠肺中谷胱甘肽过氧化物酶(GSH-Px)及超氧化物歧化酶(SOD)活力。

数据统计与分析 用 SPSS 22.0 对上述实验结果进行分析,以均数 ± 标准差表示,独立样本 T 检验和单因素方差分析被用于比较显著性,$P < 0.05$ 表示有统计学意义。

测量数据如附录 6。

3.2.2 生理指标与肺组织含水量的差异

不同海拔低氧胁迫 SD 大鼠生理指标的差异 在整个实验过程中没有动物死亡。全自动血气分析仪检测动脉 PaO_2、SaO_2、PAP,结果如图 3-8 所示,在海拔 2200m 组中,与 0 天组比较,低氧胁迫 7 天、14 天和 28 天的大鼠 PAP、PaO_2 和 SaO_2 变化均无统计学意义($P > 0.05$);在海拔 3200 m 组和 4200 m 组中,与 0 天组比较,低氧胁迫 7 天、14 天和 28 天的大鼠 PAP 极显著升高、PaO_2 和 SaO_2 均极显著降低($P < 0.01$);与海拔 2200m 组比较,3200m 和 4200m 组的大鼠在低氧胁迫 7 天、14 天和 28 天后,PAP 均极显著升高、SaO_2 显著(或极显著)降低和 PaO_2 极显著降低;与海拔 3200 m 组比较,4200m 组大鼠在低氧胁迫相同时间后,PAP 显著(或极显著)升高、SaO_2 极显著降低($P < 0.01$);但是与海拔 3200 m 组比较,在 4200m 环境下低氧胁迫相同时间后,其中 7 天组大鼠 PaO_2 降低,无统计学差异($P > 0.05$),而在低氧胁迫 14 天和 28 天后,PaO_2 极显著降低($P < 0.01$)。以上结果表明,3200m 海拔以上的低氧胁迫能降低正常大鼠 PaO_2、SaO_2,提高 PAP,且随着海拔的升高以及低氧胁迫时间的延长,以上指标的变化更加显著。

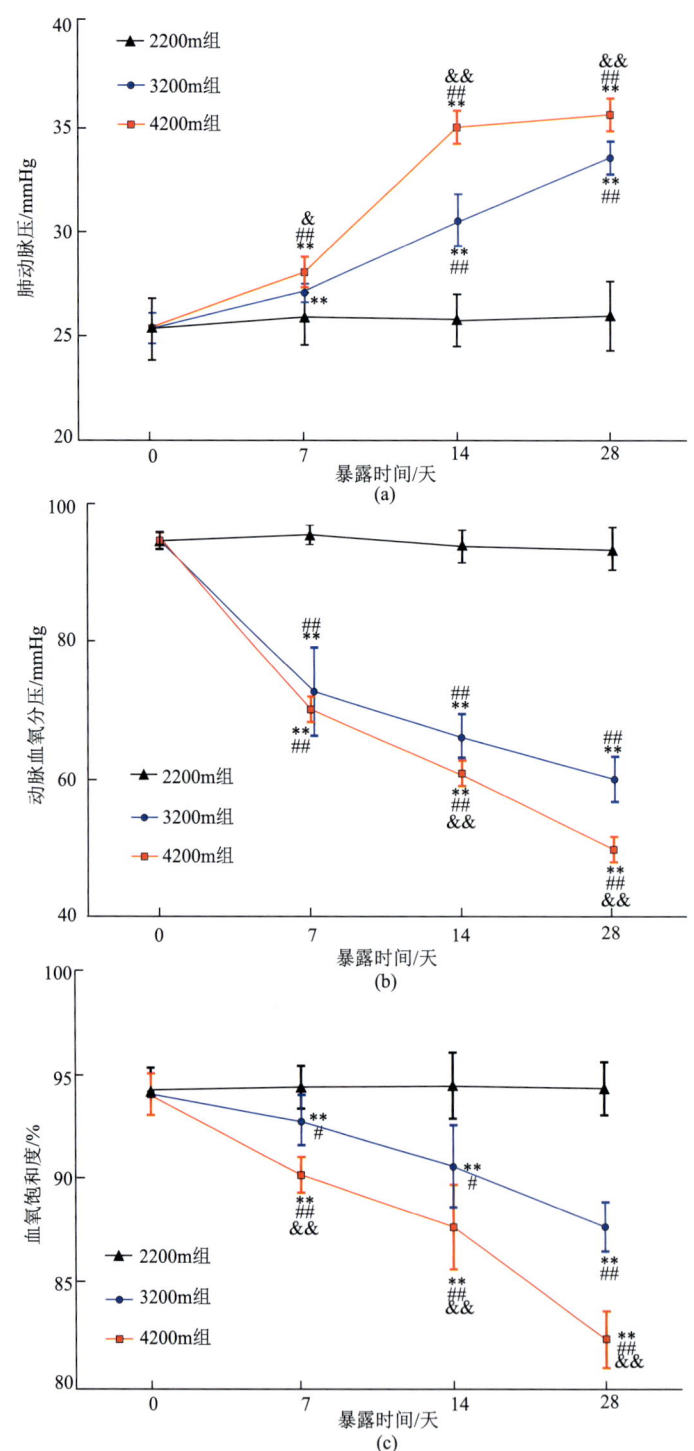

图 3-8　高海拔低氧环境胁迫对大鼠肺血气水平的影响（n=20）

(a) 高海拔低氧胁迫提高了平均 PAP；(b) 高海拔低氧胁迫降低了 PaO_2；(c) 高海拔低氧胁迫降低了 SaO_2。与胁迫 0 天组比较，**P < 0.01；与 2200 m 组比较，#P < 0.05，##P < 0.01；与 3200 m 组比较，&P < 0.05，&&P < 0.01

不同海拔低氧胁迫大鼠肺组织含水量的差异 利用干湿重法检测了各组大鼠肺含水量，结果如图3-9所示，在2200 m组大鼠中，与0天组比较，低氧胁迫各时间点的大鼠肺组织含水量无显著性差异（$P > 0.05$）；3200m组大鼠中，与0天组比较，低氧胁迫7天、14天和28天后的肺组织含水量明显升高（$P < 0.01$）；4200m组大鼠中，与0天组比较，低氧胁迫7天、14天和28天后的大鼠肺组织含水量显著升高（$P < 0.01$）；与海拔2200m组比较，3200m和4200m组大鼠在低氧胁迫7天、14天和28天后，肺组织含水量均显著升高（$P < 0.01$）；与3200m组比较，4200 m组大鼠在对应胁迫相同时间后，大鼠肺组织含水量显著性升高（$P < 0.01$）。上述结果显示，3200 m海拔以上的低氧胁迫增加大鼠肺组织中的含水量，且随着海拔的升高以及胁迫时间的延长，肺组织中的含水量有增加趋势，说明肺损伤进一步加剧。

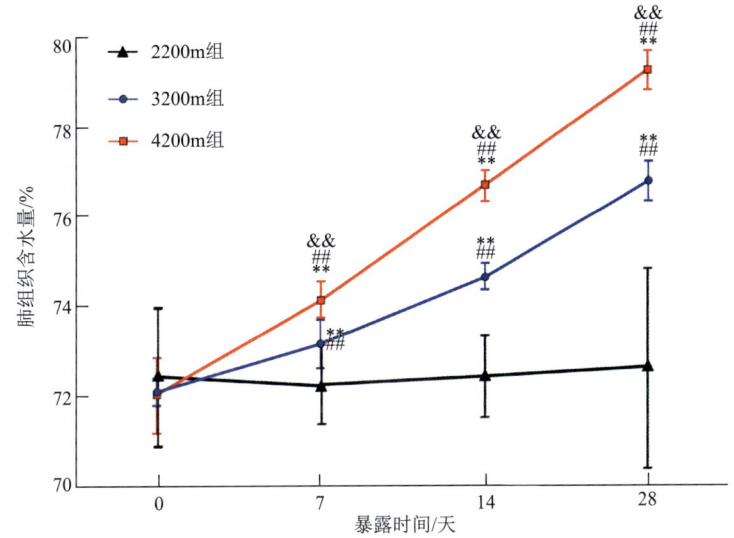

图3-9 高海拔低氧环境胁迫对大鼠肺组织含水量的影响（$n=5$）

与胁迫第0天比较，$**P < 0.01$；与2200 m组比较，$##P < 0.01$；与3200 m组比较，$\&\&P < 0.01$

3.2.3 肺组织病理形态学差异

通过HE染色观察了各组大鼠肺组织形态学特征，结果如图3-10所示，2200m各组大鼠肺组织形态未见异常，肺泡腔结构清晰；3200m组和4200m组0天的大鼠肺组织形态结构正常，并未出现水肿现象，而随着胁迫时间的延长，可见大鼠肺泡间隔明显变大，有炎性细胞浸润，且胁迫时间越长，肺组织病理损伤越明显，而4200 m组低氧胁迫7天、14天和28天的大鼠肺组织损伤较3200m组更为严重。

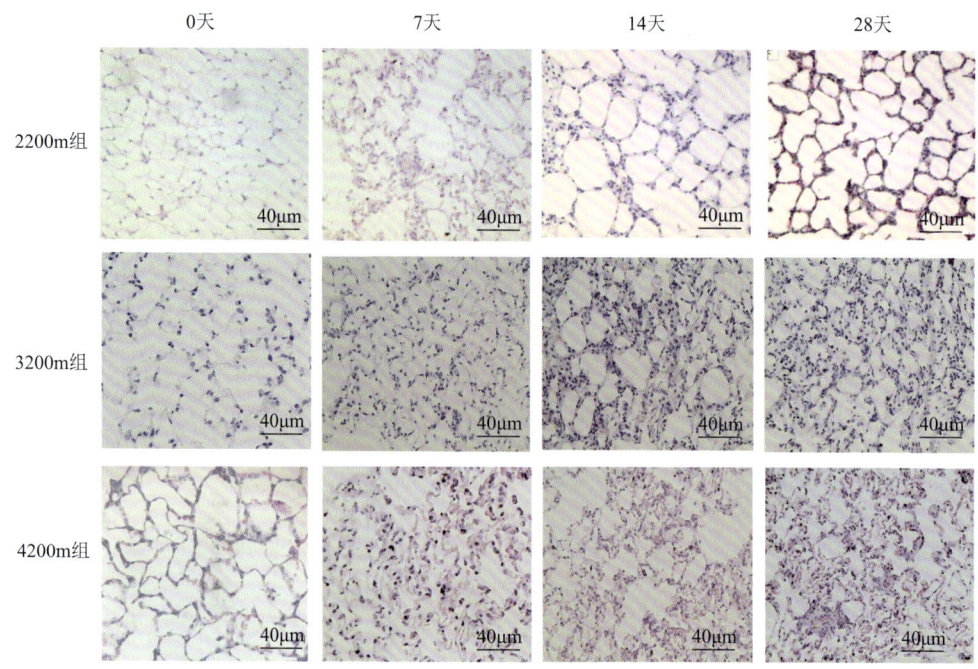

图 3-10　高海拔低氧环境胁迫对大鼠肺组织病理学的影响

透射电镜检测结果如图 3-11 所示，2200m 各组大鼠肺组织细胞结构正常，气血屏障结构完整；3200 m 组和 4200 m 组 0 天大鼠肺组织细胞结构完整，各种细胞器未见异常，随着低氧胁迫时间的延长，肺组织细胞结构明显异常，II 型肺泡细胞损伤出现大量空泡，细胞核染色质固缩，肺组织肺泡间隔水肿情况加重，线粒体肿胀愈加明显。其中，4200m 组低氧胁迫 7 天、14 天和 28 天的肺泡结构损伤程度明显高于 3200m 组。

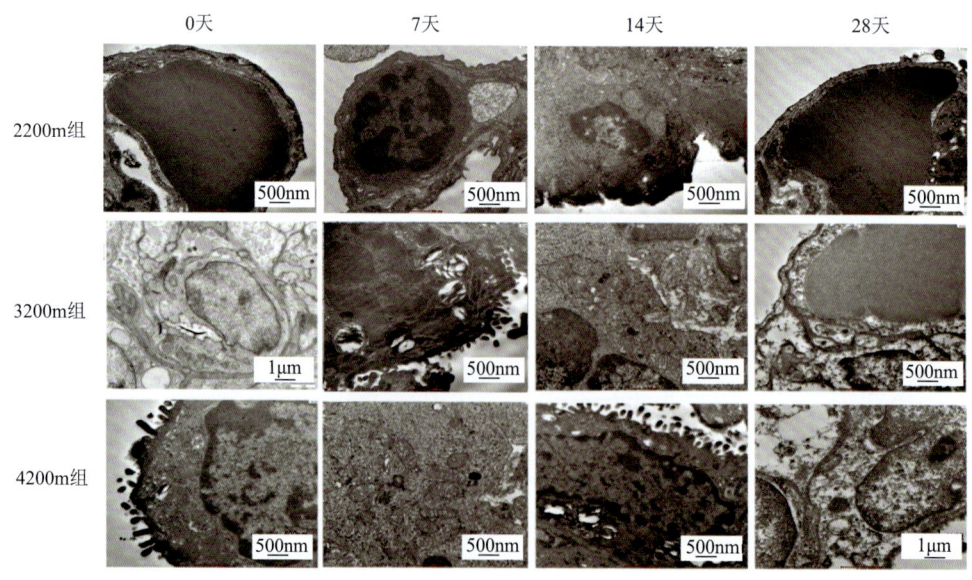

图 3-11　高海拔低氧环境胁迫对大鼠肺组织超微结构的影响

3.2.4 肺组织中氧化应激因子的差异

各组大鼠肺组织中氧化应激因子含量及酶活力检测结果如图 3-12 所示，在 3200m 组中，与 0 天组比较，低氧胁迫 7 天、14 天和 28 天肺组织中 GSH-Px 和 SOD 酶活力呈降低趋势，且低氧胁迫 28 天后大鼠肺组织中和 SOD 酶活力极显著降低（$P < 0.01$）；在 4200 m 组中，与 0 天组比较，低氧胁迫 7 天、14 天和 28 天肺组织中 GSH-Px 和 SOD 酶活力呈降低趋势，低氧胁迫 14 天和 28 天后 GSH-Px 酶活力极显著降低（$P < 0.01$），低氧胁迫 7 天、14 天和 28 天大鼠肺组织中 SOD 酶活力极显著降低（$P < 0.01$）；4200 m 组大鼠在低氧胁迫 7 天、14 天后，与 3200 m 环境下胁迫相同时间点比较，SOD 酶活力分别呈显著和极显著降低（$P < 0.05$ 和 $P < 0.01$）。以上试验结果说明，3200 m 海拔以上的低氧胁迫能降低大鼠抗氧化应激能力，并导致肺组织出现氧化应激状态，且随着海拔的升高以及低氧胁迫时间的延长，肺组织氧化应激损伤也进一步加重。

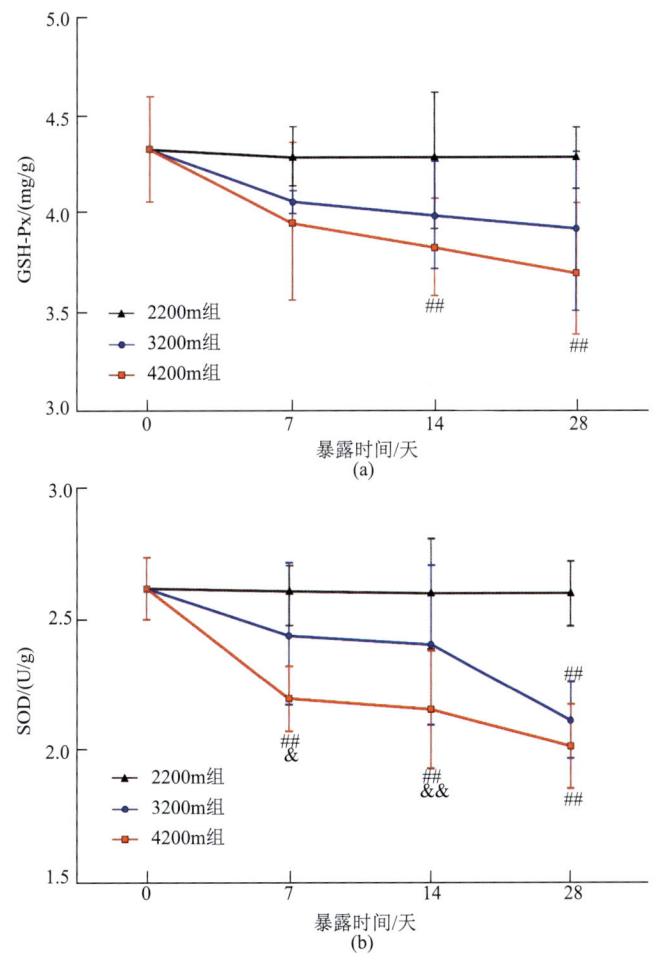

图 3-12 高海拔低氧环境胁迫对大鼠肺组织氧化应激的影响

(a) GSH-Px 含量；(b) SOD 酶活力。与 0 天组比较，##$P < 0.01$；与 3200m 组比较，&$P < 0.05$，&&$P < 0.01$

3.3 家畜缺氧风险评价

3.3.1 总体数量分布

总体数量 统计资料显示，整体来看，青藏高原从西到东、从北到南，家畜总体数量分布由少到多，且主要分布在海拔较低、地势平坦的高原高寒草场。另外，在青藏高原河谷地带也集中了主要的牦牛和藏羊。青海省高原家畜数量占到整个青藏高原家畜总数量的三分之一以上，其次为西藏自治区、甘肃省甘南藏族自治州（以下简称甘南州）、四川省甘孜藏族自治州（以下简称甘孜州）和阿坝藏族羌族自治州（以下简称阿坝州）（图版3-1）。青藏高原海拔、植被和气候等自然环境决定其家畜的分布。

牛（牦牛）数量 与青藏高原家畜总体数量分布一致，牛（主体为牦牛）分布区域也呈现相同的分布特征。统计资料显示，青海省的青南地区和环青海湖地区是高原高寒草场和水热条件较好的区域，这些区域的氧气含量也较其他地区偏高，分布着青藏高原主要的牦牛。西藏自治区的牦牛资源主要集中在藏北的部分地区和一江两河的河谷草场，成为西藏牦牛的主要养殖区（图版3-2）。

羊（藏羊）数量 与青藏高原总体家畜分布一致，羊（主体为藏羊）分布区域也呈现相同的分布特征。但与牦牛分布略有不同的是，青海省的藏羊主要分布于海拔更低的环青海湖地区、湟水河流域等区域的农区和农牧交错区。西藏自治区的藏羊主要分布于一江两河的河谷区域和西藏的其他高原河谷区域。由此可见，藏羊比牦牛对于高原高海拔缺氧环境的耐受性略差（图版3-3）。

从青藏高原氧含量时空分布格局和青藏高原家畜（牦牛和藏羊）空间分布图来看，两者具有高度一致性。氧含量相对值较高的是藏南谷地、河湟谷地、横断山区东缘及塔里木盆地南缘、青海湖周边、青南地区；氧含量相对值较低的是西藏自治区的阿里地区、那曲县、日喀则市，青海省的玉树藏族自治州（以下简称玉树州）、果洛州的大部分县域，以及海西州唐古拉山镇等地。氧含量与家畜分布呈高度相关，氧含量由海拔、气温和植被决定，而这些因素也是家畜生存（养殖）的必要条件，氧含量影响家畜的营养物质消化和能量代谢。课题组研究结果证实，海拔升高（氧含量降低）后，家畜代谢体重、干物质、有机物质、粗蛋白质和纤维（中性洗涤纤维、酸性洗涤纤维和木质素）表观消化率显著降低，瘤胃微生物蛋白产量和氨氮含量也显著降低，低氧导致牦牛瘤胃微生物丰富度和多样性提高，为应对高海拔低氧带来的不利因素，家畜对日粮营养的利用效率降低、免疫受损、健康受到影响。由此可知，青藏高原不同地区氧含量影响了家畜的养殖和分布。

3.3.2 缺氧暴露评估

家畜（牦牛和藏羊）缺氧暴露量估计 家畜缺氧暴露是指处在缺氧环境下的家养

动物与人口缺氧暴露的内涵一致（史培军等，2019）。不像人在高原上工作可以有人为的特殊区域（如医院、有供氧的宾馆、疗养场所、军事特别设施等），高原家畜（牦牛、藏羊）千百年来自然放养在青藏高原上，逐水草而养，相应的牧民也逐水草而居，形成了全年高寒草场轮牧的生产方式（郝力壮，2021）。放牧草场主要分为冷季草场和暖季草场，暖季草场细分为夏季草场和秋季草场，冷季草场分为冬季草场和春季草场（郝力壮等，2020）。全年冷暖两季自然环境和水热条件的巨大差异，造成了冷季草场牧草质量低下，数量更是不能满足放牧家畜的需求，造成高原家畜体重冷季损失约 25%，延迟了高原家畜出栏时间，严重影响了生产效益（郝力壮等，2020）。这也可从缺氧对牦牛健康影响的定点观测得到佐证，低氧胁迫降低了代谢体重、营养物质（干物质、有机物质、蛋白质和纤维）消化率、瘤胃微生物蛋白生成和瘤胃液氨氮浓度，同时低氧环境下机体所需能量增加，但体脂调动量少时致使肝脏受损、免疫能力下降，说明低氧影响牦牛健康养殖；模式动物的研究也表明，随着海拔的升高以及胁迫时间的延长，肺组织中的含水量有增加趋势，肺组织氧化应激损伤也进一步加重。史培军等（2021）和 Chen 等（2022）研究显示，青藏高原氧含量受到海拔、温度和地表植被的影响，氧含量冷季显著低于暖季。由此可见，冷季高原家畜掉重，牦牛、藏羊出栏率偏低，不仅受到寒冷和饥饿的影响，还可能受到氧含量低的影响，三者因素叠加造成了高原家畜生产性能受损，出栏率低，经济效益低下。

不同氧含量下家畜牛（含牦牛）的暴露量　叠加青藏高原牛（含牦牛）数据进行计算，得到青藏高原涉及的 241 个县（区）域单元缺氧牛（含牦牛）暴露总量约为 18054031 头。按照 0.1% 的氧含量间隔，对不同氧含量水平下的牛（含牦牛）暴露进行了统计，结果如表 3-4 所示，年平均、7月和1月青藏高原牛（含牦牛）缺氧暴露在氧含量水平分别为 19.9%～20.3%、20.0%～20.4% 和 19.8%～20.2% 占比最大，对应的牛（含牦牛）暴露总量分别为 17935410 头、17880064 头和 17939994 头，占比分别为 99.34%、99.04% 和 99.37%；在氧含量 20.00% 以下的牛（含牦牛）数量，年平均、7月和1月分别占比为 16.74%、0.13% 和 61.39%。

表 3-4　青藏高原 1 月、7 月及年均不同氧含量水平下家畜（牛）暴露量统计表

氧含量水平 /%	年平均/头	7月/头	1月/头
[19.7, 19.8)	4	0	6064
[19.8, 19.9)	19568	8	1754745
[19.9, 20.0)	3002636	22740	9322300
[20.0, 20.1)	8755085	1817770	6379455
[20.1, 20.2)	5692003	6819235	483494
[20.2, 20.3)	485686	6508430	82735
[20.3, 20.4)	85733	2734629	25238
[20.4, 20.5)	13316	138403	0
[20.5, 20.6)	0	12816	0
总计	18054031	18054031	18054031

从时间上看，1月与7月相比，氧含量整体下降，较低氧含量水平下的牛（含牦牛）明显增加（表3-4，图3-13～图3-16），更多的牛（含牦牛）暴露在更加缺氧的环境下，成为冷季牛（含牦牛）存活的潜在威胁。

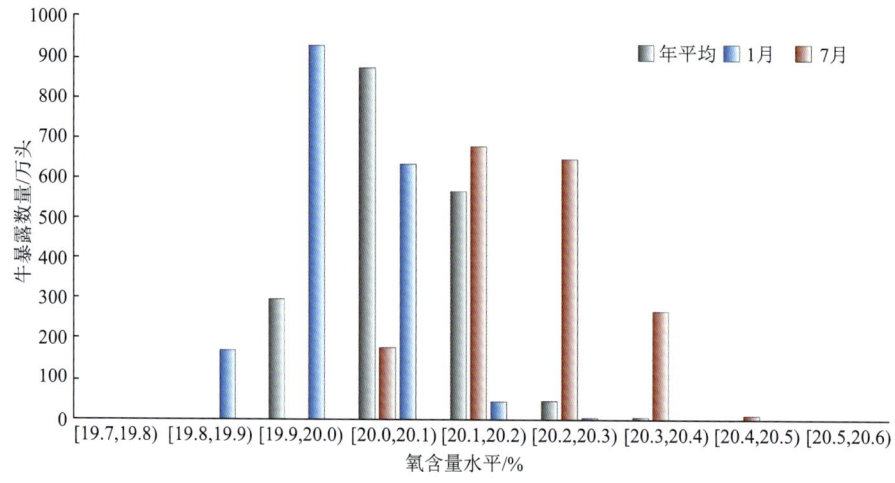

图3-13　青藏高原1月、7月及年均氧含量下家畜（牛）暴露数量变化图

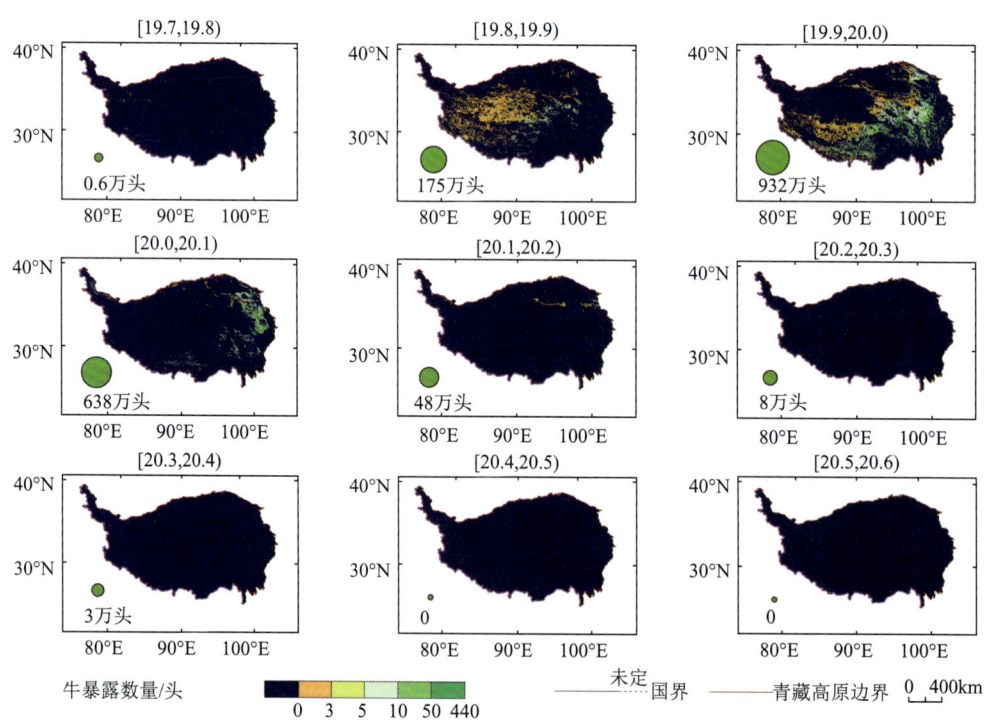

图3-14　青藏高原1月不同氧含量水平下家畜（牛）暴露数量分布图
图上方的区间代表氧含量水平（%），下同

第 3 章 青藏高原家畜、模式动物缺氧健康响应

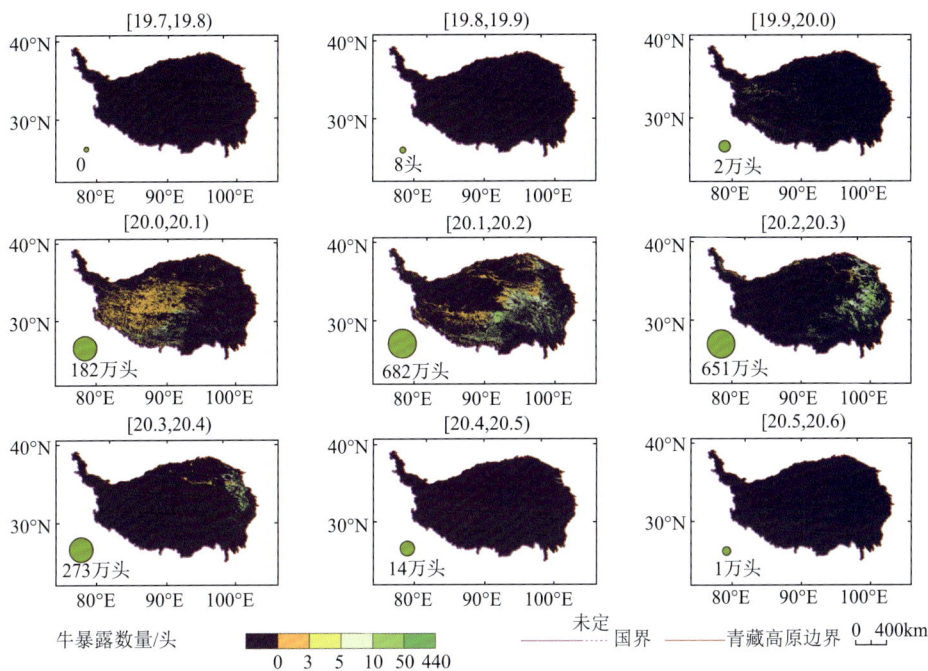

图 3-15 青藏高原 7 月不同氧含量水平下家畜（牛）暴露数量分布图

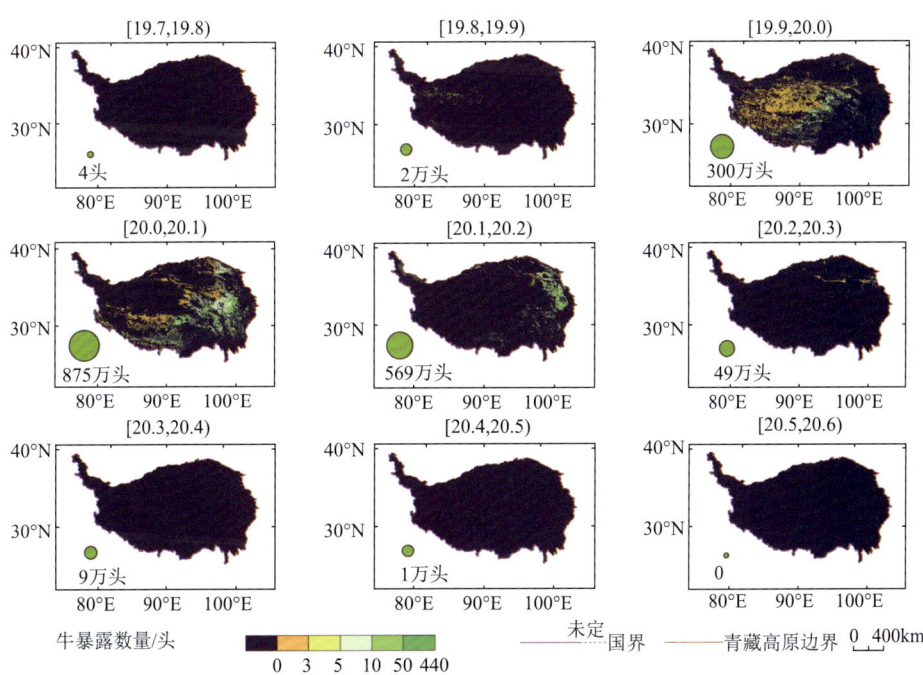

图 3-16 青藏高原年平均不同氧含量水平下家畜（牛）暴露数量分布图

不同氧含量水平下的家畜羊（含藏羊）暴露量　叠加青藏高原羊（含藏羊）数据进行计算，得到青藏高原涉及的 241 个县（区）域单元缺氧羊（含藏羊）暴露总量约为 30946467 只。按照 0.1% 的氧含量间隔，对不同氧含量水平下的羊（含藏羊）暴露进行了统计，结果如表 3-5 所示，年平均、7 月和 1 月青藏高原羊（含藏羊）缺氧暴露在氧含量水平分别为 19.9%～20.3%、20.0%～20.4% 和 19.8%～20.2% 占比最大，对应的羊（含藏羊）暴露总量分别为 30527057 只、30242063 只和 30624602 只，占比分别为 98.64%、97.72% 和 98.96%；在氧含量 20.00% 以下的牛（含牦牛）数量，年平均、7 月和 1 月分别占比为 15.99%、0.56% 和 46.35%。从时间上看，1 月与 7 月相比，氧含量整体下降，较低氧含量水平下的羊（含藏羊）明显增加（表 3-5，图 3-17～图 3-20），更多的羊（含藏羊）暴露在更加缺氧的环境下，成为冷季羊（含藏羊）存活的潜在威胁。

表 3-5　青藏高原 1 月、7 月及年均不同氧含量水平下家畜（羊）暴露量统计表

氧含量水平 /%	年平均 / 只	7 月 / 只	1 月 / 只
[19.7, 19.8)	57	0	57406
[19.8, 19.9)	141308	97	3133730
[19.9, 20.0)	4807401	173987	11151274
[20.0, 20.1)	9800082	5101571	13436175
[20.1, 20.2)	12825805	7299077	2903423
[20.2, 20.3)	3093769	9736946	220127
[20.3, 20.4)	253341	8104469	44332
[20.4, 20.5)	24704	506586	0
[20.5, 20.6)	0	23734	0
总计	30946467	30946467	30946467

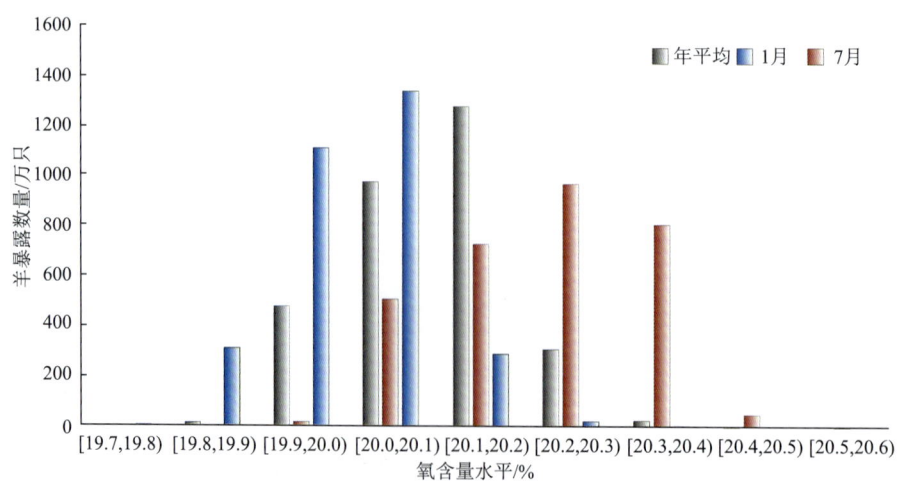

图 3-17　青藏高原 1 月、7 月及年均不同氧含量水平下家畜（羊）暴露总数量变化图

第 3 章 青藏高原家畜、模式动物缺氧健康响应

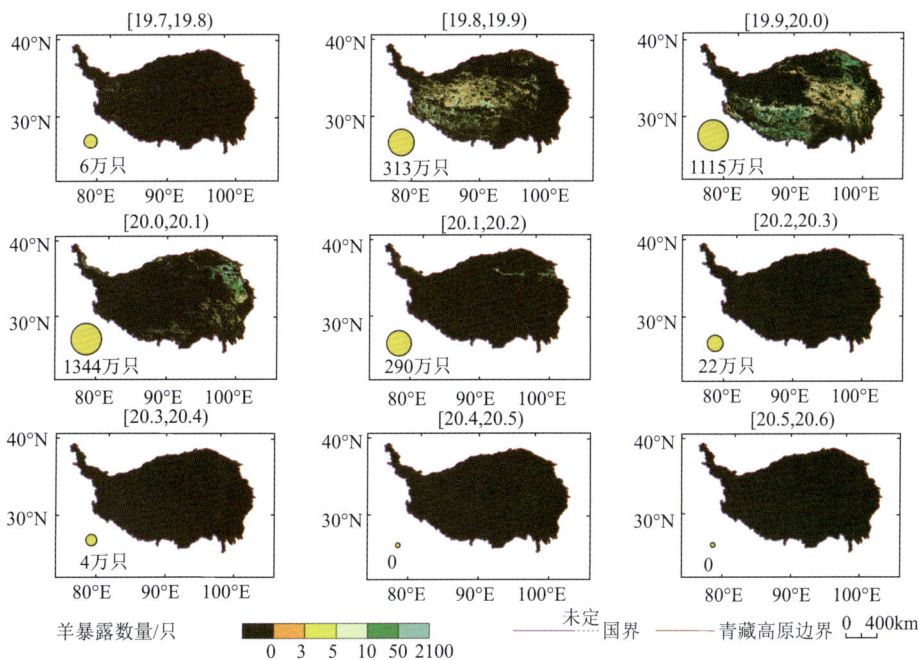

图 3-18 青藏高原 1 月不同氧含量水平下家畜（羊）暴露数量分布图

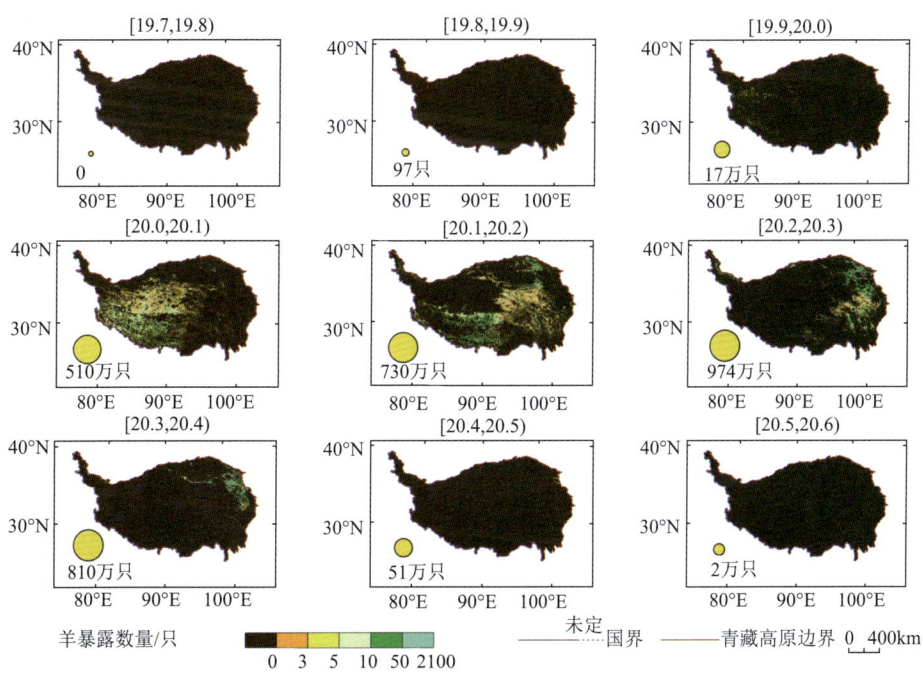

图 3-19 青藏高原 7 月不同氧含量水平下家畜（羊）暴露数量分布图

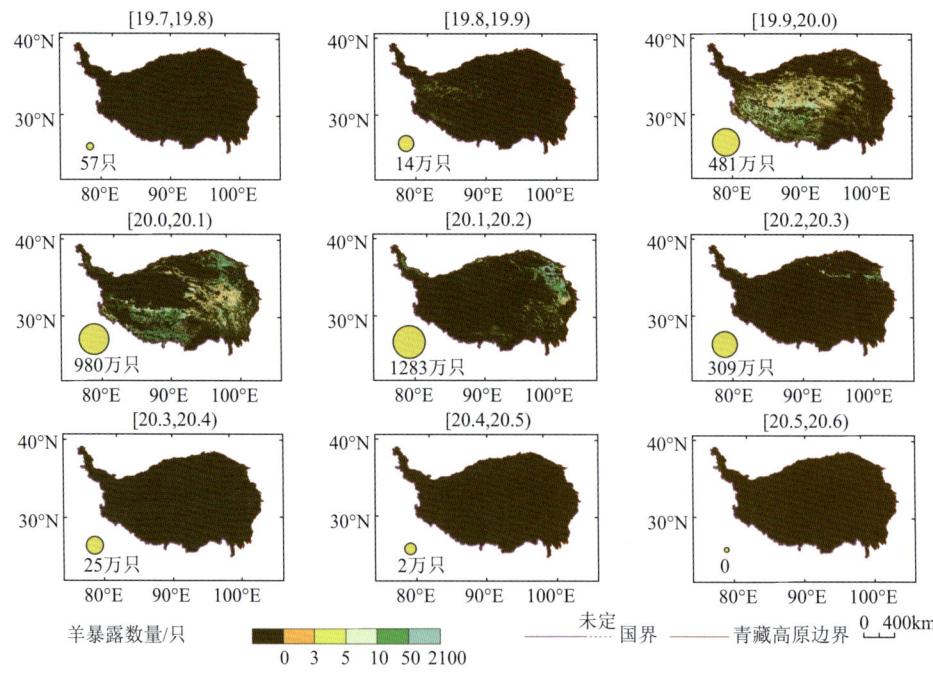

图 3-20 青藏高原年平均不同氧含量水平下家畜（羊）暴露数量分布图

青藏高原不同氧含量水平下的家畜暴露 叠加青藏高原家畜（折算成羊单位）总体数据进行计算，得到青藏高原涉及的 241 个县（区）域单元缺氧家畜总体暴露总量约为 121216622 个羊单位。按照 0.1% 的氧含量间隔，对不同氧含量水平下的家畜总体暴露进行了统计，结果如表 3-6 所示，年平均、7 月和 1 月青藏高原家畜缺氧暴露在氧含量水平分别为 19.9%～20.3%、20.0%～20.4% 和 19.8%～20.2% 占比最大，对应的暴露家畜总量分别为 120204106 个羊单位、119642385 个羊单位和 120324576 个羊单位，占比分别为 99.16%、98.70% 和 99.26%；在氧含量 20.00% 以下的家畜数量，年平均、7 月和 1 月分别占比为 16.55%、0.24% 和 57.55%。从时间上看，1 月与 7 月相比，氧含量整体下降，较低氧含量水平下的家畜明显增加（表 3-6，图 3-21～图 3-24），更多的家畜暴露在更加缺氧的环境下，已成为家畜存活的潜在威胁。

表 3-6 青藏高原 1 月、7 月及年均不同氧含量水平下的家畜总体暴露量统计表

氧含量水平 /%	年平均 /个羊单位	7 月 /个羊单位	1 月 /个羊单位
[19.7, 19.8)	77	0	87725
[19.8, 19.9)	239150	136	11907457
[19.9, 20.0)	19820580	287689	57762774
[20.0, 20.1)	53575505	14190423	45333452
[20.1, 20.2)	41285822	41395251	5320893
[20.2, 20.3)	5522199	42279095	633804
[20.3, 20.4)	682007	21777616	170517
[20.4, 20.5)	91282	1198602	0
[20.5, 20.6)	0	87810	0
总计	121216622	121216622	121216622

第 3 章 青藏高原家畜、模式动物缺氧健康响应

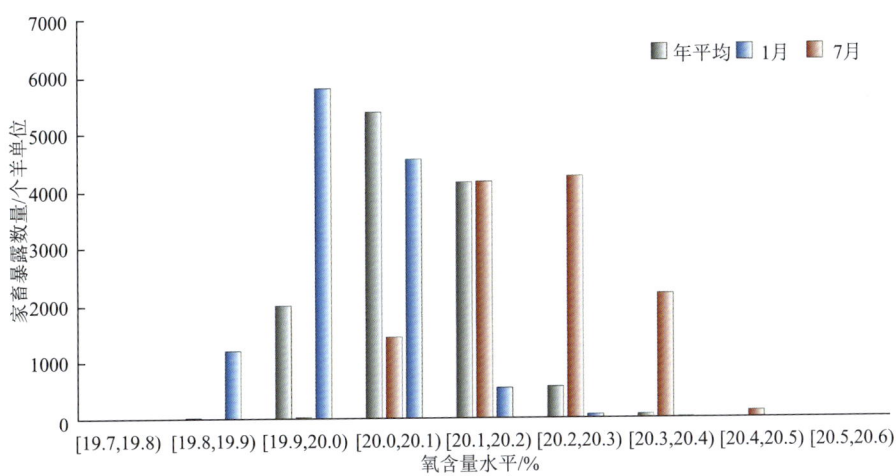

图 3-21 青藏高原 1 月、7 月及年均不同氧含量水平下总体家畜暴露数量变化图

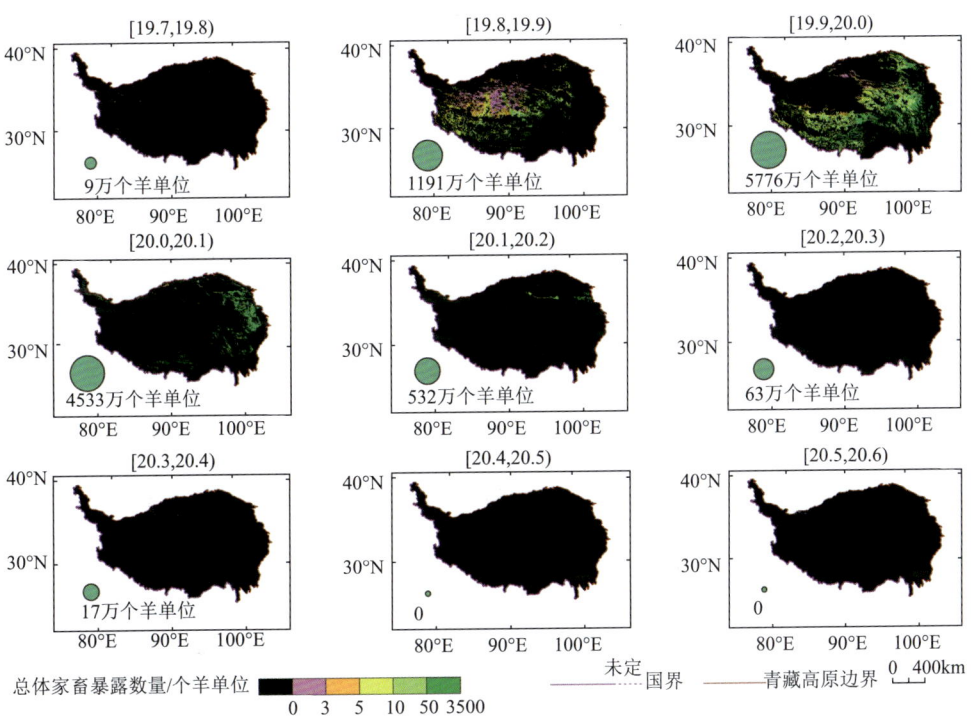

图 3-22 青藏高原 1 月不同氧含量水平下总体家畜暴露数量分布图

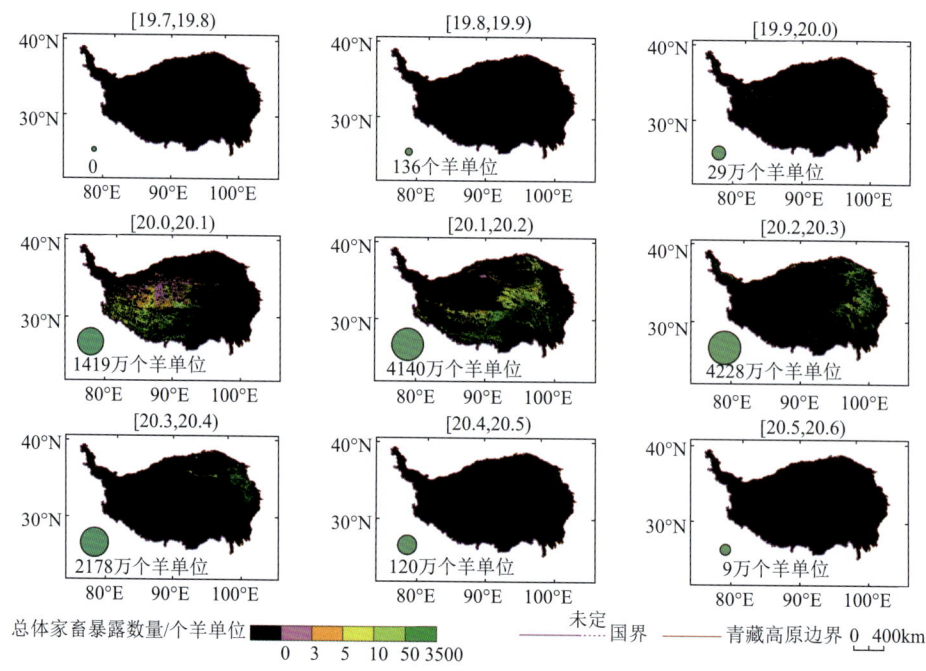

图 3-23　青藏高原 7 月不同氧含量水平下总体家畜暴露数量分布图

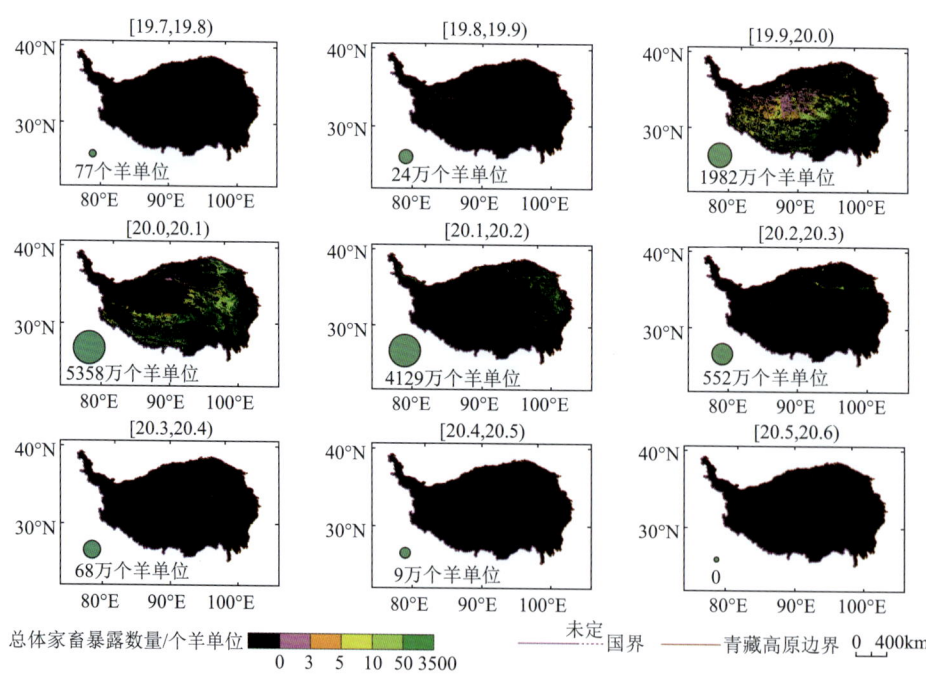

图 3-24　青藏高原年平均不同氧含量水平下总体家畜暴露数量分布图

3.3.3 出栏率与氧含量

青海省县级家畜出栏率与县域年平均氧含量关系　根据青海省畜牧业分县期末存栏、当年出栏数据（青海省农业农村厅网上数据），本研究共获取了青海省 44 个县级单位 2018 年的牛羊出栏量数据。为使数据可比，本研究将县牛羊出栏量数据除以该县 2018 年初对应的家畜总数量（2017 年末存栏量），得到了各县的牛羊出栏率，再与所在县域的年平均氧含量进行相关分析。

$$牛出栏率 = \frac{某县当年牛出栏数量}{某县当年年初牛总数量}$$

$$羊出栏率 = \frac{某县当年羊出栏数量}{某县当年年初羊总数量}$$

结果如图 3-25 所示，青海省县级牛出栏率与县域年平均氧含量呈显著正相关，$R^2 = 0.2052$，$P < 0.01$，通过了 0.01 水平的显著性检验；青海省县级羊出栏率与县域年平均氧含量呈显著正相关，$R^2 = 0.4739$，$P < 0.01$，通过了 0.01 水平的显著性检验。

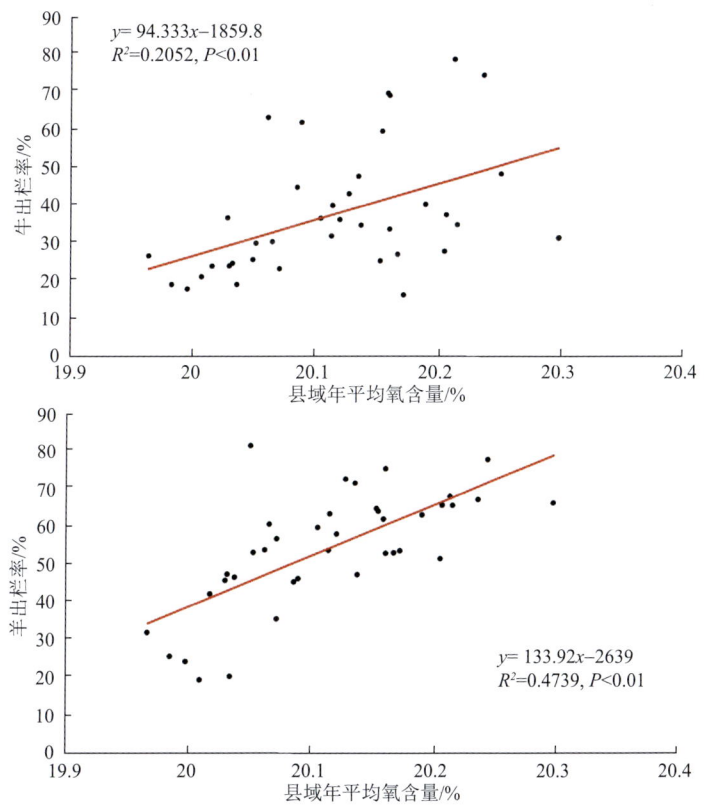

图 3-25　青海省县级牛与羊出栏率与县域年平均氧含量关系

青藏高原县级家畜产肉量与县域年平均氧含量关系　　根据《西藏统计年鉴》和"青海省分县畜产品产量及生产情况"数据（青海省农业农村厅网上数据），获取了西藏、青海等地共计 117 个县级单位 2018 年的牛羊产肉量数据。受数据可获取性限制，目前青海省最近只能获取 2018 年县级产肉量数据，因此选取该年份分析。为使数据可比，将县牛羊产肉量数据除以该县 2018 年初对应的出栏家畜总数量，得到了各县平均每头牛/只羊产肉量，再与所在县域的年平均氧含量进行相关分析。

$$\text{平均每头牛产肉量} = \frac{\text{某县当年牛肉总产量}}{\text{某县当年牛出栏总数量}}$$

$$\text{平均每只羊产肉量} = \frac{\text{某县当年羊肉总产量}}{\text{某县当年羊出栏总数量}}$$

如图 3-26 所示，平均每头牛产肉量与县域年平均氧含量呈显著正相关，$R^2 = 0.3563$，$P < 0.01$，通过了 0.01 水平的显著性检验；平均每只羊产肉量与县域年平均氧含量呈显著正相关，$R^2 = 0.2802$，$P < 0.01$，通过了 0.01 水平的显著性检验。

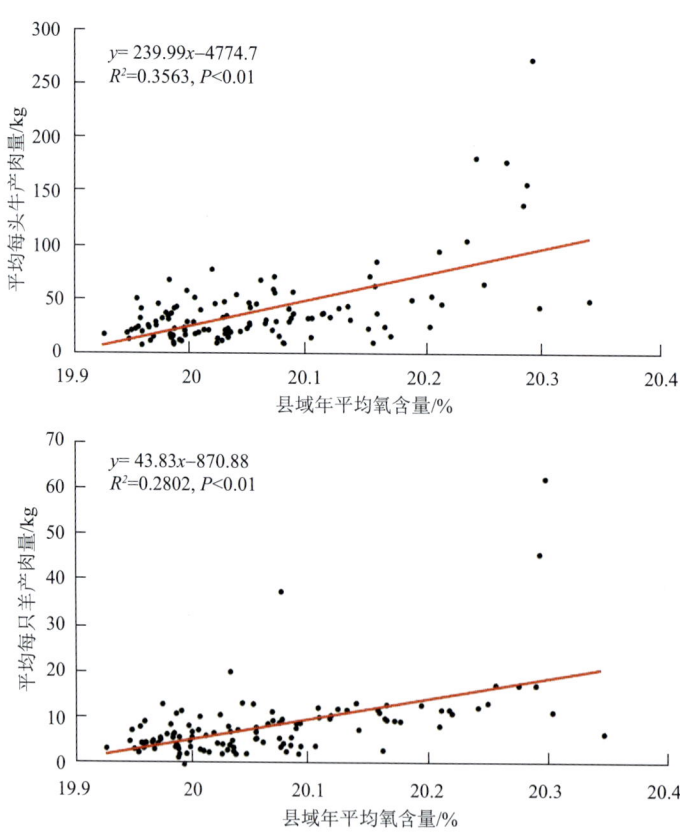

图 3-26　青藏高原（西藏、青海）平均每头牛、每只羊产肉量与县域年平均氧含量关系

青海省县级出栏家畜的平均产肉量与县域年平均氧含量关系　根据"青海省分县畜产品产量及生产情况"数据（青海省农业农村厅网上数据），本研究获取了青海省共计 44 个县级单位 2018 年的牛羊产肉量数据。由于缺少西藏等地区的县级出栏量数据，本研究仅选取青海地区的数据分析。为使数据可比，本研究又将县牛羊产肉量数据除以该县 2018 年对应的家畜出栏总数量，得到了各县出栏的平均每头牛/只羊产肉量，再与所在县域的年平均氧含量进行相关分析。

$$平均每头出栏牛产肉量 = \frac{某县当年牛肉总产量}{某县当年牛出栏总数量}$$

$$平均每只出栏羊产肉量 = \frac{某县当年羊肉总产量}{某县当年羊出栏总数量}$$

如图 3-27 所示，青海省平均每头出栏牛产肉量与县域年平均氧含量呈显著正相关，$R^2 = 0.5366$，$P < 0.01$，通过了 0.01 水平的显著性检验；平均每只出栏羊产肉量与县域年平均氧含量呈显著正相关，$R^2 = 0.0967$，$P < 0.05$，通过了 0.05 水平的显著性检验。

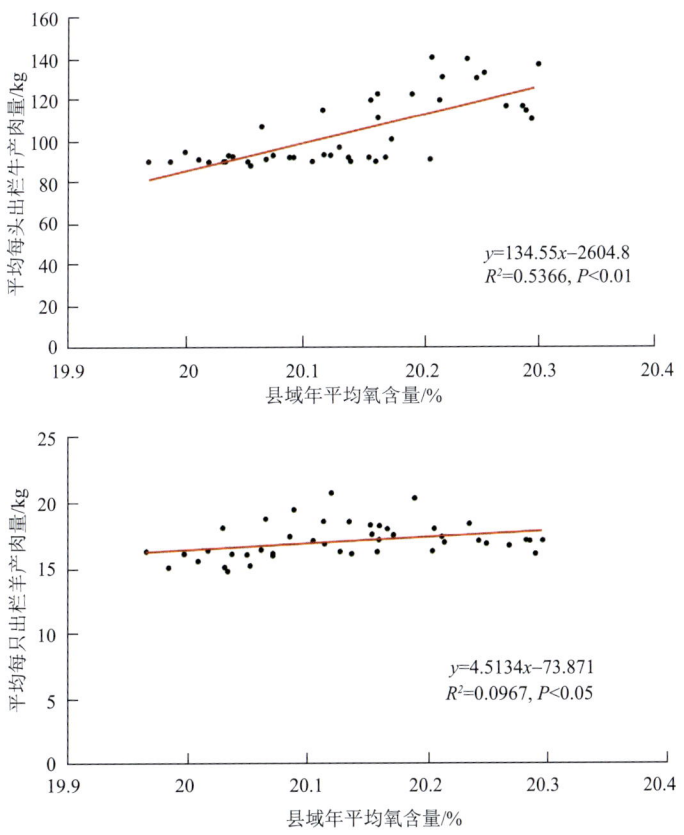

图 3-27　青海省平均每头出栏牛、每只出栏羊产肉量与县域年平均氧含量关系

青藏高原家畜出栏率测算 根据前述部分，我们构建了青海省县级牛、羊出栏率与年平均氧含量的线性回归模型，牛出栏率模型 $y_1=94.333x-1859.8$；羊出栏率模型 $y_2=133.92x-2639$（x 为县域年平均氧含量；y_1、y_2 分别为县级牛、羊出栏率）。由于西藏等地区缺少家畜出栏数据参与模型构建，本研究仅选取青海省县级牛、羊出栏率模型，结合青藏高原年平均氧含量栅格数据，推算出青藏高原牛、羊出栏率空间分布（图版3-4、图版3-5）（图中仅显示高原上适合放牧的区域），具体统计结果如图3-28所示。表3-7、表3-8给出青藏高原不同出栏率水平下牛、羊数量分布统计结果。

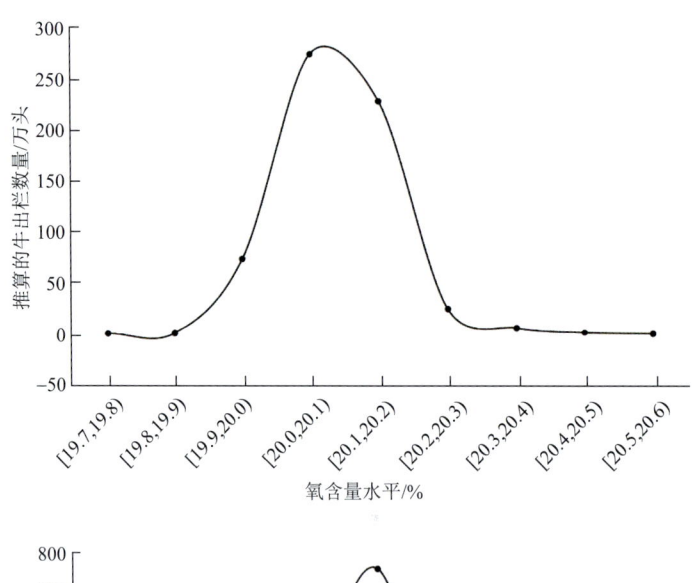

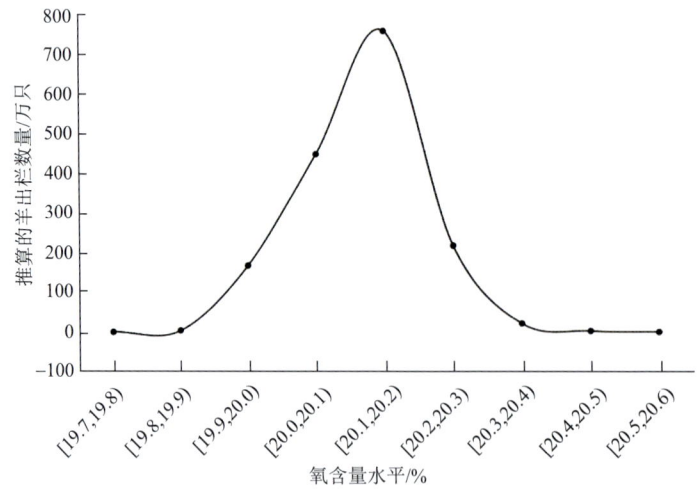

图 3-28　青藏高原年均不同地表氧含量水平下家畜（牛、羊）推算出栏数量变化图

表 3-7　青藏高原不同出栏率水平下牛数量分布统计表

出栏率	平均海拔 /m	平均氧含量 /%	牛存栏数量暴露 / 头	牛存栏数量占比 /%	牛出栏推算数量 / 头	牛出栏数量占比 /%
<20%	5256.11	19.91	116910	0.65	21708	0.36

续表

出栏率	平均海拔/m	平均氧含量/%	牛存栏数量暴露/头	牛存栏数量占比/%	牛出栏推算数量/头	牛出栏数量占比/%
20%~25%	4986.81	19.96	1498040	8.30	348920	5.75
25%~30%	4646.19	20.01	4471403	27.44	1238507	20.40
30%~35%	4278.78	20.06	4639998	25.70	1503108	24.76
35%~40%	3855.82	20.11	3871089	21.44	1449851	23.88
40%~45%	3425.40	20.16	2735318	15.15	1149748	18.94
>45%	2848.48	20.23	721273	4.00	358720	5.91

表 3-8 青藏高原不同出栏率水平下羊数量分布统计表

出栏率	平均海拔/m	平均氧含量/%	羊存栏数量暴露/只	羊存栏数量占比/%	羊出栏推算数量/只	羊出栏数量占比/%
<30%	5244.31	19.91	655835	2.12	180065	1.11
30%~35%	5023.29	19.95	1714598	5.54	562800	3.47
35%~40%	4786.78	19.99	3032050	9.80	1143871	7.05
40%~45%	4536.19	20.02	4166735	13.46	1769553	10.91
45%~50%	4255.68	20.06	3128844	10.11	1485798	9.16
50%~55%	3970.76	20.10	3912761	12.64	2058586	12.69
>55%	3369.74	20.17	14335642	46.32	9021355	55.61

依据省级统计年鉴和国家统计局官网数据，表 3-9、表 3-10 给出全国 2018～2019 年总体牛、羊出栏率；海拔较低高原代表为内蒙古自治区牛、羊出栏率；平原代表为山东省牛、羊出栏率。由于饲养周期短等，一些地区家畜出栏率大于 100%。据此，我们把 2018 年低于全国牛、羊出栏率（48.65%、102.54%）的指标作为确定青藏高原家畜（牛、羊）缺氧影响的临界值域，则青藏高原家畜（牛、羊）因缺氧造成出栏率下降 3.65%～28.65%（牛）、47.54%～72.54%（羊）；如与内蒙古自治区（海拔 1200～1500m）相比（2018 年牛、羊出栏率分别为：57.17%、104.56%），则青藏高原家畜（牛、羊）因缺氧造成出栏率下降 12.17%～37.17%（牛）、49.56%～74.56%（羊）；如与山东省（5～1500m）相比（2018 年牛、羊出栏率分别为：90.51%、152.92%），则青藏高原家畜（牛、羊）因缺氧造成出栏率下降 45.51%～70.51%（牛）、97.92%～122.92%（羊）。由此可见，青藏高原家畜（牛、羊）因缺氧造成其家畜（牛、羊）出栏率大幅下降，即家畜（牛、羊）缺氧损失风险非常突出。

表 3-9 不同海拔代表省份牛出栏率比较

海拔	省份	2018 年出栏率/%	2019 年出栏率/%
5~1500m	山东省	90.51	90.89
1200~1500m	内蒙古自治区	57.17	62.21
2000~6000m	青海省	24.81	28.80
	西藏自治区	24.50	22.70
—	全国	48.65	50.86

表 3-10　不同海拔代表省份羊出栏率比较

海拔	省份	2018 年出栏率 /%	2019 年出栏率 /%
5～1500m	山东省	152.92	149.95
1200～1500m	内蒙古自治区	104.56	107.60
2000～6000m	青海省	53.92	60.21
	西藏自治区	31.50	31.80
—	全国	102.54	106.68

参考文献

郝力壮 . 2021. 青藏高原高寒草地暖季放牧牦牛生态生产范式 [M]. 西宁：青海人民出版社 .

郝力壮 , 刘书杰 , 参木友 . 2020. 青藏高原牦牛饲草料成分与营养价值表 [M]. 西宁：青海人民出版社 .

史培军 , 陈彦强 , 马恒 , 等 . 2021. 再论青藏高原近地表大气相对氧含量影响因素的贡献率 [J]. 科学通报 , 66（31）：4028-4035.

史培军 , 陈彦强 , 张安宇 , 等 . 2019. 青藏高原大气氧含量影响因素及其贡献率分析 [J]. 科学通报 , 64（7）：715-724.

Chen Y Q, Zhang G F, Chen Z, et al. 2022. A warming climate may reduce health risks of hypoxia on the Qinghai-Tibet Plateau[J]. Science Bulletin, 67（4）：341-344.

Shi P J, Chen Y Q, Zhang G F, et al. 2021. Factors contributing to spatial-temporal variations of observed oxygen concentration over the Qinghai-Tibetan Plateau[J]. Scientific Reports, 11: 17338.

第3章 青藏高原家畜、模式动物缺氧健康响应

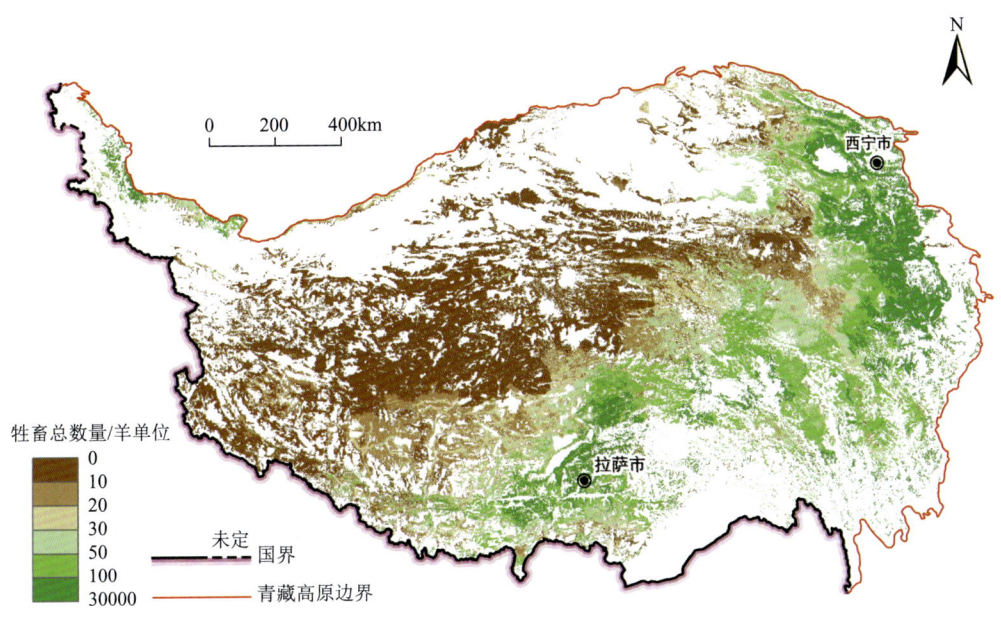

图版 3-1 2020 年青藏高原家畜总数量分布图
牛的数量换算成羊单位加上羊的数量为总数量

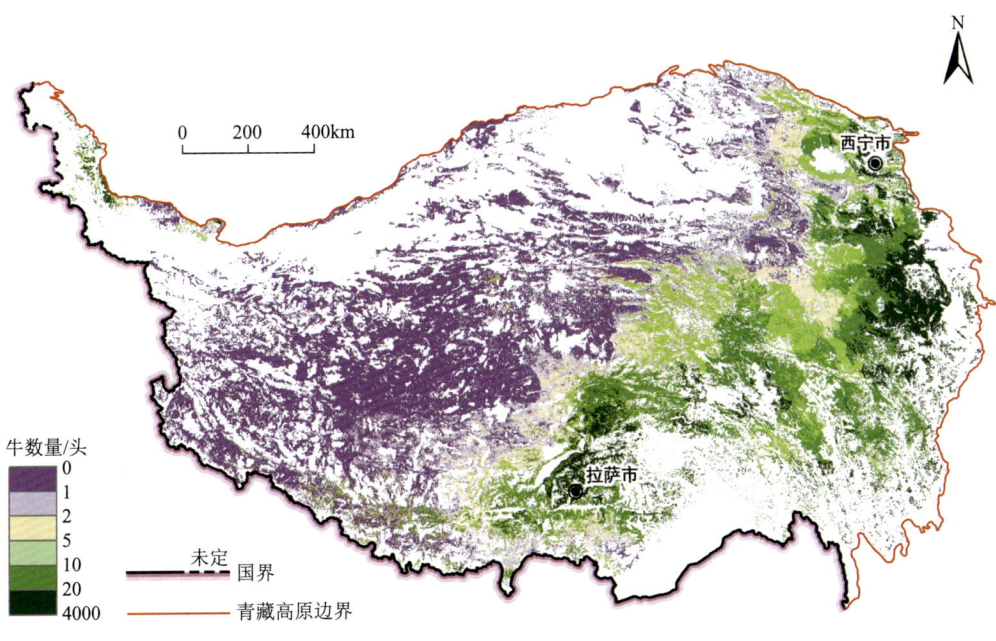

图版 3-2 2020 年青藏高原牛数量分布图

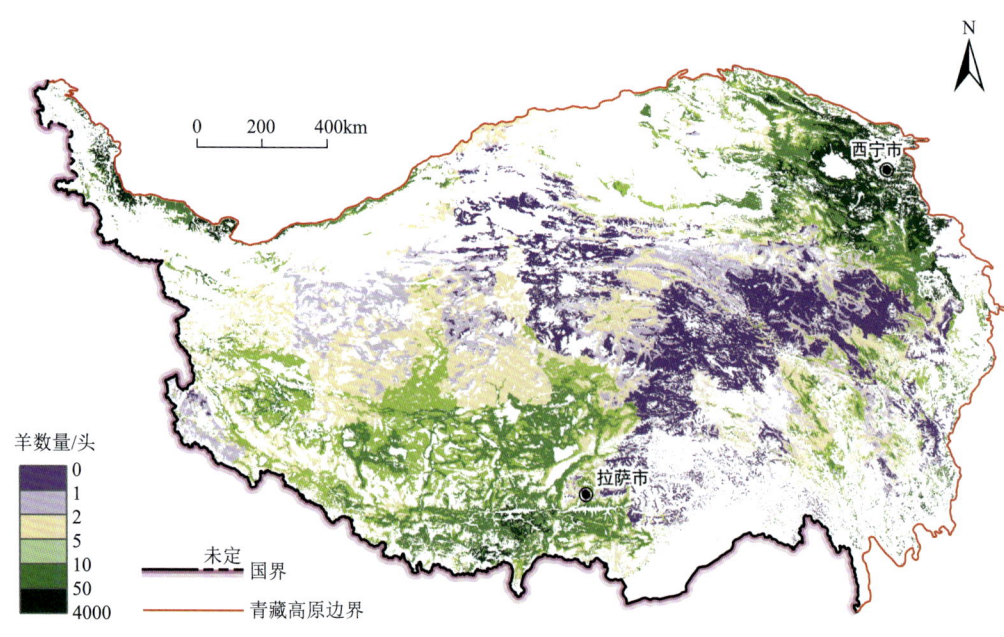

图版 3-3　2020 年青藏高原羊数量分布图

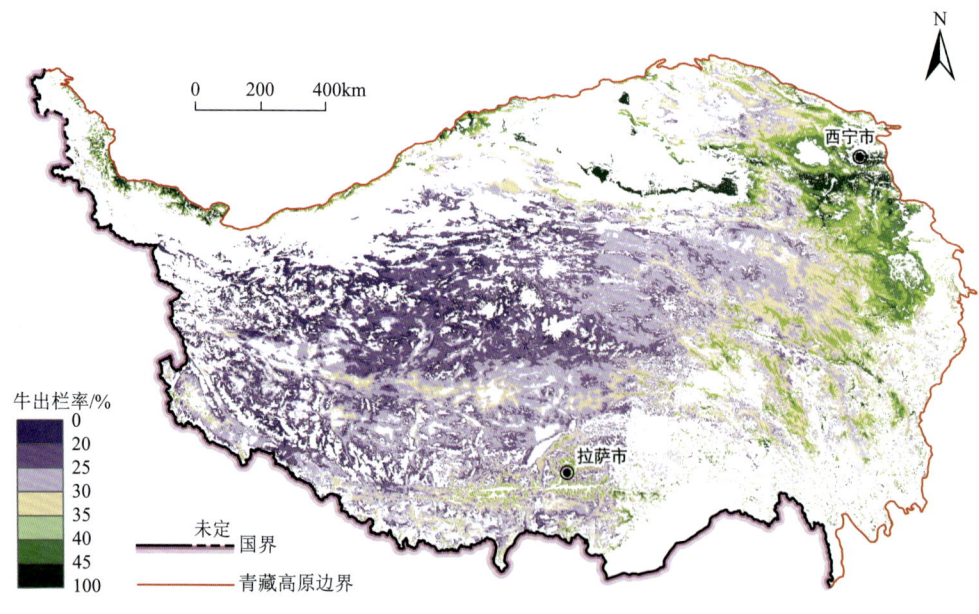

图版 3-4　青藏高原牛出栏率空间分布图

第3章 青藏高原家畜、模式动物缺氧健康响应

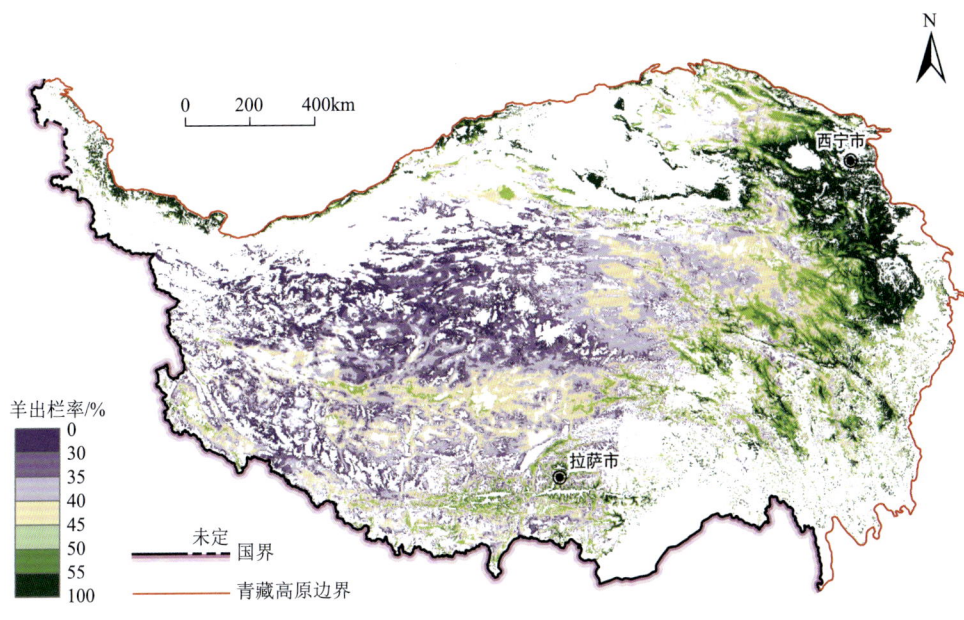

图版 3-5　青藏高原羊出栏率空间分布图

第4章

青藏高原植被产氧量测算与时空格局[1]

---

[1] 本章由唐海萍、朱文泉、张慧、刘若杨、潘云龙、张林浩撰写。
本章地图设计由王静爱、朱文泉完成,制图由刘若杨、刘甜、张慧、吉怡萌、魏丹完成。

植被作为地表氧气的重要来源，与地表氧含量密切相关。准确测算青藏高原植被产氧量，并揭示不同植被类型的产氧量时空分布格局，有助于厘清青藏高原地表氧含量变化的驱动因素及其对人畜健康的环境效应。本章首先制作了服务于地表氧含量测算的植被类型图，之后基于光合－呼吸作用过程的碳氧平衡原理，采用青藏高原2019年植被净初级生产力时空分布数据计算了植被产氧量，最后结合植被产氧量和植被类型开展了时空格局的综合分析。

4.1 主要植被类型的产氧量测算

青藏科考目前共完成710个采样点的植被实测工作，涉及10种植被型组，27种植被型以及103种群丛。青藏高原植被类型丰富，不同植被类型的产氧能力不同。根据我们的前期测算，植被型这个分类单元对于产氧量测算的差别可以显现，再细致的植被分类单元对于产氧量的测算差异不显著。本节结合野外科考的点上数据和通过遥感得到的现势全域面上数据，首先制作出青藏高原植被/地表覆盖分类图，以此为基础测算青藏高原主要植被类型的产氧量。

4.1.1 服务于氧含量测算的青藏高原植被类型图

1. 植被分类系统的确定以及植被类型图制作

利用野外科考数据以及中高分辨率遥感影像，结合多种土地覆盖产品进行了集成分类，在数据可靠性的基础上遵循一致性原则，研制了一套符合当前青藏高原植被分布现状的植被类型图（张慧等，2021）。该植被类型图反映了青藏高原2020年的植被分布现状，突出现势性和分类体系的针对性，并提高了分类精度，总体分类精度（78.09%，Kappa系数0.75）较已有相关数据产品（Buchhorn et al.，2020；Jun et al.，2014；Gong et al.，2019）提高了18.84%～37.17%，特别是对草地、灌丛等植被类型的分类精度有明显提升。

利用野外科考数据，并参考国际国内对于高山植被的分类认识，结合国际土地利用/覆被分类系统等，设计了服务于氧含量测算的青藏高原植被分类系统，主要分为森林（包括常绿针叶林、常绿阔叶林、落叶阔叶林、针阔叶混交林），灌丛（山地灌丛、高寒灌丛），草地（山地草甸、高寒草甸、山地草原、高寒草原），荒漠，沼泽湿地，高山垫状-稀疏植被六大类13类，以及地表覆盖的4类，城乡居民点、工矿用地，水域，冰川积雪和裸地。在前期制作的青藏高原植被类型现状图（张慧等，2021）的基础上，首先依据植被分类单元是否能突出植被产氧量差异，对该植被类型图的分类体系做了适当调整，主要是将原有的草地调整并修改为山地草原、高寒草原、山地草甸、高寒草甸4类，将原有的郁闭灌丛和稀疏灌丛调整并修改为山地灌丛、高寒灌丛。之后参考 1 ∶ 100 万中国植被图（中国科学院中国植被图编辑委员会，2001）、植被净初级生产力数据（Hersbach et al.，2018）、沼泽湿地空间分布数据（Mao et al.，2020）、冰川空间分布数据（Ye et al.，2017），结合目视解译的方法，基于之前的分类结果，重新制作了服务于产氧量测算的青藏高原植被/地表覆盖类型图（图版 4-1）。

2. 植被类型分布格局

从青藏高原植被/地表覆盖类型图的空间分布（图版 4-1）和不同类型的分布面积（图 4-1）来看，草地（包括山地草原、高寒草原、山地草甸、高寒草甸）主要分布于青藏高原中部，是分布范围最大的植被类型，占青藏高原总面积的 53.04%；森林（包括常绿针叶林、常绿阔叶林、落叶阔叶林、针阔混交林）主要分布于青藏高原东南部，占青藏高原总面积的 8.18%；高山垫状－稀疏植被主要分布于青藏高原西北部和西南部的高海拔区域，占青藏高原总面积的 6.98%。

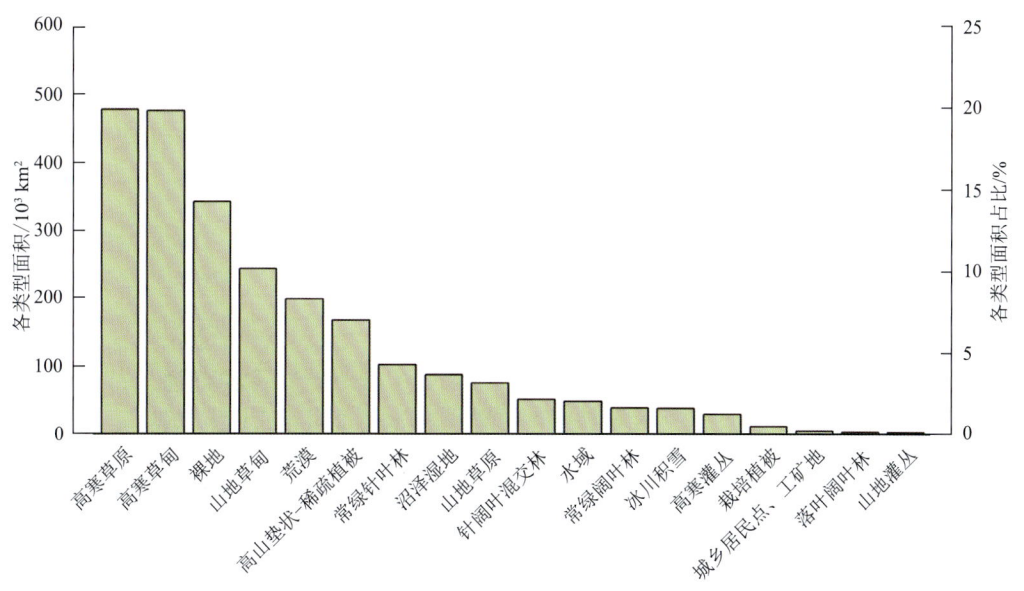

图 4-1　青藏高原植被/地表覆盖类型图中不同类型的分布面积对比

4.1.2　主要植被类型产氧量测算

植被产氧量测算的基本思路是利用光合-呼吸作用过程的碳氧平衡原理，将植被净初级生产力（net primary production，NPP）换算为植被产氧量（刘军会等，2009；刘宪锋等，2013；刘璐璐等，2018）。此处的植被产氧量不包括植物的地下（根系）部分，也不是生态系统［植被、植物的地下（根系）部分、土壤微生物等］产氧量。

1. 数据来源

植被净初级生产力是指绿色植物在由光合作用所产生的有机干物质总量中扣除自养呼吸后的剩余部分（方精云等，2001），它表征了植物有机干物质的累积量。本研究使用植被净初级生产力时空分布数据来计算植被产氧量，该数据反映了青藏高原2019年全年、各季节以及各月份的植被净初级生产力信息，其空间分辨率为250m。它是基于MOD09 A1地表反射率数据和ERA5再分析气象数据（Hersbach et al.，2018），通过光能利用率模型和与光合有效辐射分量（fPAR）相关的植被自养呼吸经验公式（Turner et al.，2006），分别计算植被总初级生产力和自养呼吸消耗量，二者相减，最终得到净初级生产力数据。将计算出的植被净初级生产力数据与同类数据产品MOD17A3H进行相关性分析（选择277个随机点），结果显示，相关性较好（$R^2 = 0.752$，$P < 0.001$），但是与MOD17A3H产品的1000m空间分辨率相比，我们的植被净初级生产力数据空间分辨率更高（250m）。

2. 测算方法

在光照、气温、水分等条件适宜的环境下，植物能够进行光合作用，吸收二氧化碳并释放氧气，同时生成有机物；但植物自身还会进行呼吸作用，消耗有机物和氧气，并生成二氧化碳［式(4-1)］。

$$CO_2 + H_2O \rightleftharpoons (CH_2O) + O_2 \qquad (4\text{-}1)$$

由式(4-1)可知，植物在光合－呼吸作用过程中，1mol有机物质的生产（或消耗）始终对应1mol O_2 的生产（或消耗），因此每1g有机物质的净生成就对应1.07g O_2 的净排放。

根据上述关系，我们使用青藏高原植被净初级生产力数据计算出2019年青藏高原全年、各季节以及各月份的植被产氧量，绘制了植被产氧量的空间分布图，并统计了各植被类型的植被产氧量。

3. 测算结果

从各植被类型的单位面积产氧量来看（图4-2），青藏高原全年单位面积产氧量最高的是常绿阔叶林，之后依次是落叶阔叶林、山地灌丛、栽培植被（包括农田和经济林等）、常绿针叶林、针阔叶混交林、山地草甸、高寒草甸、沼泽湿地、山地草原、高寒灌丛和高寒草原。

从各植被类型的总产氧量来看（图4-2），青藏高原全年植被产氧主要来源于高寒草甸，之后依次是山地草甸、常绿针叶林、常绿阔叶林、针阔叶混交林、沼泽湿地、山地草原、高寒草原、栽培植被、高寒灌丛、落叶阔叶林和山地灌丛。草地（包括山地草甸、山地草原、高寒草甸和高寒草原）在青藏高原的总产氧量最高，其产氧量占所有植被总产氧量的59.99%，这主要是由于青藏高原草地的面积最大。

第 4 章 青藏高原植被产氧量测算与时空格局

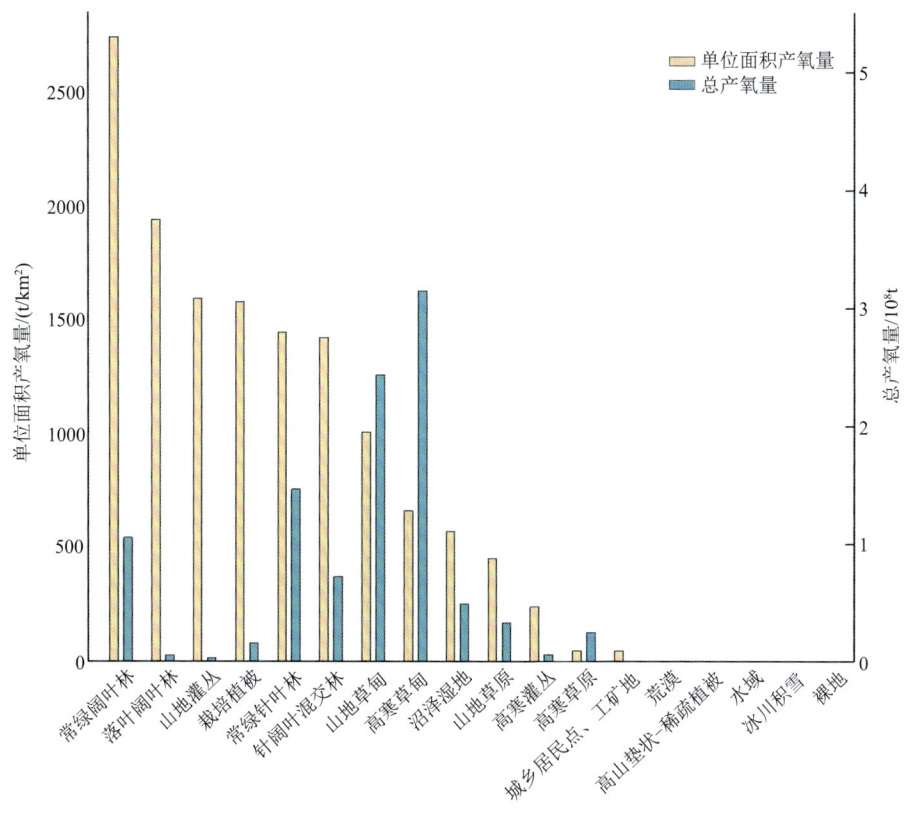

图 4-2 青藏高原 2019 年不同植被类型单位面积产氧量及总产氧量

4.2 植被产氧量时空格局

结合 4.1 节青藏高原植被格局，本节计算了青藏高原全域全年的植被产氧量，并统计了分季节和在生长季三个月不同产氧量水平下各植被类型的面积分布，并制作了生长季植被平均日产氧量分布格局图。

4.2.1 全年植被产氧分布量与统计

1. 全年植被产氧量分布

青藏高原 2019 年植被全年平均日产氧量呈现自东南向西北逐渐减少的分布格局（图版 4-2）。青藏高原东南部水热条件相对较好，植被覆盖以林地为主，植被产氧量较高；中西部植被覆盖以草地和高山垫状-稀疏植被（林线以上以垫状植被、地衣为主）为主，植被产氧量较低；西北区域多为冰雪覆盖区或裸地区，植被产氧量几乎为 0。

2. 全年植被产氧量统计

青藏高原 2019 年植被全年总产氧量为 1.26×10^9t，与刘宪锋等（2013）计算的青藏高原 2010 年全年植被产氧量（1.01×10^9t）基本一致。日产氧量最高值为 14.79t/km^2，平均值为 1.15t/km^2。青藏高原很大一部分区域的全年植被日均产氧量在 0 ~ 0.3t/km^2（图 4-3），这部分区域面积超过青藏高原总面积的 30%，主要植被类型为高寒草原、荒漠、高山垫状 - 稀疏植被和高寒草甸；植被日产氧量水平为 0.3 ~ 8t/km^2 的区域分布范围最广的植被类型是高寒草甸和山地草甸，此外森林类型植被（常绿针叶林、针阔叶混交林、常绿阔叶林、落叶阔叶林）的分布也较为广泛；植被日产氧量水平高于 8t/km^2 的区域几乎仅有常绿阔叶林分布。

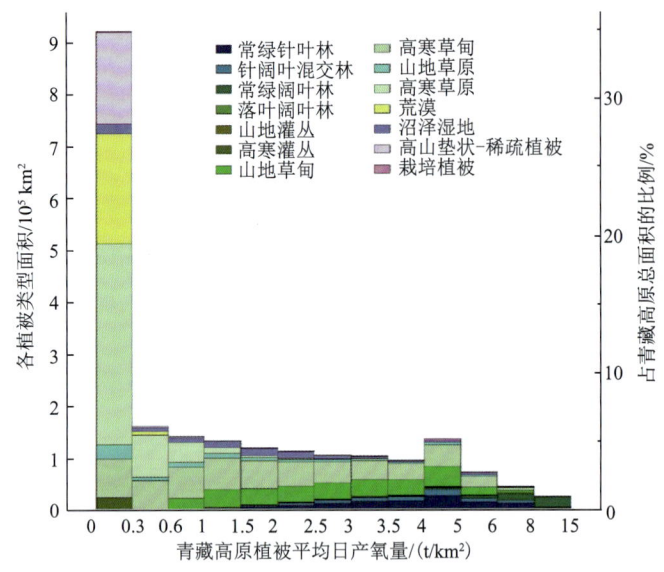

图 4-3　青藏高原 2019 年全年不同产氧量水平下各植被类型的面积分布

4.2.2　四个季节植被产氧量分布与统计

1. 春季（3 ~ 5 月）

植被产氧量分布　青藏高原绝大部分区域植物尚未萌发，植被产氧量几乎为 0，仅东南部部分区域有净产氧量（图版 4-3）。植被日产氧量最高值为 13.04t/km^2，平均值为 0.49t/km^2，最低值为 0。最高值分布在东南部，最低值分布在西北部。

植被产氧量　春季绝大多数区域日产氧量低于 4t/km^2，这部分区域约占青藏高原总面积的 77.57%，占植被区域的 94.70%（图 4-4）。这部分区域中，高寒草甸所占面积最大，其次是高寒草原和荒漠。植被日产氧量高于 4t/km^2 的区域主要分布的植被类型是常绿针叶林和常绿阔叶林。植被日产氧量高于 11t/km² 的区域面积几乎为 0。

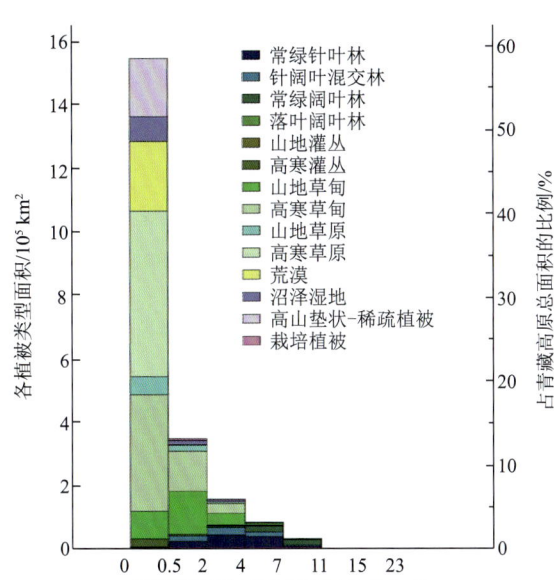

图 4-4 青藏高原 2019 年春季不同产氧量水平下各植被类型的面积分布

2. 夏季（6～8月）

植被产氧量分布 夏季是植物的生长旺季，植被产氧量较高，植被产氧区域也随时间自东南向西北扩张，且全域植被产氧量水平逐渐提高（图版 4-4）。植被日产氧量最高值为 22.55t/km²，平均值为 3.13t/km²，最低值为 0。最高值分布在青藏高原东部，最低值分布在其西北部。

植被产氧量 夏季依旧有较大面积区域的日产氧量低于 4t/km²，这部分区域占青藏高原总面积的 49.96%，占植被区域面积的 61.00%（图 4-5），但是相较于春季，植被高产氧量水平的区域明显增多。在不同植被产氧量水平的区域中均分布有较多的高寒草甸；除此之外，在植被日产氧量低于 2t/km² 的区域分布有较多的高寒草原、荒漠和高山垫状-稀疏植被；在 2～15t/km² 的日产氧量水平中，森林类型植被（常绿针叶林、针阔叶混交林、常绿阔叶林、落叶阔叶林）和山地草甸的分布较广；在高于 15t/km² 的日产氧量水平中，高寒草甸和山地草甸分布较广。

3. 秋季（9～11月）

植被产氧量分布 秋季植物开始枯黄，产氧能力下降，植被产氧区域又随时间向东南方向退缩（图版 4-5）。植被日产氧量最高值为 17.09t/km²，平均值为 0.86t/km²，最低值为 0。最高值分布在东南部，最低值分布在西北部。

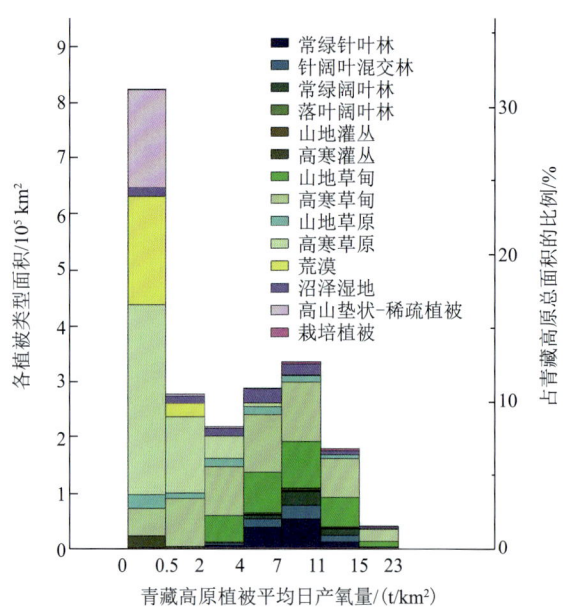

图 4-5　青藏高原 2019 年夏季不同产氧量水平下各植被类型的面积分布

植被产氧量　秋季绝大多数植被区域日产氧量低于 4t/km²，这部分区域约占青藏高原总面积的 76.73%，占植被区域的 93.68%（图 4-6）。这部分区域中，高寒草甸和高寒草原占的面积最大，其次是荒漠、高山垫状－稀疏植被和山地草甸。在植被日产氧量高于 4t/km² 的区域，主要分布的植被类型是森林类型植被。

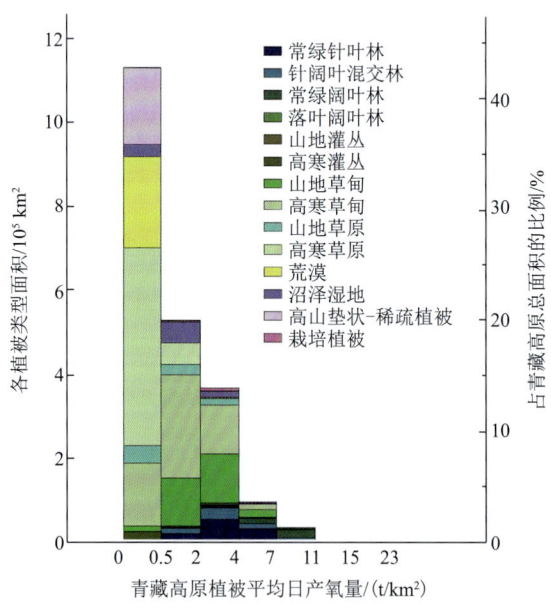

图 4-6　青藏高原 2019 年秋季不同产氧量水平下各植被类型的面积分布

4. 冬季（12月至次年2月）

植被产氧量分布　冬季大部分区域的植物已经枯萎，全域植被产氧量水平降至最低，仅有东南部小部分区域还有植被净产氧量（图版4-6）。植被日产氧量最高值为10.53t/km²，平均值为0.09t/km²，最低值为0。最高值分布在东南部，最低值分布在西北部。

植被产氧量　冬季绝大多数区域日产氧量低于4t/km²，这部分区域约占青藏高原总面积的80.04%，占植被区域的97.72%（图4-7）。这部分区域中，高寒草甸和高寒草原占的面积最大，其次是山地草甸、荒漠、高山垫状-稀疏植被和沼泽湿地。日产氧量高于4t/km²的区域极少，面积占比不足植被区域的3%。

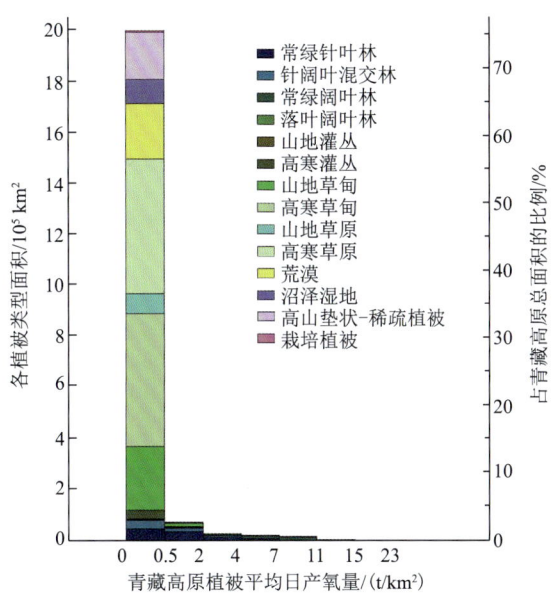

图4-7　青藏高原2019年冬季不同产氧量水平下各植被类型的面积分布

4.2.3　生长季（6～9月）植被产氧量分布与统计

1. 6月植被产氧量

植被产氧量分布　在6月，植被日产氧量水平尚且较低（图版4-7）。植被日产氧量最高值为27.05t/km²，平均值为2.18t/km²，最低值为0。最高值分布在东部，最低值分布在西北部。

植被产氧量　6月绝大多数区域植被日产氧量低于10t/km²，这部分区域约占青藏高原总面积的77.13%，占植被区域的94.16%（图4-8）。在不同植被产氧量水平的区域中依旧均分布有较大面积的高寒草甸；除此之外，在植被日产氧量低于0.5t/km²的区域分布有较多的高寒草原、荒漠、高山垫状-稀疏植被和稀疏灌丛；在0.5～14t/km²

的植被日产氧量水平中，山地草甸和森林类型植被（常绿针叶林、针阔叶混交林、常绿阔叶林、落叶阔叶林）分布较广；在植被日产氧量高于14t/km²的区域几乎仅分布有常绿阔叶林和落叶阔叶林。

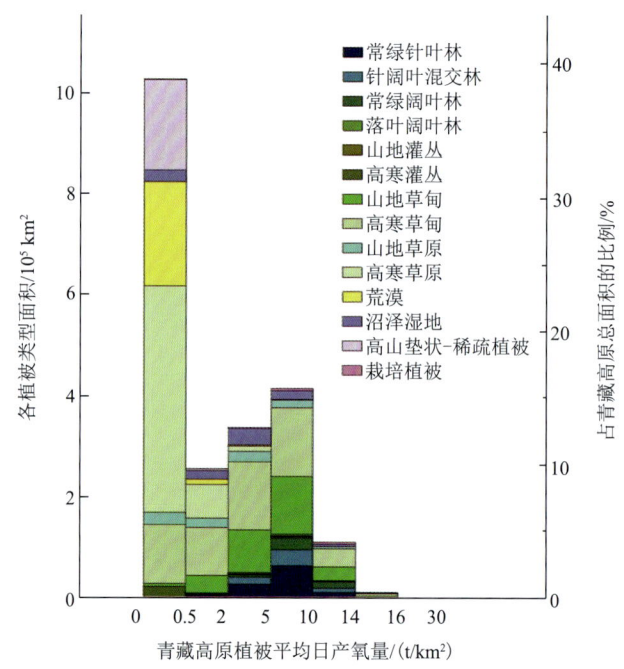

图 4-8　青藏高原 2019 年 6 月不同产氧量水平下各植被类型的面积分布

2. 7 月植被产氧量

植被产氧量分布　在 7 月，植被日产氧量水平显著提升（图版 4-8）。植被日产氧量最高值为 28.04t/km²，平均值为 3.52t/km²，最低值为 0。最高值分布在东部，最低值分布在西北部。

植被产氧量　7 月日产氧量低于 10t/km² 的区域依旧较大，这部分区域约占青藏高原总面积的 68.26%，占植被区域的 83.34%（图 4-9），但日产氧量高于 14t/km² 的区域面积显著增加。在日产氧量水平较高（高于 5t/km²）的区域，尤其是日产氧量高于 14t/km² 的区域，高寒草甸、山地草甸和森林类型植被分布的面积明显增加。

3. 8 月植被产氧量

植被产氧量分布　在 8 月，植被日产氧量整体水平又有所提升（图版 4-9）。植被日产氧量最高值为 25.32t/km²，平均值为 3.76t/km²，最低值为 0。最高值分布在东部，最低值分布在西北部。

第 4 章 青藏高原植被产氧量测算与时空格局

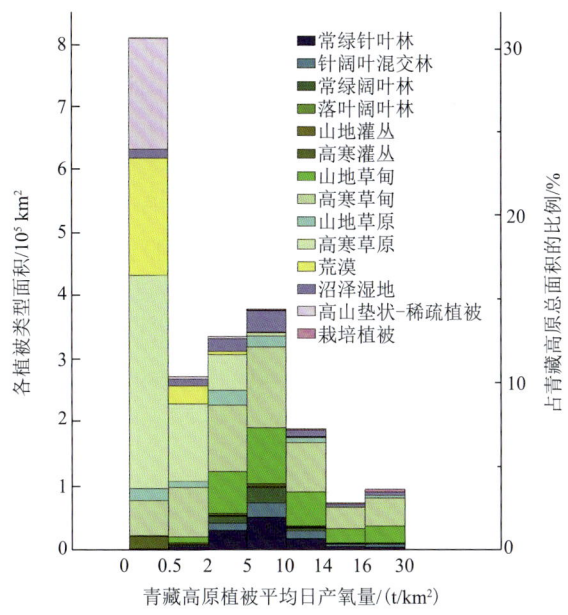

图 4-9 青藏高原 2019 年 7 月不同产氧量水平下各植被类型的面积分布

植被产氧量 8 月大多数区域日产氧量低于 $10t/km^2$，这部分区域约占青藏高原总面积的 66.10%，占植被区域的 80.70%（图 4-10），植被日产氧量高于 $14t/km^2$ 区域的面积占比相较于 7 月有所下降，但整体产氧水平有所提升。在植被日产氧量水平高于 $5t/km^2$ 的区域，高寒草甸、山地草甸和森林类型植被分布的面积进一步增加。

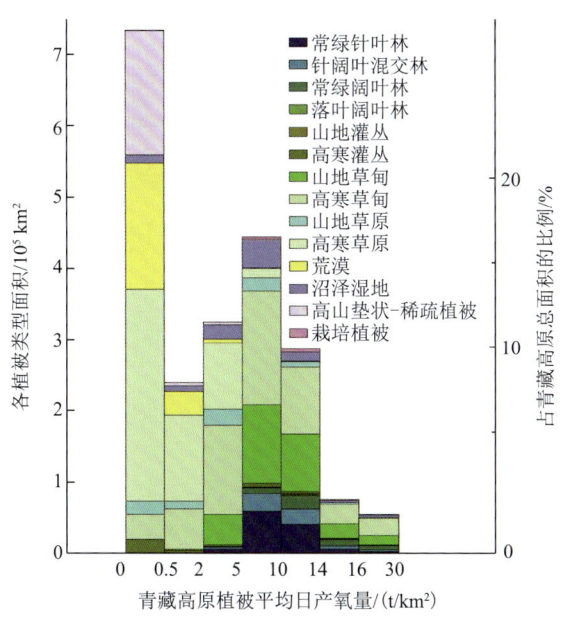

图 4-10 青藏高原 2019 年 8 月不同产氧量水平下各植被类型的面积分布

201

4. 9月植被产氧量

植被产氧量分布 9月,植被日产氧量水平显著下降(图版4-10)。植被日产氧量最高值为19.23t/km², 平均值为1.96t/km², 最低值为0。最高值分布在东南部,最低值分布在西北部。

植被产氧量 9月绝大多数区域植被日产氧量低于10t/km², 这部分区域约占青藏高原总面积的80.20%, 占植被区域的97.92%(图4-11), 植被日产氧量高值区域面积占比显著下降, 日产氧量高于14t/km²的区域面积几乎为0。在不同植被产氧量水平的区域中依旧均分布有较大面积的高寒草甸; 除此之外, 植被日产氧量水平低于2t/km²的区域主要分布高寒草原、荒漠和高山垫状-稀疏植被; 植被日产氧量水平在2~14t/km²的区域主要分布山地草甸和森林植被类型。

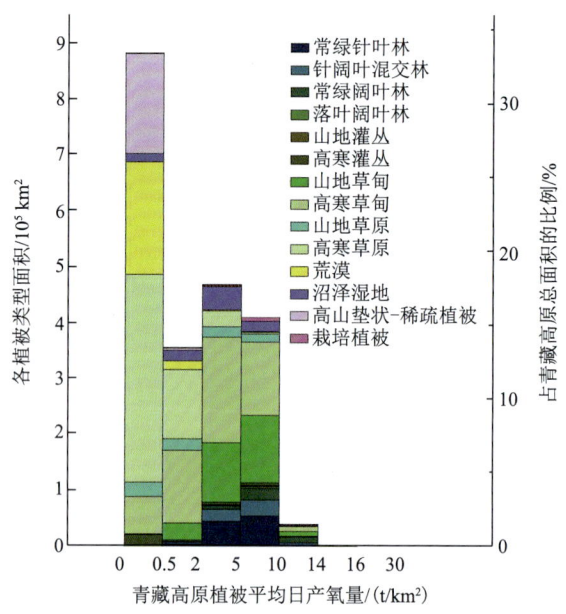

图4-11 青藏高原2019年9月不同产氧量水平下植被类型的面积分布

参考文献

方精云, 柯金虎, 唐志尧, 等. 2001. 生物生产力的"4P"概念、估算及其相互关系 [J]. 植物生态学报, (4): 414-419.

刘军会, 刘劲松, 冯晓淼, 等. 2009. 青藏高原植被固定CO_2释放O_2的经济价值评估 [J]. 环境科学研究, 22(8): 977-983.

刘璐璐, 邵全琴, 曹巍, 等. 2018. 基于生态服务价值的三江源生态工程成本效益分析 [J]. 草地学报, 26(1): 30-39.

刘宪锋, 任志远, 林志慧. 2013. 青藏高原生态系统固碳释氧价值动态测评[J]. 地理研究, 32(4): 663-670.

张慧, 赵浠良, 朱文泉. 2021. 基于多源数据产品集成分类制作的青藏高原现状植被图[J]. 北京师范大学学报(自然科学版), 57(6): 816-824.

中国科学院中国植被图编辑委员会. 2001. 中国植被图集(1 ∶ 1000000)[M]. 北京 : 科学出版社.

Buchhorn M, Lesiv M, Tsendbazar N E, et al. 2020. Copernicus global land cover layers-collection 2[J]. Remote Sensing, 12(6): 1044.

Gong P, Liu H, Zhang M N, et al. 2019. Stable classification with limited sample: transferring a 30-m resolution sample set collected in 2015 to mapping 10-m resolution global land cover in 2017[J]. Science Bulletin, 64(6): 370-373.

Hersbach H, Bell B, Berrisford P, et al. 2018. ERA5 Hourly Data on Pressure Levels from 1940 to Present[DB/OL]. Copernicus Climate Change Service (C3S) Climate Data Store (CDS), DOI: 10.24381/cds.bd0915c6.

Jun C, Ban Y F, Li S N. 2014. Open access to Earth land-cover map[J]. Nature, 514(7523): 434.

Mao D H, Wang Z M, Du B J, et al. 2020. National wetland mapping in China: a new product resulting from object based and hierarchical classification of Landsat 8 OLI images[J]. ISPRS Journal of Photogrammetry and Remote Sensing, 164: 11-25.

Turner D P, Ritts W D, Styles J M, et al. 2006. A diagnostic carbon flux model to monitor the effects of disturbance and interannual variation in climate on regional NEP[J]. Tellus B: Chemical and Physical Meteorology, 58(5): 476-490.

Ye Q H, Zong J B, Tian L D, et al. 2017. Glacier changes on the Tibetan Plateau derived from Landsat imagery: mid-1970s-2000-2013[J]. Journal of Glaciology, 63(238): 273-287.

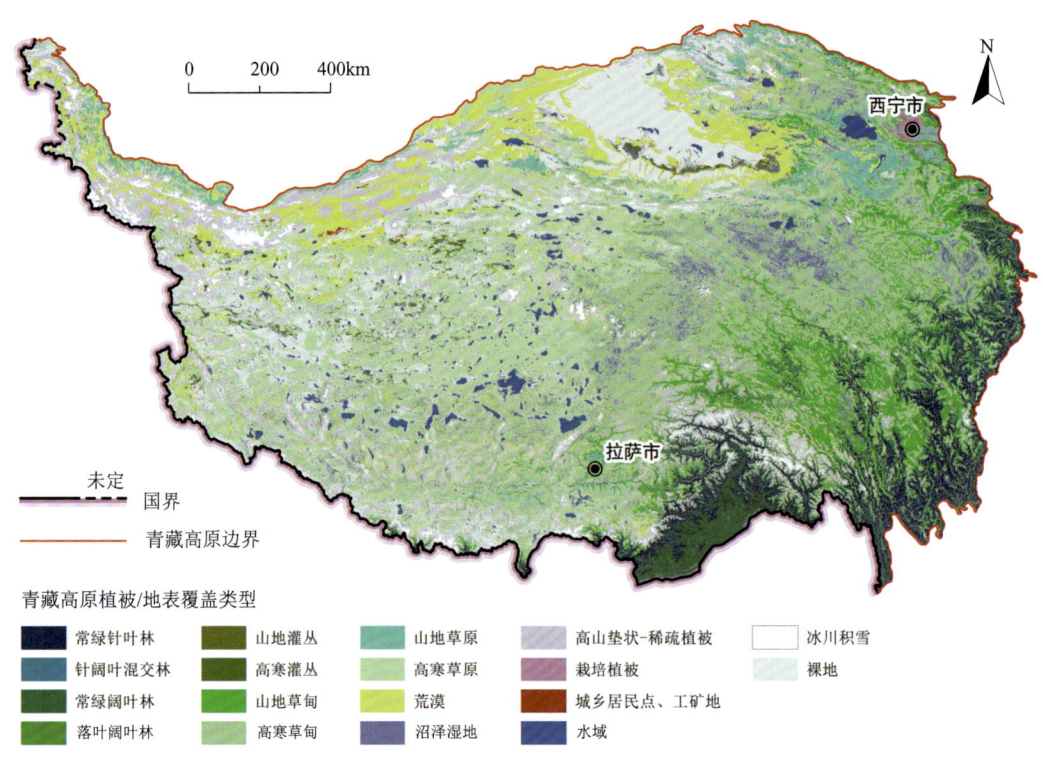

图版 4-1　青藏高原 2020 年植被/地表覆盖类型图

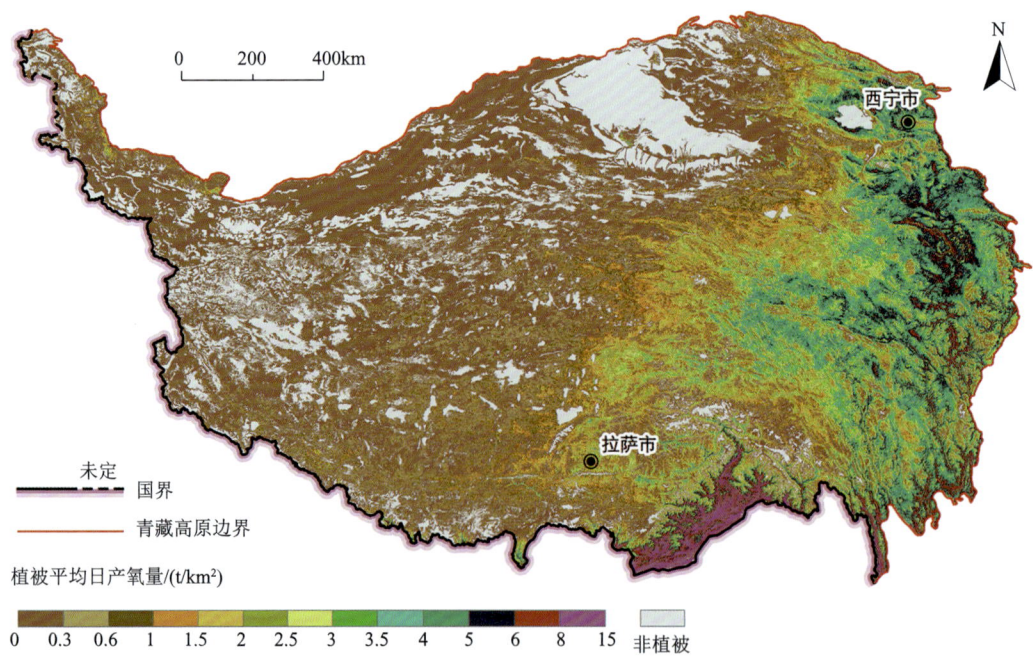

图版 4-2　青藏高原 2019 年全年植被平均日产氧量分布

第 4 章 青藏高原植被产氧量测算与时空格局

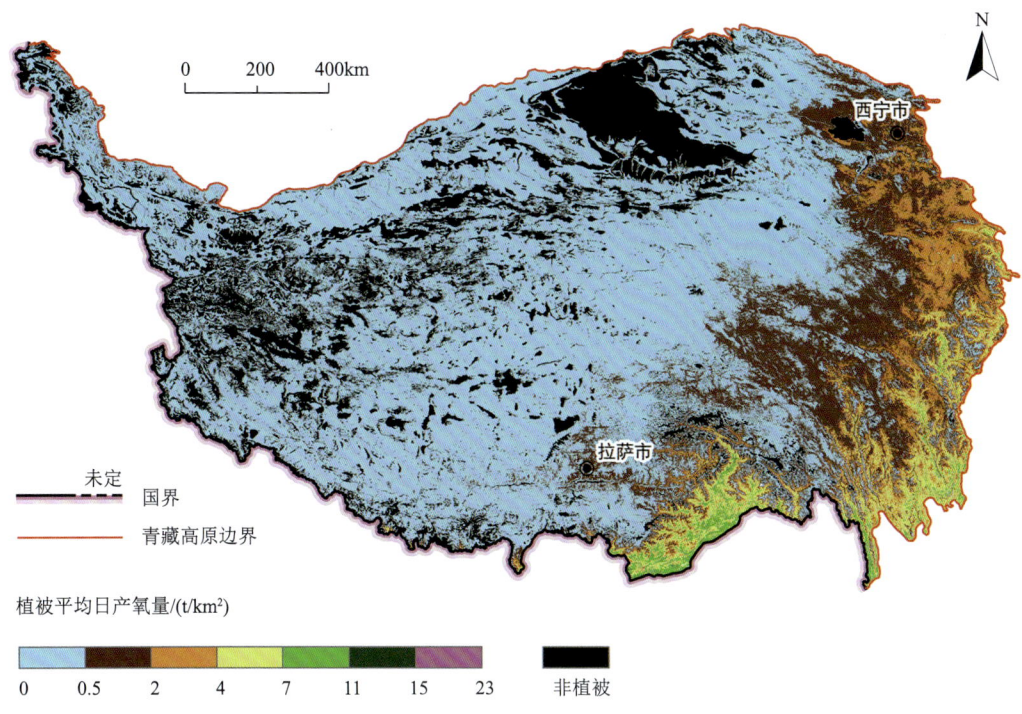

图版 4-3　青藏高原 2019 年春季植被平均日产氧量分布

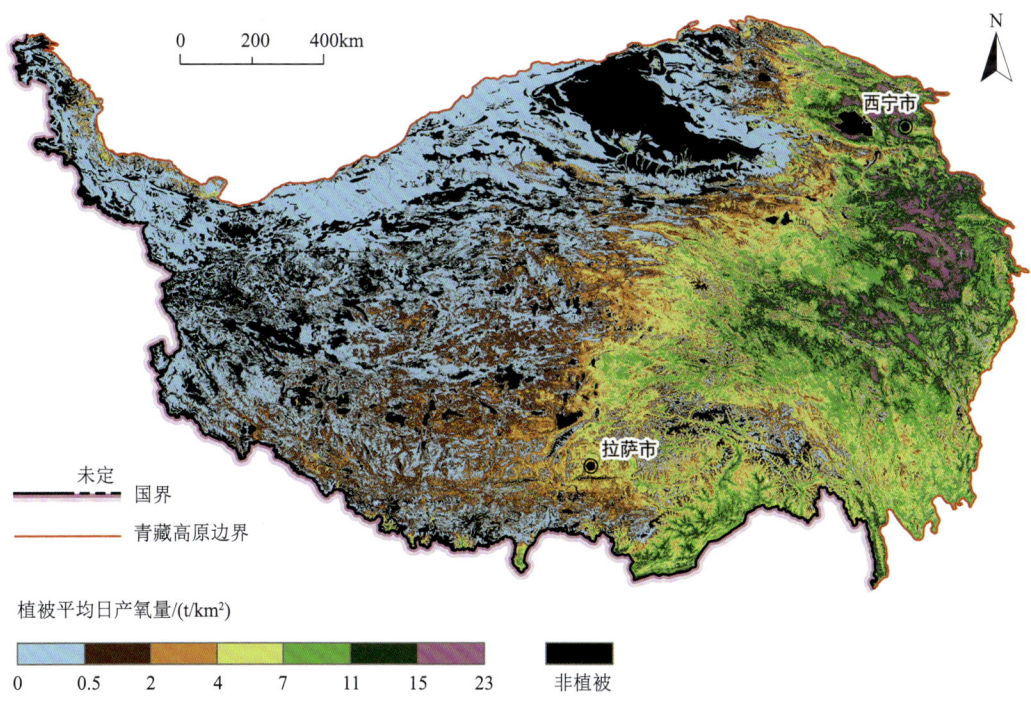

图版 4-4　青藏高原 2019 年夏季植被平均日产氧量分布

205

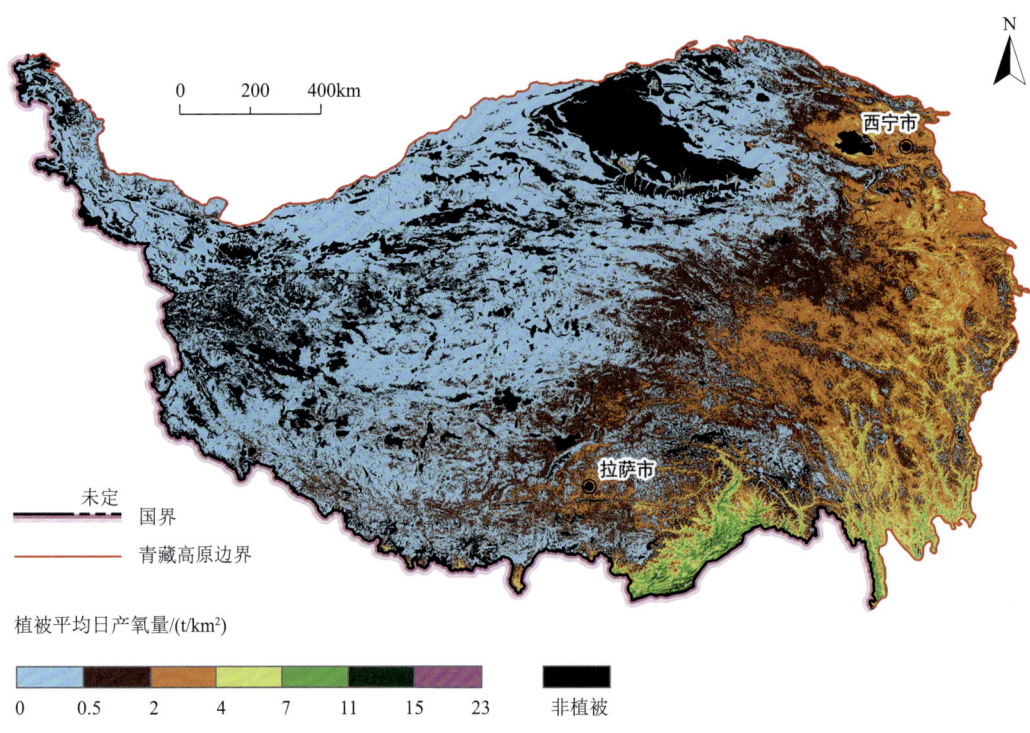

图版 4-5　青藏高原 2019 年秋季植被平均日产氧量分布

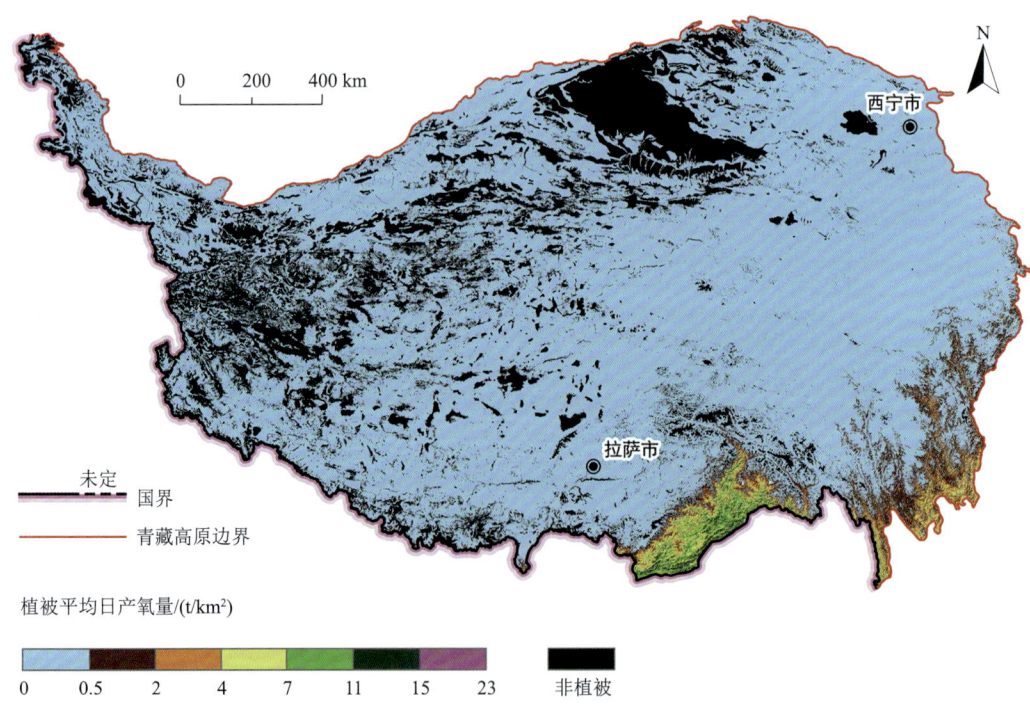

图版 4-6　青藏高原 2019 年冬季植被平均日产氧量分布

第 4 章 青藏高原植被产氧量测算与时空格局

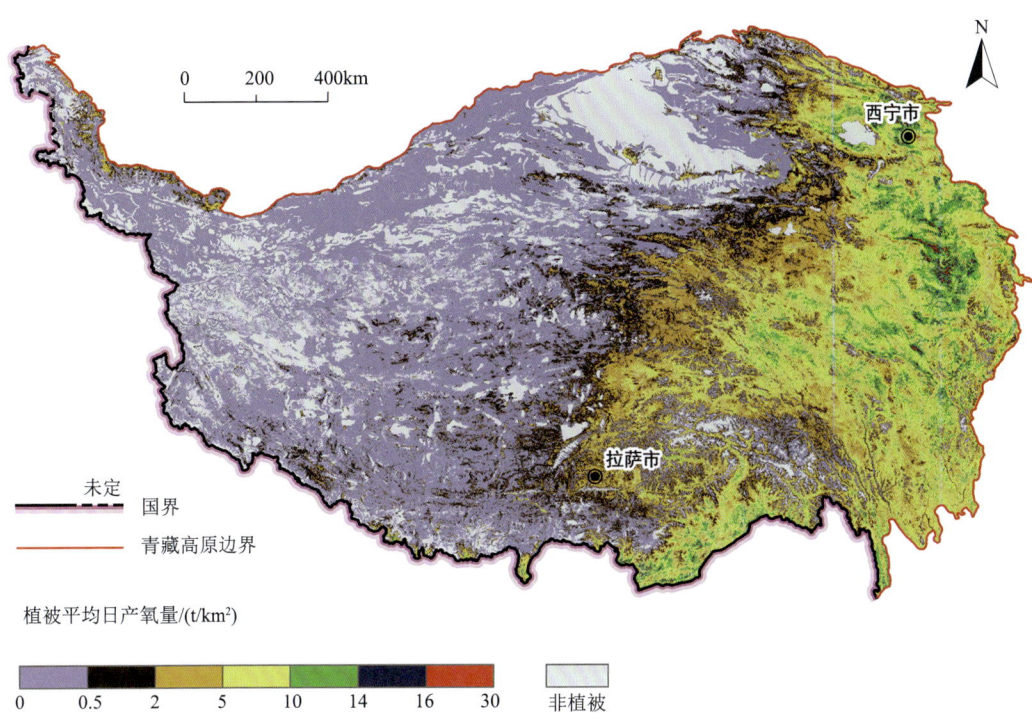

图版 4-7 青藏高原 2019 年 6 月植被平均日产氧量分布

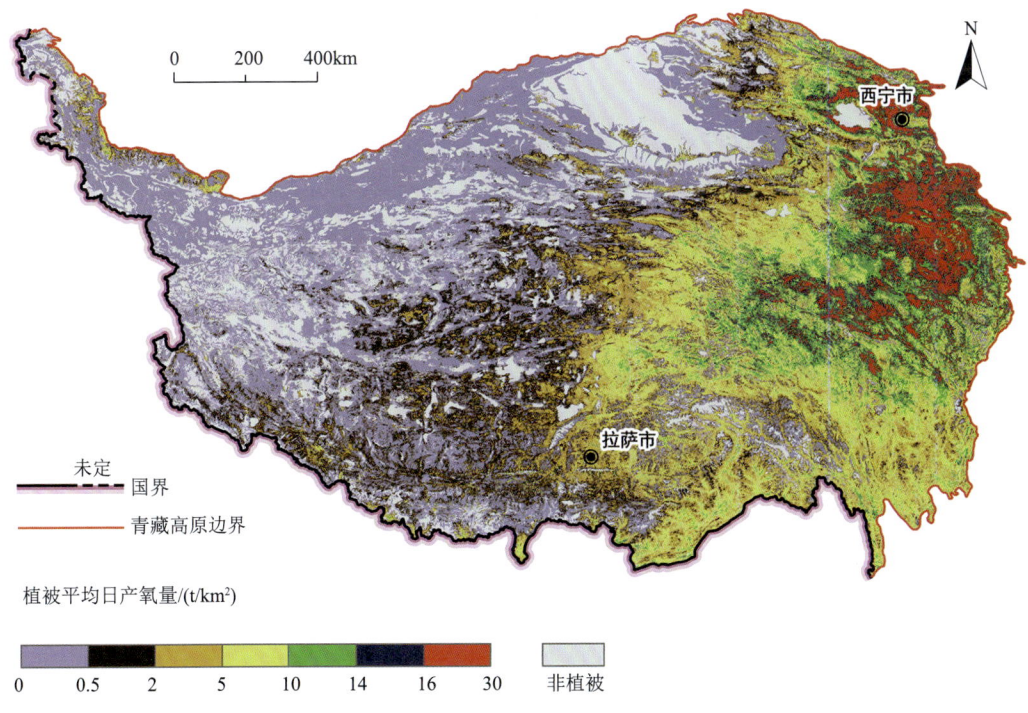

图版 4-8 青藏高原 2019 年 7 月植被平均日产氧量分布

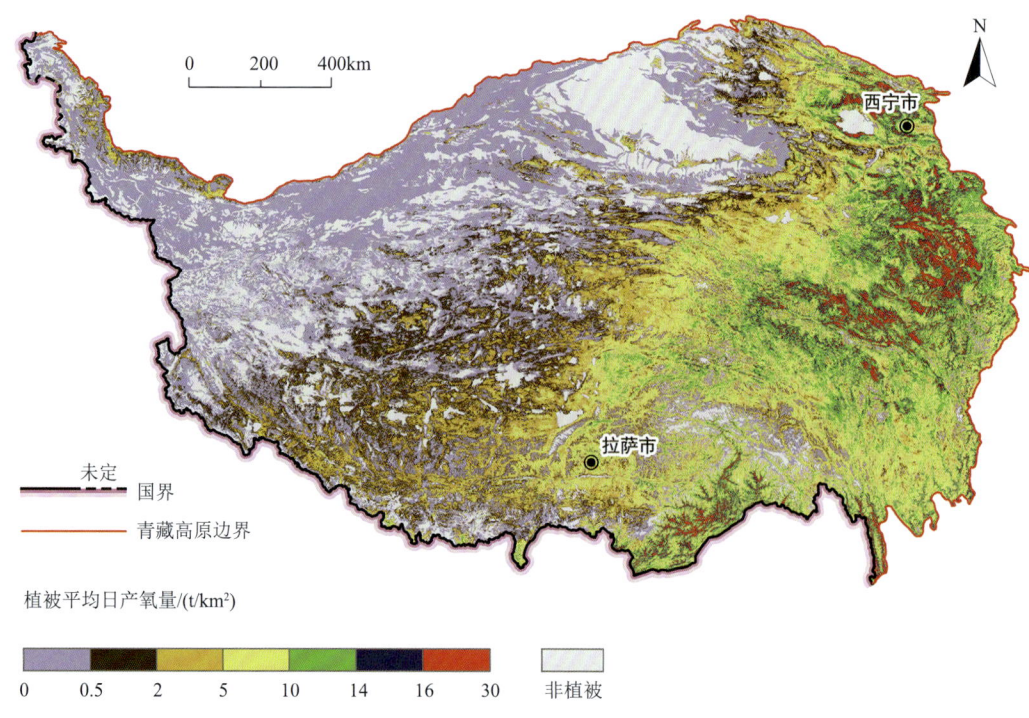

图版 4-9　青藏高原 2019 年 8 月植被平均日产氧量分布

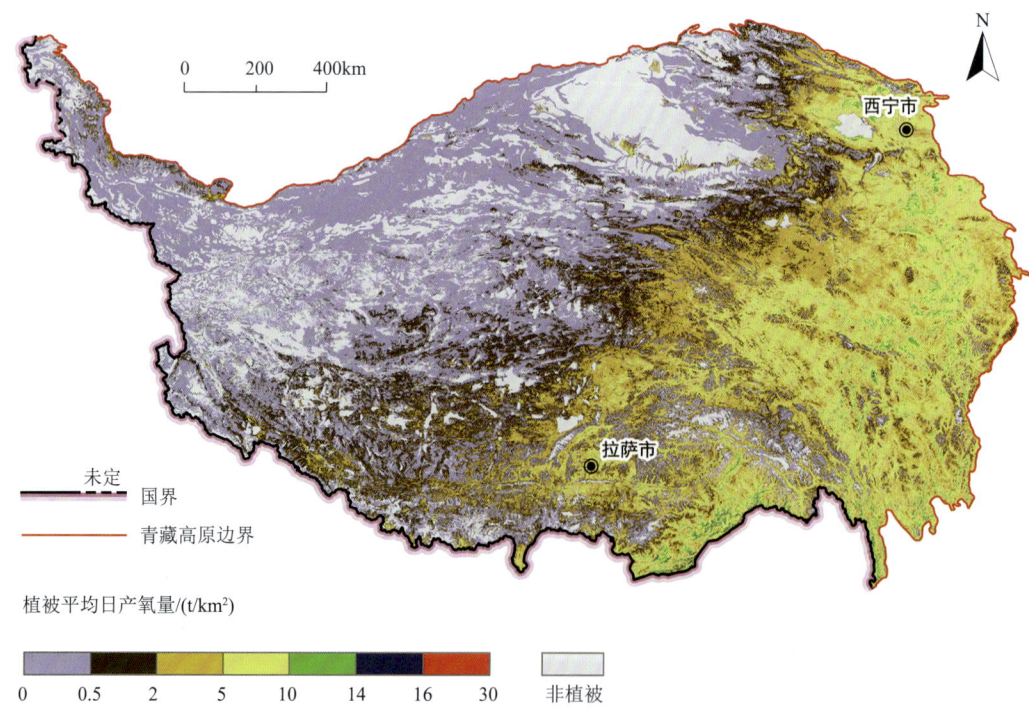

图版 4-10　青藏高原 2019 年 9 月植被平均日产氧量分布

第 5 章

青藏高原主要地理要素与地表氧含量的关系[①]

---

① 本章由史培军、陈彦强、唐海萍、朱文泉、姜璐、张钢锋、贾伟、马伟东、张颖撰写。
本章地图设计由王静爱、唐海萍、陈彦强、贾伟完成,制图由张颖、霍文怡昕、刘甜、陈彦强、苏鹏、胡小康、马伟东、吉怡萌、魏丹完成。

如第 1 章所述，氧含量科考分队在野外观测过程中，都深刻感受到海拔对氧含量的明显影响，但同时也感受到同样或接近海拔条件下，身体对青藏高原缺氧的反应也有差异。为此，我们首先对 2017 年测得的数据做了初步分析，然后对 2018～2022 年测得的数据又做了综合统计分析，发现海拔、地貌、气温、植被、土地利用等地表覆盖与氧含量的关系密切，确实像到过青藏高原的人们的生理感觉，海拔越低、气温越高、植被越好，氧含量越高，身体对高原缺氧的不适反应越不明显。

5.1 海拔与氧含量的关系

5.1.1 高海拔地区与氧含量

据估算，高海拔地区（海拔≥2500m）（图 5-1）面积为 1100 多万平方千米，占全球陆地总面积的 7.7%，2015 年，区内人口已超 1 亿，占全球总人口的 1.5% 以上（史培军等，2019）。区内因其丰富的矿产与景观资源、特殊重要的环境与全球战略地位，对包括地球"第三极"在内的高海拔地区的环境风险研究已引起社会各界的高度重视（Qiu，2008；Yao et al.，2012；陈德亮等，2015）。

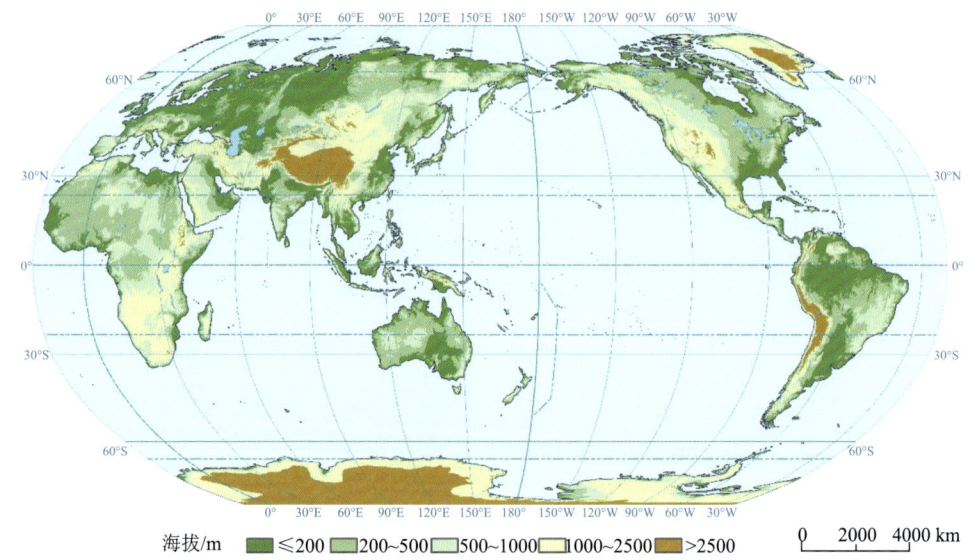

图 5-1　全球陆地海拔分布图（棕褐色部分为高海拔地区）（改编自文献史培军等，2019）

青藏高原是地球"第三极"（Qiu，2008），总面积约为 $2.5 \times 10^6 \text{km}^2$，平均海拔 4000m 以上（张镱锂等，2002，2021），空气稀薄，缺氧环境严重影响当地居民和外来游客的正常生产、生活、观光和其他人文与社会活动。已有研究表明，大气压和氧气分压随着海拔的升高呈现出显著减小的趋势（West，1996；Erik and Peter，2014），而氧含量在不同高程上则无明显变化（Cynthia，2007）。2017 年 7～8 月，本研究组在青藏高原野外科考工作过程中发现，氧含量与海拔（大气压）密切相关（史培军等，2019）。

5.1.2 青藏线海拔与氧含量

1. 数据与方法

2017 年 7 月 27 日～8 月 4 日，本研究组在青藏高原野外科考实测到 65 个样点的经纬度、海拔、大气压及氧含量等数据（图 5-2）（附录 3）。海拔通过 Garmin Oregon 450 型 GPS 测定，其精度为 1m。利用 SRTM 90 m 数据（http://srtm.csi.cgiar.org/SELECTION/inputCoord. asp）对测量的海拔数据进行了验证。如图 5-2 所示，对实测海拔与 SRTM 数据进行线性拟合，发现二者相关性很好，且通过了 0.001 显著性检验。气压通过卡西欧 PRG-130GC 型气压计测定，其精度为 5hPa。氧含量利用 CY-12C 型数字测氧仪测得（所用仪器由浙江省建德市新安江分析仪器二厂生产，0%～50.0% 量程，其最小分辨率为 0.1%，精度为 ±1%）。为尽可能减小系统误差，采集数据时利用 3 台测氧仪同时测量，在后续分析时取其平均值。地表绝对氧含量（AOC）为空气密度与氧含量的乘积，可计算得到 65 个采样点的地表绝对氧含量。

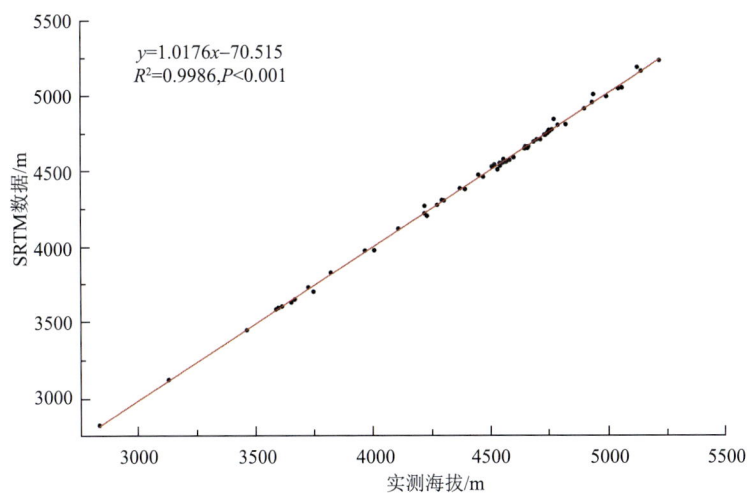

图 5-2 青藏线实测海拔与 SRTM 数据对照图

2. 结果

氧含量与绝对氧含量数据如表 5-1 所示。经计算发现，在本次青藏线采样范围内，随着海拔的增加，氧含量呈现出明显的下降趋势，且通过 0.05 的统计显著性检验［图 5-3(a)］。对地表绝对氧含量与海拔进行线性拟合，发现在本次采样范围内，随着海拔的增加，地表绝对氧含量也呈现显著下降趋势［图 5-3(b)］，且通过 0.001 显著性检验。

表 5-1 青藏线氧含量与绝对氧含量数据基本统计信息

指标	平均值	最大值	最小值	标准差
氧含量 /%	21.1	21.9	20.8	0.2
绝对氧含量 /(g/m^3)	153.2	183.0	136.1	9.9

注：样本数为 65。

因实测地表大气压数据本身无法验证其准确性，故利用海拔与实测大气压间的相关关系进行检验（图 5-4）。可以看出，海拔与大气压之间存在显著的负相关关系，随着海拔的增加，实测大气压呈现明显的下降趋势，且通过了 0.001 的统计显著性检验，同时证明实测大气压数据是准确的（史培军等，2019）。

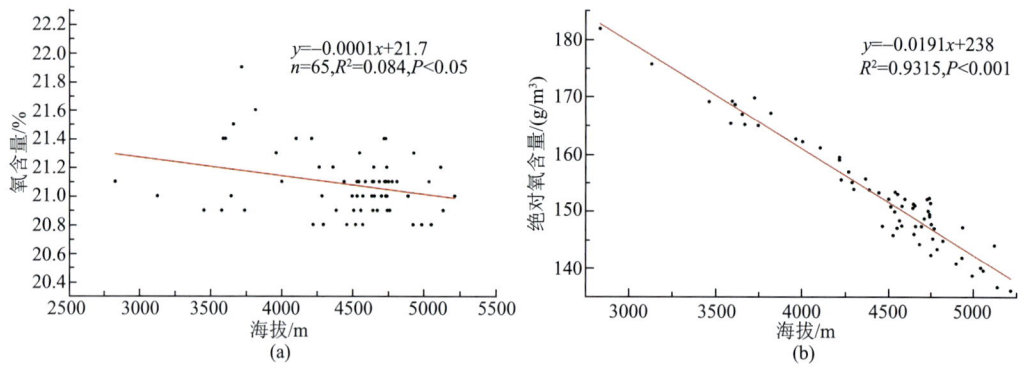

图 5-3 青藏高原青藏线海拔与氧含量 (a) 与绝对氧含量 (b) 相关关系图

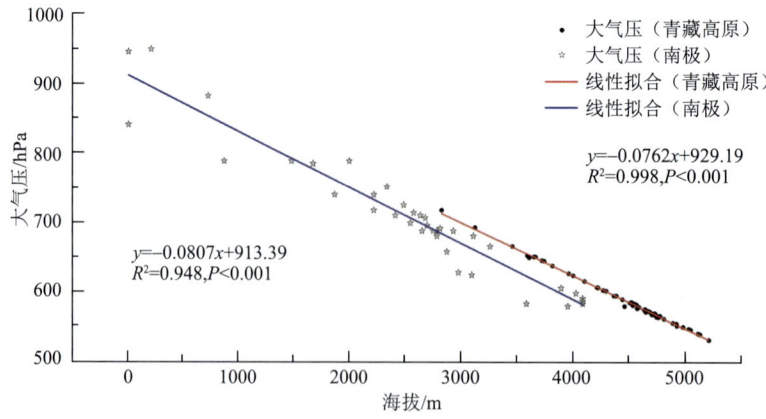

图 5-4 青藏高原青藏线与南极大气压随海拔变化情况对比图（南极数据据文献 Xu et al.，2015）

5.1.3 海拔与氧含量

1. 数据与方法

在对青藏高原青藏线海拔与氧含量与绝对氧含量关系分析的基础上,科考分队于 2018~2021 年对青藏高原新藏线、环青海湖、环祁连山、川藏线、西宁—玉树—昌都—昆明线、玉树—那曲—阿里—札达线、西宁—合作—红原—成都线、玉树—马尔康—玛沁—格尔木—茫崖—大柴旦—西宁线、西宁—共和—德令哈—格尔木—西宁—民和线等不同区域做了野外路线考察测量。海拔通过 Garmin 63sc 型 GPS 测定,其精度为 1m。地表大气压通过 DPH-103 型智能数字温湿度大气压计测定,其精度为 0.1hPa。氧含量利用 TD400-SH-O_2 便携式测氧仪测定,其精度为 0.01%。共计得到 556 个采样点的经纬度、海拔、大气压及氧含量等数据(附录 3)(史培军等,2021a)。

2. 结果

2018~2020 年所有夏季的测点,其海拔与氧含量呈显著的负相关关系($n = 369$,$R^2 = 0.7367$,$P < 0.001$)。从平均值看,海拔每上升 1000m,夏季氧含量下降约 0.15%(图 5-5)。分年份来看,2018 年平均海拔为 4006m($n = 80$),氧含量平均为 20.19%,每上升 1000m,夏季氧含量下降 0.17%;2019 年平均海拔为 3133m($n = 113$),氧含量平均为 20.37%,每上升 1000m,夏季氧含量下降 0.14%;2020 年平均海拔为 3562m($n = 176$),氧含量平均为 20.30%,每上升 1000m,夏季氧含量下降 0.14%。

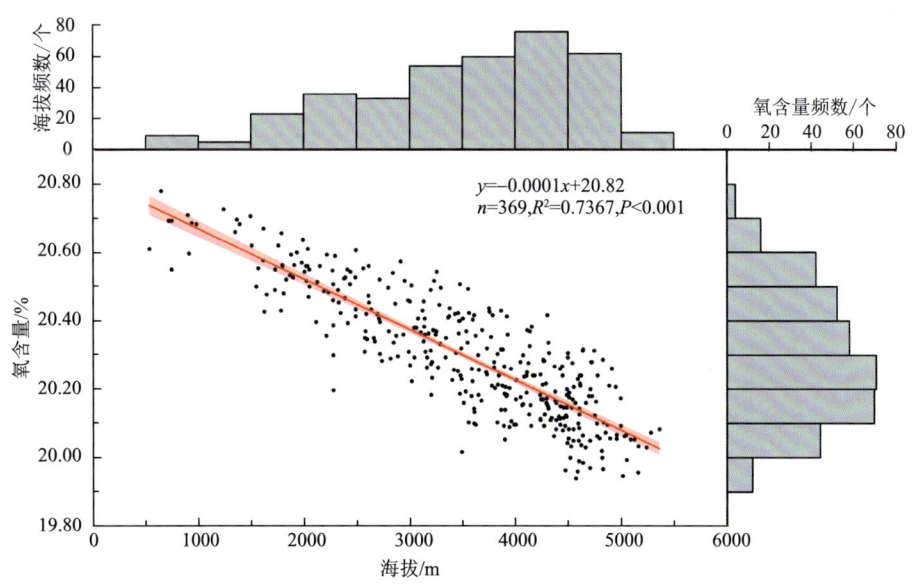

图 5-5 青藏高原氧含量与海拔的关系

2018~2020 年夏季数据,红色线为其线性拟合,红色阴影为 95% 置信区间,上侧和右侧分别为海拔和氧含量频数分布对 2019 年和 2021 年秋冬季测量点氧含量随海拔的变化情况进行了分析，发现氧含量同样随着海拔的升高而显著下降。海拔每上升 1000m，2019 年冬季和 2021 年秋季氧含量分别下降 0.10%、0.16%。2019 年和 2021 年秋冬季测量点的平均海拔几乎相当，分别为 2718m（$n = 53$）、2721m（$n = 39$），对应平均氧含量分别为 20.16% 和 20.01%（图 5-6），这也表明除海拔外，还有其他因素影响氧含量。

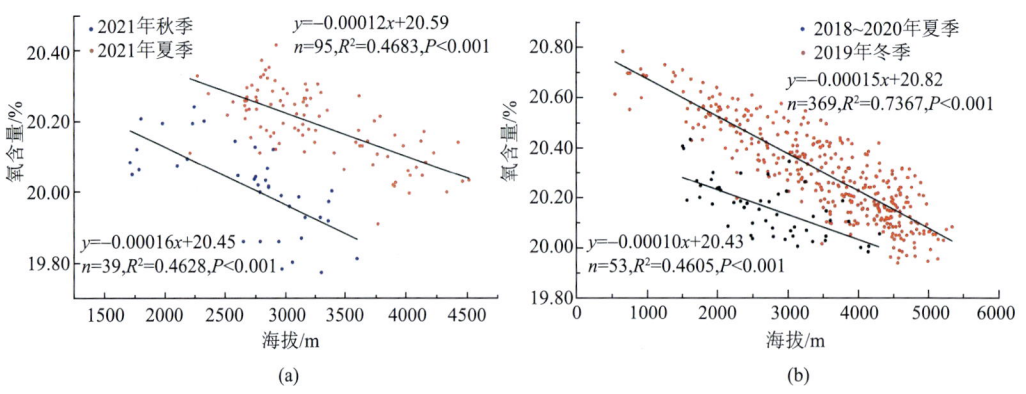

图 5-6　2018～2021 年青藏高原野外实测氧含量与海拔关系对比图

因冬季氧含量数据较少，为详细分析氧含量随海拔的变化情况，分别统计了 2018～2020 年夏季海拔间隔为 1000m、500m、250m 的平均氧含量（图 5-7）。可以看到，海拔间隔为 1000m 时，夏季氧含量呈现持续下降趋势；海拔间隔为 500m 或 250m 时，夏季氧含量整体上同样呈现下降趋势，但在部分海拔段出现小范围的波动，也说明氧含量受到海拔作用的同时，还可能受到其他因素的影响。

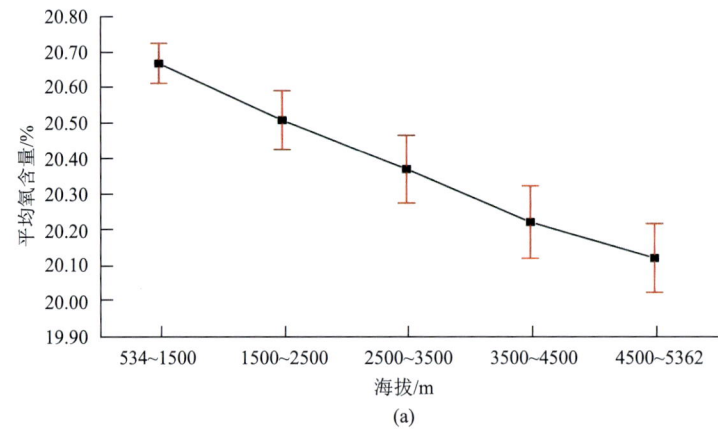

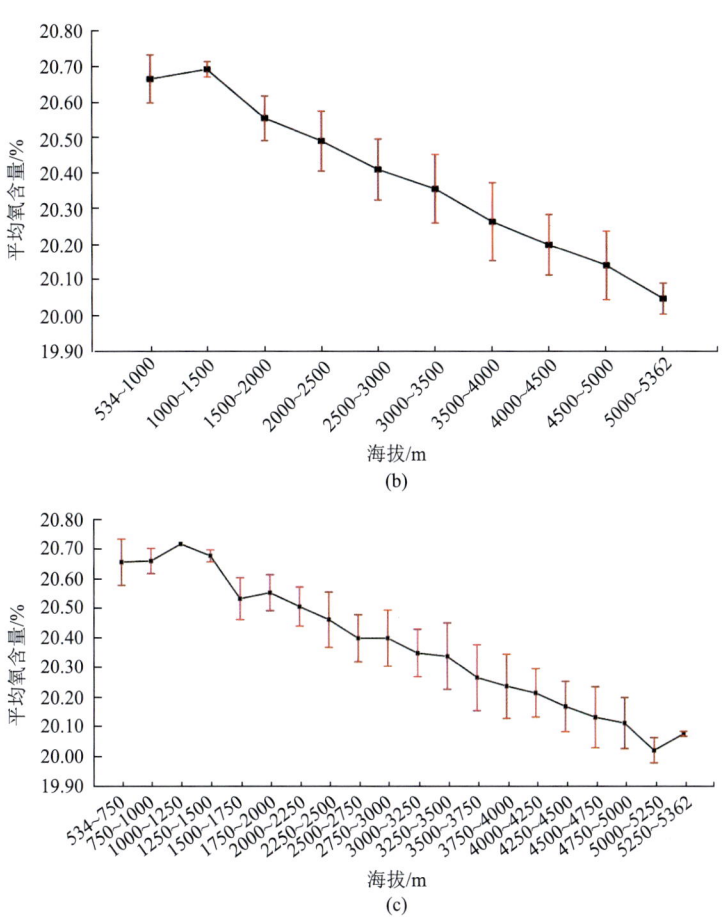

图 5-7 2018～2020 年青藏高原不同海拔区间夏季氧含量的变化情况
红色条为标准差；(a)～(c) 三张图对应海拔间隔分别为 1000m、500m、250m

5.2 气温、湿度与氧含量的关系

5.2.1 夏季气温与氧含量

从 2018～2020 年夏季所有测点的数据来看，青藏高原氧含量与气温呈现显著的正相关关系（$n=369$，$R^2=0.5661$，$P<0.001$）(图 5-8)。从平均值看，温度每上升 10℃，夏季地表氧含量上升约 0.21%（史培军等，2021a）。分年度来看，气温每上升 10℃，2018～2020 年各年夏季地表氧含量分别增加 0.18%、0.24%、0.21%、0.14%。

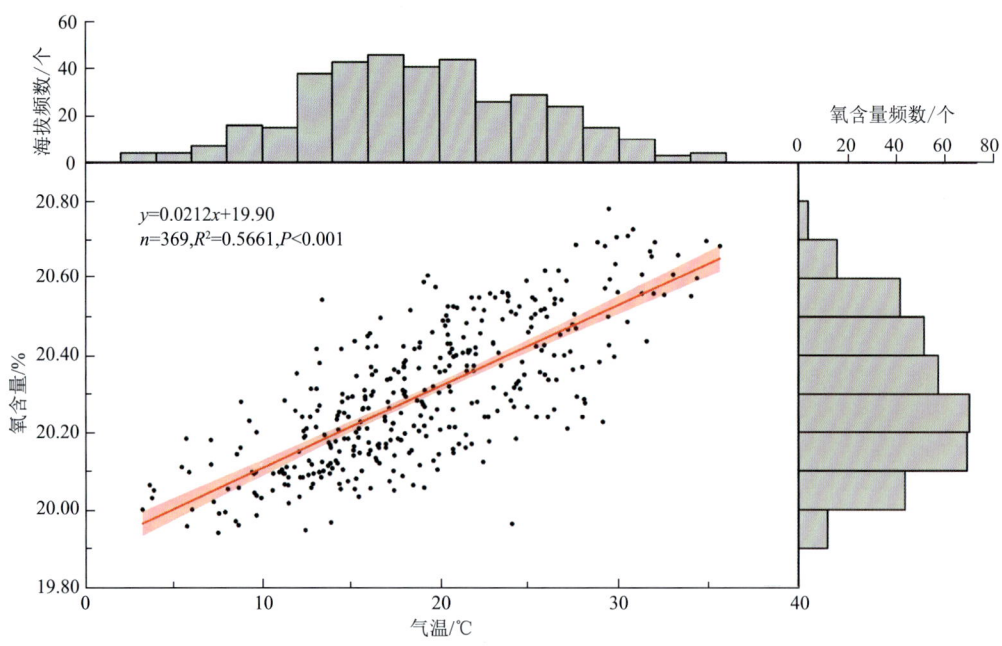

图 5-8　青藏高原氧含量与气温的关系

2018～2020 年夏季数据，红色线为其线性拟合，红色阴影为 95% 置信区间，上侧和右侧分别为气温和氧含量频数分布

5.2.2　秋冬季气温与氧含量

测量结果表明，2019 年冬季和 2021 年秋季青藏高原氧含量与气温关系呈现正相关关系，与夏季氧含量和气温的关系类似，气温每上升 10 ℃，氧含量分别上升 0.09% 和 0.14%（图 5-9）。

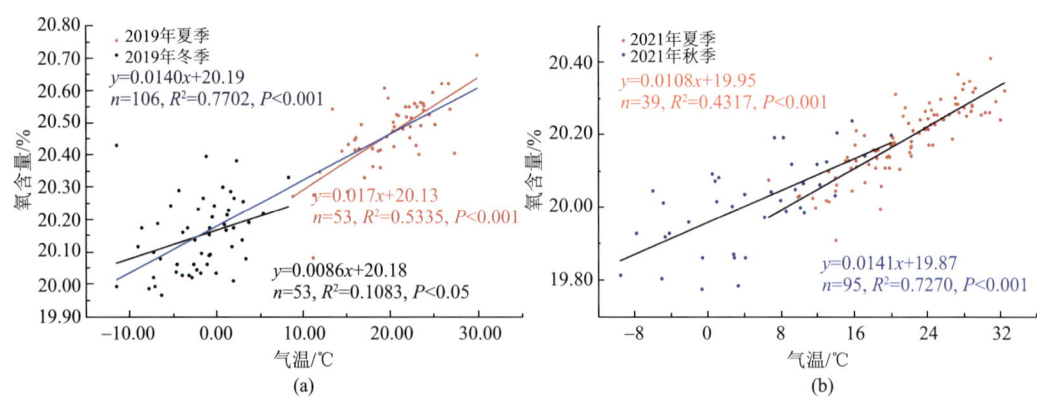

图 5-9　2019 年、2021 年青藏高原野外实测氧含量与气温的关系

（a）2019 年祁连山区冬季（黑色）、夏季（红色），蓝色为二者平均；（b）2021 年夏季（红色）、秋季（蓝色）。直线为氧含量与气温的线性拟合

第5章 青藏高原主要地理要素与地表氧含量的关系

为了对比秋冬季与夏季氧含量差异,对青藏高原祁连山区2019年冬、夏季野外测量数据进行了分析。祁连山区2019年冬、夏季的测量点位置相同(附录3,测量点共53个,冬、夏季各进行一次采样,采样点位置相同)和测量时间相当(例如,某测量点在7月某日的14时进行测定,其冬季对应测量时间一般也为2月某日的14时左右),其反映的氧含量与气温关系可能有更好的指示和验证意义。通过相关分析发现,祁连山冬、夏季氧含量与气温也呈现显著的正相关关系($n = 106$,$R^2 = 0.7702$,$P < 0.001$),气温每升高10℃,氧含量平均上升0.14%。但氧含量随气温升高而增加的幅度在冬、夏季有所差异,夏季为0.17%/10℃,冬季约为0.09%/10℃。综合来看,53个测量点夏季平均氧含量为20.47%,冬季平均氧含量为20.16%,其对应夏季平均气温为20.14℃,冬季平均气温为–1.96℃。这一结果表明,同一地点不同季节(不同气温条件下)氧含量也是不同的,反映出夏季植被产氧的作用。

5.2.3 空气相对湿度与氧含量

从2018~2020年野外科考获得的数据来看,夏季的氧含量与空气相对湿度在统计上呈现显著的负相关关系($n = 369$,$R^2 = 0.0286$,$P < 0.001$)(图5-10),但其相关系数较低。为了验证夏季氧含量与空气相对湿度的关系,我们对房山站4万多条夏季实测空气相对湿度与氧含量数据做了相关分析,结果表明,二者具有显著的正相关关系($R^2 = 0.5489$,$P < 0.001$)(详见本章后述)。

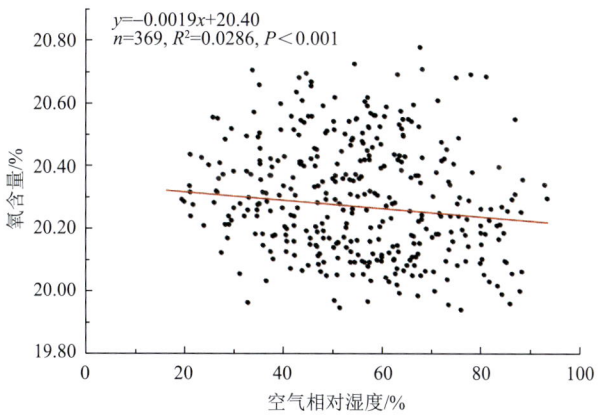

图5-10 2018~2020年青藏高原野外实测氧含量与空气相对湿度的关系

5.3 植被与氧含量的关系

5.3.1 实测植被覆盖度与氧含量

在青藏高原野外科考期间,科考分队于2018~2020年测得33个大样方(1km×

1km）的植被覆盖度（FVC-QS）与相应的氧含量。据此，分析了植被覆盖度与氧含量的关系（图 5-11），由此可以看出植被覆盖度对氧含量的正向作用。

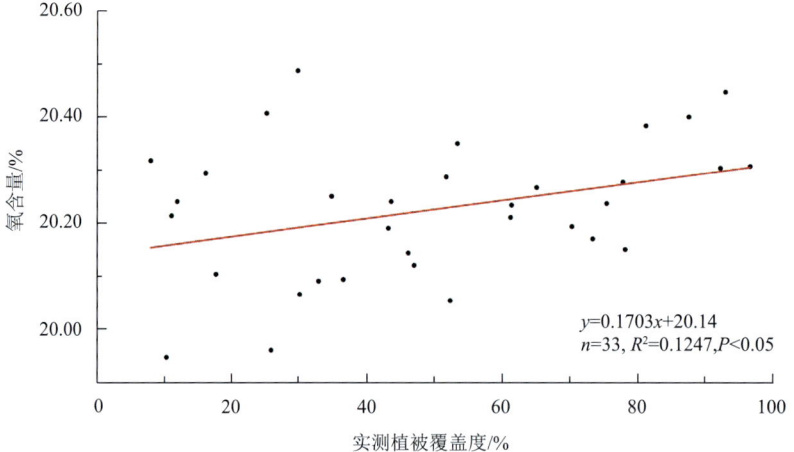

图 5-11　2018～2020 年青藏高原野外实测植被覆盖度与实测氧含量的关系

5.3.2　遥感反演的植被覆盖度与氧含量

1. 遥感反演的植被覆盖度

利用谷歌地球（Google Earth）计算得到与上述 33 个大样方相应位置植被覆盖度（FVC_GE）(Lin et al.，2017；史培军等，2019)；利用 GLASS FVC 数据（分辨率 500m×500m）(http://www.glass.umd.edu) 计算得到与上述 33 个大样方相应位置的 GLASS 植被覆盖度（FVC_GLASS）；利用 MODIS MOD13Q1 产品（https://ladsweb.modaps.eosdis.nasa.gov) 计算得到与上述 33 个大样方相应位置的 MODIS 植被覆盖度（FVC_MODIS）(Gutman and Ignatov，1998)。与实测植被大样方同步，获得大样方点的小样方平均植物群落盖度（一般为 1m×1m）(FVC)，经相关分析比较发现，FVC_GLASS 与 FVC 的线性拟合效果最好（样本数 $n=33$，拟合优度 $R^2=0.8377$，显著性水平 $P<0.001$）(表 5-2)。

表 5-2　青藏高原 33 个采样点实测植被覆盖度与遥感测算结果对比表　　（单位：%）

样点编号	FVC_QS	FVC_GE	FVC_GLASS	FVC_MODIS	FVC
18-059	7.90	6.17	0.00	0.14	16.94
18-055	10.20	11.11	0.00	0.00	11.68
18-047	10.95	12.35	0.00	9.45	10.62
20-115	11.85	17.28	0.00	3.27	18.86
20-126	16.16	19.75	0.00	6.22	10.34

续表

样点编号	FVC_QS	FVC_GE	FVC_GLASS	FVC_MODIS	FVC
20-122	17.67	20.99	0.00	8.61	23.34
18-075	25.20	22.22	0.00	12.78	19.72
18-026	25.90	23.46	4.40	30.44	29.50
18-065	29.90	19.75	0.00	0.06	—
18-032	30.20	22.22	6.20	30.26	100.00
18-014	33.00	19.75	6.80	44.65	74.68
20-037	34.91	43.21	19.20	59.08	30.46
20-112	36.57	34.57	2.80	20.77	24.75
19-139	43.20	44.44	10.60	57.01	97.96
20-104	43.60	46.91	0.00	20.16	25.05
20-100	46.20	61.73	12.40	55.50	100.00
20-016	47.06	54.32	41.60	82.99	100.00
18-050	51.80	6.17	0.00	14.55	21.88
18-018	52.40	41.98	33.60	73.55	100.00
20-051	53.46	58.02	30.80	90.30	55.71
19-112	61.30	64.20	46.00	95.99	100.00
20-004	61.44	82.72	57.20	97.11	95.55
20-035	65.14	72.84	26.40	11.58	71.81
20-018	70.29	76.54	64.40	100.00	91.51
20-080	73.33	92.59	48.40	98.36	100.00
19-156	75.40	65.43	78.80	100.00	100.00
20-028	77.82	86.42	62.00	100.00	100.00
20-025	78.16	86.42	61.60	100.00	100.00
20-083	81.19	87.65	63.20	96.02	53.46
20-155	87.52	85.19	84.40	100.00	100.00
18-070	92.20	90.12	61.40	99.90	100.00
20-142	92.95	70.37	77.20	100.00	100.00
20-151	96.60	93.83	90.00	100.00	100.00

2. 氧含量与遥感反演的植被覆盖度的关系

氧气主要来自绿色植物的光合作用，生态系统固碳产氧能力与其植被覆盖条件有很大关系（Zhang et al.，2017，2018）。根据"时间空间最近邻"原则（即时间上选择与测量时间最近的日期，空间上取每一测量点对应的栅格），利用 FVC_GLASS 数据插补得到剩余其他 2018～2020 年氧含量测量样点的植被覆盖度。计算结果表明，遥感反演的植被覆盖度与氧含量呈正相关关系（2018～2020 年夏季数据，$n = 369$，$R^2 = 0.0767$，$P < 0.001$）（图 5-12）。

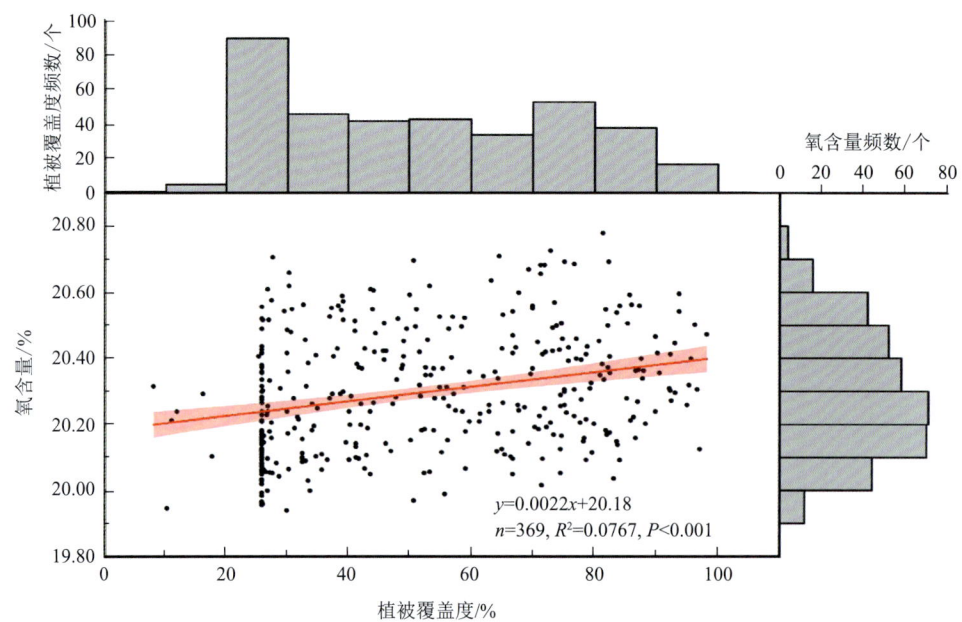

图 5-12　青藏高原氧含量与遥感反演的植被覆盖度的关系

2018～2020 年夏季数据，红色线为其线性拟合，红色阴影为 95% 置信区间，上侧和右侧分别为植被覆盖度和氧含量频数（频率）分布

由此可见，青藏高原植被覆盖度对氧含量有一定的正影响，即植被覆盖度越高，氧含量越高，每增加 10% 的植被覆盖度，氧含量增加约 0.02%（史培军等，2019）。植被叶面积指数与植被覆盖度类似，利用基于 MODIS 数据生产的 GLASS 叶面积指数数据，插补得到 2018～2020 年氧含量测量样点所有对应的叶面积指数。叶面积指数与氧含量相关分析表明，二者呈现显著的正相关关系（2018～2020 年夏季数据，$n = 369$，$R^2 = 0.1805$，$P < 0.001$），植被叶面积指数每增加 1，氧含量增加 0.06%（图 5-13）。

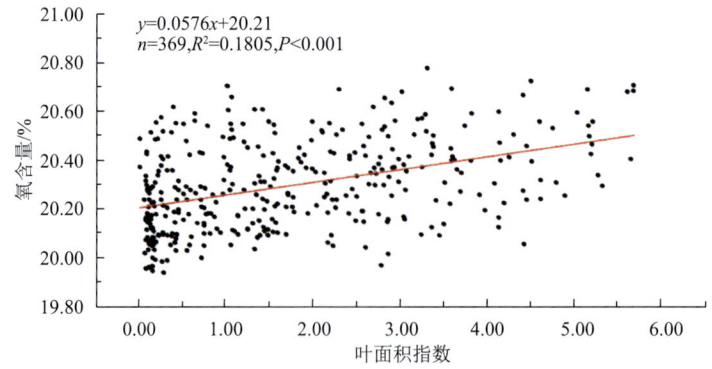

图 5-13　2018～2020 年青藏高原氧含量与叶面积指数的关系

5.3.3 植被产氧量与氧含量

提取与 2018～2020 年夏季氧含量测量样点位置一致的 2019 年 7～9 月青藏高原距地表 2m 高度范围内单位体积的植被日均产氧量数据（详见第 4 章），统计植被日均产氧量与氧含量的关系，两者呈现显著正相关关系（$n=369, R^2=0.28, P<0.001$）（图 5-14）。这一统计结果表明，植被日均产氧量越高，氧含量越高；反之，植被日均产氧量越低，氧含量也越低。

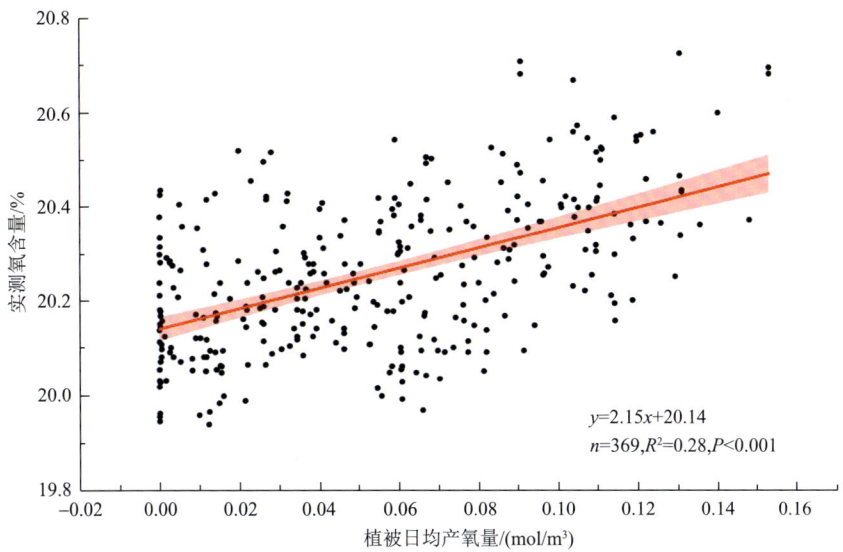

图 5-14 青藏高原植被日均产氧量（2019 年 7～9 月）与实测氧含量（2018～2020 年夏季）
红色线为其拟合曲线；红色阴影为 95% 置信区间

5.4 生态系统功能与氧含量的关系

5.4.1 生态系统生产力与氧含量

生态系统呼吸（Reco），即其生境土壤呼吸（Rh）与植被呼吸（Ra）之和，可表征生态系统的耗氧能力，如清除地上植被，可认为 Reco 即 Rh。生态系统这几个特征参数与净生态系统碳交换量（NEE）一起，可在野外通过光合仪和呼吸仪测定。光合仪和呼吸仪测量时均反映的是 CO_2 浓度的变化过程，利用该数据计算光合速率或者呼吸速率的过程如下：以 CO_2 浓度为纵坐标、时间为横坐标，取全部的 CO_2 浓度数据进行线性拟合，当 $R^2>0.99$ 时即接受拟合结果，取斜率为 dc/dt；当 $R^2<0.99$ 时则去掉第一个 CO_2 浓度数据，增加后面紧邻的一个 CO_2 浓度数据，再次进行线性拟合，以此类推，直至 $R^2>0.99$，并取此时的斜率为 dc/dt，则生态系统光合/呼吸速率的计算公式如下：

$$F_{CO_2} = k_{CO_2} \cdot \frac{273.15}{T_{air} + 273.15} \cdot \frac{V}{A} \cdot \frac{dc}{dt}$$

式中，F_{CO_2} 为光合 / 呼吸速率 [mg/(m²·h)]；k_{CO_2} 为温度为 0℃时的 CO_2 气体常数，取值为 0.536μg/μL；T_{air} 为主箱内测量时段的平均气温（℃）；V 为同化箱体积（L）；A 为基座表面积（m²）；dc/dt 为 CO_2 浓度 - 时间回归方程的斜率 [mL/(L·h)]（陈彦强，2022）。经相关分析发现，氧含量与植被总初级生产力（GPP）、植被净初级生产力（NPP）均呈现明显的正相关关系（$P < 0.01$）；氧含量与净生态系统生产力（NEP）相关关系较差（$P = 0.075$）(图 5-15)，这些统计结果表明，氧含量与植被总初级生产力、植被净初级生产力同前文中氧含量与植被覆盖度、叶面积指数的关系一致，进一步证明了在测量点尺度上，植被产氧能力越强，氧含量相对越高。

从图 5-15 可看出，不同采样点氧含量随植被总初级生产力（或净初级生产力 / 净生态系统生产力）变化的情况并不完全相同，说明氧含量对生态系统生产力响应能力存在异质性和复杂性。图 5-16 给出了 2021 年 8 月 19 日，在青海湖北岸测得的植被总初级生产力等参数随时间变化的情况。

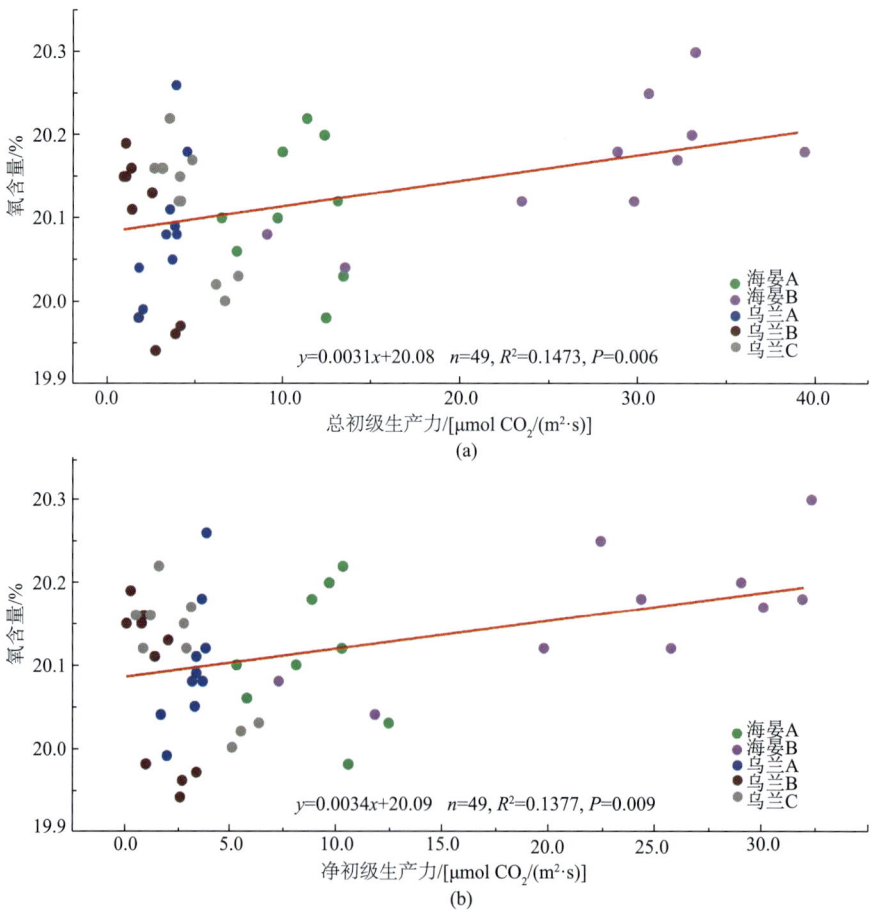

第5章 青藏高原主要地理要素与地表氧含量的关系

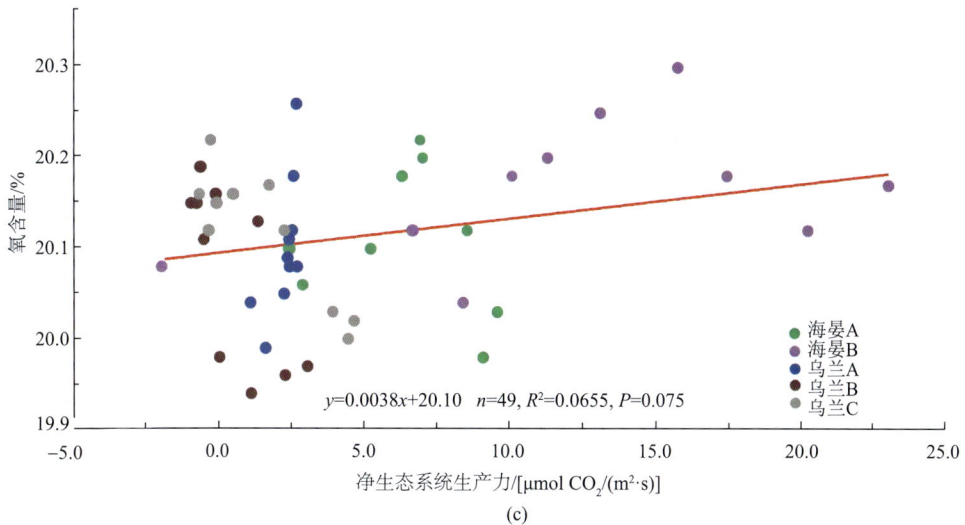

(c)

图 5-15 植被总初级生产力（a）、净初级生产力（b）、净生态系统生产力（c）与氧含量的关系（直线为其线性拟合）

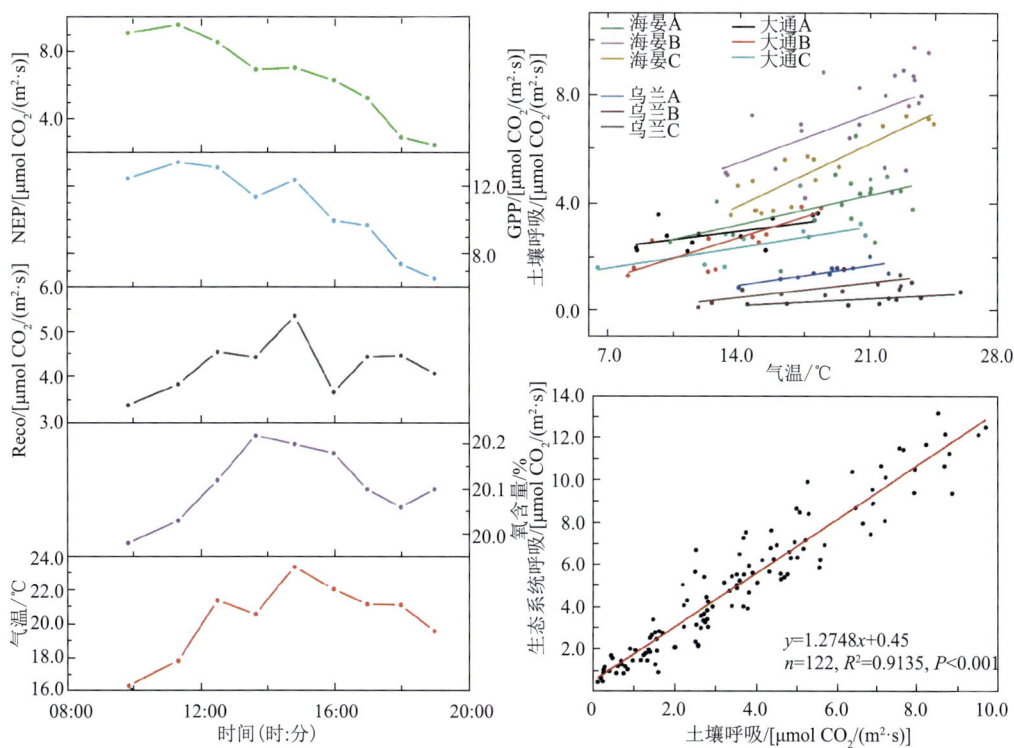

图 5-16 2021年8月19日净生态系统生产力（NEP）、植被总初级生产力（GPP）、生态系统呼吸（Reco）、氧含量及气温日变化情况（左）；土壤呼吸与气温（右上）、生态系统呼吸（右下）的关系（直线为其线性拟合）

可以看到，从日出到日落，气温先波动升高后逐渐降低，对应氧含量和生态系统呼吸也呈现"先升高后降低"的变化趋势（峰值均在 14:00～15:00），但植被总初级生产力和净生态系统生产力短暂升高后持续降低（峰值在 11:00～12:00），同时发现生态系统呼吸与土壤呼吸随气温变化的规律基本一致。

5.4.2 生态系统碳汇与氧含量

1. 生态系统植被产氧与碳汇关系

对于生态系统而言，绿色植物通过光合作用固定碳产生氧气而释放于大气中，同时土壤中的根系、微生物等又通过呼吸作用消耗氧气释放二氧化碳，碳汇与产氧/耗氧过程密切相关。统计 2018 年青海省碳汇数据（史培军等，2021a）与夏季植被日均产氧量均值数据，将两栅格数据统一至 $0.1°×0.1°$ 分辨率，逐格点提取栅格数据进行线性拟合分析，结果显示，青海省格网碳汇数据与夏季植被日均产氧量均值数据呈显著正相关（$n = 705665$，$R^2 = 0.14$，$P < 0.001$）。

2. 青稞种植与氧含量关系

青藏高原适宜青稞种植，有大面积的青稞分布。从生态系统植被产氧来看，青藏高原以青稞为代表的农作物，对氧含量影响明显。在青藏高原野外实测结果表明，除森林植被外，青稞等农作物种植区单位面积产氧最高（详见第 4 章）。

青海省门源县具有日照时间长、太阳辐射强、昼夜温差大等高原寒温湿润性气候特征，因此是青藏高原最为适宜青稞种植的地区之一，常年青稞种植面积超过 1 万 hm^2，位列青藏高原所有区县第 3 位。整体来看，门源县的青稞种植呈现出面积逐渐扩大和种植下限逐渐抬升的趋势。这有利于提高这一地区作物生长季的氧含量。随着气候逐渐变暖，门源县青稞的种植面积不断扩大，1989 年全县青稞种植面积为 $8.03×10^3 hm^2$，到 2020 年，种植面积扩大到 1.36 万 hm^2（门源回族自治县县志编纂委员会，1993；门源回族自治县地方志编纂委员会，2021）。从门源县县志、年鉴资料、问卷调查和访谈的结果了解到，1980 年以前门源县鲜有小麦种植，随着气候变暖，门源县小麦种植面积逐渐扩大，替代了之前种植的青稞，因此使得小麦的种植海拔上升，青稞的种植下限抬升。在青稞种植典型区内的样带上，自东南向西北呈现出青稞种植海拔持续上升的趋势。随着海拔的上升，农业种植结构呈现出从只种植小麦、小麦与青稞混种、只种植青稞到不能种植粮食作物而只能种植牧草的明显过渡。在该样带上，小麦种植海拔下限为 2400m，上限为 2800m，位于泉口镇。青稞的种植下限为 2750m，位于泉口镇，种植上限位于青石嘴镇的西部，海拔 3000m。因此，随着气候变暖，小麦的种植上限从 2600m 提升到了 2800m，上升 200m，这使得青稞的种植下限从 2600m 上升到 2750m，上升了 150m。农作物种植海拔与面积扩大的变化（图 5-17），一方面影响氧含量的空间格局，另一方面因农作物种植区较其周边草地氧含量略高，也增加了其分布区的氧含量。

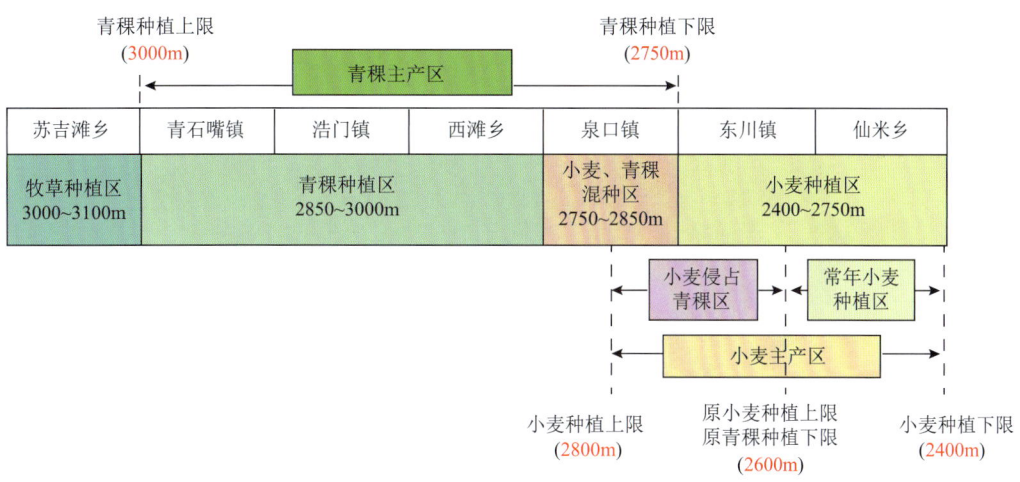

图 5-17 门源县农作物的种植结构及其海拔分布

3. 裸地与氧含量关系

青藏高原裸地面积占比很大，对生态系统产氧有很大的影响，模拟结果表明，裸地几乎无产氧（详见第 4 章）。青藏高原西北、柴达木盆地西北位处内陆腹地，降水很少，高寒、干燥，荒漠、戈壁广布，这些高海拔地区的氧含量很低，与其植被稀少有密切的关系。近年来，由于全球气候变暖，青藏高原形成面积较广的冰雪消融区裸地，且正在继续扩展中，这对这些地区的氧含量产生越来越明显的影响，这可从近 30 年青海玉树地区冰雪消融区岩漠时空动态变化中窥其全貌。

本研究中，玉树地区是指青海省玉树州和格尔木市下辖的唐古拉山镇，其地处青藏高原腹地，北部的昆仑山脉和南部的唐古拉山脉是玉树地区南北的天然屏障，地势总体呈现东南低、西北高，平均海拔 4963m（图 5-18）。

该区域属典型的高原高寒气候，每年从 10 月至翌年 6 月均会降雪，多年冻土发育，冰缘地貌特征典型，下垫面以高海拔永久性冻土为主，部分区域为季节性冻土，区内丰富的积雪资源对青藏高原水和能量循环起着重要的反馈和调节作用。受全球气候变暖的影响，冰雪消融后，基岩裸露，在多重动力侵蚀作用下形成了冰雪消融区岩漠。冰雪消融区岩漠是指在以增暖为主要特征的全球气候变化背景下，在由冻融侵蚀、重力侵蚀、风力侵蚀和流水侵蚀等自然因素及人为因素共同作用造成冰盖和雪盖退缩形成的冰雪消融区内，基岩裸露、岩石表层剥落和崩解，形成岩块和岩屑的荒漠类型，根据冰雪消融区地表风化物颗粒的大小，可分为裸岩、裸石、裸砾、裸沙和裸土。基于 Landsat 系列卫星多时相无云（云覆盖＜10%）数据资料，采用 S3 雪指数模型对玉树地区 1990 年、2000 年、2010 年和 2020 年的冰雪覆盖进行监测，通过叠加分析法确定冰雪消融区范围，并通过多指标因子复合分析和面向对象分类复合法（the multi-index

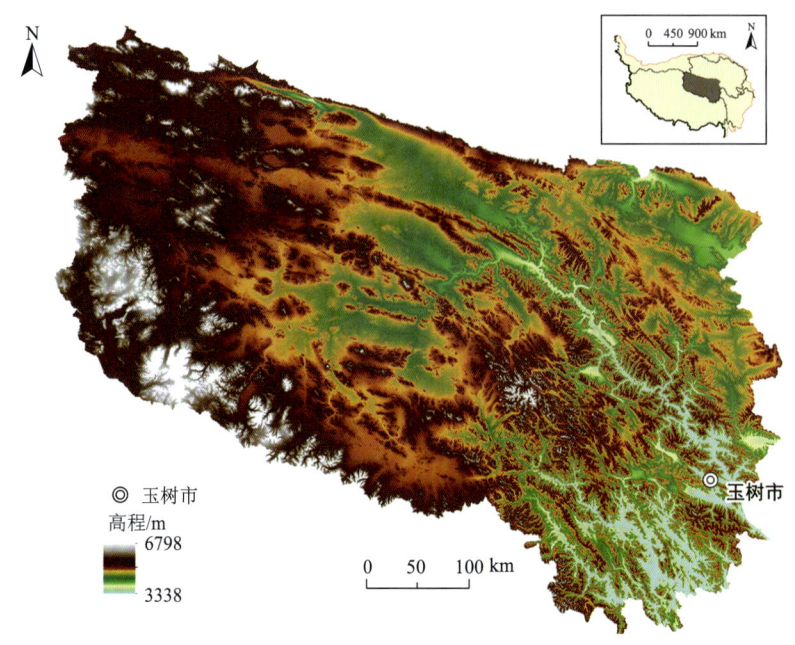

图 5-18　青海玉树地区位置

factor compound analysis and object-oriented classification compound method，MIFCA-OCC）获取 1990～2000 年、2000～2010 年和 2010～2020 年冰雪消融区岩漠分类结果。监测显示，1990 年、2000 年、2010 年和 2020 年玉树地区冰雪覆盖面积分别为 4269.66km^2、2974.43km^2、2479.27km^2 和 2252.60km^2，1990～2000 年、2000～2010 年和 2010～2020 年的冰雪消融区面积分别为 1607.05km^2、572.58km^2 和 302.31km^2。1990～2000 年、2000～2010 年和 2010～2020 年的冰雪消融区岩漠各类型的面积统计见表 5-3。玉树地区冰雪呈持续消融态势，冰雪消融区岩漠呈持续增加态势。

表 5-3　1990～2020 年青海玉树地区冰雪消融区岩漠各类型的面积统计

年份	面积 /km^2					
	裸岩	裸石	裸砾	裸沙	裸土	总和
1990～2000	650.55	426.76	78.31	105.10	335.74	1596.46
2000～2010	227.21	128.53	49.27	62.92	86.59	554.52
2010～2020	161.31	61.41	19.65	26.52	30.46	299.35

根据表 5-3 可知，在各年份中，裸岩和裸石的占比最大，1990～2000 年裸岩和裸石的面积为 1077.31km^2，占消融区总面积的 67.48%；2000～2010 年裸岩和裸石的面积为 355.74km^2，占消融区总面积的 64.15%；2010～2020 年裸岩和裸石的面积为 222.72km^2，占消融区总面积的 74.40%，均高于其他三类的总和，主要分布于冰雪消融

后裸露的山脊上；裸砾占比最小，均不高于10%，主要分布于山脊以下和山麓以上的区域；裸沙和裸土主要分布于山麓及其以上的区域。总体看来，冰雪消融区岩漠各类型交错分布，因此在空间分布上无明显特征，但在垂直梯度表现出一定的规律性。在垂直梯度上，裸岩和裸石位于最高层，裸砾为过渡层，裸沙和裸土位于最低层。同时，岩漠的垂直分布与母岩有直接的关系，若母岩为泥岩，则可能出现顶部为裸土的情况。总体来看，1990～2020年，裸地面积增加853.87km^2，裸地面积达到2450.33km^2，占到全州（含格尔木市唐古拉山镇）2%的面积。裸地面积的增加，不仅改变了青藏高原的氧含量格局，还相对减少了青藏高原的氧含量。

4. 生态系统碳汇与氧含量关系

在生态系统呼吸与光合作用过程中，氧含量与碳汇密切相关。植被通过光合作用固定碳产生氧气（碳汇），植被和土壤通过呼吸作用反过来消耗氧气（碳源）。利用2018年1km×1km青海省网格碳汇数据（史培军等，2021a）提取了青海省内各采样点对应的数据，并对其与氧含量进行线性拟合，发现二者存在正相关关系，但相关系数较低，未通过$P<0.05$的显著性检验（$n=93$，$R^2=0.0412$，$P=0.052$），说明在一定程度上，碳汇越大，氧含量越高；反之，碳汇越小，氧含量越低。但此处的分析存在很大的不确定性，与碳汇相关模型模拟的精度、数据时空匹配度等关系密切，需要结合其他相关数据进行更进一步地深入讨论（陈彦强，2022）。

5.5 清洁能源发展与氧含量的关系

青藏高原是中国发展清洁能源（水电、光伏、风电等，亦称绿电）的重要区域，境内荒漠面积和草地面积占比较大，其中青海具有独特优势，被明确为建设国家清洁能源产业高地的省份。然而，在青藏高原发展清洁能源，必将影响生态系统产氧，进而影响氧含量。由于野外科考获取的资料限制，在此仅以我们对青海高原的科考研究，初步阐述发展清洁能源与氧含量的关系。为详细了解水电、光伏以及风电建设与氧含量的关系，科考分队深入青海省内水电站、光伏电站以及风电站实地考察，并与参与电厂建设和运营管理的工作人员深入座谈，同时收集电厂已有生态环境监测数据，详细分析了清洁能源建设对周边生态环境的影响，进而综合研判发展清洁能源与氧含量的关系。总体而言，我们认为，清洁能源建设改善了清洁能源建设区的生态环境，一方面保护了高原冻土碳汇，还防控了高原土地退化，特别是水土流失和沙漠化；另一方面，清洁能源的替代效应，燃煤电站的关停，不仅能减少碳排放，同时也能降低其他有害气体与物质排放，极大地改善燃煤电站范围内的生态环境。据此，认为青藏高原清洁能源建设对氧含量影响利大于弊：水面增加相对减少了生态系统产氧，但改变了库区及其周围小气候，对库区及其周围植被生态系统产氧有促进作用。光伏、风力发电改变了电厂的生态环境，影响了地气交换和生态系统第一性生产力，进而影响生态系统产氧和氧含量。目前，对于光伏、风力发电改变厂区小气候、影响局部温度和降水还没有开展系统观测或模拟评价；对于光伏、风力发电改变厂区生态系统生产力、影响生态系统产氧和氧含量的研究，已有短期观测发现其均有利弊，还需更深入的科考研究。

5.5.1 水电建设对周边生态环境影响

科考分队先后对黄河源水电站、龙羊峡水电站和积石峡水电站进行了调研。黄河源水电站位于青海省果洛州玛多县，于1998年4月8日动工建设，2001年12月建成投入运营。水电站坝高18m，正常蓄水位4260m，总库容25.01亿 m^3。龙羊峡水电站是黄河上游龙青段规划中的第一座大型梯级水电站。电站安装4台32万kW机组，总装机容量128万kW，年平均发电量60亿 kW·h，库容247亿 m^3，最大坝高178m，是黄河上库容最大、调节性能优良的多年调节水库，于1976年开始建设，1989年投产发电。积石峡水电站是黄河上游龙羊峡—青铜峡段的第十一座大型梯级水电站。电站安装3台34万kW机组，总装机容量102万kW，年均发电量33.63亿 kW·h，总库容2.94亿 m^3，最大坝高103m。2005年开始建设，2010年投产发电。水电站建设后对周边生态环境的主要影响如下。

1. 对周边湿地的形成有促进作用

黄河源水电站建设后形成的库塘湿地，增加了区域湿地面积；库区水位的升高，促进了周边小型湖泊和沼泽湿地的发育和发展。位于水电站东南部的哈姜盐池面积在水电站建成后呈现持续增加的状态，由2000年的1 km^2 增加至2020年的约9.2 km^2（图5-19）。水面扩大不利于产氧，但沼泽湿地植被较沙化土地可增加氧含量。

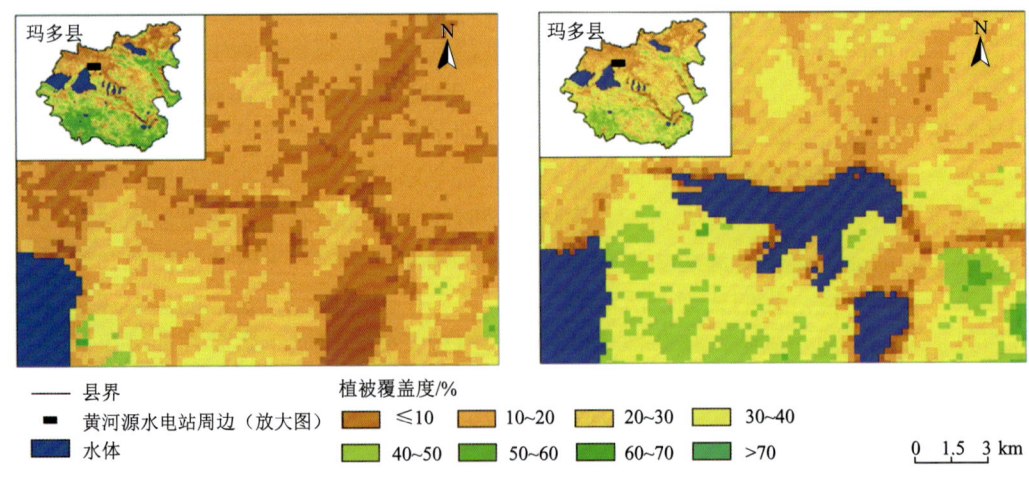

图5-19 黄河源水电站建设前后哈姜盐池面积变化（左：2000年；右：2020年）

2. 增加了周边草场的植被覆盖度

黄河源水电站建成后,周边草场植被覆盖度呈明显的增加趋势。2000 年水电站未蓄水时,植被覆盖度等级以 10%～20% 为主,30% 及以上植被覆盖度等级的区域较小;2010 年植被覆盖度等级为 20%～30% 的区域明显增加,至 2020 年植被盖度等级在 30%～40% 的区域面积显著增加(图 5-20)。龙羊峡水电站建设后,水库周边归一化植被指数(NDVI)整体呈波动上升趋势,至 2014 年增加至 28 年来最高水平。从空间上来看,水库北部和东南部的增长趋势最为明显,NDVI 阈值范围由原来的 –0.07～0.10(黄色)增大至 0.10～1.00(浅绿色与深绿色)(图 5-21)。植被覆盖度增加有利于产氧。

3. 改善了局域小气候

首先,水电站建成后积累的水体能够调节其周围环境的温度,形成一个较为适应的温度环境,成为某些高原植物和动物所依赖的栖息地;其次,水库水位的上升还能

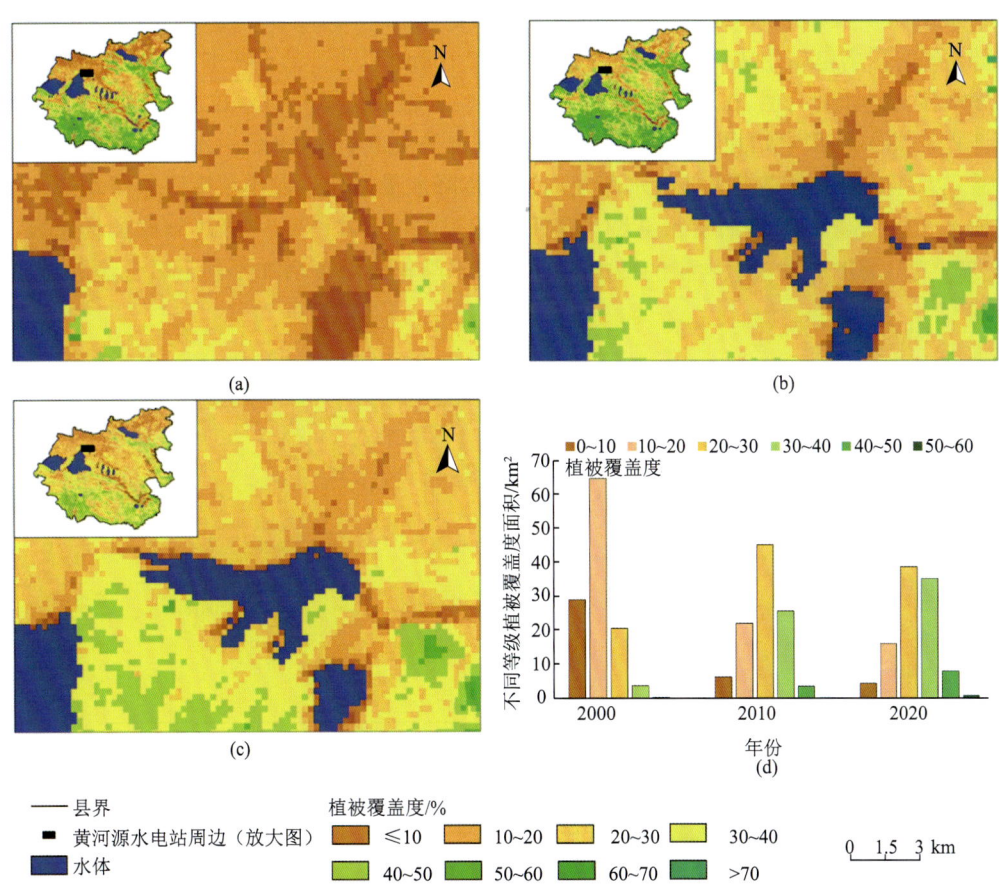

图 5-20　黄河源水电站区域 2000 年、2010 年及 2020 年植被覆盖度情况
(a) 2000 年;(b) 2010 年;(c) 2020 年;(d) 不同等级植被覆盖度面积

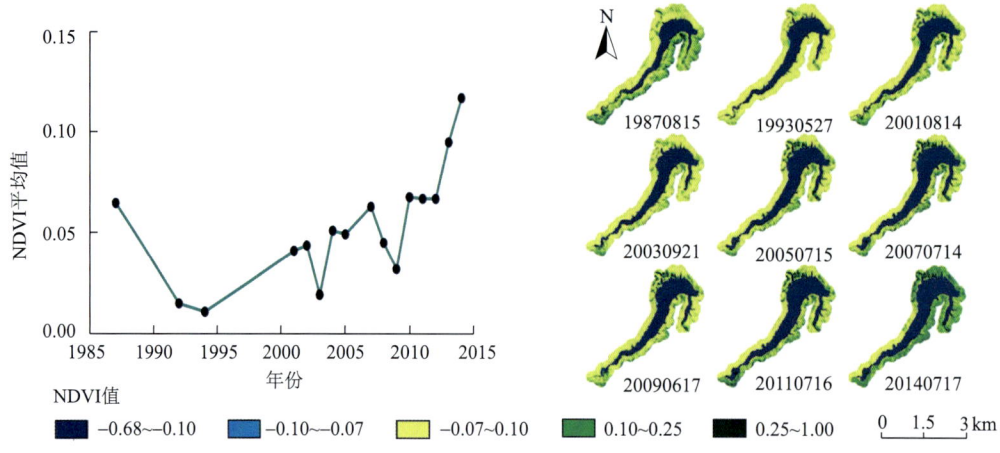

图 5-21　龙羊峡水电站区域 1987～2014 年 NDVI 时空变化（杨瑶等，2019）

够提高周边生境中土壤的水分含量，从而为土壤动物和植物创造有利于其生长、发育和繁殖的微生境；最后，水库作为局地强烈的蒸发源，可以提高其周边的空气湿度。例如，黄河源水电站建成后，电站水域面积增加 $16km^2$ 以上；龙羊峡水电站建成蓄水后，水库水位波动上升，至 2020 年已达到 2598.35m，非常接近正常蓄水位 2600m（图 5-22）。经计算，龙羊峡水电站建成后，库区年平均气温升高 0.4～0.8℃，其中冬季增温最为明显，7 月平均气温略有降低；水库及周边整体降水量增加，龙羊峡库区年平均降水量增加了 20～30mm；坝后贵德县域内年平均相对湿度升高 2%～5%（隋欣和杨志峰，2005）。气温增加有利于氧含量的增加，水面、降水与相对湿度增加不利于氧含量的增加。

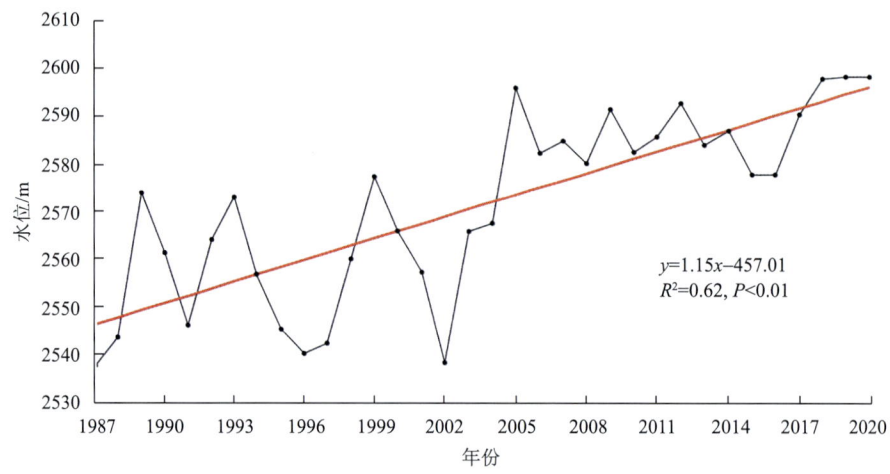

图 5-22　1987～2020 年龙羊峡水电站年末水库水位（数据来源：龙羊峡水电站）

4. 促进了生物地球化学循环过程

水库的存在能够促进周边草地生态系统初级生产力的提高，因而能固定更多的二氧化碳，增加土壤中有机碳的储量，实现周边区域从碳源向碳汇的转变；此外，随着植被和土壤质量的改善，它们对氮、磷、钾等营养元素的吸收和分解能力也显著增强。

综合以上分析，我们认为水电站建成蓄水后，经过长时间的适应性变化，库区水体与周围生态系统已经融为一体，成为调节、改善周边气候、生态环境的重要因子，对于维持周边生态系统稳定性具有重要作用。水电站建设对周边生态环境无影响甚至有改善。这就表明水电站建设对氧含量增加利大于弊。

5.5.2 光伏电站建设对周边生态环境影响

青海共和光伏产业园占地 14.71km^2，总装机 550MW，光伏产业园建设区原植被主要为高寒草甸，是仅有的已经系统开展大规模光伏建设生态环境效应长期监测的电厂，光伏电站建设后对周边生态环境的主要影响如下。

1. 明显调节电厂周边气候

光伏电站建设使得电厂局地空气温度相对电厂外部偏低，且该降温效应在夜间及冬季更为显著。日间降温 0.01℃、夜间降温 1.21℃（图 5-23）。电厂内局地空气湿度呈增加趋势，日间增加湿度 0.46%、夜间增加湿度 4.78%，该增湿效应也是在夜间及冬季更为显著。此外，电厂内风速呈减小趋势，日间风速降低 37.31%、夜间风速降低 46.45%，且电厂内风向相对电厂外更趋于单一。降温、增湿不利于氧含量的增加，风速降低对氧含量的影响有待于深入观测。

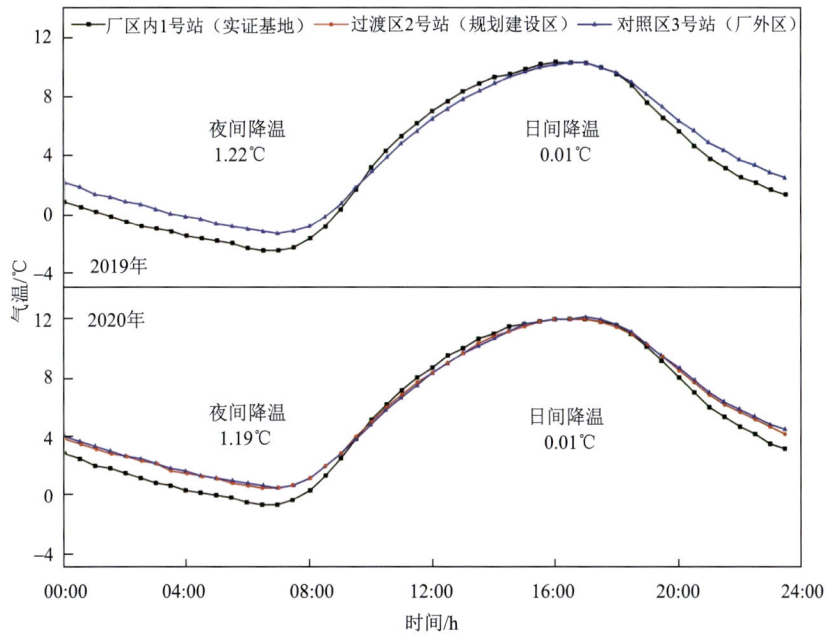

图 5-23 电厂内外空气温度变化（数据来源：黄河上游水电开发有限责任公司）

2. 改善了电厂内土壤养分

光伏电站建设区内土壤有机质、总氮含量呈增加趋势，土壤有机质、总氮含量分别是建设初期的 11.6 倍、11.3 倍；夏季电厂内 20cm 深度土壤温度相对于电厂外降低 20%，冬季增加 40%，达到了夏季隔热、冬季保温的效果；电厂内 10cm 深度土壤湿度相对电厂外增加了 78%，20cm 深度土壤湿度增加了 43%。电厂内土壤氧分增加对氧含量的影响有待于深入观测，夏季土壤温度降低不利于氧含量的增加。

3. 增加了电厂内植被覆盖度

电厂施工建设时期的人为扰动会对原有植被造成破坏，但随着工程的结束而消失，施工结束后 2～3 年植被可自然恢复至施工前水平。遥感监测数据显示，2011～2019 年光伏电站及周边区域的植被覆盖度呈现增加趋势，区域植被覆盖度整体增加 15%。但新增的草类蛋白含量相对于电厂外要低（图 5-24）。植被覆盖度增加有利于增加生态系统产氧。

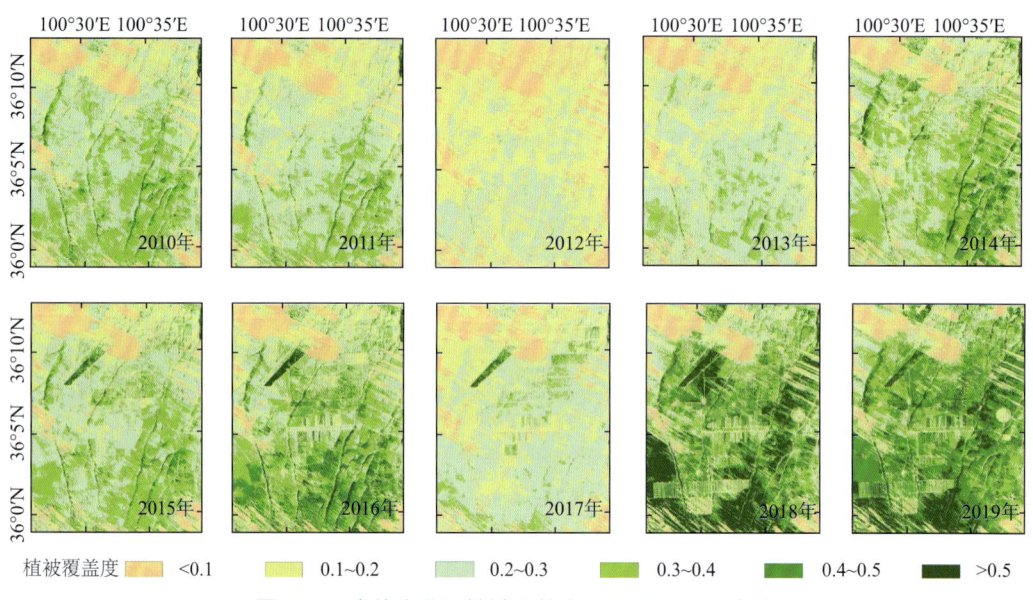

图 5-24　光伏产业园植被覆盖度（2010～2019 年）

4. 增强了电厂内生态系统固碳能力

2021 年 6～8 月最新监测数据显示，光伏电站净生态系统碳交换量分别为 -4.06g C/(m^2·月)、-10.79g C/(m^2·月)、-11.41g C/(m^2·月)，均为负值，表明区域生态系统这段时期从大气中净吸收二氧化碳，增加了电厂内生态系统碳汇能力。

综上所述，我们认为大规模光伏电站开发建设对区域地表辐射水平、温度、湿度等具有显著调节作用，对植被条件、土壤养分等都有明显改善，对荒漠地区的生态环境具有潜在的正面促进作用。即使如此，仍需要做长期的观测和深入研究，以加深理解光伏发电对氧含量的影响。

5.5.3 风电建设对周边生态环境影响

海南州共和县切吉乡加柔风电厂占地约 $90km^2$，总装机 300MW，植被主要为荒漠化草原，通过与电厂工作人员访谈和现场调查，了解了风电厂建设对生态环境的影响。

1. 降低了电厂平均风速

电厂的风速观测数据显示，风电厂建成后对局地风速有一定的减弱作用，电厂风速相对于电厂以外下降了约 10%。电厂建成后，减轻了沙尘对电厂的危害，电厂内沙尘频次相比建厂前呈现明显减少的趋势。

2. 对植被影响较小

电厂建设期会对周边植被产生一定的破坏，单个风机基座会占用 $110m^2$ 左右土地，该部分土地上植被会遭到永久破坏，其他区域建成后 2～3 年植被均能恢复至建厂前水平，从现场调研来看，电厂内生态环境与电厂外相比没有明显的差异。

3. 对土壤有一定影响

电厂建设期开挖和回填等过程会对电厂内土壤结构造成一定程度的破坏，且恢复期较长，但这部分面积和开挖深度相对较小，对土壤其他方面的影响也较小。

综上，从现有的资料来看，我们认为，大规模风电站开发建设对区域风速具有一定影响，电厂建设期对植被和土壤结构有一定程度破坏，建成和运营后对植被和土壤结构影响较小，此外对电厂内和周边地区沙尘天气有一定抑制作用。我们认为，需要做长期的观测和深入研究，才有可能揭示大规模风电站开发建设对氧含量的影响。

从已有的资料（中国水电顾问集团西北勘测设计研究院，2008）和现场访谈中我们还发现，青海省大规模的清洁能源电厂开发建设已经对局地生态环境产生了一定的影响，但是只有极少数的新能源电站（如共和光伏产业园）配置了一定的生态环境监测系统。目前，青海省清洁能源产业高地建设正处于快速发展时期，但新建或规划建设的电站并没有规划安装生态环境监测设备，这部分监测数据缺失，制约了电站建成后对其周边生态环境影响的精准评估，也就影响我们对清洁能源发展对氧含量影响的系统认识，因此需加强这方面的科考。

5.6 自然环境对氧含量贡献率的估算

5.6.1 氧含量时空变化及其影响因素

1. 地理位置与海拔

地理位置 为明确氧含量与地理位置的关系，基于 2018～2020 年实测氧含量数据，分别绘制青藏高原氧含量与经纬度的散点图,并对其进行拟合,发现多项式函数最为贴切,最终选取 8 次多项式拟合(图 5-25)。从图 5-25 可以看到,青藏高原氧含量随经度/纬度的增大均呈现波动的状态。从纬度看,自南向北,随着纬度的增加,青藏高原氧含量先升后降,然后波动,再上升,这很可能与测量点处的植被有关。从经度看,自西向东,随着经度的增加,青藏高原氧含量先降后升,然后缓升,再快速上升,这也与测量点处的植被密切相关,即其从高原荒漠到森林的递变。

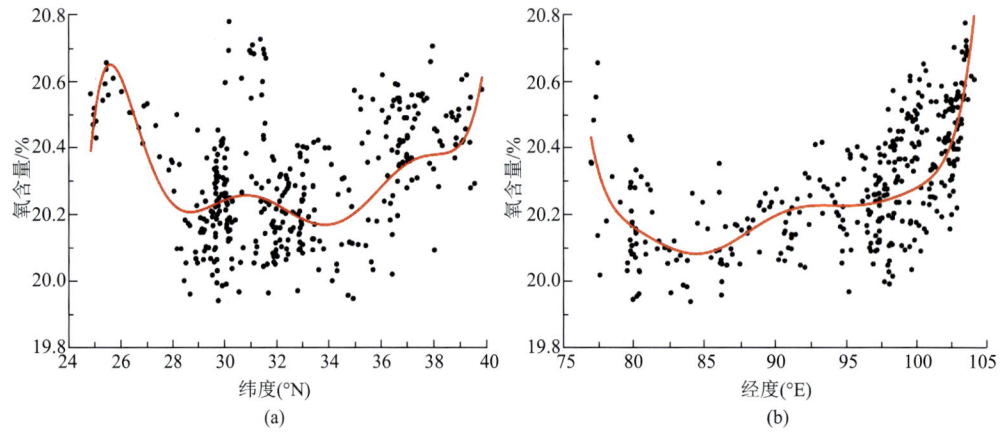

图 5-25 2018～2020 年青藏高原夏季氧含量与地理位置的趋势线图

纬度 (a)、经度 (b) 散点图及其八次多项式拟合

海拔 地理位置与海拔关联,经/纬度接近时,海拔越高,氧含量就越低(表 5-4),前文已明确青藏高原海拔与氧含量呈负相关关系。

表 5-4 2017～2021 年青藏高原氧含量与海拔数据统计

年份	季节	样本数	指标	平均值	最大值	最小值	标准差
2017	夏季	65	氧含量/%	21.1	21.9	20.8	0.2
			海拔/m	4441	5221	2832	495
2018	夏季	80	氧含量/%	20.19	20.66	19.94	0.16
			海拔/m	4006	5238	1352	822
2019	冬季	53	氧含量/%	20.16	20.43	19.98	0.11
			海拔/m	2718	4303	1497	756
2019	夏季	113	氧含量/%	20.37	20.78	20.02	0.16
			海拔/m	3133	5026	645	943
2020	夏季	176	氧含量/%	20.30	20.73	19.97	0.18
			海拔/m	3562	5362	534	1116
2021	夏季	95	氧含量/%	20.19	20.41	19.91	0.10
			海拔/m	3271	4525	2235	542

续表

年份	季节	样本数	指标	平均值	最大值	最小值	标准差
2021	秋季	39	氧含量/%	20.01	20.24	19.77	0.12
			海拔/m	2721	3613	1741	509
2018～2020	夏季	369	氧含量/%	20.30	20.78	19.94	0.18
			海拔/m	3527	5362	534	1054

科考路线 对比 2018～2020 年夏季在青藏高原不同科考路线的氧含量的数据，发现单条测量路线不同测量点，以及不同测量路线之间的氧含量差异较大。考察路线 3（环青海湖）、路线 5（环祁连山）、路线 9（西宁—合作—红原—成都）沿途测量点的氧含量相对较高；而考察路线 2（拉萨—日喀则—聂拉木—萨嘎—阿里—叶城）、路线 8（玉树—那曲—阿里—札达）沿途测量点的氧含量较低。其中，路线 5 和路线 9 的平均氧含量最大，均为 20.47%；路线 2 平均氧含量最小，为 20.15%。从衡量氧含量变动幅度的标准差来说，路线 7（西宁—玉树—昌都—昆明）的标准差最大（样本量 = 75），为 0.17%；路线 3 最小，为 0.09%（样本量 = 13）（图 5-26）。

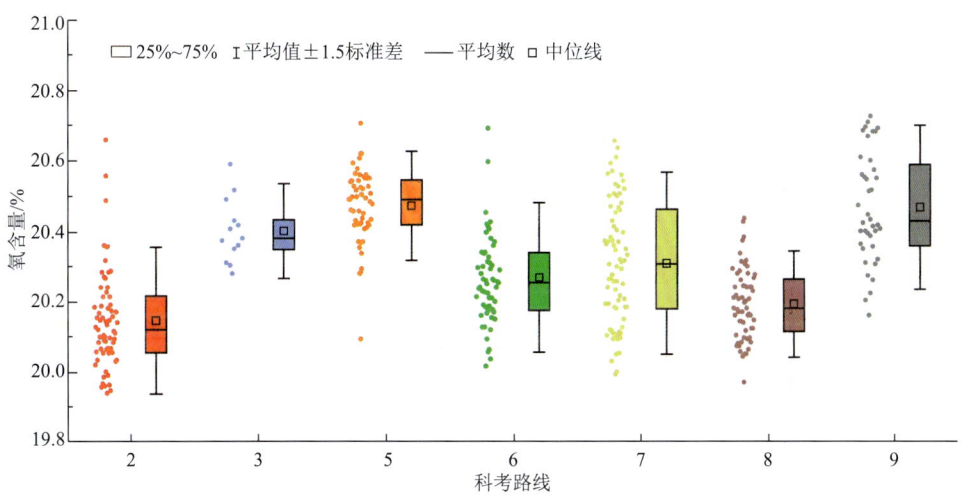

图 5-26　沿青藏高原科考路线夏季氧含量的变化（2018～2020 年）

2. 气候因素

太阳辐射 太阳辐射是植物光合作用的主要驱动因子，辐射量的变化会对植被生态系统产氧能力产生显著影响。表征辐射大小的相关参数包括太阳总辐射、直接辐射、散射辐射和光合有效辐射等。总辐射即到达地表的太阳直接辐射与散射辐射之和。光合有效辐射是指波长范围为 400～700nm，作用于植被光合作用的太阳辐射。光合有效辐射控制着陆地生物有效光合作用的速度，直接影响到植被生态系统的生长发育及其产氧能力。青藏高原太阳辐射强烈，但由于科考条件限制，科考分队未对科考沿线的太阳辐射进行测量,在此,以北京房山站对照点太阳辐射和氧含量的测量结果来阐述二者的关系。

因光合作用主要发生在有光照的白天,故选取日间(7～19时)的相关数据进行分析。同时,日间光合有效辐射与日间总辐射、气温的变化同步性很强,从日间平均值来看,二者具有显著的正相关关系(R^2分别为0.9881、0.5286,$P<0.001$)。光合有效辐射与氧含量在年尺度上呈现显著的正相关关系($R^2=0.5801$,$P<0.001$),日间平均光合有效辐射每增加$100W/m^2$,氧含量增加约0.12%。但该数字在不同季节稍有差异,夏季相关性最强,冬季最弱,春夏秋冬四季的拟合优度R^2分别为0.4378、0.5058、0.5022和0.1608,显著性水平$P<0.001$(图5-27)。

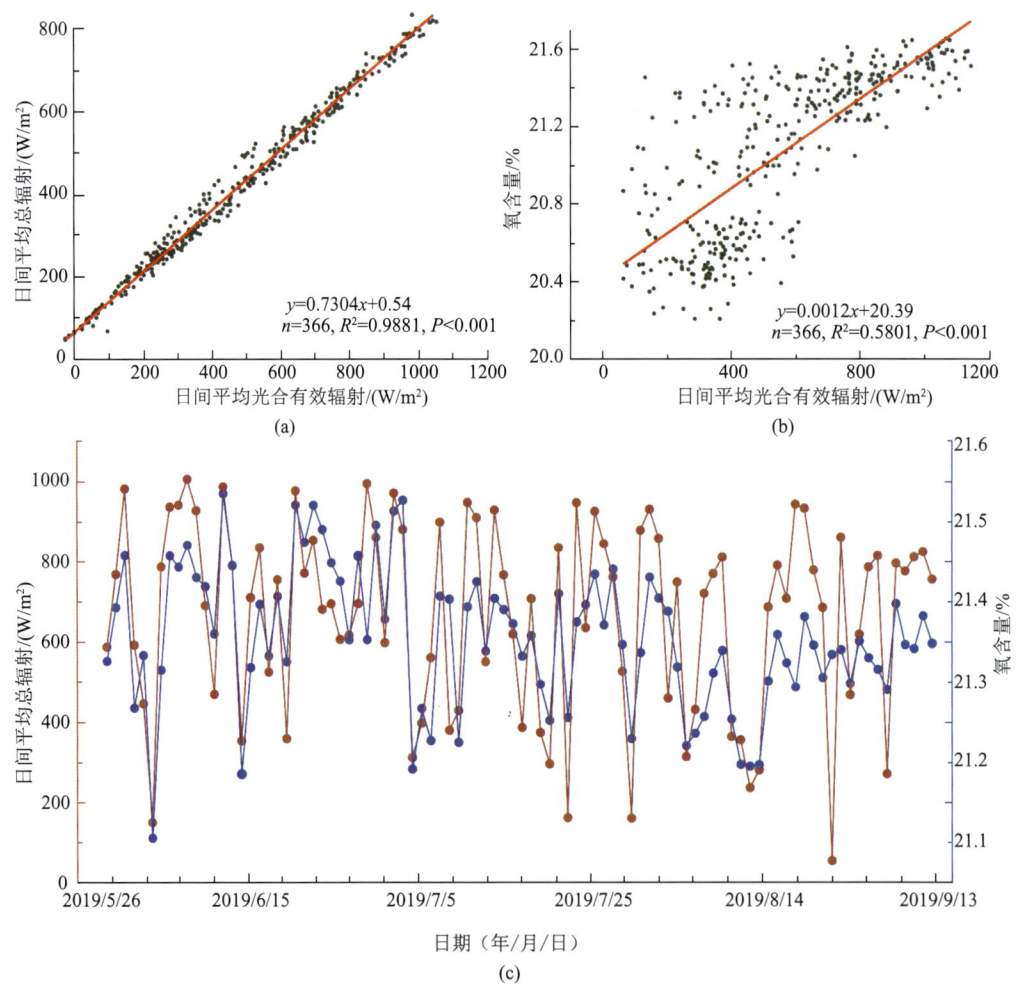

图5-27 北京房山站太阳辐射与氧含量关系

2019年3月～2020年2月北京房山站日间(7～19时)平均光合有效辐射与日间平均总辐射(a)及地表氧含量(b)的关系,红色直线为线性拟合;2019年夏季(6～8月)日间平均总辐射与地表氧含量折线图(c),红色代表日间平均总辐射,蓝色代表日间地表氧含量平均值

第5章 青藏高原主要地理要素与地表氧含量的关系

气温 科考分队在房山站设置的对比观测结果表明,从2019年3月~2020年2月近16万条的实测数据来看,氧含量与气温呈现出显著的正相关关系($P<0.001$)(图5-28),这也证明了野外科考测量得出氧含量与气温的正相关关系是正确的。在月尺度上,地表氧含量平均值与月均气温呈现同步变化的关系(图5-29)。日尺度上,氧含量与日均气温二者的变化也呈显著的同步性(图5-30)。

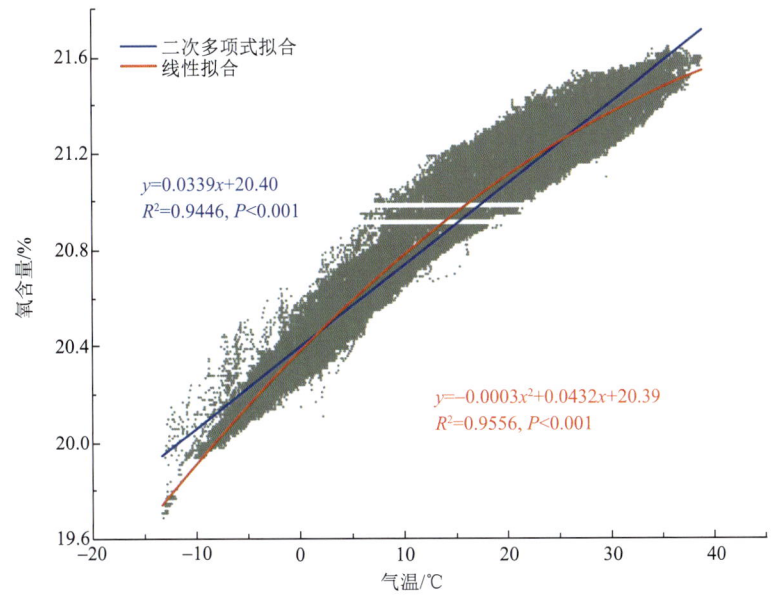

图 5-28 北京房山站地表氧含量与气温的关系(2019~2020年)

红色曲线为二次多项式拟合,蓝色直线为线性拟合,图中白色双线条为氧含量测量仪器缺测值

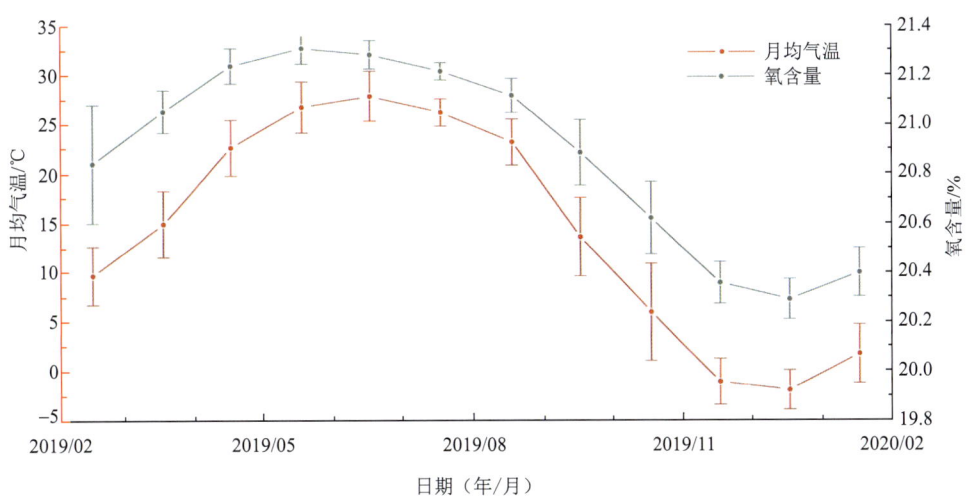

图 5-29 北京房山站地表氧含量与月均气温的关系(2019~2020年)

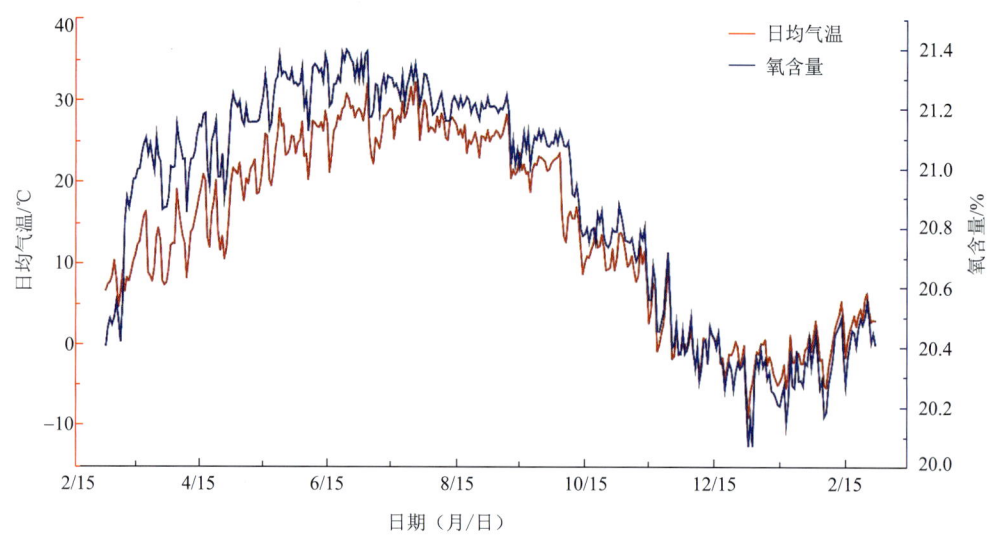

图 5-30　北京房山站地表氧含量与日均气温的关系（2019～2020 年）

土壤温度　由于科考条件限制，科考分队未对科考沿线的土壤温度进行测量，在此，以北京房山站对照点土壤温度和氧含量的测量结果来阐述二者的关系。在北京房山站对地表及距地表 5cm、10cm、20cm、40cm、80cm 深度的土壤温度进行了观测。结果表明，氧含量与距地表不同深度的地温同样呈现显著的正相关关系（$P < 0.001$），其中氧含量与地表温度、距地表 5cm 深度地温的相关性最好，随着土壤深度的增加，地温对气温变化的敏感性减弱，氧含量与地温的相关性逐渐减小（图 5-31）。

降水量　同样由于科考条件限制，科考分队未对科考沿线的降水量进行测量，在此，以北京房山站对照点降水量和氧含量的测量结果来阐述二者的关系。北京房山站日降水量与氧含量的变化没有特别明显的对应关系。该站降水主要集中在夏季（6～8 月），对比发现，夏季较大的降水量一般对应着较低的氧含量，且二者通过了显著性检验（$n = 24$，$R^2 = 0.3397$，$P = 0.003$）（图 5-32）。这一现象的可能解释是：在温度相对较高的

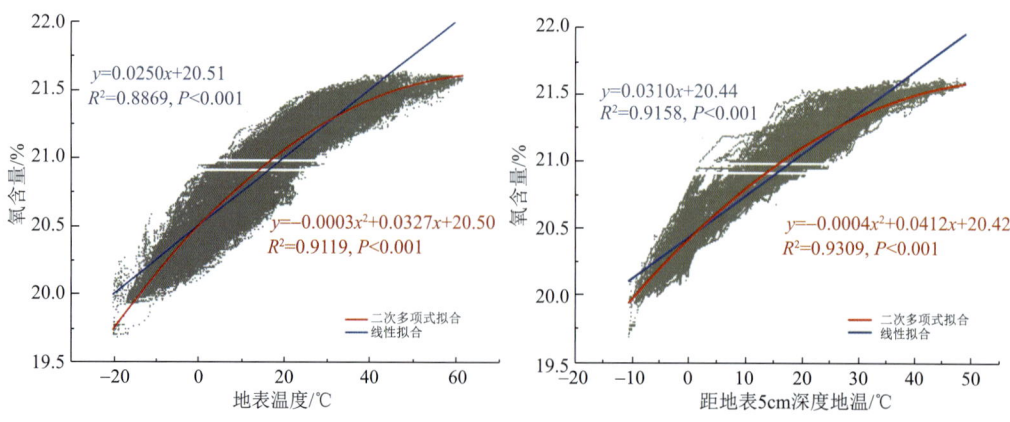

第5章 青藏高原主要地理要素与地表氧含量的关系

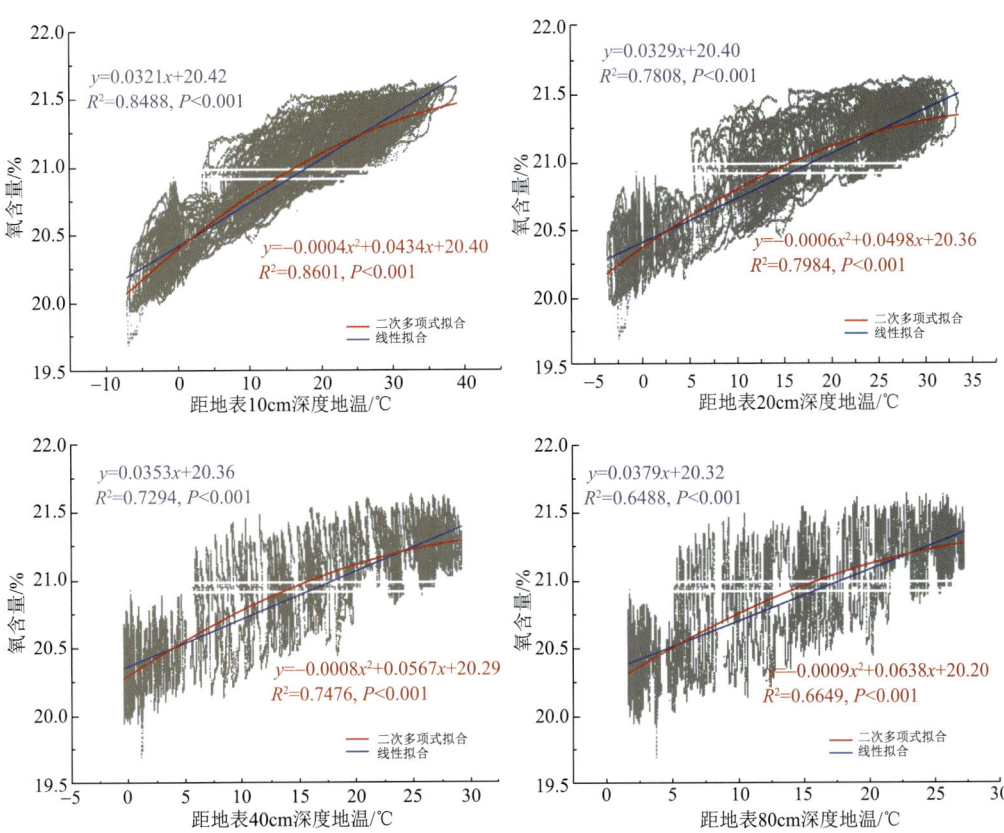

图 5-31 北京房山站地表氧含量与地表温度，距地表 5cm、10cm、20cm、40cm、80cm 深度地温的关系

红色曲线为二次多项式拟合，蓝色直线为线性拟合，图中白色双线条为氧含量测量仪器缺测值

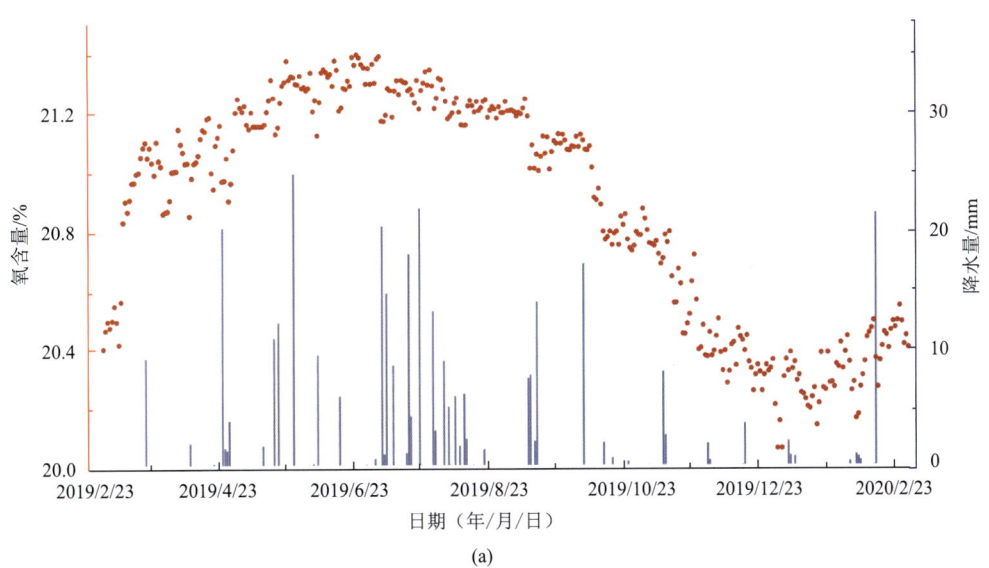

(a)

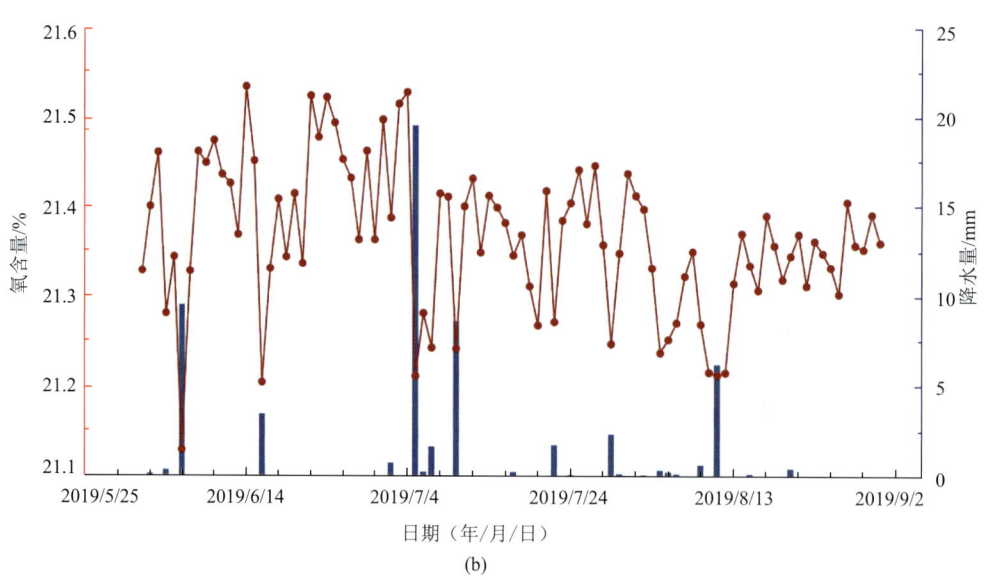

图 5-32 北京房山站日降水量与日均氧含量关系

(a)2019 年 3 月～2020 年 2 月；(b)2019 年 6～8 月；图中蓝色柱代表日降水量，红色点为日均氧含量

夏季，白天降水量越大，在单位时间降水一定的条件下，对应降水时间越长，其云量也越多，植被接收的太阳辐射越少，产氧越少；同时，日间平均气温相对偏低，氧含量相应也偏低。

大气相对湿度 北京房山站 4 万多条夏季实测数据呈现出氧含量与大气相对湿度显著的负相关关系（$P<0.001$）（图 5-33），其与降水的作用机制类似，夏季降水前后较高的空气相对湿度可能导致大气吸收和反射的太阳辐射相对较多，植被生态系统能接收的太阳辐射较少，这样会导致较低的氧含量水平。同时，空气相对湿度也会通过作用于植物叶片气孔的开关而影响植物的光合作用，过高的空气相对湿度可能限制植物光合作用的进行（潘红丽等，2009）。

对西藏拉萨市氧含量变化的监测表明，氧含量在一天内有明显的峰值和谷值，谷值出现在 8 时左右，之后逐渐升高，17 时左右达到峰值后回落。氧含量的日变化呈正弦波式，最大值比最小值高 6% 左右，氧含量与空气相对湿度呈显著负相关（陈涛等，2010）。研究表明，夜晚至凌晨 5～7 时，植物光合作用较弱，固碳释氧能力差，此时氧含量最低，之后随着光照强度逐渐增强，植物开始光合作用释放氧气，至 13 时左右光照最强，释放的氧气最多，之后光照强度逐渐减弱，植物释放氧气的能力也逐渐减弱，至夜间降至最低。福建福州旗山国家森林公园停车场观测点的同步观测数据表明，其氧含量的日变化规律与园内常绿阔叶混交林的相似，二者皆呈抛物线形曲线变化，峰值都出现在 15 时左右，呈现出"昼高夜低"的变化规律；但常绿阔叶混交林各时段氧含量都比停车场高，且差异显著。常绿阔叶混交林中的氧含量与气温呈显著正相关，与光照强度呈显著正相关，与空气湿度呈显著负相关，与平均风速的相关性不显著。氧含量与气象因子的相关系数排序为空气温度＞空气湿度＞光照强度＞风速（王艳英等，

第5章 青藏高原主要地理要素与地表氧含量的关系

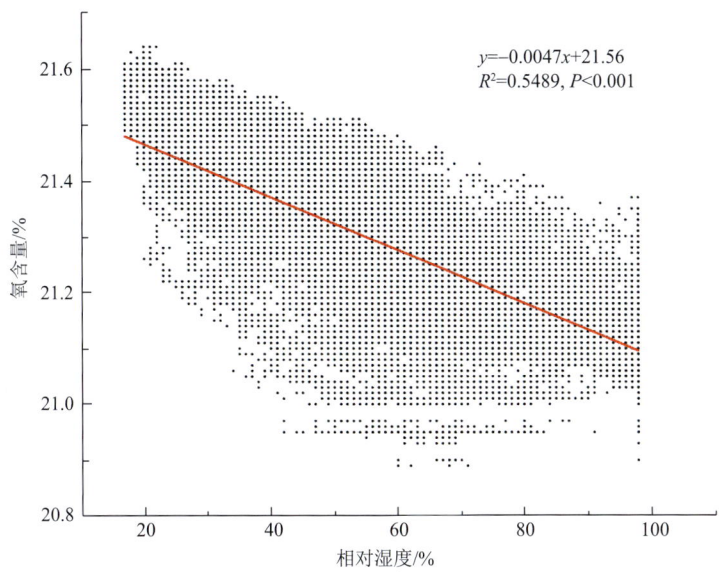

图 5-33　北京房山站氧含量与空气相对湿度的关系（红色直线为其线性拟合）

2014）。这与我们科考分队在北京房山设置的对比观测结果是一致的，也验证了科考分队沿科考路线测得的氧含量与空气相对湿度的负相关关系是客观的。

3. 植被因素

遥测植被类型　考虑陆地产氧时，往往通过对净生态系统生产力（NEP）进行度量，如 Huang 等（2018）在估算陆地产氧时，利用氧气和净生态系统生产力的线性关系估算光合作用中产生的氧气总量，而不同植被型组的净生态系统生产力有明显差异，其产氧能力也就不同。青藏高原范围广阔，包含森林、草甸、草原、灌丛、荒漠等多种植被覆盖类型，且植被空间异质性强，对氧含量的影响各异。基于在 2018～2020 年青藏高原不同野外考察路线测量得到的氧含量等采样点数据，以及部分实测植被覆盖度数据，与现有的植被覆盖度遥感数据产品进行拟合与数据插补，旨在分析青藏高原不同植被类型的植被覆盖度与氧含量关系的差异（张颖，2022）。

对植被类型进行归类，将针叶林、阔叶林类划归为森林植被类型，灌丛、荒漠（指没有植被覆盖的裸土、裸沙、裸砾、裸石、裸岩等）划归为荒漠植被类型，草原、草丛、草甸划归为草地植被类型（表 5-5）。

表 5-5　青藏高原实测采样点与大样方植被覆盖度（FVC）实测点对应植被覆盖类型统计

植被型组	无植被地段	森林 ($n=37$)		荒漠 ($n=90$)		草地 ($n=163$)			高山植被	栽培植被	总计
		针叶林	阔叶林	灌丛	荒漠	草原	草丛	草甸			
实测采样点数	3	31	6	73	17	67	1	95	6	23	322
FVC 实测点数	0	2	0	6	3	0	10	9	0	2	32

选用科考分队朱文泉与唐海萍教授制作的 2020 年青藏高原植被覆盖度数据以及净初级生产力数据（图版 4-1）（植被覆盖度数据空间分辨率为 250m × 250m，2020 年，时间分辨率为月，选取植被生长季 6～8 月数据；净初级生产力数据空间分辨率为 250m × 250m，2020 年，时间分辨率为季度，选取夏季数据），以及北京师范大学自主研发的、基于多源遥感数据和实测站点数据得到的高精度、长时间序列的全球陆表特征参量（GLASS）产品（数据空间分辨率为 500m × 500m，2018～2020 年，时间分辨率为 8 天，数据下载链接为：http://www.glass.umd.edu/）。

以"时间最近邻"为原则，对每个采样点匹配最近邻于其测量时间的植被遥感数据，以 GLASS 产品为例，2018 年 8 月 2 日（2018 年的第 214 天）的实测数据点，对应 GLASS 产品的时间序列号为 2018/209（GLASS 产品的时间分辨率为 8 天），而对于 2020 年青藏高原植被覆盖度产品（简称现状植被覆盖度），则按月份对实测数据点进行匹配。将 32 个实测 FVC 数据与两种数据源分别拟合，结果显示，现状植被图、GLASS 产品数据源的 FVC 与实测 FVC 数据间均呈现非线性关系，以二次函数关系拟合，拟合优度分别为 0.819、0.843，且均在 0.01 水平上显著相关，拟合程度良好，可以基于此进行 322 个采样点的植被覆盖度的反演与插补。对于净初级生产力数据，则提取与科考大样方点一致的遥感数据作为地面真值，相关系数与偏相关系数的显著性检验结果表明，青藏高原两种数据源 FVC 与实测 FVC 拟合效果信度是显著的（图 5-34）。

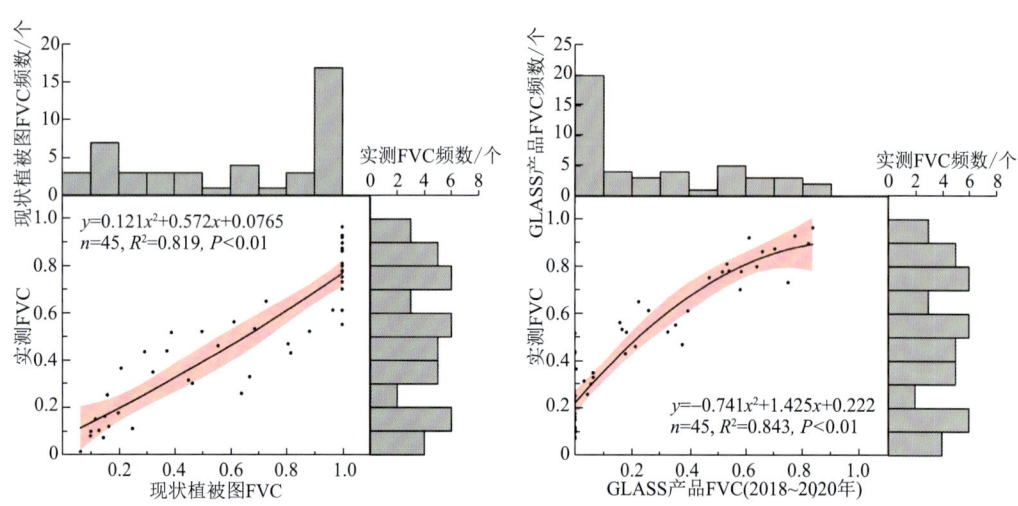

图 5-34　青藏高原两种数据源 FVC 与实测 FVC 拟合

上侧和右侧分别为两种数据源 FVC 与实测 FVC 频数分布

植被类型 NPP 与氧含量关系　取 GLASS 产品数据与现状植被图数据结果中"植被净初级生产力（NPP）- 氧含量"拟合结果的更优值，对森林、草地、灌丛植被类型的 NPP 与氧含量分别进行拟合分析，拟合结果表明，青藏高原内部不同植被类型的 NPP 与氧含量的相关关系均呈现正相关且有一定差异（图 5-35），青藏高原草地植被的 NPP

与氧含量间呈现极显著正相关（$P < 0.001$），其次为灌丛植被类型，NPP与氧含量呈现显著正相关（$P < 0.05$），然后是森林植被类型，NPP与氧含量间呈现正相关关系，显著性水平较低（$P = 0.106$），由于研究选取的森林带氧含量测量点受山地地带性空间分异的影响，样本点选取偏少且相对不均匀，故拟合效果相对较差（张颖，2022）。

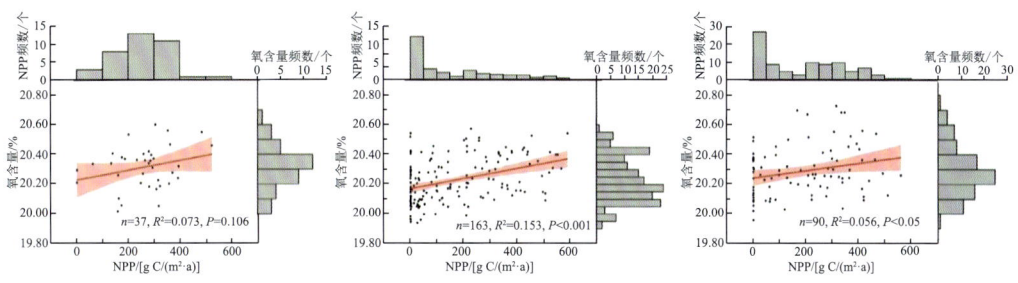

图 5-35　青藏高原植被类型（左为森林、中为草地、右为灌丛）NPP与氧含量关系

上侧和右侧分别为NPP与实测氧含量的频数分布

青藏高原森林、草地、灌丛植被类型的NPP与氧含量的相关性及偏相关性分析结果呈现出相似特点，对于森林植被类型，两者均不显著，灌丛NPP与氧含量的相关性可通过0.05水平的显著性检验，而偏相关无法通过显著性检验；草地植被覆盖度与氧含量相关性可通过0.01水平的显著性检验，偏相关通过了0.05水平的显著性检验。总体而言，青藏高原高寒草地范围广阔，其草地净初级生产力与氧含量的相关关系最好，其次为灌丛（表5-6）。

表 5-6　青藏高原不同植被类型与氧含量相关分析、偏相关分析结果

		森林	草地	灌丛
相关分析	相关系数	0.270	0.391**	0.237*
	显著性	0.106	0.000	0.024
偏相关分析	偏相关系数	0.226	0.189	0.145
	显著性	0.191	0.016	0.178

* 表示通过0.05水平显著性检验；** 表示通过0.01水平显著性检验。

5.6.2　氧含量影响因素的关联性与贡献率研究

1. 氧含量影响因素关联性模式

综上所述，青藏高原大部分地区人口稀少，工业化水平较低，化石燃料和野火等的燃烧作用较弱，在考虑全球大气环流通过空气交换对氧含量产生作用的大背景条件下（Huang et al.，2018），影响这一区域氧含量变化的主要过程是植物的光合作用和生

态系统呼吸作用（包括土壤呼吸）。从地貌、植被、土壤、气候、土地利用等多个地理要素来看，地理位置（经纬度）、海拔、太阳辐射（强度和时长）、气温、土壤温度、降水、空气湿度、土壤湿度、植被类型及其生产力、土壤类型及其呼吸作用、地表覆盖等影响产氧/耗氧过程。如第1章所述，地表风速与风向对氧含量虽有影响，但因测氧仪测的是地表大气风速处于准静止状态的瞬时氧含量，其值大小的变化可以表示其区域差别。因此，可以重点考虑以上地理环境因子，以深化对氧含量影响因素及其作用机制的研究。

依据已有工作，在基于全球大气环流对氧含量背景值影响近似一致的前提下（史培军等，2021a），初步分析了海拔、气温、植被相关参数（植被覆盖度和叶面积指数）等对氧含量的作用（史培军等，2019，2021a），进一步考虑其他地理环境因子，如太阳辐射、水分条件、生态系统产氧/耗氧（如植被生产力、土壤异养呼吸）对氧含量的可能影响，大气环流通过风速与风向对区域氧含量的可能影响等，提出了氧含量影响因素关联性模式（史培军等，2021a）（图5-36）。

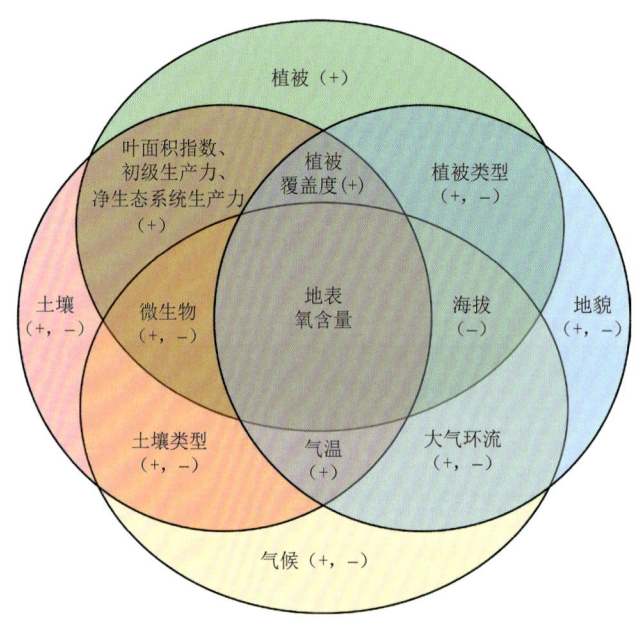

图5-36　青藏高原氧含量影响因子关联性模式（本图修改自史培军等，2021a）

"+" "-"为地理因子对氧含量的正或负影响

2. 氧含量影响因素的贡献率

已有工作的认识　在前期工作中，基于2017年实测氧含量、500hPa气温（再分析数据）和植被覆盖度（遥感数据），利用主成分分析法分析了海拔、气温和植被覆盖度对氧含量的影响，发现海拔、500hPa气温、植被覆盖度对氧含量的方差解释率分别为3.9%（负）、28.5%（负）和33.1%（正），总方差解释率为65.5%（史培军等，

2019)。基于 2018～2020 年夏季实测氧含量、气温和遥感反演的植被覆盖度数据，利用林德曼-梅伦达-戈尔德（Lindeman-Merenda-Gold，LMG）方法计算得到的结果为：海拔对氧含量变化的方差解释率为 46.89%（负），气温为 31.57%（正），而植被覆盖度为 3.20%（正），海拔、气温和植被覆盖度只解释了氧含量变化的 82% 左右（史培军等，2021a）；基于 2018～2020 年夏季实测氧含量、气温数据和遥感反演的叶面积指数数据，利用相关系数比例和主成分分析法计算得到海拔、气温、叶面积指数对氧含量的相对贡献分别为 39.58%（负）、35.50%（正）和 24.92%（正）（史培军等，2021b）。

氧含量影响因素贡献率的再认识　　上文分别对海拔、气温、植被相关参数（植被覆盖度、叶面积指数、总初级生产力、净初级生产力、净生态系统生产力等），以及太阳辐射、地温、水分条件与氧含量的关系进行了分析和讨论。可以看到，青藏高原作为一个地表复杂系统，涉及地表多个圈层的气候、地貌、植被、土壤、土地覆盖等地理要素对氧含量的影响。同时，这些地理要素的部分参数之间也存在关联性和共线性问题（史培军等，2021a）。例如，从 2018～2020 年野外科考的实测数据来看，海拔与气温、植被覆盖度之间均呈现显著的负相关关系，而气温与植被覆盖度呈现正相关关系（表 5-7）。

表 5-7　2018～2020 年青藏高原实测地表氧含量与相关各指标的相关系数（引自史培军等，2021a）

变量	海拔	气温	植被覆盖度	氧含量
海拔	1	−0.622**	−0.300**	−0.858**
气温	−0.622**	1	0.107*	0.753**
植被覆盖度	−0.300**	0.107*	1	0.281**
氧含量	−0.858**	0.753**	0.281**	1

注：$n=33$。** 表示在 $P<0.01$ 水平上显著；* 表示在 $P<0.05$ 水平上显著。

地理要素相关参数对氧含量的影响具有方向性、传递性和复杂性。例如，在很大程度上，海拔通过气温垂直递减率（秦云，2021）改变气温，对氧含量产生影响，同时也可能通过影响植被条件（如植被覆盖度、净生态系统生产力）等因素影响氧含量（史培军等，2021a）；太阳辐射通过加热大气和地表，使得气温不断升高，在不超过特定阈值的条件下，气温的升高加速青藏高原植被土壤生态系统的光合作用产氧能力和耗氧能力（Atkin et al.，2000；Chen et al.，2021）；水分条件相关参数如降水的变化也会影响太阳辐射，进而对气温产生影响，同时空气湿度和土壤湿度通过影响植物光合和土壤呼吸中植物体内水分的输送、叶片气孔的关闭等过程对其呼吸/光合作用产生影响（Fu et al.，2022），进而影响氧含量。因此，需要从地球表层系统的角度出发，综合分析影响青藏高原氧含量诸过程的不同参数。根据上述分析，将青藏高原氧含量各影响因素及其相互关系简化为图 5-37。

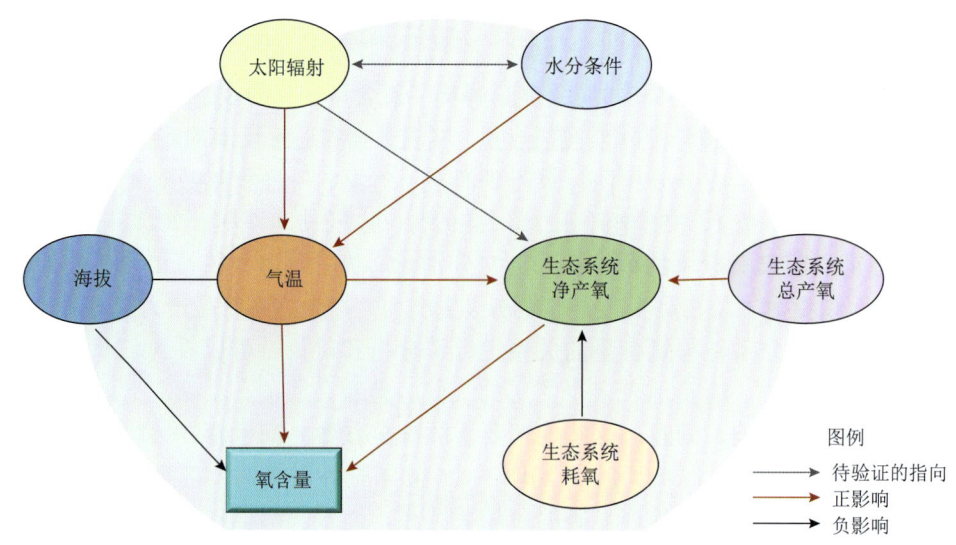

图 5-37 青藏高原氧含量影响因素相互关系简化图

灰色箭头为待验证的指向；其他箭头表示已通过部分数据验证的指向，其中红色表示为正影响，黑色为负影响；视大气环流形成的风场为准均一背景环境

大尺度的大气环流使得临近区域的地表空气（氧气）充分交换，这一过程也可能影响区域氧含量的相对大小。大气环流对氧含量的影响可能体现在以下三个方面：一是时间上，夏季高原是一个热源（低压），所以夏季高原上基本是上升运动，在近地面附近形成气旋（Duan and Wu，2005；Wu et al.，2015），周边的空气流向高原（如南亚季风和东亚季风），导致夏季的氧含量相对较高；而冬季高原是一冷源（高压），高原上基本是下沉运动，在近地面附近形成反气旋，高原面上的空气流向周边，导致冬季的氧含量相对较低。二是空间上，作为世界上最高、最大的高原，青藏高原对西风带有明显的屏障作用（顾震潮，1951；Zhao et al.，2020），使其分流，在高原南北形成两支明显的西风急流（图 5-38），在高原东部两支气流汇合（Yeh，1950；Wu et al.，2016）。在气流逐渐爬升运动的过程中，不同来源的气团氧含量有所差异，气流的运动可能对途经地区的氧含量产生影响。三是时空组合上，虽然地形固定不变，但经过高原的气流会随时间（季节）发生变化，青藏高原对大气环流的影响有时间（季节）差异，如夏季西风急流已移到高原北部，此时高原对西风分支现象不再出现，冬季经常观测到的高原抑制作用和屏障作用也就消失，而代之印度洋西南季风北上，在印度形成热低压，在青藏高原东侧形成西南涡（叶笃正，1952；Huang et al.，2019），这种时空交替变化导致的大气环流变化也可能对青藏高原及周边地区的氧含量产生影响。然而，已如前述，这种大尺度的大气环流造成的影响主要表现在冬夏季的差异，且由温度、植被的差异所表示。为此，我们通过区分冬夏季，构建氧含量与地理要素的关联模型，以相对剔除大气环流的影响，即将冬夏季的大气环流对氧含量的影响在冬季或夏季视

为相对均一的大气背景场，进而考虑具体测点的各地理要素在冬季或夏季对氧含量的贡献。

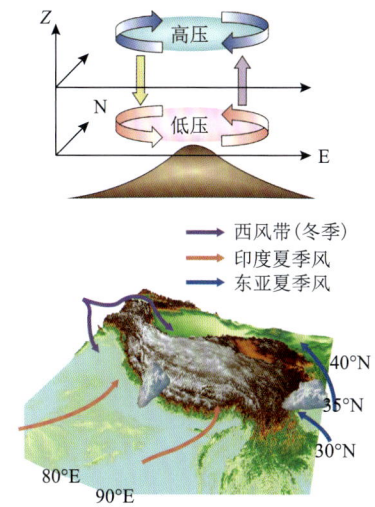

图 5-38 青藏高原热力和动力作用对区域大气环流影响的概念图
上图：太阳辐射和地转偏向力作用下，夏季高原近地面附近形成气旋，对流层上层形成反气旋，同时伴随着东/西部气流的上升/下降运动，修改自 Duan 和 Wu（2005）、Wu 等（2015）。下图：动力作用使得冬季西风带绕流，同时对夏季东亚季风和印度季风产生影响，修改自 Wu 等（2016）、Zhao 等（2020）

基于生态系统净生产力测算对氧含量影响因素贡献率的估算 净生态系统生产力为净初级生产力与土壤呼吸的差值。GLASS 产品可提供不同月份的 NPP 数据土壤呼吸，可由以下区域化改进后的中国土壤呼吸模型（Yu et al.，2010）计算得到：

$$R_{\text{s,monthly}} = \left(R_{D_S=0} + M \times D_S\right) \times e^{B \times T} \times \frac{P + P_0}{K + P}$$

$$B = \ln Q_{10} / 10$$

式中，$R_{\text{s,monthly}}$ 代表月平均土壤呼吸速率 [g C/(m²·d)]；$R_{D_S=0}$ 为土壤有机碳密度为 0 时的月平均土壤呼吸速率 [g C/(m²·d)]；D_S 为土壤有机碳密度（kg/m²）；B 由土壤呼吸温度敏感性系数 Q_{10}（指温度每升高 10℃，土壤呼吸速率增加的倍数）计算得到；T 为月平均土壤温度（℃）；P 为月平均降水量（mm）；M、P_0、K 为常数，其中 P_0、K 为与土壤呼吸速率和降水相关的系数。$R_{D_S=0}= 0.558$，$M = 0.118$，$P_0 = 2.972$，$K = 5.657$。Q_{10} 一般取 2。

参考通径分析方法（袁志发等，2001；Hou et al.，2021；Li et al.，2021），基于 2018～2020 年夏季路线/样点式数据和 2021 年夏季光合与呼吸作用测量数据，对海拔、气温、生态系统净产氧能力（取净生态系统生产力）等因子对青藏高原氧含量的通径系数进行了计算（图 5-39）。

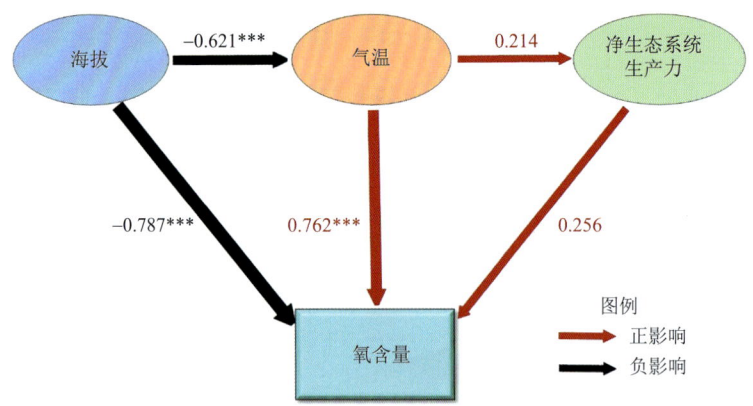

图 5-39　青藏高原海拔、气温、净生态系统生产力与氧含量的通径分析

箭头旁的数字为对应两个变量的相关系数。红色和黑色箭头分别表示正影响和负影响，"***"表示 $P < 0.001$

在此基础上，计算各因子的相对重要性（即对氧含量的相对贡献率）。太阳辐射和水分条件对氧含量的影响只在固定站点（北京房山站）得到验证，大气环流对氧含量的影响，如前所述，暂未考虑。结果表明，海拔对氧含量的贡献率为 54.02%（负），气温、净生态系统生产力对氧含量的贡献率分别为 35.01%（正）、10.97%（正）（表 5-8），表明除海拔外，气温、净生态系统生产力均对氧含量产生影响，且后两者的总贡献率为 45.98%，略小于海拔的 54.02%。

表 5-8　青藏高原海拔、气温及净生态系统生产力对氧含量的相对贡献

变量	相对重要性	贡献率 /%	贡献方向
海拔	1.260	54.02	负贡献
气温	0.817	35.01	正贡献
净生态系统生产力	0.256	10.97	正贡献

同时，基于 2018 ~ 2020 年夏季测得的相关数据，利用 LMG 方法计算了海拔、气温与植被相关参数（植被覆盖度、叶面积指数、净生态系统生产力）对氧含量的相对贡献率（方差解释率），发现其总解释率分别为 81.66%、81.55% 和 81.71%，海拔、气温和植被相关参数的相对贡献分别为 44.74% ~ 46.95%、29.98% ~ 32.03% 及 2.73% ~ 6.83%（表 5-9）。

表 5-9　基于 LMG 方法的海拔、气温及植被相关参数对氧含量的贡献率

变量	相对贡献（方差解释率）/%	95% 置信区间		R^2
海拔	46.89	43.52	50.12	
气温	31.57	27.52	35.52	81.66
植被覆盖度	3.20	1.51	5.37	

续表

变量	相对贡献（方差解释率）/%	95% 置信区间		R^2
海拔	44.74	40.97	48.39	
气温	29.98	26.05	33.73	81.55
叶面积指数	6.83	4.43	9.80	
海拔	46.95	43.33	50.51	
气温	32.03	28.31	35.74	81.71
净生态系统生产力	2.73	1.19	5.08	

基于植被季相差异拟合对氧含量影响因素贡献率的估算 科考分队在祁连山地区的相同位置测量了冬、夏季 53 个点的气温、植被覆盖度、氧含量的数据。如前所述，青藏高原氧含量影响因素模型中海拔、气温、植被覆盖度三大因素也并非完全独立的变量，尽管控制了海拔相对保持不变，但是气温和植被覆盖度仍然同向贡献于氧含量。为此，我们利用冬季和夏季的季相差异拟合的方法（张颖，2022），得到海拔、气温、植被覆盖度对氧含量贡献的系数分别为 0.370、0.431、0.16，即海拔、气温、植被覆盖度对氧含量贡献率分别 38.5%、44.8%、16.7%，气温和植被覆盖度对氧含量的贡献比例为 2.68 ∶ 1，两者对氧含量的贡献率之和达到 61.5%。同样，以青海湖西南区附近测量的 39 个相同位置冬、夏季采样点数据为基础，得到海拔、气温、植被覆盖度对氧含量贡献的系数分别为 0.425、0.438、0.28，即海拔、气温、植被覆盖度对氧含量贡献率分别为 37.2%、38.3%、24.5%，气温和植被覆盖度对氧含量的贡献比例为 1.56 ∶ 1，两者对氧含量的贡献率之和达到 62.8%。结果再次表明，海拔不是决定氧含量的唯一因素。

对青藏高原的 5 个典型区 2017 ～ 2020 年夏季实测数据进行了分区整理，利用随机森林模型计算自变量的相对重要性，使用偏最小二乘路径模型将多个子指标合并成要素指标，即将月平均气温、月降水量合成为气候要素，将植被覆盖度、植被生长季长度、净初级生产力合成为植被要素，路径模型计算结果中，海拔、气候、植被对氧含量影响的标准化总路径系数（直接路径系数与间接路径系数之和）分别为 -0.57（$P < 0.001$）、0.25（$P < 0.05$）、0.37（$P < 0.001$）（Liu and Tang，2022）。在三要素对氧含量影响均显著的前提下，海拔、气候要素、植被要素对氧含量变化的相对解释率分别为 47.9%、21.0%、31.1%。结果也表明，海拔不是决定氧含量的唯一因素。然而，海拔、气候要素、植被要素并非完全独立的变量，通过统计分析等方法得到的氧含量影响因子贡献率仍存在精度差异与局限性。

综合前人在青藏高原氧含量影响因素贡献率方面的工作（史培军等，2019，2021a，2021b），不同来源数据、不同指标、不同方法计算得到的氧含量影响因子贡献率差异较大。但所有结果都表明，除海拔外，气温、植被和生态系统产氧/耗氧过程等都对氧含量产生影响。目前考虑到的氧含量影响因素总贡献（方差解释率）已经达到

82%左右，还有18%未能被解释，后续研究应从青藏高原地球表层系统的角度继续完善和深化。

参考文献

陈德亮，徐柏青，姚檀栋，等．2015.青藏高原环境变化科学评估：过去、现在与未来[J].科学通报，60(32)：3025-3035.

陈涛，王伟，拉巴．2010.拉萨市空气含氧量变化研究[J].高原山地气象研究，30(2)：65-67.

陈彦强．2022.青藏高原近地表大气氧含量空间格局及其人口缺氧健康风险分析[D].北京：北京师范大学．

顾震潮．1951.西藏高原对东亚环流的影响和它的重要性[J].气象学报，22:43-56.

门源回族自治县县志编纂委员会．1993.门源县志[M].兰州：甘肃人民出版社．

门源回族自治县地方志编纂委员会．2021.2021门源年鉴[M].西宁：青海人民出版社．

潘红丽，李迈和，蔡小虎，等．2009.海拔梯度上的植物生长与生理生态特性[J].生态环境学报，18(2)：722-730.

秦云．2021.中国温度直减率时空变化特征研究[D].武汉：中国地质大学．

史培军，陈彦强，马恒，等．2021a.再论青藏高原近地表大气相对氧含量影响因素的贡献率[J].科学通报，66(31)：4028-4035.

史培军，陈彦强，张安宇，等．2019.青藏高原大气氧含量影响因素及其贡献率分析[J].科学通报，64(7)：715-724.

史培军，张剑勇，马永贵，等．2021b.高海拔地区干部激励保障机制研究[R].西宁：青海省人民政府、北京师范大学高原科学与可持续发展研究院专题研究报告．

隋欣，杨志峰．2005.青藏高原东部龙羊峡水库气候效应的变化趋势分析[J].山地学报，(3)：280-287.

王艳英，王成，董建文，等．2014.福州旗山常绿阔叶混交林空气含氧量日变化特征[J].中国城市林业，12(4)：6-9.

杨瑶，王宗敏，杨海波，等．2019.气候变化下黄河干流湖库水面与植被动态变化[J].人民黄河，41(8)：44-51, 75.

叶笃正．1952.西藏高原对大气环流影响的季节变化[J].气象学报，23:33-47.

袁志发，周静宇，郭满才，等．2001.决策系数：通径分析中的决策指标[J].西北农林科技大学学报：自然科学版，29(5)：131-133.

张镱锂，李炳元，刘林山，等．2021.再论青藏高原范围[J].地理研究，40(6)：1543-1553.

张镱锂，李炳元，郑度．2002.论青藏高原范围与面积[J].地理研究，21(1)：1-9.

张颖．2022.青藏高原植被类型与近地表大气氧含量关系探讨[M].北京：北京师范大学．

中国水电顾问集团西北勘测设计研究院．2008.黄河上游龙羊峡至刘家峡河段水电梯级开发环境影响后评价报告书（送审稿）．

Atkinn O, Edwards E, Loverys B. 2000. Response of root respiration to changes in temperature and its relevance to global warming[J]. New Phytologist, 147: 141-154.

Chen A, Huang L, Liu Q, et al. 2021. Optimal temperature of vegetation productivity and its linkage with climate and elevation on the Tibetan Plateau[J]. Global Change Biology, 27: 1942-1951.

Cynthia M B. 2007. Two routes to functional adaptation: Tibetan and Andean high-altitude natives[J]. Proceeding of the National Academy of Sciences of United States of America, 104(Suppl. 1): 8655-8600.

Duan A, Wu G. 2005. Role of the Tibetan Plateau thermal forcing in the summer climate patterns over subtropical Asia[J]. Climate Dynamics, 24: 793-807.

Erik R S, Peter B. 2014. High Altitude-Human Adaptation to Hypoxia[M]. Berlin: Springer.

Fu Z, Ciais P, Prentice I C, et al. 2022. Atmospheric dryness reduces photosynthesis along a large range of soil water deficits[J]. Nature Communications, 13: 989.

Gutman G, Ignatov A. 1998. The derivation of the green vegetation fraction from NOAA/AVHRR data for use in numerical weather prediction models[J]. International Journal of Remote Sensing, 19(8): 1533-1543.

Hou P, Liu Y, Liu W, et al. 2021. Quantifying maize grain yield losses caused by climate change based on extensive field data across China[J]. Resources, Conservation and Recycling, 174: 105811.

Huang J, Chen W, Wen Z, et al. 2019. Review of Chinese atmospheric science research over the past 70 years: climate and climate change[J]. Science China Earth Sciences, 62: 1514-1550.

Huang J, Huang J, Liu X, et al. 2018. The global oxygen budget and its future projection[J]. Science Bulletin, 63: 1180-1186.

Li C, Fu B, Wang S, et al. 2021. Drivers and impacts of changes in China's drylands[J]. Nature Reviews Earth & Environment, 2: 858-873.

Lin D, Gao Y, Wu Y, et al. 2017. A conversion method to determine the regional vegetation cover factor from standard plots based on large sample theory and TM images: a case study in the eastern farming-pasture ecotone of Northern China[J]. Remote Sensing, 9: 1035.

Liu D, Tang H P. 2022. Environmental factors affecting near-surface oxygen content vary in typical regions of the Qinghai-Tibet Plateau[J]. Frontiers in Environmental Science, 10: 902006.

Qiu J. 2008. The third pole[J]. Nature, 454: 393-396.

West J B. 1996. Prediction of barometric pressures at high altitudes with the use of model atmospheres[J]. Journal of Applied Physiology, 81: 1850-1854.

Wu G, Duan A, Liu Y, et al. 2015. Tibetan Plateau climate dynamics: recent research progress and outlook[J]. National Science Review, 2: 100-116.

Wu G, Li Z, Fu C, et al. 2016. Advances in studying interactions between aerosols and monsoon in China[J]. Science China Earth Science, 59: 1-16.

Xu C, Ju X, Song D, et al. 2015. An association analysis between psychophysical characteristics and genome-wide gene expression changes in human adaptation to the extreme climate at the Antarctic Dome Argus[J]. Molecular Psychiatry, 20: 536-544.

Yao T, Thompson L, Mosbrugger V, et al. 2012. Third pole environment (TPE)[J]. Environmental Development, 3: 52-64.

Yeh T C. 1950. The circulation of the high troposphere over China in the winter of 1945-1946[J]. Tellus, 2: 173-183.

Yu G, Zheng Z, Wang Q, et al. 2010. Spatiotemporal pattern of soil respiration of terrestrial ecosystems in China: the development of a geostatistical model and its simulation[J]. Environmental Science & Technology, 44(16): 6074-6080.

Zhang L, Zhang B, Li W, et al. 2018. Spatiotemporal changes and drivers of global land vegetation oxygen production between 2001 and 2010[J]. Ecological Indicators, 90: 426-437.

Zhang Y, Xiao X, Wu X, et al. 2017. A global moderate resolution dataset of gross primary production of vegetation for 2000-2016[J]. Scientific Data, 4: 170165.

Zhao C, Yang Y, Fan H, et al. 2020. Aerosol characteristics and impacts on weather and climate over the Tibetan Plateau[J]. National Science Review, 7(3): 492-495.

第6章

青藏高原地表氧含量的时空格局[1]

---

[1] 本章由史培军、王静爱、杨合仪、霍文怡昕、胡小康、杨雯倩、胡金鹏撰写。

本章地图设计由王静爱、史培军完成,制图由陈彦强、张颖、霍文怡昕、刘甜、吉怡萌、魏丹完成。

依据科考分队 2017～2022 年在青藏高原野外获取的 807 组测量点氧含量数据，本章从科考路线、地貌单元、县（区）单元、县（区）所在地等角度，对青藏高原地表氧含量时空格局做综合分析，为探讨适应缺氧环境提供科学依据。基于第 5 章的研究和分析，青藏高原氧含量时空格局与青藏高原海拔、地貌、气候、植被、土壤、水文、土地利用等地表要素密切相关。对氧含量时空格局的理解，是认识缺氧导致人畜健康风险的重要基础。

6.1 实测氧含量的时空格局

6.1.1 科考路线氧含量

1. 夏季与冬季氧含量空间格局

夏季 2017～2022 年在青藏高原获取的 807 组测量点氧含量数据的统计结果表明，不同科考路线 / 测量点夏季氧含量存在显著差异（附录 3）。

2017 年夏季测得的 65 组氧含量数据介于 20.8%～21.9%，平均值为 21.1%，标准差为 0.2%，单样本 t 检验结果表明，这些氧含量数据与 Machta 和 Hughes（1970）报道的氧含量 20.946% 存在显著差异 [$P < 0.001$，95% 置信区间（CI）：21.0%～21.1%]。

2018 年夏季测得的 80 组氧含量数据介于 19.94%～20.66%，平均值为 20.19%，标准差为 0.16%，与 20.946% 存在显著差异（$P < 0.001$，95% CI：20.15%～20.22%）。

2019 年夏季测得的 113 组氧含量介于 20.02%～20.78%，平均值为 20.37%，标准差为 0.16%，该数据与 20.946% 存在显著差异（$P < 0.001$，95% CI：20.34%～20.40%）。

2020 年夏季测得的 176 组氧含量介于 19.97%～20.73%，平均值为 20.30%，标准差为 0.18%，这些氧含量与 20.946% 存在显著差异（$P < 0.001$，95% CI：20.28%～20.33%）。

2021 年夏季测得的 95 组氧含量介于 19.91%～20.41%，平均值为 20.20%，标准差为 0.10%，其与 20.946% 存在显著差异（$P < 0.001$，95% CI：20.17%～20.21%）。

2022 年夏季测得的 186 组氧含量介于 19.47%～20.82%，平均值为 20.38%，标准差为 0.31%，其与 20.946% 也存在显著差异（$P < 0.001$，95% CI：20.34%～20.43%）。

由此来看，2017～2022 年夏季测得的 715 组氧含量数据介于 19.47%～21.67%，平均值为 20.34%，标准差为 0.26%。所有这些数据都与 20.946% 存在显著差异（$P < 0.001$，95% CI：20.32%～20.36%）。

冬季 对 2019 年、2021 年在青藏高原获取的 92 组测量点氧含量数据的统计结果表明，不同科考路线 / 测量点冬季氧含量存在显著差异（附录 3），且明显低于夏季。

2019 年冬季测得的 53 组氧含量介于 19.98%～20.43%，平均值为 20.16%，标准差为 0.11%，其与 20.946% 存在显著差异（$P<0.001$，95% CI：20.13% ~ 20.19%）。

2021 年秋季测得的 39 组氧含量介于 19.77% ~ 20.24%，平均值为 20.01%，标准差为 0.12%，与 20.946% 也存在显著差异（$P<0.001$，95% CI：19.97% ~ 20.05%）。

由此可以看出，于不同季节获取的青藏高原氧含量不仅与 20.946% 的氧含量有非常显著的差异，而且还呈现出明显的季节差异。

2. 科考路线氧含量空间格局

从 2017 ~ 2022 年科考路线测得的氧含量数据来看，青藏高原及其周边地区的氧含量呈现出明显的空间分异：科考路线在高原边缘区（塔里木盆地南缘、祁连山区、青海湖区、河湟谷地、雅鲁藏布江谷地、横断山区东缘和云贵高原等）氧含量较高，最大值为 21.67%；而科考路线在高原广大腹地的高海拔地区氧含量相对较低，最小值为 19.47%。由此可以看出，从不同的科考路线获取的青藏高原氧含量不仅与 20.946% 的氧含量有非常显著的差别，而且还呈现出明显的区域差异（图 6-1）。

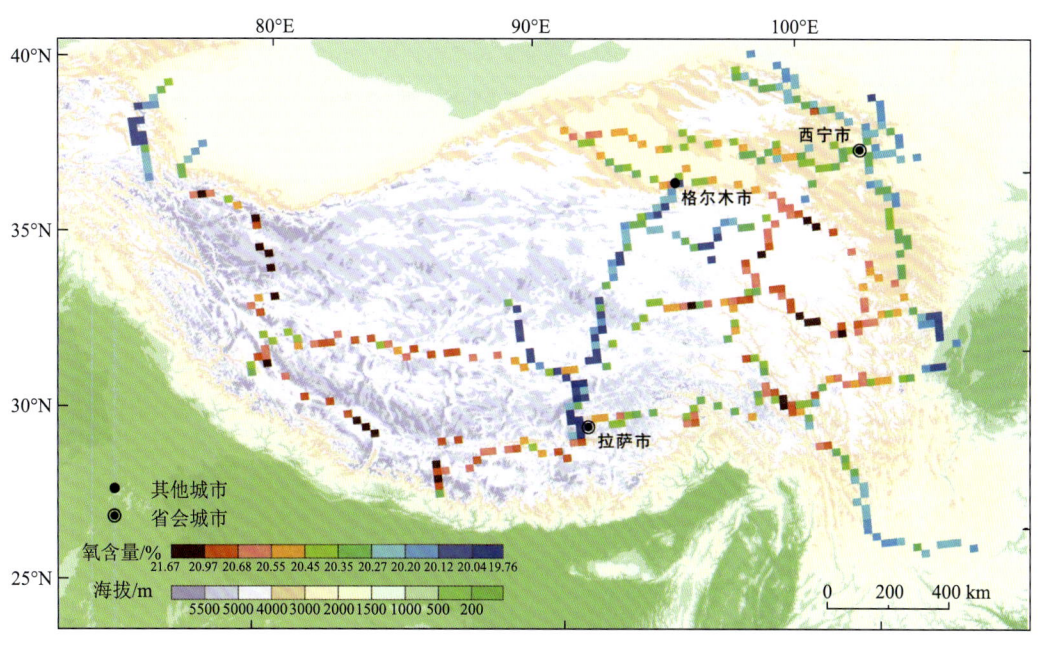

图 6-1　科考路线在青藏高原及其周边地区氧含量空间差异（2017 ~ 2022 年）

6.1.2　基于地貌单元的氧含量

1. 青藏高原主要地貌区

2017 ~ 2022 年，青藏高原科考路线所及地貌单元主要有青藏高原上的高海拔、高起伏山系，如喜马拉雅山、冈底斯山、唐古拉山、昆仑山、喀喇昆仑山、祁连山、横断山系等；高海拔、低起伏高平原，如羌塘高原、可可西里高原、江河源区等（多为青藏高原的三级夷平面）；中高海拔、低起伏高原盆地，如柴达木盆地、共和盆地、塔里木盆地南缘、四川盆地西缘、滇中盆地西北缘等；高海拔河谷，如雅鲁藏布江、长江上游河谷、黄河上游河湟谷地、澜沧江上游河谷、怒江上游河谷等；中低海拔、低起伏山地丘陵，如滇西北山地丘陵、川西北山地丘陵、甘南丘陵、青东北与甘中部山地黄土丘陵等（程维明等，2019）。我们将科考路线测得的青藏高原氧含量数据与其各级地貌区叠加，应用空间地理信息系统软件的空间统计功能，获得各级地貌区夏季氧含量的数据。

2. 青藏高原二级地貌区的氧含量

在中国地貌区划中（程维明等，2019），青藏高原涉及14个二级地貌区（表6-1），平均氧含量最高的为四川盆地区，达20.69%；最低的为横断山高山峡谷地区，仅为20.18%。

表 6-1　青藏高原二级地貌区夏季氧含量统计表（2017～2022年）

二级地貌区编码	二级地貌区名称	平均海拔/m	平均氧含量/%	标准差/%	测量点数量
IIIE	黄土高原地区	1972	20.53	0.06	8
IVA	蒙甘新高原丘陵平原区	1680	20.60	0.06	6
IVE	塔里木盆地区	3012	20.48	0.11	7
VC	四川盆地区	660	20.69	0.07	4
VD	川西南滇中高原中低山盆地区	1732	20.57	0.08	18
VE	滇西南中高山地区	2368	20.47	0.05	4
VIA	阿尔金山祁连山高山谷地区	3147	20.43	0.1	37
VIB	柴达木-黄湟高山盆地区	2972	20.33	0.12	107
VIC	中东昆仑高山区	3979	20.31	0.27	22
VID	横断山高山峡谷地区	3472	20.18	0.24	153
VIE	江河源丘状山原-江河上游高山谷地区	4412	20.39	0.24	146
VIG	羌塘高原湖盆地区	4687	20.42	0.29	46
VIH	喜马拉雅山高山极高山地区	4167	20.33	0.33	114
VIF	喀喇昆仑山西昆仑山高山极高山区	3337	20.48	0.27	43
	合计（平均）	2971	20.44	0.16	715

3. 青藏高原三级、四级地貌区的氧含量

在27个三级地貌区中，平均地表氧含量最高的为四川盆地西部洪积冲积平原区，为20.69%；最低的为横断山北段高山峡谷区，仅为20.13%（表6-2）。

表 6-2　青藏高原三级地貌区夏季氧含量统计表（2017～2022 年）

三级地貌区编码	三级地貌区名称	平均海拔 /m	平均氧含量 /%	标准差 /%	测量点数量
IIIE3	六盘山中低山丘陵谷地区	2151	20.56	0.00	1
IIIE4	陇中西中山与黄土梁峁区	1946	20.52	0.07	7
IVA3	河西走廊冲积洪积平原区	1680	20.60	0.06	6
IVE7	喀什洪积冲积平原区	3012	20.48	0.11	7
VC4	四川盆地西部洪积冲积平原区	660	20.69	0.07	4
VD1	乌蒙山凉山中高山区	870	20.64	0.08	4
VD2	滇中喀斯特高原中山盆地区	1871	20.51	0.04	4
VD3	盐源楚雄高原中山盆地区	2021	20.56	0.07	10
VE1	南横断山中高山区	2368	20.47	0.04	4
VIA1	北祁连山高山谷地区	3134	20.44	0.10	36
VIA2	南祁连山高山谷地盆地区	3629	20.27	0.00	1
VIB1	黄湟河谷盆地区	2799	20.36	0.11	40
VIB2	黄南高山盆地区	3427	20.38	0.14	20
VIB3	柴达木盆地区	2926	20.28	0.11	47
VIC1	东昆仑山高山区	4003	20.22	0.26	16
VIC2	中昆仑山东段高山山原区	3915	20.53	0.12	6
VID1	大雪岷山极高山高山区	2437	20.40	0.24	19
VID2	横断山北段高山峡谷区	3692	20.13	0.22	124
VID3	横断山南段高山峡谷区	2837	20.36	0.14	10
VIE1	江河源丘状山原区	4664	20.48	0.21	90
VIE2	江河上游高山谷地区	4005	20.23	0.18	56
VIF1	西昆仑高山极高山区	3160	20.55	0.22	35
VIF2	喀喇昆仑高山极高山宽谷盆地区	4114	20.16	0.26	8
VIG2	羌塘高原高山极高山湖盆区	4687	20.42	0.29	46
VIH1	念青唐古拉山-冈底斯山高山极高山区	4193	20.45	0.33	49
VIH2	喜马拉雅山北-雅鲁藏布高山河谷盆地区	4211	20.26	0.32	58
VIH3	喜马拉雅山高山高山区	3622	20.20	0.15	7
合计（平均）		3038	20.41	0.15	715

在 54 个四级地貌区中，西昆仑山山前中山谷地亚区平均氧含量最高，达 20.63%；东羌塘高山湖盆亚区次之，为 20.57%；东喀喇昆仑极高山高山宽谷湖盆亚区平均氧含量最低，为 19.99%（图 6-2）。部分地貌区因未进行野外实测，无数据。

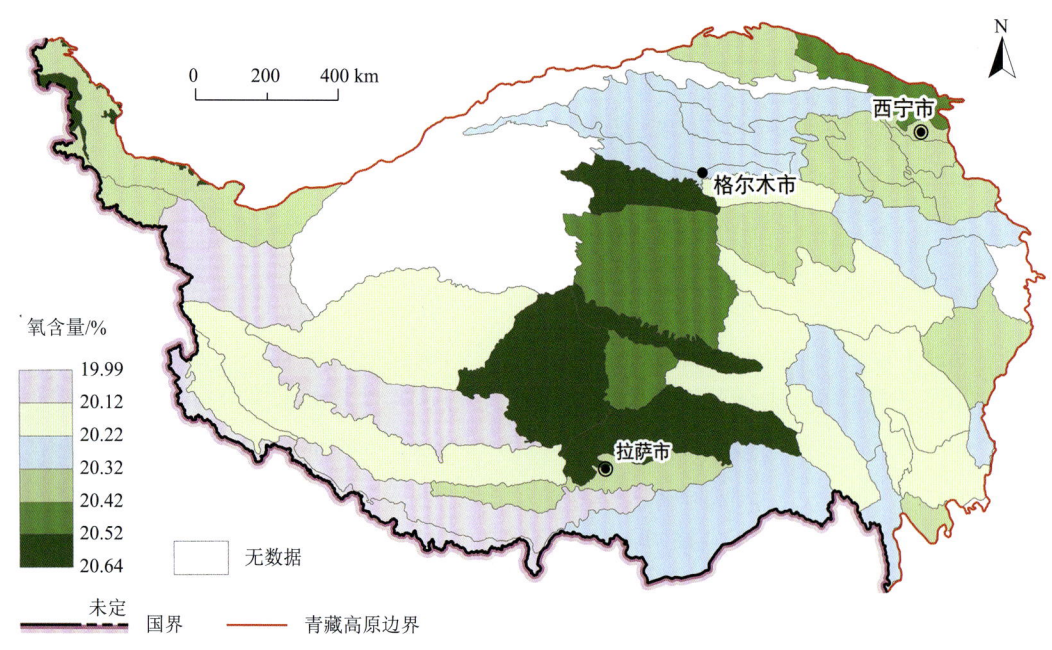

图 6-2　2017～2022 年青藏高原四级地貌区夏季实测氧含量空间差异

6.1.3　科考定点站氧含量

1. 科考站点氧含量测量

对科考分队在青藏高原设立的藏东南站等 6 个固定站点氧含量数据进行了整理和插补，使其时间间隔为 2min 左右，最多不超过 4min。结果发现，青藏高原上 5 个站点因仪器损坏和多次维修更换，可用的数据序列较短，部分时间段因缺测较多无法通过插补补齐；而北京房山站（对照站点，海拔 33m）的氧含量数据质量最好，序列较为完整。

2. 科考站点近氧含量时空差异

对青藏高原 5 个站点部分较连续的氧含量数据进行对比分析，重点关注可比数据范围内青藏高原各个站点与对照站点北京房山站氧含量的差异。

对青藏高原上的藏东南、纳木错站、阿里站、祁连站、青海湖站 5 个站点 2019 年的氧含量数据进行统计分析，发现与房山站相比，各站点氧含量均较低，但不同时间单个站点与北京房山站氧含量的差异不完全一致（图 6-3）。在对应时段内，不同站点一天内氧含量的波动范围不同，从氧含量的日方差看，藏东南、纳木错、青海湖 3 个站的变化范围低于北京房山站，阿里、祁连 2 个站高于北京房山站（表 6-3）。此外，海拔高、气温低、植被少的站,氧含量比同期海拔低、气温高、植被多的站整体偏低。

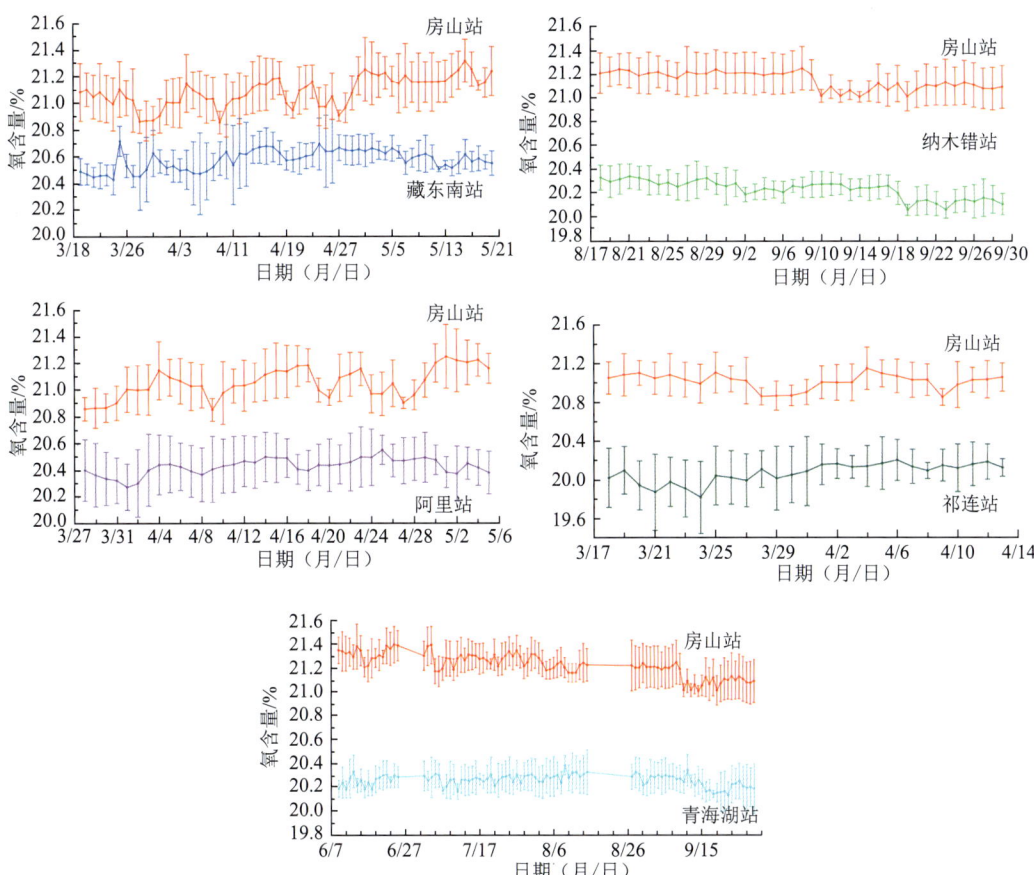

图 6-3 2019 年青藏高原 5 个站点与同时段北京房山站氧含量序列对比

表 6-3 2019 年青藏高原 5 个站点与同时段北京房山站氧含量及差值统计表

站点	海拔/m	时间段	两站氧含量均值的差值/%	本站氧含量/%		房山站氧含量/%	
				平均值	平均方差	平均值	平均方差
纳木错	4730	2019.08.18~09.29	0.92	20.23	0.10	21.15	0.15
阿里	4270	2019.03.28~05.05	0.62	20.43	0.18	21.05	0.15
青海湖	3600	2019.06.09~09.29	0.98	20.25	0.12	21.23	0.13
藏东南	3326	2019.03.19~05.20	0.52	20.57	0.12	21.09	0.16
祁连	3040	2019.03.18~04.13	0.94	20.08	0.24	21.02	0.17

注:"平均值""平均方差"分别为对应时段日平均氧含量的算术平均值和日平均氧含量方差的算术平均值;"两站氧含量均值的差值"为对应时间段房山站氧含量平均值与本站氧含量平均值之差。北京房山站海拔 33m。

6.2 氧含量模拟值的时空格局

在前述基础上,本部分试图通过构建青藏高原氧含量空间分布模型,估算青藏高原格网(1km × 1km)、地貌单元、县域、县城所在地氧含量,据此揭示其空间格局,从而为评估青藏高原缺氧人口和牲畜健康风险提供科学依据。

6.2.1 氧含量的模型模拟

1. 模型构建与模拟所用数据

首先对实测的青藏高原氧含量主要影响因子数据进行标准化,对其分别进行加权求和(以各因子对氧含量的相对贡献为权重),对计算结果(中间量)与实测氧含量进行拟合,得到二者的对应关系式(图6-4),同时对已有的青藏高原氧含量主要影响因子栅格数据进行标准化(方法同前),同样对其分别进行加权求和(以各因子对氧含量的相对贡献为权重),得到计算结果(中间量),根据由青藏高原实测数据建立的氧含量与主要影响因子的关系式,可反算得到各格点对应的氧含量。

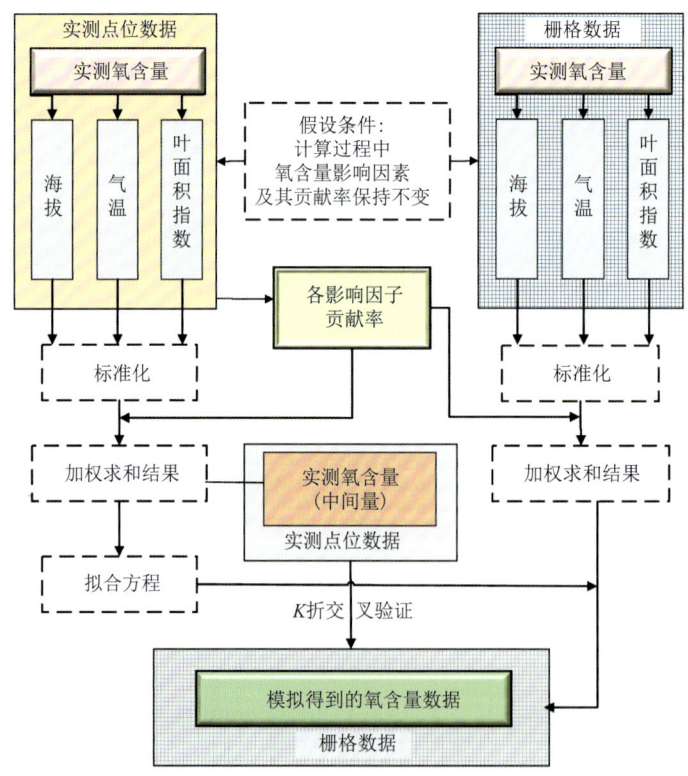

图6-4 根据青藏高原实测氧含量及其影响因素贡献率计算栅格氧含量的流程图

在这一过程中,假定青藏高原氧含量各主要影响因子的作用及其相对贡献保持不变;综合考虑样本量、数据可得性和结果可靠性,实测氧含量使用 2018~2020 年在青藏高原野外获得的 369 组数据;氧含量影响因子选取海拔、气温和叶面积指数;模拟的氧含量在时间上主要考虑夏季(7 月)、冬季(1 月)和年平均气温。

2. 氧含量栅格数据模拟交叉验证

因目前暂无与模拟得到的青藏高原氧含量数据相匹配的实测验证数据,为评估模型模拟效果,用其中一部分实测青藏高原氧含量数据训练模型,另一部分实测数据做交叉验证。机器学习中常用的交叉验证方法有留一交叉验证(leave one out cross validation)、K 折交叉验证(K-fold cross validation)和简单交叉验证等方法。留一交叉验证只用一个数据作为测试集,其他的数据都作为训练集,并将该步骤重复 n 次(n 为数据集的数据数量),这样最终训练了 n 个模型,每次都能得到一个均方误差(MSE):

$$\text{MSE} = \frac{1}{n} \sum_{i=1}^{n} (y_i - \hat{y}_i)^2$$

式中,y_i 为第 i 个真实值;$\hat{y}_i$ 为对应的估计值。模型的最终 MSE 即这 n 个 MSE 的平均值。与留一交叉验证不同,K 折交叉验证法的测试集不只包含一个数据,而是包含多个,具体数目根据 K 的选取决定。例如,如果 K 取 10,每次不重复地取其中 1 份做测试集,其他 9 份做训练集训练模型,之后计算该模型在测试集上的 MSE,将 10 次的 MSE 取平均即得到最后的 MSE。简单交叉验证是指每次随机从数据集里选择一部分做训练集,其他数据做测试集,用训练集构建模型,将测试数据输入模型中并计算 MSE,最后的 MSE 是这些不同模型 MSE 的平均值。

为了能获得较好的模拟结果,结合野外科考数据的特征,本研究选用 K 折交叉验证模拟青藏高原地表氧含量栅格数据,为明确最优 K 值,先取进入训练集的实测氧含量数据 368 组(一共 369 组,即留一交叉验证,$m = 368$),然后依次递减,直至取 2 组($m = 2$)。对于每次取值,进行 50000 次随机训练($m = 368$ 时有 369 种组合,故只进行 369 次训练),分别计算各次的均方根误差(RMSE,即 MSE 的开方),发现 m 从 2 增加至 368,RMSE 逐渐减小,最大为 $m = 2$ 时的 3.3969%,最小为 $m = 368$ 时的 0.0880%,对应 RMSE 的标准差先从 335.4686%($m = 2$)减小至 0.0020%($m = 72$)后逐渐增加至 0.0632%($m = 368$)(图 6-5、表 6-4)($m = 2, 3, 4, 5, \cdots, 367, 368$ 时,RMSE 平均值及标准差太大,故在表 6-4 中单列,同时列入 $m = 72$ 以作对比)。$m = 72$ 时 RMSE 的标准差最小,表明此时通过训练集得到的模型最稳健,故后续取 $m = 72$ 时的线性拟合方程估算青藏高原栅格的氧含量数据。

3. 氧含量栅格数据模拟

根据上述分析,先分别对 2018~2020 年夏季实测海拔、气温以及根据遥感数据反演的叶面积指数等数据进行标准化[标准化方法:新数据 =(原数据 – 该类数据最小

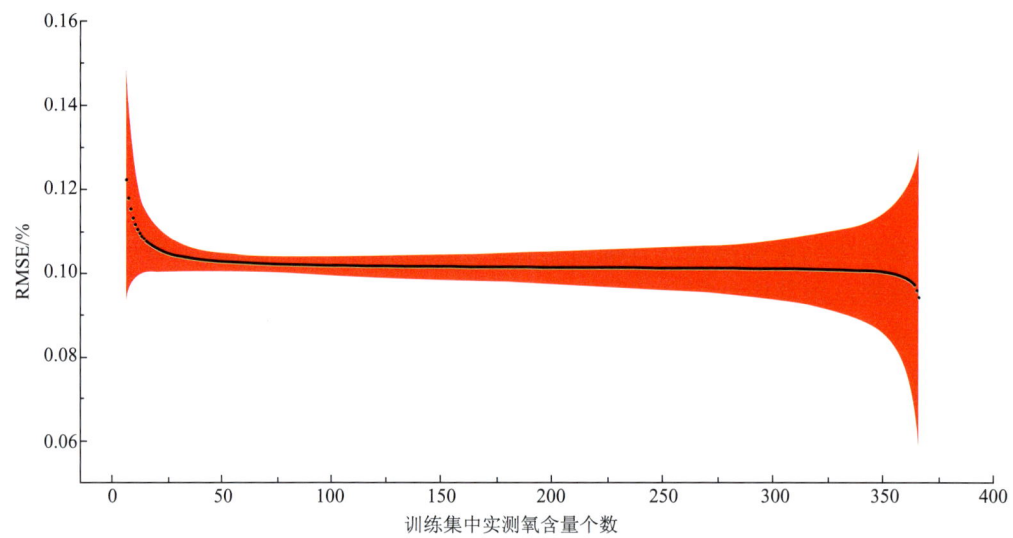

图 6-5　训练集中实测氧含量个数与对应测试集 RMSE 的关系

黑点为对应测试集的 RMSE 平均值；红色为对应测试集 RMSE 标准差

表 6-4　进入训练集的氧含量个数取 2～5、72、367 和 368 时 RMSE 变化情况

m 值	RMSE 平均值 /%	RMSE 标准差 /%
2	3.3969	335.4686
3	0.1865	0.2333
4	0.1443	0.0733
5	0.1300	0.0430
72	0.1022	0.0020
367	0.0914	0.0439
368	0.0880	0.0632

值）/（该类数据最大值 – 该类数据最小值）]。综合考虑前文对青藏高原氧含量影响因素贡献率的计算结果，取海拔、气温和叶面积指数对氧含量的相对贡献分别为 –39.58%、35.50% 和 24.92%，对前述青藏高原海拔、气温和叶面积指数的标准化结果进行加权求和，得到对应测量点的计算结果。根据上述结果，取 $m = 72$ 时对应的加权求和结果和实测氧含量，对二者进行线性拟合（$R^2 = 0.5964$，$P < 0.001$），其拟合方程为

$$y = 1.5851x + 20.1499$$

式中，y 为实测氧含量（%）；x 为用前述方法计算得到的加权求和结果。

与此同时，对青藏高原 1km × 1km 的海拔、气温及叶面积指数数据分别进行标准化（方法同上），海拔、气温和叶面积指数对氧含量的相对贡献分别为 –39.58%、35.50% 和 24.92%，以此为权重，对青藏高原网格海拔、气温和叶面积指数的标准化结

果进行加权求和（年均气温对应年均叶面积指数，7月气温对应最大叶面积指数，1月气温对应最小叶面积指数），同样可得到加权求和的结果。将上述结果作为自变量代入上式中，可计算得到青藏高原1月、7月及年平均青藏高原氧含量模拟数据（1km×1km网格）。

6.2.2 氧含量的模拟值

1. 格点尺度氧含量的空间格局

年平均氧含量　整体来看，年平均氧含量首先是东西分异明显，即东部高于西部，且自东而西，递减明显，从20.68%减少到19.39%，差值为1.29%，东部高值区比西部低值区约高6.65%，这与植被产氧有很大关系，亦是温湿气候与冷干气候的差异，显示了经度地带性的规律。其次是周边高于腹地，且沿海拔自低而高，递减明显，从20.31%减少到19.39%，差值为0.92%，周边高值区比腹地低值区约高4.80%，这与地势和温度有很大关系，亦是温干（北周边）、温湿气候（东、东南、南周边）与冷干（中东腹地）、冷湿（中西腹地）气候的差异，显示了高度地带性的规律。最后是南北带状更替、东西延伸，东西延绵山脉区自南而北从19.39%增加到19.97%，差值为0.58%（由高海拔到低海拔）；东西山脉间的河谷、盆地与高平原区，自南而北从20.68%减少到20.06%，差值为0.62%，高值区比低值区约高3.55%，这与海拔、气温的综合影响有很大关系，亦是高原高寒冰雪气候与寒冷气候的差异，显示了纬度地带性（山间低地）与山地地带（山区）交替的规律（图版6-1、表6-5）。

表6-5　格点尺度青藏高原氧含量1月、7月及年平均各分级面积占比　　　　（单位：%）

	19.37%~19.86%	19.86%~19.93%	19.93%~19.97%	19.97%~20.01%	20.01%~20.06%	20.06%~20.18%	20.18%~20.24%	20.24%~20.31%	20.31%~20.55%	20.55%~20.73%
1月	20.13	28.57	14.23	8.59	8.62	14.42	2.38	1.16	1.73	0.17
7月	0.23	1.18	2.47	6.24	17.09	36.19	9.93	10.75	14.36	1.56
年平均	2.62	12.47	16.27	15.76	17.04	19.54	8.03	3.86	3.83	0.57

7月氧含量　青藏高原7月氧含量整体高于全年，高于20.06%的面积达72.79%（表6-5）。从分布看，首先是东西分异，即东部明显高于西部，且自东而西递减，从20.55%~20.73%减少到19.37%~19.86%，低值区面积明显减少，东部高值区比西部低值区约高3.47%，突显温湿气候与温干气候的差异，显示了明显的经度地带性规律（图版6-2）。其次是南北带状更替、东西延伸，东西延绵山脉区从19.37%~19.86%增加到河谷、盆地与高平原区的20.55%~20.73%，（由高海拔到低海拔）；山脉带比河谷、盆地与高平原高约3.47%，与东西的差异相当。最后是南北差异较小且北高南低，山脉带从小于19.93%减少到19.86%，差值仅为0.07%；河谷、盆地与高平原从20.55%减

少到 20.18%，差值为 0.37%；这与海拔、气温的综合影响有很大关系，亦是高原寒冷气候与温冷气候的差异，显示了纬度地带性（山间低地）与山地地带（山区）交替的规律。

1 月氧含量 青藏高原 1 月氧含量整体小于全年，低于 20.06% 的面积达 80.14%，其中极低值区（19.37%～19.86%）面积达 20.13%（表 6-5）。从分布看，首先表现为明显的垂直分异，从 20.55%～20.73% 减少到 19.37%～19.86%，显示了山地地带性（山脉间低地向山脉顶部区的快速递减）。其次是高原周边向腹地的递减，类似山地地带性。最后是东西的差异，且主要是高原东部山地河谷的高值区与西部大面积低值区间的突出差异，但相比夏季，明显不突出，从 20.24%～20.31% 减少到 19.37%～19.86%，和垂直差异相当（图版 6-3）。图版 6-1～图版 6-3 中氧含量的最高分级（20.55%～20.73%）在 1 月的面积占比仅有 0.17%，而同期氧含量的最低分级（19.37%～19.86%）面积占比为 20.13%（表 6-5）；相应地，7 月的氧含量最高分级面积占比为 1.56%，最低分级面积占比仅为 0.23%，突显青藏高原冬、夏季氧含量明显有别的同时，分布格局的差异以夏季东、西分异为主，山地分异为辅；冬季山地分异为主，东、西分异为辅。

7 月与 1 月氧含量的差值 同一格点 7 月与 1 月氧含量的差值介于 0.09%～0.33%，7 月与 1 月氧含量差值较大的区域集中在青藏高原的东北部（零星向西逐渐过渡到偏中部），以及塔里木盆地南缘的小部分地区，说明这些地区气温和植被条件的年变率较大（同一地点冬夏季海拔无变化）；而 7 月与 1 月氧含量差值较小的区域集中在青藏高原的南部，尤其是喜马拉雅山脉中段北部区域和藏南地区，说明这些地区气温和植被条件的年内变化相对较小。同时，7 月与 1 月氧含量的差值在空间上呈现出很明显的东西和南北分异交织格局：东北部高、西南部低，北部较高、南部较低（图版 6-4）。

2. 地貌区氧含量空间格局

二级地貌区 青藏高原不同地貌区的氧含量也呈现显著差异。从二级地貌区来看，青藏高原中西部氧含量较低，而北部、东部和南部的氧含量较高。例如，中部的羌塘高原湖盆地区、江河源丘状山原-江河上游高山谷地区氧含量最低，1 月和年平均氧含量均低于 20.00%；而横断山高山峡谷地区、柴达木-黄湟高山盆地区最高，年平均氧含量达 20.13%～20.18%；其他二级地貌区氧含量水平居中。二级地貌区 7 月和 1 月的氧含量差值变化不大，整体呈现由南向北逐渐增加的趋势，最南端的喜马拉雅山高山极高山地区差值最小（0.17%），而最北部的阿尔金山祁连山高山谷地区和江河源丘状山原-江河上游高山谷地区最大（0.21%～0.22%）（图 6-6）。

三级地貌区 三级地貌区是在二级地貌区的基础上进一步细分。三级地貌区的氧含量空间分异规律与二级地貌区基本相同，也是呈现"中西部较低，北部、东部和南部较高"的特点，但细节上与二级地貌区有较大差异。具体来说，三级地貌区中，青藏高原东南部的横断山南段高山峡谷区、大雪岷山极高山高山区，南部的喜马拉雅山

第6章 青藏高原地表氧含量的时空格局

极高山高山区，以及北部的柴达木盆地区、黄湟河谷盆地区氧含量较高，其年平均氧含量介于 20.15%～20.23%；而中西部的羌塘高原高山极高山湖盆区氧含量较低，其年平均氧含量介于 19.91%～19.96%。与二级地貌区不完全相同，三级地貌区 7 月和 1 月的氧含量差值在空间上呈现"东高西低、北高南低"的特点，青藏高原东部的大雪岷山极高山高山区等 5 个三级地貌区 7 月和 1 月的氧含量差值最大，达 0.22%～0.25%；而南部的喜马拉雅山高山极高山区等 3 个三级地貌区最小，达 0.16%～0.17%（图6-7）。

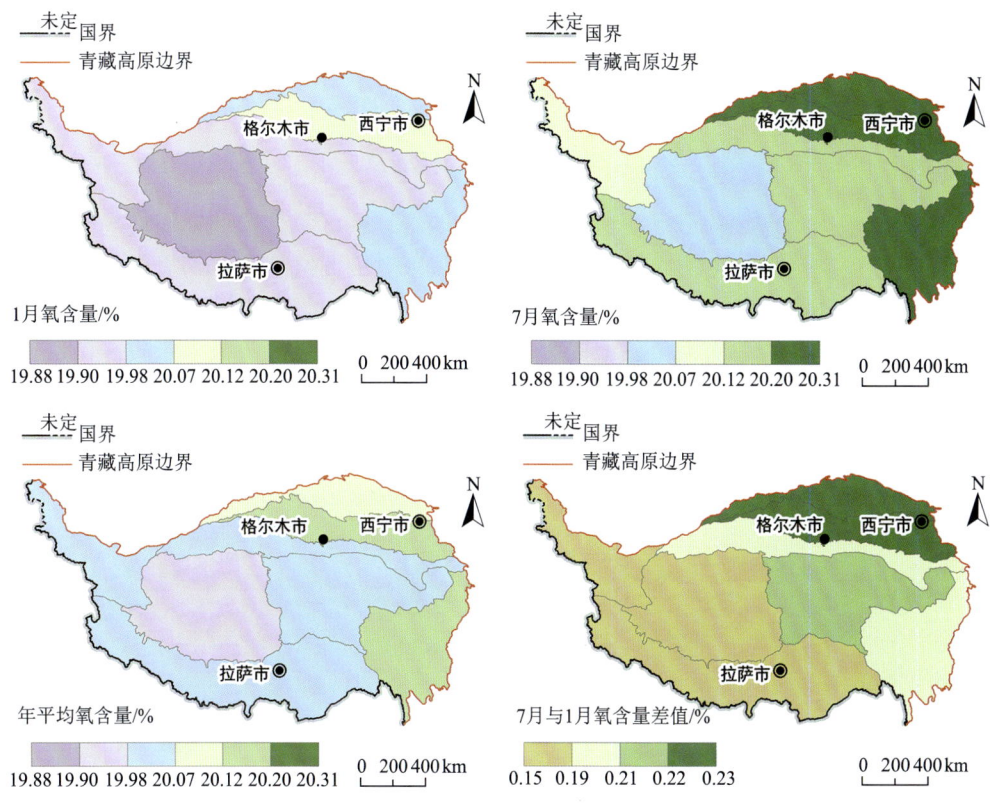

图6-6 青藏高原二级地貌区 1 月、7 月、年平均氧含量及 7 月与 1 月氧含量差值空间分布

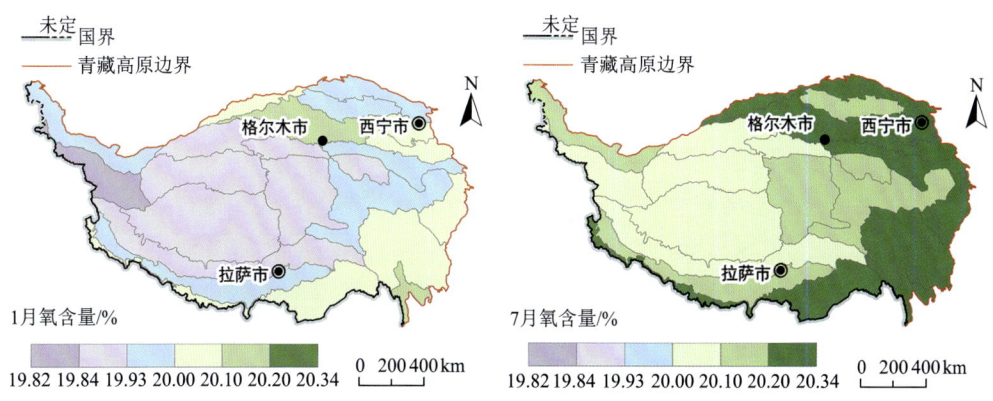

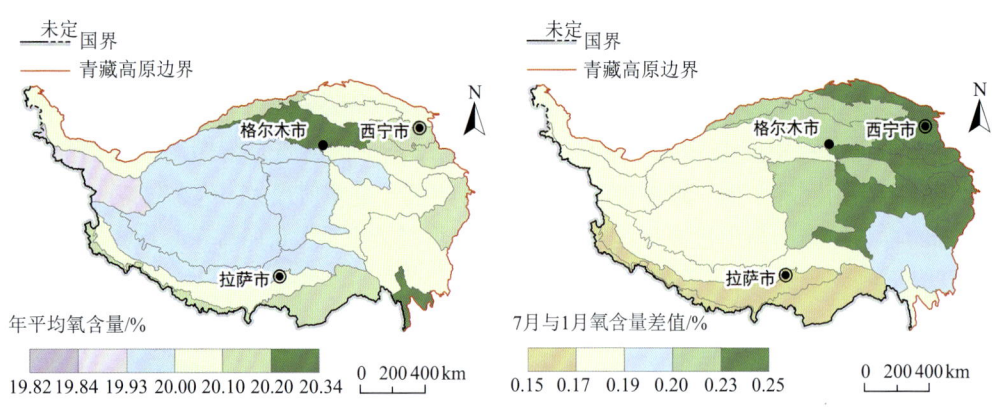

图 6-7 青藏高原三级地貌区 1 月、7 月、年平均氧含量及 7 月与 1 月氧含量差值空间分布

四级地貌区 因地貌分区更进一步细化，四级地貌区氧含量的空间格局整体上与二级、三级地貌区类似（图 6-8），但各三级地貌区对应四级地貌区的氧含量差异更加复杂，各地貌区氧含量水平的差异进一步拉大。例如，相较于青藏高原西北部的其他地貌亚区，西昆仑山山前中山谷地亚区、阿尔金山间盆地亚区等氧含量较高，这在前述二级和三级地貌区中未得到体现。从年平均氧含量来看，青藏高原东南部的东南喜

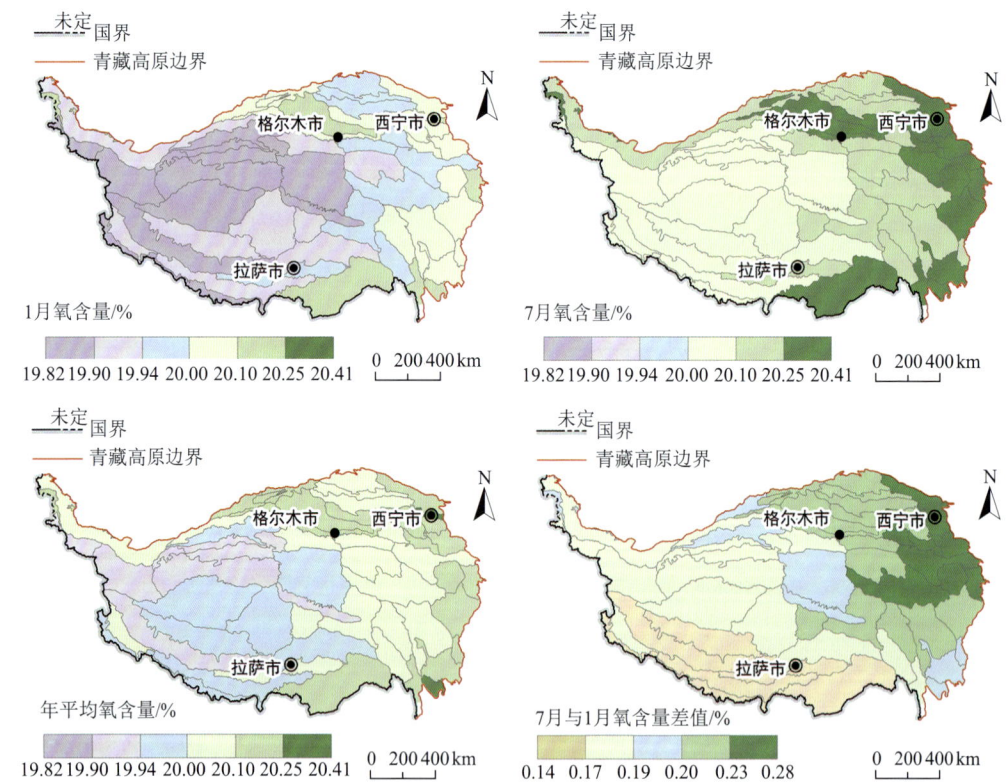

图 6-8 青藏高原四级地貌区 1 月、7 月、年平均氧含量及 7 月与 1 月氧含量差值空间分布

马拉雅极高山高山亚区、玉龙老君高山亚高山亚区及若尔盖亚高山山原宽谷亚区等氧含量较高,达 20.22%～20.26%;而青藏高原中西部的可可西里南极高山山原湖盆亚区、东喀喇昆仑极高山高山宽谷湖盆亚区、唐古拉山极高山亚区等氧含量较低,仅有 19.91%～19.94%。与三级地貌区类似,四级地貌区 7 月和 1 月的氧含量差值在空间上同样呈现"东高西低、北高南低"的特点,但其高值中心向青藏高原东北部有所转移。

3. 县域氧含量空间格局

年平均氧含量 从县域尺度的氧含量来看,高值区是青藏高原东北、东部、东南边缘的县域,较高区是高原广大东部地区的县域,即藏南谷地,横断山区滇西、川西和甘南,以及河湟谷地和柴达木盆地的部分县域,高原腹地除可可西里高原外整体县域偏低(图版 6-5)。

7 月氧含量 县域尺度氧含量均高于对应年平均氧含量,其高值区位于藏南谷地,横断山区滇西、川西和甘南,以及河湟谷地和柴达木盆地等区域的县域最高值为 20.67%;氧含量较低的是西藏自治区的阿里地区、那曲县、日喀则市的部分县域,以及青海省玉树州、果洛州的部分县域、海西州唐古拉山镇等地(图版 6-6)。

1 月氧含量 除青藏高原东北、东部、东南边缘的县域,1 月氧含量整体偏低,高原腹地有大面积的低值县域,最低值为 19.84%(图版 6-7)。

7 月与 1 月氧含量的差值 7 月与 1 月氧含量差值较大的区域同样集中在青藏高原的东北部,但与塔里木盆地南缘相接的相关县域 7 月与 1 月氧含量差值较小(0.18%～0.19%);而 7 月与 1 月氧含量差值较小的区域仍然集中在青藏高原的南部,尤其是喜马拉雅山脉中段北部区域的县域,广大的高原西部 7 月与 1 月氧含量差值也较小(图版 6-8)。

4. 县(区)政府驻地氧含量空间格局

年平均氧含量 县(区)政府驻地氧含量的空间分布格局与格点尺度的规律基本类似。整体来看,氧含量较高的县(区)政府驻地位于塔里木盆地南缘、河湟谷地、河西走廊、横断山区东缘及云贵高原,其年平均氧含量最大值为 20.55%(四川省雅安市名山区);氧含量相对较低的县(区)政府驻地位于西藏自治区西部和青海省西南部,其年平均氧含量最小值为 19.98%(西藏自治区那曲县双湖县)(图版 6-9),县(区)政府驻地年平均氧含量最大差值为 0.48%(图版 6-9)。

7 月氧含量 整体偏高,广大青藏高原边缘县(区)政府驻地最高,一般在 20.31% 以上,高原腹地介于 20.07%～20.31%,县(区)政府驻地 7 月氧含量最大差值为 0.60%(图版 6-10)。

1 月氧含量 除广大青藏高原边缘县(区)政府驻地偏高外,整体偏低,一般在 20.31% 以下,高原腹地县(区)政府驻地多在 20.01% 以下,且多在 19.89%～20.01%,县(区)政府驻地 1 月氧含量最大差值为 0.56%,稍小于 7 月(图版 6-11)。

7 月与 1 月氧含量的差值 县(区)政府驻地 7 月与 1 月氧含量的差值介于

0.12%～0.27%，与格点尺度的规律一致，7月与1月氧含量差值较大的区域同样集中在青藏高原的东北部、河西走廊边缘，以及塔里木盆地南缘；而7月与1月氧含量差值较小的区域集中在青藏高原的西南部（图版6-12）。各县（区）政府驻地1月、7月及年平均氧含量详见附录3。

参考文献

程维明，周成虎，李炳元，等. 2019. 中国地貌区划理论与分区体系研究 [J]. 地理学报，74（5）：839-856.

Machta L, Hughes E. 1970. Atmospheric oxygen in 1967 to 1970[J]. Science, 168: 1582.

第 6 章 青藏高原地表氧含量的时空格局

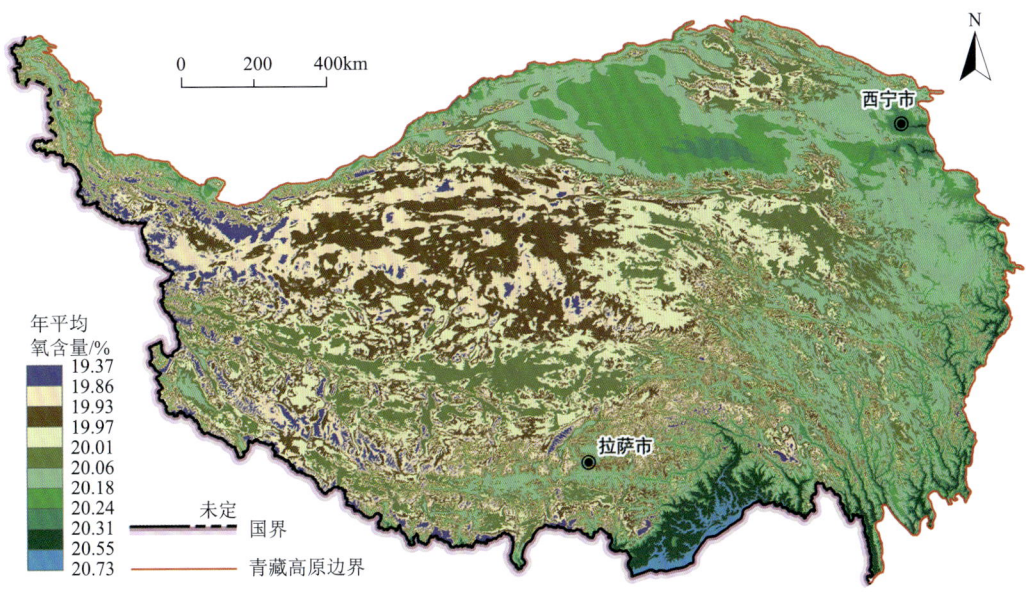

图版 6-1　青藏高原格网年平均氧含量分布图

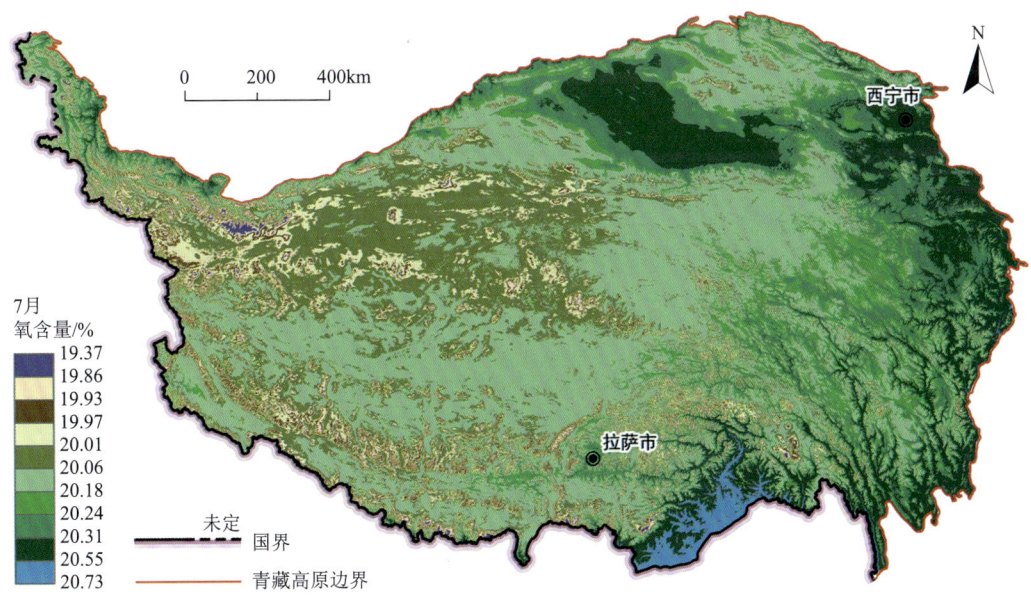

图版 6-2　青藏高原格网 7 月氧含量分布图

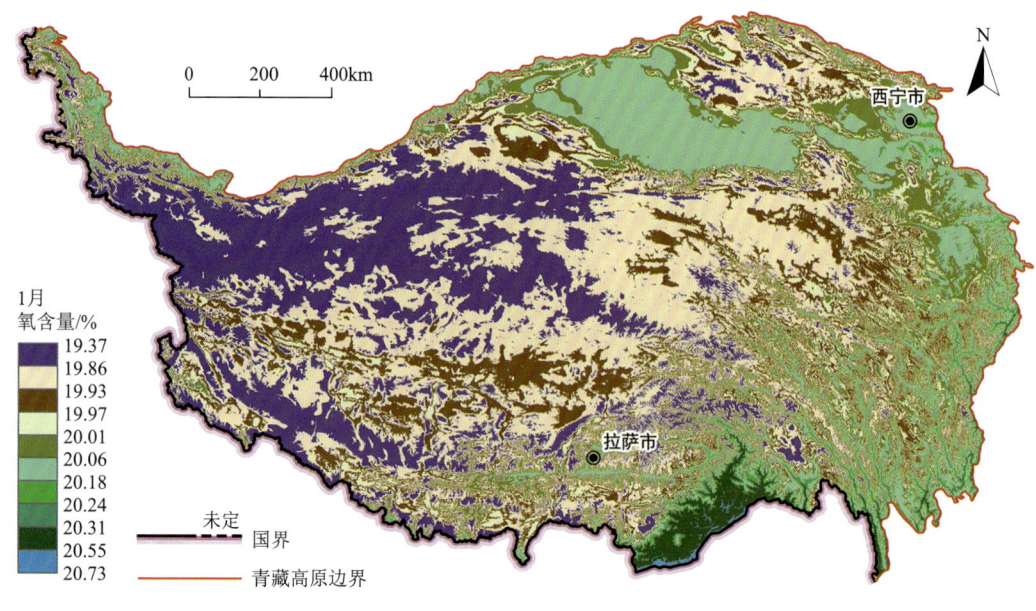

图版 6-3　青藏高原格网 1 月氧含量分布图

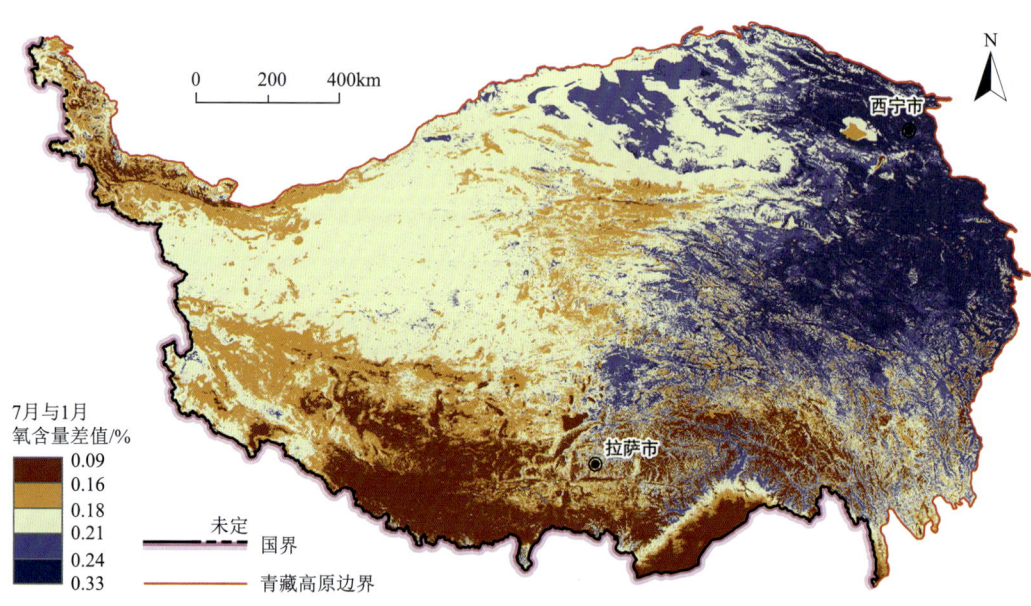

图版 6-4　青藏高原格网 7 月与 1 月氧含量差值分布图

第6章 青藏高原地表氧含量的时空格局

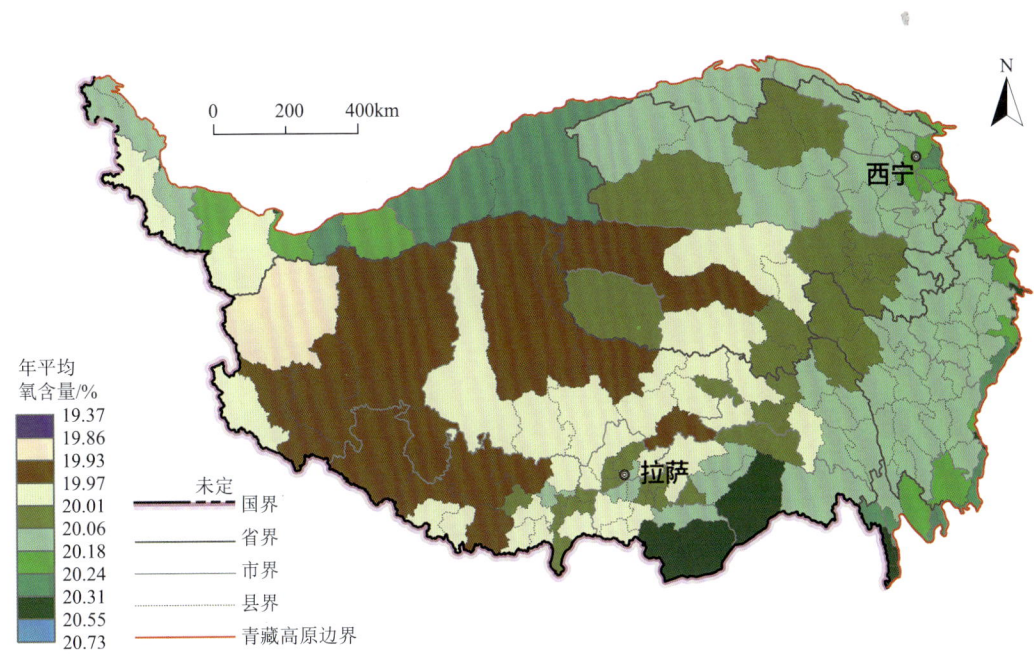

图版6-5 青藏高原县域单元年平均氧含量空间格局

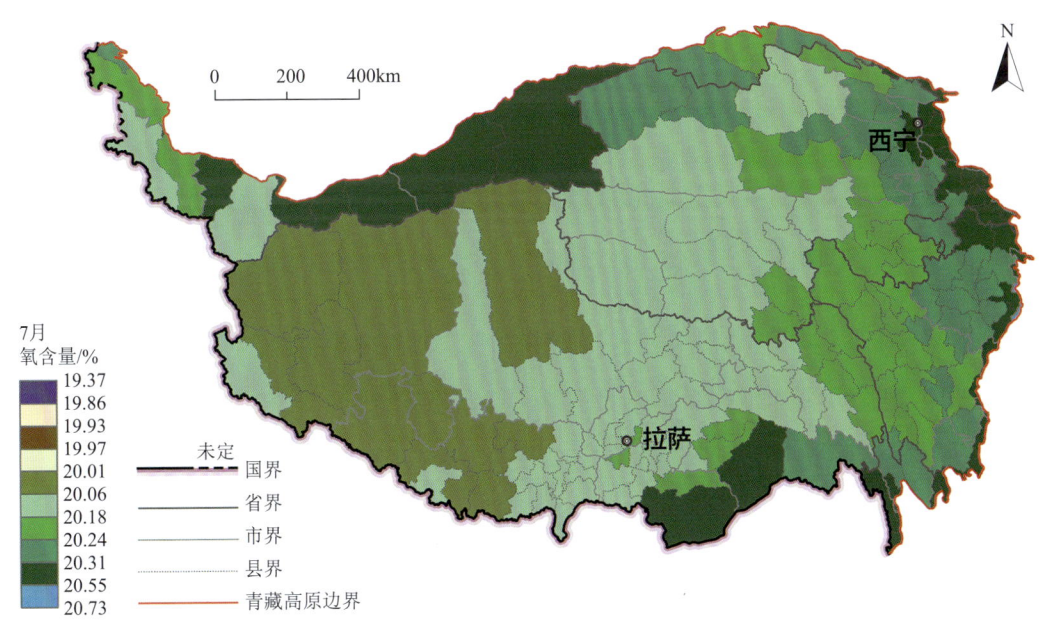

图版6-6 青藏高原县域单元7月氧含量空间格局

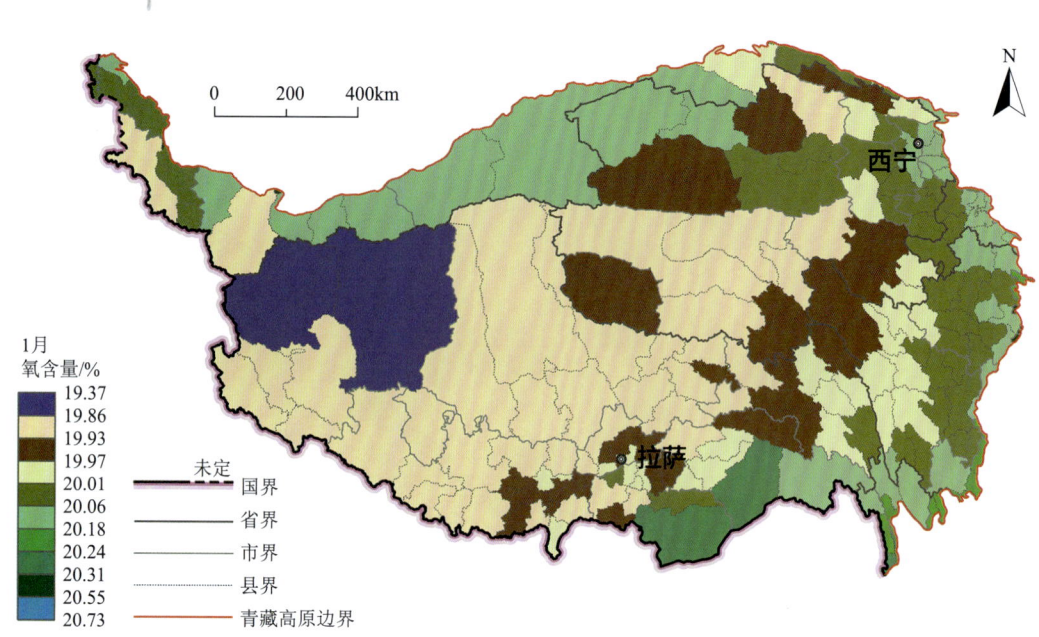

图版 6-7　青藏高原县域单元 1 月氧含量空间格局

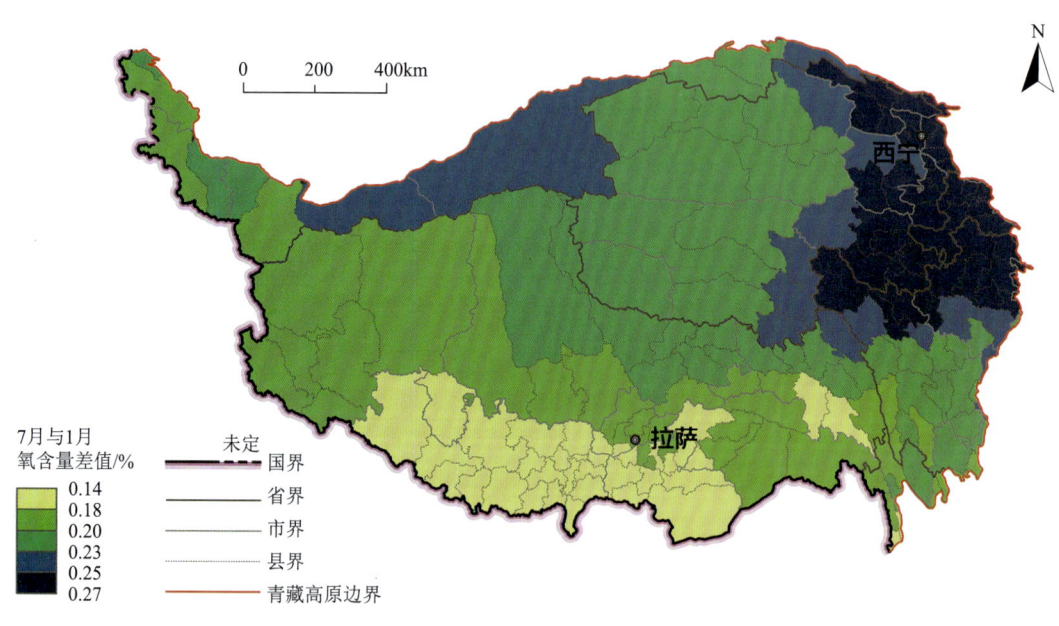

图版 6-8　青藏高原县域单元 7 月与 1 月氧含量差值空间格局

第 6 章 青藏高原地表氧含量的时空格局

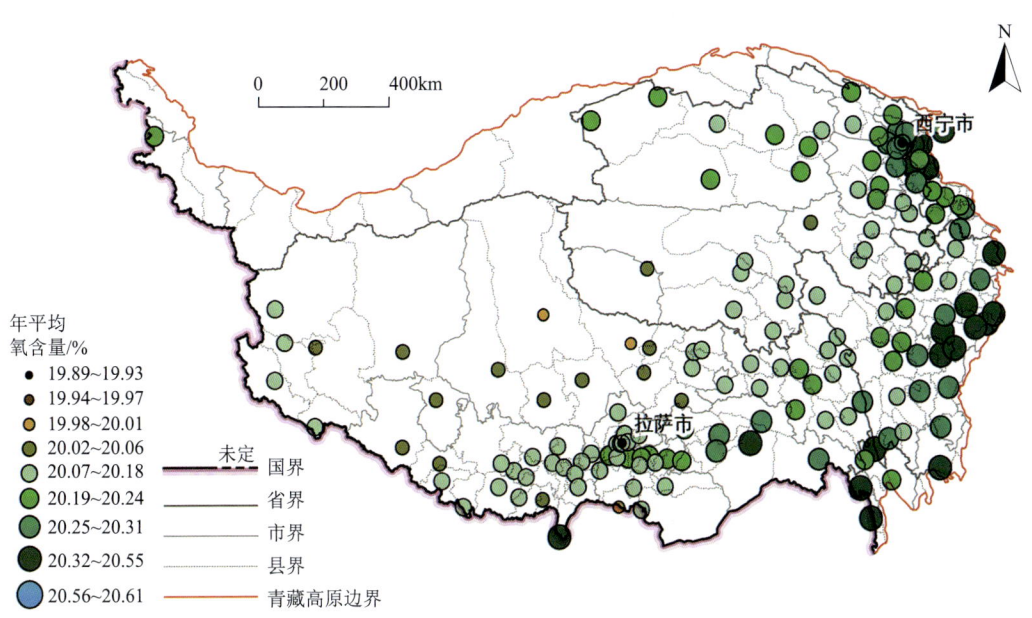

图版 6-9 青藏高原县（区）政府驻地年平均氧含量空间格局

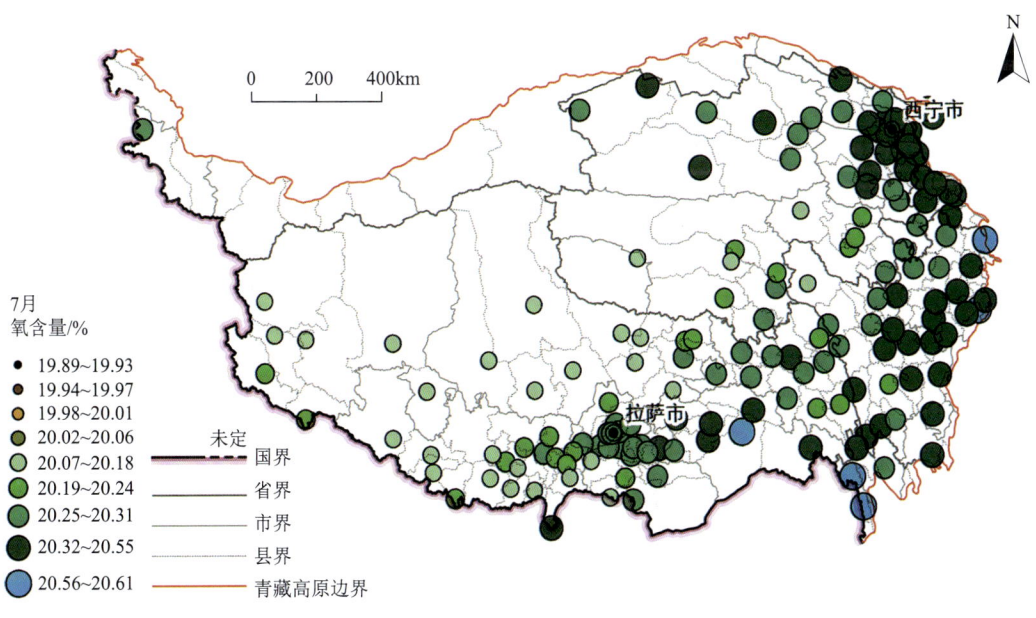

图版 6-10 青藏高原县（区）政府驻地 7 月氧含量空间格局

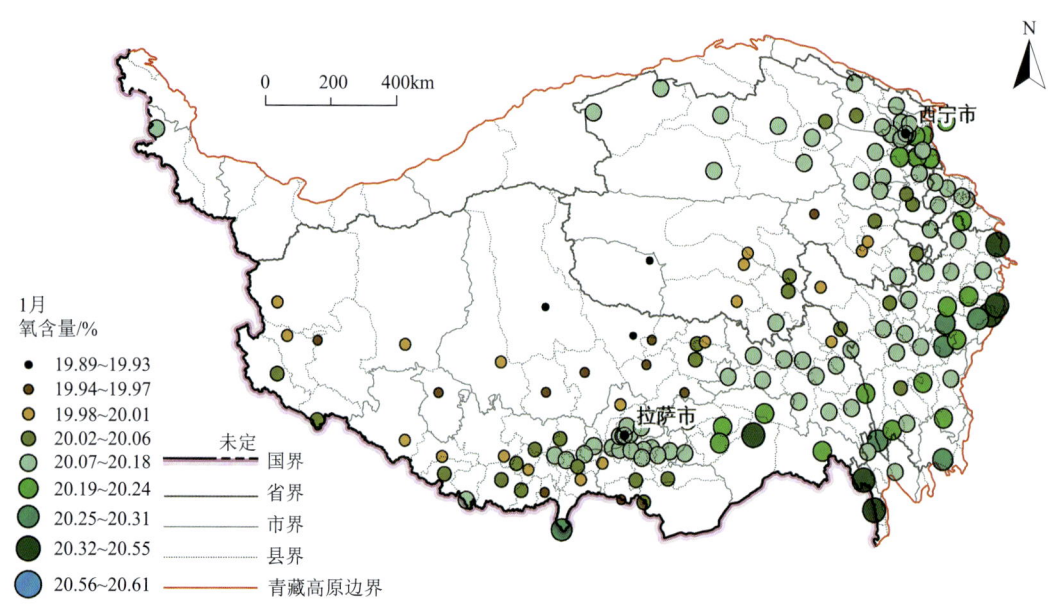

图版 6-11　青藏高原县（区）政府驻地 1 月氧含量空间格局

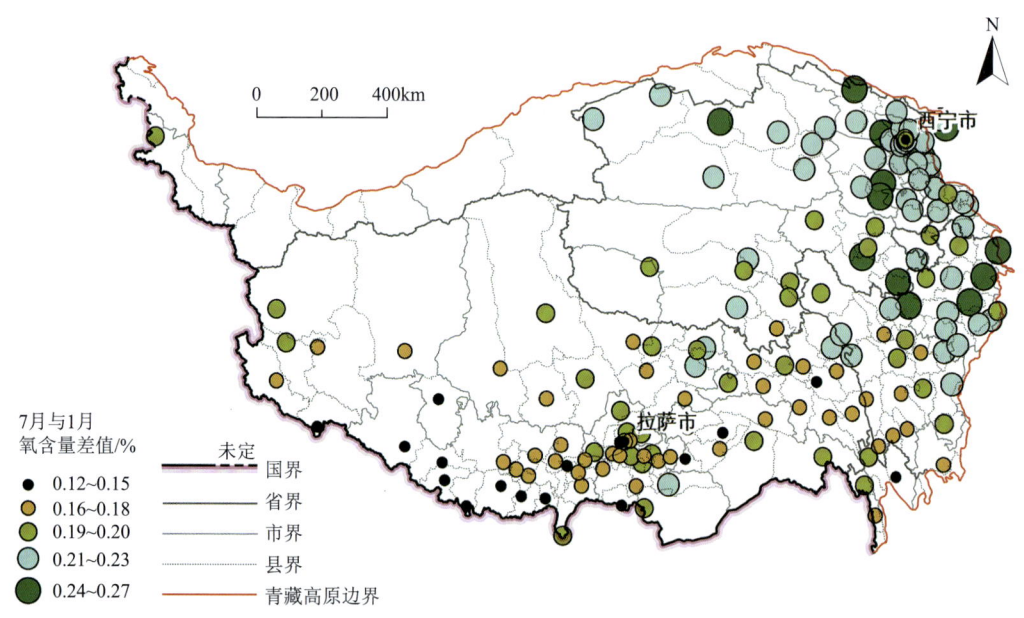

图版 6-12　青藏高原县（区）政府驻地 7 月与 1 月氧含量差值空间格局

第 7 章

青藏高原常居人口缺氧健康响应区域分异[①]

[①] 本章由史培军、陈彦强、胡小康、刘甜撰写。
本章地图设计由王静爱、刘甜、胡小康完成,制图由刘甜、苏鹏、吉怡萌、魏丹、陈彦强完成。

2010～2020年，西藏自治区和青海省总人口从862.89万人增加到957.21万人；年旅游人数从1911.34万人次增至6861.81万人次，短期旅居人口数量呈增长趋势。青藏高原氧含量短缺（低氧）作为一种环境风险（强致病因素），对高原常居人群的生产、生活、旅游观光等人文活动产生了严重的影响，对常居人群的健康影响突出表现为慢性高原病的发病率较高，以及由此引发的期望寿命相对低海拔地区短。为此，本章分析了青藏高原氧含量短缺（低氧）对常居人群健康影响的区域差异，为减轻青藏高原常居人群缺氧环境风险防范提供了参考。

7.1 高海拔缺氧人口健康响应

7.1.1 氧含量与人口健康

1. 缺氧引发的高原病

人和动物血液中的血红蛋白具有携氧功能，它能与氧气迅速结合，又能迅速分离。当血液通过肺时，肺内的氧分压较高，血红蛋白能结合96%左右的氧，形成氧合血红蛋白而把氧带到组织细胞中去，供给身体之需。海拔升高，大气氧分压减小，导致人体血液中血红蛋白浓度明显下降，肺内气体交换和氧气在血液中的运输、组织间的弥散均受影响，从而引起机体组织、细胞供氧不足，造成机体缺氧（León-Velarde et al.，2000；王应佳和罗勇军，2015）。短居人群（外来游客）在包括青藏高原在内的高海拔地区可能会发生急性高原病（acute mountain sickness，AMS），具体表现为头痛、疲劳、眩晕、心悸、失眠、食欲不振等症状，严重时引发高原脑水肿和高原肺水肿。高原脑水肿是最严重的一类急性高原病，患者如不能得到及时有效的救助，则发病1天内死亡率较高，救治难度极大（West，2015）。高原肺水肿是由于快速进入高原，人体因缺氧而引起的非心源性肺水肿，其救治率高于高原脑水肿（Li et al.，2018）。慢性高原病（chronic mountain sickness，CMS）是高海拔地区常居人群常见病症之一，其典型标志是血液中红细胞过度增多，并伴有血氧不足、呼吸困难、心悸、发绀、头痛、耳鸣、睡眠障碍等症状。患者面部毛细血管扩张呈紫红色条纹，形成了本症特有的面容，即"高原红"。这些病症可能进一步发展为更严重的高海拔肺动脉高压，并伴肺小动脉重塑和右心室肥厚（León-Velarde et al.，2014）。此外，缺氧环境还会导致氧化应激增加，对人体健康造成一定损害（Jefferson et al.，2004）。高原上常居和短居人群受缺氧环境影响，其工作能力随海拔的增加而降低，海拔每升高1000m，人的工作能力下降10%左右（王永珍等，1996）。

2. 缺氧对人体健康的影响

相关数据显示，2015年中国各省份心脑血管疾病、肿瘤、糖尿病和慢性呼吸系统疾病四类慢性病早死概率最高的 2 个省区为青海和西藏。与全国其他省区相比，西藏、青海两省区这四类慢性病早死概率无论男性或是女性均居高位，其中男性早死概率分别为 33.29%、30.07%，女性早死概率分别为 24.30%、21.68%，为北京的 3～4 倍（曾新颖等，2017）。缺氧环境对人体健康的影响主要集中在心血管、神经系统、消化系统、呼吸系统等方面，具体表现如下：

对心血管的影响 在高原尤其是特高海拔地区，人体心率可增至 85～90 次/分（平原地区大约为 75 次/分），平均肺动脉压可升至 25～35mmHg（平原地区为 15mmHg）（柳茵和丁绍祥，2013）。显著的肺动脉高压及心率增快，使心脏承受着沉重的压力负荷，极易导致高原性心脏病的发生。

对神经系统的影响 人体中枢神经系统特别是大脑对缺氧极为敏感。急性缺氧时，整个人体神经系统兴奋性增强，如情绪紧张、易激动等；而慢性缺氧时易出现夜间睡眠呼吸紊乱（如失眠、频繁性觉醒、周期性呼吸、低通气甚至呼吸暂停），多梦，记忆力减退，耳鸣，视物模糊等症状（潘磊，2007；孙利柱等，2015）。

对消化系统的影响 急进高原后，人体消化腺的分泌和胃肠道蠕动受到抑制，除胰腺分泌稍增加外，其余消化食物的唾液、肠液、胆汁等分泌均较平原时减少，胃肠功能明显减弱（Sharma et al.，2002；Ainslie and Burgess，2008；杨俊江和李姝颖，2015）。因此，出现食欲缺乏、腹胀、腹泻或便秘、上腹疼痛等一系列消化系统紊乱症状；在慢性缺氧条件下，人体血红蛋白浓度增高、血液黏滞度增加、血流速度缓慢等，胃黏膜微循环受到直接影响，胃黏膜严重缺血、缺氧，胃黏膜出血、糜烂和坏死易导致慢性胃炎和胃溃疡。慢性高原病患者胃镜及病理学主要表现为慢性糜烂性胃炎、慢性浅表性胃炎和胃窦部线形溃疡等。显微镜下约 90% 可见胃黏膜出血或出血斑，呈水肿样变，约 81% 有黏膜糜烂坏死，少数人在组织学上有轻度肠上皮化生和增生性改变（周慧茹等，2016；杨定周和周其全，2010）。

对呼吸系统的影响 高原低压低氧环境中，人体肺总量、功能残气量及残气量容积均比平原地区高，肺保持在较高的膨胀状态，从而增加肺表面积，扩大肺内气体交换面积，有助于氧的弥散，但肺弥散功能是有限的，严重缺氧易发生肺间质水肿，使肺弥散功能下降。受高原特殊气候条件的影响，高原地区人体多易发慢性支气管炎、肺气肿、肺心病等呼吸系统疾病（王立平和高芬，2007；关巍，2015）。

高原衰退症 长期高原缺氧是人体高原衰退症发生的主要原因，表现为头痛、头晕、失眠、记忆力缺乏、注意力不集中、思维能力降低、情绪不稳、精神淡漠等，同时常有食欲缺乏、体重减轻、体力衰退、极度疲乏、工作能力下降、性功能减退、月经失调等，同时可能伴有脱发、牙齿脱落、指甲凹陷、间歇水肿、轻度肝大等现象（刘超等，2003；阳盛洪等，2018）。人体病程迁延呈波动性，逐渐加重，发病率随海拔升高而呈现升高趋势，但转至低海拔处或海平面地区，症状逐渐减轻消失（郝贵生和吴世政，2016）。

7.1.2 氧含量与慢性高原病

1. 青藏高原氧含量与慢性高原病的关联性

前人研究以5年以上驻藏部队人员为样本，给出了西藏短居人口慢性高原病（CMS）发病率与海拔间的关系（Li et al., 2012）。我们通过线性拟合，发现慢性高原病发病率与绝对氧含量呈显著负相关关系（史培军等，2019），其线性拟合方程为（$n = 65$，$R^2 = 0.998$，$P < 0.001$）：

$$D = -0.9753C + 179.54$$

式中，D为慢性高原病发病率（%）；C为绝对氧含量（g/m³）。该公式表明，绝对氧含量每增加1g/m³，可使慢性高原病发病率下降0.9753%。

2. 基于青藏高原氧含量估算慢性高原病的方法

参考气象学中空气密度的计算公式（盛裴轩等，2013）：

$$\rho = 1.293 \times (P/P_0) \times (273.15/T)$$

式中，ρ为空气密度（kg/m³）；P和P_0分别为实际大气压和标准大气压；T为实际绝对温度（K，开氏温度 = 摄氏温度 +273.15）。经计算，北京房山站年平均大气压为1010.9hPa，故其空气密度为1228.8g/m³。结合对应气温和叶面积指数数据，可计算得到该站1月、7月及年均氧含量（表7-1）。以此为基准，可得到239个县域和241个县（区）政府驻地1月、7月、年均氧含量占北京房山站平均氧含量的比例，其值介于96.80%～100.54%。

表 7-1 北京房山站1月、7月及年平均气温、叶面积指数及氧含量

变量	1月	7月	平均
年平均气温 /℃	−3.8	28.3	13.6
叶面积指数	0.19	2.25	0.81
氧含量 /%	20.42	20.68	20.55

假定北京房山站慢性高原病发病率为0，根据前述慢性高原病发病率与绝对氧含量的关系式（史培军等，2019），绝对氧含量每增加1g/m³，可使慢性高原病发病率下降0.9753%。在其他条件不变的条件下，可计算得到各县（区）及其政府驻地1月、7月及年平均氧含量与北京房山站相应氧含量的差距导致的慢性高原病发病率，其公式为

$$D = (1-s) \times 1228.8 \times 0.9753$$

式中，D为青藏高原各县（区）政府驻地氧含量与北京房山站平均氧含量的差距导致的

慢性高原病发病率 (%)；s 为青藏高原各县（区）政府驻地氧含量占北京房山站平均氧含量的比例。

7.2 缺氧常居人口慢性高原病发病率估算

7.2.1 县（区）年均慢性高原病发病率

1. 县（区）

依据前述青藏高原县（区）氧含量测算结果和年均慢性高原病发病率估算公式，可得到青藏高原涉及的 241 个县（区）年均慢性高原病发病率（图版 7-1），从中可以看出，青藏高原腹地和中西部的大部分县（区）年均慢性高原病发病率均在 30% 以上，最大达 36%；仅有青藏高原东北部、东部、东南部边缘的少数县（区）在 10% 以下；其他大部分县（区）年均慢性高原病发病率在 20%～30%。

2. 县（区）政府驻地

依据前述青藏高原县（区）政府驻地氧含量测算结果和年均慢性高原病发病率估算公式，可得到青藏高原涉及的 241 个县（区）政府驻地年均慢性高原病发病率（图版 7-2），从中可以看出，青藏高原腹地县（区）政府驻地年均慢性高原病发病率均在 15% 以上，最大达 33%；高原边缘的新疆、甘肃、四川、云南等省区大部分县（区）政府驻地慢性高原病发病率一般都在 10% 以下，部分甚至不到 5%。

7.2.2 缺氧人口暴露量与慢性高原病发病人口估算

1. 缺氧人口暴露量

缺氧人口暴露是指处在缺氧环境下的人群。目前，对灾害人口暴露有两种定义：一种是致灾因子发生区域内人口的总量，另一种是灾害发生时受影响或伤害的人，即排除了那些因设防而被保护（即有设防能力，脆弱性更低）的人群（史培军，2016）。在青藏高原，除一些特殊区域（如医院、有供氧的宾馆、疗养场所、军事特别设施等）外，在高海拔地区常居生活与工作的人们不可避免地在缺氧环境中受到影响。考虑在高海拔地区生活与工作的人们具有设防的人群占总人口的比例极小，我们定义青藏高原缺氧人口暴露量为青藏高原缺氧环境下的常居人口总量，即常住人口。

叠加青藏高原常住人口数据（2015 年）进行计算，得到青藏高原涉及的 241 个县（区）域单元缺氧人口暴露总量约为 2263 万人。按照 0.1% 的氧含量间隔，对不同氧含量水平下的人口暴露进行了统计，结果如表 7-2 所示，年平均、7 月和 1 月青藏高原缺氧人口暴露占比最大的氧含量水平分别为大于等于 20.2% 且小于 20.3%、大于等于 20.4% 且小于 20.5%、大于等于 20.1% 且小于 20.2%，对应的暴露人口总量分别约为 590 万人、570 万人和 680 万人。

表 7-2　青藏高原年平均、7 月、1 月氧含量水平下的人口暴露统计表

氧含量水平 /%	年平均 / 人	7 月 / 人	1 月 / 人
[19.3，19.4)	2	0	7
[19.4，19.5)	19	0	47
[19.5，19.6)	98	22	541
[19.6，19.7)	1067	111	8671
[19.7，19.8)	17634	1327	131316
[19.8，19.9)	253299	23291	1329414
[19.9，20.0)	1726753	339791	3394803
[20.0，20.1)	3240557	1453585	4255046
[20.1，20.2)	3889157	2505140	6801440
[20.2，20.3)	5900287	3373580	3621903
[20.3，20.4)	4427728	4949465	1331248
[20.4，20.5)	1214436	5702732	1753435
[20.5，20.6)	1958773	2044957	4187
[20.6，20.7)	2459	2236903	211
[20.7，20.8)	0	1365	0
总计	22632269	22632269	22632269

低于 20.3% 氧含量水平下的年平均、7 月和 1 月缺氧人口暴露分别约为 1503 万、770 万和 1954 万，占青藏高原全部人口的比例分别为 66.40%、34.01% 和 86.35%。从时间上看，7 月与 1 月相比，因氧含量整体下降，较低氧含量水平下的人口明显增加（表 7-2、图 7-1）。

2. 县（区）慢性高原病发病人口

利用青藏高原各县（区）缺氧暴露人口和慢性高原病发病率数据（图版 7-1），估算了青藏高原各县（区）年均慢性高原病发病人口数量（图版 7-3）。可以看到，虽然广大的青藏高原腹地慢性高原病发病率相对较高，但因其暴露人口稀少，发病人群总量较少，除西藏拉萨市城关区、日喀则市桑珠孜区、那曲县色尼区、昌都市卡若区、青海玉树州玉树市等地级市中心城区外，青藏高原腹地的其他县（区）年均慢性高原病发病人口均不超过 3 万人，一般都在 2 万人以下；而青藏高原边缘的新疆喀什市、和田市、青海格尔木市、西宁市、海东市、海南州、四川康定县、云南香格里拉市等市（县、区）（尤其是地级市中心城区）人口相对稠密，虽然其慢性高原病发病率较低，

但仍然保持较高的发病人群总量,部分县(区)域甚至超过 5 万人。总体来看,青藏高原 241 个县(区)年均慢性高原病发病人群总量在 430 万人左右,约占总暴露人口(2263 万人)的 19%。

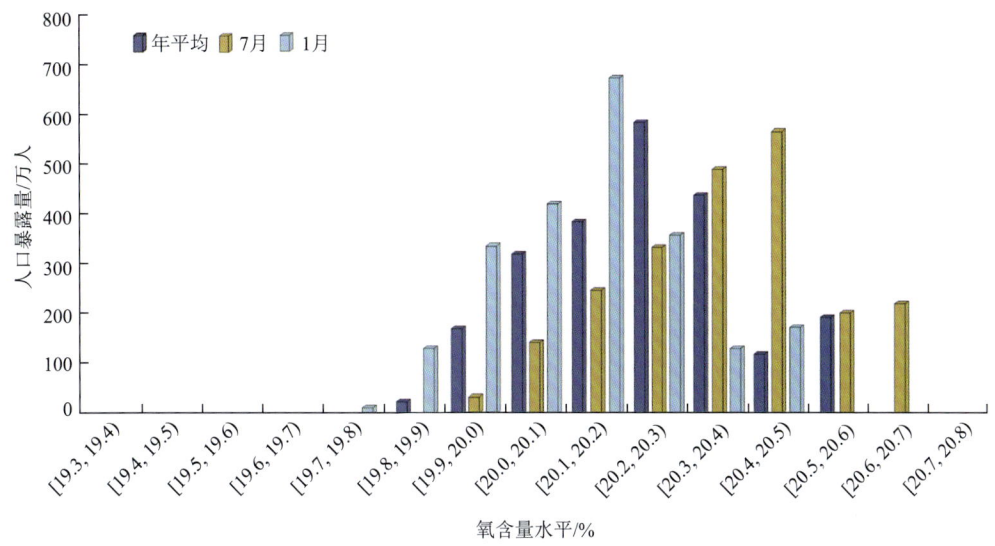

图 7-1　青藏高原 1 月、7 月及年平均不同氧含量水平下的人口暴露量

3. 高原人口缺氧健康风险分区

以青藏高原 241 个县(区)政府驻地年均慢性高原病发病率为标准,将其值 25% 以上划为人口缺氧健康风险六级县(区),20%~25% 划为五级县(区),15%~20% 划为四级县(区),10%~15% 划为三级县(区),5%~10% 划为二级县(区),5% 及其以下划为一级县(区)。统计结果表明,青藏高原 241 个县(区)政府驻地中,人口缺氧健康风险六级县(区)44 个,五级县区 60 个,四级县区 41 个,三级县区 44 个,二级县区 28 个,一级县区 24 个。各省区的人口缺氧健康风险分区情况如表 7-3 所示。

表 7-3　青藏高原 241 个县(区)政府驻地人口缺氧健康风险分区统计表

省区	六级	五级	四级	三级	二级	一级	合计
西藏自治区	32	33	6	2	0	1	74
青海省	9	17	12	9	0	0	47
四川省	3	8	10	8	6	19	54
甘肃省	0	2	10	20	7	2	41
云南省	0	0	2	4	0	2	8
新疆维吾尔自治区	0	0	1	1	15	0	17
合计	44	60	41	44	28	24	241

4. 高原人口缺氧健康风险动态变化

根据 2019 年冬、夏季在祁连山区野外实测的氧含量数据，夏季氧含量（对应平均气温 20.14 ℃，平均植被覆盖度 46.72%）比冬季（对应平均气温 –1.96 ℃，平均植被覆盖度 0.15%，均达全年最低值）平均高 0.31%，绝对氧含量比冬季平均增加 2.81g/m³，慢性高原病发病率相应比冬季平均低 2.74%。利用 2018～2021 年夏季野外实测的氧含量数据，分别拟合得到慢性高原病发病率与绝对氧含量的关系，发现对应慢性高原病发病率夏季比冬季分别低 2.60%～3.01%（表 7-4）。这些模拟结果更进一步揭示了氧含量的动态变化对常居人口缺氧健康的突出影响，以及其可能导致的青藏高原常居人口缺氧健康风险的动态变化。

表 7-4　基于不同年份氧含量数据的青藏高原冬、夏季慢性高原病发病率变化

	2017 年	2018 年	2019 年	2020 年	2021 年	2018～2020 年
样本量	65	80	113	176	95	369
R^2	0.93	0.97	0.99	0.98	0.92	0.97
夏季慢性高原病发病率比冬季低 /%	2.74	2.70	2.74	2.75	3.01	2.71
置信水平	$P < 0.001$					

注：利用文献（Li et al.，2012）中的数据，5 年以上驻藏部队人员慢性高原病发病率与海拔的线性拟合结果为：$y = 18.63x – 52.15$（$n = 108$，$R^2 = 0.93$，$P < 0.001$）；式中，x 为海拔（km）；y 为慢性高原病发病率（%）。据此，由 2017 年数据拟合的结果为：$y = –0.9753x + 179.54$[x 为绝对氧含量（g/m³），y 为慢性高原病发病率（%），$n = 65$，$R^2 = 0.93$，$P < 0.001$]（史培军等，2019），夏季慢性高原病发病率比冬季平均低 2.74%。类似地，利用 2018～2021 年的氧含量数据计算得到，青藏高原夏季慢性高原病发病率比冬季减少 2.60%～3.01%。此部分在计算绝对氧含量时，大气压、气温分别取青藏高原祁连山区冬、夏季经纬度相匹配的 53 个采样点的平均大气压（733.3hPa）和平均气温（9.09℃）。

研究表明，人体动脉中的氧分压高于 7.98kPa 时，机体才能进行基本的生理活动，而当吸入空气的氧分压低于 16kPa 时，人就会出现缺氧症状，体现在行动迟钝等一系列反应上（Campbell，1965；Michael et al.，2000）。从 2018～2020 年夏季野外实测的氧含量及其对应氧分压、绝对氧含量和慢性高原病发病率数据来看，慢性高原病发病率为 0 对应的海拔在 2500m 左右，而氧分压 16kPa 对应的海拔在 2200m 左右。这种不完全对应关系说明，在利用氧分压、绝对氧含量等指标刻画缺氧健康风险时，应该充分考虑到海拔、气温和植被条件等影响氧含量的地理环境因子的区域差异（图 7-2）。据此，如取祁连山区冬、夏季经纬度相匹配的 53 个采样点的平均大气压（733.3hPa）和平均气温（9.09℃），则青藏高原氧含量低于 20.30%～20.35% 时，慢性高原病发病的可能性就会更大。

第 7 章 青藏高原常居人口缺氧健康响应区域分异

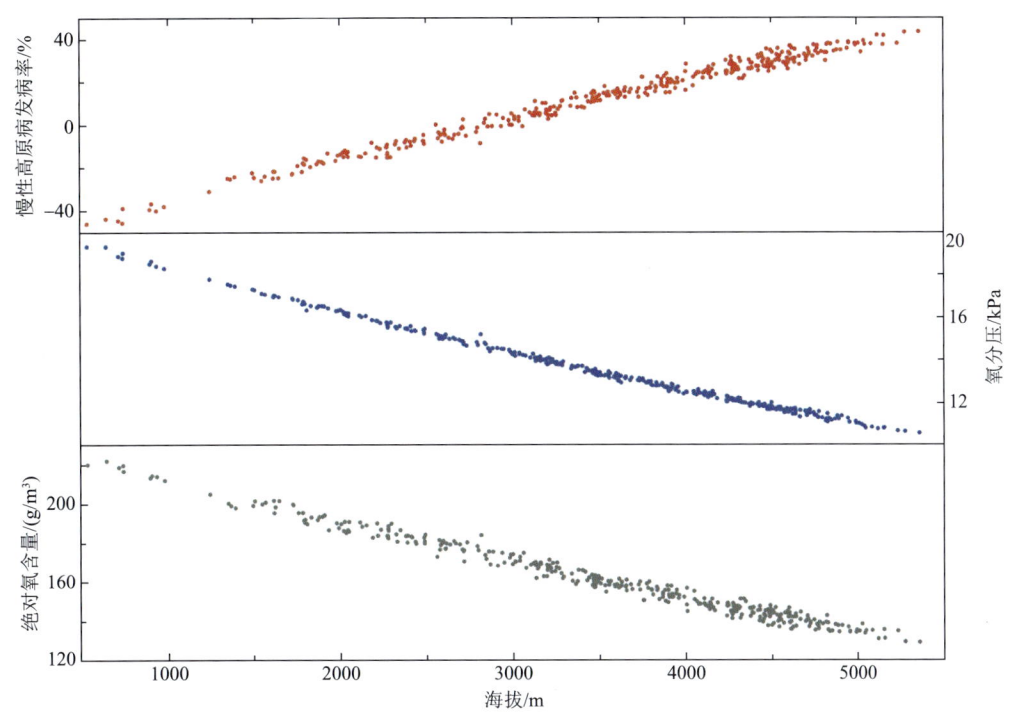

图 7-2 2018～2020 年野外采样点慢性高原病发病率（上）、氧分压（中）及绝对氧含量（下）随海拔变化情况

7.3 全球气候变暖背景下氧含量变化及其人口健康效应

7.3.1 气温和植被变化与氧含量变化和人口期望寿命

1. 2001～2020 年气温与植被变化

气温变化 青藏高原是全球气候变化的敏感区域，这一地区过去几十年经历了显著的气候变暖过程。2001～2020 年，青藏高原平均气温上升速率达 0.02℃/10a，其中柴达木盆地－可可西里地区、昆仑山脉中部民丰－改则地区、喜马拉雅山脉中段北侧中部地区大部分区域平均气温呈下降趋势，平均气温变化大多在 –0.20～0℃/10a；其他区域平均气温呈增加趋势，一般为 0～0.40℃/10a（图版 7-4）；从平均气温变化的面积占比来看，青藏高原 56.49% 区域平均气温呈现增加趋势［其中显著增加（$P<0.05$）区域面积占比为 16.28%］，43.51% 区域平均气温在下降，但显著下降（$P<0.05$）的区域仅占 7.57%。

283

植被 [叶面积指数（LAI）] 变化 利用现有最新的 MODIS LAI 数据对 2001～2020 年青藏高原植被变化情况进行了分析，结果显示，2001～2020 年青藏高原植被以变绿为主，平均 LAI 增加速率达 0.04 /10a。从平均值来看，青藏高原植被覆盖区 67.04% 的面积 LAI 呈现增大趋势（即植被在增加），其增加幅度大部分地区为 0～0.04 /10a；剩余 32.96% 的区域 LAI 在减小（即植被在减少）。植被显著增加与显著减少（$P < 0.05$）的区域面积占比分别为 12.32% 和 1.58%。从空间分布来看，植被增加幅度最大（0.02～0.04 /10a）的区域多集中在青藏高原东南部，而植被减少的区域则相对零散（图版 7-5）。应当注意的是，受青藏高原高海拔和复杂地形地貌特征等的影响，遥感影像反演数据在青藏高原的准确度相对较低，且青藏高原西部部分地区因植被极其稀少，目前大部分 LAI 数据中标记为无数据。考虑到本研究关注的重点在于植被变化趋势，本节未对数据误差导致的研究结果不确定性进行讨论。

2. 全球气候变暖对青藏高原常居人群缺氧健康风险的可能影响

利用前述模拟青藏高原氧含量空间格局的模型，对 2001～2020 年青藏高原氧含量进行模拟，并对青海和西藏平均氧含量与人口期望寿命的时间序列进行对照，发现两省区人口期望寿命与氧含量均呈现增加趋势，表明青藏高原气候变暖和植被趋好导致的氧含量增加很可能降低了青藏高原常居人口缺氧健康风险（图 7-3）。

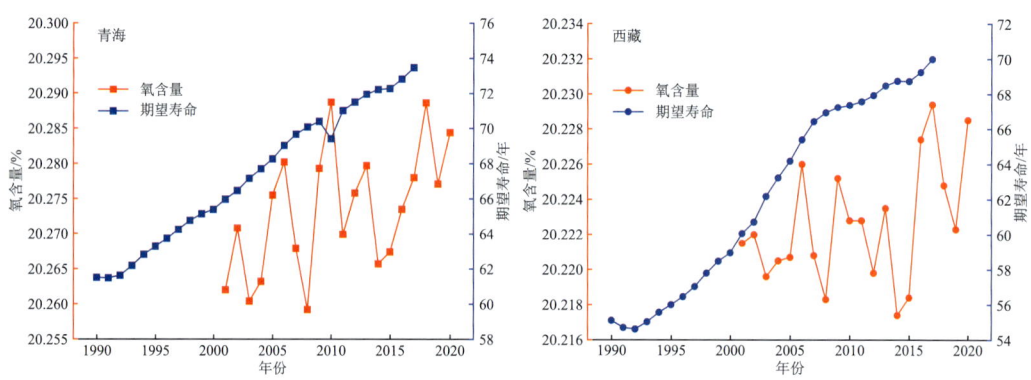

图 7-3　青海、西藏 1990～2017 年期望寿命与 2001～2020 年年均氧含量变化

7.3.2　氧含量变化和人口期望寿命关联性的佐证

1. 基于全球疾病负担研究

前人研究表明，缺氧环境影响人体心脑血管和呼吸系统，在一定程度上对身体机能产生损害，使其消化和吸收碳水化合物、脂肪和蛋白质的能力下降（Sharma et al.，2002；Ainslie and Burgess，2008）。基于全球疾病负担研究（Global Burden of Disease，

GBD）的相关数据（Zhou et al.，2016；Lozano et al.，2018；Zhou et al.，2019），发现与氧含量有关的心血管疾病、慢性呼吸系统疾病、消化系统疾病和呼吸系统感染（如肺水肿）等在提高西藏和青海人口预期寿命方面起到了重要作用，其总贡献率分别为35.64%和42.56%，单个病因贡献介于1.54%～18.89%（Chen et al.，2022）。

2. 基于西藏、青海两省区医疗卫生条件

统计数据表明，1990年以来，西藏、青海两省区医疗卫生条件（以每千人口卫技人员数和每千人口床位数为评估指标）得到了很大改善，但两省区医疗卫生条件改善程度均比全国平均水平滞后（表7-5）。与此同时，1990～2018年西藏、青海人口期望寿命的增长率明显高于全国平均水平（分别高出14.38%、6.82%），两省区期望寿命与全国平均水平的差距从10.22岁缩减至5.45岁（西藏从13.42岁缩短至7.19年；青海从7.02岁缩短至3.71岁）。

表7-5 1990～2018年西藏、青海两省区人口期望寿命、每千人口卫技人员数及每千人口床位数增长情况

年份	期望寿命/岁				每千人口卫技人员数/人				每千人口床位数/张			
	西藏	青海	平均	全国	西藏	青海	平均	全国	西藏	青海	平均	全国
1990	55.11	61.51	58.31	68.53	3.39	4.44	3.92	3.45	2.30	3.51	2.91	2.56
2000	58.96	65.39	62.18	71.60	3.44	4.16	3.80	3.63	2.52	3.20	2.86	2.51
2010	67.36	69.41	68.39	75.62	3.44	4.53	3.99	4.37	3.02	3.72	3.37	3.56
2018	**69.99**	**73.47**	**71.73**	**77.18**	5.50	7.40	6.45	6.80	4.88	6.49	5.69	6.03
增长率	27.00	19.44	23.01	12.62	62.24	66.67	64.45	97.10	112.17	84.90	95.53	135.55

注：2018年的期望寿命数据（倒数第二行加粗的4个数字）目前暂无法获得，故利用2017年的数据代替。最后一行（"增长率"）单位为%，计算方法如下：以西藏人口期望寿命为例，其增长率（%）=（2018年人口期望寿命–1990年人口期望寿命）/1990年人口期望寿命。表中的"平均"为西藏、青海两省区各指标平均值。

3. 青藏高原未来气候变化

自2001年以来，青藏高原气温持续升高，从全球气候模式和区域气候模式的输出结果来看，这种整体气候变暖的趋势在21世纪还将进一步延续（Su et al.，2013；IPCC，2021）。基于最新的第六次国际耦合模式比较计划（CMIP6）多个地球气候系统模式模拟数据的计算结果表明，在不同共享社会经济路径（shared socioeconomic pathway，SSP）和典型浓度路径（representative concentration pathway，RCP）情景下（如SSP1-2.6、SSP2-4.5、SSP3-7.0和SSP5-8.5），到21世纪中叶（2041～2060年）青藏高原年均地表气温相对于工业革命前均升高超过2℃，而到21世纪末期（2081～2100年），年均地表气温将增加1.42～5.38℃（Fan et al.，2022；孟雅丽等，2022）。2001～2020年，青藏高原植被条件不断改善，大部分区域LAI呈现增加趋势。其他

长期站点观测、卫星监测及模型模拟的结果均一致表明,过去几十年青藏高原植被生长有所增加(Piao et al.,2012;Shen et al.,2016)。另外,青藏高原大部分地区春季物候呈现普遍的提前趋势(Shen et al.,2014,2015),受气候变暖的影响,青藏高原祁连山脉和横断山区树线出现上移的趋势(Wang et al.,2016)。未来青藏高原森林、灌木植被类型面积将增加,高山草甸面积将减少且主要被灌木取代(Gao et al.,2016;Lu et al.,2022)。

大气中的氧气主要来源于绿色植物的光合作用,而青藏高原绝大部分地区植被生长最重要的限制因子是温度(Chen et al.,2021),因此在气候变暖趋势没有改变之前,绿色植被生长速度增加将大大提高青藏高原生态系统的产氧能力,进而可能导致青藏高原氧含量整体增加。例如,尽管过去几十年青藏高原的氧气消耗量呈现上升趋势(Liu et al.,2020),但该地区仍然是氧气的净生产区(Liu et al.,2020)。从目前已有研究对青藏高原气候变化的预估来看,青藏高原整体变暖、植被向好的趋势很有可能延伸到可预见的未来,这很可能进一步减缓本区人口缺氧健康风险。

参考文献

关巍. 2015. 睡眠呼吸紊乱与慢性高原病关系的研究 [D]. 西宁:青海大学.

郝贵生,吴世政. 2016. 慢性高原病对脑血管反应性及血管调节因子的影响 [J]. 中国神经精神疾病杂志,42(7):390-394.

刘超,王玉民,吕永达. 2003. 对青藏铁路建设卫生保障的思考与建议 [J]. 解放军预防医学杂志,21(1):50-51.

柳茵,丁绍祥. 2013. 高原缺氧对人体损伤机制及防治研究进展 [J]. 西部医学,25(3):321-324.

孟雅丽,段克勤,尚溦,等. 2022. 基于CMIP6模式数据的1961-2100年青藏高原地表气温时空变化分析 [J]. 冰川冻土,44(2):1-10.

潘磊. 2007. 低氧环境对青藏铁路乘务人员睡眠的影响 [D]. 北京:中国协和医科大学.

盛裴轩,毛节泰,李建国,等. 2013. 大气物理学 [M]. 北京:北京大学出版社.

史培军. 2016. 灾害风险科学 [M]. 北京:北京师范大学出版社.

史培军,陈彦强,张安宇,等. 2019. 青藏高原大气氧含量影响因素及其贡献率分析 [J]. 科学通报,63(1):1-14.

孙利柱,李立群,戈艳蕾,等. 2015. 阻塞性睡眠呼吸暂停低通气综合征、慢性阻塞性肺疾病、重叠综合征患者临床特征对比分析 [J]. 临床合理用药杂志,8(6):80-81.

王立平,高芬. 2007. 西宁地区慢性肺心病呼吸衰竭患者血气特点 [J]. 青海医学院学报,(3):205-206.

王应佳,罗勇军. 2015. 高原自然地理环境对人体健康与防护措施的研究进展 [J]. 国外医学(医学地理分册),36(2):99-101.

王永珍,姜红,张慧忠,等. 1996. 高原环境对人类劳动能力的影响 [C]// 青海省资源、环境和发展会议论文集. 北京:气象出版社:208-212.

杨定周,周其全. 2010. 高原急性胃肠黏膜屏障功能损伤与急性高原病并发多器官功能障碍综合征的关

系 [J]. 中国病理生理杂志, 26(10): 1972-1973.

杨俊江, 李姝颖. 2015. 高原环境对军事训练的影响 [J]. 科技展望, 3: 244.

阳盛洪, 李彬, 高亮, 等. 2018. 帕米尔高原慢性高山病患病调查分析 [J]. 中国应用生理学杂志, 34(4): 336-339.

曾新颖, 李镒冲, 刘世炜, 等. 2017. 1990-2015 年中国四类慢性病早死概率与"健康中国 2030"下降目标分析 [J]. 中华预防医学杂志, 51(3): 209-214.

周慧茹, 王增平, 张方信. 2016. 高原环境胃肠黏膜损伤研究进展 [J]. 中国微生态学杂志, 28(5): 606-609.

Ainslie P, Burgess K. 2008. Cardiorespiratory and cerebrovascular responses to hyperoxic and hypoxic rebreathing: Effects of acclimatization to high altitude[J]. Respiratory Physiology & Neurobiology, 161(2): 201-209.

Campbell E J. 1965. Respiratory failure[J]. British Medical Journal, 1: 1451-1460.

Chen A, Huang L, Liu Q, et al. 2021. Optimal temperature of vegetation productivity and its linkage with climate and elevation on the Tibetan Plateau[J]. Global Change Biology, 27: 1942-1951.

Chen Y, Zhang G, Chen Z, et al. 2022. A warming climate may reduce health risks of hypoxia on the Qinghai-Tibet Plateau[J]. Science Bulletin, 67(4): 341-344.

Fan X, Duan Q, Shen C, et al. 2022. Evaluation of historical CMIP6 model simulations and future projections of temperature over the Pan-Third Pole region[J]. Environmental Science and Pollution Research, 29: 26214-26229.

Gao Q, Guo Y, Xu H, et al. 2016. Climate change and its impacts on vegetation distribution and net primary productivity of the alpine ecosystem in the Qinghai-Tibetan Plateau[J]. Science of the Total Environment, 554-555: 34-41.

IPCC. 2021. Climate change 2021: the physical science basis Contribution of Working Group I to the Fifth Assessment Report of the Intergovernmental Panel on Climate Change[R]. Cambridge: Cambridge University Press.

Jefferson J A, Simoni J, Escudero E, et al. 2004. Increased oxidative stress following acute and chronic high altitude exposure[J]. High Altitude Medicine & Biology, 5(1): 61-69.

León-Velarde F, Gamboa A, Chuquiza W, et al. 2000. Hematological parameters in high altitude residents living at 4355, 4660, and 5500 meters above sea level[J]. High Altitude Medicine & Biology, 1(2): 97-104.

León-Velarde F, Rivera-Ch M, Huicho L, et al. 2014. Chronic mountain sickness[M]//Swenson E R, Bärtsch P. High Altitude: Human Adaptation to Hypoxia. New York: Springer: 429.

Li X, Pei T, Xu H, et al. 2012. Ecological study of community-level factors associated with chronic mountain sickness in the young male Chinese immigrant population in Tibet[J]. Journal of Epidemiology, 22: 136-143.

Li Z, Chen H, Li J, et al. 2018. Clinical, laboratory and imaging features of high altitude pulmonary edema in Tibetan Plateau[J]. Chinese Medical Sciences Journal, 33(3): 160-166.

Liu X, Huang J, Huang J, et al. 2020. Estimation of gridded atmospheric oxygen consumption from 1975 to 2018[J]. Journal of Meteorological Research, 34: 646-658.

Lozano R, Fullman N, Abate D, et al. 2018. Measuring progress from 1990 to 2017 and projecting attainment to 2030 of the health-related Sustainable Development Goals for 195 countries and territories: a systematic analysis for the Global Burden of Disease Study 2017[J]. Lancet, 392: 2091-2138.

Lu X, Liang E, Babst F. 2022. Warming-induced tipping points of Arctic and alpine shrub recruitment[J]. Proceedings of the National Academy of Sciences of the USA, 119（9）: e2118120119.

Michael R, Michael J, Grace M. 2000. Advanced Biology[M]. London: Nelson Thornes.

Piao S, Tan K, Nan H, et al. 2012. Impacts of climate and CO_2 changes on the vegetation growth and carbon balance of Qinghai-Tibetan grasslands over the past five decades[J]. Global Planetary Change, 98-99: 73-80.

Sharma A, Singh S, Panjwani U, et al. 2002. Effect of a carbohydrate supplement on feeding behaviour and exercise in rats exposed to hypobaric hypoxia[J]. Appetite, 39: 127-135.

Shen M, Piao S, Chen X, et al. 2016. Strong impacts of daily minimum temperature on the green-up date and summer greenness of the Tibetan Plateau[J]. Global Change Biology, 22: 3057-3066.

Shen M, Piao S, Cong N, et al. 2015. Precipitation impacts on vegetation spring phenology on the Tibetan Plateau[J]. Global Change Biology, 21: 3647-3656.

Shen M, Zhang G, Cong N, et al. 2014. Increasing altitudinal gradient of spring vegetation phenology during the last decade on the Qinghai-Tibetan Plateau[J]. Agricultural and Forest Meteorology, 189: 71-80.

Su F, Duan X, Chen D, et al. 2013. Evaluation of the global climate models in the CMIP5 over the Tibetan plateau[J]. Journal of Climate, 26（10）: 3187-3208.

Wang Y, Pederson N, Ellison A, et al. 2016. Increased stem density and competition may diminish the positive effects of warming at alpine treeline[J]. Ecology, 97: 1668-1679.

West J B. 2015. High-altitude medicine[J]. The Lancet Respiratory Medicine, 3: 12-13.

Zhou M, Wang H, Zeng X, et al. 2019. Mortality, morbidity, and risk factors in China and its provinces, 1990-2017: a systematic analysis for the Global Burden of Disease Study 2017[J]. Lancet, 394: 1145-1158.

Zhou M, Wang H, Zhu J, et al. 2016. Cause-specific mortality for 240 causes in China during 1990-2013: a systematic subnational analysis for the Global Burden of Disease Study 2013[J]. Lancet, 387: 251-272.

第 7 章 青藏高原常居人口缺氧健康响应区域分异

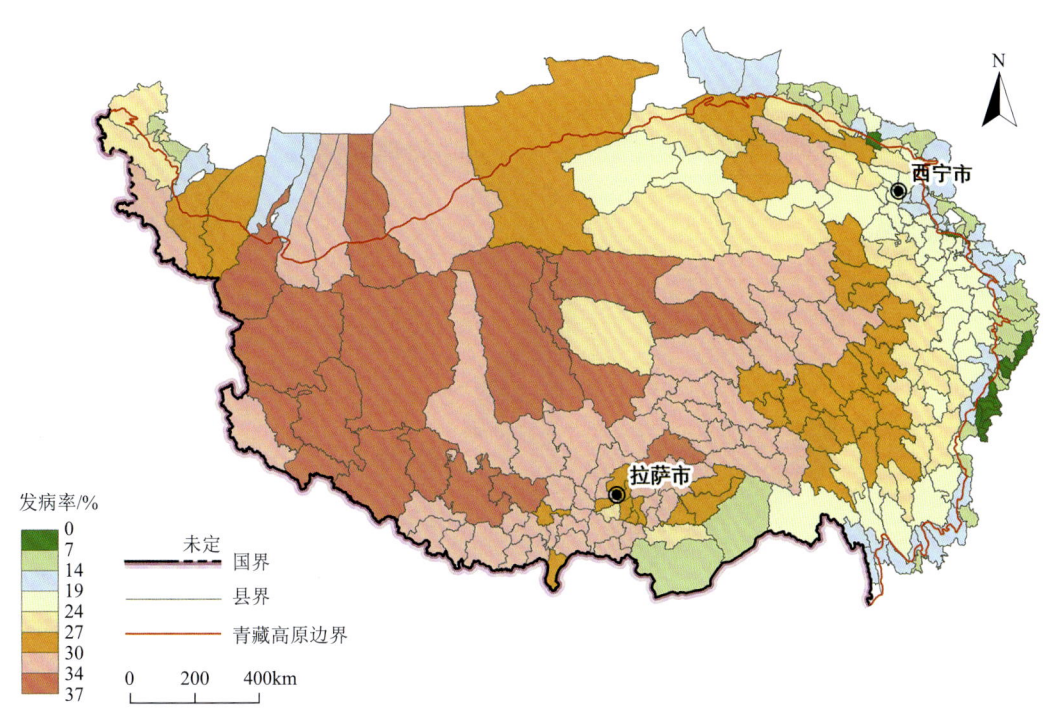

图版 7-1　青藏高原涉及的 241 个县（区）年均慢性高原病发病率估算图

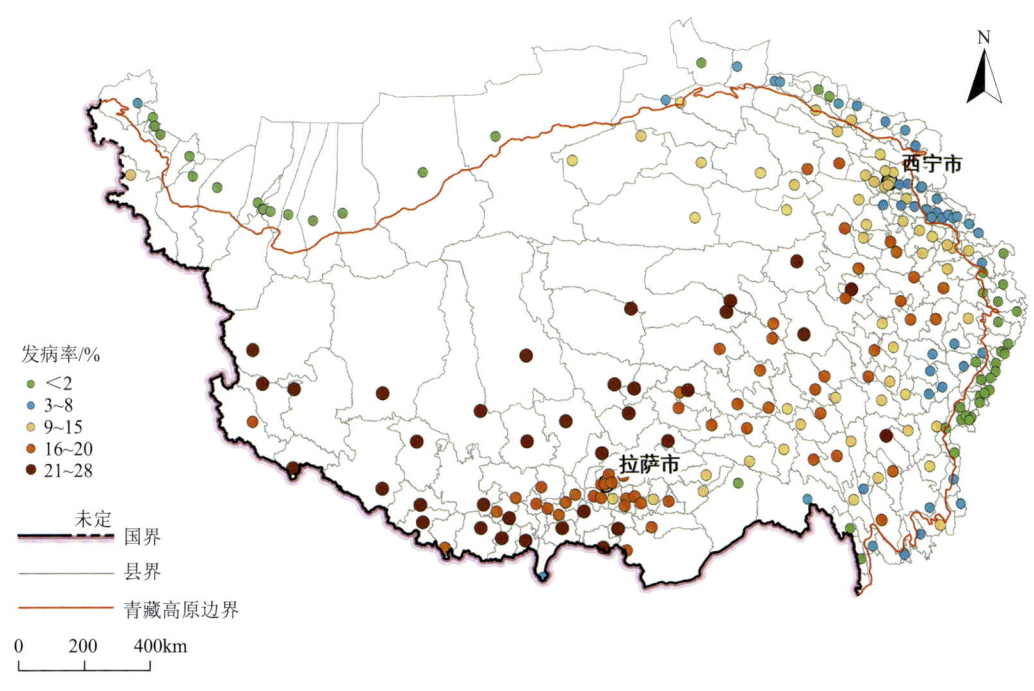

图版 7-2　青藏高原涉及的 241 个县（区）政府驻地年均慢性高原病发病率估算图

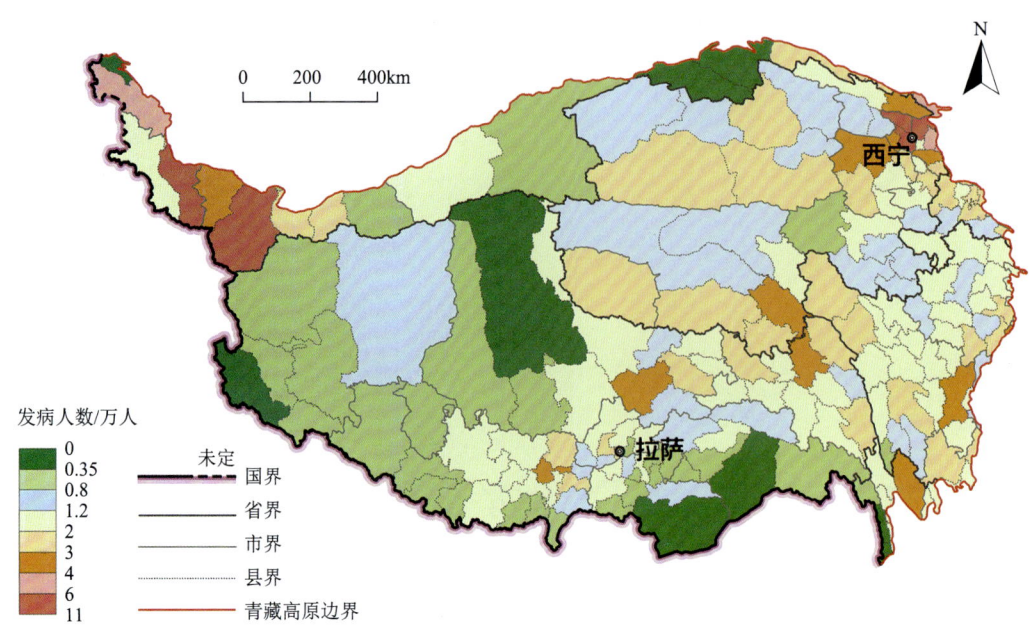

图版 7-3　青藏高原 241 个县（区）年均慢性高原病发病人口数量

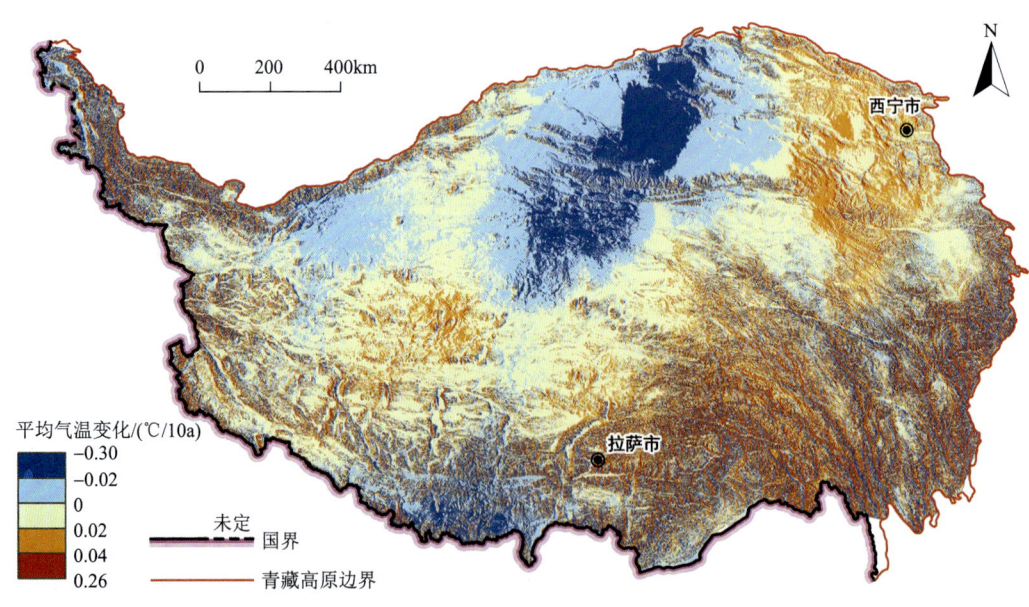

图版 7-4　2001～2020 年青藏高原平均气温变化情况

第 7 章 青藏高原常居人口缺氧健康响应区域分异

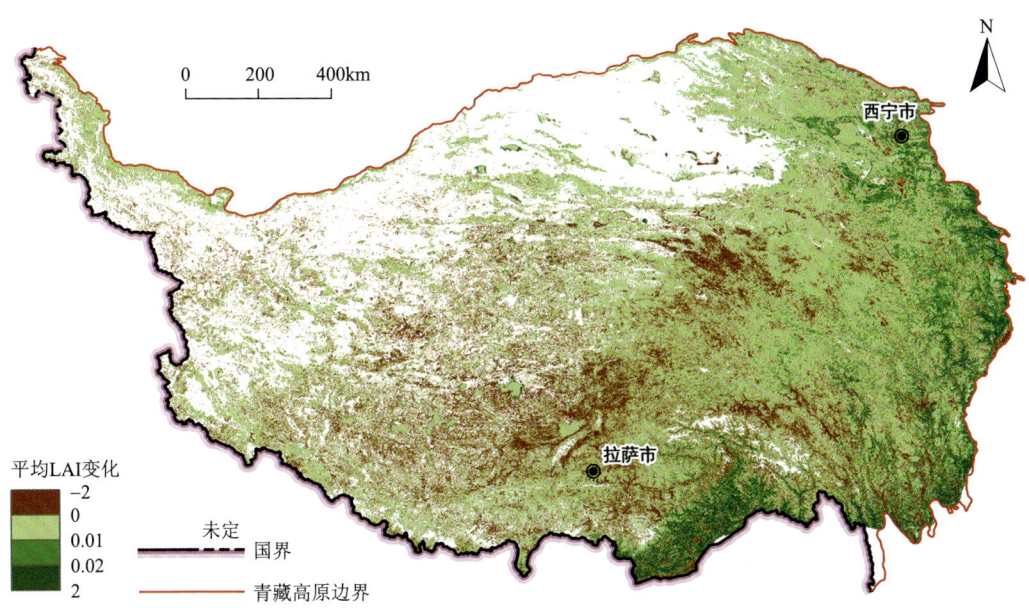

图版 7-5 2001～2020 年青藏高原平均 LAI 变化

第8章

青藏高原典型区地表氧含量与植被产氧量综合分析[①]

[①] 本章由王静爱、唐海萍、杨雯倩、史培军、朱文泉、杨合仪、霍文怡昕、张慧、张林浩、梁大林、胡金鹏撰写。

本章地图设计由王静爱、杨雯倩完成,制图由杨雯倩、刘甜、杨合仪、霍文怡昕、张慧、张林浩、梁大林、胡金鹏、吉怡萌、魏丹、胡小康完成。

青藏高原总面积约为 $2.5 \times 10^6 km^2$，从东到西、从南到北、从低到高分布着三维地带性植被类型，能够吸收地表大气中的 CO_2，并通过生物光合作用合成碳水化合物，释放出 O_2。因此，本章选取 6 个典型区，降尺度分析氧含量分布规律及其与人畜健康的关系，从而为研究气候变化应对及降低人畜缺氧健康风险提供一个新的视角（Chen et al.，2022；Huang et al.，2018）。

8.1 典型区选取原则和地理意义

8.1.1 典型区选取原则、布局与综合分析内容

1. 典型区选取原则

典型区选取的主要原则就是要依据高原的三维自然地带，选择了 6 个典型区，分别代表东、中、西地域差异，南北地域差异和山地（高低）地域差异。青藏高原是世界上人类活动影响较小的中低纬度区，有两大特点：一是有大面积人烟稀少区，二是有人口相对密集的高原河谷农业区。典型区选取的第二个原则，就是在三维地带的基础上，考虑人类活动的特点和代表性。第三个原则是典型区范围界限和区域范围确定的主要依据是：根据降尺度的原则，①先用面积来约束，青藏高原的面积大约是 260 万 km^2。按照 10%，选择 26 万～30 万 km^2 作为典型区总面积控制，这个面积约束了典型区范围的面积大小。②县域约束，每个典型区范围的面积选择，主要是考虑人文统计信息和管理的可能性，保证县域完整性，县界为边界。③氧含量等各种要素的变化，呈现在大体相当的地貌单元上，选择三个高平原地貌，即革吉波状高平原区（4700～5000m）、治多层状高平原区（4100～4300m）、拉雅（拉萨河、雅鲁藏布江）河谷高平原区（3500～3800m）；还有三个山地，祁连山区、横断山区和珠峰（喜马拉雅山）区，这样就可以把次一级氧含量的区域规律的典型性凸显出来。

2. 典型区布局

根据上述原则，选择了珠峰（喜马拉雅山）区、横断山区、祁连山区、革吉波状高平原区、治多层状高平原区、拉雅（拉萨河、雅鲁藏布江）河谷高平原区（图 8-1）。

3. 典型区综合分析目标和内容

目标 典型区综合分析的目标是基于植被产氧量，围绕着氧含量得出一种新的综合地带性规律。每个典型区的内容结构包括三方面：一是区域地理概况；二是植物产氧量的区域规律；三是氧含量区域规律及其主导因素。

第 8 章 青藏高原典型区地表氧含量与植被产氧量综合分析

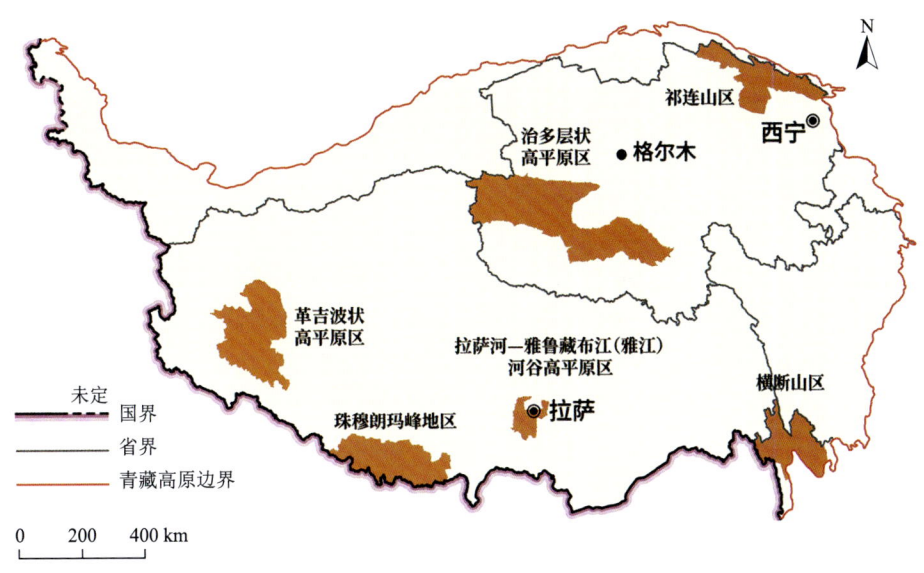

图 8-1 青藏高原典型区分布图

图中橙色区域就是根据自然地带、人类经济活动和行政单元等原则划定的 6 个典型区

内容 典型区综合分析内容包括 4 个方面：一是地形及基本地理信息分析；二是植被与产氧量相互关系和变化分析；三是气温与氧含量相互关系和变化分析；四是土地利用（特别是城镇化）等人类活动与产氧量、氧含量的关系。

8.1.2 典型区综合分析的地理意义

1. 高原高起伏山地

珠峰（喜马拉雅山）区、横断山区、祁连山区山地（高低）地带分异明显，其是代表青藏高原高海拔地区的人烟稀少区。海拔垂直落差大，气温差异大，由山麓向山顶自然环境随着高度增加而变化，呈现山地地带性。

珠峰（喜马拉雅山）区 处于青藏高原南缘，由于喜马拉雅构造运动，形成复杂的现代地表形态。该地下垫面 1/3 为冰川雪地，河谷多为沙石地，山地多裸露岩石，植被稀疏，植被产氧量低。

横断山区 地处青藏高原东南部边缘，属横断山南部物种资源生态功能区，地形复杂，山岭与河谷之间气候差别很大。由于高山峡谷区气候垂直变化显著，所以植物种类繁多，植被产氧量最高。

祁连山区 地处青藏高原东北部边缘，祁连山国家公园所在地，地处高原山地高寒地带，地带性植被有山地草原、温带灌丛、山地森林、亚高山灌丛、高山冰雪稀疏植被等类型，植被产氧量相比于珠峰（喜马拉雅山）区较高。

2. 高原低起伏丘陵与高平原

革吉波状高平原区 位于青藏高原北部西藏自治区西部，中高海拔波状高平原与低起伏丘陵区，人烟稀少。它不仅是喜马拉雅山脉、冈底斯山脉等山脉相聚的"万山之祖"，也是雅鲁藏布江、印度河、恒河的"百川之源"，革吉波状高平原区由于海拔高，气候寒冷干燥，全年降水量相当少，且季节性强。植被稀少，生态环境极为脆弱，因此植被产氧量极低。

治多层状高平原区 地处青藏高原腹地可可西里无人区，中高海拔层状和波状高平原和低起伏丘陵分布着许多湖泊型湿地、河流型湿地和沼泽型湿地，水生植物生长良好，海拔与阿里荒漠区相近，但植被产氧量相较于革吉波状高平原区稍高。

拉雅（拉萨河、雅鲁藏布江）河谷高平原区 高原河谷分异现象明显，地处青藏高原河谷农业、城镇化地区。该区海拔 3000～4000m，海拔相对较低、地形平坦，气温较高；太阳辐射强，光照充足；土壤深厚而肥沃；年降水量达 300～350mm，靠近河流，水源充足，谷地内牧草茂盛，畜牧业发达，成为青藏高原的主要农牧业基地。

根据上述制定的典型区划定的原则和意义，我们界定了珠峰（喜马拉雅山）区、横断山区、祁连山区、革吉波状高平原区、治多层状高平原区和拉雅（拉萨河、雅鲁藏布江）河谷高平原区共计 6 个典型区，根据每个典型区的地理区位与自然条件、植被类型和产氧量、氧含量及其空间分异开展综合分析，为认识青藏高原区域自然特征及氧含量变化，对高海拔地区人畜缺氧健康风险的科学防范，促进高海拔地区人畜缺氧环境安全和可持续发展提供科学依据。

8.2 典型区氧含量与植被产氧量综合分析

8.2.1 珠峰（喜马拉雅山）区

1. 地理区位与自然条件

地理区位 珠峰（喜马拉雅山）区位于中国西藏自治区与尼泊尔王国交界处。行政上由西藏自治区日喀则市的定日县、吉隆县、聂拉木县、定结县所辖，下辖 9 个镇、27 个乡（2020 年）。地理坐标为 27°48′N～29°18′N，84°27′E～88°22′E，总面积 36570km^2（图版 8-1）。

自然条件 由于喜马拉雅构造运动，因此形成了以高喜马拉雅山脉和藏南分水岭为骨架，以高原湖盆、宽谷为基底，并含有河流、湖泊、冰川、冰缘等多种地貌类型的极其复杂的现代地表形态。喜马拉雅山脉的地貌形态在珠峰（喜马拉雅山）区内最具特色，它自西向东横贯珠峰（喜马拉雅山）区南缘。珠峰（喜马拉雅山）区海拔落差巨大，水热组合状况随海拔而变化多样，山地的气候、水文、土壤、植物等自然要素从山麓到山顶随高度增加而逐渐更替，自下而上形成一系列的垂直自然带。南坡受印度洋暖湿气流的强烈影响，水热组合随海拔变化幅度大。北坡降水少，气候寒冷干旱，具有典型的大陆性高原气候特征。北坡大部分地区在海拔4000m以上，导致4000m以下的自然带缺失。珠峰（喜马拉雅山）区内主要的植被类型是高寒草地，约占总体面积的60%，其次为高原高山植被，面积约占9%。珠峰南坡雨量充沛，海拔1000～2800m树种繁杂，分布有亚热带常绿阔叶林、落叶阔叶林等，林下生长着喜阴灌木、草本和蕨类植物。海拔2800～4300m由低到高分布着针阔叶混交林及针叶林；自海拔4300m处向上，随着海拔的增加和温湿度的下降，可以陆续看到高原高寒灌丛、高寒草甸和高寒荒漠；到6000m以上便是终年积雪的裸岩陡壁。珠峰（喜马拉雅山）区的河流以朋曲河的干、支流为主，此外还有绒辖曲、波曲、吉隆藏布、斗嘎尔河四条较大的沟谷河流。这五条河流均为外流河，属恒河水系。区域内有星罗棋布的高原小湖泊。在保护区的诸多山峰中发育着许多规模巨大的大陆性冰川，这些冰川是保护区内河流、湖泊的源泉（图版8-2）。

2. 植被类型及植被产氧量

植被产氧量随季节变化十分明显，夏季植被产氧量明显高于冬季。植被条件对植被产氧量影响极大，南部低海拔地区（<4000m）植被茂盛，分布有亚热带常绿阔叶林、落叶阔叶林等，7月植被平均日产氧量最高可达15t/km^2，栽培植被、高山植被分布地区植被产氧量为4～6t/km^2，而裸地、冰川积雪分布区植被产氧量近乎为0。将产氧量统计至乡镇单元后，可以看出南部吉隆镇、陈塘镇、樟木镇植被产氧量明显高于其他地区，夏季产氧量最高可达3t/km^2，而中部及北部地区产氧量分布较均匀，为0.01～1t/km^2。综上，珠峰（喜马拉雅山）区由于海拔高、植被稀少，整体产氧量偏低（图版8-3）。

3. 氧含量及其空间分异规律

珠峰（喜马拉雅山）区的氧含量在空间分布上呈现出由中部向南北两侧递增的趋势，且山脊线南北两侧的垂直梯度规律差异较大。这是由于喜马拉雅山脉由西向东横贯珠峰（喜马拉雅山）区，南坡充分接收印度洋暖湿气流，基带是常绿阔叶林带，而北坡受海洋影响极小，寒冷干燥、植被稀疏，基带为高原高寒荒漠。珠峰峰顶海拔高达8000m以上，地表为冰川积雪或裸露岩石，空气稀薄，地表氧含量最低可达19.0%左右，而最南部海拔不到2000m的河谷区，氧含量最高达20.55%。将氧含量统计至乡镇单元后，也呈现出由中部向南北两侧递增的趋势，南部陈塘镇、樟木镇年平均氧含量明显高于其他乡镇，为19.97%～20.06%，大多乡镇夏季氧含量为20.01%～20.18%，冬季氧含量为19.86%～19.93%（图版8-4）。

珠峰（喜马拉雅山）区南北走向剖面线显示，氧含量由北向南呈现出先上升后下降的趋势，它受海拔、植被、温度等要素的影响，其中受海拔影响最大，与海拔呈负相关关系，海拔高处氧含量低，而海拔低处氧含量较高。同时，氧含量与植被条件呈现正相关关系，植被多的地区氧含量较高，而冰川积雪、裸石裸岩区则氧含量较低。

珠峰（喜马拉雅山）区巨大的高差导致氧含量的垂直梯度规律极为明显，南侧植被产氧量和氧含量远远大于北侧。珠峰（喜马拉雅山）区植被产氧量曲线呈现上下剧烈波动的现象，原因是受植被条件的影响，植被茂盛的地区产氧量较高，而冰川积雪、裸石裸岩区则产氧量几乎为0。地势成为该区氧含量的主导因素，南北坡的差异主要受控于温度和植被（图版 8-5）。

8.2.2 横断山区

1. 地理区位与自然条件

地理区位 横断山区位于中国云南省与缅甸交界处。行政上由云南省怒江傈僳族自治州（以下简称怒江州）的贡山独龙族怒族自治县（以下简称贡山县）、丽江市玉龙纳西族自治县（以下简称玉龙县）和迪庆藏族自治州（以下简称迪庆州）的维西傈僳族自治县（以下简称维西县）、德钦县、香格里拉市所辖，下辖14个镇、25个乡（2020年）。地理坐标为 26°48′N～29°19′N，97°59′E～100°50′E，总面积 24372km²（图版 8-6）。

自然条件 横断山区为典型的三江并流区，高起伏山地与山谷纵向更替，山地垂直地带性突出，地势起伏很大。受青藏高原季风、西南季风、东南季风综合影响明显，背风谷地干旱、干温河谷与湿润温和山地气候交织，植被复杂多样。横断山区年平均气温 −15.3～18.2℃，年均降水量 418～1721mm，降水主要集中在5～8月（图版 8-7）。横断山区南北差异大，27°40′N 以南的地带性植被为亚热带常绿阔叶林。西部受西南季风影响，多地形雨，湿润温和；云岭一带湿度减低，背风谷地更为干旱，形成河谷荒漠与荒漠草原。山地植被以云南松为主。27°40′N 以北垂直分带明显，2800～3800m 为高山松林、云南松林，阴坡为云杉林；3800～4200m 为冷杉、红杉林；4200m 以上为高山灌丛、草甸带；4800～5200m 植被稀疏，为高山荒漠带。同时，三江源并流区为世界级的物种基因库，是我国乃至世界生物多样性重点保护区域。区内土壤侵蚀、冻融侵蚀和地质灾害敏感性程度极高。

2. 植被类型及植被产氧量

横断山区由于高山峡谷区气候垂直变化显著，植物种类繁多，从热带植物或亚热带植物一直到高山寒温带的植物都可以见到，其中以高山森林和草地为主。从区域植被产氧量图来看，横断山区年均植被产氧量为 0～11.37t/km²，是整个青藏高原区域产氧量最高的地区，植被的产氧能力较强，对区域的供氧作用较大，但不同植被的供氧能力有较大的差异，垂直分异明显，所以区域供氧能力有较大的差异（图版 8-8）。

3. 氧含量及其空间分异规律

横断山区属于青藏高原区域氧含量较高的区域，该地区地势总体上从东南向西北逐渐抬升，但山区地形复杂多变，南北向的山脉平行排列东西更替，山岭与河谷之间氧含量有较大差异。横断山区全年平均氧含量在 19.79%～20.52%，总体上呈现出东南高、西北低的空间分布特征（图版 8-9）。

根据提取的典型区剖面来看，植被产氧能力随着植被类型的不同而不同，在森林、草地、高山植被三种植被类型中，森林的产氧能力最强，其次是草地，而高山植被的产氧能力最弱。通过对比发现，海拔较低的干旱河谷地区的草地，其植被产氧量明显低于海拔较高、气候温和、湿润的森林，横断山区氧含量是多种因素共同作用的结果。按照典型区的特点，提取了一条横穿横断山区的剖面后，区域氧含量随山地起伏和植被覆盖变化有较大变化，主要反映了横断山区山地垂直地带和干旱河谷的氧含量变化情况，总体来看，山地垂直地带植被随海拔上升而降低，而怒江、澜沧江、金沙江等干旱河谷的氧含量随海拔升高，呈现出由低而高再降低的现象，这与这些干旱河谷的植被有关系（图版 8-10）。在这些干旱河谷，虽然海拔低、温度高有利于氧含量的相对增加，但与其同高度的湿热河谷相比，由于植被产氧不足，其氧含量相比偏低。该地区平行的岭谷相间地貌是氧含量呈现高低—高低分布规律的主导因素。

8.2.3 祁连山区

1. 地理区位与自然条件

地理区位 祁连山区位于甘肃、青海两省交界处。行政上由海北州的祁连县、刚察县和门源县所辖，地区下辖 9 个镇、14 个乡（2020 年）。地理坐标为 36°52′N～39°05′N，98°05′E～102°38′E，总面积 28925km^2（图版 8-11）。

自然条件 祁连山区山地南北两侧和东部相对起伏较大，平均海拔为 3685m，最高海拔为 5273m；山间盆地和宽谷平均海拔 3000m 以上，北侧洪积、冲积平原及台地发育良好，海拔均在 1400m 以上；南侧以山间盆地和山地河谷平原为准，海拔均在 2800m 以上；多年冻土的下界高程为 3500～3700m，大多数山地和河流上游发育有冰缘地貌。东部地貌以流水侵蚀为主；海拔 4500m 以上为现代冰川发育区，现代冰川和古冰川的寒冬风化与强烈剥蚀，形成该地区地貌类型的多样性。该地地处高寒地带，东南季风从东向西由强及弱，属高原大陆性气候，太阳辐射强，日夜温差较大，冷季长，暖季短，干湿分明，气温和降水垂直变化明显，雨热同季。多年平均气温 −4.4℃，多年平均降水量 310.5mm。地带性植被有山地草原、温带灌丛、山地森林、亚高山灌丛、高山亚冰雪稀疏植被等类型。土壤贫瘠，有机质含量较低。以山地地势和气候不同为主要原因，形成东西差异明显的高寒生态系统（图版 8-12）。

2. 植被类型及植被产氧量

祁连山区地带性植被有山地草原、温带灌丛、山地森林、亚高山灌丛、高山亚冰雪稀疏植被等类型，其中草地、郁闭灌丛和高山植被分布范围较广。西部分布有高山植被和草地，东部主要分布有草地、少量常绿针叶林和针阔叶混交林。根据祁连山区植被全年平均日产氧量在空间分布上表现为高低变化、东西延伸、南北更替的特点，山间低地植被产氧量偏高，山地相对偏低（图版 8-13）。将植被产氧量矢量化到乡镇单元后，呈现出由西北向东南先递减后递增的趋势，八宝镇和扎麻什乡年平均植被产氧量明显低于其他乡镇，为 2～2.5t/km^2。大多乡镇植被产氧量为 10～15t/km^2，冬季植被产氧量为 0.001～0.005t/km^2。

3. 氧含量及其空间分异规律

祁连山区由一系列西北至东南走向的高山与中高山、沟谷和山间盆地组成，平均海拔 3685m，缺氧状况较为严重。整体地表氧含量由西至东逐渐升高并呈现高低一高低的条带状分布规律。祁连山区氧含量范围在 19.88%～20.55%。祁连山区呈西北—东南走向，取中和东两段剖面线，中段和东段剖面线均出现先降低后升高的特点。出现该特点的原因主要是祁连山区山脉走向主要为西北—东南走向，剖面线由北至南越过山脉，海拔由低至高再到低，相应氧含量的变化趋势出现由高到低再到相对较高的特点（图版 8-14）。将氧含量统计到乡镇单元后，呈现出由西北向东南递增的趋势，西部的央隆乡和野牛沟乡年平均氧含量明显低于其他乡镇，为 20.04%～20.06%。大多乡镇夏季氧含量为 20.25%～20.31%，冬季氧含量为 20.02%～20.06%。

祁连山区范围呈西北—东南走向，取中和东两段剖面线。剖面线的年均植被产氧变化结果显示，常绿针叶林和针阔叶混交林的产氧能力高于草地的产氧能力。中段和东段剖面线均出现先降低后升高的特点。出现该特点的原因主要是祁连山区山脉走向主要为西北—东南走向，剖面线由北至南越过山脉，海拔由低至高再到低，相应氧含量的变化趋势出现由高到低再到相对较高的特点。本区氧含量南北更替主要与地势和植被控制有关；东西的递变延伸主要与气候和植被因素有关（图版 8-15）。

8.2.4 革吉波状高平原区

1. 地理区位与自然条件

地理区位 革吉波状高平原区位于中国西南边陲、青藏高原北部（羌塘高原）、西藏自治区西北部。其北接新疆维吾尔自治区和田地区、巴音郭楞蒙古自治州（以下简称巴州），东临那曲县，东南依日喀则市，西南和西部与尼泊尔、印度、克什米尔为界，介于 80°19′E～83°11′E，30°11′N～33°43′N，东西跨度 260km，南北跨度 330km，面积 4.6 万 km^2。地区下辖 1 个镇和 4 个乡（2020 年）（图版 8-16）。

自然条件 革吉波状高平原区属高山、高原湖盆区，区域北部为高原湖盆区的宽谷；中部为阿翁错和革吉谷地；西部以亚龙赛龙日山为界，属外流水系狮泉河谷地；南部为冈底斯山北麓山地和干旱河谷。革吉波状高平原区由于海拔高、位于高原内陆深处，气候寒冷干燥，具有亚寒带干旱高原气候特征。区域年平均气温 –2℃，日平均温度变化幅度极大，全年降水量稀少，且季节性强，主要集中于 7～8 月，一般占全年降水量的 90% 以上，冬季、春季降水量较少（图版 8-17）。革吉波状高平原区主要的植被类型为高寒草地，约占总体面积的 52%，其次为高山植被，面积约占 7%。海拔 4500～5000m 多分布高寒草地、稀疏灌丛。自海拔 5000m 处向上，随着海拔的增加和温湿度的下降，可以陆续看到高原高寒灌丛、高寒草甸，到 6000m 以上便是终年积雪的裸岩陡壁。革吉波状高平原区分属于两个不同的地质构造单元，南部为冈底斯山褶皱带，第四纪堆积物的成因类型较为复杂，有冲积、湖积、洪积、坡积、冰碛等。由于干旱作用，山地及谷地土壤土质一般比较疏松，地表多为碎砾和粗砂，土层含水量少，结构较差，植物根系少。北部湖盆区为湖滨阶地及河漫滩、冲积平原，则土壤细物含量高，土层水分充足，生物作用强，发育形成草甸土及沼泽草甸土。革吉波状高平原区西部有东西转南北流向的森格藏布、狮泉河，西南部有东西流向的生拉藏布河；中部有南北流向的相曲河；南部有东西流向的扎贡曲河；东部有东西流向的阿毛藏布河。区域内北部有热邦错湖、草不杂湖、纳屋错湖；中部有聂尔错湖、色卡执湖、茶里错湖；西南部有吓萨尔错湖；南部有君玛错湖、阿尔过错湖。

2. 植被类型及植被产氧量

革吉波状高平原区属亚寒带干旱高原气候区，植被类型包含草地、高山植被、稀疏灌丛，其中以高寒草原、荒漠为主。从区域的植被产氧图发现，由于区域地表覆盖以草地和裸地为主，所以植被的产氧能力不高，对区域的供氧作用较小，区域差异不明显（图版 8-18）。

3. 氧含量及其空间分异规律

革吉波状高平原区平均海拔在 4700m 以上，属于青藏高原较为严重的缺氧区域，地势自南向北抬升，北部为高原湖盆区，南部以高原河谷和山地为主，该地属高寒荒漠区，冬季冰雪覆盖，植被稀少，氧含量极低。革吉波状高平原区的氧含量在空间上呈现南部区域较低、北部区域相对较高的分布特征，全年氧含量为 19.67%～20.20%（图版 8-19）。

植被产氧能力随着植被类型的不同而不同，在高山植被、稀疏灌丛和草地三种植被类型中，高山植被的产氧能力最高，其次是稀疏灌丛，而草地的产氧能力最低。通过对比发现，植被对氧含量有一定的影响，但是相对海拔等要素来说影响能力较小，同时发现，植被的类型也与区域的温度和降水有关，温度较高或者降水较多的区域，区域植被生长状态较好，进而对产氧有一定的影响，而温度本身对氧含量同样起到一定的影响，这表明区域的氧含量受到多种因素的共同影响。按照本区的地势特点，从喜马拉雅山脉—冈底斯山脉—羌塘高原的综合剖面看，地表氧含量自西南向东北呈波动中逐渐下降的趋势，这与海拔总体升高、植被减少相关联。喜马拉雅山脉、冈底斯山脉和羌塘高原等高海拔山地冰雪覆盖区，地表氧含量较低，在这些山脉之间海拔较低的高原谷地荒漠草原地表氧含量较高，地表氧含量受地势、气候、植被等自然因素综合影响，形成条带状分布的规律，但总体差异不显著，主体受到植被产氧的影响（图版 8-20）。

8.2.5 治多层状高平原区

1. 地理区位与自然条件

地理区位 治多层状高平原区位于青藏高原的腹地、青海省西南部，大部分海拔在4000m以上。行政上，治多层状高平原区涉及治多县6个乡镇的管辖区域，介于89°24′E～96°22′E，33°18′N～36°16′N，总面积为80662km^2。治多层状高平原区内的可可西里国家级自然保护区是世界上原始生态环境保存最为完整的地区之一，也是全国面积最大、海拔最高、野生动植物资源最为丰富的自然保护区之一（图版8-21）。

自然条件 治多层状高平原区地形复杂，以山原和高山峡谷地貌为主，平均海拔4500m以上。昆仑山脉绵亘治多层状高平原区的北部，乌兰乌拉山横贯其南，可可西里山横穿其中西部。治多层状高平原区内地貌表现为宽浅底山，山坡平缓，相对高度在500～700m。治多层状高平原区位于青藏高原气候区北端尾闾区，气候由高原山地温凉、半干旱至严寒干旱过渡，主要特征为冷热两季、雨热同期、冬长夏短，温度年较差小、日较差大。区域内温度因海拔差异而不同，由于整体海拔较高，全年温度基本都在20℃以下，冷季长达10个月，且昼夜温差大，一天中最低气温多出现在7时，最高气温出现在16～18时。降水的时空分布差异巨大，空间上呈现出自西北向东南降水呈带状增加的趋势，全年降水基本都在400mm以下，雨季和旱季分明，降水集中在6～9月，由于海拔高、温度低，降水不仅以固态形式为主而且以阵性降水为主。治多层状高平原区植被以高寒草甸为主，在海拔较低的地区分布有少量的乔木和灌丛，在高海拔地区分布着高山植被。由于条件恶劣，海拔高到一定程度后，便基本没有植被存在，开始出现冰川以及冰川退缩后的裸地。其空间上也表现出明显的东西差异，西部由于高海拔地区更多，大范围出现裸地和高山植被，并有荒漠分布，东部则更多地分布着高寒草甸。治多层状高平原区的土壤成土过程年轻，冻融侵蚀作用强烈，土壤质地较粗，以高山草甸土为主。治多层状高平原区地处三江源头，湖泊大量发育。河流、湖泊众多，河流多属长江水系，主要有通天河（长江）、当曲、牙曲、可可西里湖、太阳湖、西金乌兰湖等（图版8-22）。

2. 植被类型及植被产氧量

治多层状高平原区植被以高原高寒草地为主，高山植被、裸地大量分布于其西北部。治多层状高平原区范围内的植被产氧量空间分布不均匀。空间上表现为东南高而西北低，时间上表现为夏季高而冬季低。冬季时，植被产氧空间差异不大，普遍在0.03t/km^{2}之下；夏季植被生长旺盛，植被的产氧量相对冬季出现了明显的增长，但是由于植被的空间分布不同，夏季的植被产氧量表现出明显的空间差异，西北部的产氧量大多在5t/km^{2}以下，而东南部植被产氧量基本超过了5t/km^2，部分区域甚至接近20t/km^2（图版8-23）。将植被的产氧量统计至乡镇级别后可以看出，位于东南部的扎河乡、治渠乡、多彩乡、加吉博洛格镇和立新乡在全年和7月的植被产氧中表现得更高，而西北的索加乡则表现出与其他乡镇明显的差距。治多层状高平原区植被产氧整体表现出空间差异大、时间集中在夏季的特点。

3. 氧含量及其空间分异规律

治多层状高平原区属于高原高寒湿地，河网密布，草地、水面和湿地覆盖面积大，但是氧含量较低，在空间分布上呈现出东高西低的特征，这是由于治多层状高平原区北靠昆仑山脉，西北部海拔高，空气稀薄。同时，高山之上冰川裸地大量分布，高山融雪为湖泊提供了充足的补充，非植被区占据大片的范围导致产氧不足，这些因素综合作用导致西北部的低氧含量。而东南部高海拔区域更少，草甸发育更好、分布更广，产氧更加充分，因此氧含量也就更高。将氧含量统计至乡镇级别也可以看到，氧含量呈现出东高西低的空间格局。东部尤以加吉博洛格镇和立新乡氧含量更高。冬季所有乡镇的氧含量平均都在 19.97% 以下，夏季则都在 20.06% 以上，表现出明显的季节差异（图版 8-24）。

氧含量受到植被产氧量、海拔、气温等多个要素的影响。其中，植被的产氧量与植被和气候等多种要素存在联系。治多层状高平原区西北部植被类型仍以草地为主，同时存在大量湖泊，由于海拔较高，高山植被、冰川和裸地大量分布，地带植被分布范围小。治多层状高平原区的东南部海拔相对更低，草地占据更大的范围。治多层状高平原区东南部植被相对于西北部范围更广，同时温度也相较于西北部更高，因此东南部植被产氧量更多。夏季治多层状高平原区的植被产氧相对于冬季有大幅的提升，一方面由于夏季植被处于生长季，能够更多地参与产氧；另一方面夏季温度高，更利于植被光合产氧强度的增强。治多层状高平原区的西北—东南向剖面线显示，氧含量从西北方向至东南方向呈现出波动上升的趋势，其中西北部氧含量波动幅度较小，相对稳定，而东南部呈现出更大的起伏，相似的情况也出现在植被产氧的剖面线中，西北部植被产氧保持较低水平，而东南部的植被产氧则出现了明显的波动。剖面线西北至东南植被更多为草地，植被的产氧也明显增加。因此，该断面地表氧含量对应表现出自低而高的规律，也表明氧含量的区域规律受地势、温度和植被多因素主导（图版 8-25）。

8.2.6 拉雅（拉萨河、雅鲁藏布江）河谷高平原区

1. 地理区位与自然条件

地理区位 拉雅（拉萨河、雅鲁藏布江）河谷高平原区位于中国西藏自治区拉萨河与雅鲁藏布江的交汇区。行政上属西藏拉萨市与山南地区所辖，地区下辖 2 市 9 县（区）(2020 年)；地理坐标为 28°73′N～30°46′N，90°36′E～92°63′E，总面积 23005km^2。农业与城镇镶嵌分布，土地利用程度较高、人口相对密集，人口密度为 22.51～854.85 人 /km^2，最高可达 1500 人 /km^2 以上，经济较为发达，人均 GDP 为 7.0 万元（图版 8-26）。

自然条件 拉雅（拉萨河、雅鲁藏布江）河谷高平原区属青藏高原"一江两河"［雅

鲁藏布江（简称"雅江"）、拉萨河、年楚河］的重要组成部分。高原河谷地貌与高原山地交替分布，山地多为高起伏山地，冰缘地貌发育。河谷较宽，通常自河床向上发育河漫滩阶地（一级）、二级冲洪积阶地、三级洪积阶地。地形平缓开阔，土层较厚。拉雅（拉萨河、雅鲁藏布江）河谷高平原区属高原半干旱、半湿润寒冷气候。该区域气候温良，日照充足，无霜期短，年总降水量达400mm，但该典型区平均蒸发量大，且雨水80%集中在7～9月。年降水量少、温差大、蒸发快造成的干旱问题是制约该典型区农业生产发展的主要因素之一。拉雅（拉萨河、雅鲁藏布江）河谷高平原区主要的植被类型为高寒草地，分布在典型区的高海拔山地之中，海拔较高的地段还分布着高山植被；河谷两岸植被以高山草甸、灌丛草原和亚高山灌丛为主，而河谷底部则以荒漠植被占优势；且该典型区河谷两岸种植着大量的人工植被（人工林、农作物、经济作物），以一年一熟的粮食作物为主，主要类型有青稞，小麦和豌豆；经济作物以油菜为主，部分地区还有少量蔬菜种植（图版8-27）。拉雅（拉萨河、雅鲁藏布江）河谷高平原区河流以拉萨河、雅江为主。雅江发源并流经青藏高原，是世界上海拔最高的大河，以水资源特丰和洪水特大著称于世，其拥有众多支流，以拉萨河流域面积最大；拉萨河发源于念青唐古拉山脉中段北侧的罗布如拉，其干流呈一个巨大的"S"形，沿途流经墨竹工卡县、达孜区，最后经过拉萨市，在拉萨市曲水县汇入雅江。在两河的孕育之下，拉雅（拉萨河、雅鲁藏布江）河谷高平原区成为西藏主要粮食产区之一。

2. 植被类型及植被产氧量

拉雅（拉萨河、雅鲁藏布江）河谷高平原区植被类型以高原草地为主，其次则是分布在两河河谷地区的栽培植被，在海拔较高地区分布着高山植被。拉雅（拉萨河、雅鲁藏布江）河谷高平原区的植被产氧量时空分布不均匀，空间上表现为在海拔较低的河谷地区，其对应的植被产氧量较高，时间上表现为夏季高而冬季低（图版8-28）。植被的产氧量与植被类型、温度等多种要素存在联系：通过对比该典型区植被类型图及植被产氧量分布图发现，该典型区冬季平均日产氧量几乎为0，是由冬季青藏高原的高寒气候影响植被生长所导致；夏季的植被日产氧量分布图存在较为明显的分布差异；该典型区植被主要分布在两河河谷，以栽培植被为主，同时该典型区较其他地区有较高温度，因此具有较大的植被日产氧量，这在一定程度上说明栽培植被对该典型区的产氧量具有较大贡献。将植被产氧量统计到以乡镇级别为单位，发现处于拉雅（拉萨河、雅鲁藏布江）河谷高平原区东北的雪乡、唐嘎乡以及章多乡，其乡镇级植被产氧量明显高于其他乡镇，夏季最高可达$4.84t/km^2$，而处于拉萨市区的扎细街道、嘎玛贡桑街道以及八廓街道植被产氧量最低，其地处拉萨市中心，土地覆盖类型几乎为人造地表，这是该区植被产氧量最低的主要原因。

3. 氧含量及其空间分异规律

拉雅（拉萨河、雅鲁藏布江）河谷高平原区全年氧含量总体上呈现出从中部城市向南北两侧河谷农业区增加的趋势，随地势增高，高寒山地逐渐减少，并呈现垂直梯度变化。这是由于受城镇化影响，河谷两侧成为农业种植区，植被生长情况良好，因此氧含量增加；高寒山地受地势和温度影响，氧含量明显减少。季节差异显示，夏季的氧含量高于冬季。将氧含量栅格数据统计到以乡镇级别为单位，可以发现，不管是夏季、冬季还是全年，沿两江河谷分布的乡镇平均氧含量高于其他乡镇，为 20.06%～20.14%（图版 8-29）。

根据提取后的氧含量剖面线发现，拉雅（拉萨河、雅鲁藏布江）河谷高平原区东西剖面氧含量的总体趋势相同，拉萨河谷总体偏高，向东波动中下降，河谷人工植被起了作用；南北剖面氧含量的总体趋势也相同，拉萨河谷、雅江谷地总体偏高，但不很突出，这与断面穿过的高原河谷植被覆盖度、城镇覆盖占比有关（图版 8-30）。受人为活动干扰影响，氧含量分布存在明显差异。拉雅（拉萨河、雅鲁藏布江）河谷高平原区氧含量深受人工植被的多少、城镇覆盖占比的显著影响。

8.3 不同典型区氧含量时空格局模式

8.3.1 典型区氧含量与海拔、气候和植被的关系

1. 空间差异

通过在青藏高原不同典型区内对氧含量的实地观测，发现氧含量在革吉波状高平原区、治多层状高平原区、拉雅（拉萨河、雅鲁藏布江）河谷高平原区、祁连山区、横断山区、珠峰（喜马拉雅山）区表现出较大的空间分异性。在所选区域的所有站点中，氧含量的变化范围为 19.96%～21.96%，平均值为 20.44%（$n = 233$）。具体而言，珠峰（喜马拉雅山）区（21.15%，$n=19$）、拉雅（拉萨河、雅鲁藏布江）河谷高平原区（20.83%，$n = 27$）、祁连山区（20.59%，$n = 64$）显著高于平均值（$P < 0.05$）；革吉波状高平原区（20.17%，$n = 48$）、横断山区（20.26%，$n = 41$），治多层状高平原区之间无显著差异（20.42%，$n = 34$），显著低于平均值（$P < 0.05$）。

2. 典型区氧含量与海拔、气候和植被的关系

已如前述，青藏高原氧含量与海拔、气候和植被因子密切相关。影响典型区氧含量的关键因素显示出许多共同点，但存在一定差异。在横断山区、革吉波状高平原区和珠峰（喜马拉雅山）区氧含量与海拔呈显著负相关（$P < 0.05$）；对于祁连山区和治多层状高平原区，氧含量与净初级生产力、叶面积指数、植被覆盖度和月平均降水量呈显著正相关（$P < 0.05$），但与海拔无显著相关性；在珠峰（喜马拉雅山）区氧含量还与净初级生产力、月平均气温和月平均降水量呈显著正相关；此外，在治多层状高平原区氧含量与月平均气温呈显著正相关。生长季长度仅在拉雅（拉萨河、雅鲁藏布江）河谷高平原区与氧含量显著相关。

通过随机森林变量重要性分析,发现海拔、净初级生产力、植被覆盖度、生长季长度、月平均降水量和月平均气温是预测氧含量的重要因子(图8-2),上述变量对青藏高原不同典型区氧含量的空间变异解释率为48%。

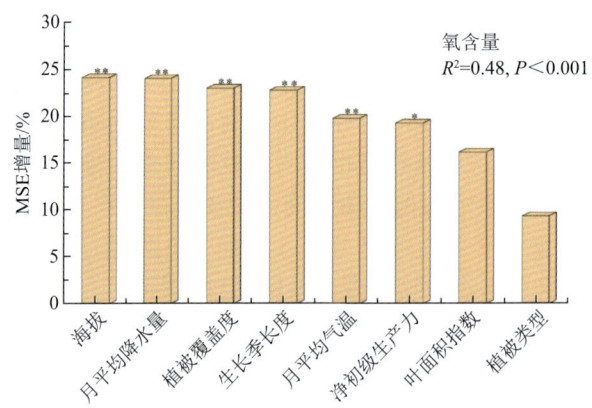

图 8-2 海拔、气候和植被因子对不同地区氧含量变化的相对重要性

变量MSE(均方误差)的百分比增加用于估计这些预测值的重要性,MSE值越高,则意味着预测值越重要。显著性水平如下:
$*P < 0.05$ 和 $**P < 0.01$

通过对结构方程模型[偏最小二乘路径建模(PLS-PM)]的进一步分析,结果表明(图8-3),植被因子对氧含量有最大的直接效应(标准化直接效应为0.37)。而海拔不仅对氧含量有直接影响,而且通过影响植被和气候因子间接影响氧含量(标准化总效应为–0.57)(图8-4)(Liu and Tang,2022)。总体而言,海拔、植被、气候解释了绝大部分不同典型区氧含量的空间变异。

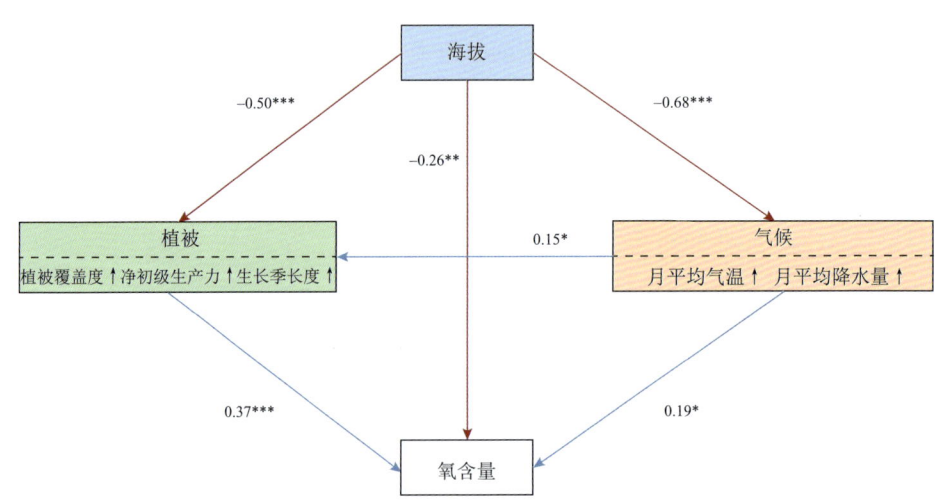

图 8-3 海拔、气候和植被对氧含量的直接和间接影响

蓝色和红色实心箭头分别表示正关联和负关联。箭头旁数字表示标准化路径系数。气候因子包括月平均降水量和月平均气温。植被因子包括植被覆盖度、净初级生产力和生长季长度。$*P < 0.05$;$**P < 0.01$;$***P < 0.001$

第8章 青藏高原典型区地表氧含量与植被产氧量综合分析

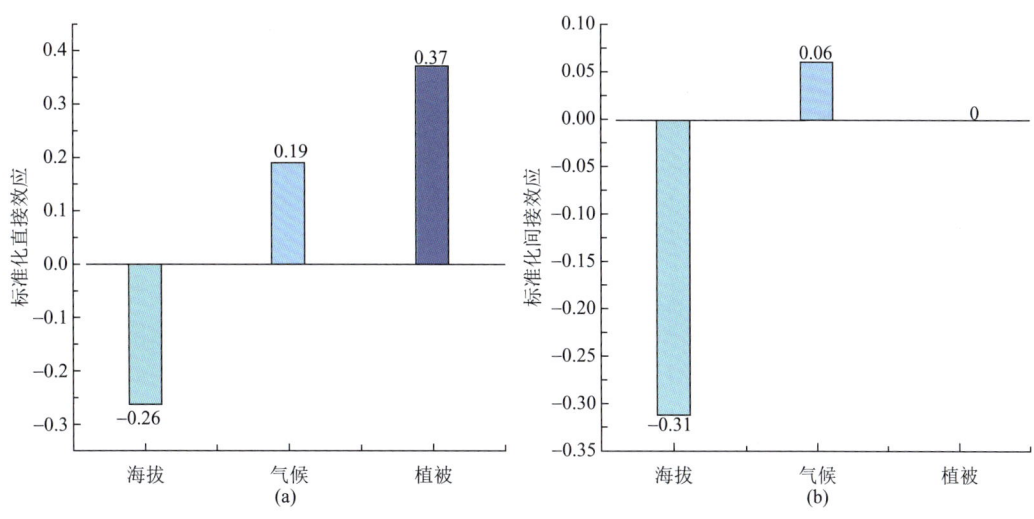

图 8-4 PLS-PM 中每个变量的标准化效应

(a) 和 (b) 分别代表海拔、气候和植被的标准化直接和间接影响。列附近的值表示 PLS-PM 中的标准化路径系数

8.3.2 典型区氧含量影响因素与分布模式

1. 海拔主导模式

高山–垂直梯度氧含量——珠峰（喜马拉雅山）区域模式。该地区最大的特点就是从最低的河谷不到 2km 上升至山顶的 8km，巨大的高差导致植被产氧量和氧含量的垂直梯度规律，且山脊线南北两侧的垂直梯度规律变化有很大差异，南侧植被产氧量和氧含量远远大于北侧。

河谷山地–氧含量高低变化南北延伸东西更替——横断山区域模式。该地区最大的特点是平行的岭谷相接地貌，导致植被产氧量和氧含量高低—高低的分布规律。

河谷山地–氧含量高低变化东西延伸南北更替——祁连山区域模式。该地区由三山三谷组成，呈现东西延伸、南北更替，山地河谷地植物产氧量（农作物）偏高，山地相对偏低，整体植物产氧量和氧含量呈现高低—高低的条带状分布规律。

2. 气候–植被主导模式

荒漠–极低氧含量——革吉波状高平原区域模式。该地区是人烟稀少的高寒荒漠区，荒漠和冰雪覆盖，植被产氧量少，氧含量极低，受气候和地势影响呈现带状差异，但不显著。

湿地–低氧含量——治多层状高平原区域模式。该地区是人烟稀少区的高寒湿地与草地区，水面和湿地覆盖面积大，导致植被产氧量和氧含量很低，受气候和地势影响呈现带状差异。

沿河谷-高氧含量——拉雅（拉萨河、雅鲁藏布江）河谷高平原区域模式。该地区最大的特点是在海拔变化不大的地势背景下，高原河谷东西延伸，受人工种植（作物、林草等）与城镇化（拉萨市）的影响，植物产氧量与氧含量高、低值镶嵌，这与高原河谷区土地利用/覆盖密切相关，但也呈现出与河谷垂直的递变规律。

此外，通过对比分析影响不同典型区氧含量的因子发现，不同典型区氧含量有明显差异，海拔、温度、植被在较大的尺度上解释了这种变化，植被和气候因子在景观尺度上发挥了重要作用。例如，革吉波状高平原区和横断山区的氧含量与海拔和生长季气温显著相关，治多层状高平原区和祁连山区的氧含量与植被净初级生产力、植被覆盖度、叶面积指数和生长季月平均降水显著相关。在地球系统模型中，应纳入对不同海拔间氧含量的差异控制，以减少预测氧含量动态的不确定性。同时，典型区综合分析结果还表明，祁连山区和治多层状高平原区的氧含量对气候变化更为敏感，未来应考虑提供更多的差异化补贴，以提高当地常居人群对气候变化的适应能力。

参考文献

Chen Y, Zhang G, Chen Z, et al. 2022. A warming climate may reduce health risks of hypoxia on the Qinghai-Tibet Plateau[J]. Science Bulletin, 67(4): 341-344.

Huang J, Huang J, Liu X, et al. 2018. The global oxygen budget and its future projection[J]. Science Bulletin, 63: 1180-1186.

Liu D, Tang H P. 2022. Environmental factors affecting near-surface oxygen content vary in typical regions of the Qinghai-Tibet Plateau[J]. Frontiers in Environmental Science, 10: 902006.

第8章 青藏高原典型区地表氧含量与植被产氧量综合分析

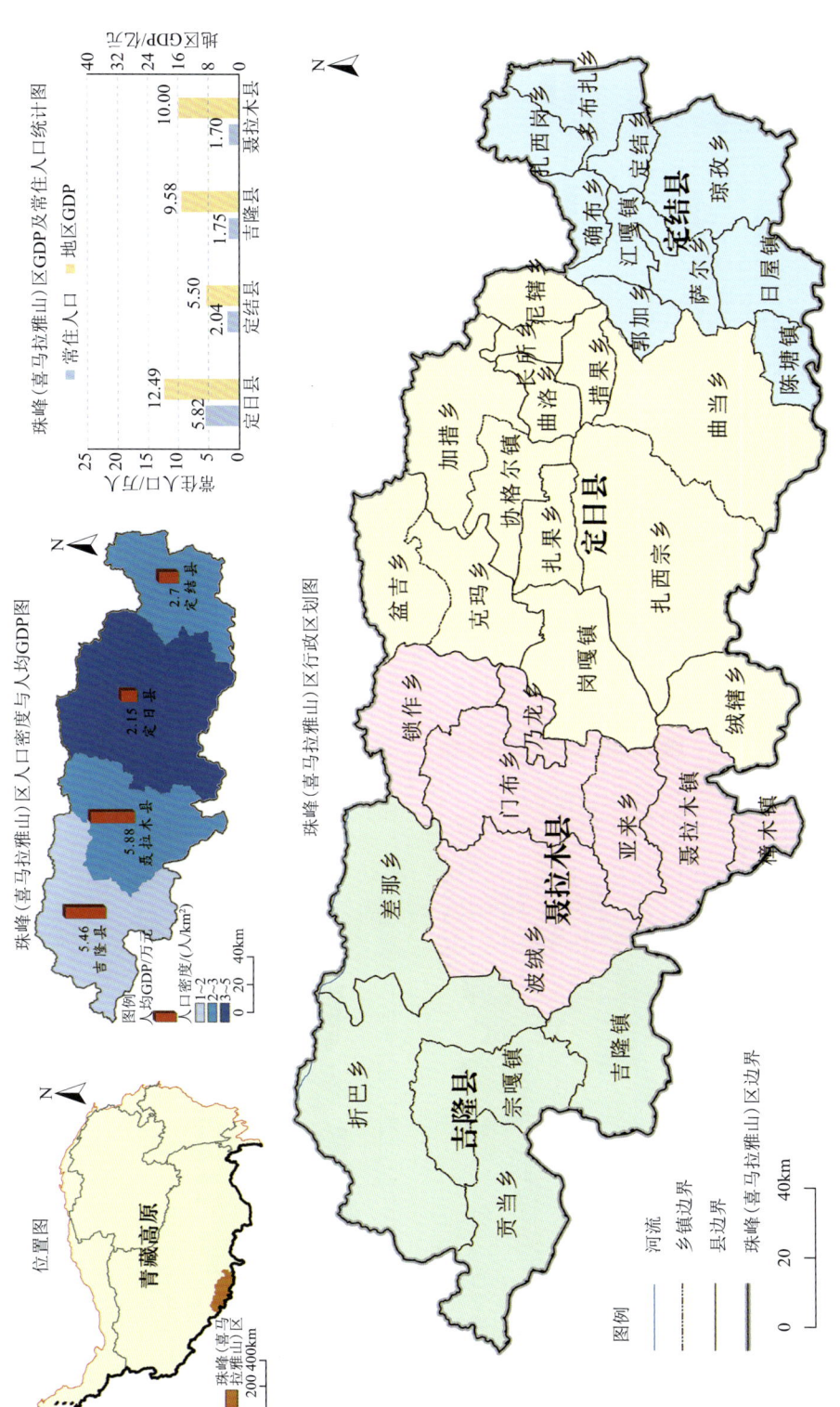

图版 8-1 珠峰（喜马拉雅山）区行政区划、人口密度及人均GDP

309

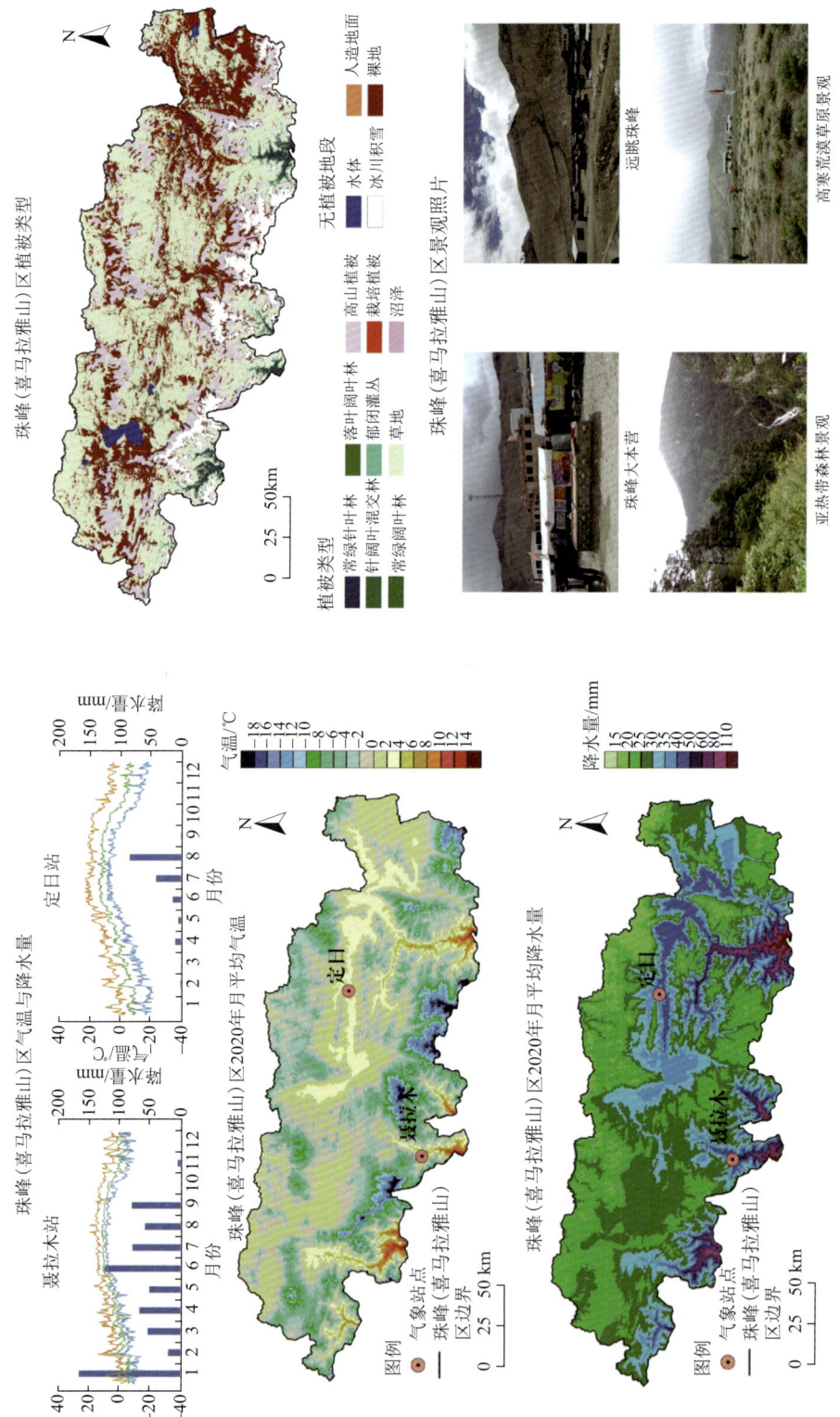

图版 8-2 珠峰（喜马拉雅山）区气温、降水量、植被类型与景观照片

第8章 青藏高原典型区地表氧含量与植被产氧量综合分析

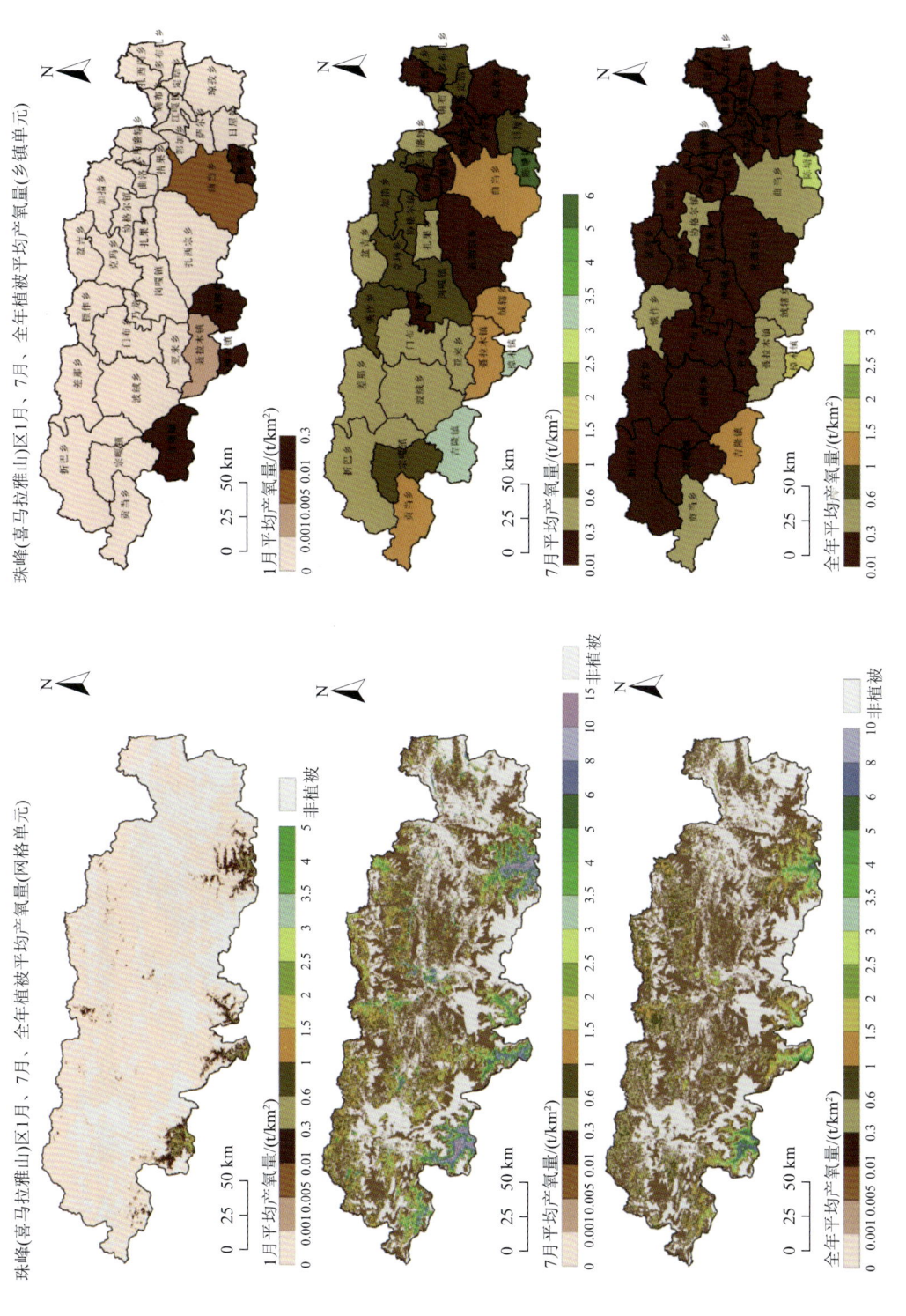

图版 8-3 珠峰（喜马拉雅山）区植被平均产氧量分布图

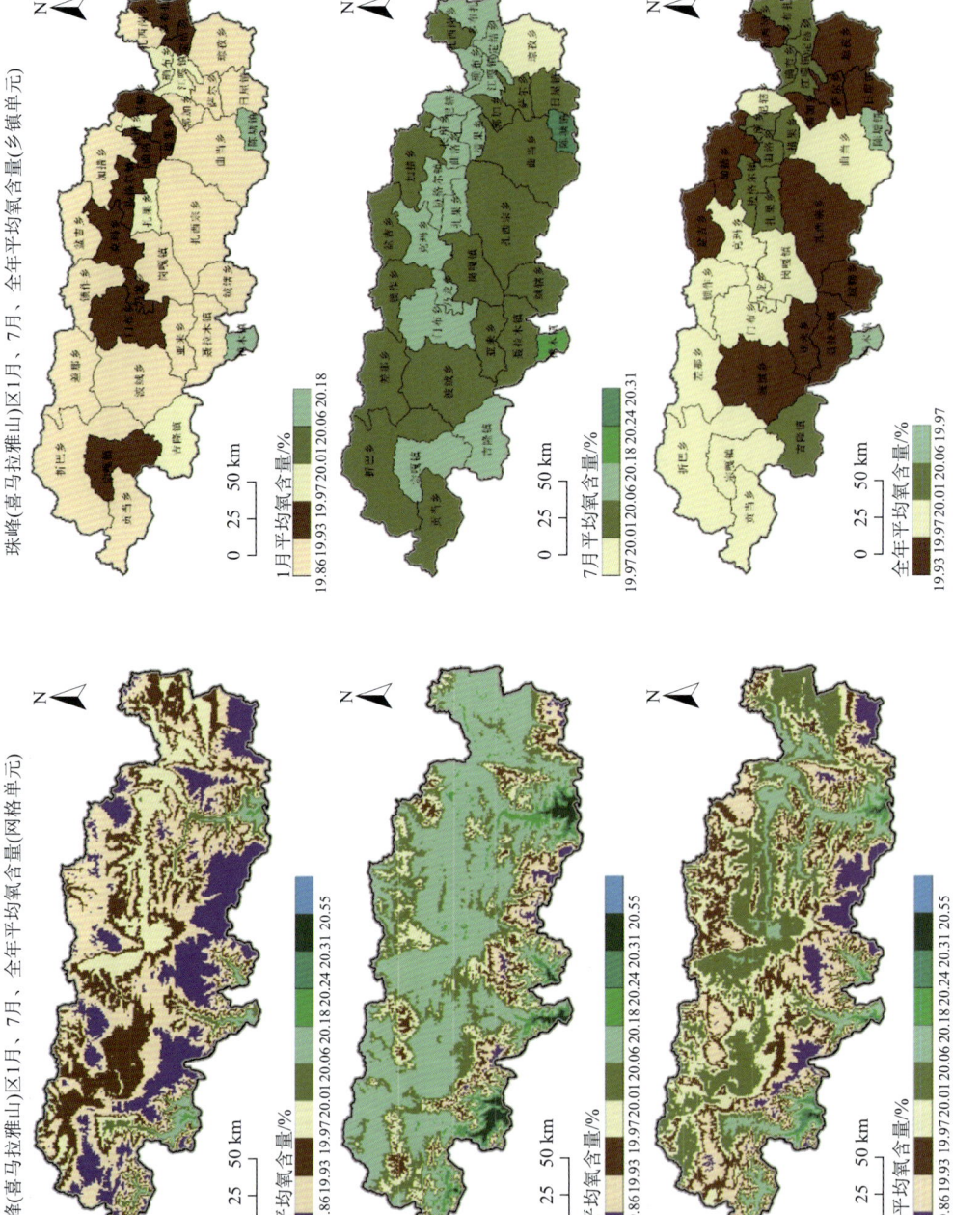

图版 8-4 珠峰（喜马拉雅山）区平均氧含量分布图

第8章 青藏高原典型区地表氧含量与植被产氧量综合分析

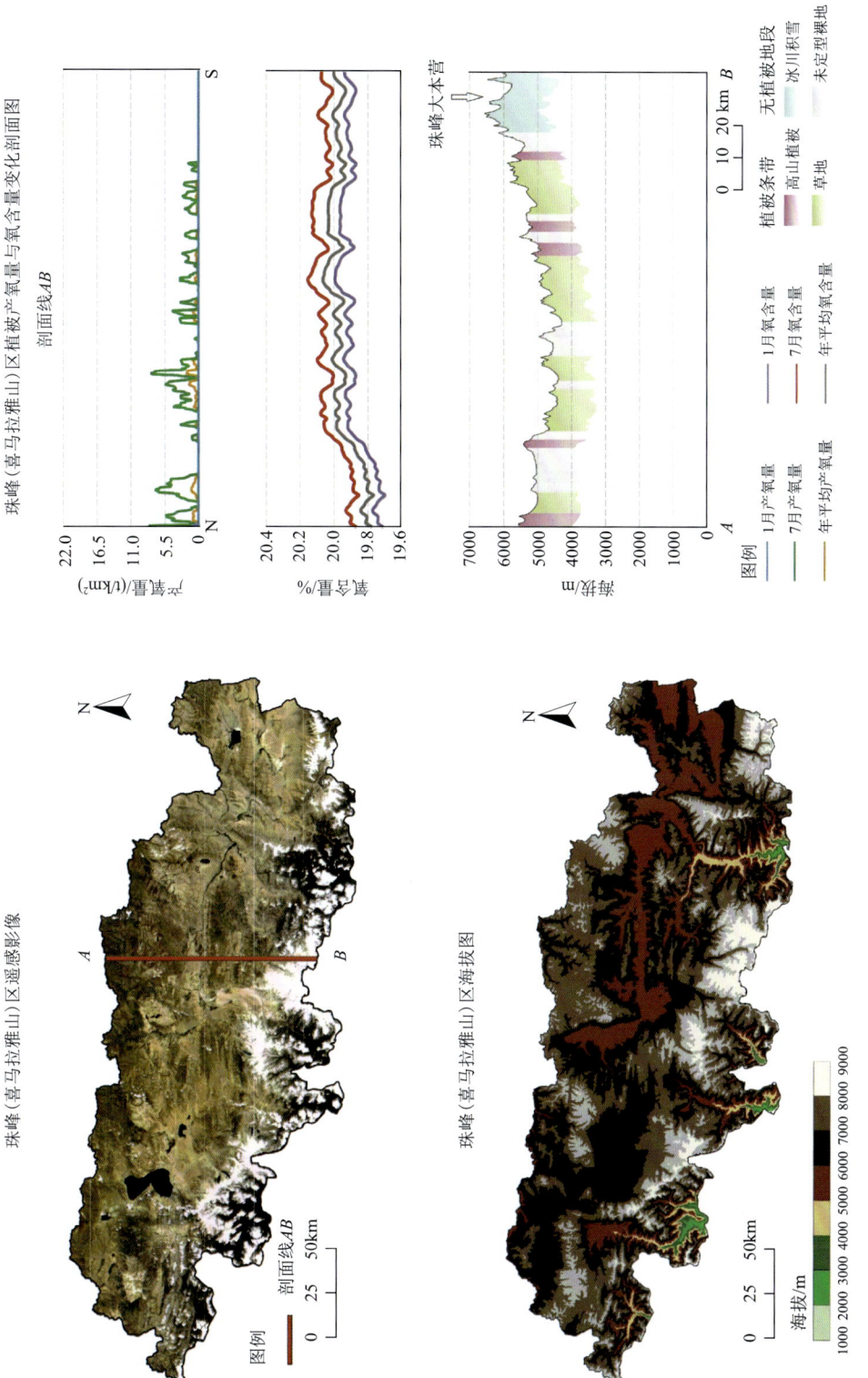

图版 8-5 珠峰（喜马拉雅山）区氧含量空间分异综合断面图

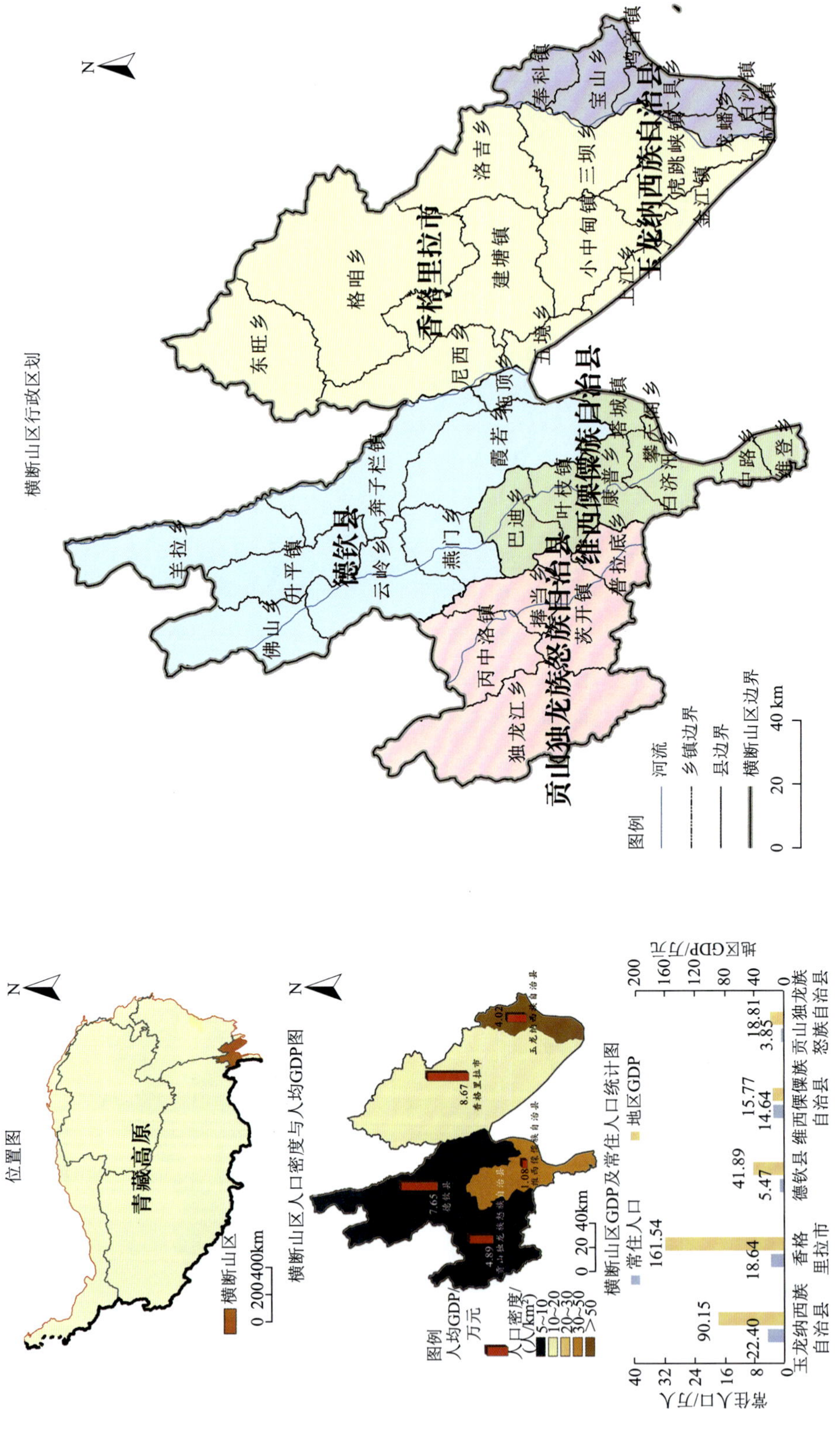

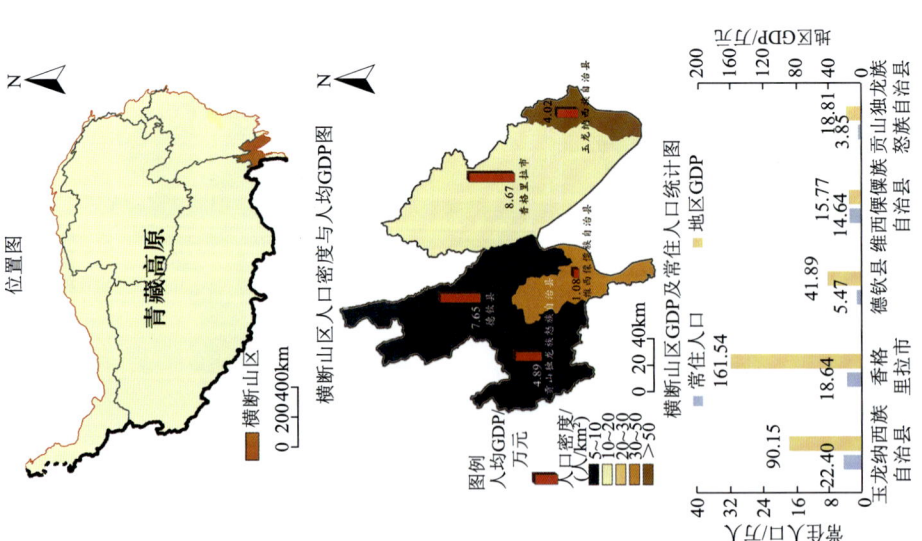

图版 8-6 横断山区行政区划、人口密度及人均GDP

第8章 青藏高原典型区地表氧含量与植被产氧量综合分析

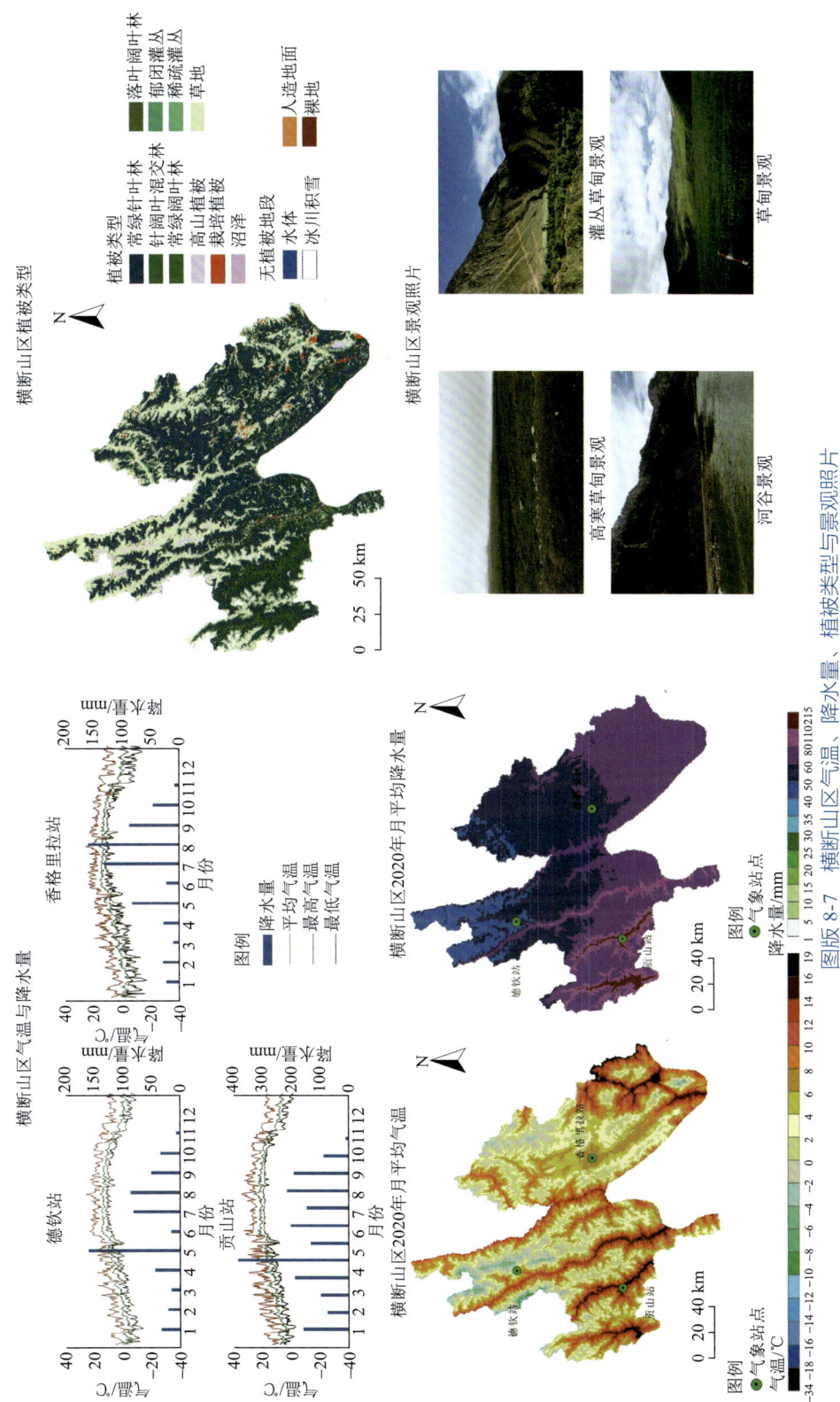

图版 8-7 横断山区气温、降水量、植被类型与景观照片

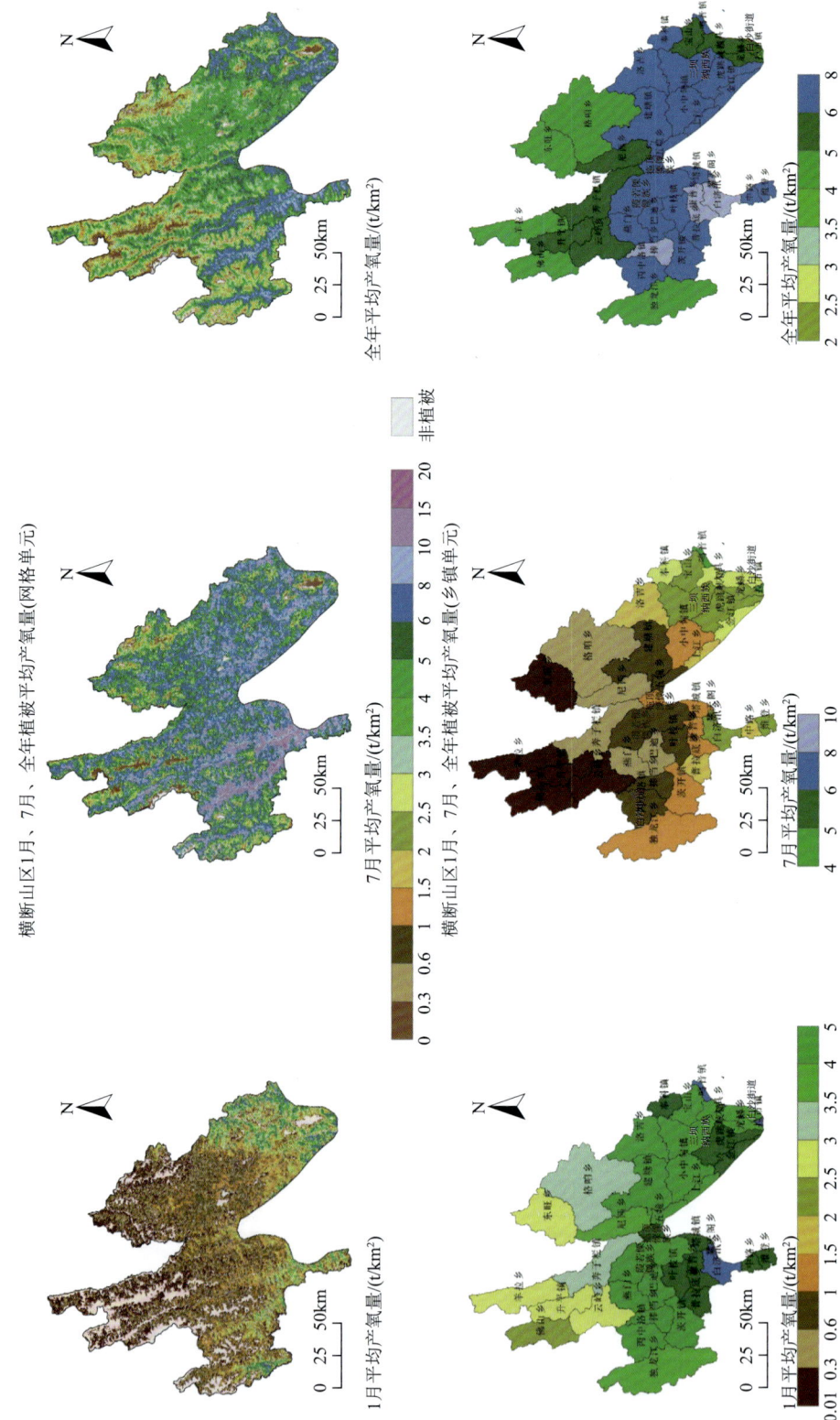

图版 8-8 横断山区植被平均产氧量分布图

第 8 章 青藏高原典型区地表氧含量与植被产氧量综合分析

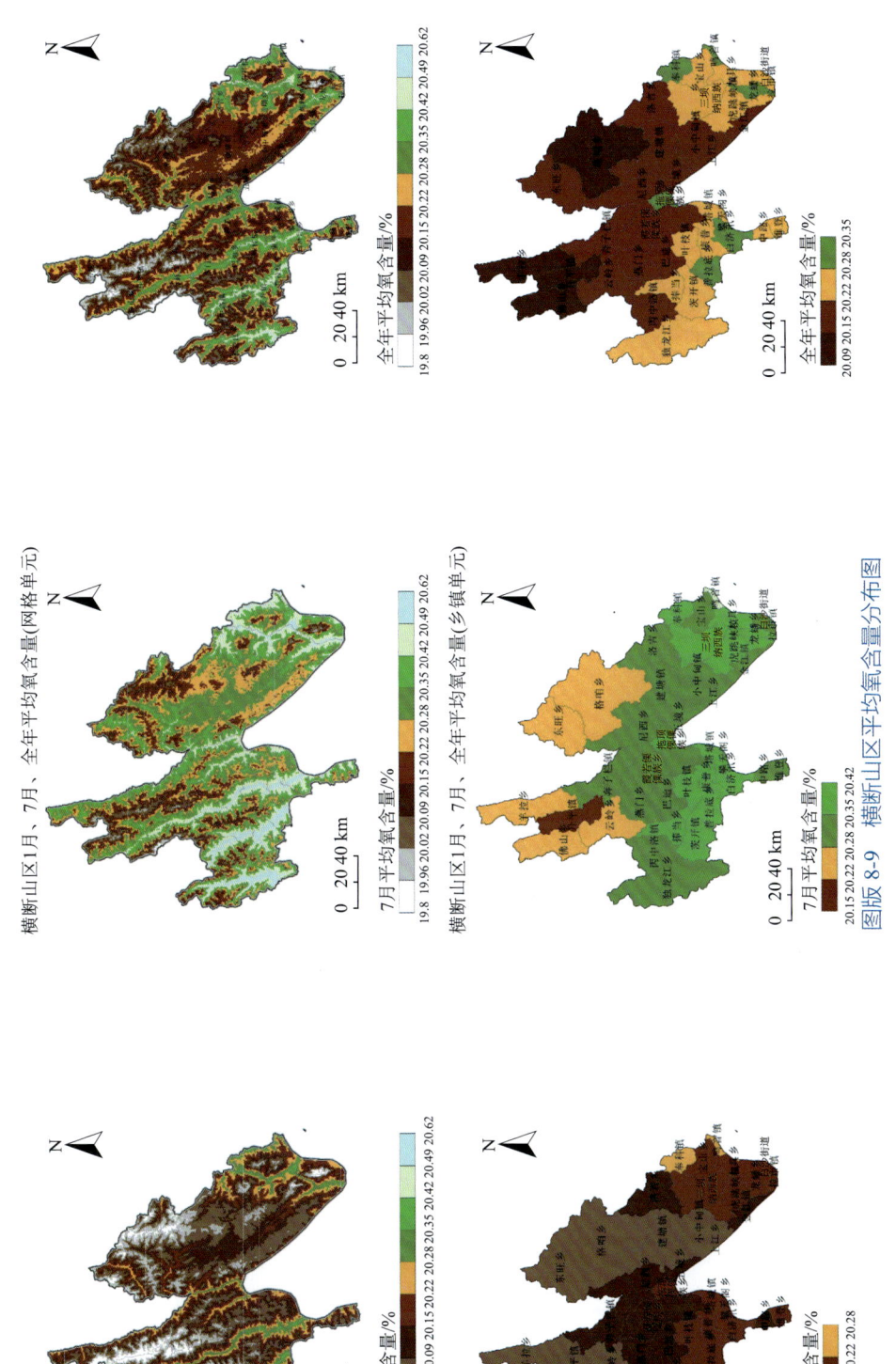

图版 8-9 横断山区平均氧含量分布图

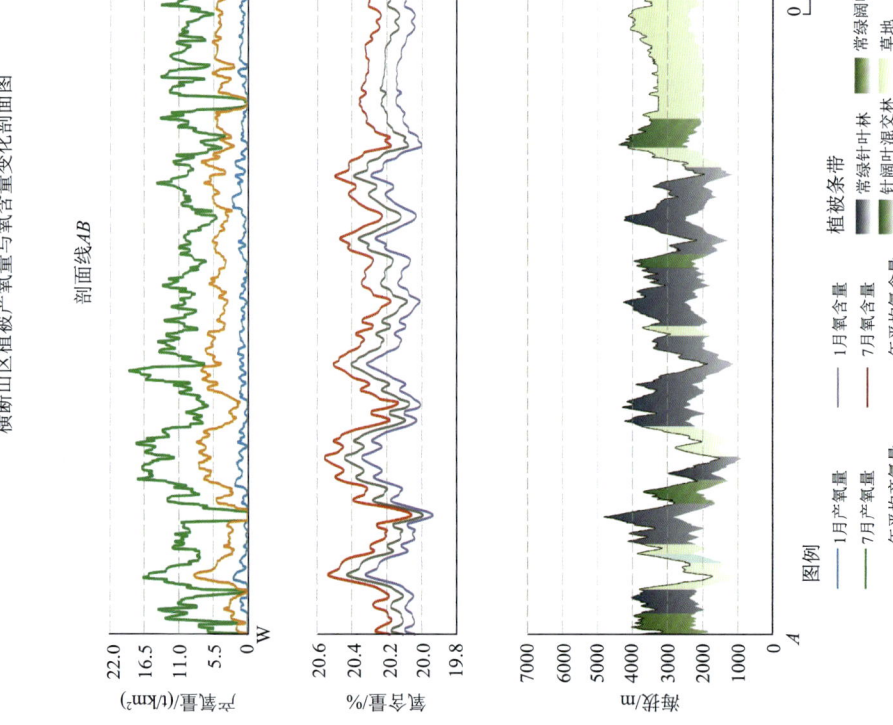

图版 8-10 横断山区氧含量空间分异综合断面图

第 8 章 青藏高原典型区地表氧含量与植被产氧量综合分析

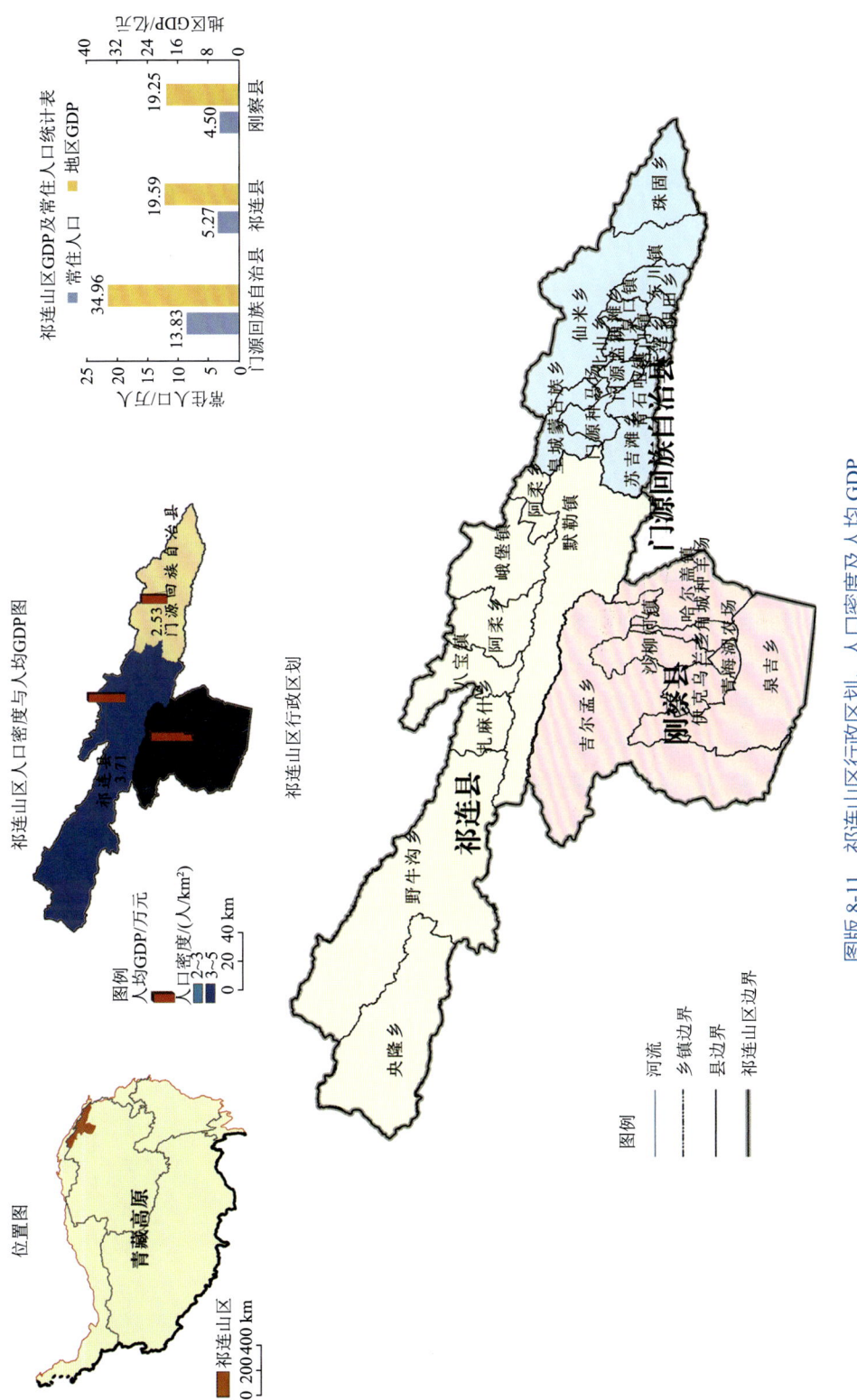

图版 8-11 祁连山区行政区划、人口密度及人均 GDP

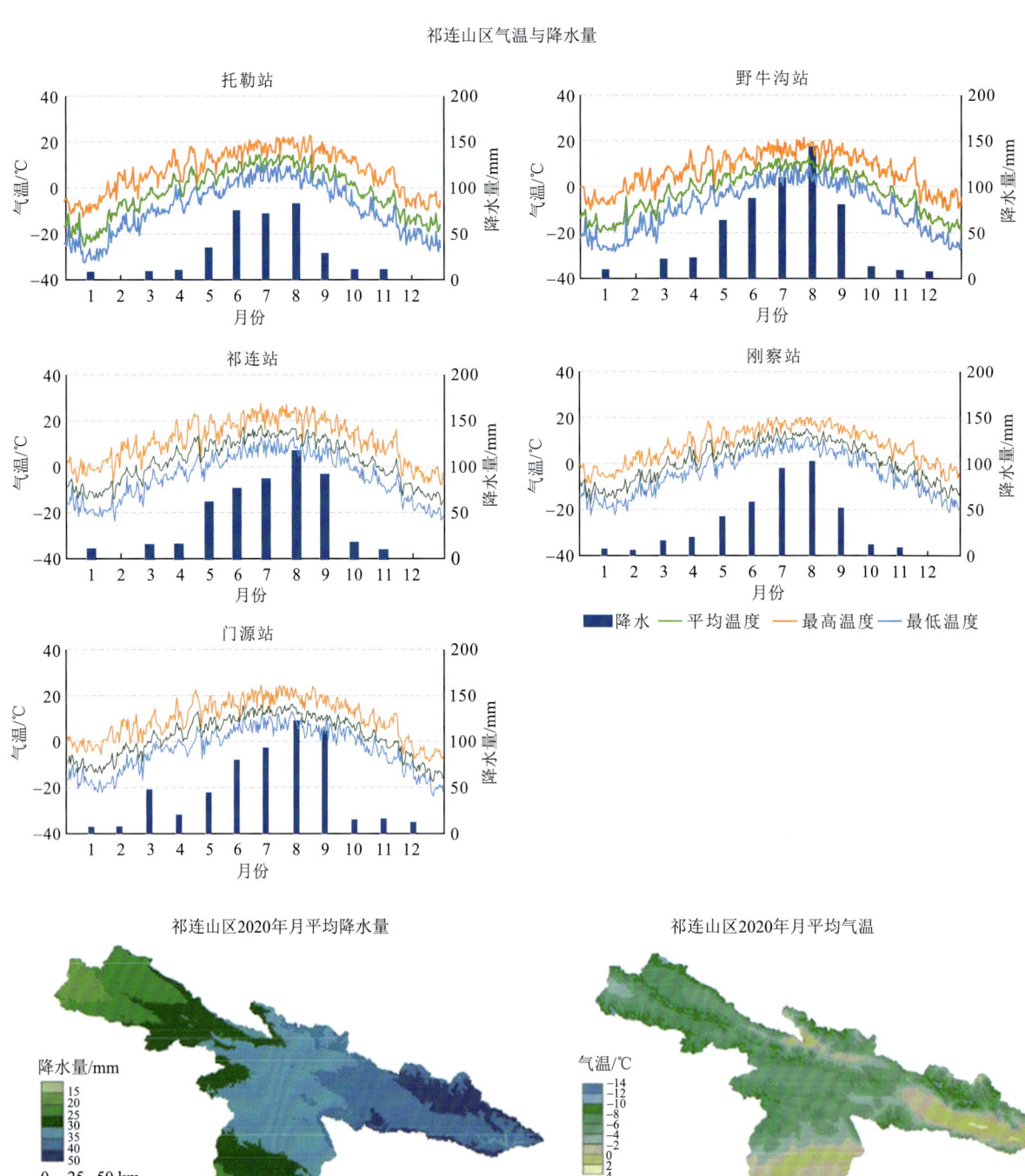

图版 8-12 祁连山

第 8 章 青藏高原典型区地表氧含量与植被产氧量综合分析

祁连山区植被类型

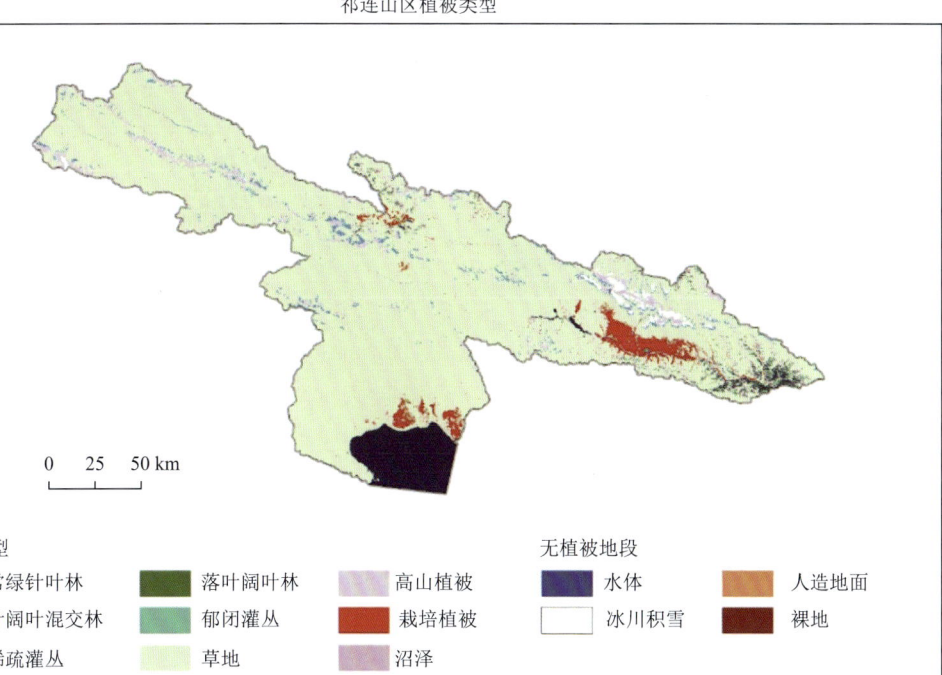

类型
- 常绿针叶林
- 针阔叶混交林
- 稀疏灌丛
- 落叶阔叶林
- 郁闭灌丛
- 草地
- 高山植被
- 栽培植被
- 沼泽

无植被地段
- 水体
- 冰川积雪
- 人造地面
- 裸地

祁连山区景观照片

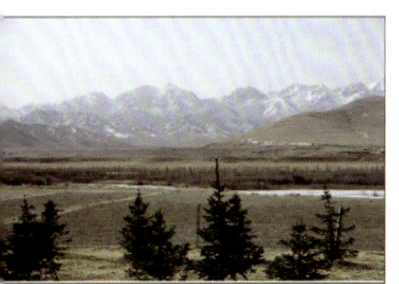

北祁连山高山谷地区-庄浪河谷四级阶地景观

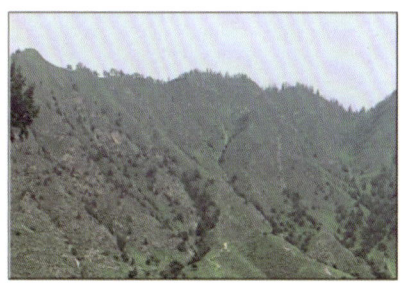

大通河畔吊桥对面的乔木林

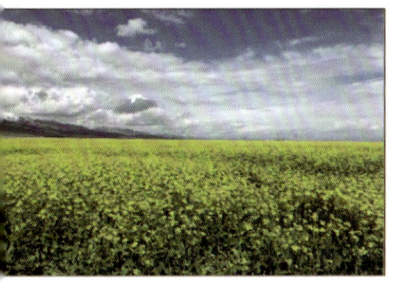

北祁连山高山谷地区景观

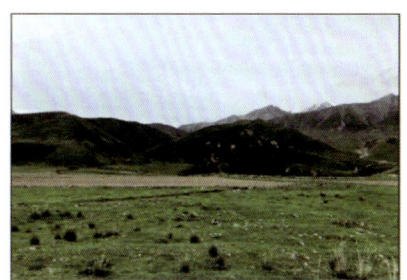

边麻村草甸-小嵩草草甸景观

植被类型及景观照片

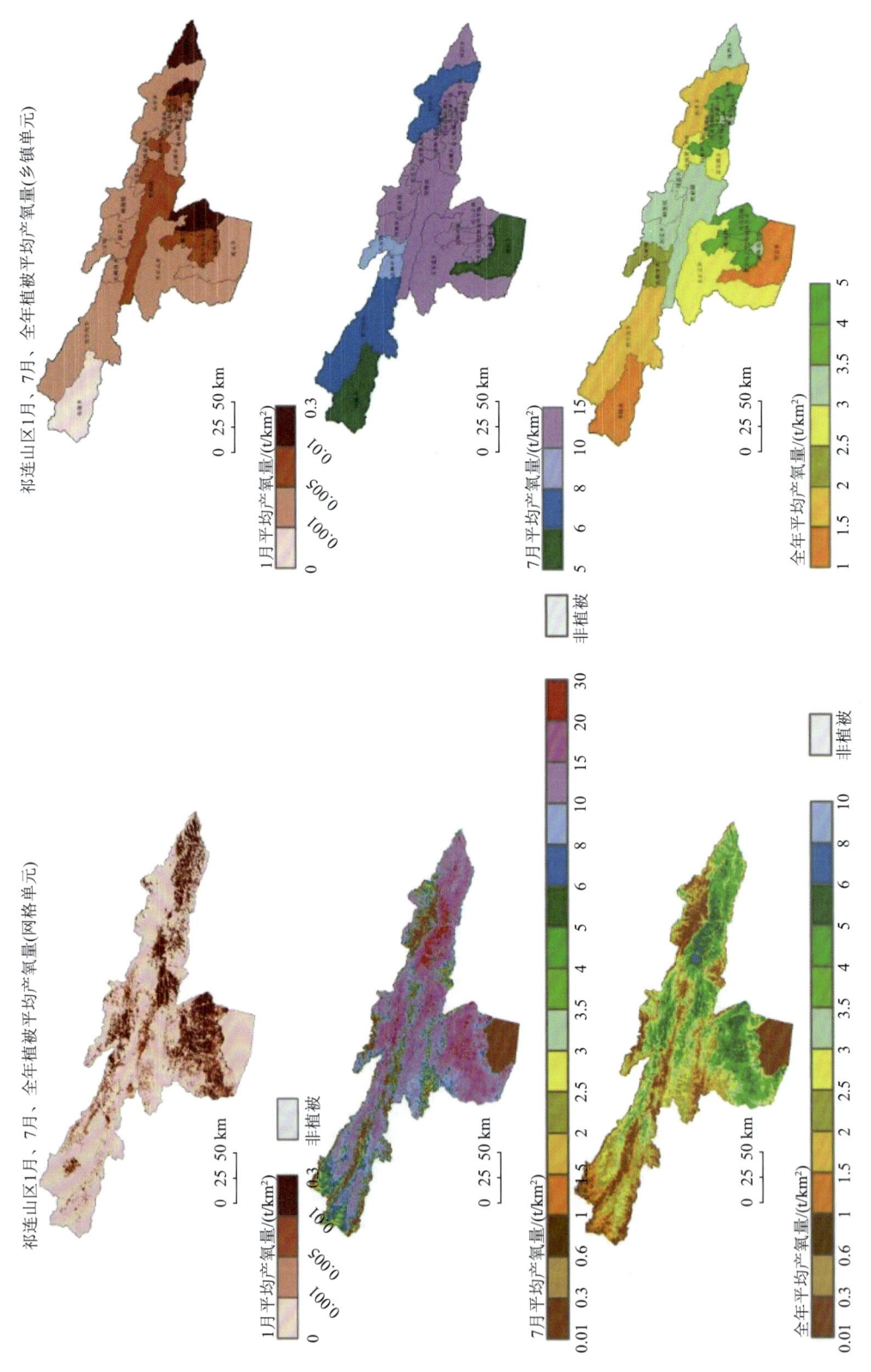

图版 8-13 祁连山区植被平均产氧量分布图

第8章 青藏高原典型区地表氧含量与植被产氧量综合分析

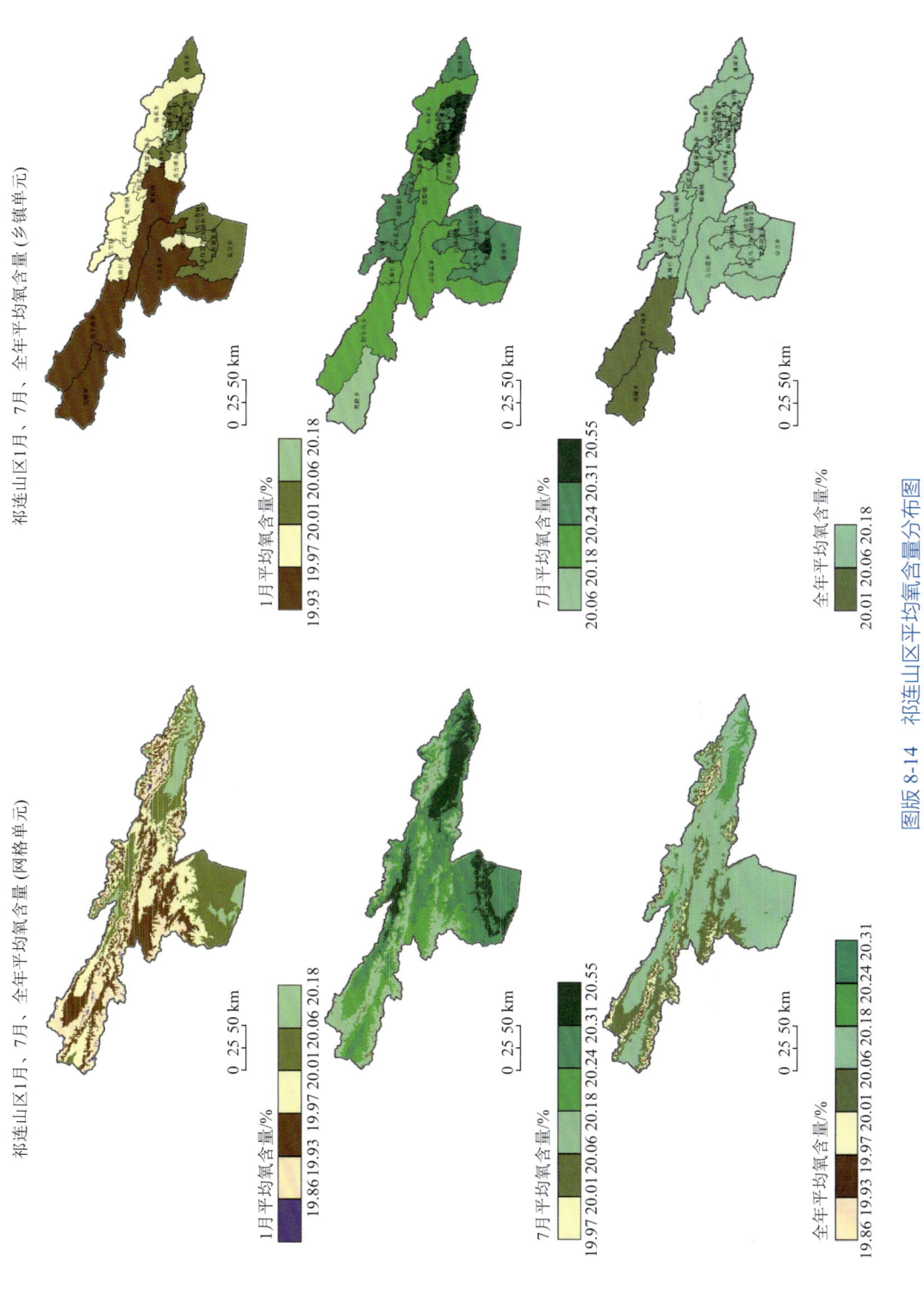

图版 8-14 祁连山区平均氧含量分布图

323

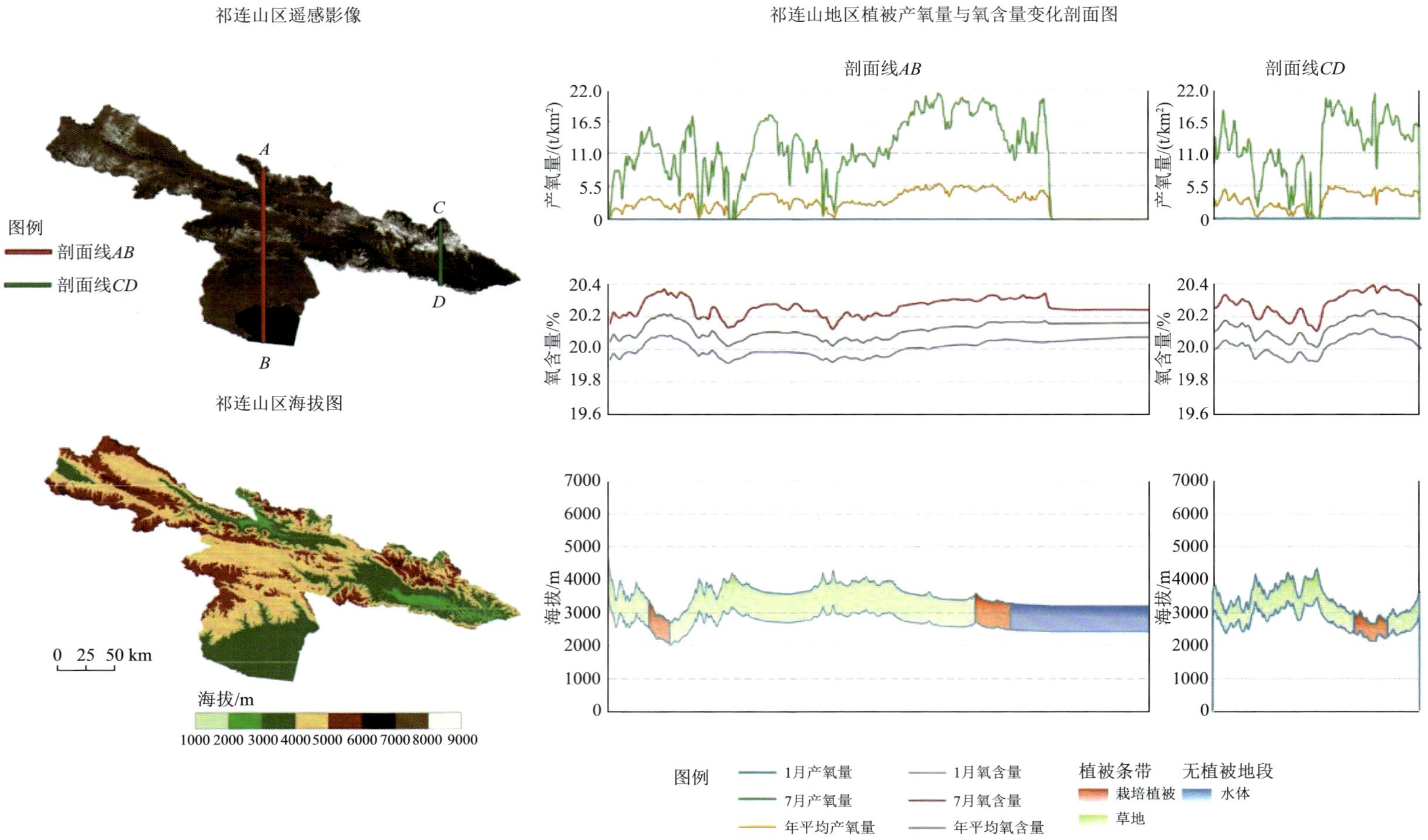

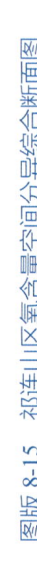

图版 8-15 祁连山区氧含量空间分异综合断面图

第8章 青藏高原典型区地表氧含量与植被产氧量综合分析

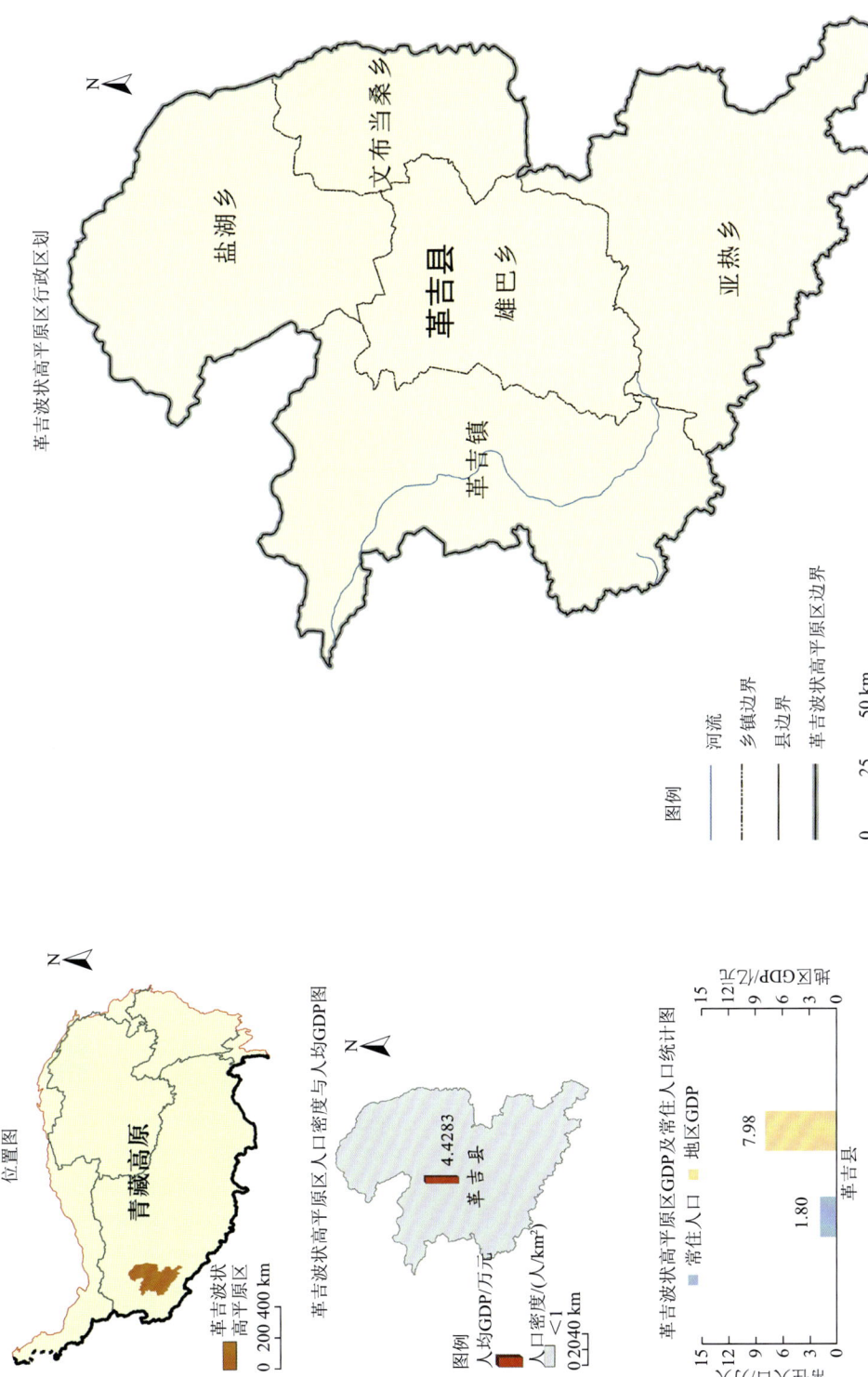

图版 8-16 革吉波状高平原区行政区划、人口密度及人均 GDP

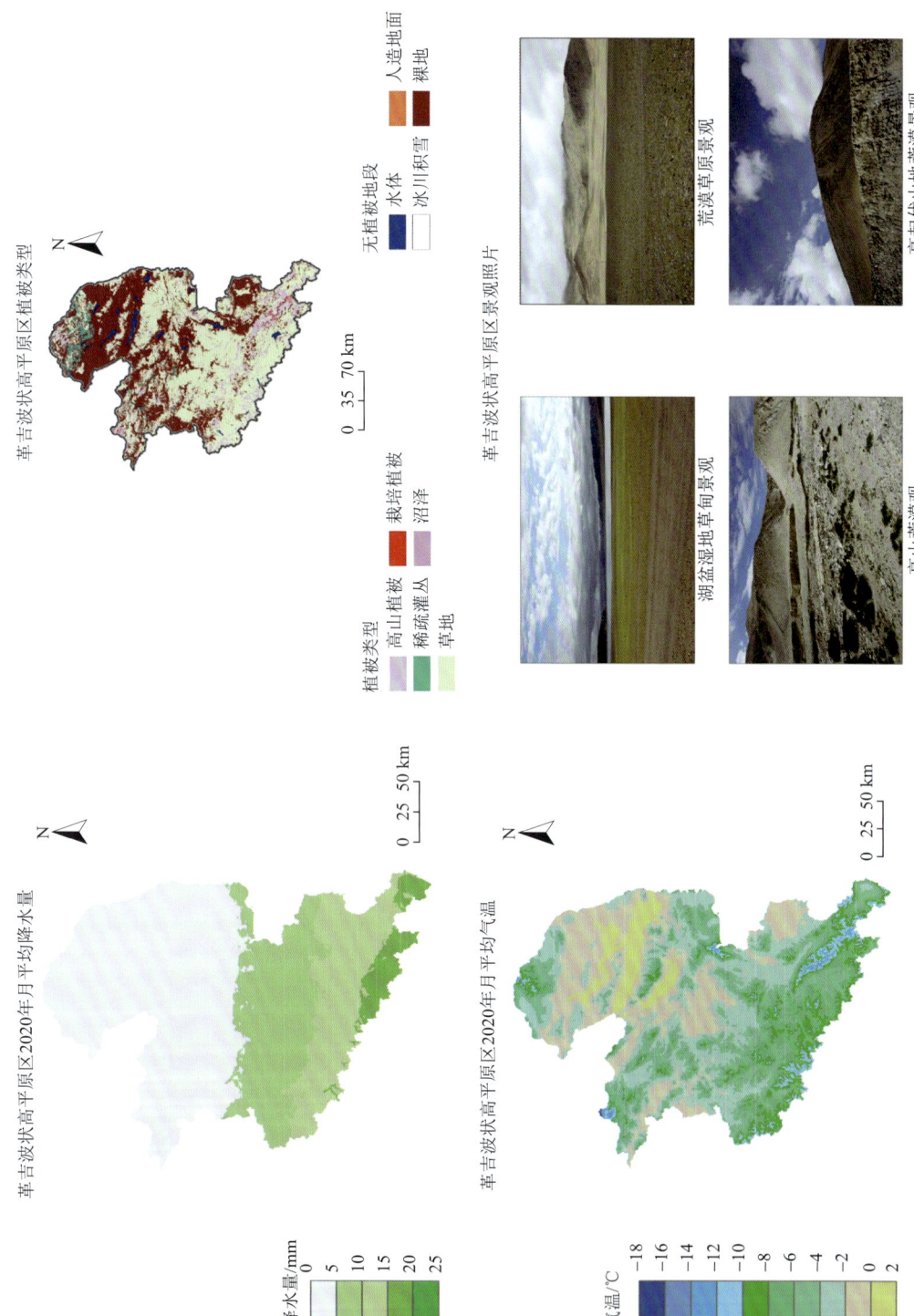

图版 8-17 革吉波状高平原区气温、降水量、植被类型及景观照片

第 8 章 青藏高原典型区地表氧含量与植被产氧量综合分析

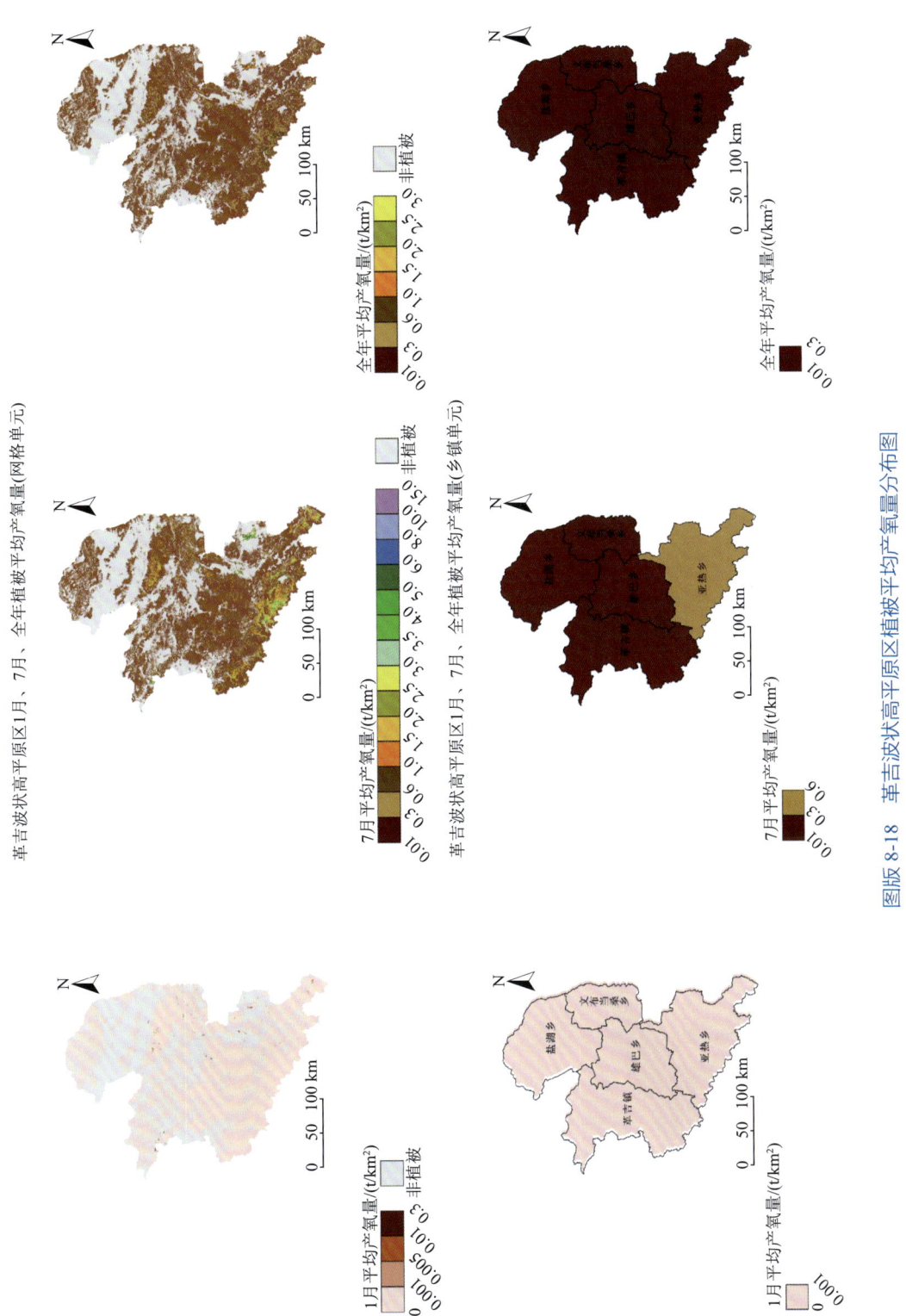

图版 8-18 革吉波状高平原区植被平均产氧量分布图

327

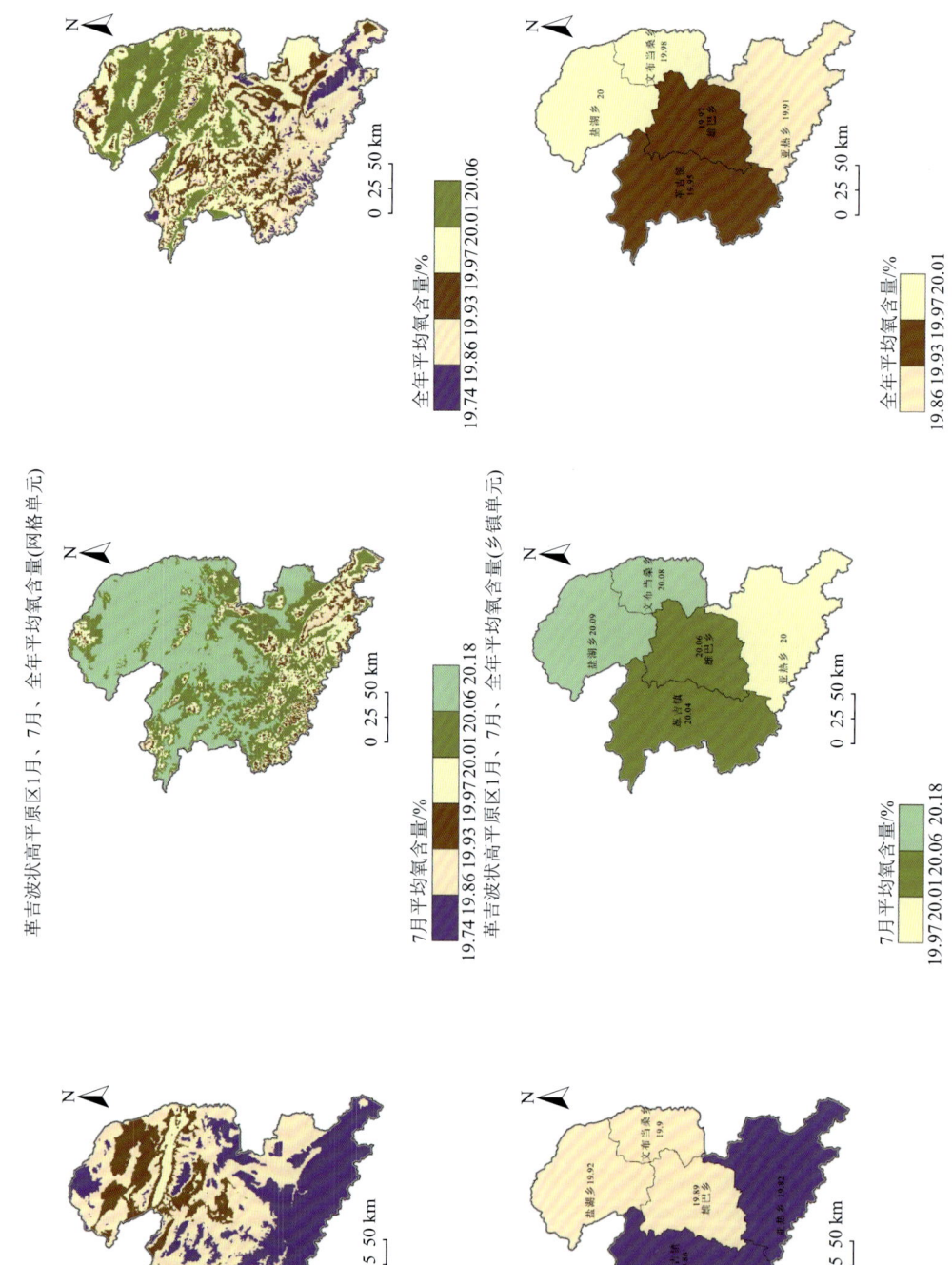

图版 8-19 革吉波状高平原区平均氧含量分布图

第8章 青藏高原典型区地表氧含量与植被产氧量综合分析

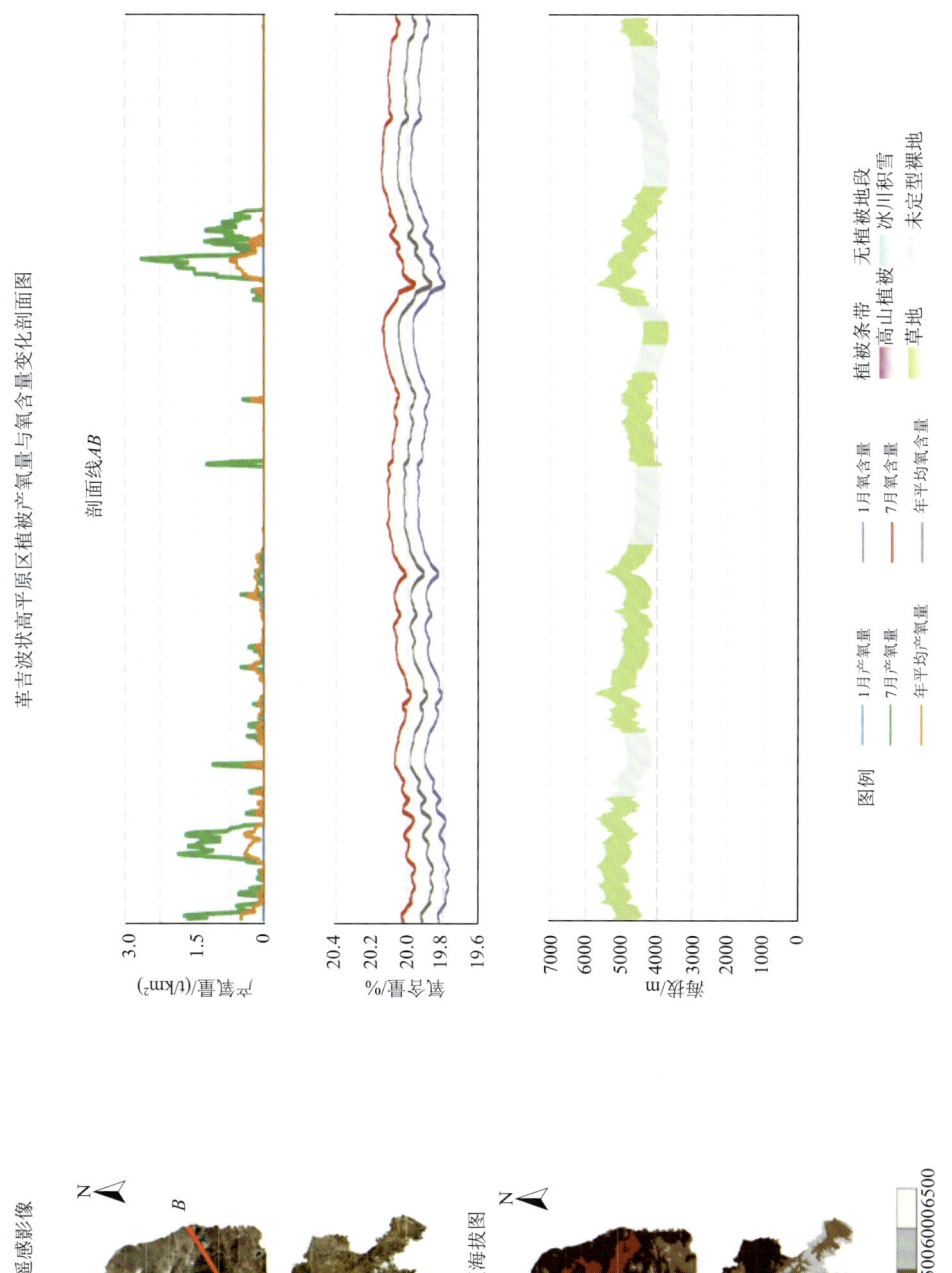

图版 8-20 革吉波状高平原区氧含量空间分异综合断面图

329

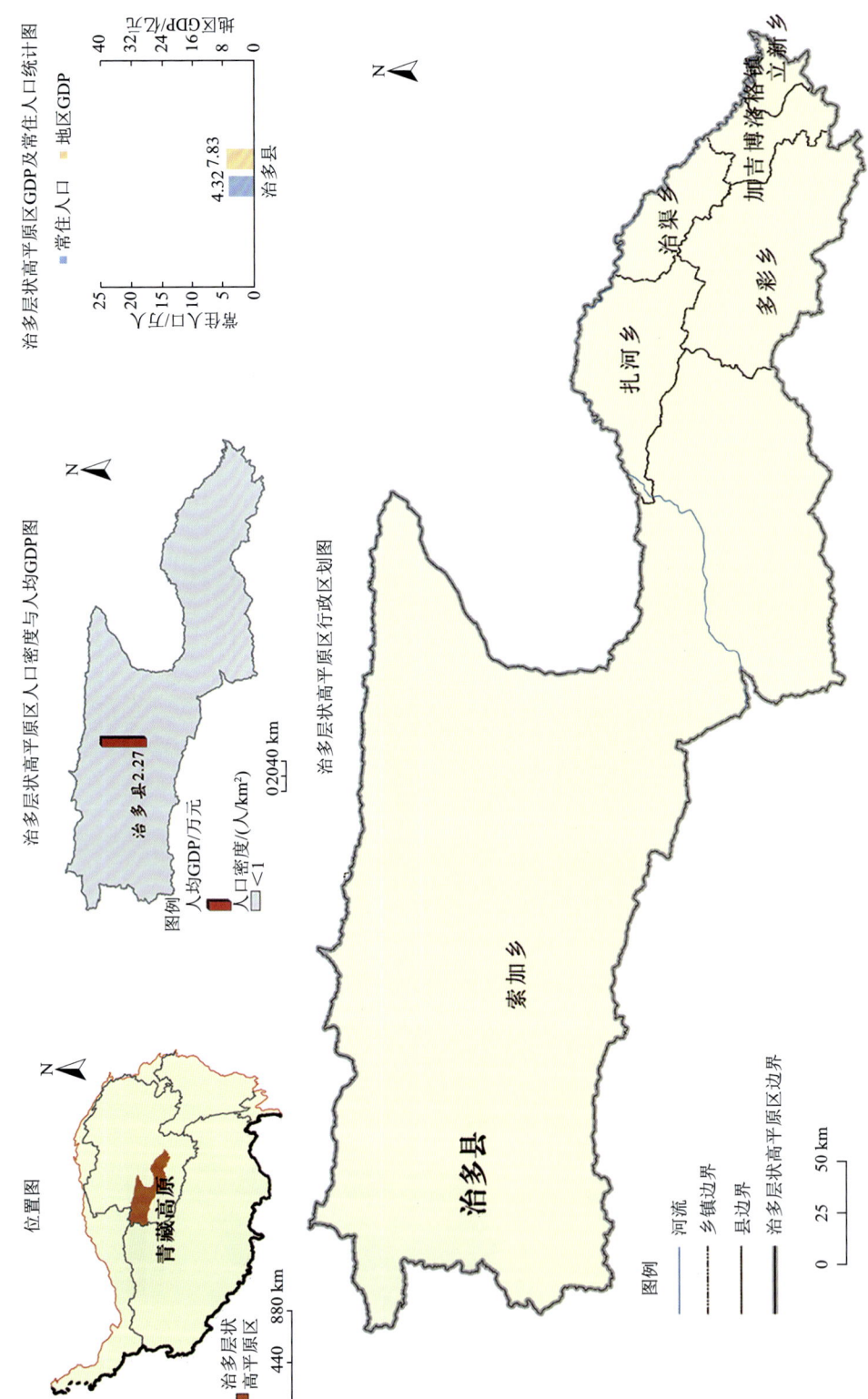

图版 8-21 治多层状高平原区行政区划、人口密度及人均GDP

第8章 青藏高原典型区地表氧含量与植被产氧量综合分析

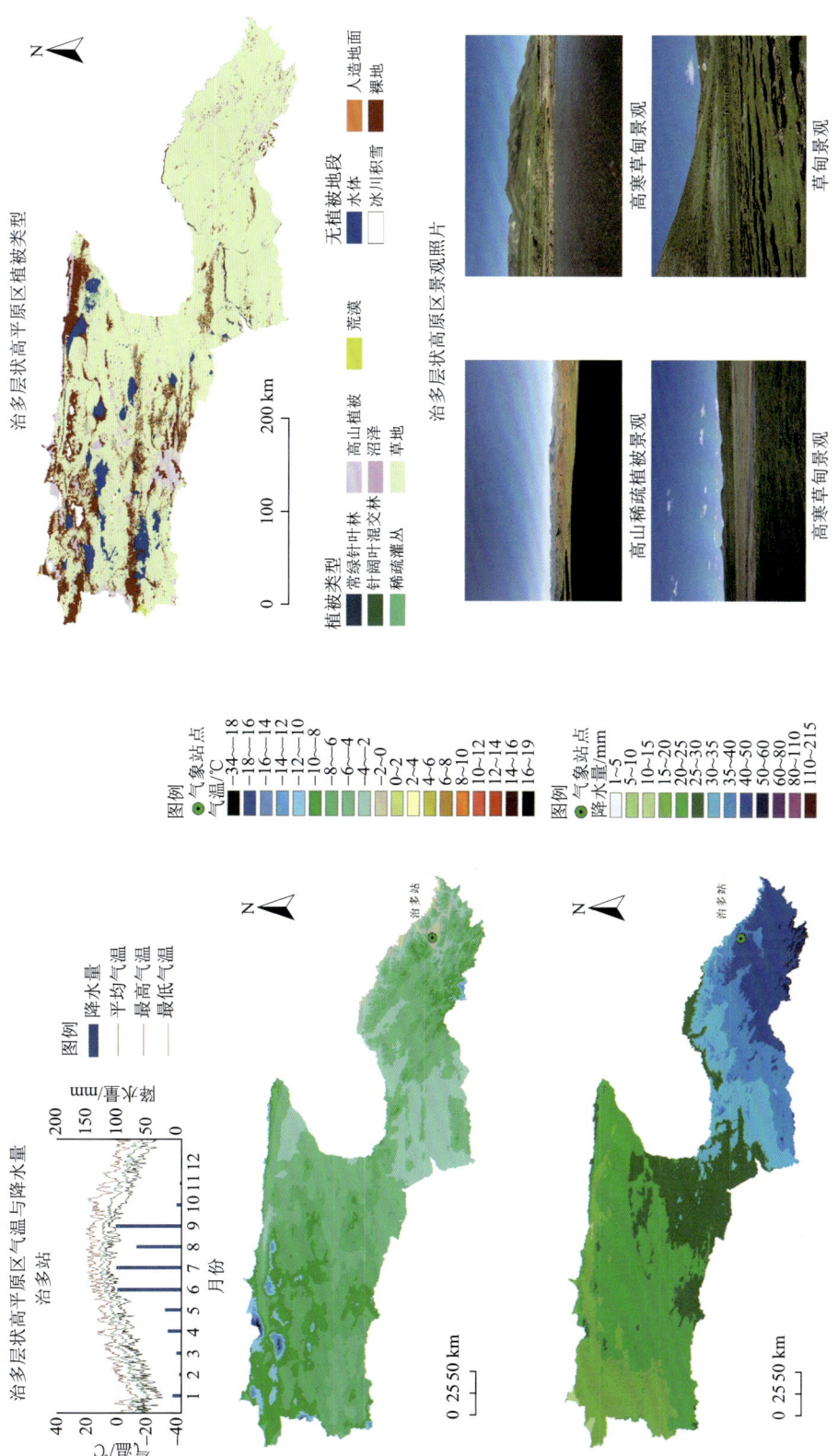

图版 8-22 治多层状高平原区气温、降水量、植被类型与景观照片

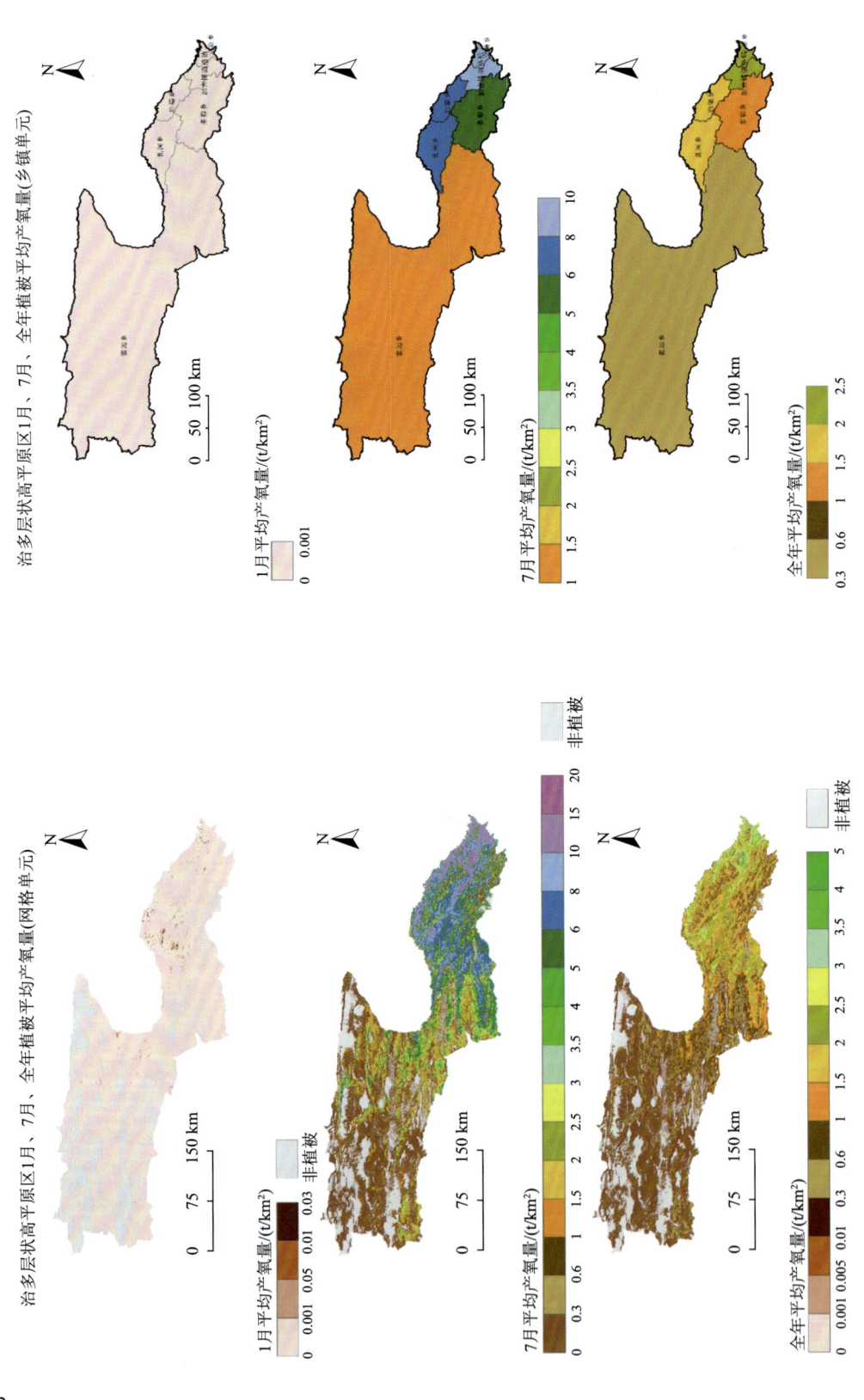

图版 8-23 治多层状高平原区植被平均产氧量分布图

第8章 青藏高原典型区地表氧含量与植被产氧量综合分析

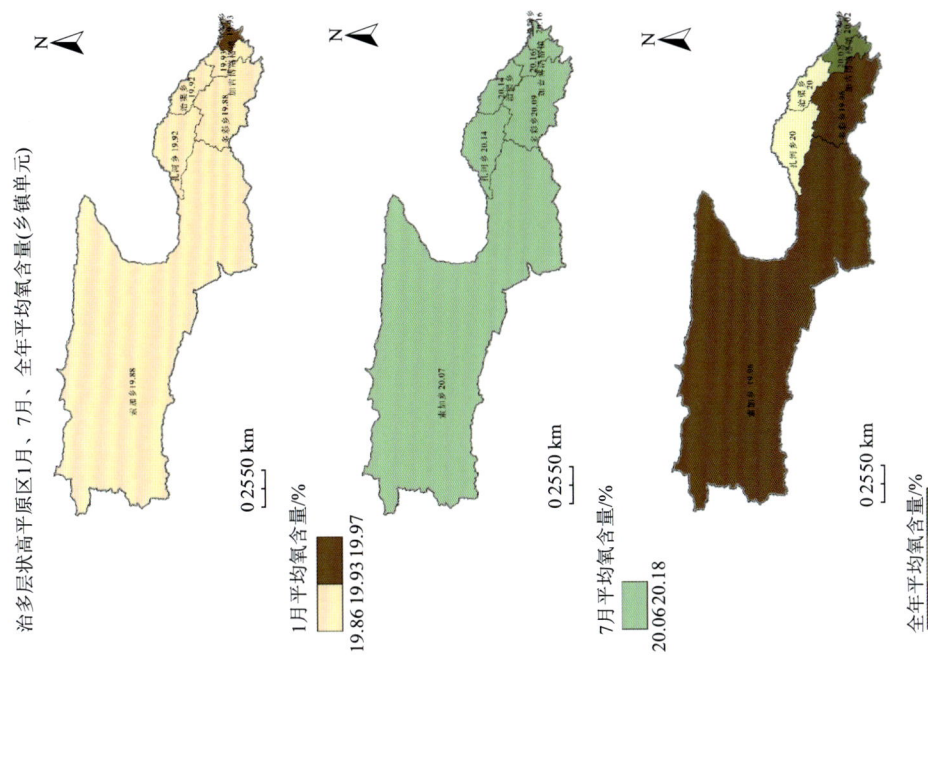

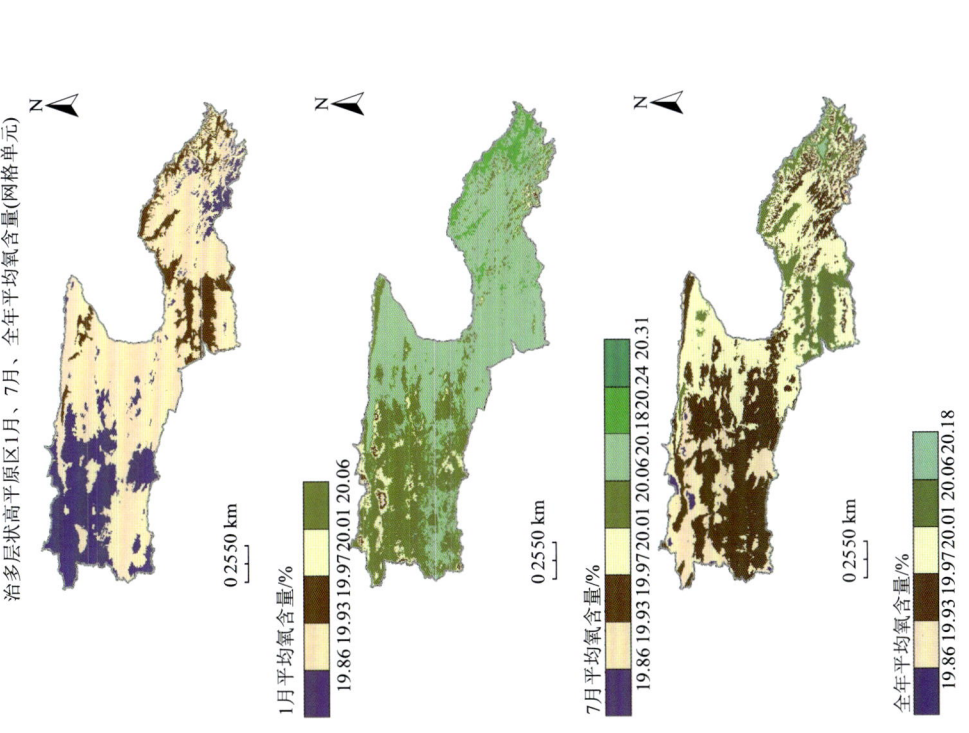

图版 8-24 治多层状高平原区平均氧含量分布图

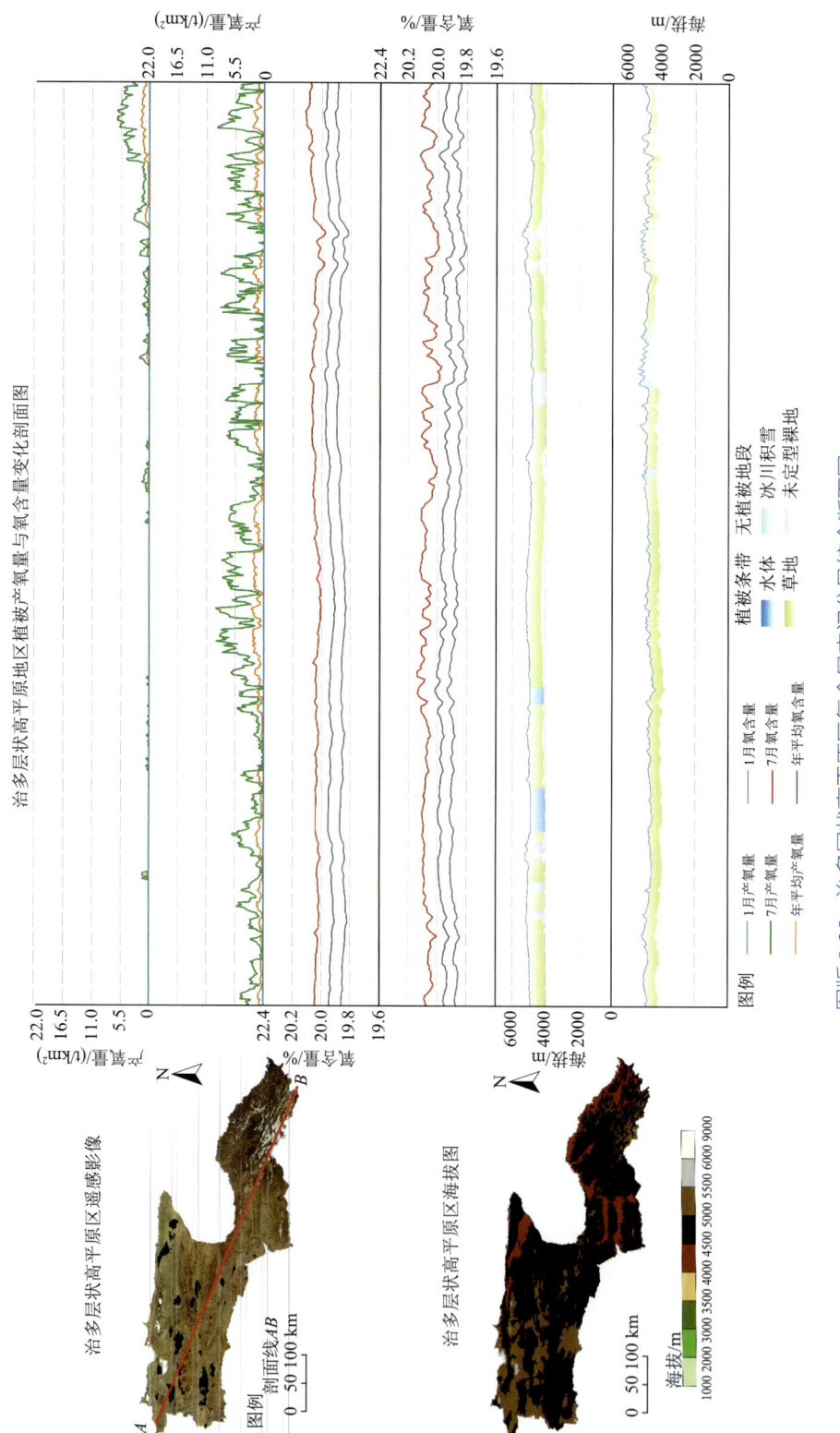

图版 8-25 治多层状高平原区氧含量空间分异综合断面图

第8章 青藏高原典型区地表氧含量与植被产氧量综合分析

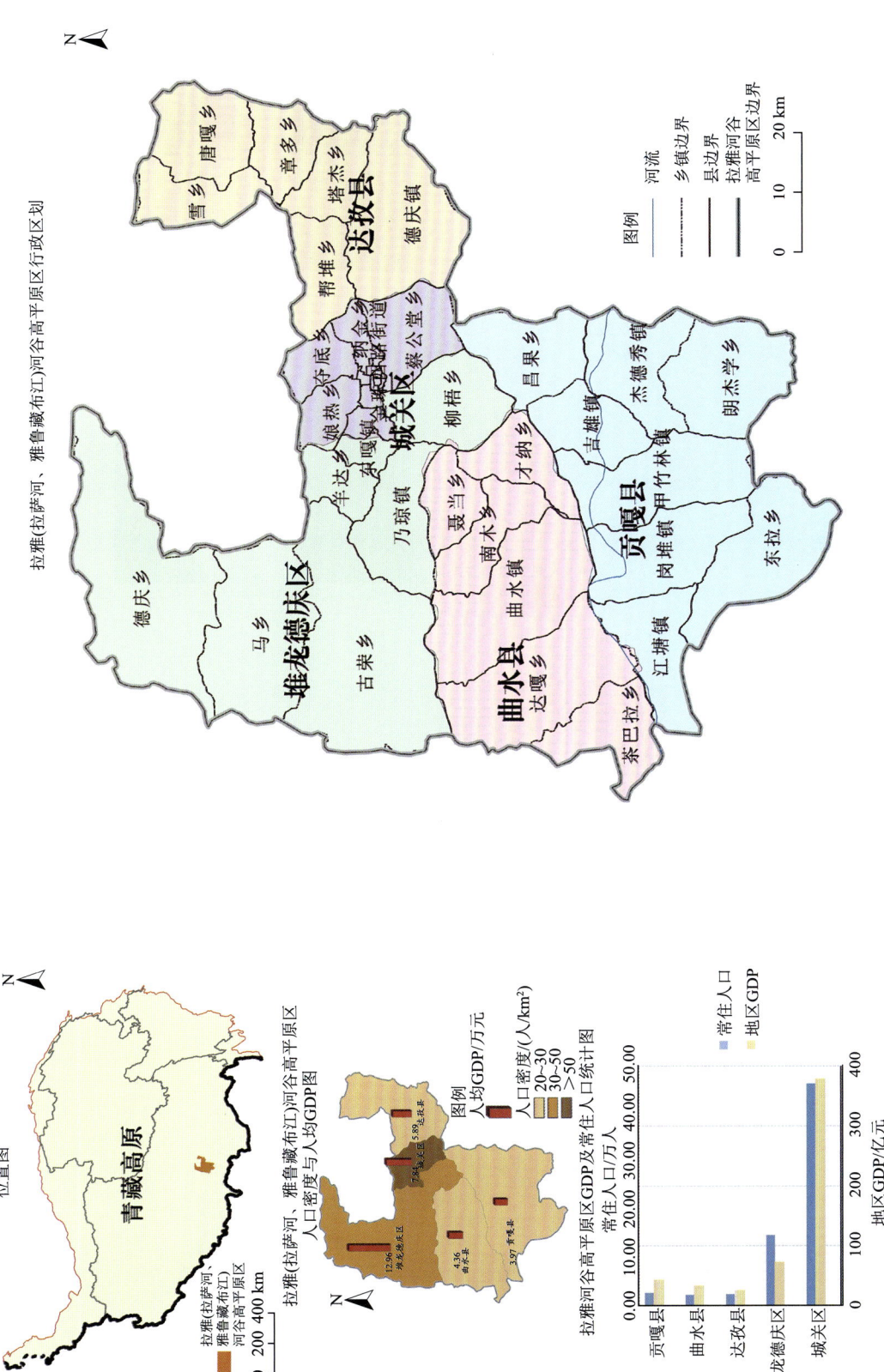

图版 8-26 拉雅（拉萨河、雅鲁藏布江）河谷高平原区行政区划、人口密度及人均GDP

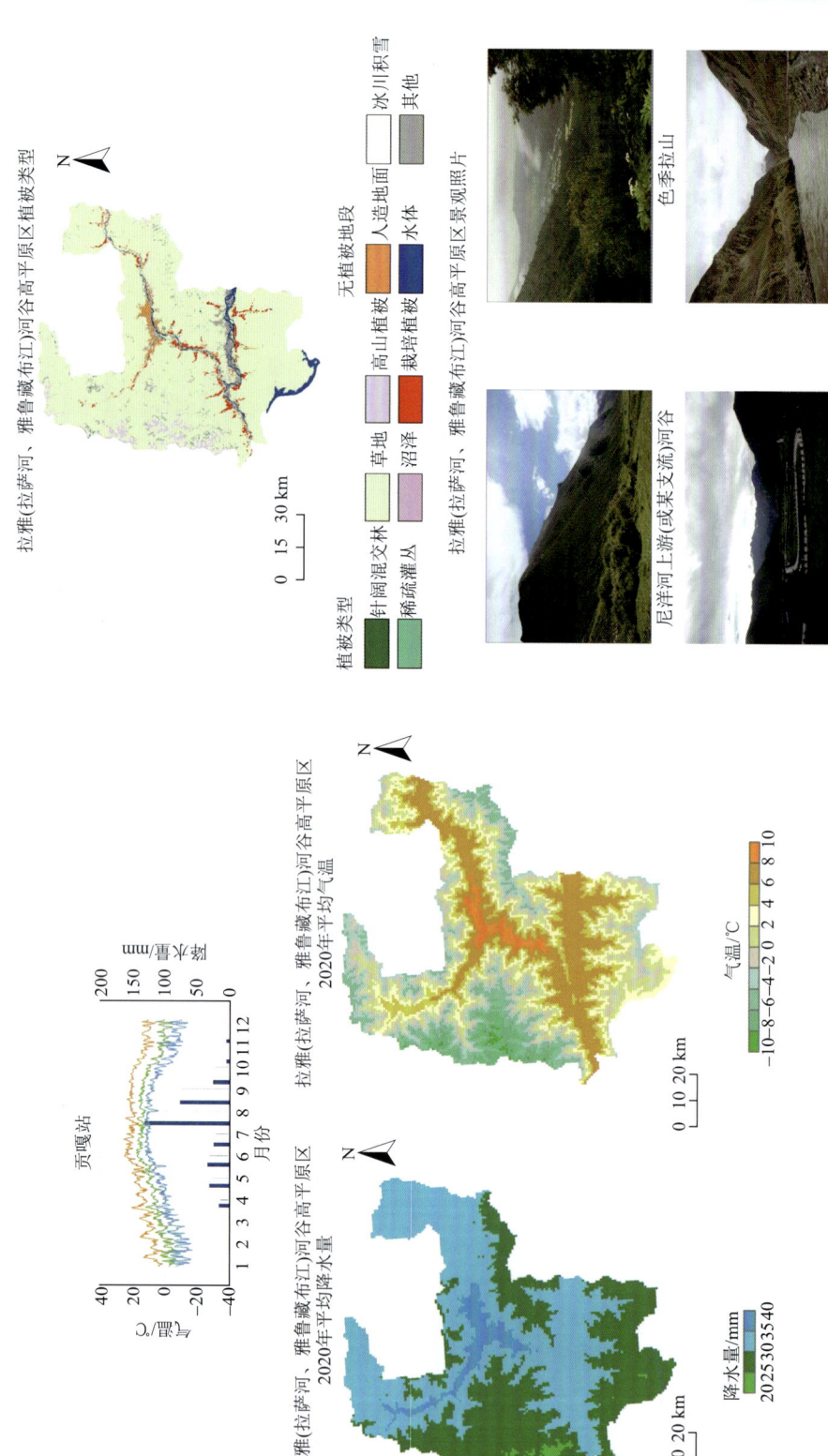

图版 8-27 拉雅（拉萨河、雅鲁藏布江）河谷高平原区气温、降水量、植被类型与景观照片

第8章 青藏高原典型区地表氧含量与植被产氧量综合分析

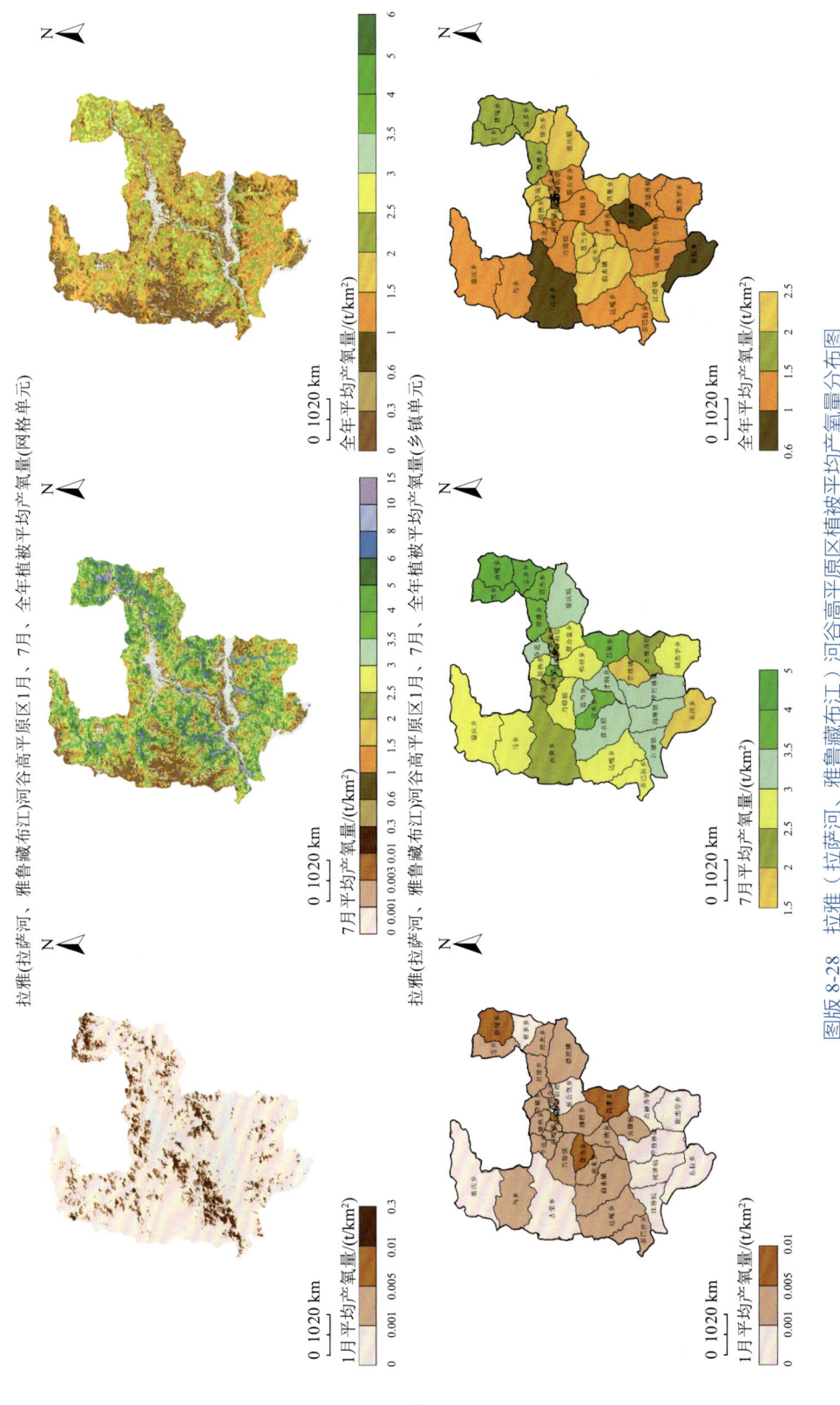

图版 8-28 拉雅（拉萨河、雅鲁藏布江）河谷高平原区植被平均产氧量分布图

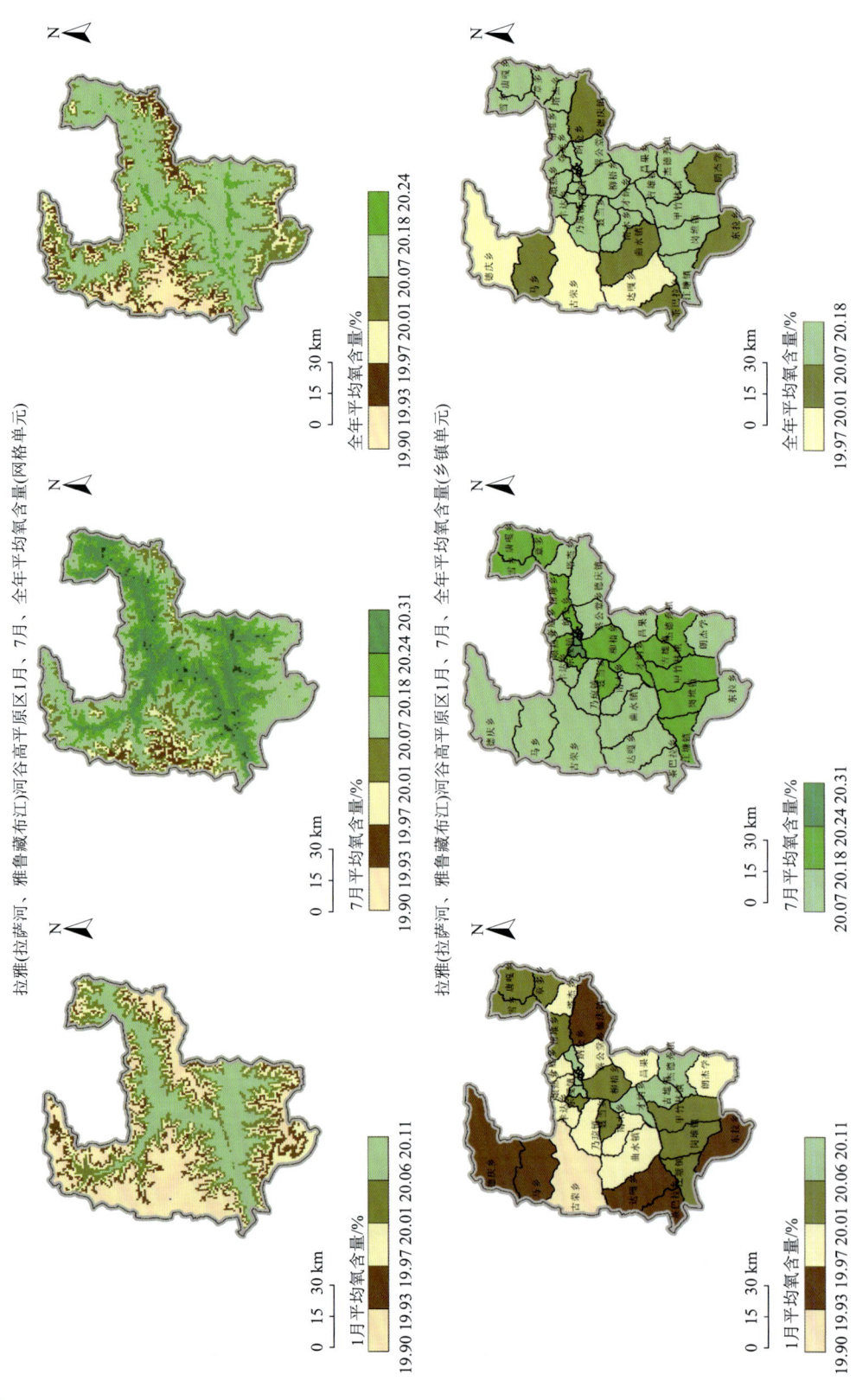

图版 8-29 拉雅（拉萨河、雅鲁藏布江）河谷高平原区平均氧含量分布图

第8章 青藏高原典型区地表氧含量与植被产氧量综合分析

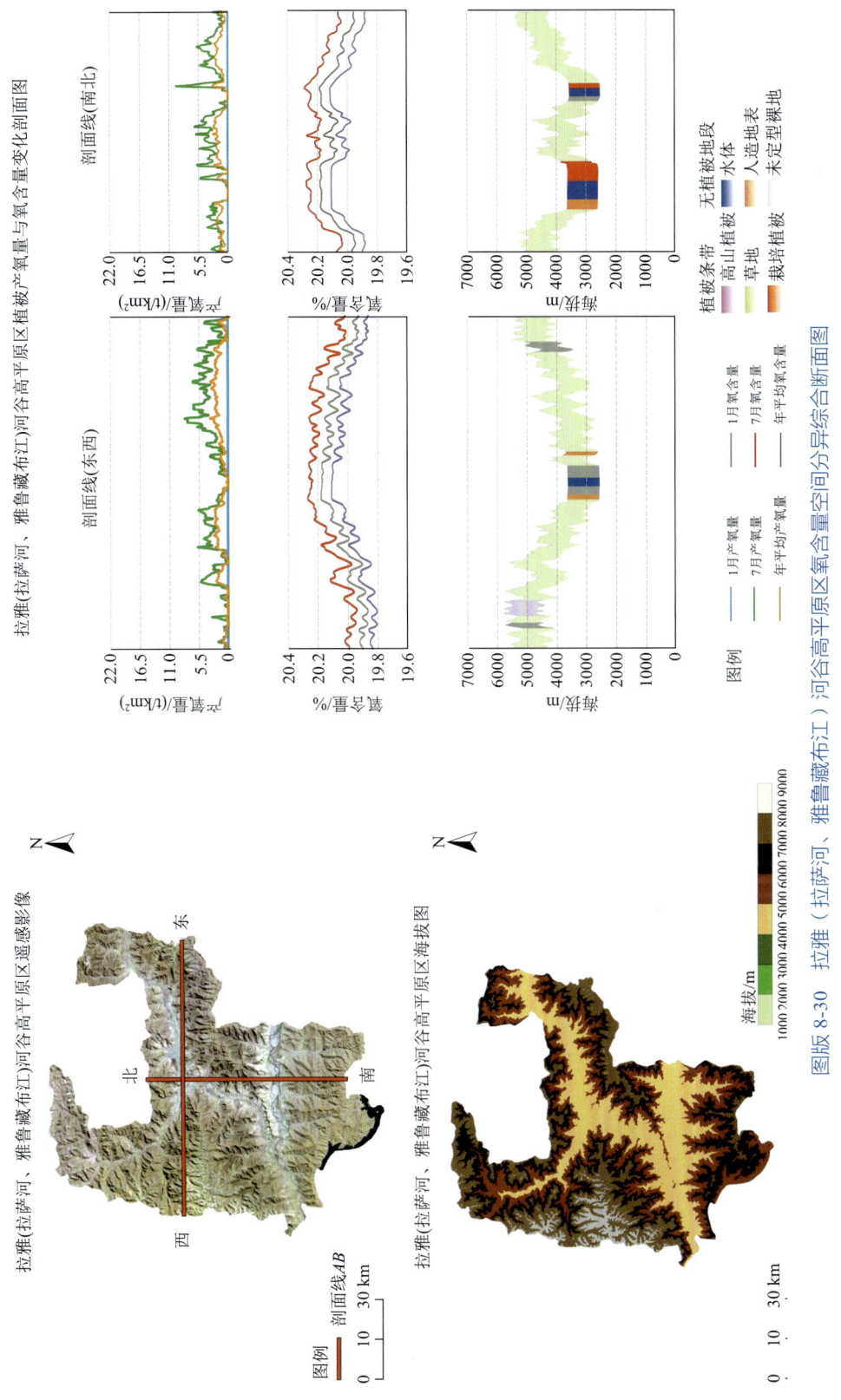

图版 8-30 拉雅(拉萨河、雅鲁藏布江)河谷高平原区氧含量空间分异综合断面图

第 9 章

青藏高原地表氧含量格局与人畜健康专题地图设计[①]

[①] 本章由王静爱、史培军、刘甜、胡小康撰写。
本章地图设计由王静爱、史培军完成，制图由刘甜完成。

本书由科考报告、科考日志以及专题图件组成。为了对主要科考研究成果进行可视化表达，本书以综合考察剖面图、地图或图版（综合组合）等专题图形式展示。本章按照专题地图内容的逻辑和制图规范，对科考报告中的专题图设计做系统阐述，以体现科考的原创成果。科考报告中的插图是阐述成果形成的分析过程图，包括统计图表、示意图、地图等；科考报告中的图版图与文字相结合，采用统一的专题地图集的表达功能，更直观地展现青藏高原地表氧含量格局与人畜健康时空分异。

9.1 专题地图制图理念与总体设计

9.1.1 制图理念

围绕研究"氧含量格局与人畜健康"主题，可视化科考过程和线路规律。"青藏高原氧含量以及人畜健康响应"这个主题的数据，是通过对氧含量的测量、短居人群健康指标的测量，以及牲畜健康实验和指标测量获得的。基于科考的原始性和过程性，专题地图设计体现出科考中测点的氧含量与人畜健康实测数据，以综合剖面图的方式（考察路线的地形剖面线为基础）进行可视化表达，精细表达考察路线每一个考察点的多元地理信息，突出考察线路的氧含量及其相关地理因素的空间变化。

围绕研究"产氧量和氧含量"主题多尺度制图表达时空规律。基于科考数据和先验认知，构建产氧量和氧含量模型，综合编制表达青藏高原产氧量和氧含量的时空格局地图，从而得出对青藏高原产氧量和氧含量三维地带性的新认知。研究区域制图基本单元的空间尺度有三种：网格单元、县域单元，以及多级地貌单元，通过制图设计，表达产氧量和氧含量空间差异，进而得到对宏观时空规律的新认识。为了进一步地理解和深入认识微观的地域差异性，根据高原东西差异、南北差异和高低差异，选择6个典型区，详细表达产氧量和氧含量的区域规律性，以及其随地形起伏和人类活动影响的规律性，实现降尺度的产氧量和氧含量时空格局精细化专题地图的展现，从而得出对典型区产氧量和氧含量的微观地理规律的认识。专题图把植被产氧作为生物地球化学过程的主角，基于生物地球化学过程综合表达氧含量及其影响因素，地学过程由地貌、气候、土壤、水文、植被、土地利用等地理过程构成，其是氧含量的重要影响因素，地表氧含量的多少关系到人畜生命及其地球化学过程。

综合制图设计对于理解氧含量及其影响因素具有重要意义。综合表达制图设计可以从四个方面展开。第一，实感-实测-多要素综合可视化表达。在每一个考察点将实地感受和测量数据可视化制图，分层将各相关多个要素的图形/图例叠加，形成点的氧含量综合认知，然后将多点连线制成综合剖面图，形成科考线路的氧含量综合认知。第二，氧含量-多要素模型综合指标制图。氧含量与植被、温度和海拔/大气压等影响要素关系密切，是定量综合模型计算的指标，即综合指标，氧含量制图可以形成对生物地球化学过程的综合认知，特别是提升对区域规律的综合认知。第三，基于网格—县域—区域多尺度综合统计制图。由较小制图单元尺度逐级统计合并，形成多尺度的综合定量特征认知。第四，典型区域-多要素制图-组合图版，按照氧含量产生机制和对人畜的影响的逻辑，将图版分为人文因子、自然条件、植被产氧量、氧含量及其人畜响应等模块组，可在地图之间和图版之间进行对比分析，形成对区域的综合认知。

9.1.2 总体设计

1. 专地地图图版结构

专地地图图版总体设计的内容结构与本书内容紧密配合，包括青藏高原氧含量野外科考测量综合剖面（图版1-1～图版1-28）、短居人群缺氧（低氧）健康响应野外科考驻地测量综合剖面（图版2-1～图版2-8）、畜群缺氧健康响应野外科考定点测量及缺氧暴露格局（图版3-1～图版3-5）、植被产氧量时空格局（图版4-1～图版4-10）、氧含量时空格局（图版6-1～图版6-12）、常居人群缺氧（低氧）引发的慢性高原病格局（图版7-1～图版7-5）等系列专题图版图。各章所包含的地图版图部分不仅是本书制图设计的主体，亦是本书主题氧含量、产氧量、人畜缺氧健康"格局"的重要呈现。

2. 地图投影与地理底图

研究区地理底图采用的青藏高原边界经纬度范围为$25°59'37''N \sim 39°49'33''N$，$73°29'56''E \sim 104°40'20''E$。地图投影为兰伯特投影，中央经线为$92°E$，$25°N$和$47°N$为双标准纬线，青藏高原总面积为$2.5423\times10^6~km^2$（张镱锂等，2002）。地理底图分为五个图层，一是行政驻地图层，其中包含省会城市、地级市和县；二是行政界线和地理界线图层，其中包括国界、省界、市界、县界和青藏高原范围界线要素；三是水体图层，包含河流和湖泊；四是重要山峰；五是交通要素图层，包含高速公路、铁路、国道和省道。6个典型区的地理底图在上述基础上细化，其中行政界线到乡镇界，地名到乡镇名，河流级别降为4～5级。

3. 地图表示方法

本书专题地图图版采用了多种方法来对氧含量时空格局与影响因素、缺氧对人畜健康的影响等专题地图进行表达，每张专题地图确定怎样的地图表示方法，主要依据有3个。第一，依据制图信息的基本单元和数据特征，决定使用点状、线状或面状的何种表示方法；第二，根据制图区域特征，如青藏高原全区、典型区或科考路线等，确定主要的表达方法；第三，根据主题的内涵和科学认知关系，如氧含量时空关联关系、影响因素关联关系和综合要素等，确定多种表示方法的组合，形成关联图谱（图9-1）。

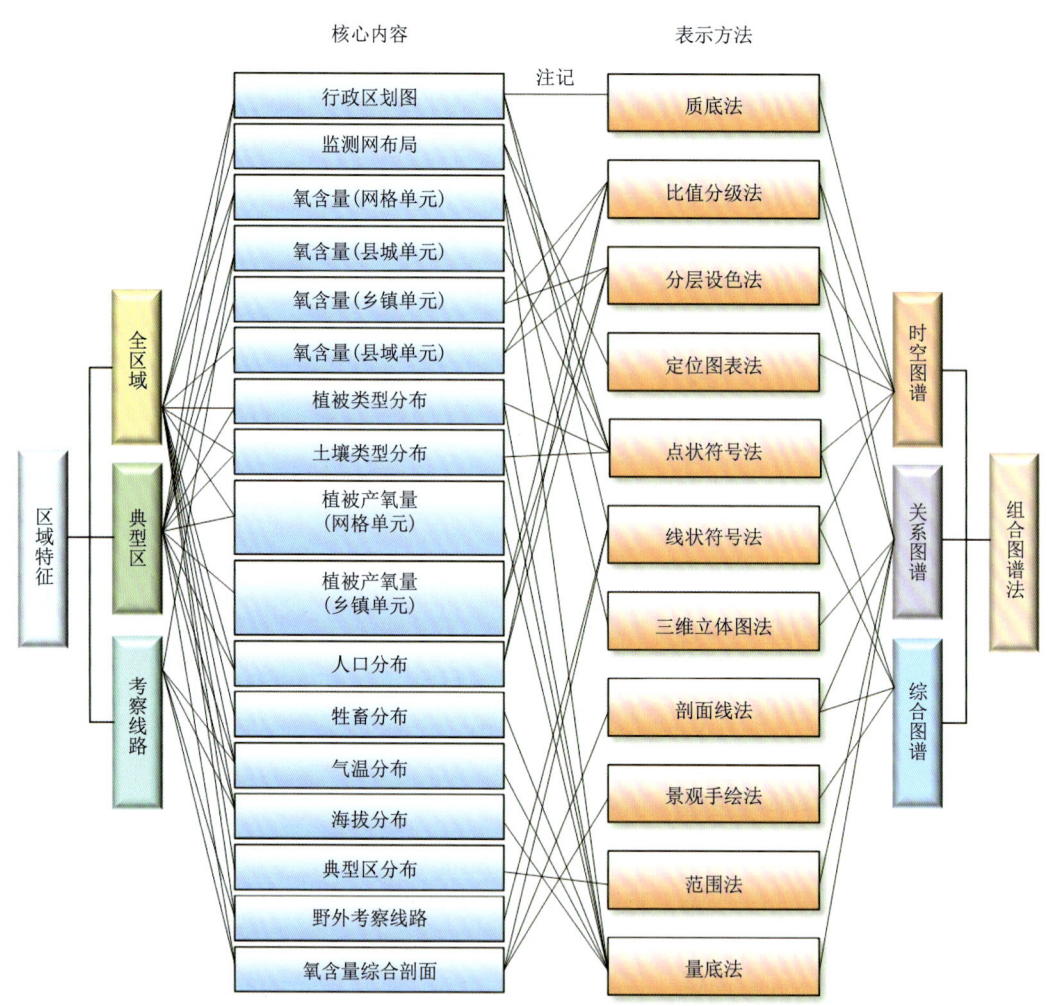

图 9-1　本书各章所包含的专题地图核心内容与表示方法

4. 地图版式设计

针对本书三类专题地图内容设计了相应的版式（图9-2）。科考路线测量综合剖面图（图版1-1）由于其剖面线的连贯性，每一条考察路线的综合剖面图为一个整体，布局在一个对折展开页上。青藏高原全区域专题地图（图版3-1），根据内容的重要性和地图负载量，设为半页地图（即单页2张图）。典型区专题地图（图版8-1）包含20多种专题信息和多幅地图，其版式采用组合图版的形式，综合表达，因各典型区的形状和面积大小不等，各图组的图幅大小和比例尺也不相同。每个典型区均包含5个图版，每个图版均为一个单页。

第9章 青藏高原地表氧含量格局与人畜健康专题地图设计

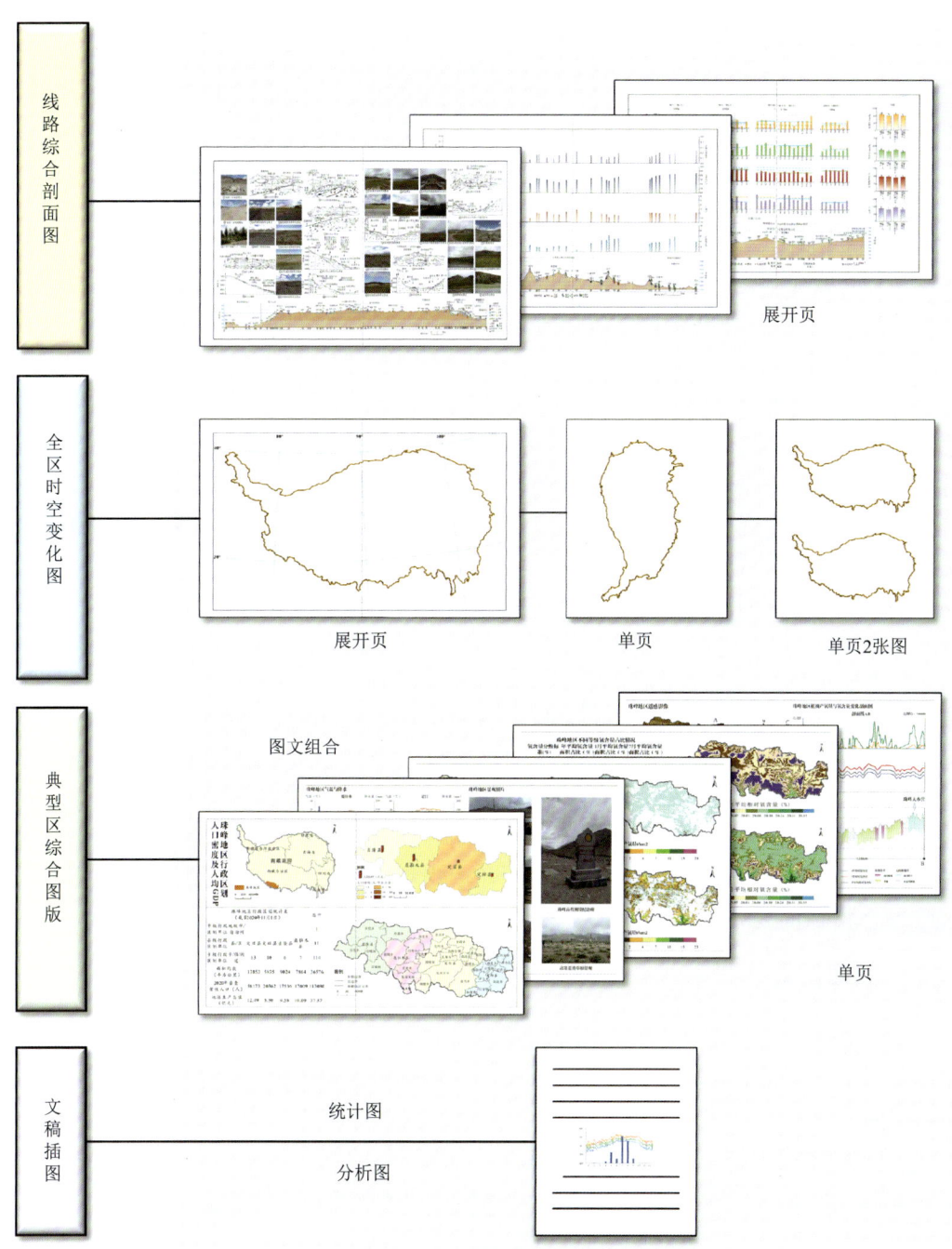

图 9-2 专题地图版式设计

9.2 分部分专题地图制图设计

9.2.1 综合剖面图

1. 综合剖面图制图的基本原则

在科考路线采样点氧含量的测量及其影响因素的野外考察（第1章），短居人群（科考队员）在科考路线驻地缺氧健康响应数据测量（第2章）和地形剖面图绘制的基础上，对每个采样点建立氧含量与其影响因素海拔、大气压、气温、空气相对湿度、植被类型、土壤类型以及地貌单元等要素的对应关系，形成以氧含量为核心的多图层结构的综合剖面图（图版1-1～图版1-28、图版2-1～图版2-8）。这是一种揭示青藏高原氧含量时空变化规律的科学直观的表达方式。科考路线地形剖面图是综合剖面图的基础，表达的内容是科考沿线海拔－经度（或纬度）二维的变化关系，能直观地表现出地面的起伏、坡度和地势的变化。多条线路综合剖面图纵横交织成网状，可进一步扩展到对区域空间差异的综合认知。编制科考路线氧含量综合剖面图的基本原则有五个：第一，强调原始性，也就是用实地仪器测量的数据来制图；第二，强调感知性，建立科考队员感知与实测数据的联系，从而确定可视化表达的图例设计；第三，强调翔实性，尽可能翔实地把每一个测量点的指标表达出来；第四，强调两结合，定性与定量相结合设计图例，影像与图形相结合配置景观照片和素描图；第五，强调综合性，以测站点定位分层表达氧含量及大气压、气温、空气相对湿度、植被与土壤类型、地形地貌、水体及人类活动等氧含量影响因素，可以通过叠加的方式综合分析每个点上与氧含量相关的各项指标，也可以通过点的连线剖面来看这些综合指标的变化。

2. 制图流程

综合剖面图制图流程（图9-3）的主要设计环节包括：确定制图标准及其规范，以实现每个综合剖面图之间的系统性和可比性；制作初始剖面图，表达设计分层指标的图形图例，实现数据－指标的可视化，对定位信息进行校核修改；叠加与配置多指标图层，再次校对图层信息，设计图版布局，形成完整的氧含量综合剖面图。制图软件主要采用是Excel和CorelDRAW，实现数据库管理和图件制作与优化。

3. 实测数据可视化表达与制图设计

基于实测数据绘制的野外科考路线的综合剖面图有两个系列：一是野外沿线考察氧含量及其影响因素的定点测量，二是野外驻地低氧胁迫下人体健康的指标测量。实测包括10个大类（要素类）23个制图指标（可视化），既有定量指标和定性（分类）指标，也有综合景观。这些指标的可视化表达方法多样，其中最基础的指标是海拔，采用剖面线法制图，地形剖面线是综合剖面图的骨架；最核心的指标是地表氧含量和人体缺氧健康响应，主要采用定位图表法制图；其他各项指标采用符号法、景观照片和素描图等方法制图（表9-1）。

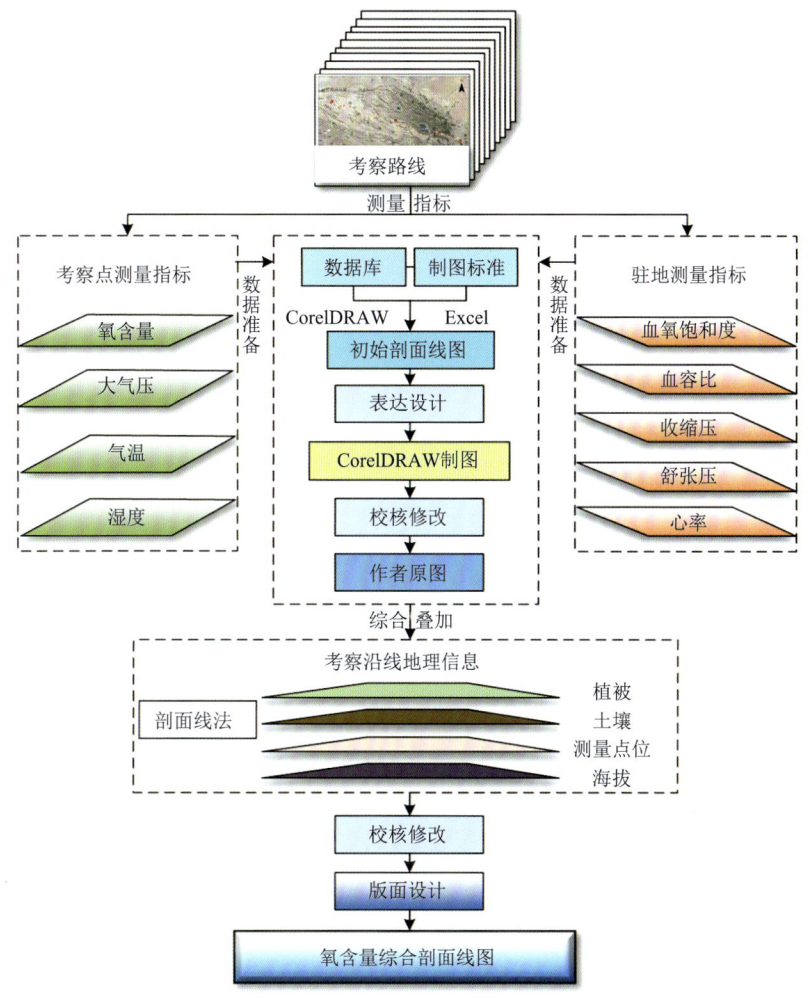

图 9-3　野外科考路线综合剖面图制图流程

表 9-1　实测数据信息可视化制图表达与图形图例设计

要素分类	图层编号	制图数据指标名称	可视化制图表达-表示方法	图形与图例样例
测点	1	测量点	定位符号法+注记	○ 野外测量点
	2	测点编号		㊽ 测点编号
	3	驻地	定位符号法+注记	🏠 驻地
	4	驻点编号		🏠47 驻地编号
路线	5	考察路线	线状符号法	考察路线 ▬

347

续表

要素分类	图层编号	制图数据指标名称	可视化制图表达－表示方法	图形与图例样例
地形地貌	6	海拔	图表法＋地形剖面线法＋注记	
	7	地貌类型	三级地貌注记	
	8	地貌景观	地貌景观素描法	
植被	9	植被类型	分类符号法（象形符号）	
土壤	10	土壤类型	分类设色符号法（色相分类）＋注记	
水文	11	水系	注记（指示线）	河流
人类活动	12	土地利用（交通、城镇等）	注记（指示线）	国道
景观	13	综合景观（遥感影像与照片）	景观图片法＋注记	⑯高寒草甸景观
大气	14	氧含量	定位图表法（不同颜色）	
	15	大气压		
	16	相对湿度		
	17	气温		

第9章 青藏高原地表氧含量格局与人畜健康专题地图设计

续表

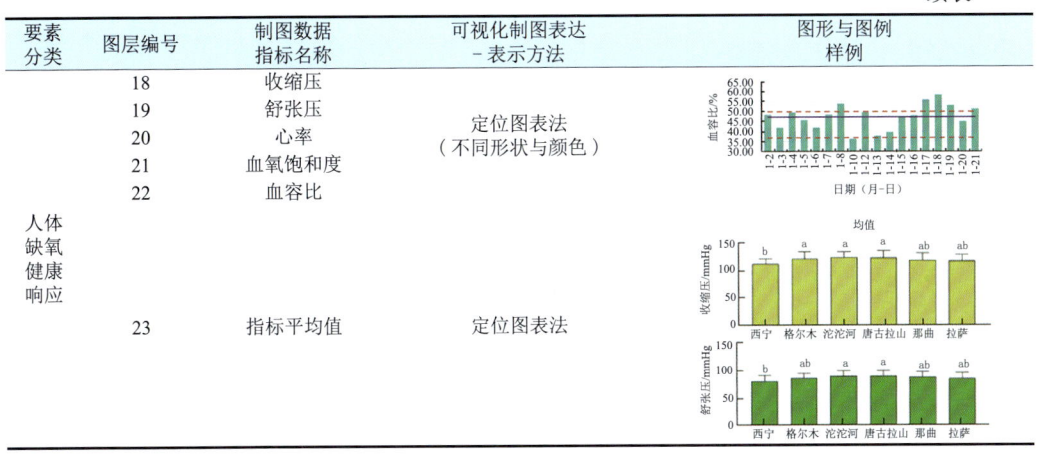

要素分类	图层编号	制图数据指标名称	可视化制图表达-表示方法	图形与图例样例
人体缺氧健康响应	18	收缩压	定位图表法（不同形状与颜色）	
	19	舒张压		
	20	心率		
	21	血氧饱和度		
	22	血容比		
	23	指标平均值	定位图表法	

4. 图形组合与图面配置

野外科考路线综合剖面图分设三个组合图版，图中编号与表9-1中图层的编号一致。图形组合的关键是以地形剖面线为基准，定位测量点编号和驻地编号，每个点的编号都能检索和对应读出各类制图指标信息；每条综合剖面图的制图标准一样，统一放在每一版图的下方（图9-4）。

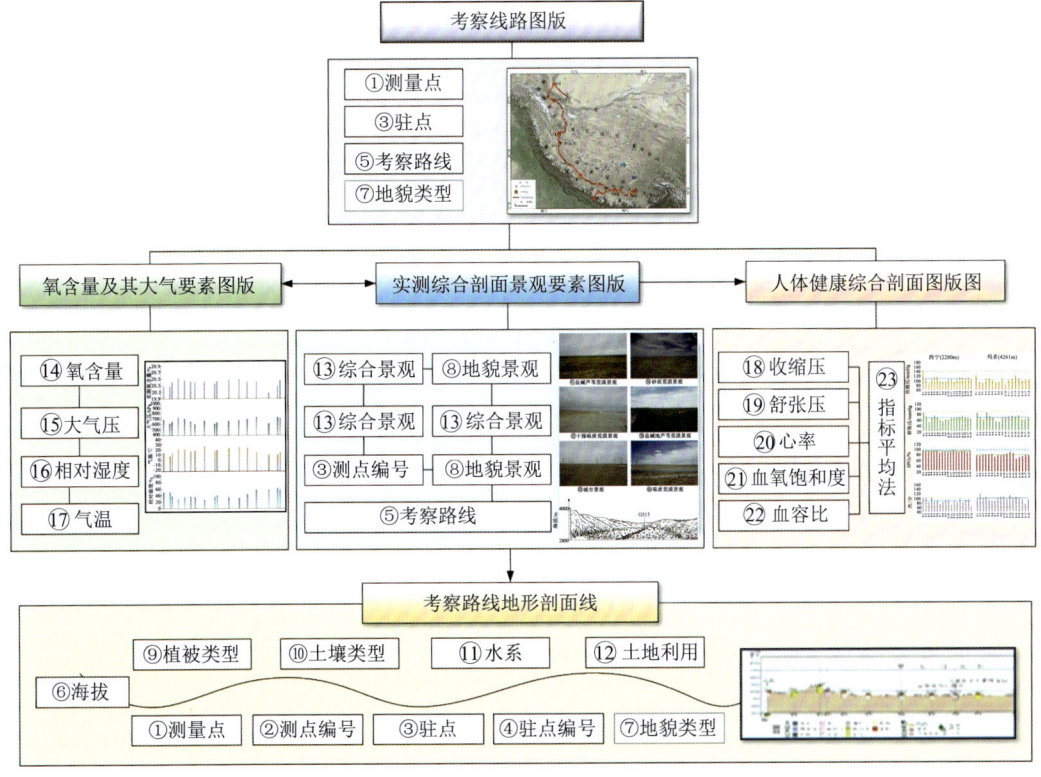

图9-4 综合剖面图的图形组合关系

9.2.2 模型指标图

1. 产氧量与氧含量及其制图原则

编制植被产氧量图（图版 4-1～图版 4-10）和氧含量图（图版 6-1～图版 6-12）是本书专题地图可视化表达的核心任务。这两类制图指标均采用数学模型计算得出，植被产氧量测算基于光合－呼吸过程的碳氧平衡原理，将植被净初级生产力换算为植被产氧量（第 4 章）；氧含量计算基于氧含量影响因子关联性模式，计算海拔、气温、净生态系统生产力对氧含量的贡献率（第 6 章）。植被产氧量和氧含量编制的共性原则：第一，最小制图单元分别采用空间分辨率为 250 m、1000 m 的网格单元；第二，制图表示方法均采用分段－分级设色的量底法，这里的关键是根据指标数据分布和区域组合规律，在保持科学性的基础上，优化分级、级数及其色彩组合；第三，多尺度制图表达效果均凸显产氧量和氧含量的三维地带规律和区域时空组合规律。

2. 制图内容结构与流程

植被产氧量和氧含量的制图内容结构包括 4 个方面：①植被产氧量是基于网格单元，分全年平均、春夏秋冬的各季节平均和 6～9 月的平均产氧量制图，以图版形式呈现；②基于植被类型图（网格单元，质底法表示），按不同植被类型，建立类型与产氧量的相关关系，用分类统计图的方法，编制出不同时段植被类型与产氧量的占比关系图谱，以插图方式呈现；③氧含量是基于网格单元、县域单元和不同级别的地貌单元编制，对不同空间尺度下的全年平均、1 月和 7 月平均氧含量、7 月与 1 月氧含量的差值进行制图，以图版形式呈现；④针对氧含量与海拔、气温、净生态系统生产力等各影响要素进行相关分析，用统计制图的方法，编制氧含量与各影响因素的相关关系图谱，以插图方式来呈现。植被产氧量和氧含量的制图流程中，基于 ArcGIS 软件制作作者原图，使用 CorelDRAW 软件制作出版原图。制图过程中，多次校核和分级设色优化。多次校核是制图质量提升的过程，首先，制图人员对指标数据配准到地理底图上的信息完备程度和配准准确程度进行校核；其次，在 ArcGIS 软件制作过程中，制图人员对作者原图数据分级合理性校核，编图人员与制图人员一起，对区域规律正确性进行校核和调整；再次，使用 CorelDRAW 软件制作过程中，制图人员对出版原图进行综合校核，其中特别关注分级设色呈现的组合规律是否准确；最后，出版前编图人员对出版原图全面校核。经过四个不同阶段各有侧重的校核，可以逐渐优化，保证图件的准确性（图 9-5）。

第9章　青藏高原地表氧含量格局与人畜健康专题地图设计

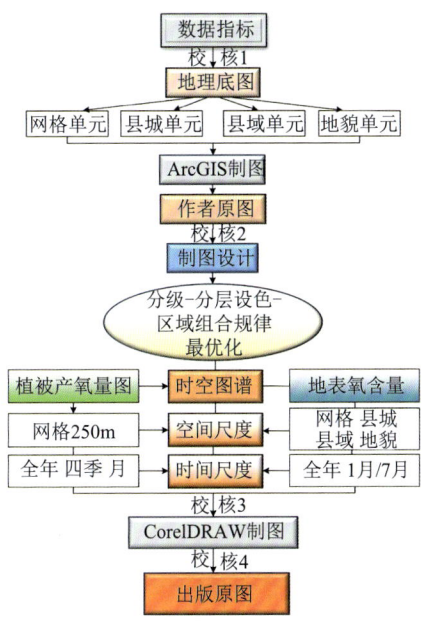

图 9-5　产氧量与氧含量制图流程

3. 时空格局图谱设计

植被产氧量和地表氧含量的生物地球化学过程具有时空属性，作用机理相当复杂，涉及自然界的各个圈层。本书专题地图制作引入图谱表示方法，以直观方式来可视化表达复杂过程，以形象思维方式来认知复杂、抽象、综合的氧含量内涵的谱系（周成虎和李宝林，1998）。对植被产氧量和氧含量时空复合信息进行挖掘和制图表达，能够揭示青藏高原氧含量及缺氧对人畜健康威胁的地域分异规律。编制植被产氧量图谱的基本思路是从下述 5 个维度考虑设计：第一，基于 NPP 数据计算得到网格单元的植被产氧量图，通过对植被分类得到植被类型图；第二，从时间维度构建两个相互关联的产氧量图谱，植被相关的数据作为纽带将两个图谱联系在一起；第三，植被产氧量的时空图谱，分时间尺度构建，有全年、分四个季节和分 4 个月的系列制图；第四，植被类型－产氧量关联时空图谱，通过对不同等级产氧量与不同植被类型进行统计，进行全年、分 4 个季节和分 4 个月的系列制图，表达不同时段、不同产氧情况下，植被类型面积的占比；第五，以图版形式呈现植被产氧量的时空图谱，以插图形式呈现植被类型与产氧量关系的统计图谱（图 9-6）。

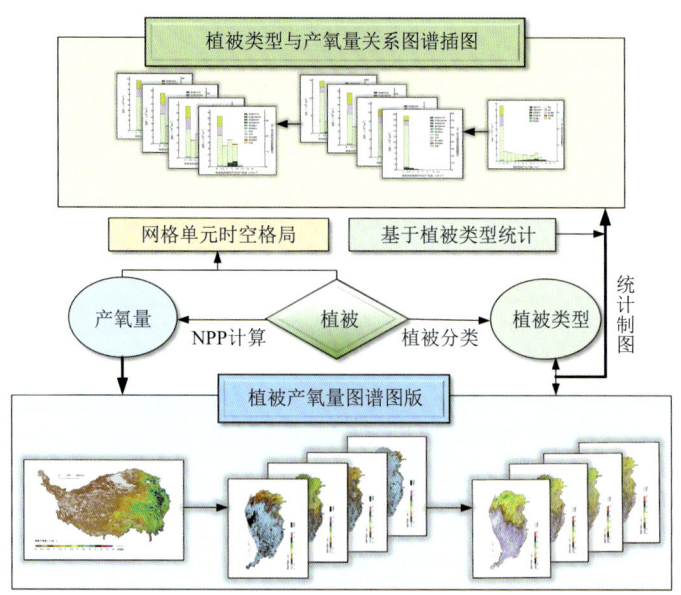

图 9-6　植被产氧量时空格局图谱

青藏高原氧含量图谱是本书最为核心的成果呈现方式。氧含量时空格局图谱（图 9-7）基于网格的氧含量指标（第 6 章）分两个系列展开：一个是从全区、县域和县城三个空间尺度，以全年、7 月、1 月三个时间尺度，编制系列专题地图，构成了氧含量的时空格局图谱，并以图版形式呈现；另一个是以地貌区划（程维明等，2019）中的二级地貌区、三级地貌区和四级地貌区三个空间尺度（第 6 章），以全年、7 月、1 月三个时间尺度，编制系列地图，构成了不同等级地貌区氧含量的时空图谱，并以插图形式呈现。与此类专题地图一致的还有家畜（主要是牛和羊）缺氧暴露分布图（图版 3-1～图版 3-5）、缺氧引致的常居人群慢性高原病分布图（图版 7-1～图版 7-5），它们均按图 9-7 的时空格局图谱表示。

9.2.3　典型区图

1. 典型区及其制图原则

典型区制图（图版 8-1～图版 8-30）的基本原则：①综合性与主导因素相结合的原则。综合性，即全面反映与氧含量相关的自然与人文要素，形成多层信息指标的制图；主导因素是以氧含量为主导，重点表达氧含量的时空变化及人畜健康。②地图与综合剖面图相结合原则。典型区采用多种表示方法制图，氧含量制图既有以地图方式表达的网格单元的时空动态图谱，如全年、1 月、7 月的地图，也有氧含量综合剖面图。每个典型区选择一个最有代表性的断面，以地形剖面线为骨架，以植被类型和产氧量变化为基础，综合表达氧含量及其变化为核心的断面特征。③要素分层与图版组

第 9 章 青藏高原地表氧含量格局与人畜健康专题地图设计

合相结合原则。每个典型区将各要素分成地理位置与行政区划、自然条件、植被产氧量、地表氧含量、综合断面–氧含量与人畜健康 5 个部分，以图版形式呈现。④典型区之间与青藏高原图例设计可比性相结合原则。一方面，在典型区的图件之间，图例、计量单位、表达方法上具有可比性；另一方面，与青藏高原全域的相关图件也要保持一定的相似性，特别是植被产氧量与氧含量的制图与总图一致，这样可以增加不同尺度区域的可比性和辨识度。⑤地图编制过程纵向与横向相结合原则。纵向按指标制图，以保证各项要素的制图标准和规范；横向按区域组版，以提供典型区区域规律综合分析的可能性（第 8 章）。

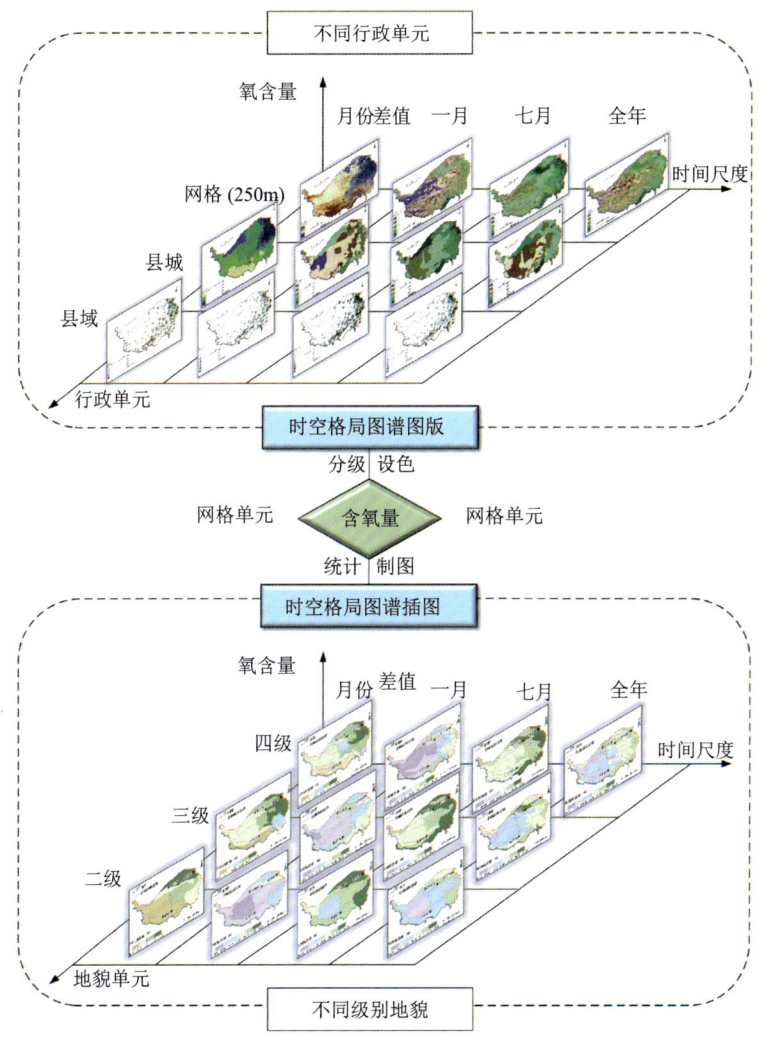

图 9-7　氧含量时空格局图谱

2. 制图流程

典型区的制图流程是纵向制图与横向拼图既相互交织,又前后承接的过程(图9-8)。

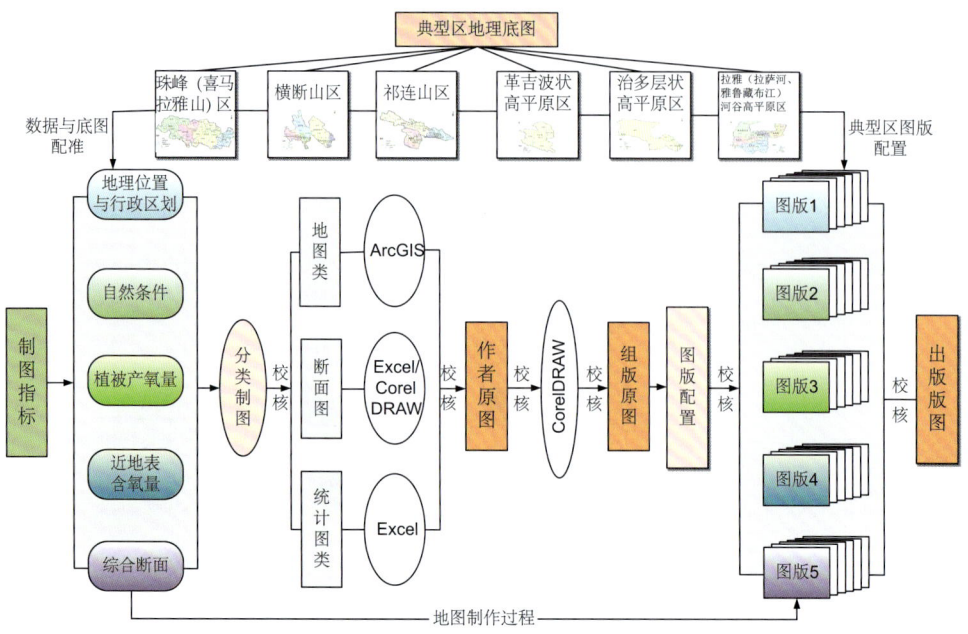

图 9-8 典型区制图流程

纵向制图流程的关键步骤是依据各类制图指标特征,分类处理数据,使用不同的软件为地图、剖面线、统计图以及影像制图,形成23个指标的各类专题图件。横向制图流程分前后两个关键步骤:前一关键步骤是将6个典型区的地理底图与区域数据指标配准;后一关键步骤是将每个典型区的23个指标图件,分5个部分进行图面配置,形成5个图版,构成区域综合图谱。整个过程经过不同阶段各有侧重的校核,既可保证图件的可比性和准确性,又可提升表达区域规律可视化的程度。

3. 制图表示方法与版式

典型区制图的特点是指标和表示方法的多样化,5类要素的23个指标用10多种表示方法实现可视化(表9-2)。

表 9-2 典型区信息可视化制图表达与图形图例设计

图版	主要专题图	制图表示方法	图例样式
位置与人文要素	典型区范围与位置图	范围法	
	行政区划图	质底法+定位符号法	

第 9 章　青藏高原地表氧含量格局与人畜健康专题地图设计

续表

图版	主要专题图	制图表示方法	图例样式
位置与人文要素	人口密度图	比值分级法	人口密度/（人/km²） ■ 1~2 ■ 2~3 ■ 3~5
	人均 GDP 图	分区统计图法	人均GDP/万元
自然要素	地貌（地势）图	等值线 + 分层设色	海拔/m 1000 2000 3000 4000 5000 6000 7000 8000 9000
	气温图	等值线 + 分层设色	气温/℃ −18 −16 −14 −12 −10 −8 −6 −4 −2 0 2 4 6 8 10 12 14
	降水图	等值线 + 分层设色	
	植被类型图	质底法	植被类型：常绿针叶林、常叶阔叶林、高山植被、叶阔叶混交林、郁闭灌丛、栽培植被、常绿阔叶林、草地、沼泽　无植被地段：水体、人造地面、冰川积雪、裸地
	土壤类型图	质底法	
	自然景观图	典型照片	
植被产氧	植被产氧量图（全年平均）	网格分级设色法	全年平均产氧量/(t/km²) 0.01 0.3 0.6 1 1.5 2 2.5 3
	植被产氧量图（1月平均）	网格分级设色法	1月平均产氧量/(t/km²) 0 0.001 0.005 0.01 0.3 0.6 1 1.5 2 2.5 3 3.5 4 5
	植被产氧量图（7月平均）	网格分级设色法	7月平均产氧量/(t/km²) 0 0.001 0.005 0.01 0.3 0.6 1 1.5 2 2.5 3 3.5 4 5 6 8 10 15

续表

图版	主要专题图	制图表示方法	图例样式
植被产氧	植被-产氧关系图	统计图表	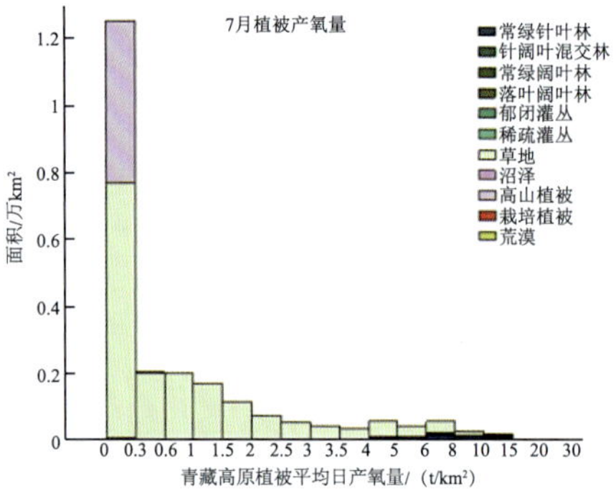
氧含量	地表氧含量图（全年平均）	网格分级设色法	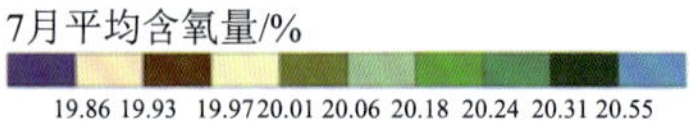
	地表氧含量图（1月平均）	网格分级设色法	
	地表氧含量图（7月平均）	网格分级设色法	
	氧含量图等级占比图	统计图表	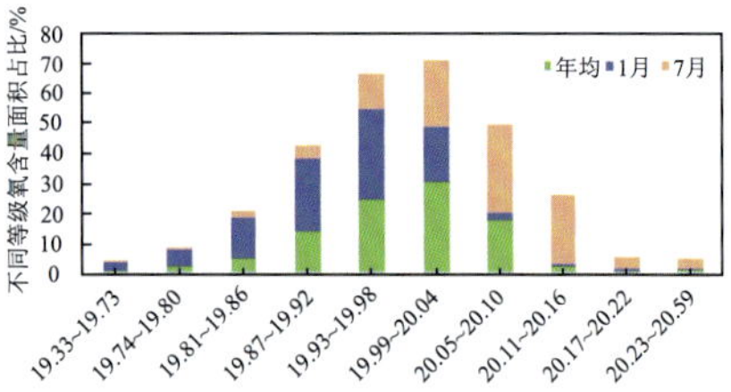
综合断面图	综合断面位置图	线状符号法+遥感影像	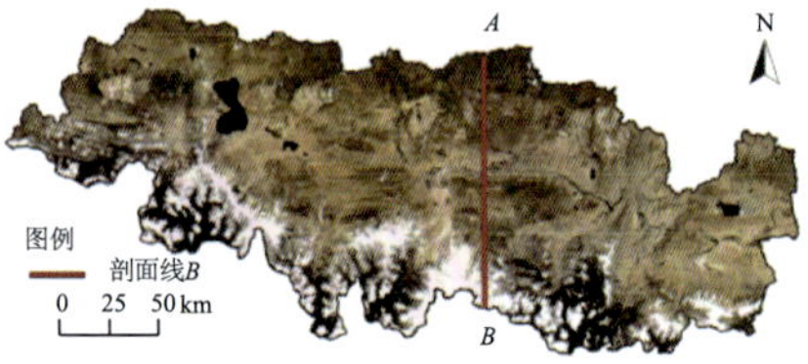
	综合断面（多层信息）地形剖面线、植被类型、植被产氧量、氧含量	剖面线法+统计图表法	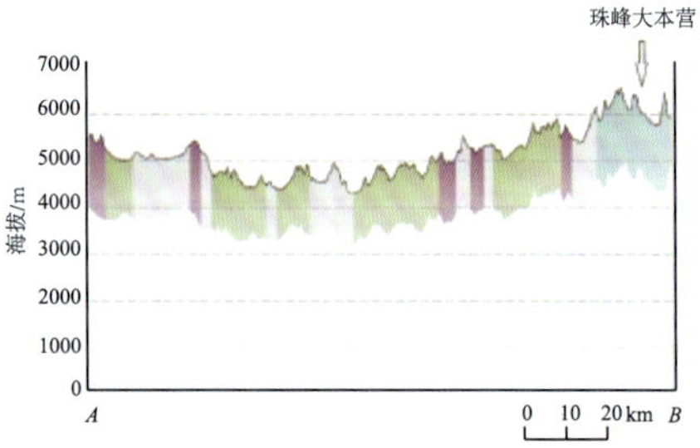

典型区的植被产氧量和氧含量两个图版均采用网格分级设色法，图例与青藏高原对应的图例相一致，以增加可比性。综合断面图采用剖面线法制图，以地形剖面线为骨架叠加植被类型、植被产氧量时空变化、地表氧含量时空变化，表达地形断面的综

合变化特征和相互关系。典型区氧含量综合断面图与前述的青藏高原实测氧含量综合剖面图是两个空间尺度的规律表达。典型区地图版式的特点：基于制图指标设计的版式，分五大要素指标制成 5 个图版，每个图版表达相互关联的 3～6 个图，配置在一个展开页上；每个典型区均按照上述逻辑，包含 5 个图版、6 个典型区共计 30 个图版。

参考文献

程维明, 周成虎, 李炳元, 等. 2019. 中国地貌区划理论与分区体系研究 [J]. 地理学报, 74(5): 839-856.

张镱锂, 李炳元, 郑度. 2002. 论青藏高原范围与面积 [J]. 地理研究, 21(1): 1-9.

周成虎, 李宝林. 1998. 地球空间信息图谱初步探讨 [J]. 地理研究, 增刊: 10-16.

附录

附录包括科考日志（附录1），青藏高原地表氧含量专题地图编制人员表（附录2），青藏高原地表氧含量测量结果及相关地理要素数据（2017～2023年）（附录3），青藏高原氧含量定位测量结果及相关地理要素数据（附录4），青藏高原植被/地表覆盖调查数据（2017～2022年）（附录5），青藏高原缺氧（低氧）短居人口、模式动物、家畜健康响应过程测量数据（附录6）。

1. 科考日志

科考日志包括青藏高原地表氧含量实地测量日志（附1.1）和短居人群（科考队员）沿青藏高原科考沿线驻地缺氧健康响应测量日志（附1.2）。

2. 青藏高原地表氧含量专题地图编制人员

参加青藏高原地表氧含量专题地图编制的人员主要有：北京师范大学、青海师范大学、青海省人民政府－北京师范大学高原科学与可持续发展研究院的教师和学生。

3. 青藏高原地表氧含量测量结果及相关地理要素数据（2017～2023年）

青藏高原地表氧含量测量结果及相关地理要素数据包含以下内容：2017～2023年青藏高原及其周边地区测量点地表氧含量及其他数据（1014组），该数据主要由科考队野外实测，主要包括测量点地理位置（经、纬度）、海拔、气温、空气相对湿度、大气压、氧含量，以及根据点位信息提取得到的测量点地貌类型、植被类型。具体数据及相关说明详见附录3附表3-1。

4. 青藏高原氧含量定位测量结果及相关地理要素数据

1）青藏高原典型生态系统碳交换量观测数据（122组）

该数据于2021年8月在青藏高原东北部的青海省西宁市大通县达坂山、海北州海晏县青海湖北岸以及海西州乌兰县茶卡盐湖测得，主要包含大气压、气温、氧含量、光合作用、呼吸作用等指标。上述地点的植被类型分别为：达坂山高原高寒草甸、灌丛草甸；青海湖北岸高原高寒禾草、薹草草原；茶卡盐湖高原高寒半荒漠/矮灌丛荒漠。具体数据及相关说明详见附录4附表4-1。

2）祁连山—若尔盖—三江源—藏西北固定点位生态系统草地固碳释氧观测数据（37组）

该数据于2021年7～9月在青藏高原东北部的青海省海北州祁连县和门源县、阿坝州若尔盖县唐克镇附近、黄河源区玛多县和长江源区唐古拉山镇附近以及藏西北阿里地区改则县及那曲县安多县测得。具体测量时，在每个区域选择2条典型样带，每条样带选择5个不同的海拔区，各海拔选取3个样地，在各样地上，对经纬度、海拔、氧含量、土壤呼吸、植被覆盖度、Shannon-Wiener指数、Simpson指数、Margalef物种丰富度指数、Pielou指数进行了测量。上述地点的植被类型为：祁连山与若尔盖——高寒草甸与灌丛草甸草原；三江源——高寒典型草原；藏西北羌塘高原半荒漠/荒漠草原。具体数据及相关说明详见附录4附表4-2。

5. 青藏高原植被／地表覆盖调查数据（2017～2022年）

1）植被／地表覆盖调查数据（51组）

青藏高原缺氧环境及其健康效应综合科学考察小分队在野外共测量得到51个大样方（1000m×1000m，个别大样方因地形原因调整为：5个"200m×200m"，或10个"100 m×100m"），包括植被（林、灌、草、农作物等）、枯枝落叶、枯草、动物与家畜粪便、裸地［裸岩、裸石、裸砾、裸沙（砂）、裸土等］、道路（高速路、等级公路、乡村路等）、通信设施、电力设施、居住地、厂房等。测量时，具体在测绳整米处都其地表覆盖类型。具体数据及相关说明见附录5附表5-1。

2）植物群落样方数据（234组）

青藏高原缺氧环境及其健康效应综合科学考察分队在野外共测量得到植物群落样方234组。其中，2020年测得37组、2021年测得137组、2022年测得60组。具体数据及相关说明见附录5附表5-2。

6. 青藏高原缺氧（低氧）短居人口、模式动物、家畜健康响应过程测量数据

1）青藏高原缺氧（低氧）短居人口路线科考（驻地）健康响应过程测量数据（1422组）

根据考察研究计划，青藏高原缺氧环境及其健康效应科考分队在2019年夏季沿青藏线、川藏线；2020年夏季沿西宁—玉树—昌都—昆明线、玉树—那曲—阿里—札达线、西宁—合作—红原—成都线；2021年夏季沿玉树—马尔康—玛沁—格尔木—茫崖—大柴旦—西宁线；2022年夏季沿玛多—曲麻莱—索南达杰自然保护站—双湖—班戈线、喀什—塔什库尔干线；2023年环祁连山、环青海湖主要驻地进行了缺氧对旅居人口（科考队员）健康影响的数据测量和样本采集。

短居人群（科考队员，下同）野外考察测量路线设计主要考虑以下两个原则：一是沿科考路线联合氧含量与相关数据测量科考分队协同开展。二是生理指标测量和样本采集主要在早晨6点至8点30分空腹测量，晚上6点至11点餐后测量，条件具备的点采集血液样本，尽可能涵盖典型地区政府驻地。具体数据及相关说明见附录6附表6-1～附表6-13。

2）青藏高原缺氧（低氧）短居人口定点科考健康响应过程测量数据（985组）

依据考察研究计划，青藏高原缺氧环境及人畜健康科考分队，于2021年12月31日～2022年1月16日开展缺氧环境对旅居人口（科考队员）健康响应冬季定点（贵南县、达日县）观测，以西宁作为参照，选择不同海拔地区（海南州贵南县、果洛州达日县）开展对比观测，早晨空腹测量和采样，并进行血常规检测。本次科考共获得数据985组，样本335份。具体数据及相关说明见附录6附表6-14和附表6-15。

3）青藏高原缺氧（低氧）模式动物响应过程测量数据（72组）

依据考察研究计划，青藏高原缺氧环境及其健康效应科考分队于2019年在西宁市城中区（海拔2200m）、海北州门源县（海拔3200m）、果洛州玛多县（海拔4200m）开展缺氧对模式动物健康影响的定点观测实验。缺氧对模式动物健康影响的定点观测，

按常规实验观测规范进行。共获得数据 72 组，样本 216 份。具体数据及相关说明见附录 6 附表 6-16。

4）青藏高原缺氧（低氧）家畜健康响应过程测量数据（40 组）

依据考察研究计划，青藏高原缺氧环境及其健康效应科考分队于 2021 年 3 月 24 日～4 月 24 日在西宁市城北区（海拔 2200m），2021 年 4 月 25 日～5 月 24 日在黄南州河南县（海拔 3800m）开展了缺氧对家畜牦牛、黄牛养殖影响的控制实验。家畜考察和采样点设计主要考虑以下两个原则：一是控制实验观测和采样，选择具备控制条件的青海大学畜牧兽医科学院西宁试验站和黄南州河南县牦牛养殖合作社开展。二是在不同海拔地区扩大样本量观测和采集冬季数据。共获得数据 40 组，样本 612 份。具体数据及相关说明见附录 6 附表 6-17 和附表 6-18。

附录 1　科考日志

附 1.1　青藏高原地表氧含量实地测量日志[①]

附 1.1.1　青藏线（曲水—拉萨—那曲—格尔木）

依据科考研究计划，"缺氧环境及其健康效应"科考分队，在西藏自治区政府领导和那曲地区行署领导的支持下，由那曲县租用一辆越野面包车和小汽车，于 2017 年 7 月 27 日～8 月 4 日组织并完成了夏季沿青藏线的氧含量科考测量，参加本次科考分队的单位有北京师范大学、应急管理部国家减灾中心、中国科学院大气物理研究所、中国科学院地理科学与资源研究所、中国科学院西北生态环境资源研究院，成员有史培军、杨建平、吴吉东、周洪建、毛睿、杨静、孔祥慧、王红、高妙妮、张安宇、何研、陈彦强、陈虹举、冀钦。本次野外共获得 65 个样点的测量结果，具体数据见附录 3。科考测量过程记录如下。

2017 年 7 月 27 日　天气晴。本次科考分队北京方面的科考成员（除周洪建外）于 2017 年 7 月 27 日上午乘飞机（CA4125）由北京直达拉萨贡嘎国际机场；兰州方面的科考成员于 2017 年 7 月 24 日上午由兰州乘坐火车（Z917），于 7 月 25 日上午到达拉萨，全体科考成员住西藏自治区迎宾馆。当天下午召开科考分队全体会议，部署具体野外氧含量及相关数据测量，以及相关材料的收集工作和科考安全注意事项。

2017 年 7 月 28 日上午　天气阴有小雨。走访中国科学院青藏高原研究所拉萨部。

---

① 本部分由史培军、陈彦强、霍文怡昕、张颖、胡小康、潘云龙、唐海萍、马永贵、郝力壮、蒲小燕、李亚兄、马恒整理。

徐柏青研究员等向科考分队系统介绍了中国科学院青藏高原研究所"一所三部"机构组织中拉萨部的职能，以及基础设施、野外台站和当前承担的主要研究项目和取得的主要成果，使科考分队成员对青藏高原在国家生态安全屏障保护中的重要性、开展青藏高原研究在地球系统科学研究中的不可替代性等都有了新的认识。

2017年7月28日下午 天气阴转晴。科考分队从西藏自治区迎宾馆沿拉萨河318国道，经曲水县至拉萨河与雅鲁藏布江交汇处，测量氧含量及相关数据，共测量4个点。

第1个点在西藏自治区迎宾馆，拉萨河谷二级阶地，城市景观。

第2个点在拉萨河二级阶地，人工林景观。

第3个点在拉萨河与雅鲁藏布江交汇处，河漫滩景观。

第4个点在曲水县境内拉萨河二级阶地，人工林景观。

拉萨河有三级河流阶地，自河道向两侧分别为：河漫滩阶地（T1），河流冲积阶地（T2），河流冲、洪积阶地（T3）。拉萨河谷为城镇、农田、林地、水域、道路、草地、裸地等景观所覆盖。

晚上科考分队与西藏自治区政府领导等交流，共同关注青藏高原对全球气候变化的响应、青藏高原对全球气候变化的作用、如何保护和建设青藏高原生态屏障等青藏高原可持续性问题。

2017年7月29日 全天阴有小雨。科考分队从西藏自治区迎宾馆沿109国道，经当雄县—纳木错到那曲县驻地色尼区，沿途测量氧含量及相关数据，共测量25个点。

第5~6个点在拉萨河二级阶地，农田与城镇过渡景观。

第7~8个点在拉萨河谷支流二级阶地，农田景观。

第9~10个点在拉萨河谷支流向那曲高原过渡的高山峡谷，草地景观。

第11~15个点在那曲高原湖盆与波状高平原，高寒草地景观。

第16~20个点在那曲高原纳木错湖盆与湖周中起伏山地，山地高寒草地景观。

第21~29个点在那曲波状高原与湖盆，高寒草地景观。

沿线呈现波状高原与湖盆镶嵌的高寒高原特色，湖盆多有三级湖岸堤或阶地环绕，自湖泊边缘向湖周分别为：一级湖积堤，二级湖积堤，三级冲、湖积湖岸阶地。那曲高原为高寒草地、灌丛、湖泊、河流、道路、城镇、农田、裸地、冰雪等景观所覆盖。

晚上科考分队与那曲地委、市政府办公室领导交流，共同关注那曲高原的生态保护与可持续发展。晚上周洪建由北京经拉萨抵达那曲县驻地色尼区，晚上科考分队均住那曲宾馆。

2017年7月30日 全天晴间多云。科考分队（杨建平、陈虹举、冀钦离队在西藏东部收集统计资料）从那曲县驻地色尼区沿109国道到安多，沿途测量氧含量及相关数据，共测量6个点。

第30个点在波状高原，城镇景观。

第31~35个点在那曲层状高原，高寒草地景观。沿线呈现层状高原与湖盆镶嵌的高寒高原特色，山地起伏和缓，草地退化明显。

下午科考分队与安多县政府就高原高寒生态系统保护与区域发展进行了交流和讨论。大家共同关注安多县的生态系统保护与畜牧业发展、生态观光与旅游业发展，强调生态立县，重视全球气候变化对本地生态安全的影响。晚上住安多宾馆。

2017 年 7 月 31 日　全天晴间多云。科考分队从安多县沿 109 国道到青海省格尔木市唐古拉山镇，沿途测量氧含量及相关数据，共测量 13 个点。

第 36 个点在层状高平原，小城镇景观。

第 37～40 个点在唐古拉山南部山地冰雪 – 那曲北部层状高原，高寒草地景观。

第 41～47 个点在唐古拉山北部山地冰雪 – 黄河源区层状高原，高寒草地景观。

第 48 个点在高原河谷平原，小城镇景观。

沿线呈现高海拔冰雪覆盖山地、层状高原、高原河湖平原镶嵌的高寒高原特色，唐古拉山起伏较大，草地冻融退化明显。晚上住唐古拉山镇长江源宾馆。

2017 年 8 月 1 日　全天晴间多云。科考分队从格尔木市唐古拉山镇沿 109 国道到青海省格尔木市，沿途测量氧含量及相关数据，共测量 17 个点。

第 49～57 个点在昆仑山南部山地冰雪 – 黄河源区层状高平原，高寒草地景观。

第 58～65 个点在昆仑山北部山地冰雪地貌与昆仑山前洪积扇平原，高寒草地景观与高寒干旱荒漠景观。

沿线呈现高海拔冰雪覆盖山地、波状高原、层状高原、高原河谷平原、山前洪积扇平原镶嵌的高寒高原特色，昆仑山起伏较大，高寒草地与高寒干旱荒漠草地退化非常明显，沿线可可西里无人区多处有三五成群的藏羚羊群出没在高原河湖附近。晚上住格尔木黄河宾馆。

2017 年 8 月 2 日　全天晴间多云。科考分队召开野外科考测量总结会，就本次科考测得的氧含量及相关科学数据、调查访谈和讨论、景观照片等资料的整理做了部署。

2017 年 8 月 3 日　全天晴间多云。科考分队部分成员乘机返京，部分成员考察格尔木市盐湖资源与化工产业、绿洲农业与水资源利用等。

2017 年 8 月 4 日　全天晴间多云。西藏那曲县参加科考的领导与小车队返回那曲，科考分队部分成员乘机返京。至此，2017 年夏季科考分队沿青藏线科考顺利结束。

科考分队于 2017 年 7 月 27 日～8 月 4 日，历时 9 天，总行程约 1500 km，主要沿 318 国道和 109 国道行进，获取了 65 个测量点海拔、大气压、氧含量等指标的第一手数据。

附 1.1.2　新藏线（拉萨—日喀则—聂拉木—萨嘎—阿里—叶城）

依据科考研究计划，"缺氧环境及其健康效应"科考分队，在西藏自治区政府领导、阿里地区行署领导和日喀则市政府领导的支持下，由阿里地区租用四辆越野小汽车，于 2018 年 8 月 1～10 日组织并完成了夏季沿新藏线的氧含量及相关数据测量，参加

附　录

本次科考分队的单位有北京师范大学、青海师范大学，成员有：史培军、毛睿、陈宗颜、杨显明、陈波、高妙妮、韩钦梅、陈彦强、马恒。本次野外共获得 67 个样点的测量结果，具体数据见附录 3。科考测量过程记录如下。

2018 年 8 月 1 日　天气晴间多云。北京方面的科考分队成员于 2018 年 8 月 1 日上午乘飞机（CA4125）由北京直达拉萨贡嘎国际机场；西宁方面的科考成员由西宁乘飞机（TV9868）直达拉萨贡嘎国际机场，全体科考成员住拉萨西藏宾馆。当天下午准备野外用品。

第 1 个点，拉萨河二级冲积阶地，城市景观。

2018 年 8 月 2 日　天气晴间多云。上午，召开本次科考分队会议，部署具体野外氧含量及相关数据测量，以及相关材料的收集工作和科考安全注意事项。

第 2～3 个点，拉萨河二级冲积阶地，城市景观。

下午，科考分队全体成员拜访西藏自治区国家发展和改革委员会（以下简称西藏自治区发改委），就西藏生态环境保护与经济高质量发展对策开展讨论。西藏自治区发改委领导高度关注西藏边防安全、生态安全，后备矿产基地、畜牧业基地、水源地、清洁能源基地、藏文化基地的建设，民族地区发展，南亚通道建设，特别关注雅鲁藏布江（简称雅江）水电资源开发、边防机场建设等，对开展青藏高原缺氧环境及其健康效应考察研究予以高度重视。当晚西藏自治区政府领导与本次科考分队成员交流并讨论，高度关注西藏生态保护、建设与经济高质量发展。

2018 年 8 月 3 日　天气阴转晴。科考分队从拉萨市西藏宾馆沿拉萨河，经曲水县—贡嘎县—羊卓雍措—浪卡子县—年楚河至日喀则市，沿途测量氧含量及相关数据，共测量 10 个点。

第 4 个点位处拉萨河二级冲积阶地，城市景观。

第 5 个点位处雅江二级阶地，农田-村镇景观。

第 6～7 个点位处雅江与羊卓雍措分水岭，高原高起伏山地，高寒灌丛景观。

第 8 个点位处羊卓雍措第二级湖堤，环湖高寒草甸与沙化灌丛草地景观。

第 9 个点位处羊卓雍措与雅江一级支流年楚河分水岭，高寒退化灌丛草地景观。

第 10 个点位处乃钦康桑大雪山卡若拉冰川，在测量点处可看到三条冰积垄，冰川消退裸地（裸岩、裸石、裸砾、裸沙）景观。

第 11～12 个点位处高原年楚河平原二级阶地，农田景观。

第 13 个点位于雅江河谷平原二级阶地，城市景观。

全天行进在高原河谷与山岭相间的喜马拉雅山北侧高原，主体地表覆盖高原高寒灌丛草地与河谷农田景观，草地过牧严重，土壤冻融与风蚀侵蚀普遍。晚上住日喀则市云上四季酒店。

2018 年 8 月 4 日　天气阴有小雨。科考分队从日喀则市云上四季酒店沿日喀则—聂拉木—樟木口岸—萨嘎—阿里—叶城线行进，沿途测量氧含量及相关数据，共测量 8 个点。

第 14 个点位处雅江二级阶地向山前台地过渡地段，人工林—高寒灌丛景观。在此做了第 1 个 "1000 m × 1000 m" 地表覆盖大样方，科考队员们沿着样线每隔 1m 读取 1 次样线记号对应的地表覆盖类型（如林、灌、草、作物、水体、道路、居民地、动物粪便、裸地等），最后沿着相互垂直的两个方向共记录了 2001 个地表覆盖类型，统计地表覆盖类型中林、灌、草、作物的总占比，进而可得到该大样方的植被覆盖度。

第 15 个点位处雅江一、二级阶地，农田（青稞）景观。

第 16 个点位处高原低起伏山地缓坡，冻融退化高寒草甸与风蚀沙化灌丛草甸镶嵌景观。

第 17 个点位处雅江一级支流二级阶地，农田（青稞）—防护林带—灌丛草地镶嵌景观，河流两侧低起伏高原丘陵发育明显的坡面流水侵蚀沟（深度多在 1～3m）。

第 18 个点位处高原高起伏山地缓坡，冻融退化高寒草甸与风蚀沙化灌丛草甸镶嵌景观。在此做了第 2 个 "500 m × 500 m" 地表覆盖大样方。

第 19～21 个点位处喜马拉雅山南、北坡分水岭，冻融退化、干化高寒灌丛草甸景观。

全天行进在雅江河谷、喜马拉雅山北与山南坡高、中、低起伏山地丘陵，河谷与山地相间的喜马拉雅山北侧高原，可向东南、西南远眺珠穆朗玛峰和希夏邦马峰。主体地表覆盖为高原高寒灌丛草地与河谷农田景观；喜马拉雅山南侧高原从高至低依次为冰雪寒漠—高原高寒草甸—高原高寒灌丛—针叶林—针阔混交林。晚上住聂拉木一号宾馆。

2018 年 8 月 5 日　天气阴有小雨。科考分队从聂拉木一号宾馆沿聂拉木县城—樟木口岸—萨嘎—仲巴线（因降雨冲毁聂拉木—吉隆的公路，改为绕萨嘎到仲巴），测量氧含量及相关数据，共测量 8 个点。

第 22 个点位处喜马拉雅山南坡河谷，聂拉木县城景观。

第 23～24 个点位处喜马拉雅山南侧中低山地与峡谷，针叶林-针阔混交林景观。

第 25 个点位处喜马拉雅山南侧高起伏山地，高寒灌丛草地景观。

第 26 个点位处喜马拉雅山北侧高起伏山地，高寒灌丛草地景观，土地冻融退化严重。在此做了第 3 个 "500 m × 500 m" 地表覆盖大样方。

第 27 个点位处雅江二、三级阶地，人工林与天然灌木林混交景观。

第 28～29 个点位处高原低起伏山地，高寒灌木草甸景观，草地冻融退化严重。

除第 22～25 个点外，全天行进在喜马拉雅山北侧高原，地势起伏较小，暖干化对沿线地表覆盖影响明显，土地退化严重。冰雪补给使得高原上湖泊的水位明显变化，沿途涨水和消退的湖泊均有分布。因受大雨影响，加上绕道，于 8 月 6 日凌晨 3 点半住仲巴宾馆。

2018 年 8 月 6 日　天气阴转晴。科考分队沿新藏线（G219）从仲巴宾馆—阿里噶尔县狮泉河镇测量氧含量及相关数据，共测量 13 个点。

第 30 个点位处藏西北波状高平原，小城镇景观。

第 31～35 个点位处藏西北波状高平原与湖盆平原，高寒灌丛草地与荒漠景观，高原草地沙化严重。

第 36～41 个点位处藏西北低起伏山地和丘陵，高寒灌丛荒漠景观。

第 42 个点位处阿里盆地，城镇景观，高寒干旱导致盆地盐渍化严重。

沿途多处分布喜马拉雅山东北部冰雪补给的湖泊，其中玛旁雍措最为出名，被称为"圣湖"。部分湖泊退缩明显，形成多道湖堤。河谷普遍发育三级河流阶地和构造阶地，气候暖干化与过牧使环湖灌丛草地沙化和退化严重。中、高山地多有冰雪覆盖，其中冈仁波齐峰最为有名，被称为"神山"，其冰雪覆盖面积和厚度都明显减少，显示全球气候变暖对青藏高原冰雪覆盖影响非常明显。

晚间，科考分队与阿里地区管理部门交流，大家共同关注全球气候变化对青藏高原冰雪覆盖、生态安全的影响，如何开发阿里地区丰富的高原文化观光资源等区域可持续性问题。晚上住阿里大酒店。

2018 年 8 月 7 日　天气阴转晴。科考分队一早瞻仰了孔繁森烈士纪念馆，向孔繁森烈士献上哈达，致敬孔繁森烈士为青藏高原所做出的重大贡献。此后，科考分队沿新藏线（G219）从阿里—日土县，测量氧含量与相关数据，共测量 8 个点。

第 43～44 个点位处阿里高原河谷平原，高寒砾漠与河谷沼泽草甸景观，土地干旱化、沙化明显。

第 45 个点位处阿里高原河谷阶地，高寒草甸与人工灌木林镶嵌景观。

第 46～48 个点位处班公湖（中印界湖）周湖岸阶地，盐渍化普遍，高寒砾漠与湖盆湿地草甸镶嵌景观。

第 49 个点位处阿里高原河谷阶地，高原河谷高寒草甸草原景观。

第 50 个点位处阿里高原河谷平原，高原河谷高寒草甸草原景观。在此做了第 4 个"500 m×500 m"地表覆盖大样方。沿途多处山地有冰雪覆盖，并形成典型的垂向景观分异：自上而下分别为冰雪（岩漠）高山区—石漠中山区—砾漠低山区—洪积残积台地—河流平原（风蚀风积沙地与河谷草甸和荒漠草原镶嵌）—长流（冰雪补给）与季节性河谷。

当天参观和访问了中国科学院青藏高原研究所阿里荒漠环境综合观测研究站，该站位处高原河谷一级向二级阶地过渡区，高原河谷高寒草甸草原景观。站长由姚檀栋院士担任，主要关注西风带的作用、高原荒漠植被生态学、大气化学、荒漠植被碳源与碳汇等的研究。晚上住日土迎宾馆。

2018 年 8 月 8 日　天气阴转晴。科考分队沿新藏线（G219）从日土迎宾馆到新疆三十里营房，测量氧含量与相关数据，共测量 9 个点。

第 51 个点位处高原河谷平原二级阶地，日土小城镇景观。

第 52 个点位处高原湖盆平原，盐漠与砂质化荒漠景观，多处湖泊干枯。

第 53 个点位处高寒山地分水岭，高寒山地草原景观，地表粗化，有明显的砾质化、沙化现象，高原山地地表覆盖分异明显，自山底向山顶分别为：砾质荒漠、砾质荒漠草原、高寒草原、高寒荒漠（冰雪消退裸地）。

第 54 个点位处高寒、干燥河谷平原，"黑色（荒漠岩漆）"砾质戈壁荒漠景观。

第 55 个点位处高原低起伏山地，寒冻风化、冻融多边形土、季节性河流广泛分布，高寒荒漠草原与荒漠景观镶嵌。在此做了第 5 个"500 m×500 m"（河谷东侧阶地）与"300 m×700 m"（河谷西侧阶地）地表覆盖大样方。

第 56 个点位处高原高起伏山地分水岭，高寒砾漠与石漠过渡带景观。

第 57 个点位处高原低起伏山地，山前洪积与残积砾质荒漠景观。

第 58～59 个点位处高原干寒河谷平原，高寒河谷砾漠与河谷湿地灌丛镶嵌。

沿途地势起伏多变，高起伏山地与高山峡谷交替，多处地表景观有明显的垂向分异，海拔从低到高，地表景观呈现"高寒砾漠—石漠—岩漠—冰雪覆盖"的递变。晚上住三十里营房。

2018 年 8 月 9 日 天气阴转晴。科考分队沿新藏线（G219）从三十里营房到叶城，再到和田，测量氧含量与相关数据，共测量 8 个点。

第 60 个点位处高原干寒峡谷，小城镇景观。

第 61 个点位处昆仑山河谷构造阶地，高寒荒漠景观。

第 62 个点位处昆仑山垭口，高山灌丛草甸与草原景观镶嵌，冻融侵蚀明显，草场退化明显。

第 63 个点位处昆仑山河谷台地，河谷高寒灌丛荒漠景观。

第 64 个点位处昆仑山第一垭口，山地高寒灌丛草原景观，冻融侵蚀明显，多形成冰缘地貌的土溜微地形。

第 65 个点位处昆仑山北侧河谷阶地，河谷干旱灌丛荒漠景观，以小灌木为主。在此做了第 6 个"500 m × 500 m"地表覆盖大样方。河谷发育三级河流阶地和构造阶地。

第 66 个点位处昆仑山山前洪积扇，干旱灌丛荒漠景观，以白刺为主，风蚀沙化明显，荒漠绿洲已有零星分布。

第 67 个点位处昆仑山山前洪积冲积扇缘，小城镇绿洲景观。

沿途多处为高起伏山地与峡谷交替，山顶有冰雪覆盖，并形成典型的景观垂向分异：自上而下分别为冰雪（岩漠）高山区—石漠中山区—砾漠低山区—洪积残积台地—河流阶地—河谷（冰雪补给），高寒荒漠（冰雪消退裸地）—高寒草原—干旱砾质荒漠—干旱沙质荒漠景观分异明显。晚上住叶城石榴精品智能酒店。

晚上召开科考分队总结会。一是部署野外测量数据整理。二是讨论青藏高原西北部受全球气候变化的影响评价，特别是对温度和植被的影响。三是分析青藏高原南部喜马拉雅山区、阿里高原、昆仑山区的区域差异。四是研究西风、季风和高原季风间的相互作用。五是分析青藏高原南部、西部草地退化的原因等。

2018 年 8 月 10 日 天气阴转晴。科考分队经和田—乌鲁木齐返回北京。阿里地区的领导、大夫和驾驶员返回阿里狮泉河镇。

科考分队于 2018 年 8 月 1～10 日，历时 10 天，总行程约 3000 km，主要沿 219 国道（G219）行进，获取了 67 个（有 5 个测点是在同地点不同时间或同地点不同景观区完成的）测量点海拔、大气压、气温、氧含量等指标的第一手数据。

附 1.1.3　环青海湖

依据科考研究计划，"缺氧环境及其健康效应"科考分队，在青海师范大学的

附 录

帮助下，在西宁租用 1 辆越野小汽车，于 2018 年 8 月 14～18 日组织并完成了环青海湖周边的地表氧含量测量，参加本次科考分队的单位有：北京师范大学、青海师范大学，成员有：陈宗颜、陈彦强、史运坤。本次野外共获得 13 个样点的氧含量与相关数据的测量结果，具体数据见附录 3。科考测量过程记录如下。

2018 年 8 月 14 日　天气晴间多云。北京方面的科考成员于 2018 年 8 月 14 日晚上乘飞机（MU2444）由北京直达西宁曹家堡机场，与西宁方面的科考成员汇聚在西宁假日王朝酒店。西宁方面的科考成员当天下午准备野外用品和测量设备。

2018 年 8 月 15 日　天气晴间多云。科考分队从西宁假日王朝酒店出发，经湟源县—海晏县—刚察县—乌兰县至德令哈市，沿途测量氧含量与相关数据，共测量 6 个点。

第 1～2 个点位处青海湖北岸湖堤，高寒草原、灌丛草甸景观。湖周部分地段草原鼠害严重，加之过牧，草场退化严重。

第 3 个点位处关角山垭口，高寒灌丛草甸景观。在此做了第 1 个 "1000 m × 1000 m" 地表覆盖大样方。

第 4 个点位处山前河谷地带，河谷多辟为农田（多为青稞地）景观。周边植被为灌丛草甸。

第 5 个点位处铜普镇，高原低山丘陵，高原灌丛荒漠草原景观。气候明显偏干，多年生蒿类增加。

第 6 个点位处德令哈市海西饭店，为巴音河二级阶地，城市景观。

全天行进在青海湖北岸至柴达木盆地东部，主体地表覆盖为高寒草原、灌丛草甸至干草原、灌丛荒漠，部分地区草地过牧严重。晚上住海西饭店。

2018 年 8 月 16 日　天气晴间多云。科考分队从德令哈市出发，经都兰县北—茶卡盐湖—青海湖鸟岛—刚察县—湟源县至西宁市，沿途测量氧含量与相关数据，共测量 6 个点。

第 7～8 个点位处德令哈—都兰高原低起伏山地丘陵，高寒灌丛荒漠、荒漠景观。植被稀少，部分地段沙化严重，覆有沙土。在第 8 个点处做了第 2 个 "1000 m × 1000 m" 地表覆盖大样方。

第 9 个点位处茶卡盐湖西，高原山间盆地，荒漠草原景观。

第 10 个点位处橡皮山，高原中低山地，植被覆盖度较低，荒漠草原景观。

第 11～12 个点位处青海湖鸟岛景区，环湖平原，高原高寒草甸景观。因青海湖局部地气相互作用，气候明显变湿，植被条件很好，鸬鹚等鸟类众多。

全天行进在柴达木盆地东至青海湖北岸到湟水河谷地，主体地表覆盖由高原灌丛荒漠逐渐过渡至高原高寒草原、灌丛草甸。尤其是青海湖西岸鸟岛区植被条件良好。晚上住西宁假日王朝酒店。

2018 年 8 月 17 日　天气晴间多云。

在西宁假日王朝酒店测量第 13 个点位。该点为湟水河二级阶地，属城市景观。

2018 年 8 月 18 日　天气晴间多云。科考分队部分成员从西宁返回北京。本年度夏季科考结束。

科考分队于 2018 年 8 月 14～18 日，历时 5 天，行程约 1500 km，主要环青海湖周边行进，获取了 13 个测量点海拔、大气压、气温、氧含量等指标的第一手数据。

附 1.1.4　环祁连山

冬季　2019 年 2 月 13～19 日，北京方面的科考成员于 2019 年 2 月 13 日上午乘飞机（MU2428）由北京直达西宁曹家堡机场，与西宁方面的科考成员汇聚在西宁假日王朝酒店。当天下午准备野外用品和测量设备，并召开本次科考工作部署会，明确野外测量的具体要求。参加本次考察的单位有青海省人民政府-北京师范大学高原科学与可持续发展研究院、北京师范大学、青海师范大学。科考分队成员有：史培军、陈志、唐海萍、马永贵、陈振宁、谢惠春、陈宗颜、陈彦强、刘甜、李翊尘、李国云。科考分队开展科考测量。本次野外共获得 53 个样点的测量结果，具体数据见附录 3。科考测量过程记录如下。

2019 年 2 月 14 日　天气晴间多云。科考分队沿威北公路、S302、G227，在西宁经互助—门源—祁连沿线，测量氧含量与相关数据，共测量 13 个点。

第 1 个点位处西互高速湟水河北岸支流二级河流阶地，农田景观。

第 2 个点位处互助城北河谷平原，苗圃地景观。

第 3 个点位处祁连山南坡河谷平原（河流高阶地），高寒草甸景观。

第 4 个点位处祁连山中山山地缓坡，高寒草甸景观，山顶有冰雪分布。

第 5～7 个点位处祁连山南坡山间河谷河漫滩阶地，农田景观。

第 8 个点位处祁连山南坡中山山地缓坡，高寒草甸景观。

第 9 个点位处祁连山景阳岭（大通河与黑河的分水岭），高寒草甸景观。

第 10 个点位为祁连山峨堡镇附近山地垭口，高寒灌丛草甸景观。

第 11～12 个点位处祁连山山间河谷河流二级阶地，农田与灌草地镶嵌景观。

第 13 个点位处祁连山河谷阶地，城镇城景观。

沿途经过湟水河与大通河谷地、祁连山脉南部中低山地，地势呈山川相间。地表覆盖主要有农田、山地森林、高寒灌丛草地、高寒草甸、城镇居民地、道路、水域（河湖）等。地表景观垂向分异明显，从河谷至山顶（2300～5500m）依次为：农田—放牧草地与农田镶嵌—高寒灌丛草地—林地—高寒草甸—冰雪消融裸地（裸石、裸岩）或冰雪覆盖。晚上住祁连盛唐翠光饭店。

2019 年 2 月 15 日　天气晴间多云。科考分队沿 S204、S215 省道，在祁连—嘉峪关沿线，测量氧含量与相关数据，共测量 15 个点。

第 14～20 个点在大通河与祁连山相间的山地河谷与中高山地，河谷农田—高寒灌草地—高山林地—冻融山地石漠景观交替或镶嵌。

第21～26个点在山地河谷与中高山地，高寒草甸与灌草地—高山林地—冻融山地石漠景观交替或镶嵌。

第27个点在祁连山北洪积扇，干燥荒漠景观。

第28个点在祁连山北河谷灌丛草甸。

沿途经过大通河谷地、祁连山北部中高山地，地势呈山川相间，祁连山山地完整保留海拔为5000m、4000m、3000m左右的三级夷平面，东西延伸、南北更替的4条山脉组成祁连山系。地表覆盖主要有农田、山地森林、高寒灌丛草地、高寒草甸、干旱荒漠、城镇居民地、道路、水域（河湖）等。地表景观垂向分异明显，从河谷至山顶依次为（3000～6500m）：干旱荒漠—绿洲—放牧草地—灌丛草地—林地—高寒草甸—冰雪消融裸地（裸石、裸岩）或冰雪覆盖。晚上住嘉峪关宾馆。

2019年2月16日 天气晴间多云。科考分队沿G30连霍高速，在嘉峪关—张掖—武威沿线，测量氧含量与相关数据，共测量8个点。

第29个点在祁连山北洪积、冲积平原，城镇景观。

第30～33个点在祁连山北山前冲积、洪积平原，荒漠绿洲与干旱荒漠镶嵌景观，土地普遍盐渍化与沙（砂）化。

第34～35个点在祁连山北低山丘陵，砾漠与石漠镶嵌景观。

第36个点在河西走廊石羊河冲积、洪积平原，城镇景观。

沿途经过河西走廊，从祁连山往北，自高而低依次为：高山冰雪地貌—山前构造与洪积扇台地—洪积与风沙高原—冲积、洪积绿洲平原—盐湖平原。横向看，河西走廊被绿洲和干旱荒漠所覆盖，其中绿洲多为灌溉农田、城镇与居民地，干旱荒漠多为石质、砾质、沙质、泥土质组成的灌丛荒漠。晚上住武威兴隆饭店。

2019年2月17日 天气晴间多云。科考分队沿G312国道，在武威—兰州沿线，测量氧含量与相关数据，共测量11个点。

第37～40个点在祁连山东段北侧河流二级阶地或构造阶地，农田、灌草地、次生林镶嵌景观，草地退化严重。

第41～44个点在祁连山东段分水岭高起伏山地，森林和高灌林镶嵌景观。分水岭处有分散的冰雪覆盖，消融退缩非常明显。

第45～46个点在祁连山东段南侧河谷阶地，农田与城镇镶嵌景观。

第47个点在黄河三级冲积阶地，城镇景观。

沿途穿过祁连山东段乌鞘岭，其整体呈现半干旱温带山地景观，自山岭往下，依次为：冰雪消融裸地—高山草甸—草原与森林草原—荒漠草原。乌鞘岭南侧庄浪河可见四级河流阶地，一、二级为河岸林，二、三级多为耕地和居民地，三、四级为耕地和草地景观。晚上住兰州大学萃英大酒店。

2019年2月18日 天气晴转阴。科考分队沿G109国道（从红古区北上），在兰州—民和—互助—西宁沿线，测量氧含量与相关数据，共测量6个点。

第48～50个点为黄河—湟水谷地，居民地与农田景观。

第51～53个点为祁连山南侧河谷阶地，农田与森林、高灌景观。沿途经过河湟谷地、祁连山南侧中低山地、山地河谷平原，农田与森林、高灌、居民地、道路镶嵌景观。湟水谷地城镇化程度较高。晚上住西宁假日王朝酒店，对本次野外做小的总结，突出资料整理，思考如何做控制性氧含量测量。本次科考测量结束。

2019 年 2 月 19 日 天气晴转阴。科考分队中的北京成员返京。

科考分队于 2019 年 2 月 13～19 日，历时 7 天，行程约 2000 km，主要环祁连山行进，获取了 53 个测量点海拔、气温、大气压、氧含量等指标的第一手数据，详见附录 3。

夏季北京方面的科考成员于 2019 年 7 月 14 日上午乘飞机（MU2428）由北京直达西宁曹家堡机场，与西宁方面的科考成员汇聚在西宁假日王朝酒店。当天下午准备野外用品和测量设备，并召开本次科考工作部署会，明确野外测量的具体要求。参加本次科考的单位有青海省人民政府 - 北京师范大学高原科学与可持续发展研究院、北京师范大学、青海师范大学。科考分队成员：唐海萍、马永贵、陈振宁、赵青林、陈彦强、冯冰、潘云龙、刘甜、王高烽。科考分队开展科考测量。本次野外于 2019 年 7 月 14～20 日进行，历时 7 天，行程约 2000km。为了分析祁连山冬、夏季氧含量的差异，科考分队环祁连山在冬季的测量点位，重复对氧含量与相关数据进行了测量，获取了 54 个测量点海拔、气温、大气压、氧含量等指标的第一手数据，详见附录 3。

附 1.1.5　川藏线（拉萨—林芝—雅安—成都）

依据科考研究计划，"缺氧环境及其健康效应"科考分队在西藏自治区领导等的指导和帮助下，租用 5 辆越野小汽车，于 2019 年 7 月 27 日～8 月 4 日组织并完成了夏季沿川藏线的氧含量与相关数据测量，参加本次科考分队的单位有：青海省人民政府 - 北京师范大学高原科学与可持续发展研究院、北京师范大学、青海师范大学、青海大学、西藏民族大学、西藏农牧学院，成员有：史培军、陈志、唐海萍、马永贵、郝力壮、朱敏侠、罗巧玉、扎西列珠、张晓英、闫刚印、姜钊、祁应莲、陈彦强、孙烨琳、井源源。本次野外共获得 59 个样点的测量结果，具体数据见附录 3。科考测量过程记录如下。

2019 年 7 月 27 日 天气晴。本次科考分队成员分别从北京、咸阳、林芝、西宁汇集到拉萨，全天准备野外用品，高海拔过渡性适应。晚上住西藏自治区迎宾馆。

2019 年 7 月 28 日 天气阴有小雨。高海拔过渡性适应，召开全体科考成员会，部署本次科考工作，重点内容为：测量川藏公路（G318）沿线氧含量与相关数据，如海拔、空气相对湿度、大气压、气温、植被（土地利用/覆盖）覆盖度等影响氧含量的基础地理要素，测量短居（科考队员）适应高原缺氧的身体健康状况，分析自然灾害对川藏线的破坏与影响等，以及明确相关材料的收集工作和科考安全注意事项等。晚上住西藏自治区迎宾馆。

2019 年 7 月 29 日 天气晴间多云。科考分队沿国道（G318）行进，在拉萨—墨竹

附 录

工卡—工布江达—林芝线，测量氧含量与相关数据，共测量9个点。

第1个点位处西藏自治区迎宾馆，拉萨河谷二级阶地，城市景观。

第2~4个点位处拉萨河谷平原（共有三级河流阶地），农田、城镇居民地、高寒灌丛草地镶嵌景观。在第3个点做了"1000 m × 1000 m"地表覆盖大样方。河谷地土地利用复杂，城镇居民地占比较高。地表覆盖类型自河谷向山顶分层明显，依次为：河床水域—河漫滩阶地湿地与河岸林—河流冲积阶地农田、村庄和道路—中低起伏山地高寒灌丛草地—中低起伏山地高寒灌丛草甸与冻融退化裸地（裸石、裸岩）—高低起伏山地冰雪与其消退后裸地（裸岩、裸石）镶嵌。

第5~6个点位处米拉山垭口，高起伏山地冻融地貌、高寒草甸与灌丛草甸镶嵌景观，草地退化严重。

第7~9个点位处高原河谷平原（共有三级河流阶地），农田、高寒灌丛草地、农村牧区居民地镶嵌景观。

沿途高原河谷与山地交替分布，景观垂向分带明显，自河谷向山顶依次为：高原河谷平原城乡景观—山地针阔混交林—山地针叶林—山地灌丛—山地草甸—冰雪覆盖（或冰雪消退裸地-裸岩、裸石镶嵌）（阴坡），高原山地阴、阳坡差异明显，阳坡下部为高原高灌、中部为高原低灌、上部为草甸（或冰雪消退裸地）。晚上住林芝东辰锦辉酒店。

2019年7月30日 天气阴有小雨。科考分队沿国道（G318）行进，在林芝—波密—八宿线，测量氧含量与相关数据，共测量12个点。

第10个点位处林芝东辰锦辉酒店，尼洋河河谷二级阶地，城市景观。

第11~14个点位处雅江北部中高山地，高原山地垂向分层森林高灌景观。

第15个点位处中国科学院青藏高原研究所藏东南高山环境综合观测研究站，高原山间河流平原，农田、村庄与针阔叶混交林镶嵌景观。

第16~17个点位处高原山地中部，针阔叶混交林镶嵌景观。

第18个点位处波密县城，帕隆藏布二级冲积阶地，城镇景观。

第19个点位处帕隆藏布一级冲积阶地，河谷森林景观。

第20个点位处高原高山河谷一级阶地，河谷森林景观。此处因发生泥石流，道路被破坏，经2个多小时抢通。

第21个点位处高原高山湖盆边（然乌湖，系察隅地震形成的堰塞湖），灌丛草甸与旅游观光景区镶嵌。

沿途高原山地植被自河谷向山顶依次为：高山中亚热带常绿阔叶林（2000m以下）—高山北亚热带常绿阔叶林（2000~2500m）—高山暖温带阔叶林（2500~3000m）—高山温带针阔叶混交林（3000~3500m）—高山寒温带针林（3500~4000m）—高寒灌丛草甸（4000~4500m）—高山寒冻风化裸地（冻土）带（4500~5500m）—高山冰川雪山（5500m以上）（4500~5000m多为冰雪消退裸地-裸岩、裸石镶嵌）。受高原山地阻挡，西南和东南季风雨难以深入，在怒江河谷右岸一级支流出现干河谷荒漠景观。晚上住八宿怒江云大酒店。

2019 年 7 月 31 日　天气晴转阴。科考分队沿国道（G318）行进，在八宿—左贡—登巴村线（因前方道路塌方，当天未赶到芒康），测量氧含量与相关数据，共测量 13 个点。

第 22 个点位处八宿怒江云大酒店，高原河谷阶地，小城镇景观。

第 23 个点位处怒江河谷右岸一级支流二级阶地，干旱河谷荒漠景观，多火山熔岩分布（很可能与历史上地震、火山活动的熔岩流有关，此处距察隅地震震中很近）。

第 24 个点位处怒江河谷大桥处，高山干旱河谷荒漠景观。此处高山峡谷，地势陡峭，地表植被景观倒置，自河谷底部向上，依次为：山地岩漠（3000～3400m）—石漠与灌丛荒漠镶嵌（3400～3600m）—高山灌丛草原（地）（3600～3800m）—高山灌丛草甸（雾水利用）（3800～4000m）—高山草甸（4000～4400m）—高山荒漠（冰雪覆盖退缩裸地－裸岩和裸石）（4400～4800m）—高山冰雪（4800m 以上）。

第 25～27 个点位处怒江 72 拐垂直山坡，干旱河谷荒漠－灌丛草原景观。

第 28～29 个点位处高起伏山地，高寒山地灌丛林地—山地荒漠草原—山地草甸草原镶嵌景观。

第 30～33 个点位处玉曲河谷构造台地和河流平原冲积阶地，耕地与人工林地和灌丛草地镶嵌景观。在第 30 个点处做第 2 个"1000 m×1000 m"地表覆盖大样方。

第 34 个点位处高山峡谷，高寒山地灌丛与农村居民点景观。因前方道路坍塌受阻，晚上住芒康县曲登乡登巴村小旅馆。

2019 年 8 月 1 日　天气晴转阴。上午科考分队交流本次第一段科考的体会和感想，讨论高原植被受东南季风、西南季风的混合影响，特别是干旱河谷荒漠的成因，藏南谷地、三江并流（横断山）区地貌发育，以及高原缺氧人口健康医学等问题。

在西藏党委、西藏自治区发改委领导的帮助下，科考分队于下午 4 时 50 分离开登巴村小旅馆，沿国道（G318）继续前行，调整行程为登巴村—芒康县—巴塘县，沿线测量氧含量与相关数据，共测量 6 个点。

第 35 个点位处高山峡谷斜坡地，农村居民点景观，四周为高山灌丛草地，有零星分布的耕地（3500～4000m）。

第 36 个点位处澜沧江河谷二级阶地，灌丛草地与零星乔木林和居民点镶嵌景观，翻越怒江与澜沧江分水岭。澜沧江有二级河流阶地（T1、T2）和一级构造阶地（T3）。澜沧江河谷亦呈现出类似怒江的地表植被景观倒置，自河谷底部向上，依次为：干旱河谷灌丛荒漠草原（2700～3000m）—灌丛草原（地）（3000～3500m）—森林与灌丛地（阴坡）或高大灌丛地（阳坡）（3500～4500m）—高寒草甸与灌丛化草地（4500～4800m）—高山草甸草原（4800～5500m）—冰雪消退裸地与冰雪覆盖镶嵌景观（5500m 以上）。

第 37～38 个点位处高原中、高起伏山地峡谷，灌丛草原与农田（4100m）（阳坡）或森林与灌丛地（阴坡）。

第 39 个点位处芒康高起伏丘陵山地，高山灌丛草地景观。

第 40 个点位处金沙江河谷二级河流阶地，灌丛草地、农田镶嵌景观。

沿途深谷与高山相间，地势起伏不定。三江（怒江、澜沧江、金沙江）并流，地表覆盖交替明显，山地土壤流失严重，大多与开垦农田或过度采伐森林有关。晚上住巴塘金弦子大酒店。

2019年8月2日 天气晴间多云。科考分队沿国道（G318），在巴塘县—理塘县—雅江县—康定县沿线，测量氧含量与相关数据，共测量14个点。

第41个点位处高原巴塘谷地，城镇景观。

第42～47个点位处横断山谷，多为山地森林灌丛（阴坡）或山地灌丛草原（阳坡）与农田景观。在第47个点处做第3个"1000 m×1000 m"地表覆盖大样方。

第48～54个点位处中低起伏山地丘陵与山谷平地相间，多为山地灌丛草原（阴坡）或山地草甸草原与农田景观（阳坡）景观。

沿途高原山地森林、高灌、灌丛草原、高寒草甸、冰雪及其退缩裸地（裸岩、裸石）、耕地、放牧草地、居民地、河流、道路交替或镶嵌分布，土地退化和水土流失明显。国道（G318）受山地崩塌、滑坡、泥石流影响显著，造成其在雨季难以保障通行。晚上住康定康巴大酒店。

晚上科考分队对本次科考作了总结，重点考虑：西藏绿色发展与改善缺氧环境对策的模式（生态补偿说、资源利用说、新动能说等），川藏公路、川藏铁路的安全保通与改善缺氧环境对策［灾害防治、交通中断应急、短居（含旅游观光）人口缺氧保护与健康风险防范、安全选线等］，横断山区干旱河谷荒漠面积估计及其成因，缺氧与缺氧人口健康风险地图研制等。

2019年8月3日 天气阴转晴。科考分队沿国道（G318），在康定—泸定—雅安—成都沿线，测量氧含量与相关数据，共测量5个点。

第55个点位处康定康巴大酒店，城镇景观。

第56～57个点位处川西龙门中低起伏山地，森林景观。

第58～59个点位处成都平原，农田与城镇镶嵌景观，这几个点已离开青藏高原，仅用于对比。

下午科考分队部分成员离开成都乘飞机返回北京、咸阳、林芝，部分成员于2019年8月4日乘科考车返回西宁。本次科考结束。

科考分队历时9天，主要沿川藏公路（G318）沿线展开，总行程2000多千米，获取了59个样点海拔、大气压、气温、氧含量、地表覆盖等指标的数据，并完成了3组大样方（1000 m×1000 m）地表覆盖情况的调查。每个测量点的经纬度、海拔、大气压、气温、植被、地表景观等数据和资料，详见附录3。

附1.1.6 滇藏线（西宁—玉树—昌都—昆明）

依据科考研究计划，"缺氧环境及其健康效应"科考分队，在青海省科考办的指导和帮助下，租用5辆越野小汽车，2020年6月21～30日组织并完成了夏季沿滇藏线（G109、G214）的氧含量与相关数据的测量，参加本次科考分队的单位有：青海省人民政府-北京师范大学高原科学与可持续发展研究院、北京师范大学、青海师范大学、青海大学，成员有：史培军、陈志、马永贵、谢惠春、罗巧玉、索南吉、马伟东、潘云龙、陈彦强、马恒、李亚兄、梁向平、周源涛、梁大林、李佳桐、杨合仪、李爽林、张辉。本次野外共获得75个样点的测量结果，具体数据见附录3。科考测量过程记录如下。

2020年6月21日 天气晴。科考分队分别从北京、西宁汇聚到西宁城西果洛大酒店，下午在青海师范大学城西校区科技楼706会议室召开本次考察部署会，介绍本专题内容，强调开展高原氧含量与人畜缺氧健康的重要性，对野外测量提出具体要求，包括学术、业务、安全要求、野外设备准备等。

2020年6月22日 天气阴有小雨。科考分队沿国道京藏线、G214行进，在西宁—共和—兴海—玛多沿线，测量氧含量与相关数据，共测10个点。

第1个点位处湟水河二级阶地，城镇景观。湟水河发育三级河流阶地，第一级为河漫滩阶地，多被改造为人工湿地景观；第二级、第三级为河流冲积和洪积、冲积阶地，多为城镇用地景观；两侧为山地丘陵、人工林地和灌丛草地。

第2个点位处湟水河流二级阶地，城镇景观。

第3个点位处日月山景区，中高山地、高寒草地与农田镶嵌景观。

第4个点位处共和盆地塔拉滩青藏高原第一级夷平面（2900～3100 m），高寒芨芨草滩景观，此处做第1个（1000 m×1000 m）地表覆盖大样方。

第5个点位处河卡镇青藏高原冲湖积平原（约3200 m），小城镇景观，周边为高寒草甸景观。

第6～7个点位处河卡山高原中低山地冻原地貌，高寒山地沼泽草甸，多为退化草地。山顶有零星冰雪覆盖（5500 m以上），多为冰雪消退裸地，山坡中部为冻融侵蚀退化草地，坡脚洼地为冻胀丘草甸。山顶至半山腰积雪的消融导致大面积裸石出露（石漠）。

第8～9个点位处花石峡镇山间洼地，城镇景观。其附近为低山丘陵，冻融侵蚀明显，高寒灌丛草甸。

第10个点位处玛多黄河源高原平地（青藏高原二级夷平面，4000～4200 m），高原山间平原，小城镇景观，周边为高寒灌丛草地和河湖交织湿地景观。

沿途为青藏高原一、二级夷平面与中低起伏山地交错，黄河源区湿地与河湖景观广布，高寒草地退化严重。晚上住玛多黄河源大酒店。

2020年6月23日 天气阴转晴。科考分队沿国道G214行进，在玛多—称多—玉树沿线测量氧含量与相关数据，共测11个点。

第11个点位处星星海高原低起伏丘陵，河源区湿地与高寒灌丛草地镶嵌景观，草地退化严重。

第12个点位处野牛沟高原河谷平原，周边为高寒冻原丘陵（浑圆丘陵），高寒退化草地景观，过牧严重。

第 13 个点位处野牛沟高寒冻原丘陵（浑圆丘陵），高寒退化草地景观，过牧严重。

第 14 个点位处巴颜喀拉山垭口，高寒高起伏山地，高寒灌丛草地与草甸镶嵌景观，山顶多为冰雪消退裸地（裸岩、裸石），山脚为裸砾、裸砂（沙）、裸土分层分布，也有个别山顶被零星冰雪覆盖。

第 15 个点位处清水河镇高原山间平原，小城镇与沼泽草甸景观镶嵌，周边多为高寒草甸，过牧严重。

第 16 个点位处高起伏山地，高寒退化草地，此处做第 2 个 (1000 m × 1000 m) 地表覆盖大样方。

第 17 个点位处高原山间平地，小城镇景观，周边为高寒山地灌草地。

第 18 个点位处高原高起伏山地，高寒山地草甸，鼠害严重，草地退化严重，此处做第 3 个 (1000 m × 1000 m) 地表覆盖大样方。

第 19 个点位处高原高起伏山间谷地歇武镇，干旱河谷灌丛草地景观。

第 20 个点位处通天河三级阶地（T3 构造阶地），干旱河谷灌丛草地景观。

第 21 个点位处玉树市结古镇巴塘河流二级阶地，城镇景观。

沿途为青藏高原巴颜喀拉山南、山北高中起伏山地与高原河流谷地交错分布，通天河谷深切，两侧地势陡峻，山地草地退化严重。晚上住玉树市空港酒店。

2020 年 6 月 24 日　天气晴。科考分队沿国道（G214）行进，在青海玉树—囊谦—西藏类乌齐沿线测量氧含量与相关数据，共测 8 个点。

第 22 个点位处玉树巴塘机场山间谷地，高寒灌丛草地景观，草场过牧严重。河流发育二级冲积、洪积阶地 (T1、T2)。周边山地上部多为冰雪覆盖区与其消退裸地（裸岩、裸石）。

第 23 个点位处尕拉尕山垭口，高寒灌丛草甸景观。高起伏山地上部多为冰雪覆盖区与其消退裸地（裸岩、裸石、裸砾、裸砂、裸土），鼠害严重，草场退化严重。

第 24 个点位处下拉秀镇山间谷地，高寒灌丛草甸景观。河谷发育二级冲洪积阶地和一级构造阶地。山地自下向上依次为：高山草甸、高山灌丛、冰雪消退裸地（裸岩、裸石）。

第 25 个点位处尕日拉山垭口，高寒灌丛草地和高山草甸镶嵌景观，此处做第 4 个 (1000 m × 1000 m) 地表覆盖大样方。在此点还调查了一户牧民，家中共 7 口人，以挖虫草、放牧为生，年收入 2 万～3 万元。草场退化严重。

第 26 个点位处囊谦县城，澜沧江第二级河流冲积阶地，城镇景观。河谷发育二级冲积、洪积阶地和一级构造阶地。

第 27 个点位处然代拉垭口，高寒灌丛草地和高山草甸镶嵌景观。

第 28 个点位处然代拉垭口高山峡谷上部，此处自山底部到山顶部景观依次为高寒山谷草甸—山地灌丛草甸—山地灌木林—高山草甸—高山冰雪消退裸地（裸岩、裸石）。此处做第 5 个 (1000 m × 200 m) 地表覆盖大样方。

第 29 个点位处类乌齐进藏检查站，河谷第二级河流冲积阶地，河岸林与灌丛草地景观。

沿途为青藏高原青海玉树向西藏昌都过渡区，山谷相间，山地景观分层明显。晚上住类乌齐悦佳宾馆。

2020 年 6 月 25 日 天气阴转晴。科考分队沿国道（G214、G318）行进，在类乌齐—昌都市—左贡沿线，测量氧含量与相关数据，共测 8 个点。

第 30 个点位处类乌齐县城，山间洼地，城镇景观。

第 31～32 个点位处高原河流二级冲积阶地，山地针叶林与高寒灌丛草地和农田镶嵌景观。

第 33 个点位处澜沧江河谷第二级河流冲积阶地，干旱河谷荒漠草原与耕地镶嵌草原景观。河谷发育二级冲洪积阶地和一级构造阶地。河谷两侧山地阴、阳坡景观差异很大，阳坡为灌丛荒漠景观、阴坡为灌丛草地景观，澜沧江昌都处植被垂向分异也呈现倒置现象，自河谷底部向上，依次为干旱河谷灌丛荒漠—河谷灌丛草地—河谷灌丛草甸—山地针叶林—高寒灌丛草地—高寒灌丛草甸—冰雪消退裸地—零星冰雪覆盖。

第 34～35 个点位处浪拉山附近，高寒灌丛草甸，在第 35 点处做第 6 个（1000 m×1000 m）地表覆盖大样方，草场退化严重。

第 36～37 个点位处邦达机场南高原山间谷地，加错亚扎附近旁河流构造阶地与冲积、洪积阶地，高原灌丛草地景观，在第 37 点处做第 7 个（1000 m×1000 m）地表覆盖大样方（属 2019 年的重复点）。

沿途为山谷相间地貌，山地景观分层明显。晚上住左贡县悦溪度假酒店。

2020 年 6 月 26 日 天气阴转晴。科考分队沿国道（G318、G214）行进，在左贡—芒康—德钦沿线测量氧含量与相关数据，共测 11 个点。

第 38 个点位处左贡县城玉曲河流谷地，城镇景观。

第 39 个点位处左贡山地中部，山地高寒灌丛草甸景观，山顶部为冰雪消退区裸地（裸岩、裸石），山势陡峻，重力侵蚀明显。

第 40 个点位处东达山垭口，山地高寒灌丛草甸景观（属 2019 年的重复点）。

第 41～42 个点位处登巴村（2019 年应急驻地）高起伏山地，高山沟谷高寒灌丛草地景观。觉巴山分水岭，山地高寒灌丛草甸景观，山地阴坡为针叶林与高灌镶嵌景观，草地冻融退化严重。

第 43 个点位处芒康如美镇，澜沧江河谷二级阶地，干旱河谷荒漠草原景观，阳坡中下部为稀疏灌丛荒漠。此处发育河流构造阶地与冲洪积阶地，河流阶地多被开垦。

第 44 个点位处乌拉山垭口，寒冻风化冻融地貌（缓起伏山地丘陵）高山高寒灌丛草甸景观。

第 45 个点位处芒康县城，高原低起伏丘陵，城镇景观。

第 46 个点位处高原高起伏山地，高原针叶林与灌丛林地镶嵌景观，在此做第 8 个（1000 m×1000 m）地表覆盖大样方。此处已属滇金丝猴国家级自然保护区，大样方处见野猪出没。

第 47 个点位处高起伏山地，山地针叶林景观，山地顶部为高山灌丛草甸景观。

第 48 个点位处高起伏澜沧江河流左岸阶地（进入云南省），干旱河谷景观，多为灌丛草地。

附录

沿途为岭谷相间地貌，山地景观分层明显，山势陡峻，峡谷特征明显，河水泛黄，水土流失严重。东达山-滇藏交界处附近干旱河谷特征明显。晚上住德钦神川大酒店。

2020年6月27日 天气晴。科考分队沿国道（G214）行进，在德钦—香格里拉—丽江沿线测量氧含量与相关数据，共测9个点。

第49个点位处德钦谷地，城镇景观，周边山地为高山灌丛草地。

第50个点位处白马雪山，高山针叶林与针阔混交林景观。

第51～52个点位处金沙江河谷，干旱河谷景观显现，河流发育二级冲积阶地。河谷植被景观自下而上依次为干旱河谷灌丛荒漠草原—河谷灌丛草地—山地针阔混交林—山地针叶林—高寒灌丛草原—高寒灌丛草甸—冰雪消退裸地（裸岩、裸石）—冰雪覆盖区。

第53个点位处高起伏山地，高山针叶林与针阔混交林景观，山间盆地多辟为农田。

第54个点位处香格里拉，山间盆地，城镇景观。

第55个点位处高原低起伏丘陵，针阔混交林景观，山间河谷地多开垦为农田。

第56个点位处虎跳峡河谷，高山森林灌丛景观，山势陡峻，河谷狭窄。

第57个点位处金沙江大桥，西侧为乔灌混交林，沿河平原多被开发。

沿途为山地与盆地交替地貌，山地景观分层明显，山势陡峻，重力侵蚀突出。

下午访问中国科学院西北生态环境资源研究院玉龙雪山野外观测站，听取了该站的基本情况介绍，了解到玉龙雪山近年因气候变暖退缩明显。晚上住君澜丽江国际大酒店。

2020年6月28日 天气晴。科考分队沿国道（G214）行进，在丽江—剑川—洱源—大理—祥云—南华—楚雄沿线测量氧含量与相关数据，共测12个点。

第58个点位处丽江谷地，城镇景观，周边山地为针阔混交林与灌丛草地景观。

第59个点位处山间盆地，农田景观，周边山地为针阔混交林景观。

第60～61个点位处河流平原，农田与农牧交错景观，周边中低山区为针阔混交林。

第62个点位处低山丘陵，天然林保护区，针阔混交林景观。

第63个点位处山间盆地，农田与居民地镶嵌景观。

第64个点位处洱海（大理古城）西边台地，城镇景观，周边为雪山消退裸地（裸石、裸岩、裸砾）和高大灌木与针阔混交林景观。

第65个点位处洱海东南低山丘陵，林灌草地景观，山顶为次生林景观。

第66个点位处弥渡县城山间盆地，城镇景观，周边山地为林灌草地交错景观，有较轻的水土流失。

第67～69个点位处低山丘陵，林灌草地交错景观，丘间洼地为农田与居民地镶嵌景观。

沿途中低山丘陵与高原盆地交替分布，山地丘陵针阔混交林（阴坡）与林灌草地（阳坡）交错呈现，河流、湖泊与湿地镶嵌其间，水土流失明显。晚上住楚雄市玉华酒店。

2020年6月29日 天气晴。科考分队沿国道（G214、G320）行进，在楚雄—禄丰—

安宁—昆明沿线测量氧含量与相关数据，共测 4 个点。

第 70 个点位处楚雄盆地，城镇景观，周边山地为针阔混交林景观。

第 71 个点位处低山丘陵，针阔混交林景观。丘间地大多辟为耕地，道路、居民地与农田交错分布。

第 72 个点位处低山丘陵，针阔混交林景观。低山丘陵下部与丘间地大部被开发利用。

第 73 个点位处昆明盆地五华区，城镇景观。

下午召开科考总结会。科考分队成员谈体会、讲感受、说问题，明确如何整理本次科考数据和资料，如何完善对青藏高原生物地球化学循环对氧含量影响的观测。对科考沿线地理环境对氧含量的影响有了深刻的思考。

2020 年 6 月 30 日　天气晴。上午部分成员赴石林考察，沿途补充测 2 个点（第 74～75 个点）。

下午科考分队成员分多路返回居住地。北京科考成员乘飞机返回北京，西宁科考成员乘科考车返回西宁，本次科考顺利结束。

科考分队历时 10 天，主要沿西宁—玉树—昌都—昆明国道（G214）沿线展开，总行程 3000 多千米，获取了 75 个样点海拔、大气压、气温、氧含量、地表覆盖等指标的数据，并完成了 8 组（1000 m × 1000 m）植被覆盖大样方的调查，获得了每个测量点的经纬度、海拔、大气压、气温、植被、地表景观等数据和资料，详见附录 3。

附 1.1.7　玉树—那曲—阿里—札达线与玉树—马尔康线

依据科考研究计划，"缺氧环境及其健康效应"科考分队在青海省科考办的指导和帮助下，分别于 2020 年 7 月 23～31 日、2021 年 7 月 24～27 日租用 6 辆越野小汽车，组织并完成了夏季沿玉树—那曲—阿里—札达线（G317）、玉树—马尔康线的氧含量与相关数据测量。

参加 2020 年 7 月 23～31 日科考分队的单位有：青海省人民政府－北京师范大学高原科学与可持续发展研究院、北京师范大学、青海师范大学、青海大学、北京大学、大地风景文旅集团，成员有：史培军、陈志、唐海萍、吴必虎、马永贵、谢惠春、索南吉、贾伟、文艺、张钢锋、袁德宣、余洲、马伟东、潘云龙、陈彦强、杨雯倩、吴仁吉、李亚兄、董志强、杜少波、戚爽、李佳桐、胡小康、李爽林、金兄莲。本次野外共获得 61 个样点的测量结果，具体数据见附录 3。科考测量过程记录如下。

2020 年 7 月 23 日　天气晴。科考分队从北京、西宁汇聚到青海师范大学城西校区田家炳楼二楼会议室，召开全体科考队员会议，介绍了本课题的内容、本次科考方案，保障缺氧设备使用，安装第二次青藏科考信息保障系统手机 APP。本次科考分为三个大组，即测氧与土地利用组、植被组（植被调查）、健康组（医疗＋装备）。明确科考安全要求：健康安全（缺氧适应）、行车安全（用车、考察测量等）、装备与生活安全（仪

附 录

器校准、用餐、住宿）；需重点思考问题：缺氧的时空格局、影响因素及贡献率？缺氧对人、畜健康的影响？如何解决缺氧问题（主要是人口）？晚上住西宁市城西区桔子酒店。

2020 年 7 月 24 日 天气阴有小雨。科考分队分两组：一组从西宁乘车沿 G0612 西和高速、G6 京藏高速、G0613 西丽高速，从西宁市出发经湟源、共和、玛多至玉树，当晚住玉树空港酒店；一组乘飞机到玉树，因天气原因，飞机从玉树返回，改为 25 日早晨 8 点起飞，9 点到玉树。

在西宁市城西区桔子酒店测了第 1 个点，该点位处湟水河流二级阶地，城市景观，两侧山地为人工林灌草地。

2020 年 7 月 25 日 天气阴有小雨。科考分队沿国道（G214、G317）行进，在玉树市—杂多沿线，测量氧含量与相关数据，共测 8 个点。

第 2 个点位为玉树空港酒店，处巴塘河流二级阶地，城镇景观。

第 3 个点位处巴塘机场山间谷地，高寒灌丛草地景观，草场过牧严重。河流发育二级冲积、洪积阶地。周边山地上部多为冰雪覆盖区与其消退裸地（裸岩、裸石）。

第 4 个点位处尕拉尕山垭口，高寒灌丛草甸景观。高起伏山地上部多为冰雪覆盖区与其消退裸地（裸岩、裸石、裸砾、裸砂、裸土），草场退化严重。

第 5 个点位处上拉秀乡山间谷地，高寒灌丛草甸景观，此处做第 1 个（500 m×500 m）地表覆盖大样方。河谷发育二级冲洪积阶地和一级构造阶地。山地自下而上依次为：高山草甸、高山灌丛、冰雪消退裸地（裸岩、裸石）。

第 6 个点位处山间盆地，山地高寒草甸景观，其与第 5 点不同的是高山灌丛草地比例偏少，相对起伏较低。

第 7 个点位处查乃拉卡山垭口，高起伏山地，高山高寒荒漠与草甸景观。山顶为冰雪消退裸地（裸岩、裸石），山中部为冻融侵蚀破坏的高山高寒草甸景观。

第 8 个点位处杂多县西部城区南侧中起伏山地，高山灌丛草地景观，此处做第 2 个（1000 m×1000 m）地表覆盖大样方。县城周边人类活动影响明显，道路建设、旅游影响突出。

第 9 个点位处河流二级冲积、洪积阶地，城镇与农田镶嵌景观。

沿途河谷阶地发育，自河谷向上，依次为：河漫滩阶地—河流冲积阶地—河流冲洪积阶地—构造阶地，河谷阶地沿澜沧江上游两岸分布，植被随地貌分层明显。山顶部为冰雪消退裸地（裸岩、裸石、裸砾），山中上部为被重力与降水侵蚀的高山高寒草地，山中下部为冻融高山高寒草甸草地，山脚部为冻融作用的高山高寒灌丛草地（阴坡）、树木与灌丛交织的高寒灌丛（阳坡），山底为山地侵蚀河谷。晚上住县城杂多大酒店。

2020 年 7 月 26 日 天气晴。科考分队沿国道（G345）行进，在青海杂多—西藏聂荣—那曲沿线测量氧含量与相关数据，共测 13 个点。

第 10 个点位处杂多大酒店，河流二级冲积、洪积阶地，城镇景观。

第 11 个点位处瓦日拉山垭口，高山灌丛草地景观，山地顶部为冰雪消融区裸砾与裸土，中上部为冻融灌丛草地，中下部为灌丛草地，底部为山间河谷地沼泽灌丛。

第 12 个点位处高山河谷河漫滩阶地，高山河谷沼泽地景观，有不均匀分布冻融地貌，河水部分浑浊，水土流失严重。

第 13 个点位处高山垭口，高山草甸（冻融侵蚀造成草地严重退化）、裸地面积（裸石、裸砂、裸土）较大。

第 14 个点位处高原第三级夷平面（波状起伏丘陵）(5000m 以上)，高山高寒沼泽草地景观。

第 15 个点位处高原高起伏山地，高山区冰雪与冻融侵蚀裸地覆盖，高原夷平面分布多为高寒草甸，丘间地多为高寒沼泽，热融小湖塘广泛分布。

第 16 个点位处杂多查里乡高原夷平面，乡政府所在地，居民地景观，周边为高寒草甸与高寒沼泽景观。查里乡为青海海拔最高的乡镇（4780m）、青海乡镇不通柏油路的乡镇。

第 17 个点位处高原中起伏山地，高寒草甸（高寒沼泽）景观，山顶部分冻融退化为裸地（裸石、裸砾、裸沙），山地下部为高寒草甸，沟谷地为高寒沼泽。

第 18 个点位处高原波状起伏低丘陵，位处唐古拉山山地北侧，高寒冻融侵蚀草甸与沼泽景观，山坡多为冻融侵蚀裸地，低地为沼泽。

第 19 个点位处唐古拉山北侧洪积扇，山顶有永久积雪和冰川，山地中上部为高寒草甸，山地中下部为高寒草甸和沼泽，山谷地为高寒沼泽和草甸景观。

第 20 个点位处唐古拉山垭口（地图上的两省交界处），高寒沼泽草甸景观。此段见到野驴、藏羚羊、野牦牛。山地顶部为高寒草甸，两侧有退化冻融草甸，草场过牧明显，退化草地分布较广，山地下部有细沟发育，显示出高原变暖变湿的影响。

第 21 个点位处西藏聂荣县东北当木江乡，高起伏中山地，山地高寒草甸景观。高山河谷地为高寒河谷沼泽草甸景观，河谷两侧高阶地为高寒草甸，山地阳坡草地退化明显，冰雪分布区在 5500m 以上。

第 22 个点位处聂荣县城，高原山谷地，城市景观，周边为高寒草甸和退化草地镶嵌。沿途高原第三级夷平面（5000m 以上）广布，山谷相间，以高原沼泽草甸景观为主，唐古拉山横亘其间。

杂多—聂荣道路多为乡间土路，车行速度缓慢，影响科考，晚上住（27 日凌晨 3 点）那曲四季富氧酒店。

2020 年 7 月 27 日 天气晴。科考分队沿国道（G317）行进，在那曲—班戈—尼玛沿线测量氧含量与相关数据，共测 11 个点。

第 23 个点位处那曲四季富氧酒店，那曲高原（波状低起伏丘陵、高平原），城市景观，周边为高寒灌丛草甸，退化草地较多。

第 24 个点位处那曲国道 G109 与 G317 交叉处，那曲高原波状起伏（低起伏）丘陵，高寒草甸草原景观，丘陵草地有退化迹象，低地高原多为湖泊湿地沼泽，低丘陵坡面浅沟侵蚀，道路建设对草地有破坏。

第 25 个点位处错鄂湖高平原（那玛切乡），山间湖盆平原，四周有冰雪融水补给，高寒灌丛草甸景观，在此做第 3 个 (1000 m × 1000 m) 地表覆盖大样方。植被盖度较低，主因气候偏热干。周边山地植被更为稀少，有融冻侵蚀原因，也有干旱的作用，过牧不很严重。植被沿垂向分布明显，自高往低依次为：高山积雪区有小型冰川、高寒荒漠、低起伏侵蚀丘陵区、高寒草甸、湖岸阶地、高寒沼泽与草甸。

第26个点位处班戈蓬错高平原，环湖为退化严重的草甸草原景观，草原小飞蝗密度很大，环湖周边山坡地草地退化明显，已有裸沙分布。高寒草甸退化明显，暖干气候与人工放牧过度同时存在。植被沿垂向分布明显，自高往低依次为：干寒剥蚀山地、高寒退化草甸草原、低山丘陵、高寒草甸有退化草场分布，湖泊有明显退缩（气候偏干分布）。

第27个点位处波状高平原，退化草甸草原景观。低起伏丘陵，草场退化严重，高平原呈明显草场退化现象，土地砂（沙）化明显，裸石比例较高（30%以上）。

第28个点位处班戈县城，波状高平原上的丘陵间河谷平原，城镇景观，退化高寒草甸。

第29个点位处班戈西50km，波状高平原，退化高寒草甸景观，在此做第4个（1000 m × 1000 m）地表覆盖大样方。周边为低起伏波状丘陵，植被盖度低，裸地（裸岩、裸石、裸砾、裸沙、裸土）比例大，湖周边为退化高寒草甸，砾石化明显，裸地（裸砾、裸沙、裸土）占比高，湖泊呈明显退缩状态，湖面近期下降2～3m。低丘陵山地呈现两种状态，一是侵蚀沟被沙埋（变干），二是气候变暖、冻融侵蚀诱发、流水叠加形成坡面侵蚀切沟。植被退化呈现大面积连续分布，整个那曲草原西部均为此状态，很有可能是局地暖干背景下过牧导致的。从景观上看，暖干化气候为主因，过牧为诱因。地表覆盖自低向高依次为：高寒湖泊沼泽湿地—湖周高寒退化草甸与沼泽—低丘陵高寒退化草甸。

第30～31个点位处色林错湖区，高原湖群之首，与周边多个湖形成高原湖群，湖周边为退化高寒草甸与沼泽景观。周边山地为低起伏山地，植被偏少。

第32个点位处班戈与尼玛两县交界处，高原高起伏山地丘陵，高寒灌丛草甸与沼泽镶嵌景观。山间盆地为高寒草地（有退化），过牧明显，植被盖度偏低，丘陵坡面有明显的侵蚀切沟，水土流失加剧。

第33个点位处尼玛大酒店，低起伏高原丘陵，小城镇景观，周边为退化高寒草地，降水偏少，景观为半干旱高寒草原的特征。

沿途波状高平原、高原湖盆交错，高原低山丘陵镶嵌，退化高寒草地广布，受气候暖干化、过牧影响明显。高原景观分层亦明显，自低而高依次为：高原山丘谷地、退化高寒草地，低起伏丘陵、坡面有切沟分布，植被盖度偏低，高起伏丘陵有切沟分布，植被覆盖度更低，高起伏山地寒冻、干燥风化明显，裸地（裸砾、裸沙、裸土）占比很高，多处可见藏羚羊栖息，放牧畜群以羊为主。晚上住尼玛大酒店。

2020年7月28日　天气晴间多云。科考分队沿国道（G317）行进，在尼玛—改则沿线测量氧含量与相关数据，共测9个点。

第34个点位处尼玛西北50km，高原低起伏丘陵，高寒荒漠草原景观。高原湖盆两侧为积雪山地，湖盆周围为荒漠草原，湖盆为湿地，湖泊呈现退缩状态。草场退化明显（主因气候原因），植被覆盖度整体偏低。

第35个点位处波状高平原干燥剥蚀侵蚀低山丘陵，高寒荒漠草原景观。地表砾化与草原退化明显，整体植被覆盖度偏低。

第36个点位处阿索乡，荒漠区波状高平原上的干燥剥蚀高丘陵，高寒荒漠景观。周边为干燥剥蚀山地、干寒荒漠，山间洼地为高寒河流湿地草甸，草场退化明显，气候干暖起到显著作用。植被分层明显，自下而上分别为河湖沼泽—草甸沼泽湿地—荒漠草原—低起伏丘陵干旱荒漠—干燥剥蚀山地（多为裸石、裸砾）。

第37个点位处高山寒冻风化与冰雪覆盖高起伏山地，高寒荒漠草原景观，在此做第5个（1000 m × 1000 m）地表覆盖大样方。周围山地顶部有永久性积雪和冰川覆盖。高起伏山区大多为裸露山地，主因是气候干暖化，高低起伏丘陵大多为干寒剥蚀侵蚀低丘陵，过牧植被退化明显，层状高平原大多为山间平原，沙砾化严重，放牧程度较大，有野生动物出没。

第38个点位处改则东阿索乡西，高原高起伏山地，高寒荒漠草原景观，植被生长状况尚可。冻融侵蚀普遍，地表砾石化与水土流失明显，野生动物较多（野驴、羚羊）。

第39个点位处改则东洞错乡东，高寒高起伏山地，高寒荒漠草原景观。周围山地为冰川分布区，有五个连续分布的冰川，低起伏山地为高寒草原。

第40个点位处改则东洞措乡，高原高寒湖盆，荒漠草原景观，在此做第6个（1000 m × 1000 m）地表覆盖大样方。周围高起伏山地上部有现代冰川发育，并有古冰川分布，山地中下部为低起伏和高起伏干燥剥蚀低丘陵，湖周为荒漠草原，湖盆（湖水为微咸水）和湿地分布其间。

第41个点位处改则东40km，波状起伏高平原，高寒荒漠景观。周边山地为高起伏山地与山前低起伏丘陵，荒漠草原植被盖度很低，山间盆地为湿地与退化草地，过牧突出，整体地表砾石化明显。

第42个点位处改则县城波状起伏高原，小城镇景观。周边为高寒荒漠景观。

沿途波状高平原与高原中、低起伏山地交错，干化湖泊与高山冰雪镶嵌其间。多处有藏羚羊（群）出没，偶见藏野驴、藏牦牛等野生动物，湖泊水位普遍下降，草场退化明显，主体由气候干暖化所致，人为过牧加剧了这一过程。晚上住改则县轩源大酒店。

2020年7月29日　天气小雨转多云。科考分队沿国道（G317）行进，在改则县—革吉县—噶尔县沿线测量氧含量与相关数据，共测11个点。

第43个点位处改则西，高原高起伏丘陵盆地，高寒荒漠草原景观，周边山地为干燥剥蚀山地，砾石化严重，湖周有沼泽和草甸分布，湖泊呈现退缩，有野牦牛、野驴出没。

第44个点位处高原湖盆，高寒荒漠草原景观。湖周山地为高起伏山地、裸地荒漠景观，山前低丘陵为荒漠草原，湖盆阶地为荒漠草原，湖盆湿地，有沼泽草甸分布。

第45个点位处高原中起伏山地与山间平原，干燥剥蚀山地，高寒荒漠景观。山前为低起伏丘陵，植被稀少，山间平原为荒漠草原，整体显示干旱环境下的地表粗化过程。地貌自低向高依次为：山间干燥剥蚀高平原—山前低山丘陵—干燥剥蚀中起伏山地。

第 46 个点位处那木日拉山垭口，高原干燥剥蚀高起伏山地，高原草原化荒漠植被覆盖度低，多为砾质化荒漠景观，植被稀少，山地偶见裸石，形成石漠景观。

第 47 个点位处垭口处，高原高起伏山地、高原山地草原与荒漠草原景观（有垂直分异特征），在此做第 7 个（1000 m×1000 m）地表覆盖大样方。景观自低向高依次为：干旱谷地荒漠（砾漠、盐漠、泥漠）—山地底部低起伏丘陵荒漠草原—山坡中部中起伏山地荒漠—山顶部高起伏山地草原。

第 48 个点位处高原干燥剥蚀高起伏丘陵，高寒荒漠景观，植被稀少。山前低起伏丘陵和山前洪积扇平原，植被稀少，砾漠景观。

第 49 个点位处高原干燥剥蚀山地与河谷，高寒荒漠景观。景观自高向低依次为：干燥剥蚀高起伏山地、岩漠景观，低山丘陵、石漠景观，山间沟谷、湿地与河流、高原草甸草原，河谷流水泛滥，周边山地丘陵有水土流失。

第 50 个点位处革吉县城，高原山间河谷平原，城镇景观。

第 51 个点位处革吉城西 25km，干燥河谷（狮泉河国家湿地公园），草原化荒漠景观，在此做第 8 个（1000 m×1000 m）地表覆盖大样方。河谷两侧为干燥剥蚀山地（高起伏、低起伏），河谷地为草原化荒漠，灌木比例较高。河流两侧山地冰雪消融补给，高海拔处有冰雪覆盖，总体植被盖度偏低。景观自低向高低依次为：河流、草原化荒漠景观，灌丛化明显，低起伏丘陵、荒漠化草原，高起伏丘陵、荒漠化草原，高起伏丘陵、有冰雪覆盖，几乎没有植被。

第 52 个点位处高原高起伏山地河谷，高原荒漠景观。河谷两侧为高起伏山地，植被稀少，岩漠景观；低起伏丘陵，植被稀少、石漠景观，山谷地为砾漠景观。

第 53 个点位处阿里大酒店，狮泉河谷平原，城市景观。

沿途总体为荒漠，偶见低矮针茅（紫花针茅或沙生针茅），形成高原山地植被分层，自下向上依次为：高寒荒漠—草原化荒漠—荒漠草原—山地灌丛草原—高山冰雪消退裸地（裸岩、裸石、裸砾）—高山冰雪。本区域低起伏丘陵上有黄土覆盖，丘陵坡上有侵蚀浅沟和切沟分布；偏西地区呈现出低丘陵坡上的浅沟、切沟有风沙埋压的痕迹（微地貌景观），沿线东部高原偏暖湿、西部偏暖干。晚上住阿里大酒店。

2020 年 7 月 30 日　天气阴转晴。科考分队沿国道（G219、G317、X701）行进，在噶尔—札达沿线测量氧含量与相关数据，共测 8 个点。

第 54 个点位处阿里昆莎机场，高起伏河谷山地，高寒灌丛草甸景观。两侧山地有冰雪覆盖，属石漠区。低山丘陵，石漠、砾漠分布，河谷低地，有河流与湿地草甸。

第 55 个点位处阿里昆莎高原高起伏河谷山地，高寒荒漠景观。自低向高依次为：河谷（噶尔河—狮泉河—印度河）—低起伏山地（干燥剥蚀、石漠+砾漠）—高起伏山地（干寒剥蚀、岩漠+冰雪覆盖、有现代冰川）。

第 56 个点位处高原高起伏山地，岩漠景观。

第 57 个点位处札达山脊，高起伏山地（有冰雪覆盖），岩漠、砾漠景观。

第 58 个点位处札达山西侧河谷地，高寒灌丛荒漠景观。

第 59 个点位处札达北土林（沉积岩差异风化产物），干旱荒漠景观（砾漠、土漠、沙漠）。

第 60 个点位处札达古格王朝陵，土林荒漠，周边高山为冰雪覆盖山地、岩漠景观，山前低山丘陵为石漠＋砾漠景观，河谷两侧为"土林景观"（沉积岩－砂、砾、泥岩等）相对高度大多在 50m 左右，个别地方有近百米。

第 61 个点位处札达古格宾馆，高原河谷二级阶地，城镇景观，周边为高原荒漠。

沿途地势起伏很大，高差可达 3000m 以上。自高向低依次为：高山顶部冰雪与裸地荒漠（石漠）—高山中部冰雪消退裸地（石漠＋砾漠）—高山底部台地灌丛荒漠—高原河谷（冰雪融水补给）常年流水、高山灌丛与草甸交错分布。

札达古格王朝遗址坐落在河谷左岸二级阶地上。周边有高山冰雪覆盖、低山丘陵和土林。古格古城依土林而建，多为窟洞建筑，时代西宋—唐时期。晚上住札达古格宾馆。

晚上召开野外科考总结会，完成野外科考数据和资料整理，安排后半段西宁—合作—成都科考，研讨本次科考重点。

2020 年 7 月 31 日 天气晴。科考分队沿国道（G565、G219）行进，从札达到阿里昆莎机场，转机拉萨贡嘎机场，然后到西宁曹家堡机场，晚上住西宁果洛大酒店。本次科考完成。科考分队租用的 6 辆车经 G219、G317、G109 安全返回西宁。

参加 2021 年 7 月 24～27 日科考分队的单位有：青海省人民政府－北京师范大学高原科学与可持续发展研究院、北京师范大学、青海师范大学、青海大学、青海省气象科学研究所，成员有：史培军、唐海萍、马永贵、颜亮东、谢惠春、贾伟、张钢锋、陈彦强、杨雯倩、胡金鹏、李亚兄、金兄莲、苏鹏、杜少波、陈晓文、张翠、李佳桐、张林浩、杨合仪、霍文怡昕、高慧、张颖。本次野外共获得 23 个样点的测量结果，具体数据见附录3。科考测量过程记录如下。

2021 年 7 月 24 日 天气晴。所有成员抵达西宁市，做相关物资准备。

下午在青海师范大学城西校区召开科考动员会，部署氧含量观测网，重视高原缺氧对人畜健康影响的考察与相关数据的观测，深化对氧含量影响因子的认识，开展对土壤碳汇与氧含量的关联观测，明确本次科考的具体任务：补充玉树—马尔康段的氧含量与相关数据观测和科学考察。晚上住西宁城西区桔子酒店。

2021 年 7 月 25 日 天气晴。部分科考队员沿西和高速（G0612）、京藏高速（G6 京藏高速）、西丽高速（G0613）乘车经湟源、共和、玛多至玉树，部分科考队员飞往玉树。

测第 1 个点，西宁城西区桔子酒店，湟水河流二级阶地，城市景观。晚上住玉树三江之源大酒店。

2021 年 7 月 26 日 天气阴有小雨。科考分队沿国道（G0613、G345）行进，在玉树—石渠—甘孜沿线测量氧含量与相关数据，共测 12 个点。

第 2 个点位处三江之源大酒店，河谷二级阶地，城镇景观。

第 3 个点位处歇武镇东，高原河谷二级阶地，高寒灌丛与居民地景观。高原河谷—高寒草地—高寒灌丛自河谷向山顶分布。

第 4 个点位处安巴拉山垭口，高起伏寒冻风化山地，高寒灌丛与草地镶嵌分布。

第 5 个点位处高原山间盆地，色须寺草原、高寒草地景观。草地退化严重。周边山地属冰缘地貌，多浑圆状低起伏丘陵。

第 6 个点位处高原河谷平原，高寒草地景观。草地退化严重。周边山地为多浑圆状低起伏丘陵。

第 7 个点位处高原河谷平原，高寒灌丛草地景观，在此做第 1 个（1000 m × 1000 m）地表覆盖大样方。冻融与草地过牧致草地退化严重。周边高原山地冰雪消退裸地（裸石、裸砾）广布，自此向河谷依次为：高原低起伏山地灌丛草原—低起伏丘陵草原—山间河谷草甸草原。

第 8 个点位处乡镇居民地（起坞乡），高原河谷平原，高寒灌丛草地景观。

第 9 个点位处高原中起伏山地垭口，高寒灌丛草地景观。放牧高度达到 4700 多米，草地明显退化。

第 10 个点位处高原河谷平原，高寒灌丛草地景观。发育高原河谷三级河流阶地，自下而上依次为：河漫滩阶地（高寒草甸景观）、河流冲积二级阶地（高寒草甸与草原镶嵌景观）、河流冲洪积三级阶地（高寒灌丛草原景观）。

第 11 个点位处高原中起伏山地，高寒灌丛草原景观。山间谷地为高寒草甸草原。

第 12 个点位处德格山谷地，城镇居民地景观。周边为高原谷地草甸草原，山地下部为高山灌丛草甸，山地上部为高山灌丛草原。

第 13 个点位处甘孜县城，雅砻江河谷三级阶地，城镇景观。

沿途高原中、低起伏山地与山间谷地相间分布，山地上部多为冰雪消退裸地，中部多为高原高寒灌丛草地，山谷多为高原灌丛草甸。山地草地因冻融和过牧退化严重。高原河谷多发育三级河流阶地。晚上住甘孜青稞大酒店。

2021 年 7 月 27 日 天气阴。科考分队沿国道（G317）行进，在甘孜—炉霍—马尔康沿线测量氧含量与相关数据，共测 10 个点。

第 14 个点位处炉霍—色达分叉处，高起伏山地，高山灌丛草原景观。

第 15 个点位处高原山谷盆地（卡莎湖），高起伏山地，高山灌丛草地景观。周边山地阴坡为高山草地与灌丛草地镶嵌，河谷为草甸草原、湖泊湿地，居民地比较集中。

第 16 个点位处炉霍镇（县城），高原山谷，城镇景观。

第 17 个点位处炉霍中起伏山原，高寒草甸草原景观，在此做第 2 个（1000 m × 1000 m）地表覆盖大样方。周边山地阴坡为落叶阔叶林，阳坡为高山灌丛草地。有大面积围封夏牧场，过牧程度较弱。

第 18 个点位处宗塔乡政府所在地，高原低起伏丘陵，高原灌丛草景观。草地植被较好，低地为草甸草原，受围栏保护。周边高原山地丘陵为灌丛草原，山丘阴坡为灌丛草地。

第 19～20 个点位处高原山地河谷，高原灌丛草地景观。河谷地有河流水面，河谷阳坡为草地、阴坡为灌草地。

第 21～22 个点位处马尔康北（木尔多），山地河谷，河谷森林、河谷湿地与山谷边坡灌草地景观。周边山地阳坡为灌草地、阴坡为落叶阔叶林。

第23个点位处梭磨河谷，河流冲洪积二级阶地，城镇景观。河谷两侧为高原山地森林、灌丛草地。

沿途高山河谷相间分布，高起伏山地多有森林（阴坡）和灌丛草地（阳坡）。河流普遍发育二级冲洪积阶地，居民地、城镇多分布于河流二级阶地。山间盆地多为高原草甸草原和灌丛草原，有过牧和冻融退化草地镶嵌其间。至此，完成札达—阿里—那曲—杂多—玉树（2020年）—马尔康（2021年）线的氧含量与相关数据观测和科学考察。晚上住马尔康市区博巴拉大酒店。

2021年7月28日起，科考分队开始马尔康—玛沁—格尔木—茫崖沿线科考。

科考分队前后两段历时13天，主要沿玉树—那曲—阿里—札达线、玉树—马尔康线展开，总行程4000多公里，获取了84个样点海拔、大气压、气温、氧含量、地表覆盖等指标的数据，并完成了10组地表覆盖大样方（1000 m×1000 m）植被覆盖情况的调查。由于2020年夏季与2021年夏季氧含量测量仪不一致，不能直接对比，需经过对两次测量的数据校正后，才可对比使用，详见附录3说明，同时获得每个测量点的经纬度、海拔、大气压、气温、植被、地表景观等数据和资料（附录3）。

附1.1.8　西宁—合作—红原—成都线

依据科考研究计划，"缺氧环境及其健康效应"科考分队在青海省科考办的指导和帮助下，分别于2020年8月1~6日租用6辆越野小汽车，组织并完成了夏季沿西宁—合作—红原—成都线（G0612、G213、G316、G568、G248、G317）的氧含量测量。参加科考分队的单位有：青海省人民政府－北京师范大学高原科学与可持续发展研究院、北京师范大学、青海师范大学、青海大学，成员有：史培军、陈志、唐海萍、马永贵、索南吉、贾伟、张钢锋、马伟东、潘云龙、陈彦强、杨雯倩、吴仁吉、李亚兄、董志强、杜少波、李佳桐、胡小康、李爽林、金兄莲。科考测量过程记录如下。

2020年8月1日　天气晴。科考分队汇聚到西宁城西果洛大酒店，做野外准备。

2020年8月2日　天气晴。科考分队沿国道（G0612、G213、G316、G568）行进，在西宁—同仁—夏河—合作沿线，测量氧含量与相关数据，共测11个点。

第1个点位处西宁果洛大酒店（重复样本），湟水河右岸二级冲积、洪积阶地，城市景观。

第2个点位处平安区平安大桥，黄土高原低起伏黄土丘陵区，农田景观。河谷阶地为农作物分布区，河谷有流水，农作物主要是小麦。

第3个点位处G0612阿岱服务区，黄土高原高起伏黄土丘陵区，农田景观。周边丘陵区为林灌草地，河谷阶地为农作物分布区。

第 4 个点位处化隆群科服务区，黄河峡谷区，河谷两边为高起伏山地，河谷居民地景观。黄河两侧的低起伏丘陵为农牧交错区，黄河的河谷平原中农田与居民地镶嵌分布。

第 5 个点位处同仁北分叉口，高起伏山地，高山灌丛草甸景观。河谷两岸为河谷阶地，多为农作物分布区，河谷为黄河水面。

第 6 个点位处同仁与夏河分水岭，高起伏山地丘陵垭口，高山灌丛草甸与草甸镶嵌景观，在此做第 1 个 (1000 m × 1000 m) 地表覆盖大样方（本年度第 17 个）。高山区为灌丛草甸，山地垭口为草甸区，河谷两侧为松树针叶林。

第 7 个点位处夏河贡乃拉合山垭口，中起伏高山丘陵，高山灌丛草地与草甸景观。高原山地顶部为高山灌丛草地，中起伏高山丘陵为高山草甸，放牧到中起伏高山顶部。

第 8 个点位处夏河中起伏丘陵，山地灌丛草原景观。中起伏丘陵上部为高山灌丛草原，中部为高山草甸，河谷为沼泽、草甸。

第 9 个点位处夏河县城，高原河谷二级阶地，城镇景观。河谷阶地多为农田，河漫滩为湿地，周边山地为草甸。

第 10 个点位处夏河与合作高速交叉处，夏河河谷平原，农田景观。河漫滩为湿地，河流二级阶地主要为农作物，两侧高起伏中、低山地为森林草原。

第 11 个点位处合作市（甘肃甘南州府所在地），城市景观。河谷两侧有城市和农田交错分布，两侧山地为灌丛草原（山底到山中部），山地中上部为森林草原。

沿途为青藏高原向黄土高原的过渡地带，中低山地与山地河谷平原交错分布，山地植被从山地上部到河谷依次为：高山森林与灌丛草原、高山灌丛草地、河谷草甸、农田与居民地、湿地与河流。黄土丘陵区水土流失明显。缺氧感觉明显减缓。晚上住合作颐和大酒店。

2020 年 8 月 3 日　天气晴。科考分队沿国道（G213、G248）行进，在合作—碌曲—红原沿线测量氧含量与相关数据，共测 12 个点。

一早 8:00 科考分队访问了兰州大学甘南草原生态系统国家野外科学观测研究站，杜国祯教授详细介绍了定位站的设施、实验室、观测项目、承担的科研和人才培养任务、取得的主要成果等，使科考分队更好地了解了甘南草原生态系统的特征，对氧含量与草原生态系统的碳汇与碳储的动态关联有了深刻的认识。

第 12 个点位处低起伏山地、丘陵，灌丛草地景观。山地顶部为灌丛，丘陵上部为灌丛草地，部分被开垦为耕地，退耕处植被恢复，丘间河谷地为草甸。

第 13 个点位处中起伏丘陵，灌丛草地景观。丘陵阴坡为灌丛草地，阳坡为高山草地，丘间河谷为草甸，河谷二级阶地多被开发。

第 14 个点位处碌曲县城东，中低山丘陵，灌丛草地景观。山前低丘陵为高山草原，河谷地为沼泽、草甸草原，部分河流二级阶地被开垦，现多为退耕还草区。

第 15 个点位处碌曲中低山丘陵，灌丛草地景观，在此做第 2 个 (1000 m × 1000 m) 地表覆盖大样方（本年度第 18 个）。山顶上部阴坡为低矮灌丛草原、阳坡为灌丛，山地上中部阴坡为草甸草原、阳坡为草地，山地坡脚为草甸草原，河谷两侧为沼泽草甸草原，河谷有常年流水。

第 16 个点位处 S204 岔口点，低起伏丘陵山地，草甸草原景观，汇水区有沼泽草甸，植被覆盖度较高。

第 17 个点位处碌曲县朗木寺（甘青交界），低起伏河谷山地，灌丛草地景观。山顶部为灌丛草地，山地阴面为草甸草地，河谷为小城镇。山地植被分层明显，自河谷向山顶依次为：河谷洼地沼泽与草甸草原—低丘陵草甸草原—山地灌丛草原—山顶阴坡灌丛草原。

第 18 个点位处低起伏山地丘陵，灌丛草地景观。山顶部有斑块状灌丛，山顶中下部为灌丛草地，丘间地为草甸草原。

第 19 个点位处低起伏丘陵与高平原，若尔盖草原景观，在此做第 3 个（1000 m × 1000 m）地表覆盖大样方（本年度第 19 个）。山地植被分层明显，自河谷向山顶依次递变。层状高平原低洼地为沼泽草地（有河流流入），高平原为草甸草原（过牧退化严重），低丘陵为草甸草原（过牧退化严重、鼠洞较密），低起伏丘陵为灌丛草原（草场尚好），高起伏山地为灌丛草原（阴坡为灌丛、阳坡为灌丛草原）。

第 20 个点位处若尔盖低山丘陵与高平原，灌丛草地景观。低山丘陵顶部为灌丛草原，低山丘陵底部为草甸草原，低山丘陵间为高平原，沼泽与草甸草原，河流（黑河为黄河支流）两侧为沼泽草原，河流低阶地为城镇（若尔盖县城）和农田景观。

第 21 个点位处若尔盖山垭口，中起伏山地，灌丛草原景观。周边低起伏丘陵为草甸草原，洼地为沼泽。

第 22 个点位处若尔盖高原河谷（白河为黄河支流）平原，草甸草原景观。平原周边为低起伏丘陵、灌丛草原，高平原为草甸草原，河谷两侧为沼泽草原。

第 23 个点位处红原县城，低起伏丘陵与河谷平原，城镇景观。周边为灌丛草原，河谷为草甸草原，河流从县城边穿过。

沿途主要为甘南川西北高原草原景观，主要草原类型自河谷、盆地往中起伏山地、丘陵依次为：灌丛草地、灌丛草原、灌丛草甸、草甸、沼泽。高平原草地因气候暖干和过牧，退化严重。晚上住红原家园酒店。

2020 年 8 月 4 日　天气阴。科考分队沿国道（G248、G317）行进，在红原—理县—汶川—都江堰—成都沿线测量氧含量与相关数据，共测 15 个点。

第 24 个点位处红原县安曲镇，白河河谷平原，高原沼泽湿地景观。周边山地为低起伏丘陵、灌丛草原，河流平缓曲折，形成大面积沼泽、草甸。

第 25 个点位处黄河长江分水岭（查针梁子），低缓丘陵，森林草原景观。山地中下部为灌丛草原，山谷地为河流沼泽草原。

第 26 个点位处高原河谷平原，沼泽、草甸景观。周边山地中下部为森林（针阔混交林），上部为灌丛草原，河谷为森林草原。

第 27 个点位处马尔康东，G248 与 G317 交叉路口附近，高原中起伏山地，森林景观。山地上部为灌丛草原、下部为森林，河谷为森林草原。

第 28 个点位处高山峡谷区（水库），湿地景观。高原高起伏山地为针阔混交林，峡谷为水库，两侧为山区道路，山坡缓处有居民居住，并有小面积开垦的农田。

第29个点位处距理县10km处，高原高山峡谷，针阔混交林景观。山地上部为针阔混交林，中下部为针叶林（背坡）、阔叶林（阳坡），沟底有河流（岷江支流）穿过，有农田和居民地分布。

第30个点位处理县县城，干旱河谷景观。两侧为高起伏山地，山顶植被偏少，山地中部为森林灌丛草原，山底河谷为小城镇，植被偏少。

第31个点位处G317国道汶川境内，高起伏山谷，森林灌丛景观。山地顶部为森林，山地中部为灌丛，低处河谷分布有灌丛草原。山谷为"V"形干旱河谷，水流湍急，地形起伏较大，植被覆盖度较低。

第32个点位处G317国道峡谷，森林灌丛景观。高山区为森林草原，中低山区为灌丛草原，山谷中部缓坡区有梯田开垦，山底为灌丛和草甸草原。

第33个点位处G317国道汶川—映秀峡谷，森林灌丛景观。峡谷地形，高山顶处为森林，高山中部为森林灌丛混合，高山中下部为灌丛草原，河谷为居民地与河流交织。

第34个点位处G317国道汶川高山峡谷区，森林灌丛景观。山顶为森林，山地中上部为森林灌丛，山地下部为灌丛草原，山脚为干旱河谷草原，河流宽窄不一，水流较急。

第35个点位处映秀北高山峡谷区，山地森林景观。

第36个点位处映秀镇（汶川地震震中区），高山峡谷区，山地森林景观。河谷洼地为震后重建的映秀镇，科考分队考察了汶川地震遗址纪念馆，对汶川地震遇难人员表示沉痛的哀悼，加深了大家对自然灾害危害人类的认识。

第37个点位处川西龙门山（映秀—都江堰），高起伏中山，山地森林景观。因为地处汶川地震中心，岩石崩塌、滑坡体仍然存在，植被覆盖度明显减少。

第38个点位处都江堰东2km，岷江山前平原，城镇景观。周边山地为森林，平原为农田，城镇、道路交错分布区。晚上住四川成都锦江宾馆［因降雨较大，调整科考路线，8月4日从红原直接到成都，第二天（8月5日）补充考察都江堰］。

2020年8月5日　天气阴有小雨。科考分队沿国道G317，在成都—都江堰沿线测量氧含量与相关数据，共测2个点。

第39个点位处都江堰鱼嘴分水堤，河道（岷江）景观。

第40个点位处锦江宾馆，成都平原，城市景观。汶川地震后成都城镇化扩张很快。

从红原到汶川再到成都，沿途地势起伏较大，高原高起伏山地与峡谷交替分布，植被垂直地带分异明显，自河谷向上依次为：高山河谷草甸—森林灌丛草地—森林—森林灌丛草原—高原灌丛草原—草甸草原。川西山地地震地质灾害频发，对当地的植被分布有明显影响，反之，本区植被也对控制地质灾害有着重要的作用。汶川地震灾区崩塌、滑坡区的植被恢复较慢。受地震影响，地质灾害风险仍然十分严峻，应予以高度警惕，特别在全球变暖的背景下，链发性、叠加性影响仍然突出。地震地质灾害影响地震灾区的植被恢复，必然影响到氧含量的大小与分布格局和动态变化，在分析本区氧含量的时空差异时，应予以高度重视。

2020年8月5日下午，科考分队召开野外总结会。部署对本次科考数据和资料的整理。科考队员谈感想、体会和讨论相关问题。大家肯定了本次科考,对川西高原与甘南和海东地区的地理环境分异对氧含量的影响、缺氧对人畜健康的影响有了深刻的认识,特别是感觉这一区域的缺氧反应要比藏北高原缓和很多。

2020年8月6日,科考分队乘机或乘科考车分多路返回居住地,本次科考顺利结束。

科考分队历时6天,总行程约1500 km。从河湟谷地到甘南草原,从川西横断山区到成都平原,获取了40个样点海拔、大气压、地表氧含量等指标的数据,并完成了3组地表覆盖大样方(1000 m × 1000 m)的调查,同时获得每个测量点的经纬度、海拔、大气压、植被、地表景观等数据和资料,详细数据见附录3。

附1.1.9 马尔康—玛沁—格尔木—茫崖线

依据科考研究计划,"缺氧环境及其健康效应"科考分队在青海省科考办的指导和帮助下,2021年7月28~31日租用6辆越野小汽车,组织并完成了夏季马尔康—玛沁—格尔木—茫崖线(G317、G347、G0615、G6、S303)的氧含量测量。参加科考分队的单位有:青海省人民政府-北京师范大学高原科学与可持续发展研究院、北京师范大学、青海师范大学、青海大学、青海省气象科学研究所,成员有:史培军、唐海萍、马永贵、颜亮东、谢惠春、贾伟、张钢锋、陈彦强、杨雯倩、胡金鹏、李亚兄、金兄莲、苏鹏、杜少波、陈晓文、张翠、李佳桐、张林浩、杨合仪、霍文怡昕、高慧、张颖。本次野外共获得40个样点的测量结果,具体数据见附录3。因此线考察是在2021年7月24~27日玉树—马尔康科考线的基础上进行的,此前已进行了23个点位的测量,本段科考的测量过程记录如下。

2021年7月28日 天气阴。科考分队沿国道G317、G227、G347、G0615,在马尔康—壤塘—阿坝—玛沁沿线测氧含量与相关数据,共测9个点。因G317马尔康—阿坝段修路,改线绕壤塘县经阿坝到玛沁。

第24、第25个点位处马尔康西山谷地(山地河谷),河谷灌丛地景观。河流和道路并行。河谷两侧多为森林、灌丛植被(阳坡),以灌丛植被为主,西侧崩塌、滑坡体普遍存在,大型滑坡对道路危害严重,且比较普遍。

第26个点位处壤塘波状高平原,高原灌丛草甸景观,在此做2021年夏季第3个(1000 m × 1000 m)地表覆盖大样方。夏季牧场局部草地有过牧,河谷地为草甸和沼泽化草甸。

第27个点位处阿坝高原低山丘陵,林灌地景观。河谷为灌丛草地,山谷两侧为针叶林(阴坡)与灌木林地(阳坡)。草地部分退化,裸地比例较高,城镇化进程加快。

第28个点位处阿坝城南中起伏山地,山地灌丛草地景观。草地部分退化,裸地比例较高,高原湿地广布,城镇化进程加快。

第29个点位处阿坝城北河谷平原,城市景观。放牧过度,部分高山草地退化,裸地比例较高。

第 30 个点位处四川阿坝—青海久治分界线，中起伏山地，高寒灌丛草原景观。阿坝河谷从低向高景观依次为：河谷湿地—河漫滩阶地耕地—河流冲积阶地耕地与居民地—河流冲洪积阶地灌丛草地—覆沙黄土丘陵退化草地—低山丘陵灌草地—中起伏山地林灌草地。

第 31 个点位处久治县城加油站，高原河谷平原，高寒河谷草甸景观。高原河谷河道（含河流和河体）、河谷湿地（草甸湿地）与河流阶地草甸草原分层分布。

第 32 个点位处德马高速门堂服务区，周边为高寒草甸草原景观。

沿途高原中低山地与高原河谷交织分布，水域面积占比较高。高原河谷从低向高景观依次为：河床湿地—河漫滩阶地耕地—河流冲积阶地耕地与居民地—河流冲洪积阶地灌丛草地—覆沙黄土丘陵退化草地—低山丘陵灌草地—中起伏山地林灌草地。晚上住玛沁大武镇玛央国际酒店。

2021 年 7 月 29 日　天气晴。科考分队沿国道 G347、G0615（德马高速）、G6（京藏高速）行进，在玛沁县—香日德沿线测量氧含量与相关数据，共测 10 个点。

第 33 个点位处玛沁县城，山间盆地，城镇景观。周边为高寒河谷草甸草原景观。

第 34 个点位处沁东倾沟，高原高起伏山地，高原山地灌丛草甸景观。低地为高原山地草甸，中高山地有稀疏柏树林分布，5500 m 及以上多处冰川覆盖（阿尼玛卿雪山，当地称神山）。

第 35 个点位处玛沁雪山乡，高原高起伏山地 5500 m 以上有冰雪覆盖，4500～5500 m 有冰雪消融残留的裸地，高山灌丛草甸景观。河谷两侧为高山稀疏森林灌丛草甸、高山草甸分布。冰雪退化的裸地比例占到 30% 左右。

第 36 个点位处低起伏山地，高原灌丛草原景观。在此做 2021 年夏季第 4 个（1000 m × 1000 m）地表覆盖大样方。有退化草地被围封，河谷地有草甸草地和沼泽草地，鼠害严重，草地退化严重。5000～6000 m 仍有永久积雪冰川分布（但多条冰川已消失），冰川前沿的冰碛垄高度在 4400 m 左右，现在冰舌前沿海拔在 5500 m 左右。冰川退缩了约 1000 m 的高度（时间应在晚更新世晚期之后；冰碛垄有 4 条）。

第 37 个点位处花石峡镇，高原山间平原，高寒草甸草原与小城镇景观。草地退化明显，周边山地裸地［裸岩、裸石、裸砾、裸砂（沙）、裸土］比例较高。

第 38 个点位处花石峡西 15 km，高原山间平原，高寒灌丛草原景观。有沙质地退化草地分布，山地丘陵与低起伏山地裸岩分布较广，山间平原固定沙丘地风蚀沙化明显，河流/干河床等河谷地占比较高。在此做 2021 年夏季第 5 个（1000 m × 1000 m）地表覆盖大样方。

第 39 个点位处冬给措纳湖北（咸水湖），高原内陆湖盆，高寒灌丛荒漠草原景观。湖滨为湿地和草甸草原。湖周北山为干燥剥蚀山地（石质荒漠）、南山为干燥剥蚀+寒冻风化山地（灌丛草地）、山间盆地（平原）为高原灌丛荒漠草原。

第 40 个点位处高原高寒干燥剥蚀山地，高寒干旱灌丛草地景观。山地上部有高山草地分布，裸地［裸岩、裸石、裸砾、裸砂（沙）、裸土］比例较高。

第 41 个点位处都兰高寒干燥山间盆地，高寒干旱灌丛荒漠草原景观，在此做 2021

年夏季第 6 个（1000 m × 1000 m）地表覆盖大样方。周边为高寒干燥剥蚀山地、干燥气候下的裸地荒漠，高山冰雪消融补给河流常年有水。

第 42 个点位处都兰香日德镇（原香日德农场），昆仑山前冲积、洪积平原，小城镇景观。绿洲农业（小麦、藜麦、枸杞等）与水域交织。

沿线青藏高原高起伏山地、中起伏山地、低起伏山地与高原河流和湖泊交错分布，这些水域大都由高原冰雪消融补给，有黄河源水系，也有内陆水系。从青藏高原高寒灌丛草原、高原高寒草原、高原高寒荒漠草原到高原高寒干燥荒漠，植被景观自东而西递变明显。晚上住都兰开泰商务宾馆。

2021 年 7 月 30 日　天气晴。科考分队沿国道京藏高速（G6）行进，在香日德—格尔木沿线测量氧含量与相关数据，共测 9 个点。

第 43 个点位处香日德枸杞种植基地，昆仑山前冲积、洪积平原，绿洲农业景观。香日德镇领导带大家考察镇枸杞种植基地（占到种植地 60% 以上）。昆仑山背风坡多有黄土、沙黄土、沙土覆盖。

第 44 个点位处香日德镇西 30 km，昆仑山前洪积扇，灌丛荒漠景观。部分干河谷多有半固定、固定沙丘，山前河谷尾闾多成为小绿洲，辟为农田。

第 45 个点位处诺木洪东，昆仑山前洪积扇，灌丛荒漠景观。部分河床两侧形成流动沙丘和流沙地。

第 46 个点位处诺木洪西，山前冲洪积，灌丛化荒漠景观。白刺灌木大面积分布，裸砂与沙地占比较高。有成片大面积砾质荒漠、砂质荒漠、沙漠分布。

第 47 个点位处大格勒乡东，山前洪积扇，灌丛荒漠景观，在此做 2021 年夏季第 7 个（1000 m × 1000 m）地表覆盖大样方。白刺、麻黄灌丛沙堆与裸砾、裸砂、裸土镶嵌分布，土地沙漠化严重，人工围栏封育区有明显改善（减轻了放牧强度）。

第 48 个点位处格尔木东 35 km，昆仑山山前洪积扇缘，砾质荒漠景观。昆仑山有薄层砂质黄土和沙质土覆盖，裸地占比较高，灌丛沙堆沙化现象明显。

第 49 个点位处察尔汗盐厂，湖积平原（盐矿湖泊资源），盐质荒漠景观。地貌为格尔木河尾闾区，平坦辽阔，几乎无任何植被（少量盐生植被）（柽柳等），裸地（盐质、泥质荒漠）占比较高。盐厂生产区（工矿区）广布。

第 50 个点位处格尔木北 30 km，盐湖平原（湖积冲积平原）（盐矿湖泊资源），盐质荒漠景观，在此做 2021 年夏季第 8 个（1000 m × 1000 m）地表覆盖大样方。地貌为格尔木河冲积－湖积平原、平坦辽阔，盐生植被（芦苇、盐生灌木）分布，裸地（盐质、泥质荒漠）比例较高。

第 51 个点位处格尔木珠峰大厦宾馆，昆仑山山前冲洪积平原，城市景观。人工植被与山前荒漠植被交织。

沿途植被自高而低依次为：山地灌木荒漠—山前洪积扇台地灌木荒漠—洪冲积扇平原荒漠（绿洲），荒漠裸地主要为裸岩、裸石、裸砾、裸砂（沙）、裸土。昆仑山－山前洪积、冲积平原－湖盆景观分异明显，自高而低依次为：基岩高起伏山地（部分有冰雪覆盖）、石质荒漠－山前洪积扇台地、石质砾质荒漠－山前洪积扇原、砂质砾质荒漠－洪积冲积平原、沙质荒漠－冲积湖积平原、泥质（盐质）荒漠（有极小面积的干盐湖）。晚上住格尔木珠峰大厦宾馆。

2021 年 7 月 31 日　天气晴。科考分队沿省道格茫公路（S318）行进，在格尔木—茫崖沿线测量氧含量与相关数据，共测 12 个点。

第 52 个点位处格茫公路西 30 km，山前冲积平原，人工种植（枸杞、小麦、藜麦）景观。人工灌溉绿洲（昆仑山流出河流自灌），耕地、枸杞、林带（杨树）、道路、居民地、裸地交织，杨树树龄多在 35～40 年及以上。

第 53 个点位处格茫公路西 60 km，山前洪积扇原，绿洲景观。芦苇与柽柳广布，水域占比较大。

第 54 个点位处东乌图美仁，格茫公路西 85 km，山前冲洪积与湖积平原，"白刺灌木＋柽柳"林地景观，在此做 2021 年夏季第 9 个（1000 m×1000 m）地表覆盖大样方。裸盐壳占比较多（土壤完全碱化成盐壳，厚 2～3cm），其次为灌木林（灌木林保护区、禁牧区）、芦苇、灌丛沙堆交织。蚊子很多。

第 55 个点位处格茫公路西 140 km，山前洪积扇，沙质荒漠景观。流动沙丘及裸沙地、干河床占比较高。几乎无植被。

第 56 个点位处格茫公路西 150 km，山前冲洪积平原，荒漠景观。昆仑山前洪积扇带地下水渗出区有芦苇和灌丛沙堆（白刺）分布，裸砾（砂）、流沙占比较高。

第 57 个点位处乌图美仁乡政府所在地，格茫公路西 180 km，昆仑山前冲洪积扇缘带，荒漠植被景观。裸砂占比较高。远处可望及昆仑山雪山，干燥荒漠景观，山地森林高度可达 4000 m 左右。

第 58 个点位处乌图美仁乡西，格茫公路西 210 km，昆仑山山前那棱格勒河洪积、冲积扇缘带，砂质荒漠景观。砾漠占比较高。

第 59 个点位处格茫公路西 230 km，昆仑山前洪积、冲积、湖积平原，盐碱地芦苇荒漠景观，在此做 2021 年夏季第 10 个（1000 m×1000 m）地表覆盖大样方。

第 60 个点位处格茫公路西 291 km，干燥剥蚀低矮山地，砾质荒漠景观。干燥砾质荒漠、流沙、干燥低矮山地（石漠）交织。

第 61 个点位处格茫公路西 350 km，干旱区山间盆地，盐碱芦苇荒漠景观。芦苇、砾质荒漠、水域（盐碱湖泊）、盐壳交织。

第 62 个点位处格茫公路西茫崖东 90 km，干燥剥蚀低矮丘陵，干燥砾质荒漠景观。砾质荒漠、石质荒漠、干燥山地（岩质）荒漠交织。

第 63 个点位处茫崖市花土沟镇温馨酒店，干燥山间盆地，城市景观。周边为沉积物风蚀残留地貌（流水切割形成沟谷发育）（故名：花土沟），城市绿化树木植被分布，昆仑山冰雪融水补给，干燥区绿洲城市、矿区城市特征明显，城市周边多为"采油机"。

沿途干旱区山盆景观表现突出，干旱荒漠山盆物质分异明显，地表景观自低向高依次为：盐碱地芦苇荒漠—沙质灌丛沙堆荒漠—沙漠—砾质戈壁—石质戈壁—干燥剥蚀山地。晚上住茫崖市花土沟镇温馨酒店。

2021 年 8 月 1 日起，科考分队沿国道（G315）开启茫崖—大柴旦—西宁沿线科考。

科考分队历时4天，总行程约1800 km。从川西北马尔康森林过黄河源区高寒草原，经青南高原阿尼玛卿雪山进柴达木盆地荒漠绿洲，直抵茫崖荒漠，获取了40个样点海拔、大气压、温度、氧含量、地表覆盖等指标的数据，并完成了8组大样方（1000 m × 1000 m）地表覆盖情况的调查，同时获得每个测量点的经纬度、海拔、大气压、气温、植被、地表景观等数据和资料，详见附录3。

附1.1.10 茫崖—大柴旦—西宁线

依据科考研究计划，"缺氧环境及其健康效应"科考分队在青海省科考办的指导和帮助下，2021年8月1～4日租用6辆越野小汽车，组织并完成了夏季茫崖—大柴旦—西宁线（G315、G3011、S2013、G6、G109）的氧含量与有关数据测量。参加科考分队的单位有：青海省人民政府－北京师范大学高原科学与可持续发展研究院、北京师范大学、青海师范大学、青海大学、青海省气象科学研究所，成员有：史培军、唐海萍、马永贵、颜亮东、谢惠春、贾伟、张钢锋、陈彦强、杨雯倩、胡金鹏、李亚兄、金兄莲、苏鹏、杜少波、陈晓文、张翠、李佳桐、张林浩、杨合仪、霍文怡昕、高慧、张颖。本次野外共获得32个样点的测量结果，具体数据见附录3。因此线考察是在2021年7月28～31日马尔康—玛沁—格尔木—茫崖科考线的基础上进行的，此前已总共进行了63个点位的测量，本段科考的测量过程记录如下。

2021年8月1日 天气阴。科考分队沿国道（G315、S2013）行进，在茫崖—大柴旦—德令哈沿线测量氧含量与相关数据，共测17个点。

第64个点位处茫崖东20 km，山前洪积扇，砾质荒漠景观（几乎无植被）。花土沟为砂质荒漠、沙质荒漠、泥质荒漠交织。

第65个点位处S303（格尔木－茫崖）与G315十字路口，山前洪积扇，砾质荒漠景观。洪积扇砾漠（几乎无植被）（局部有薄层覆沙），山地为干燥剥蚀山地，有薄层覆沙（局部），两条路的流量均较大，格茫路货车多；G315游客车较多。

第66个点位处雅丹地貌，雅丹与沙质荒漠景观。老茫崖雅丹地貌相对高差达50～70 m，差异风化与风蚀的产物（几乎无植被），流动沙丘分布其间，沙质、砂质、砾质、泥质荒漠交织。

第67个点位处雅丹地貌，雅丹与砾质荒漠景观。雅丹、砾质荒漠、薄层流沙荒漠交织。

第68个点位处山前冲积、洪积扇，干燥盐碱化荒漠景观。地表偶有荒漠盐生植物，裸砾、裸砂覆盖，周边有一盐矿，测点为盐湖干涸后的盐漠。

第69个点位处盐湖平原，干燥盐壳荒漠景观。地表为盐碱化荒漠，偶有盐生荒漠植物、薄层沙覆盖，盐湖周围为干涸化的盐壳荒漠。

第70个点位处湖泊（西台吉乃尔湖），微咸水湖景观。

第71个点位处水上雅丹地貌，微咸水湖与雅丹镶嵌景观，周边为砾质戈壁荒漠。

附 录

第 72 个点位处涩北气田，干燥荒漠景观。砾质荒漠（几乎无植被）、雅丹地貌交织。

第 73 个点位处交叉口北（G315 与格尔木到大柴旦公路），雅丹地貌，干燥荒漠景观。有流沙覆盖。地表景观自高向低依次呈现为：干燥剥蚀低起伏山地石漠—山前洪冲积平原砾漠与沙漠—湖积平原盐漠—盐湖盐壳荒漠。

第 74 个点位处干燥剥蚀低起伏丘陵，石漠景观。砾漠（有少量盐生植被），丘陵地形残留山洪侵蚀地表特征，表明山洪在此有明显的发育。

第 75 个点位处小柴旦盆地，稀疏灌丛荒漠景观砾质荒漠。周边为干燥剥蚀山地。

第 76 个点位处大柴旦盆地，城镇与人工林景观。南侧有大柴旦湖（淡水湖），北侧有山地冰川冰雪发育（祁连山西段）。人工植被与天然灌丛交织。地表景观自高向低依次为：高山冰雪—高山灌丛草原—山前洪冲积灌丛荒漠—湖盆绿洲—淡水湖盆。

第 77 个点位处 G315 交叉口（饮马山），山前洪积扇，石质、砾质灌丛荒漠景观，在此做 2021 年夏季第 11 个（1000 m × 1000 m）地表覆盖大样方。

第 78 个点位处盆地分水岭，干燥剥蚀低山丘陵，灌丛荒漠景观。裸砾（石）、裸土荒漠镶嵌其间。周边低丘陵有流水侵蚀的细沟和切沟，表明近期降水增加，植被受封围保护地段，灌草退化较轻。

第 79 个点位处德令哈西山间盆地，绿洲景观。农业植被、灌丛荒漠、居民地、裸砾与裸砂覆盖交织。

第 80 个点位处德令哈西港航空酒店，山前冲洪积平原，城市景观（山前冲洪积平原）。

沿途地表以裸地为主，呈现大面积干燥荒漠，雅丹、裸地荒漠盐湖、干燥剥蚀中低山地与丘陵、山间盆地绿洲景观镶嵌其间。地表的这些覆盖必然影响氧含量的多少和其分布格局。晚上住德令哈西港航空酒店。

2021 年 8 月 2 日　天气阴。科考分队沿国道（G315、S2013、G6）行进，在德令哈—乌兰—共和—西宁沿线测量氧含量与相关数据，共测 15 个点。

第 81 个点位处山前冲积、洪积平原，盐碱地植被景观。围栏封育，植被生长良好。

第 82 个点位处干旱区山间河谷平原，灌丛荒漠草原景观。周边有干燥山地稀少的灌木，裸岩与裸砾交织。

第 83 个点位处乌兰服务区，山前洪积平原，灌丛荒漠草原与农业绿洲景观。洪积扇灌丛荒漠镶嵌其间。

第 84 个点位处乌兰西，山间河谷平原，灌丛荒漠草原景观。山地为灌木荒漠草地，山前为洪积扇荒漠，河谷有小片耕地。山地阴坡有落叶树，植被受封围地保护，退化不明显。

第 85 个点位处茶卡盐湖西北，冲积湖积平原，荒漠化草原景观，在此做 2021 年夏季第 12 个（1000 m × 1000 m）地表覆盖大样方。盐湖、山地灌丛草原、居民地镶嵌其间。

第 86 个点位处金泰（乌兰）山前冲积、洪积平原，荒漠草原景观。青海乌兰金泰哇玉农业生态科技有限责任公司开发的绿色畜牧业基地（国家级）分布于此。

第 87 个点位处共和盆地北侧，山前洪积扇，荒漠草原景观。有薄层覆沙地分布。

第 88 个点位处共和盆地北侧，山前洪积扇，荒漠草原景观。薄层覆沙地、芨芨草滩镶嵌其间。

第 89 个点位处山前洪积扇，荒漠草原景观。薄层覆沙地、芨芨草滩镶嵌其间。

第 90 个点位处山前洪积扇，荒漠草原景观。荒漠草原、芨芨草滩与居民地镶嵌其间。

第 91 个点位处倒淌河谷平原，山地灌丛草原与草甸草原景观，在此做 2021 年夏季第 13 个（1000 m × 1000 m）地表覆盖大样方。山地灌丛草原、人工草地、居民地、农耕地（油菜、青稞等）镶嵌其间。

第 92 个点位处倒淌河停车区，高原低山丘陵，灌丛草原景观。芨芨草滩、居民地镶嵌其间。

第 93 个点位处日月山山脚下（东侧），山地灌木草地景观。高原高起伏山地灌木林地、低缓山地灌丛草原、居民地镶嵌其间。

第 94 个点位处日月山服务区，高原山地河谷区，山地灌丛草原景观。河谷农田、人工林、居民地、道路镶嵌其间。

第 95 个点位处西宁城西区桔子酒店，湟水河二级冲洪积阶地，城市景观。

沿途从青藏高原柴达木盆地经共和盆地，跨过日月山向黄土高原区域过渡。植被从荒漠绿洲、荒漠、荒漠草原、灌丛化草原、山地草原、山地森林过渡。晚上住西宁城西区桔子酒店。

2021 年 8 月 3 日　天气晴。科考分队在青海师范大学城西校区召开了科考总结会，部署了对本次科考测量数据与资料的整理，以及本次科考的新发现与新思考。本次科考从 7 月 24 日～8 月 4 日，共 12 天，如期完成了一条东西科考线（玉树—马尔康）、两条南北科考线（马尔康—玛沁—格尔木—茫崖、茫崖—大柴旦—西宁）的氧含量与相关数据补充与测量。研讨了荒漠区无植被、近同海拔下气温对氧含量的影响及科学估计其贡献率，青藏高原氧含量与碳储、碳汇的关联，国家清洁能源产业高地建设、世界盐湖产业高地建设、国际旅游产业目的地建设、绿色有机农畜产品输出地与氧含量的关联等问题。部署了加快青藏高原缺氧与畜群健康关系的观测，补充测量土壤与氧含量的关系，思考青藏高原风速的变化与氧含量的关系、新能源开发与氧含量的关联等工作。

2021 年 8 月 4 日　天气晴。科考分队分别返回居住地。本次科考顺利完成。

科考分队历时 4 天，总行程约 1200 km。从干燥荒漠茫崖穿世界罕见的高大雅丹，过柴达木盆地，望青海湖，跨日月山抵夏都西宁，获取了 32 个样点海拔、大气压、气温、氧含量、地表覆盖等指标的数据，并完成了 3 组地表覆盖大样方（1 km × 1 km）的调查，同时获得每个测量点的经纬度、海拔、大气压、气温、植被、地表覆盖等数据和资料，详见附录 3。

附 1.1.11　大通—海晏—乌兰固定点位生态系统产氧 / 耗氧观测科考

依据科考研究计划，"缺氧环境及其健康效应"科考分队在青海省科考办的指导和帮助下，2021年8月5～29日租用1辆越野小汽车，组织并完成了夏季大通—海晏—乌兰固定点位生态系统产氧/耗氧观测科考（G227、G315、G109）。参加科考分队的单位为北京师范大学，成员为陈彦强和杨合仪。本次野外共获得9个样点122组测量结果，具体数据见附录4。本次观测过程历时25天，获得了122组呼吸作用的数据、51组光合作用的数据、122组氧含量数据。同时获得每个测量点的经纬度、海拔、大气压、气温、土壤呼吸、生态系统呼吸等数据，详细数据见附录4。

附1.1.12 西宁—共和—德令哈—格尔木—西宁—民和线

依据科考研究计划，"缺氧环境及其健康效应"科考分队在完成"青海省国家清洁能源产业高地建设现状与对策研究"野外调研的同时，于2021年10月22日～11月19日租用4辆越野小汽车，组织并完成了冬季西宁—共和—德令哈—格尔木—西宁—民和线的氧含量与相关数据测量。参加科考分队的单位有：青海省人民政府－北京师范大学高原科学与可持续发展研究院、北京师范大学、青海师范大学、山东大学威海前沿交叉科学研究院、青海黄河光伏维检有限公司，成员有：史培军、宦兴胜、钟洪麟、姜璐、张钢锋、陈彦强、刘茜、汪超、王迪、王晨、陈亚梅、胡小康、熊美怡、周学伟。对沿途39个采样点氧含量与相关数据进行了测定，行程约3000 km，实际野外工作19天，具体数据见附录3。开展冬季西宁—共和—德令哈—格尔木—西宁—民和线的氧含量与相关数据测量，主要是与此前同地方测量的夏季数据作对比，进一步明确气温、植被对氧含量的作用和核算其贡献率。

附1.1.13 祁连山—若尔盖—三江源—藏西北固定点位生态系统草地固碳释氧观测科考

依据科考研究计划，"典型区域草地固碳释氧"科考分队于2021年7月21日～9月3日，在西宁市租用1辆高性能越野小汽车，组织并完成了夏季祁连山—若尔盖—三江源—藏西北固定点位生态系统固碳及氧含量与相关数据测量。参加科考分队的单位为北京师范大学、青海师范大学，成员有潘云龙、刘冬、陈新燕、白有军和马永胜。本次野外共选择了4个不同生态功能区，每个功能区选取2条植被样带，每条样带选取5个不同海拔梯度。在每个草地群落类型中选择了5个区域，每个区域又分成3个不同的重复样地，每个样地植物共有120组数据（4个生态功能区×2个采样区×5个采样点×3个重复），包括451个土样和451个植物根样。同时，对土壤呼吸和地表氧含量进行测定，最后得到37组土壤呼吸数据，37组氧含量，详细数据见附录4。

附1.1.14 玛多—曲麻莱—索南达杰自然保护站—双湖—班戈线

依据科考研究计划，"缺氧环境及其健康效应"科考分队在青海省科考办、西藏自治区科考办和三江源国家公园管理局的指导和帮助下，租用5辆越野小汽车，2022年7月15~25日组织并完成了夏季沿玛多—曲麻莱—索南达杰自然保护站—双湖—班戈线氧含量与相关数据测量，参加本次科考分队的单位有：青海省人民政府-北京师范大学高原科学与可持续发展研究院、北京师范大学、青海师范大学、浙江大学，成员有：史培军、马永贵、姜璐、余露、贾伟、吴仁吉、刘东、马恒、杨雯倩、胡小康、杨合仪、赵志敏、王蓉。获取了85个样点的测量结果，详细数据见附录3。科考测量过程记录如下。

2022年7月15日　阴转小雨。科考分队队员抵达西宁，进行科考物资准备。下午，在西宁桔子酒店组织召开科考动员会并安排考察任务。此次科考的主要任务为对2017年、2021年、2022年测氧仪所测数据与2018~2020年测氧仪所测数据进行校正，并尽可能深入可可西里进行氧含量测量，同时测量海拔、气温、空气相对湿度、大气压、植被（土地利用/覆盖）覆盖度等影响氧含量的地理要素。

2022年7月16日　小雨。土地和能源利用调查组从西宁桔子酒店出发，沿高速直接前往玛多县，与玛多县发展和改革局、生态环境和自然资源管理局、气象局、农牧和科技局、乡村振兴局等部门领导进行座谈会。氧含量与健康测量组从西宁桔子酒店出发，沿G214国道经湟源县、共和县、兴海县前往玛多县。路上沿2020年和2021年测点位置测量氧含量与相关数据，共测量了14个数据（编号第1~14个点），其中2020年重复点10个，2021年重复点4个。

2022年7月17日　晴。土地和能源利用调查组从玛多县出发，经称多县清水河镇、曲麻莱县巴干乡直接前往曲麻莱县城，与曲麻莱县政府办公室、农牧和科技局、县发展和改革局、乡村振兴局、气象局等部门领导进行座谈会。氧含量与健康测量组从玛多县出发，经黄河源水电站、麻多乡、秋智乡前往曲麻莱县。路上以40km为间隔测量氧含量与相关数据，共测量了12个数据（编号第15~26个点），除起始点玛多县以外均为2022年新测点位。以下为2022年新测点位信息：

第15个点位处玛多岭乡客栈门口，小城镇景观，地处波状高平原，周边为高寒草原景观（为2020年重复点位）。

第16个点位处三江源国家公园黄河源园区门口，小建筑景观，地处层状高平原，周边为高寒草甸景观，植被覆盖情况较好。

第17个点位处鄂陵湖北距园区门口往西40km处，波状高平原，高寒草甸、高寒湿地景观，植被生长状况良好，植被覆盖度高。

第18个点位处距园区门口往西80km处的扎陵湖湖畔，地处湖岸阶地，高寒草甸景观，湖畔分布有较多砾石，植被生长状况较好。

第19个点位处距园区门口往西120km处，地处波状高平原，高寒湿地景观，有连串小水泡分布，植被生长良好，植被覆盖度高。有红嘴鸥、赤麻鸭在附近觅食、嬉戏。

第20个点位处距园区门口往西150km处，波状高平原，高寒草甸景观，植被覆盖度较高，有野狼出没。

第 21 个点位处麻多乡（距园区门口往西 180km），地处波状高平原，小乡镇景观，建筑低矮，周边为稀疏高寒草甸景观。

第 22 个点位处距园区门口往西 210km 处小山顶上，地处波状高平原，高寒草甸景观，风蚀和过牧引起的草场退化较严重，植被覆盖度较低。

第 23 个点位处距园区门口往西 240km 处，四周为低起伏山地，高寒草甸景观，山间有高寒湿地分布，植被覆盖度较低。

第 24 个点位处距园区门口往西 280km 处，位于加巧村西侧，地处波状高平原，高寒草甸景观。

第 25 个点位处距园区门口往西 320km 处，地处山间谷地，高寒草甸景观，植被覆盖情况较好。

第 26 个点位处曲麻莱县城游客到访中心，小城镇景观，周边高寒草甸景观。晚上住曲麻莱县城游客到访中心。

2022 年 7 月 18 日 晴。科考分队从曲麻莱县出发，沿 215 国道和 109 国道经曲麻河乡、不冻泉服务区至索南达杰自然保护站，一路测量氧含量与相关数据，共测量了 8 个点（编号第 27～34 个点），除终点索南达杰自然保护站以外，均为 2022 年新测点位。以下为 2022 年新测点位信息。

第 27 个点位处曲麻莱旧县城遗址附近，位于楚玛尔河二级阶地上，高寒草甸景观，冻融侵蚀严重。

第 28 个点位处哈尔松垭口，地处波状高平原，高寒草甸景观，风蚀、冻融侵蚀严重。

第 29 个点位处攻扎纳焦山与扎陇康琼山之间，山间谷地，波状高平原，高寒草原景观，冻土融化与过牧造成的草场退化严重。

第 30 个点位处康也巴玛山东北侧 215 国道旁，地处波状高平原，高寒草原景观，草场退化严重。

第 31 个点位处离不冻泉还有 50km 处的 215 国道旁，地处层状高平原，高寒草甸景观，有明显冻融和过牧造成的草场退化现象。

第 32 个点位处不冻泉服务区，小城镇景观，处于层状高平原，四周为高寒草原景观，草场退化严重。

第 33 个点位处离索南达杰自然保护站还有 15km 处的 109 国道旁，地处层状高平原，高寒草原景观，草场严重退化，沙化现象明显，在此点做了本科考段第 1 个（1000m×1000m）地表覆盖大样方，实测植被覆盖度为 22.18%。

第 34 个点位处索南达杰自然保护站，小建筑景观，109 国道从门前穿过。地处波状高平原，四周为高寒草原景观，草地退化较严重，亦为 2017 年重复测量点位。晚上住索南达杰自然保护站。

2022 年 7 月 19 日 晴转多云。科考分队从索南达杰自然保护站出发，深入可可西里盐湖（新生湖）处，在湖畔测量了氧含量与相关数据。土地和能源利用调查组到湖畔测量了氧含量与相关数据后，沿 109 国道直接前往唐古拉山镇，与当地居民进行座谈。氧含量与健康测量组沿 G214 国道经五道梁前往唐古拉山镇。路上沿 2017 年测点位置测量氧含量与相关数据，共测量了 8 个点（编号第 35～42 个点），除起点可可西里盐湖（新生湖）为 2022 年新测点以外，其余均为 2017 年重复点。以下为 2022 年新测点位信息：

第 35 点位处可可西里盐湖（新生湖）湖畔（距索南达杰自然保护站西 13km），地处波状高平原，高寒草原、高原湖泊景观。植被生长状况较好，植被覆盖度较高，在此点做了本段科考第 2 个（1000 m × 1000 m）地表覆盖大样方，实测植被覆盖度为 29.92%。

2022 年 7 月 20 日　晴转多云。科考分队从唐古拉山镇出发，沿 109 国道经雁石坪镇至安多县，一路测量氧含量与相关数据，共测量了 13 个点（编号第 43～55 个点），并在第 47 点处做了本段科考第 3 个（1000 m × 1000 m）地表覆盖大样方，实测植被覆盖度为 37.62%，当日所测点均为 2017 年重复点。晚上住安多县宾馆。

2022 年 7 月 21 日　阴。科考分队从安多县沿 109 国道、317 国道、208 省道经班戈县至双湖县，一路测量氧含量与相关数据，共测量了 18 个数据（编号第 56～73 个点）。其中，安多县至班戈县途中沿 2017 年和 2020 年测点位置测量氧含量与相关数据，测得 2017 年重复点 7 个、2020 年重复点 4 个。班戈县至双湖县途中以 40km 为间隔进行测量，新测得 2022 年氧含量与相关数据 8 个点。以下为 2022 年新测点位信息。

第 66 个点位处班戈县伊兰美食城门口，地处波状高平原，为高寒干旱荒漠草原景观，植被退化明显。此测量点既是 2020 年重复点位，又作为 2022 年新测点。

第 67 个点位处距班戈县城西北 40km 处，地处波状高平原，为高寒干旱荒漠草原景观，植被退化严重，地表沙砾化明显。在此测量点做了本段科考第 4 个（1000 m × 1000 m）地表覆盖大样方，实测植被覆盖度为 20.75%。

第 68 个点位处距班戈县西北 60km 处，地处波状高平原，为高寒干旱荒漠草原景观，植被退化较弱，地表沙化现象明显，两侧为高原湖泊，西侧为色林错（微咸水湖），东侧为班戈错（咸水湖泊）。

第 69 个点位处距班戈县城北 100km 处，地处波状高平原，高寒干旱草原景观。多玛乡东侧有高矿化度盐湖分布，干燥剥蚀地貌分布较广，同时风蚀沙化现象严重。

第 70 个点位处距班戈县城北 140km 处，地处高原低起伏低山丘陵区，高寒草甸草原景观，植被存在退化现象。在缓起伏丘陵多发育侵蚀浅沟和切沟，也有毛细沟发育，显示近期降水侵蚀增加，风蚀 – 冻融侵蚀与风蚀复合呈现。

第 71 个点位处距班戈县城北 180km 处，地处波状高平原（山湖盆地），为高寒干旱草原景观，植被退化明显，可见冻融侵蚀 – 风蚀 – 流水侵蚀复合现象，土地退化明显，放牧过度，草地砂质化普遍，干燥剥蚀地貌多见，此处风力较大，处在风口区域。沿途多见藏羚羊、藏野驴等。

第 72 个点位处班戈县城北 220km 处，低起伏低山丘陵与高起伏中高山地交错分布，处在唐古拉山区西段区域，高山处有冰川密集分布，为高寒草甸和草原景观。植被状况尚好，局部有过牧现象，植被覆盖度在 35% 左右。

第 73 个点位处双湖县普若岗日宾馆门口，周边为中、高起伏中高山地，有多处冰川发育，县城处在山间盆地，为高寒草甸与草原景观。草地退化明显，呈砂质化现象，植被覆盖度30%左右。晚上住双湖县宾馆。

2022年7月22日 晴。科考分队从双湖县出发，向北进入羌塘国家级自然保护区，在普若岗日冰川前测量了2个点的氧含量与相关数据。由于道路受阻，难以再深入保护区进行测量，科考分队临时改变计划，沿208省道、317国道、109国道经班戈－色林错折返，前往那曲县，沿途测量氧含量与相关数据。当日共测量了5个点数据（编号第74～78个点），其中2017年重复点1个，2020年重复点2个，2022年新测点2个。以下为2022年新测点位信息。

第74个点位处双湖县西北10km普若岗日冰川脚下，分布有冰川退缩留下的冰碛扇、高山草甸植被，植被覆盖状况尚可。

第75个点位处双湖县西部20km处，高起伏山地景观，高山草甸植被，植被退化明显，有明显的过牧现象。晚上住那曲四季富氧酒店。

2022年7月23日 晴。科考分队从那曲县出发，沿京藏高速、109国道经当雄县至拉萨市，一路测量氧含量与相关数据，共测量了7个点数据（编号第79～85个点），当日所测点均为2017年重复点。晚上住西藏自治区迎宾馆。

2022年7月24日 晴转多云。科考分队上午在拉萨市西藏自治区迎宾馆召开本段科考总结会和构建西藏地表氧含量监测网交流会，下午打包收拾仪器、物资，准备返程事宜。

2022年7月25日 晴。科考分队返程。本次科考顺利结束。

科考分队前后历时11天，主要沿玛多—曲麻莱—索南达杰自然保护站—双湖—班戈线展开，总行程约3300公里，获取了85个样点的海拔、大气压、气温、氧含量、地表覆盖等指标数据（其中测得2017年重复点位36个，2020年重复点位17个，2021年重复点位4个，2022年新测点位28个），并完成了4组大样方（1000 m × 1000 m）地表覆盖的测量，详见附录3。

附1.1.15 喀什—塔什库尔干—红其拉甫线

依据科考研究计划，"缺氧环境及其健康效应"科考分队在青海省科考办的指导和帮助下，租用3辆越野小汽车，2022年7月27～30日组织并完成了夏季沿新疆喀什—塔什库尔干—红其拉甫线（G314）的氧含量与相关数据测量，参加本次科考分队的单位有：青海省人民政府-北京师范大学高原科学与可持续发展研究院、北京师范大学，青海师范大学，成员有：唐海萍、马永贵、吴仁吉、陈元龙、马恒、孙烨琳、井源源、胡金鹏、王蓉。本次野外共获得34个样点、1个（1000 m × 1000 m）地表覆盖大样方的测量结果，详细数据见附录3。科考测量过程记录如下。

2022年7月27日 天气晴。本次科考分队成员分别从北京、拉萨、西安汇集到新疆喀什，全天准备野外用品，讨论确定最终科考路线及成员分工。本次科考工作重点内容为：测量喀什—红其拉甫公路（G314）沿线氧含量与相关数据，测量海拔、气温、空气相对湿度、大气压、植被（土地利用/覆盖）覆盖度、科考队员血压、心率、血氧饱和度等影响氧含量的基础地理要素及科考队员缺氧健康响应，进行相关资料的收集和整理等工作。当晚住在喀什天缘国际酒店。

第1个点位处喀什天缘国际酒店，以城镇景观为主，喀什市平均海拔1289m，属于噶尔河流域冲积平原，干旱区绿洲，城市内植被大多为人工栽种。

2022年8月28日 天气晴间多云。科考分队沿G314，即喀什—塔什库尔干线，测量近氧含量与相关数据，共测量22个点。

第2个点位处吾库萨克镇附近河漫滩，远处为乡镇居民地，近处为林地与耕地镶嵌，其中耕地多为灌溉农田，周边整体景观表现为灌丛荒漠。

第3个点位处河流冲积平原，邻近疏附广州工业城，地表景观以裸沙为主，植被类型以荒漠植被景观为主，大部分乔木为杨树和柳树。

第4个点位处河流冲积平原，地表覆盖以林地与耕地为主，由于处于奥依塔克镇到喀拉塔什的G314国道旁，区域景观仍以乡镇景观为主。

第5个点位处山间河谷，奥依塔格一桥附近，植被类型以荒漠植被为主，地貌类型为中起伏山地类型，其中山区红色地层出露较多，山体大部分呈现红褐色，此外还发现许多山体滑坡现象。

第6个点位处山间河谷，在其克里克二桥附近，地表覆盖类型以裸岩为主，区域植被以荒漠植被类型为主，大多为稀疏灌丛，山地类型为干燥剥蚀山地。

第7个点位处托喀依乡附近的河漫滩，以河谷林与农田组成的绿洲景观为主，由于附近有盖孜河流过，区域植被生长状态较好，同时为农业灌溉提供便利。

第8个点位处盖孜养护工区附近河谷阶地，以荒漠景观为主，区域植被较少，大多为砾石，两侧山体土质松散，地表侵蚀现象明显。

第9个点位处亚阿合牙孜山间河谷，以荒漠景观为主，地表植被较少，多为裸岩，山地干燥剥蚀现象明显，山地物质松散，山体滑坡频现，由于海拔较高，附近不远处可看到雪山。

第10个点位处玉其卡帕，以荒漠景观为主，周围多为裸岩，碎屑物较多，质地松散，易发生滑坡。

第11个点位处白沙湖湖边，四周裸岩较多，湖边基本无植被。湖水清澈翠绿，被群山环抱，周围群山之上有很多白色的沙子。

第12个点位处布伦口大桥，山前冲积扇（冲积平原）边上，属于荒漠景观，植被稀疏。

第13个点位处苏巴什服务区，属于河谷平原，植被稀疏，远处可明显看到雪山。

第14个点位处3号冲沟大桥路边，属于河流二级阶地处，荒漠草原景观。

第15个点位处卡拉苏口岸，附近多为砾质荒漠，小城镇景观。

第16个点位处干燥区季节性沟谷处，地处山间宽盆地，植被较好，以灌丛、河岸柳为主。

第17个点位处G314国道距慕士塔格峰35km，道路旁为荒漠景观，植被覆盖较差，有小河流，多为裸石荒漠。

第18个点位处塔合曼乡附近，地处山间宽盆地，周围有个别建筑，植被状况较好，以河谷林为主。

第19个点位处塔合曼乡湿地观景台，湿地景观。近旁草原覆盖，可见小河流、牦牛、马等牲畜。远处山地景观，山顶有冰川覆盖。

第20个点位处塔什库尔干县曲曼公安检查站，山间窄盆地，近处为河流湿地与裸沙交错景观，远处山体裸石无植被。

第21个点位处提孜那甫乡，山间盆地，砾石遍地，荒漠植被景观。

第22个点位处塔什库尔干县城边缘，可见居民点，道路旁人工林与河谷林（柳树）混交，小城镇景观。

第23个点位处塔什库尔干县友谊大酒店院内，小城镇景观。晚上住友谊大酒店。

2022年7月29日 天气阴转小雨。科考分队沿国道（G314）行进，在塔什库尔干县—红旗拉甫线测量氧含量和相关数据，共测量11个点。

第24个点位处巴扎达什特村附近，遍布砾石，远处可见居民聚集区，河谷河漫滩景观。

第25个点位处塔提库力安置点路旁，植被茂盛，有流水，处于河谷，柳林与草本交替景观。

第26个点位处塔什库尔干野生动物自然保护区，有围栏，处于河谷阶地，围栏内为草地景观。

第27个点位处达布达尔乡附近道路旁，近旁为耕地景观，种植作物为豌豆、大麦等，较远处为居民聚集区，较多住房错落分布。

第28个点位处中共波斯特多克特村支部委员会，村镇景观，可见居民点。近旁植被茂盛，有放牧草原，可见牦牛、马等牲畜，远处为塔什库尔干河。

第29个点位处紫花牧场服务区，道路两旁可见草原，有围栏，远处有牦牛、马等牲畜，山地裸露，可见泥石流、滑坡痕迹。

第30个点位处牦牛叼羊场，山间盆地。道路旁植被覆盖较差，多为裸土，山地景观。远处可见针茅草原，有居民点，可见牦牛、马等牲畜。

第31个点位处塔什库尔干野生动物自然保护区，地处山前平原，远处为山间盆地，荒漠景观。植被覆盖较差，多为裸土和砾石。

第32个点位处中巴会晤站旧址，荒漠草原景观。近旁植被覆盖较差，多为裸土。远处可见草原，有牦牛、山羊、马等牲畜。在此测量1个（1000 m × 1000 m）地表覆盖大样方。

第33个点位处红其拉甫海关旧址高山草原景观。道路两旁多为砾石、草原覆盖，可见小河流，远处山地景观，山顶可见冰雪覆盖。

第34个点位处红其拉甫国门前哨站，道路旁是养护站，山地景观，植被覆盖较差，有少量草原。远处为荒漠景观，山顶有冰雪覆盖。

此后，由红其拉甫国门前哨站返回喀什，晚上住喀什天缘国际酒店。

2022 年 7 月 30 日 天气晴。科考队全体队员上午在喀什进行休息，下午打包收拾仪器、物资，检查数据，为本段科考做收尾工作，同时准备返程事宜。

科考分队前后历时 4 天，主要沿新疆喀什—塔什库尔干—红其拉甫线展开，总行程 400 多公里，获取了 34 个样点海拔、大气压、气温、氧含量、地表覆盖等指标的数据，并完成了 1 组大样方（1000 m × 1000 m）地表覆盖的调查，详细数据见附录 3。

附 1.1.16 横断山三江并流区干旱河谷（巴塘—芒康—左贡—邦达—八宿）

依据科考研究计划，"缺氧环境及其健康效应"科考分队在西藏科考办和昌都市科技局的协调下，由唐海萍带队，从成都出发，由中国科学院 - 水利部成都山地与环境研究所帮助租用 3 辆高性能越野车，于 2022 年 7 月 16～23 日完成了夏季横断山三江并流区干旱河谷氧含量与相关数据测量。参加科考分队的单位为北京师范大学、中国科学院地理科学与资源研究所，成员为唐海萍、陈玉福、张林浩、张慧、何邦科、陈宇超、陈元龙、姚冠桐以及杨欣怡等，共 12 人。

科考分队工作重点以巴塘县为起点，八宿县为终点，途经金沙江、澜沧江及怒江三江流域的干旱河谷，为进一步研究横断山三江并流区干旱河谷氧含量与各要素（包括地形因素、气候因素以及植被因素）之间的关系，以每隔 5 km、植被变化明显且安全、能够测量的地方为原则进行氧含量及相关数据的测定，经纬度坐标及海拔由集思宝、Qfile 进行测定，气温及空气相对湿度通过特安斯温湿度计进行测定，植被覆盖度通过 30 m 无人机正射影像进行测定。

2022 年 7 月 16 日 科考分队从四川省成都市出发，驱车前往四川省甘孜州雅江县。在雅安市遭遇暴雨，高速公路两侧部分山体出现滑坡和泥石流，暴雨天气持续时间约为 2 h。驾车穿过二郎山隧道后，天气立即转晴。这主要是因为高大山体阻隔了水气流动，进而在山的一侧暴雨连连，另一侧多云转晴。从成都到康定途中隧道很多且很长（隧道达 15 km 左右），海拔逐渐上升至 2000 多米，山上植被多为森林。在前往海拔 4298 m 的折多山口途中，随着海拔逐渐上升，植被类型从森林过渡为灌丛最后过渡为草地。过高尔寺隧道之后，海拔下降至 3500 m 以下，山上植被变为灌木丛或常绿针叶林。最后经一段陡峭曲折的山路后抵达海拔 2600 m 左右的雅江县。沿途平均气温约为 22℃，在海拔 3500 m 及以上地区出现高原反应，大脑轻微缺氧，快速移动后气喘。晚上住雅江宾馆。

2022 年 7 月 17 日 科考分队从雅江县出发，途经理塘县，最终抵达巴塘县。在从雅江县（海拔 2640 m）前往卡子拉山（海拔 4718 m）的途中，植被覆盖度较高，海拔由低到高植被类型依次为森林—灌丛—草地—裸地；海拔 4200 m 是沿途草地和森林的分界线，海拔4200 m以上为草地和灌丛混交带，灌丛分布比例较大；海拔4500 m以上为裸地。到达理塘县后，植被覆盖度明显降低，植被类型主要为稀疏灌丛，在海拔2700 m处有玉米作物种植。沿途海拔继续下降至2600 m以后出现植被倒置，海拔从高到低，植被类型从常绿针叶林过渡为灌丛再过渡为草地。沿途平均气温约为23℃，山上天气变化较快，晴天气温25～26℃，阴天气温仅16～18℃。在4500 m海拔及以上，科考队员出现明显高原反应，且空气比昨日更加干燥。晚上住巴塘宾馆。

2022年7月18日 科考分队从巴塘县出发，途经金沙江流域前往芒康县，行程穿过金沙江干旱河谷。路途中沿金沙江顺流，过金沙江大桥后进入达拉河流域（长江支流嘉陵江的支流白龙江的南岸支流），车队沿达拉河逆流前往芒康。共测氧含量7个点，飞了2架次无人机。金沙江两岸植被类型以稀疏灌丛和裸岩为主，空气干燥，太阳辐射强烈，晒在皮肤上有明显灼热的感觉。

第1个点：在金沙江大拐弯，干旱河谷现象明显，植被类型为稀疏灌丛。

第2～3个点：在金沙江河谷二级河流阶地，开始驶入西藏地界，稀疏灌丛景观。

第4～5个点：在达拉河旁，高起伏山地峡谷，靠近达拉河与金沙江交汇处，海拔2500m左右，周边均为裸岩和稀疏灌丛的混交带，空气比较干燥。在第5个点飞了1架次无人机。

第6～7个点：在达拉河旁，高起伏山地峡谷，海拔开始攀升至3500m左右，植被覆盖度变高，植被类型以草地和灌丛为主，空气更湿润。在第6个点飞了1架次无人机。晚上住芒康宾馆。

2022年7月19日 科考分队从芒康县出发，翻越觉巴山和东达山，途经如美镇卡均村，最终抵达左贡县，行程穿过澜沧江干旱河谷。共测氧含量24个点，飞了9架次无人机。

第8～10个点：翻越觉巴山，海拔开始继续攀升至4400m左右，植被类型随海拔升高主要为草地—灌丛草甸—常绿针叶林—灌丛。在第8个点、第10个点飞了2架次无人机。

第11～14个点：位于卡均村，高原河谷，植被类型为栽培植被，可见梯田遍布。在此飞了2架次无人机。

第15个点：位于如美村村委会，高原河谷，城乡居民地景观。

第16～18个点：位于如美村，裸砾、裸岩景观，干旱河谷现象逐渐明显。附近山体随海拔由低到高，阳坡植被类型分布为梯田—草原—稀疏灌丛—郁闭灌丛；阴坡植被类型分布为草原—常绿针叶林。

第19个点：位于如美镇，处澜沧江河谷二级阶地，植被倒置现象明显，植被类型沿海拔升高依次为裸土—草原（由稀疏到稠密）—稀疏灌丛—郁闭灌丛—常绿针叶林（3400 m）—常绿阔叶林（3800 m）。

第20～27个点：高起伏山地，沿途经过多个村落，为高寒草甸景观，在此飞了3架次无人机。

第28～31个点：翻越东达山，海拔逐渐攀升至5000m，温度明显骤降，植被类型随海拔升高依次为森林—灌丛—草地，在此飞了 2 架次无人机。晚上住左贡宾馆。

2022 年 7 月 20 日 科考小组从左贡县到邦达镇，沿玉曲（怒江中游左岸一级支流）逆流而上。共测氧含量 18 个点，飞了 7 架次无人机。

第 32~33 个点：为玉曲河谷构造台地和河流平原冲积阶地，栽培植被景观，主要作物为青稞。在此飞了 2 架次无人机。

第 34~42 个点：为玉曲河谷构造台地和河流平原冲积阶地，植被类型为草原。在此飞了 3 架次无人机。

第 43 个点：沿小路进入山谷间的一个村落，看到了许多野生动物，如土拨鼠和白颈鸦，为栽培植被景观。在此飞了 1 架次无人机。

第 44~48 个点：继续沿着玉曲向邦达方向驶去，河流两岸出现轻微的植被倒置现象，阳坡主要植被类型为草原—灌丛，阴坡主要植被类型为稀疏灌丛—郁闭灌丛—常绿针叶林。在第 48 个点，邦达镇附近，山顶出现许多裸露岩石。在此飞了 1 架次无人机。

第 49 个点：位于邦达镇毛哥大酒店，高原山间谷地，城乡居民地景观。晚上住邦达镇毛哥大酒店。

2022 年 7 月 21 日 科考小组从邦达镇，经玉曲、怒江和冷曲，最终抵达然乌镇。该行程经过怒江七十二拐后开始进入怒江干旱河谷。共测 18 个点，飞了 3 架次无人机。

第 50 个点：位于景观看台，开始进入怒江七十二拐，植被类型为高寒草原。

第 51~55 个点：全程位于怒江七十二拐垂直山坡，为干旱河谷荒漠—灌丛草原景观，海拔从 4500 m 骤降至 3000 m，沿途海拔 4400 m 植被类型为郁闭灌丛，海拔 4000 m 植被类型为草原（植被覆盖度约为 90%），海拔 3900 m 植被类型为稀疏灌丛或稀疏草原（植被覆盖度约为 60%），海拔 3800 m 为稀疏草原（植被覆盖度约为 50%），海拔 3500 m 为稀疏草原（植被覆盖度约为 40%），海拔 3200 m 为稀疏草原（植被覆盖度约为 30%），海拔 3000 m 为荒漠草原（植被覆盖度约为 5%）。在第 55 个点处飞了 1 架次无人机。

第 56~57 个点：位于怒江七十二拐路程终端，栽培植被景观。海拔骤降至 2600m 左右，可见多个村落分布，干旱河谷现象明显，许多梯田遍布在山谷之间，主要作物为青稞等农作物（已成熟），红壤和黄棕壤混杂分布。两个样点处由于焚风效应出现明显植被倒置现象。该地区山高谷深，河谷受山脉阻挡，高大山脉对来自西南方向的暖湿气流的阻挡作用强，且干燥的下沉气流增温效应明显，形成干旱河谷，出现植被倒置现象。增温会让作物早熟，因此干旱河谷中的作物会比其他地区早熟。在第 56 个点飞了 1 架次无人机。

第 58 个点：位于怒江东桥，高山干旱河谷荒漠景观，地势陡峭，地表植被倒置。东桥处山上有处村落名为布则村。该村犹如世外桃源，行车经过窄险山路才能到达，该村植被类型为高山草甸，且有许多斑块状农田分布。远处可见高山，山顶分布有针叶林。

第 59~60 个点：位于怒江河谷右岸一级支流冷曲二级阶地，干旱河谷荒漠景观，多火山熔岩分布，河边景观类型为裸砾，山上为荒漠草原景观。

第 61～62 个点：由高山峡谷向高寒山地过渡，位于瓦达村，为城乡居民地景观。

第 63～67 个点：为冷曲的河谷阶地，为稀疏灌丛景观。在第 64 个点，飞了一架次无人机。晚上住在八宿。

2022 年 7 月 22 日 科考总结。

2022 年 7 月 23 日 科考队员返回居住地。

科考分队于 7 月 16～23 日，共 8 天，获取 141 个调查点，其中 67 个调查点测量了氧含量参数，详见附录 3，数据成果包含地理数据和调查点照片文件两个部分。在藏区入户访谈 13 个村，获得调查问卷 62 份。

科考分队在科考期间进行了无人机飞行（7 月 16～23 日，共 8 天），总计飞行 50 架次（其中在成都至巴塘段飞行了 29 架次，在干旱河谷飞行了 21 架次），获取了典型区的正射影像 50 套。基于无人机飞行数据生产了典型区植被覆盖度数据产品以及干旱河谷三维重建模型。

附 1.1.17　环祁连山、环青海湖

依据科考研究计划，"缺氧环境及其健康效应"科考分队，在青海省科考办、甘肃省科考办和祁连山国家公园管理局的指导和帮助下，租用 6 辆越野小汽车，2023 年 7 月 19～28 日组织并完成了夏季环祁连山、环青海湖沿线氧含量与相关数据测量，参加本次科考分队的单位有：青海省人民政府－北京师范大学高原科学与可持续发展研究院、北京师范大学、青海师范大学、浙江大学、北京经济管理职业学院，成员有：史培军、马永贵、余露、闫凯、张钢锋、刘钊、贾伟、马伟东、胡小康、杨雯倩、霍文怡昕、张颖、马瑶瑶、王怡雯、张浩、严萌、赵晶文、王蓉。本次获取了 207 个测量点的数据，详细数据见附录 3。科考测量过程记录如下。

2023 年 7 月 19 日　天气晴。科考分队队员抵达西宁，进行科考物资准备。下午，在西宁桔子酒店组织召开科考动员会并安排考察任务。此次科考的主要任务为对比测量沿线近地表氧含量等环境参数，深化调查土地利用变化对氧含量的影响；同时，前往共和光伏产业园、龙羊峡水电站、积石峡水电站、加柔风电场，对比调查新能源用地建设对氧含量的影响。因此，本次科考将科考分队分为"农业土地利用与氧含量"和"新能源土地利用与氧含量" 2 个科考小组来开展调查。

农业土地利用与氧含量科考小组

2023 年 7 月 20 日　天气阴转晴。农业土地利用与氧含量科考小组从西宁出发，沿威北公路、S302、G227，经互助县、门源县前往祁连县。沿途共测量了 17 组数据（编号第 1～17 组），以下为测点信息。

第1组：位于西宁市城西区桔子酒店，城镇用地。

第2组：位于塘川镇，地处湟水河左岸支流的二级河流阶地，耕地（油菜地、蚕豆地）。

第3组：位于互助城北河谷平原，人工林地（小叶鼠李、高灌木）。

第4组：位于互助城北河谷平原，此处测量了2个氧含量数据。

  A：人工林地（青海云杉）；

  B：耕地（小麦地）。

第5组：位于祁连山北山南坡河谷高阶地，高寒草甸灌丛（金露梅）。

第6组：位于祁连山北山南坡十二盘公路最高处，高起伏山地，乔木灌木混交林（灌木以柠条为主）。

第7组：位于祁连山北山北坡底部，大通河畔二级阶地，植被类型为草地（早熟禾），周边有高灌木。

第8组：位于祁连山北山北坡河谷二级阶地，大通河畔，此处测量了2个氧含量数据。

  A：人工林地（小叶杨、青海云杉）；

  B：耕地（燕麦地）。

第9组：位于门源县城一绝大盘鸡饭店，地处祁连山山间河谷二级阶地，城镇用地。

第10组：位于门源县城西高铁站附近，地处山间河谷二级阶地，此处测量了2个氧含量数据。

  A：人工林地（青海云杉）；

  B：耕地（油菜地）。

第11组：位于盘坡附近公路旁，地处山地缓坡，自然植被，高寒草甸草原。

第12组：位于景阳岭垭口，自然植被，高寒草甸草原，草原出现退化。

第13组：位于峨堡镇出口，高寒草甸（过牧草地），沿途可观察到冻融—水蚀—风蚀—重力侵蚀复合现象。

第14组：位于祁连机场附近，天默公路与峨祁公路交界处，此处测量了2个氧含量数据。

  A：地处八宝河二级阶地，草地（高寒草甸），过牧严重，植被覆盖低；

  B：地处八宝河河漫滩阶地，裸地（裸砾）。

第15组：位于祁连山山间河谷，地处河流二级阶地，人工林地（青海云杉树苗，3龄），附近为高寒草甸（过牧较严重）。

第16组：位于饮用水源一级保护区，地处河谷河流二级阶地，河岸高灌木林地（柠条）。

第17组：位于祁连县盛唐翠光大酒店，城镇用地。

2023年7月21日 天气阴转晴。农业土地利用与氧含量科考小组从祁连县出发，沿S204、S215省道前往嘉峪关市。沿途共测量了15组数据（编号第18～32组）。以下为测点信息。

第18组：位于出祁连县20 km省道旁，地处山间河谷河流一级阶地，此处测量了4个氧含量数据。

  A：耕地（土豆地）；

  B：耕地（青稞地）；

  C：人工林地（青海云杉树苗，3～5龄）；

  D：天然林地，河谷乔木林（胡杨、小叶杨）。

第19组：位于达日龙农饲队旧址，地处山间河谷台地（河流三级阶地），此处测量了3个氧含量数据。

  A：耕地（青稞地，用作牲畜饲料）；

  B：草地（高寒草甸，芨芨草）；

  C：草地（高寒草甸，野生柴胡、披碱草）。

第20组：位于野牛沟清真寺旁，此处测量了2个氧含量数据。

  A：建筑用地（渣土堆）；

  B：草地（河谷灌丛草地）。

第21组：位于出野牛沟乡40 km省道旁，地处山间盆地，高寒草甸（放牧草地，过牧草地）。

第22组：位于出野牛沟乡80 km省道旁，地处山间坡地，此处测量了2个氧含量数据。

  A：草地（高寒草甸，过牧退化草地，植被覆盖度低，鼠害严重）；

  B：草地（高寒草甸，天然草地，未退化）。

第23组：位于热水大坂垭口处，此处测量了2个氧含量数据。

  A：沼泽湿地（高寒草甸）；

  B：裸地（冰雪消融裸地，裸砾）。

第24组：位于央隆乡处，地处山间盆地（河谷平原），此处测量了3个氧含量数据。

  A：耕地（青稞地，用作牲畜饲料）；

  B：灌丛（天然植被，黑刺）；

  C：城镇用地（央隆乡永顺餐厅）。

第25组：位于祁连山甘青分界垭口，此处测量了2个氧含量数据。

  A：裸地（干旱裸地，有苔藓分布）；

  B：裸地（裸砾）。

第26组：位于祁连山下山土路与水泥路交界，冰川山地高山草甸，退牧还草区。

第27组：位于祁连山甘肃界内干旱河谷阶地，此处测量了2个氧含量数据。

  A：草地（芨芨草滩，河谷二级阶地）；

  B：灌丛（灌丛林地，柠条、柏树、河漫滩）。

第28组：位于镜铁山矿区，地处河谷地，此处测量了2个氧含量数据。

  A：工矿用地（矿区）；

  B：灌丛（自然植被，坡地灌丛草地，植被覆盖度低）。

第29组：位于出镜铁山矿区20 km，地处山间洪积/坠积扇台地，荒漠灌丛（自然植被，金露梅）。

第30组：位于吊大坂垭口，此处测量了2个氧含量数据。
　　A：草地（自然植被，荒漠草原）；
　　B：城镇用地（人工裸地，铺路煤渣堆积点）。

第31组：位于下垭口20 km公路旁，山谷灌丛草地。

第32组：位于嘉峪关市嘉峪关宾馆，城镇用地。

2023年7月22日　天气晴。农业土地利用与氧含量科考小组从嘉峪关市出发，沿G30连霍高速，经张掖市前往武威市。沿途共测量了8组数据（编号第33~40组）。以下为测点信息。

第33组：位于清水收费站高速出口旁，地处祁连山山前洪积台地溢出带，此处测量了2个氧含量数据。
　　A：耕地（玉米地）；
　　B：灌丛（荒漠灌丛、荒漠草原）。

第34组：位于下坝村附近，地处祁连山山前洪积台地，此处测量了2个氧含量数据。
　　A：草地（荒漠稀疏草地，有裸土分布，植被覆盖度低）；
　　B：耕地（玉米地）。

第35组：位于肃南北30 km公路旁，地处祁连山山前低山丘陵高阶地，此处测量了2个氧含量数据。
　　A：草地（自然植被，山地草地）；
　　B：耕地（燕麦地，已成熟）。

第36组：位于肃南北15 km公路旁，地处祁连山北侧低山丘陵区，此处测量了2个氧含量数据。
　　A：草地（自然植被，芨芨草草原）；
　　B：草地（放牧草地）。

第37组：位于白庄子加油站旁，地处祁连山北侧低山丘陵区，此处测量了2个氧含量数据。
　　A：人工林地（云杉、杨树）；
　　B：草地（自然植被，芨芨草草地）。

第38组：位于肃南往野牛沟方向路旁，畅隆河畔（对岸为一处正在治理的滑坡），地处河谷二级阶地，此处测量了2个氧含量数据。
　　A：草地（自然植被，芨芨草草地）；
　　B：人工林地（云杉林，5龄）。

第39组：位于白杨沟门附近，地处低起伏干燥丘陵，此处测量了2个氧含量数据。
　　A：草地（自然植被，干燥荒漠草地）；
　　B：耕地（玉米地）。

第40组：位于武威市希尔顿欢朋酒店，城镇用地。

附 录

2023 年 7 月 23 日 天气晴转多云。农业土地利用与氧含量科考小组从武威市出发，沿 G312 国道，前往兰州市。沿途共测量了 11 组数据（编号第 41～51 组）。以下为测点信息。

第 41 组：位于高坝镇附近，地处山前冲积平原绿洲，耕地（玉米地）。

第 42 组：位于双塔村加油站附近，地处山前洪积台地，此处测量了 2 个氧含量数据。

  A：人工林地（果树林，梨树）；

  B：耕地（玉米地）。

第 43 组：位于古浪县南河谷阶地，此处测量了 2 个氧含量数据。

  A：人工林地（杨树）；

  B：草地（自然植被，灌丛草地）。

第 44 组：位于磨河湾村，地处低起伏丘陵，此处测量了 2 个氧含量数据。

  A：草地（自然植被，苜蓿草）；

  B：人工林地（杨树）。

第 45 组：位于乌鞘岭，地处高山低起伏山地，此处测量了 3 个氧含量数据。

  A：耕地（青稞、燕麦、油菜混种）；

  B：草地（退田还草地）；

  C：草地（自然植被，高寒草甸）。

第 46 组：位于乌鞘岭南坡，地处山地河谷地，此处测量了 2 个氧含量数据。

  A：草地（自然植被，嵩草，植被覆盖度高）；

  B：耕地（青稞地、燕麦地）。

第 47 组：位于天祝县北 5 km 公路旁，地处河谷台地，耕地（青笋）。

第 48 组：位于天祝县南 10 km 公路旁，地处河谷台地，此处测量了 2 个氧含量数据。

  A：草地（自然植被，荒漠草地）；

  B：耕地（蚕豆地）。

第 49 组：位于永登县，地处河流二级阶地，此处测量了 2 个氧含量数据。

  A：耕地（玉米地）；

  B：人工林地（果树林，紫叶李）。

第 50 组：位于安山村附近，地处河谷阶地，此处测量了 2 个氧含量数据。

  A：人工林地（果树林，苗圃，苹果树苗）；

  B：草地（休耕地）。

第 51 组：位于兰州市海悦温德姆酒店，城镇用地。

2023 年 7 月 24 日 天气晴。农业土地利用与氧含量科考小组从兰州市出发，沿 G109 国道，经民和县、互助县返回西宁市。沿途共测量了 7 组数据（编号第 52～58 组）。以下为测点信息。

第 52 组：位于花庄收费站高速出口旁，地处河谷二级阶地，耕地（玉米地）。

第 53 组：位于薛家村附近，地处湟水河河流二级阶地，此处测量了 2 个氧含量数据。

　　　　A：人工林地（旱柳）；

　　　　B：耕地（玉米地）。

　　第54组：位于高庙镇附近，地处湟水河河流二级阶地，此处测量了2个氧含量数据。

　　　　A：人工林地（杨树）；

　　　　B：耕地（玉米地）。

　　第55组：位于乐都区进山路旁，地处湟水河河流二级阶地，人工林地。

　　第56组：位于赵家湾村附近，地处山地河谷二级阶地，此处测量了2个氧含量数据。

　　　　A：耕地（土豆地）；

　　　　B：人工林地（路旁行道树，杨树）。

　　第57组：位于上直沟村附近，地处山地河谷二级阶地，此处测量了2个氧含量数据。

　　　　A：天然林地（小叶杨）；

　　　　B：灌丛（山地灌丛草地）。

　　第58组：位于西宁市城西区桔子酒店，城镇用地。

2023年7月25日　天气晴转阴。农业土地利用与氧含量科考小组从西宁市出发，沿315国道前往刚察县、青海湖进行调查，结束后返回西宁。沿途共测量了15组数据（编号第59～73组）。以下为测点信息。

　　第59组：位于西宁西收费站，地处河谷台地，城镇用地。

　　第60组：位于湟源收费站，地处河谷台地，城镇用地。

　　第61组：位于巴燕乡附近，地处河谷台地，此处测量了2个氧含量数据。

　　　　A：耕地（油菜地、小麦地）；

　　　　B：天然林地（榆树、杨树）。

　　第62组：位于东大滩水库边，此处测量了2个氧含量数据。

　　　　A：水域（水库水边）；

　　　　B：人工林地（水库堤岸云杉、杨树）。

　　第63组：位于金银滩附近，此处测量了2个氧含量数据。

　　　　A：耕地（油菜地）；

　　　　B：草地（围封草地，蒲公英、苜蓿）。

　　第64组：位于甘子河乡附近，此处测量了3个氧含量数据。

　　　　A：草地（高寒草甸，风力发电机下）；

　　　　B：草地（围封草地，高寒草甸）；

　　　　C：草地（放牧草地，高寒草甸）。

　　第65组：位于尕海村附近，此处测量了2个氧含量数据。

　　　　A：草地（高寒草甸草原，芨芨草草滩）；

　　　　B：耕地（玉米地）。

　　第66组：位于热水村附近，此处测量了2个氧含量数据。

A：草地（高寒草甸草原，芨芨草、紫花针茅）；

B：灌丛（沙棘）。

第 67 组：位于哈尔盖镇附近，此处测量了 2 个氧含量数据。

A：耕地（油菜地）；

B：灌丛（沙棘）。

第 68 组：位于刚察县气象站，县城景观，人工草地。

第 69 组：位于刚察种养场，地处河谷阶地，此处测量了 4 个氧含量数据。

A：湿地（高寒湿地草甸，披碱草，植被覆盖度高）；

B：裸地（冻融侵蚀导致，裸石、裸岩）；

C：草地（高寒草甸，中有砾石分布，植被覆盖度低）；

D：草地（冻融侵蚀中后期，冻融草地）。

第 70 组：位于刚察小流域观测站，此处测量了 2 个氧含量数据。

A：草地（高寒灌丛草甸，鼠害严重）；

B：湿地（高寒湿地草地）。

第 71 组：位于青海湖东北岸沙岛边，此处测量了 11 个氧含量数据。

A1：水域（青海湖边第一点）；

A2：水域（青海湖边第二点）；

B1：草地（放牧草地，湖岸一级阶地）；

B2：草地（围封草地，湖岸一级阶地）；

C1：沙地（湖岸三级阶地，半固定沙丘第一点）；

C2：沙地（湖岸三级阶地，半固定沙丘第二点）；

D1：草地（湖边放牧草地）；

D2：草地（湖边围封草地）；

E1：湿地（湿地沼泽，风蚀洼地）；

E2：湿地（湿地草甸，马兰花，植被覆盖度高）；

E3：湿地（湿地水域，风蚀洼地）。

第 72 组：位于青海湖东北岸沙化地，湖边往回走途中，此处测量了 6 个氧含量数据。

A1：湿地（湿地沼泽，有芦苇分布，风蚀洼地）；

A2：灌丛（坡地灌丛，锦鸡儿、金露梅）；

B：水域（沙地间风蚀洼地，流沙汇水）；

C1：沙地（半固定沙丘，裸沙）；

C2：灌丛（沙地灌丛，小叶锦鸡儿）；

C3：草地（荒漠草地）。

第 73 组：位于西宁市城西区桔子酒店，城镇用地。

2023 年 7 月 26 日　天气阴转冰雹。农业土地利用与氧含量科考小组从西宁市出发，沿 109 国道前往瓦里关国家大气本底站、共和光伏产业园进行调查，结束后返回西宁。沿途共测量了 9 组数据（编号第 74～82 组）。以下为测点信息。

第74组：位于和平乡加油站附近，地处湟水河谷二级阶地，此处测量了2个氧含量数据。

  A：草地（放牧草地，山坡灌丛草地）；

  B：城镇用地（和平乡加油站）。

第75组：位于和平乡附近，地处河谷阶地，此处测量了2个氧含量数据。

  A：草地（山坡灌丛草地，芨芨草、马兰花）；

  B：耕地（青稞地）。

第76组：位于倒淌河附近，地处低山丘陵区，此处测量了2个氧含量数据。

  A：草地（围封草地，高寒草甸草原，芨芨草）；

  B：草地（放牧草地，高寒草甸草原，棘豆、紫花针茅、蒿草）。

第77组：位于瓦里关国家大气本底站附近，地处山顶部，此处测量了2个氧含量数据。

  A：草地［放牧草地，高寒草甸，无冻融侵蚀（阶段1）］；

  B：草地［放牧草地，高寒草甸，出现冻融侵蚀（阶段2）］。

第78组：位于瓦里关山地中上部，此处测量了3个氧含量数据。

  A：草地［裸露草地，高寒草甸，冻融侵蚀中期（阶段4）］；

  B：草地［退化草地，高寒草甸，冻融侵蚀早期（阶段3）］；

  C：裸地［裸岩，风化严重，冻融侵蚀末期（阶段5）］。

第79组：位于瓦里关山地中部，此处测量了2个氧含量数据。

  A：草地［退化草地，高寒草甸，出现冻融侵蚀（阶段2）］；

  B：草地［裸露草地，高寒草甸，冻融侵蚀中期（阶段4）］。

第80组：位于瓦里关山地中下部，此处测量了3个氧含量数据。

  A：草地［退化草地，高寒草甸，冻融侵蚀早期（阶段3）］；

  B：草地［半裸露草地，伴有流水侵蚀，冻融侵蚀中期（阶段4）］；

  C：草地［裸露草地，以裸土为主，冻融侵蚀中期（阶段4）］。

第81组：位于瓦里关山脚，此处测量了2个氧含量数据。

  A：草地（放牧草地，高寒草甸，芨芨草）；

  B：草地（放牧灌丛草地，高寒草甸）。

第82组：位于西宁市城西区桔子酒店，城镇用地。

2023年7月27日 天气晴。科考分队上午在西宁市城西区桔子酒店整理数据，下午在酒店四楼召开本段科考总结会并安排下阶段工作内容。

2023年7月28日 天气晴。科考队员返程。

新能源土地利用与氧含量科考小组

  2023年7月20日 天气阴转晴。新能源土地利用与氧含量科考小组从西宁出发，沿西和高速、310国道前往龙羊峡水库、共和光伏产业园。沿途共测量了2组数据。以下为测点信息。

第 83 组：位于龙羊峡水电站附近，此处测量了 10 个氧含量数据。

  A：灌丛（水电站外路旁灌丛）；

  B：裸地（水库码头）；

  C1～C5：水域（水库水面）；

  D：城镇用地（水电站附近居民地）；

  E：天然林地（水电站附近林地，柽柳）；

  F：裸地（水电站外路旁裸土）。

第 84 组：位于共和光伏产业园附近，此处测量了 10 个氧含量数据。

  A：草地（光伏电站内路旁草地）；

  B：草地（光伏板间草甸，马蔺草）；

  C1～C4：草地（光伏板下草地，马蔺草、羊茅草）；

  D1～D4：草地（光伏电站外路旁草地，马蔺草、羊茅草、洋甘菊）。

2023 年 7 月 21 日 天气阴转晴。新能源土地利用与氧含量科考小组从共和县出发，沿 109 国道、京藏高速前往加柔风电场、茶卡盐湖。沿途共测量了 2 组数据。以下为测点信息。

第 85 组：位于加柔风电场附近，此处测量了 10 个氧含量数据。

  A1～A4：草地（风电场外草地，放牧草地）；

  B：城镇用地（风电场外居民地）；

  C：裸地（风机下裸石）；

  D1～D2：草地（风机下草地）；

  E：草地（风光互补区草地）；

  F：草地（风机旁草地）。

第 86 组：位于茶卡盐湖附近，此处测量了 10 个氧含量数据。

  A：裸地（盐湖外裸地，裸沙、裸砾）；

  B1～B5：水域（盐湖水面）；

  C：草地（盐湖外人工草地，马蔺草、黑麦草）；

  D：草地（盐湖外草地，骆驼蓬）；

  E：裸地（盐湖外裸地，裸沙、裸砾）；

  F：草地（盐湖外草地，马蔺草、洋甘菊、毛茛）。

2023 年 7 月 22 日 天气晴。新能源土地利用与氧含量科考小组从西宁出发，沿京藏高速、川大高速、连共线前往积石峡水电站。沿途共测量了 1 组数据。以下为测点信息。

第 87 组：位于积石峡水电站附近，此处测量了 10 个氧含量数据。

  A：人工林地（水电站外路旁人工林地，金叶榆、毛白杨）；

  B：耕地（水电站外耕地，玉米地）；

  C1～C3：水域（水电站水面）；

D：草地（水电站外草地，小叶锦鸡儿）；

E：裸地（水电站外裸地，裸石）；

F：天然林地（水电站外天然林地，榆树、毛白杨）；

G1～G2：水域（水电站水面）。

2023年7月23日-24日 天气晴。科考队员在西宁市城西区桔子酒店整理数据。晚上，科考队员们同农业土地利用与氧含量科考小组在酒店会合。

2023年7月25日-26日 天气晴转阴。新能源土地利用与氧含量科考小组跟随农业土地利用与氧含量科考小组环青海湖开展野外考察。

2023年7月27日 天气晴。科考分队上午在西宁市城西区桔子酒店整理数据，下午在酒店四楼召开本段科考总结会并安排下阶段工作内容。

2023年7月28日 天气晴。科考队员返程。

科考分队于2023年7月19～28日，历时10天，总行程约3900 km，环绕祁连山和青海湖开展了路线式考察，并对龙羊峡水电站、共和光伏产业园、加柔风电场、积石峡水电站开展了调查，获取了87组共207个（其中，农业土地利用与氧含量科考小组测量数据157个，新能源土地利用与氧含量科考小组测量数据50个）测量点海拔、大气压、气温、氧含量等指标的第一手数据，详细数据见附录3。

附1.2 短居人群（科考队员）沿青藏高原科考沿线驻地缺氧健康响应测量日志[①]

附1.2.1 青藏线

依据考察研究计划，青藏高原科考分队在青海省科考办的指导和帮助下，于2019年8月19～25日，租用5辆越野车，组织并完成了夏季短居人口（科考队员）沿青藏线驻地缺氧健康响应测量。本次科考分队由青海师范大学马永贵教授带队，参加单位有：青海省人民政府-北京师范大学高原科学与可持续发展研究院、青海师范大学、青海大学，成员有：王汉、王琳璇、王高烽、戢爽、李亚兄、马秀兰、潘昌杰、赵成财、李爽林、马强、徐文深、刘艳荣、张贵君、白海成、韩平、韩索罗麻乃。本次科考共采集了短居人口（科考队员）在6个科考驻地的缺氧健康响应数据，具体数据见附录6。科考测量过程记录如下。

2019年8月19日 天气晴。早上8点半，对参加科考的队员17人（1人未做）进行血压、血氧饱和度、心率测量，并采集血液样本（空腹）；后续由部分队员对血液处理分装，并储存于-80℃超低温冰箱中备用。下午1点，科考分队到青海师范大学

---

① 本部分由史培军、陈彦强、霍文怡昕、张颖、胡小康、潘云龙、唐海萍、马永贵、郝力壮、蒲小燕、李亚兄、马恒整理。

城西校区田家炳楼二楼会议室，召开全体科考队员会议。由陈志教授介绍本课题的内容、本次科考方案，马永贵教授讲解科考注意事项，叮嘱全体科考队员面对缺氧环境时所应采取的措施。

2019 年 8 月 20 日　天气阴。早上 7 点，5 辆越野车准时到达青海师范大学城西校区科技楼，所有科考分队队员将仪器设备、行李装车，8 点准时踏上科考路途。沿 G6 高速行驶 700 km，晚宿格尔木格林豪泰酒店（海拔 2800 m，36.4308°N，94.8950°E）。晚饭后一小时 21 点为 18 位科考队员测量血压、血氧饱和度、心率；较西宁点相比海拔变化不明显，整体无高反。

2019 年 8 月 21 日　天气阴转小雨。早上 8 点半出发，沿青藏公路前进，中午 12 点抵达西大滩（海拔 4100 m，37.3061°N，103.1777°E）。下午 2 点，对常居、短居、旅居人口开展问卷调查填写，并对血压、血氧饱和度进行了测量，通过调查得知，大部分人到达西大滩后会有不同程度的高原反应，如头痛、心慌、失眠、肠胃不适等症状。室外刮着风，下着小雨，使得调查工作困难加剧，部分首次上高原的队员衣着较单薄，出现了一些不适；晚上 8 点，测量科考队员的各项指标，并询问记录高反情况；部分队员心跳过速、有入睡困难等症状，对于高反严重队员及时发放了吸氧设备供使用，并时刻关心其身体状态。晚上住西大滩旅店。

2019 年 8 月 22 日　天气阴转小雨。早上 8 点，为 18 位科考队员测量血压、血氧饱和度、心率（空腹），询问并记录高反情况，几位高反严重的科考队员经过一晚上的休息后身体有了好转；由护士为 18 名队员采血，每人约 6 mL，然后用毛细管取血，封蜡板封口，用水平离心机进行离心，测量血容比；其余血液离心分装保存于液氮罐中，最后将所有仪器装车，继续科考行程，途中不时看到路边成群的藏羚羊，科考队员第一次看到"高原精灵"非常兴奋。下午 6 点到达沱沱河（海拔 4505 m，34.306078°N，92.411516°E）。在刚抵达沱沱河时和晚饭一小时后测量 18 位队员的血压、血氧饱和度、心率，记录其高反情况，因为海拔升高，空气中氧分压降低，队员们依旧有较明显的高反症状，如头痛、呼吸急促、食欲不振等；反应较严重的队员也及时进行了吸氧。晚上住沱沱河宾馆。

2019 年 8 月 23 日　天气阴。早上 8 点，为 18 位队员测量健康指标和空腹采血，及时询问并记录各位队员的身体状况，后续队员们分组进行血液处理。科考队员对附近世居、短居、旅居人口进行问卷调查和测量他们的血压、血氧饱和度，通过调查询问得知，许多初次来高原的短居人口比常居人口、经常往返高原的人口高反更加强烈，呼吸急促、心慌、胸闷、耳鸣、食欲不振等症状比较多。行至唐古拉山口（海拔 5181 m，32.8703°N，91.8383°E），我们在此短暂停留，测量 18 位队员的血压、血氧饱和度、心率，由数据看出，在超高海拔时，人员机体对氧气的需求量增大，队员们的呼吸频率加快，心跳也加快了，整体心率结果大于平原地区心率的最高值。晚上到达并住在那曲县（海拔 4453 m，31.4844°N，92.0568°E），晚饭后 8 点测量队员生理数据。

2019 年 8 月 24 日　天气晴。早上 7 点，为 18 位科考队员测量血压、血氧饱和度、心率（空腹），并空腹采血测量血容比，其余血液样本现场处理，液氮保存备用。10

点多装车，继续前行，晚上 6 点抵达拉萨市（海拔 3618 m，29.6006°N，91.1006°E），晚上 8 点（饭后一个半小时）测量 18 位科考队员的血压、血氧饱和度、心率，可能是海拔的降低、温度的升高，全体科考队员不适感基本好转，食欲也变好了，不过在走四层楼梯回房间时，呼吸频率会加快，心率明显升高。晚上住在拉萨宾馆。

2019 年 8 月 24 日　天气晴。早上 8 点，空腹为 18 位科考队员测量血压、血氧饱和度、心率，并空腹采血（2 人未采），测定血容比，其余血液样本现场处理，液氮保存备用。白天科考队员自由活动，晚上开会讲述各自的感悟，睡前测量了健康监测指标。

2019 年 8 月 25 日　天气晴。早上 8 点、晚上 8 点分别测量 18 位科考队员的血压、血氧饱和度、心率。白天对所有仪器设备进行检测，补充试剂材料。

科考分队历时 7 天，主要沿西宁—格尔木—沱沱河—那曲—拉萨线展开，总行程约 2000 km。科考中，以科考队员为测量对象，测量 125 人次的生理指标（血压、心率、血氧饱和度），采血 89 人次，并对高海拔地区的常居、短居、旅居人口进行访谈和填写调查问卷。每个测量点的经纬度、海拔、血压、心率、血氧饱和度、血容比数据见附录 6。

附 1.2.2　川藏线

依据考察研究计划，科考分队在西藏自治区科考办的指导和帮助下，于 2019 年 8 月 26 日～9 月 1 日，租用 5 辆越野车，组织并完成了夏季短居人口（科考队员）沿川藏线驻地缺氧健康响应测量。本次科考分队由青海师范大学马永贵教授带队，参加单位有：青海省人民政府-北京师范大学高原科学与可持续发展研究院、青海师范大学、青海大学，成员有：王汉、王琳璇、王高烽、戢爽、李亚兄、马秀兰、潘昌杰、赵成财、李爽林、马强、徐文深、刘艳荣、张贵君、白海成、韩平、韩索罗麻乃，本次科考共采集了短居人口（科考队员）在 6 个科考驻地的缺氧健康响应数据，具体数据见附录 6。科考测量过程记录如下。

2019 年 8 月 26 日　天气阴。早上 7 点半在拉萨点（海拔 3618 m，29.6006°N，91.1006°E），空腹测量 18 位科考队员的血压、血氧饱和度、心率，沿川藏线开始科考。行至米拉山口（海拔 4925 m，29.8247°N，92.3450°E），对 18 位科考队员测量健康响应指标，然后分组对停经米拉山口的游客做调查问卷、测量各项指标。许多首次从平原来高海拔地区的游客，高反症状比较明显，主要表现在：心率加快、胸闷、头痛、口干、头痛；经常性前往高原的旅居人口可以较快适应缺氧环境；晚上 10 点到达并住在林芝县（海拔 2974 m，29.6689°N，94.4542°E），测量 18 位科考队员的血压、血氧饱和度、心率，全体科考队员没有感觉到明显不适。

2019 年 8 月 27 日　天气晴。早上 7 点空腹测量 18 位科考队员的健康响应指标，并采取血液样本，测量血容比，其余血液样本现场处理，液氮保存备用。后将所有仪器装车，继续科考行程。到达鲁朗风景区（海拔 3413 m，29.7003°N，94.7169°E），短暂停留并测量了健康响应指标。晚上 10 点到达并住在八宿县（海拔 3206 m，30.0667°N，96.9467°E），晚上 11 点测量 18 位科考队员的血压、血氧饱和度、心率，全体队员无明显不适。

2019 年 8 月 28 日　天气晴。早上 7 点空腹测量 18 名科考队员的血压、血氧饱和度、心率。行至业拉山垭口（海拔 4272 m，30.1167°N，98.6167°E），对 18 名科考队员测量健康响应指标，并分组对旅居人口做调查问卷，许多骑行者产生了不同程度的头痛、呼吸急促等症状，一方面他们消耗了大量体力，另一方面骑行也需要大量氧气，加强了机体对氧气的需求，从而使得他们的心率变快。晚上 7 点半到达并住在芒康县（海拔 3827 m，29.6833°N，98.5833°E），晚饭后 9 点测量 18 名科考队员的血压、血氧饱和度、心率。

2019 年 8 月 29 日　天气晴。早上 7 点空腹测量了 18 名科考队员的血压、血氧饱和度、心率。继续前行，晚上 9 点到达并住在雅江县（海拔 2562m，30.0350°N，101.0217°E），晚饭后 10 点半对 18 名科考队员的血压、血氧饱和度、心率进行测量；所有人无任何不适感觉，整体的血氧饱和度有了较大提高。

2019 年 8 月 30 日　天气晴。早上 7 点空腹测量了 18 名科考队员的血压、血氧饱和度、心率；经过折多山垭口（海拔 4249 m，30.0739°N，101.8044°E），所有人整体的血压、心率有所上升；血氧饱和度有所下降，在折多山短暂停留后，前往绵阳市，晚上 9 点到达并住在绵阳市（海拔 527 m，31.7728°N，105.1267°E），绵阳市气候湿润、海拔低，所有队员都比较轻松，无任何不适感，血氧饱和度恢复到较高水平。

2019 年 8 月 31 日　天气晴。早上 7 点测量了 18 名科考队员的血压、血氧饱和度、心率（空腹）。采集血液样本，测量血容比，其余血液样本现场处理，液氮保存备用。继续前行，晚上到达天水市，在天水市休整停留，并召开了一个简短的总结会议。

2019 年 9 月 1 日　天气阴。早上 7 点半，我们检查好所有的仪器设备，整理好一切物品，返回西宁。到达西宁后，将液氮罐中的血样分类分批整理好，保存至 −80 ℃ 超低温冰箱待测。

科考分队紧接青藏线，在拉萨休整一天后继续出发，历时 8 天，总行程约 3500 km。科考中，测量了 162 人次的生理指标（血压、心率、血氧饱和度等），采集血液样本 54 人次，并对高海拔地区的常居、短居、旅居人口进行了访谈和填写调查问卷。科考队员在每个测量点的经纬度、海拔、血压、心率、血氧饱和度、血容比数据见附录 6。

附 1.2.3　西宁—玉树—昌都—昆明线

依据考察研究计划，科考分队在青海和西藏科考办的指导和帮助下，于 2020 年 6 月 21～30 日组织并完成了夏季短居人口（科考队员）沿西宁—玉树—昌都—昆明一线驻地缺氧健康响应测量。参加科考分队的单位有：青海省人民政府－北京师范大学高原科学与可持续发展研究院、青海师范大学、北京师范大学、青海大学，成员有：史培军、唐海萍、陈志、马永贵、谢惠春、索南吉、贾伟、张钢锋、马伟东、潘云龙、陈彦强、杨雯倩、吴仁吉、李亚兄、董志强、杜少波、戬爽、李佳桐、胡小康、李爽林、金兄莲。本次科考共采集了短居人口（科考队员）在9个科考驻地的缺氧健康响应数据，具体数据见附录6。科考测量过程记录如下。

2020年6月21日　天气晴。科考分队从北京、西宁汇聚到西宁城西果洛大酒店（海拔为2280 m，36.6329°N，101.7334°E）。早晨8点对科考队员进行生理指标数据测量（空腹），其中采集收血压、心率、血氧饱和度数据23人，采集血样样本13人，现场处理后液氮保存。获得血容比数据13人组。晚饭过后8点多，采集收血压、心率、血氧饱和度数据，共计23人次。

2020年6月22日　天气阴，小雨。早晨8点，科考分队沿国道京藏线、(G214)行进，经共和—兴海，行驶近500 km到达玛多县，住玛多黄河源大酒店（海拔为4239 m，34.9152°N，98.2108°E）。晚饭后8时许在酒店内进行血压、心率、血氧饱和度测量，共计23人次。

2020年6月23日　天气阴转晴。早晨8点，23名科考队员空腹进行血压、心率、血氧饱和度测量，采集血样16人。测量血容比数据16人次，现场处理其余样本后液氮保存备用。沿国道(G214)行进，行驶379 km，到达玉树市，住玉树空港酒店（海拔为3731 m，32.9924°N，97.0067°E）。晚饭过后8点半，对科考队员进行血压、心率、血氧饱和度数据测量，共计23人次。

2020年6月24日　天气阴转晴。早晨8点，科考分队共计23人空腹进行血压、心率、血氧饱和度测量，采集血液样本16人，现场处理后液氮保存，测血容比数据16人次。沿国道(G214)"青海玉树市—囊谦县—西藏类乌齐县"路线行进，行驶381 km，晚上住西藏类乌齐县悦佳酒店（海拔为3829 m，31.2141°N，96.6002°E），晚饭后8点多，在酒店内进行血压、心率、血氧饱和度测量，共计23人次。

2020年6月25日　天气阴转晴。科考分队23人早上6点半空腹进行血压、心率、血氧饱和度测量，沿国道(G214、G318)行进，在类乌齐—昌都市—左贡县沿线，行驶360 km，晚上住左贡盛方大酒店（海拔为3800 m，29.6693°N，97.8473°E）。晚饭后9点多，在酒店内进行血压、心率、血氧饱和度测量，共计23人次。

2020年6月26日　天气阴转晴。早晨8点，科考队员23位空腹进行血压、心率、血氧饱和度测量，科考分队沿国道(G318、G214)行进，在左贡—芒康—德钦沿线，行驶379 km，晚上住德钦神川大酒店（海拔为3200 m，28.4846°N，98.9159°E）。晚饭后8时许在酒店内进行血压、心率、血氧饱和度测量，共计23人次。

2020年6月27日　天气晴。早上7点左右科考分队23人进行血压、心率、血氧饱和度测量。采集血样17人次，测量血容比数据17人次，其余样本液氮保存备用。继而沿国道(G214)德钦—香格里拉—丽江线行进。晚上住君澜丽江国际大酒店（海拔为2390 m，26.8761°N，100.2256°E）。晚饭后8时许，在酒店内进行血压、心率、血氧饱和度测量，共计 23 人次。

2020 年 6 月 28 日　天气晴。早上 7 点，科考分队 23 人空腹进行血压、心率、血氧饱和度测量。沿国道（G214）丽江—剑川—洱源—大理—祥云—南华—楚雄线行进，行驶 341 km，晚上住楚雄市玉华酒店（海拔为 1784 m，25.0485°N，101.5375°E）。晚上 8 点左右，在酒店内进行血压、心率、血氧饱和度测量，共计 23 人次。

2020 年 6 月 29 日　天气晴。23 名科考成员早上 7 点左右进行血压、心率、血氧饱和度测量。沿国道（G214、G320）楚雄—禄丰—安宁—昆明线行驶 165 km，中午到达昆明市，下午召开科考总结会。晚宿昆明市翠湖壹号·精品酒店（海拔为 1809 m，25.0497°N，102.6991°E）。采集血压、心率、血氧饱和度数据 23 人次。

2020 年 6 月 30 日　天气晴。23 名科考成员早上 7 点左右进行血压、心率、血氧饱和度测量，采集血样 21 人，测量血容比数据 21 人次，其余样本现场处理后液氮保存备用。科考分队成员分多路返程。北京科考成员乘飞机返回北京，西宁科考成员乘科考车返回西宁，本次科考顺利结束。

科考分队历时 10 天，总行程约 3000 km，测量 194 人次的生理指标（血压、心率、血氧饱和度），采血样本 88 人次。测量点的经纬度、海拔、血压、心率、血氧饱和度、血容比数据见附录 6。

附 1.2.4　玉树—那曲—阿里—札达

依据考察研究计划，青藏高原缺氧环境及其健康效应科考分队在青海和西藏科考办的指导和帮助下，于 2020 年 7 月 23～31 日，租用 6 辆越野车，组织并完成了夏季短居人口（科考队员）沿玉树—那曲—阿里—札达的科考驻地缺氧健康响应测量。参加科考分队的单位有：青海省人民政府-北京师范大学高原科学与可持续发展研究院、青海师范大学、北京师范大学、北京大学、大地风景文旅集团，成员有：史培军、唐海萍、吴必虎、马永贵、谢惠春、索南吉、贾伟、文艺、张钢锋、袁德宣、余洲、马伟东、潘云龙、陈彦强、杨雯倩、吴仁吉、李亚兄、董志强、杜少波、戢爽、李佳桐、胡小康、李爽林、金兄莲。本次科考共采集了短居人口（科考队员）在 9 个科考驻地的缺氧健康响应数据，具体数据见附录 6。科考测量过程记录如下。

2020 年 7 月 23 日　天气晴。早上 8 点，科考队员空腹进行血压等生理指标数据测量，共采集 31 人次的血压、心率、血氧饱和度数据，并采集血液样本 20 人次，测量血容比数据 20 人次，现场处理后液氮保存备用。下午 3 点所有科考分队在青海师范大学城西校区田家炳楼二楼会议室召开全体科考队员会议。会议介绍了本课题的内容、本次科考方案、装备与生活安全（仪器校准、用餐、住宿）。需重点思考以下问题：缺氧对人、畜健康的影响？如何解决缺氧问题（主要是人口）？晚上住西宁市城西区桔子酒店（海拔 2278 m，36.6379°N，101.7504°E），并于晚饭后 8 点多在酒店内对科考队员进行血压、心率、血氧饱和度数据测量，共计 31 人次。

2020 年 7 月 24 日　天气阴有小雨。早上 7 点，科考分队从西宁乘车沿 G0612 西和高速、G6 京藏高速、G0613 西丽高速，经湟源、共和、玛多至玉树，晚上住玉树空港酒店（海拔 3864 m，32.8486°N，97.0373°E）。并于晚饭后 8 时许，在酒店内对科考队员进行血压、心率、血氧饱和度数据测量，共计 31 人次。

2020 年 7 月 25 日　天气阴有小雨。早上 7 点，科考队员空腹进行血压、心率、血氧饱和度测量，采集血液样本 21 人次，测量血容比数据 21 人次，样本现场处理后液氮保存备用。早饭后科考分队沿国道（G214、G317）玉树市—杂多县行进，晚上住杂多县诺布宗大酒店（海拔 4005 m，32.8933°N，95.3037°E）。晚上 9 时许，在酒店内对科考队员进行血压、心率、血氧饱和度测量，共计 31 人次。

2020 年 7 月 26 日　天气晴。早上 7 点，科考队员空腹进行血压、心率、血氧饱和度测量，共采集 31 人次数据。早饭后沿国道（G317）青海杂多—西藏聂荣—那曲行进，杂多—聂荣道路多为临时便道，为三江源国家公园核心区，车行速度缓慢，途中偶尔看到成群的藏野驴和藏羚羊。凌晨到达那曲县，住那曲四季富氧酒店（海拔 4491 m，31.4690°N，92.0614°E）。并于凌晨 1 时许在酒店内对科考队员进行血压、心率、血氧饱和度测量，共计 31 人次。

2020 年 7 月 27 日　天气晴。早上 8 点，科考队员空腹进行血压、心率、血氧饱和度测量，共采集 31 人次数据；采集血液样本 15 人次、测量血容比数据 15 人次，其余样本现场处理后液氮保存备用。早饭过后沿国道（G317）那曲—班戈—尼玛行进，晚上住尼玛大酒店（海拔 4540 m，31.7895°N，87.2389°E）。于晚饭后 9 时许，在酒店内对科考队员进行血压、心率、血氧饱和度测量，共计 31 人次。

2020 年 7 月 28 日　天气晴转多云。早上 8 点，科考队员空腹进行血压、心率、血氧饱和度测量，共采集 31 人次数据。早饭后沿国道（G317）尼玛—改则行进，晚宿改则县轩源大酒店（海拔 4443 m，32.3014°N，84.0646°E），并于晚饭后 8 时许在酒店内进行血压、心率、血氧饱和度测量，共计 31 人次。

2020 年 7 月 29 日　天气小雨转多云。早上 7 点，科考队员空腹进行血压、心率、血氧饱和度测量，共采集 31 人次数据，采集血液样本 16 人次、测量血容比数据 16 人次，其余样本现场处理后液氮保存备用。早饭后沿国道（G317）改则县—革吉县—噶尔县行进，晚宿阿里大酒店（海拔 4313 m，32.5059°N，80.1023°E），并于晚饭后 8 时许进行血压、心率、血氧饱和度测量，共计 31 人次。

2020 年 7 月 30 日　天气阴转晴。早上 8 点，科考队员空腹进行血压、心率、血氧饱和度测量，共采集 31 人次；采集血液样本 20 人次、测量血容比数据 19 人次（1 组离心管破裂），其余样本现场处理后液氮保存备用。早饭后沿国道（G219、G317、X701）噶尔—札达行进，晚上住札达县古格宾馆（海拔 3755 m，31.4778°N，79.8052°E），并于晚饭后 9 时许，在酒店内对进行血压、心率、血氧饱和度的测量，共计 31 人次。

2020 年 7 月 30 日晚上　召开野外科考总结会：完成野外科考数据和资料整理；

安排后半段西宁—合作—红原—成都科考；研讨本次科考重点。

2020 年 7 月 31 日 天气晴。早上 5 点，科考队员从扎达到阿里昆莎机场转机拉萨贡嘎国际机场到西宁曹家堡国际机场，晚上住西宁果洛大酒店，并于晚饭后 6 时许，在酒店内对 31 名科考队员进行血压、心率、血氧饱和度数据的测量，并采集血液样本（样本现场处理后液氮保存，进行后续的生化分析）15 人次、测量血容比数据 14 人次。

科考分队历时 9 天，总行程约 3000 km，测量 194 人次的生理指标（血压、心率、血氧饱和度），采血液样本 86 人次。每个测量点的经纬度、海拔、血压、心率、血氧饱和度、血容比数据见附录 6。

附 1.2.5 西宁—合作—红原—成都线

依据青藏高原缺氧环境及其健康效应考察研究计划，科考分队在青海和四川科考办的指导和帮助下，于 2020 年 8 月 1～6 日，租用 6 辆越野车，组织并完成了夏季短居人口（科考队员）沿西宁—合作—红原—成都线的科考驻地缺氧健康响应测量。参加科考的单位有：青海省人民政府-北京师范大学高原科学与可持续发展研究院、青海师范大学、北京师范大学、青海大学，成员有：史培军、唐海萍、马永贵、索南吉、贾伟、张钢锋、马伟东、潘云龙、陈彦强、杨雯倩、吴仁吉、李亚兄、董志强、杜少波、李佳桐、胡小康、李爽林、金兄莲。本次科考共采集了短居人口（科考队员）在 4 个科考驻地的缺氧健康响应数据，具体数据见附录 6。科考测量过程记录如下。

2020 年 8 月 1 日 天气晴。科考分队汇聚到西宁市城西区果洛大酒店，作相关野外物资准备。早、晚 6 点对 18 名科考成员进行血压、心率、血氧饱和度等的数据采集。

2020 年 8 月 2 日 天气晴。早上 8 点，早饭后沿国道（G0612、G213、G316、G568）西宁—同仁—夏河—合作行进，晚上住合作颐和大酒店（海拔 2911 m，34.9675°N，102.9103°E）。并于晚饭后 8 时许，在酒店内对 18 名科考队员进行血压、心率、血氧饱和度测量。

2020 年 8 月 3 日 天气晴。早上 7 点，科考队员空腹进行血压、心率、血氧饱和度测量，共采集 18 人次。早饭后沿国道（G213、G248）合作—碌曲—红原行进，进行相关数据测量和样本采集，晚上住红原家园酒店（海拔 3502 m，32.7924°N，102.5394°E），并于晚饭后 9 时许，在酒店内对 18 名科考队员进行血压、心率、血氧饱和度测量。

2020 年 8 月 4 日 天气阴。早上 8 点，科考队员空腹进行血压、心率、血氧饱和度测量，共采集 18 人次，并采集血液样本（样本现场处理后液氮保存备用）15 人次、测量血容比数据 15 人次。早饭过后沿国道（G248、G317）红原—理县—汶川—都江堰—成都行进，进行相关数据测量和样本采集，因雨较大，调整科考路线，8 月 4 日从红原直接到成都，晚上住四川成都锦江宾馆（海拔 534 m，30.6475°N，104.0639°E）。并于晚饭后 8 时许，在酒店内对 18 名科考队员进行血压、心率、血氧饱和度测量。

2020 年 8 月 5 日　天气阴有小雨。早上 8 点，科考队员空腹进行血压、心率、血氧饱和度测量，共采集 18 人次，并采集血液样本（样本现场处理后液氮保存备用，后续进行生化分析）14 人次、测量血容比数据 14 人次。早饭后沿国道 G317，在成都—都江堰沿线，进行相关数据测量和样本采集，下午 1 点到达成都市。晚上住四川成都锦江宾馆。

下午 3 点科考分队召开野外总结会。

2020 年 8 月 6 日　天气晴。科考分队乘科考车分多路返回居住地，本次科考顺利结束。

科考分队紧接着西宁—阿里线，返回西宁后继续科考，历时 6 天，总行程约 1500 km，测量 88 人次的生理指标（血压、心率、血氧饱和度等），采集血液样本 17 人次。测量点的经纬度、海拔、血压、心率、血氧饱和度、血容比数据见附录 6。

附 1.2.6　玉树—马尔康—玛沁—格尔木—茫崖—大柴旦—西宁

依据考察研究计划，青藏高原缺氧环境及其健康效应科考分队，在青海省科考办的指导和帮助下，于 2021 年 7 月 24 日～8 月 3 日，租用 6 辆越野车，组织并完成了夏季短居人口（科考队员）沿玉树—马尔康—玛沁—格尔木—茫崖—大柴旦—西宁线的科考驻地缺氧健康响应测量。参加科考分队的单位有：青海省人民政府 - 北京师范大学高原科学与可持续发展研究院、青海师范大学、北京师范大学；成员有：史培军、唐海萍、马永贵、谢惠春、贾伟、张钢锋、陈彦强、杨雯倩、胡金鹏、李亚兄、金兄莲、苏鹏、杜少波、陈晓文、张翠、李佳桐、张林浩、杨合仪、霍文怡昕、高慧、张颖。本次科考共采集了短居人口（科考队员）在 9 个科考驻地的缺氧健康响应数据，具体数据见附录 6。科考测量过程记录如下。

2021 年 7 月 24 日　天气晴，早晨 8 点对空腹科考队员血压、心率、血氧饱和度测量共计 16 人次；采集血样 16 人次，测量血容比 13 人次（3 份离心管破裂），其余血液样本进行液氮保存备用。于青海师范大学城西校区田家炳楼三楼会议室开展科考动员会，下午做相关物资补充准备，晚上住西宁城西区桔子酒店，晚饭过后 9 点进行血压、心率、血氧饱和度测量，共计 16 人次。

2021 年 7 月 25 日　天气晴，早饭过后，科考队员于上午 8 点沿西和高速（G0612）、京藏高速（G6 京藏高速）、西丽高速（G0613）乘车经湟源、共和、玛多至玉树市（高速 785 km），下午 6 时 50 分到达玉树市，晚上住三江之源大酒店（海拔约 3770 m，33.0065°N，97.0075°E），晚饭后 9 时许，在酒店内进行血压、心率、血氧饱和度测量，共计 21 人次。

2021 年 7 月 26 日　天气阴，有小雨。早晨 7 点多对科考队员空腹进行血压、心率、血氧饱和度测量，共计 21 人次；采集血样 16 人次，测量血容比数据 16 人次，其余血液样本液氮保存备用。科考分队沿"玉树—石渠—甘孜"科考路线，沿国道（G0613、G345）驶进，约445 km（其中玉树市—歇武镇约45 km为高速），晚上住甘孜青稞大酒店（海拔约3370 m，31.6172°N，100.0063°E），晚饭过后9时许，进行血压、心率、血氧饱和度测量，共计21人次。

2021年7月27日　天气阴，早晨7点，科考分队21人空腹进行血压、心率、血氧饱和度测量，采集血样16人次，测量血容比数据16人次，其余血液样本液氮保存备用。后沿"甘孜—炉霍—马尔康"线路，向国道（G345、G317）行进，约350 km，晚上住马尔康市区博巴拉大酒店（海拔约2580 m，31.9117°N，102.1914°E），晚饭过后9点，多在酒店内进行血压、心率、血氧饱和度测量，共计21人次。

2021年7月28日　天气阴，7时许对科考队员空腹进行血压、心率、血氧饱和度测量，共计21人；采集血样15人次，测量血容比数据15人次，其余血液样本进行液氮保存备用。科考分队沿国道G317，在马尔康—壤塘—阿坝—玛沁沿线驶进，途中多处路面因大雨塌陷。因G317修路，改线绕壤塘县经阿坝到玛沁。晚上住玛沁县玛央国际酒店（海拔3730 m，34.4662°N，100.2405°E），晚饭过后10时许，在酒店对科考队员进行血压、心率、血氧饱和度测量，共21人次。

2021年7月29日　天气晴，7点空腹对科考分队21人进行血压、心率、血氧饱和度测量，采集血样14人次（2人未采出血），测量血容比数据14人次，其余血液样本液氮保存备用，后沿"玛沁—花石峡—香日德"路线，于国道G347、G0615（德马高速）、G6（京藏高速）行进，今天领略了阿尼玛卿雪山的壮观，阿尼玛卿雪山是昆仑山脉东段的中支，其主峰玛卿冈日海拔为6282 m，终年积雪。途中还看到成群的藏野驴和不远处盯着猎物的野狼。晚上住都兰香日德开泰商务宾馆（海拔约3200 m，35.9893°N，97.8864°E）。晚饭后9点，在宾馆餐厅进行血压、心率、血氧饱和度测量，共计21人次。

2021年7月30日　天气晴，早上7点开始对21名科考队员空腹进行血压、心率、血氧饱和度测量。沿国道京藏高速（G6）行进，在香日德—格尔木沿线测点，从香日德镇出发，沿G109（或G6京藏高速）至格尔木市，约350 km。晚上住格尔木珠峰大厦宾馆（海拔2832 m，36.4072°N，94.9068°E）。晚饭过后于9时许，进行血压、心率、血氧饱和度测量，共21人次。

2021年7月31日　天气晴。7时许对科考队员空腹进行血压、心率、血氧饱和度测量，共计21人次，采集血样15人次，测量血容比数据15人次，其余血液样本液氮保存备用。科考分队沿省道格茫公路（S318）行进，约450 km，晚上住茫崖市花土沟镇温馨宾馆（海拔约2970 m，38.2543°N，90.8725°E），晚饭过后9时许进行血压、心率、血氧饱和度测量，共计21人次。

2021年8月1日　天气阴。科考分队沿国道（G315、S2013）茫崖—大柴旦—德令哈行进，一路经过盐泽荒漠、盐湖、雅丹地貌、网红打卡"U形公路"，感受到柴达木盆地的壮美。晚上住德令哈西港航空酒店（海拔3190 m，37.3708°N，97.3560°E）。晚上10点进行血压、心率、血氧饱和度测量，共计21人次。

2021 年 8 月 2 日 天气阴。6 点多对科考队员进行血压、心率、血氧饱和度测量，共计 21 人次，采集血样 9 人次，测量血容比数据 9 人次，其余血液样本液氮保存备用。科考分队沿国道（G315、S2013、G6）德令哈—乌兰—共和—西宁行进，约 500 km，晚宿西宁城西区桔子酒店。

2021 年 8 月 3 日 天气晴，早上 8 点半空腹对科考队员进行血压、心率、血氧饱和度测量，共 10 人次，采集血样 10 人次、测量血容比数据 10 人次，其余血样液氮保存备用。下午科考分队在青海师范大学城西校区召开了科考总结会，部署了对本次科考测量数据与资料的整理，以及本次科考的新发现与新思考。

科考分队历时 11 天，总行程约 4500 km，测量 243 人次的生理指标（血压、心率、血氧饱和度），血液样本 126 人次。科考队员血压、心率、血氧饱和度、血容比等数据见附录 6。

附 1.2.7　玛多—曲麻莱—索南达杰自然保护站—双湖—班戈线

为更进一步深化对全球变化（主要是气候变化）和人类活动影响下青藏高原缺氧环境人口与经济系统风险的认识与理解，依据考察研究计划，科考分队在青海和西藏科考办的指导和帮助下，于 2022 年 7 月 15～25 日，组织并完成了夏季短居人口（科考队员）沿玛多—曲麻莱—索南达杰自然保护站—双湖—班戈线的科考驻地缺氧健康响应测量。参加本次科考分队的单位有：青海省人民政府–北京师范大学高原科学与可持续发展研究院、青海师范大学、北京师范大学、浙江大学，成员有：史培军、马永贵、姜璐、余露、贾伟、吴仁吉、刘冬、马恒、胡小康、杨雯倩、杨合仪、王蓉、赵志敏。本次科考共采集了短居人口（科考队员）在 9 个科考驻地的缺氧健康响应数据，具体数据见附录 6。科考测量过程记录如下。

2022 年 7 月 15 日 天气小雨。7 月 15 日所有科考队员抵达西宁，下午 4 点在西宁市城西区桔子酒店（海拔 2280 m，36.6379°N，101.7504°E）会议室进行科考动员会。本次科考的主要任务：校正 2017～2021 年的数据；进一步增加玛多—曲麻莱—双湖—班戈的科考数据；增加"新能源→碳储→碳汇→生态系统产氧→地表氧含量"的关系科考研究；增加"畜牧业对牧草（高寒草甸）影响→碳储→碳汇→生态系统产氧→地表氧含量"的关系科考研究。早、晚对 18 名科考成员进行血压、心率、血氧饱和度等数据的采集。

2022 年 7 月 16 日 天气小雨。早晨 7 点半，科考队员空腹进行血压等生理指标数据测量，共采集 18 人次的血压、心率、血氧饱和度数据。7 点 40 分，所有人将仪器设备、行李装车，8 点准时踏上科考路途。在西宁西收费站过后分两组出发：1 号、2 号车由 G40 高速直接前往玛多县，参加玛多座谈会；其余车辆沿湟源、共和、兴海前往玛多，沿途测点校正 2017～2021 年所用测氧仪器，行程约 490 km。晚上住玛多县岭乡客栈（海拔 4243 m，34.9095°N，98.2046°E），饭后一小时晚上 9 点，对所有科考队员进行血压、心率和血氧饱和度的测量，共计 18 人次。玛多较西宁海拔变化较大，整体血压升高，心率加快，大部分人出现高原反应。

  2022 年 7 月 17 日　　天气晴。早晨 6 点半，对科考队员空腹进行血压等生理指标数据测量，共采集 18 人次的血压、心率、血氧饱和度数据；随后统计并记录队员高反情况：几位高反严重的队员出现头晕、胸闷、入睡困难和呼吸急促等症状。早上 8 点车队准时出发，1 号、2 号车直接前往曲麻莱县，其余车辆经麻多乡、秋智乡测量黄河源区氧含量，考察影响氧含量的地理因素，行程约 480 km。晚上住曲麻莱母亲河酒店（海拔 4109 m，34.8126°N，95.4815°E），晚饭后 10 点半在酒店内对所有科考队员进行血压、心率和血氧饱和度的测量，共计 18 人次。

  2022 年 7 月 18 日　　天气阴转晴。早晨 6 点 50 分，对所有科考队员空腹进行血压等生理指标的测量，共采集 18 人次的血压、心率、血氧饱和度数据；8 点半沿 G215、G109 路线行驶近 380 km，下午 5 点车队到达索南达杰自然保护站。大家共同参观了可可西里展览馆，晚上住索南达杰自然保护站（海拔 4480 m，35.4314°N，93.6011°E），晚饭后 7 点对所有科考队员进行血压、心率和血氧饱和度的测量，并邀请索南达杰自然保护站的三位工作人员测量血压等生理指标，共计 21 人次。因为海拔增高，空气中氧分压降低，队员们依旧有较明显的高反症状，如头痛、呼吸急促、食欲不振、咳嗽等；反应较严重的队员也及时进行了吸氧。

  2022 年 7 月 19 日　　天气晴转多云。早晨 6 点 50 分，空腹对科考队员进行血压等生理指标数据测量，共采集 18 人次的血压、心率、血氧饱和度数据；据统计，晚上吸氧的队员咳嗽等症状明显减轻。8 点在索南达杰自然保护站工作人员的带领下进入保护站腹地内，由于夏天进可可西里较为困难，科考分队只到距保护站 13 km 处的盐湖（新生湖），科考队员在盐湖边合影后，1 号、2 号车直接前往唐古拉山镇进行访谈，其余车辆在盐湖旁做大样方测定植被覆盖度；10 点半向沱沱河方向出发，行程约 400 km。晚上住唐古拉山镇唐源宾馆（海拔 4558 m，34.21358°N，92.44321°E），晚上 7 点半，对所有科考队员进行血压、心率和血氧饱和度的测量，共计 18 人次。

  2022 年 7 月 20 日　　天气晴转多云。早晨 6 点半，对科考队员空腹进行血压等生理指标数据测量，共采集 16 人次的血压、心率、血氧饱和度数据，有两名队员前往那曲办理相关通行证，未进行采集；因晚上居住的宾馆有氧气供应，队员身体不适的现象有所减轻，睡眠质量较好。8 点全体科考队员沿 109 国道行驶约 350 km 抵达安多县，行至唐古拉山口（海拔 5181 m，32.8703°N，91.8383°E），我们在此短暂停留，因处于超高海拔，人员机体对氧气的需求量增大，队员们出现头痛、胸闷咳嗽等症状。晚宿安多县三江源大酒店（海拔 4698 m，32.2618°N，91.6860°E），5 点半（晚饭前）对所有科考队员进行血压、心率和血氧饱和度的测量，共计 18 人次。可能是当天晚上温度升高，全体科考队员不适感基本好转。

  2022 年 7 月 21 日　　天气阴。早晨 6 点半，对空腹科考队员进行血压等生理指标数据测量，共采集 18 人次的血压、心率、血氧饱和度数据；8 点所有车队准时从安多县帕那镇向双湖县出发，行程约 400 km，沿途多见藏羚羊、藏野驴等。晚上住双湖普若岗日酒店（海拔 4920 m，33.1884°N，88.8384°E），晚饭后 9 点，对所有科考队员进行血压、心率和血氧饱和度的测量，共计 18 人次。因双湖县为世界上海拔最高的一个县城，可明显地观察到科考队员嘴角发青、食欲不振；从测量的血压等数据分析得到，随着氧含量减少，科考队员的心率加快、血压升高、血氧饱和度降低。

2022 年 7 月 22 日 天气晴间多云。早晨 7 点，空腹对科考队员进行血压等生理指标数据测量，共采集 18 人次的血压、心率、血氧饱和度数据；据统计，在双湖县，队员的高原反应最为明显，头晕、胸闷、气短、无法入睡和呼吸急促症状最为明显。沿双湖周边（北）→班戈→色林错→那曲路线行进，晚上住那曲四季富氧酒店（海拔 4450 m，31.4844°N，92.0568°E），晚饭后 9 点，对所有科考队员进行血压、心率和血氧饱和度的测量，共计 18 人次。在海拔降低后，整体上来看科考队员的血压和心率有所降低，但较之前海拔较低的地方（如西宁）还是较高，说明为了满足正常的身体需求，血压和心率仍处于上升的状态。

2022 年 7 月 23 日 天气晴间少云。早晨 7 点，对科考队员空腹进行血压等生理指标数据测量，共采集 18 人次的血压、心率、血氧饱和度数据；8 点全体队员准时出发，沿那曲—当雄—拉萨路线行进，下午 2 点左右全体队员抵达拉萨，晚上住西藏自治区迎宾馆（海拔 3650 m，29.6006°N，91.1006°E），晚饭后 7 点，对所有科考队员进行血压、心率和血氧饱和度的测量，共计 18 人次。可能是氧含量增加，整体上来看科考队员的血压和心率明显降低，血氧饱和度呈现上升的趋势。

2022 年 7 月 24 日 天气晴间多云。上午 9 点，在西藏自治区迎宾馆召开科考分队"玛多—班戈"沿线考察会议（参会人员为全体科考分队队员，共 13 人）。完成本次科考数据和资料整理；科考队员报告科考工作和思考；安排第二阶段新疆"喀什—塔什库尔干—红其拉甫线"科考。

2022 年 7 月 25 日 天气晴。科考队员返回返程或参加第二段科考（新疆喀什—塔什库尔干—红其拉甫线）。北京科考成员乘坐飞机返回北京，参加第二段科考的队员（马永贵、马恒、吴仁吉、王蓉）打包整理要携带的仪器设备和行李。晚上住拉萨汉庭酒店（海拔 3650 m）。

科考分队历时 11 天，总行程约 4500 km，本次科考中，共测量 241 人次的生理指标（血压、心率、血氧饱和度）。测量点的经纬度、海拔、血压、心率、血氧饱和度、血容比数据见附录 6。

附 1.2.8 喀什—塔什库尔干—红其拉甫线

为更进一步深化对全球变化（主要是气候变化）和人类活动影响下青藏高原缺氧环境人口与经济系统风险的认识与理解，依据考察研究计划，科考分队在青海和新疆科考办的指导和帮助下，于 2022 年 7 月 26～31 日，租用当地政府 3 辆越野车，组织

附　录

并完成了夏季短居人口（科考队员）沿喀什—塔什库尔干线的科考驻地缺氧健康响应测量。本次科考活动历时 5 天，参加本次科考分队的单位有：青海省人民政府－北京师范大学高原科学与可持续发展研究院、青海师范大学、北京师范大学，成员有：唐海萍、马永贵、吴仁吉、陈元龙、马恒、胡金鹏、井源源、孙烨林、王蓉。本次科考共采集了短居人口（科考队员）在 4 个科考驻地的缺氧健康响应数据，具体数据见附录 6。科考测量过程记录如下。

2022 年 7 月 26 日　　天气晴。早晨 7 点，参加科考的队员在拉萨汉庭酒店将仪器设备、行李装车，因早上赶飞机时间紧张，未对科考队员进行血压、血氧饱和度和心率的测量。将所有仪器装上车后，乘坐出租车到达拉萨贡嘎国际机场（拉萨贡嘎国际机场—西安咸阳国际机场—新疆喀什徕宁国际机场），晚上 8 点抵达新疆喀什徕宁国际机场，在机场与参加第二段科考的其他队员（北京—喀什）汇合。晚上住喀什天缘国际酒店（海拔 1380 m，39.4945°N，76.0036°E），

2022 年 7 月 27 日　　天气晴。早晨 9 点，科考队员空腹进行血压等生理指标的测量，共采集 9 人次的血压、心率、血氧饱和度数据。下午规划科考路线以及测点方案，明确每个队员在此段科考中的任务。晚上住喀什天缘国际酒店（海拔 1380 m，39.4945°N，76.0036°E），晚饭后 11:30，对所有科考队员进行血压、心率和血氧饱和度的测量，共计 9 人次。整体上来看，在氧含量增加的趋势下，科考队员的血压和心率明显降低，血氧饱和度呈现一个上升的趋势；但通过与初始地（西宁海拔 2280 m）相比较，两者的海拔差异较大，但是其血压和血氧饱和度波动较小，心率相对较低。

2022 年 7 月 28 日　　天气晴。早晨 8 点，对科考队员空腹进行血压等生理指标的测量，共采集 9 人次的血压、心率、血氧饱和度数据。早饭过后将仪器设备、行李装车。9 点租用的三辆越野车准时沿 G314 向南行驶约 290 km。晚上住塔什库尔干友谊大酒店（海拔 3110 m，37.7705°N，75.2278°E），晚饭后 10 点半，对所有科考队员进行血压、心率和血氧饱和度的测量，共计 12 人次。与喀什点相比，氧含量下降，个别队员出现嘴角发青、呼吸急促、胸闷、食欲不振等症状；队员的血压和心率明显升高，血氧饱和度呈现下降的趋势。

2022 年 7 月 29 日　　天气晴。早晨 8 点，对科考队员空腹进行血压等生理指标数据测量，共采集 12 人次的血压、心率、血氧饱和度数据。沿塔什库尔干塔吉克自治县—红其拉甫口岸—喀什路线行进约 540 km。晚上 12 点半抵达喀什，晚上住喀什天缘国际酒店（海拔 1380 m，39.4945°N，76.0036°E），因抵达喀什时间较晚未进行血压等生理指标的测量。

2022 年 7 月 30 日　　天气晴。早晨 10 点，对科考队员空腹进行血压等生理指标数据测量，共采集 7 人次的血压、心率、血氧饱和度数据，有两名队员因天气炎热身体不适未进行当天的数据测量。晚上住喀什天缘国际酒店（海拔 1380 m，39.4945°N，76.0036°E），晚饭后打包装箱测氧仪等仪器。将返回喀什的数据与塔县的数据比较后得到，氧含量上升后，整体来看，科考队员的血压和心率明显降低，血氧饱和度呈现上

升的趋势，所有队员未出现身体不适。

2022 年 7 月 31 日 天气晴。全体科考队员返回驻地。北京科考成员乘坐飞机返回北京，西宁科考成员乘坐飞机返回西宁，本次科考顺利结束。

科考分队历时 6 天，总行程约 830 km，测量 37 人次的生理指标（血压、心率、血氧饱和度）。测量点的经纬度、海拔、血压、心率、血氧饱和度、血容比数据见附录 6。

附 1.2.9 环祁连山、环青海湖

为更进一步深化对全球变化（主要是气候变化）和人类活动影响下青藏高原缺氧环境人口与经济系统风险的认识与理解，依据考察研究计划，科考分队在青海和甘肃科考办的指导和帮助下，于 2023 年 7 月 19～28 日，组织并完成了夏季短居人口（科考队员）环祁连山、环青海湖的科考驻地缺氧健康响应测量。参加本次科考分队的单位有：青海省人民政府－北京师范大学高原科学与可持续发展研究院、北京师范大学、青海师范大学、浙江大学、北京经济管理职业学院，成员有：史培军、马永贵、余露、闫凯、张钢锋、刘钊、贾伟、马伟东、胡小康、杨雯倩、霍文怡昕、张颖、马瑶瑶、王怡雯、张浩、严萌、赵晶文、王蓉。本次科考共采集了短居人口（科考队员）在 5 个科考驻地的缺氧健康响应数据，具体数据见附录 6。科考测量过程记录如下。

2023 年 7 月 19 日 天气晴。所有科考分队队员抵达西宁，并进行科考物资准备。下午，在西宁桔子酒店组织召开科考动员会并安排考察任务。此次科考的主要任务为对比测量沿线近地表氧含量等环境参数，深化调查土地利用变化对氧含量的影响；同时，前往共和光伏产业园、龙羊峡水电站、积石峡水电站、加柔风电厂，对比调查新能源用地建设对氧含量的影响。

2023 年 7 月 20 日 天气阴转晴。早上 7 点，科考队员们空腹进行血压、心率、血氧饱和度测量，共采集了 23 人次的数据。8 点，农业土地利用与氧含量科考小组从西宁出发，沿威北公路、S302、G227，经互助县、门源县前往祁连县；新能源土地利用与氧含量科考小组从西宁出发，沿西和高速、310 国道前往龙羊峡水库、共和光伏产业园。由于生理指标小队跟随农业土地利用与氧含量科考小组开展测量工作，此后主要对该小组开展缺氧健康响应数据测量。农业土地利用与氧含量科考小组抵达祁连县后，晚宿祁连县盛唐翠光大酒店，并于晚饭前 6 点半在酒店内空腹进行血压、心率、血氧饱和度测量，共采集了 19 人次的数据。

2023 年 7 月 21 日 天气阴转晴。早上 7 点，科考队员们空腹进行血压、心率、血氧饱和度测量，共采集了 20 人次的数据。农业土地利用与氧含量科考小组从祁连县出发，沿 S204、S215 省道前往嘉峪关市。沿途经过祁连山甘青分界，在垭口处海拔较高，部分队员出现头晕、缺氧等高原反应。晚上抵达嘉峪关市后，科考队员们在嘉峪关宾馆入住，并于晚饭前 8 点在酒店内空腹进行血压、心率、血氧饱和度测量，共采集了 20

人次的数据。

2023 年 7 月 22 日 天气晴。早上 7 点，科考队员们在酒店空腹进行血压、心率、血氧饱和度测量，共采集了 20 人次的数据。农业土地利用与氧含量科考小组从嘉峪关市出发，沿 G30 连霍高速，经张掖市前往武威市。沿途海拔较低，队员们健康状况良好。晚上抵达武威市后，科考队员们在武威凉州希尔顿欢朋酒店入住，并于晚饭前 7 点半在酒店内空腹进行血压、心率、血氧饱和度测量，共采集了 20 人次的数据。

2023 年 7 月 23 日 天气晴转多云。早上 6 点 40 分，科考队员们在酒店空腹进行血压、心率、血氧饱和度测量，共采集了 20 人次的数据。8 点科考小队从武威市出发，沿 G312 国道，前往兰州市。于下午 5 点顺利抵达兰州海悦温德姆酒店，晚饭前科考队员们在酒店内空腹进行血压、心率、血氧饱和度测量，共采集了 20 人次的数据。

2023 年 7 月 24 日 天气晴。早上 7 点半，科考队员们在酒店空腹进行血压、心率、血氧饱和度测量，共采集了 20 人次的数据。8 点半科考小组从兰州市出发，沿 G109 国道，经民和县、互助县返回西宁市。队员刘钊老师从兰州乘机返回青岛。下午 3 点 40 分，科考队员们顺利返回西宁，在西宁市城西区桔子酒店办理入住后进行血压、心率、血氧饱和度测量，共采集了 18 人次的数据。

2023 年 7 月 25 日 天气晴转阴。早上 7 点，科考队员们在酒店空腹进行血压、心率、血氧饱和度测量，共采集了 18 人次的数据。科考小队 8 点准时从西宁市出发，沿 315 国道前往刚察县、青海湖进行调查，结束后于晚上 8 点返回西宁，晚饭前科考队员们在酒店内空腹进行血压、心率、血氧饱和度测量，共采集了 18 人次的数据。

2023 年 7 月 26 日 天气阴转冰雹。早上 7 点，科考队员们在酒店空腹进行血压、心率、血氧饱和度测量，共采集了 18 人次的数据。科考小队从西宁市出发，沿 109 国道前往瓦里关国家大气本底站、共和光伏产业园进行调查，结束后于下午 5 点抵达西宁市城西区桔子酒店，晚饭前科考队员们在酒店内空腹进行血压、心率、血氧饱和度测量，共采集了 18 人次的数据。

2023 年 7 月 27 日 天气晴。科考分队上午在西宁市城西区桔子酒店整理数据，下午在酒店四楼召开本段科考总结会并安排下一阶段工作内容。

2023 年 7 月 28 日 天气晴。科考队员返程。

科考分队历时 10 天，总行程约 3900 km，测量 138 人次的生理指标（血压、心率、血氧饱和度）。测量点的经纬度、海拔、血压、心率、血氧饱和度数据见附录 6。

附 1.2.10 短居人员科考定点（达日县）缺氧健康响应点测量

为了更好地阐述缺氧（低氧）环境对旅居人口健康响应，依据考察研究计划，科考分队于 2021 年 12 月 31 日～2022 年 1 月 16 日开展冬季缺氧环境对短居人口健康响应定点观测，参加本次科考分队的单位有：青海省人民政府－北京师范大学高原科学与可持续发展研究院、青海师范大学、青海大学，成员有：陈志、马永贵、李志莲、李丁艾、郑玄、孙兆泉、李美雎、强六合、白有军、西然多杰、关却卓玛、等宝格力等 40 人。青海师范大学校医院、达日县人民医院对本次科考提供了帮助。本次科考共获得数据 1160 组，样本 228 份，具体数据见附录 6。科考测量过程记录如下。

2021 年 12 月 31 日 天气晴，气温 –13～1 ℃。早上 7 时许，科考队员 35 人在青海师范大学城北校区校医务室进行空腹血压、心率、血氧饱和度和体重数据测量，并进行血液样本采集，测血容比数据 35 人，其余现场处理后液氮保存备用。

2022 年 1 月 1 日 天气晴，气温 –9～3 ℃。早上 8 点，于青海师范大学城北校区集合，对 29 日未采集数据和样本的科考志愿者 4 人进行血压、血氧饱和度和体重测量，血液样本采集，测血容比数据 4 人，其余现场处理后液氮保存备用。于 10 点出发，前往目的地达日。一路上，队员们状态满满，兴致高昂，藏族学生在车内放声歌唱。随着氧含量下降，大家开始疲惫，进入休息状态，并且由于下雪，道路满是积雪，车辆开得缓慢，正好可以欣赏一下青藏高原独特的冬季风光，绵延不断的雪山在蓝天白云的映照下显得格外美丽。下午 4 点 14 分到达果洛州玛多县（海拔 4458m），一位女队员有了高原反应，开始晕车呕吐，好在处理及时，稍作休息，状态恢复了不少。经过 10h 的车程，最终于晚上 10 点到达青海果洛州达日县兴林大厦酒店。办理入住后，开始测量血压、心率、血氧饱和度和体重，驻地海拔 3963 m。

2022 年 1 月 2 日 天气晴，气温 –18～–3 ℃。今天是来到达日的第二天。早上 7 点半开始测血压、心率、血氧饱和度、体重，收集尿液。与达日县人民医院联系约定于 9 点开始采血，采血过程井然有序，采血持续到 11 点半结束，共采集 39 个样本，采血中无成员身体不适，并在医院进行血常规检测。其余带回进行血容比测量和处理，处理血液液氮保存备用。晚饭后 8 点半，开始测量血压、心率、血氧饱和度和体重等。

2022 年 1 月 3 日 多云转阴，气温 –23～–3 ℃。早上 7 点半开始测血压、心率、血氧饱和度和体重，收集尿液。进入达日的第三天，大家的血压、血氧饱和度、体重等都处于稳定状态，没有较大变化。中午 12 点半吃过午饭后，大家进行了简短的午休。下午 2 点半大家去考察达日的格萨尔王狮龙宫殿，海拔 4100 m。下午 6 点吃过晚饭，7 点半开始测血压、心率、血氧饱和度和体重。第三日与前两日对比，无较大变化，比较稳定。

2022 年 1 月 4 日 多云，气温 –22～–5 ℃。早上 7 点半开始测量全体队员的血压、心率、血氧饱和度和体重，同时收集晨间尿液。9 点分批前往达日县人民医院进行采血，采血持续到 11 点半结束，其间共采集 40 份血液样本并在医院进行血常规检测。下午 1 点半进行血液样本的血容比测量和处理，处理后的血液放入液氮保存备用。由于处理血样过程比较繁杂，其间四位本科同学进行协助，两位负责写编号，两位负责倒血样。样品处理结束后，将垃圾进行分类后妥善处理。晚上 8 点 25 分陈晓婷同学出现轻微恶心、头晕的症状，推测其发生高原反应。8 点半开始测量全体同学的血压、心率、血氧饱和度和体重。

2022 年 1 月 5 日 多云，气温 –17～0 ℃。早上 8 点开始测量血压、心率、血氧饱和度和体重，同时收集晨间尿液。9 点开始吃早餐，吃完早餐后整理仪器，准备户外活动。10点半于酒店大厅集合,前往酒店附近的土坡,进行土样采集,并学习光合作用与土壤呼吸测量系统,划定土壤样方测量土壤的光合呼吸指标。晚上8点半开始测量全体同学的血压、心率、血氧饱和度和体重,同时分发尿管。

2022年1月6日　阴,气温 –16 ~ –3 ℃。早上8点开始测量全体队员的血压、心率、血氧饱和度和体重,同时收集晨间尿液。10点出发前往体育馆打篮球,测试人体在剧烈运动下相关血常规指标是否有所变化。8位打球的同学中有4位出现嗓子干涩以及呼吸急促的现象,推测为高原上高强度运动的原因。晚上8点半开始测量全体队员的血压、心率、血氧饱和度和体重。9点左右孙兆泉同学在洗澡结束后,出现头晕、恶心、四肢乏力的现象,推测其为短暂缺氧的症状。

2022年1月7日　多云转晴,气温 –16 ~ 0 ℃。早上7点半开始测量全体队员的血压、心率、血氧饱和度和体重,同时收集晨间尿液。9点分批前往达日县人民医院进行采血,其间共采集40份血液样本并在医院进行血常规检测,进行血容比测量和处理,处理后的血液放入液氮保存备用。本次采血过程中,石成鹏同学在采血结束后出现短暂的昏厥现象,推测为低血糖症状。周围的同学立马将其搀扶到旁边的凳子进行休息,其间服用热水,约15min后恢复正常,安排几位同学陪伴他回到酒店吃早餐休息。晚上8点开始,测量全体同学的血压、心率、血氧饱和度和体重。

2022年1月8日　晴,气温 –18 ~ 0 ℃。早上8点开始测量全体队员的血压、心率、血氧饱和度和体重,同时收集晨间尿液。10点应达日县人民医院院长的请求,几位男同学前去帮忙整理医院库房,将医用物品搬运到库房中并做好分类。下午1点分三批同学,一批前往体育馆打篮球,一批前往狮龙宫殿附近测量土壤的光合呼吸指标,一批前往狮龙宫殿观看格萨尔王雕像。晚上8点半开始测量血压、心率、血氧饱和度和体重。

2022年1月9日　多云,气温 –22 ~ 0 ℃。早上8:00开始测血压、心率、血氧饱和度和体重,收集尿液。测完大家自行去酒店吃早餐。11点大家到大厅集合,到户外去测土样,抓鼠兔。在去往抓鼠兔的路途上,我们看见了黄河,黄河的磅礴之气震撼到我们每个人,纷纷拿出手机拍下我们的母亲河。几位研究生负责抓鼠兔,其余同学采集土样,学习使用无人机拍下当时的地貌,使用无人机合影。由于工具准备不妥与地理原因,今天没有抓到鼠兔。下午3点左右回到酒店休息。晚上8点半开始测血压、心率、血氧饱和度和体重。

2022年1月10日　多云,气温 –20 ~ 0 ℃。早上8点开始测血压、心率、血氧饱和度和体重,收集尿液。10点半大家在酒店大厅集合,去另一地点测光合和土壤呼吸速率、抓鼠兔。今天工具准备充分且地理条件好,我们抓到了两只鼠兔。下午2点回到酒店,简单吃过饭后,我们开始解剖鼠兔,取了心、肺、肝、肾、肌肉组织存于冻存管中。另一批同学下午去打篮球。晚上8点半开始测血压、心率、血氧饱和度和体重。

2022年1月11日　晴,气温 –17 ~ 1 ℃。早上8点开始测血压、心率、血氧饱和度和体重,收集尿液。9点10分分批到达日县人民医院进行样本采集,采血持续到

11 点半结束，并在医院进行血常规检测。其余样本带回进行血容比测量和处理，处理后的血液样本用液氮保存。今天采血的两个护士像是实习护士，扎针技术不太好，很多同学都被扎了两针，而且普遍反映采血过程中痛。途中有两位队员出现眩晕站不稳的情况，好在及时补充糖分水分得以缓解，在长椅上休息至恢复后回到酒店休息。晚上 8 点半开始测血压、血氧饱和度、体重。

2022 年 1 月 12 日　多云，气温 –18 ～ –2 ℃。早上 8 点开始测血压、心率、血氧饱和度和体重，收集尿液。10 点半大家在酒店大厅集合，去测光合与土壤呼吸速率、抓鼠兔。今天也是抓到了两只鼠兔，我们当场解剖，取了心、肺、肝、肾、肌肉存于冻存管中。于下午 2 点回到酒店休息。晚上 8 点半开始，测血压、心率、血氧饱和度和体重。

2022 年 1 月 13 日　多云，气温 –20 ～ –3 ℃。今天早上 8 点开始测血压、心率、血氧饱和度、体重，收集尿液。达日县位于欧亚大陆中心区，深居内陆，属于高寒半湿润型气候，除冷暖两季外无明显的四季之分，冷季风大雪多，气候寒冷且持续时间长，经过这几天的生活明显能感觉到除了冷以外温差也大。晚上 8 点半开始，测血压、心率、血氧饱和度、体重。

2022 年 1 月 14 日　多云，气温 –21 ～ –5 ℃。早上 8 点开始测血压、心率、血氧饱和度和体重，收集尿液。10 点 40 分大家在会议室集合开会，分组出去进行问卷调查。我们开展的分组调查问卷主要有两种：长期居户和短期居户，调研的主要项目是通过测血压、脉搏和心率，来了解缺氧对居民身体的危害。晚上 7 点开始测血压、心率、血氧饱和度、体重。7 点半在会议室开会，这是本次科考活动的最后一次会议，总结了本次科考的主要工作进展等。

2022 年 1 月 15 日　多云，气温 –21 ～ –7 ℃。早上起来发现昨晚下了一场大雪。早上 8 点开始测血压、心率、血氧饱和度和体重，收集尿液。8 点 40 分分批到达日县人民医院进行样本采集，井井有条，采血持续到 11 点结束，并在医院进行血常规检测，此外其余样本带回进行血容比测量和处理，处理后的血液样本用液氮保存。此次采血中，没人有不良反应。晚上 8 点半开始测血压、心率、血氧饱和度和体重。

2022 年 1 月 16 日　晴，气温 –26 ～ –6 ℃。今天上午 8 点坐大巴车返回西宁。一路蜿蜒盘旋，其中有几个同学出现了头晕、头痛、恶心、呕吐、面色苍白等晕车反应，及时服用了晕车药后，症状得到缓解。晚上 6 点 41 分到达青海师范大学城西校区。晚上 8 点，将样品从液氮罐中倒出，并进行样品分类，保存于低温冰箱中。16 天达日之行完美结束，在这 16 天里，我们 40 位成员团结一心，按时完成工作内容，积极配合相关数据的采集，学习到很多，也收获了很多。

附 1.2.11　短居人员科考定点（贵南县）缺氧健康响应点测量

为了更好地阐述缺氧（低氧）环境对旅居人口健康响应，依据考察研究计划，科考分队于 2021 年 12 月 31 日 ～ 2022 年 1 月 15 日在青海海南州贵南县开展连续定点观测。

附 录

参加本次科考的单位有：青海省人民政府-北京师范大学高原科学与可持续发展研究院、青海师范大学、青海大学，成员有：陈志、龙珠多杰、李亚兄、密发凯、杨春霞等28人（汉族男生8名，回族男生2名，土族男生1名，藏族男生4名，蒙古族男生1名；汉族女生7名，土族女生1名，藏族女生4名）。青海师范大学校医院、贵南县藏医院对本次科考提供帮助。本次科考共获得数据836组，样本167份（附录6）。

2021年12月31日 天气晴。早上7时许科考队员28人在青海师范大学城北校区进行空腹血压、心率、血氧饱和度和体重数据测量，并进行血液样本采集，测血容比数据28人，其余样本现场处理后液氮保存备用。

2022年1月1日 天气晴。早上10点半从青海师范大学出发，历经三个多小时到达共和县。午饭时间经过简单的休整之后，下午3点半到达贵南县，驻地海拔3100 m。晚饭时间，科考队员感受到了贵南县城给予我们这些所谓的"外乡人"第一份温情。晚上8点半进行血压、心率和血氧饱和度测量，同时召开简短会议，再次强调了本次科考的安全问题。

2022年1月2日 天气晴，气温 –20～3 ℃。早晨8点开始血压、血氧饱和度、心率和体重测量；9点半前往贵南县藏医院进行采血和血常规检测，正值元旦假期，医院仅有一些值班人员，10点开始了采血工作。个别队员由于昨天坐车时间较长，加之未吃早餐、饮水量少，以及海拔升高对机体的影响，采血较为困难。测血容比数据28人，其余样本现场处理后液氮保存备用。晚上8点半，大家进行血压、血氧饱和度、心率和体重测量，并安排了第二天的工作内容。

2022年1月3日 天气晴，气温 –17～1 ℃。早晨8点开始血压、血氧饱和度、心率和体重测量，收集尿液，液氮保存备用。第三日与前两日对比，无较大变化。部分男生去篮球场打球，在走了将近2 km路之后到达贵南县篮球场。打完之后觉得胸口喘不上气，胸口有些难受，还有些头疼。发现这边的藏族男生们打球一点都不觉得累。

2022年1月4日 天气晴，气温 –18～1 ℃。早晨8点空腹进行血压、血氧饱和度、心率和体重测量，并采集血液样本。元旦假期结束了，医院工作人员也多了，有了上次的经验，这次就顺利了许多。进行血常规检测和血容比测量，其余样本现场处理液氮保存备用。晚上，处理完数据后，组织大家进行了一次座谈会，主要针对这几天到达高原后的身体、心理变化等方面进行交流，并对接下来几天的工作进行规划部署。其间，大家踊跃发言，积极参与。

2022年1月5日 多云，气温–16～5 ℃。8点开始血压、心率、氧饱和度和体重测量，收集尿液。今天大家各项指标似乎已经恢复了正常，兴许是因为年轻，大家的适应能力还是比较强。同时充分感受到了本地气候较为干燥，但还算温暖，没有很冷。晚上8点开始血压、血氧饱和度、心率和体重测量。

2022年1月6日 多云，气温 –13～5 ℃。早晨8点开始空腹血压、心率、氧饱和度和体重测量，收集尿液。仿佛一切都进入正常，也没有人有不适感。在指标测量后，将之前测得的血常规数据分发，龙主多杰老师给大家讲解了各指标的意义。各位队员对相关数据产生了浓厚的兴趣，同时更密切地关注偏离正常范围的指标。

2022年1月7日 多云，气温 –17～0 ℃。早晨8点开始血压、心率、氧饱和度和体重测量，收集尿液。到贵南县藏医院进行血液样本采集，血常规检测和血容比测量，其余样本现场处理液氮保存备用。来到贵南县已有一周时间，进行了第三次采血，有一个女生出现了头晕、恶心、出汗、耳鸣、腿软等症状，着实吓到了医护人员和其他同学，几位同学及时提供了热水和糖果，让她坐下来休息了一会儿，很快就恢复了。晚上9点半进行血压、心率、血氧饱和度测量。

2022年1月8日 天气晴，气温 –16～4 ℃。凌晨1点45分，甘肃张掖和青海门源发生了地震，躺在床上，明显感觉到床剧烈晃动，大家反应也比较迅速，很快都集合在了酒店大厅。酒店大厅有点冷，待了20min左右后，我们就回到各自房间，后面也感受到微弱的余震，不过大家已经不慌张了。半夜的折腾让许多人都没有休息好。早上8点半空腹测血压、心率、血氧饱和度及体重。今天大多数队员室内休息，晚上8点测量血压、心率等指标。

2022年1月9日 天气晴，气温 –18～6 ℃。早上8点开始测血压、心率、血氧饱和度和体重，收集尿液。今天天气很不错，天空湛蓝，大家心情也很愉快，简单准备之后便踏上进山之旅。在3000 m的海拔爬山，大家明显感觉到大喘气和心脏剧烈跳动的声音。这里山势起伏，连绵不绝，雄伟中带着绚丽。这一路大家说说笑笑，丝毫没有上山下山的倦意。晚上8点半，测血压、心率、血氧饱和度和体重。

2022年1月10日 天气晴，气温 –18～0 ℃。早上8点开始测血压、心率、血氧饱和度和体重，收集尿液。今天进行问卷调查，共调查人数为22名，其中男性14名、女性8名；回族4名、藏族15名、汉族3名；20岁以下有2名、20～40岁16名、40岁以上4名。有1名高、低压都偏低的居民，1名高、低压都偏高的居民，1名高压偏高居民，1名低压偏低居民，3名低压偏高居民。心率除了1名居民偏低以外其他都正常。晚上8点30分开始测血压、心率、血氧饱和度和体重。

2022年1月11日 多云，气温 –16～3 ℃。早上8点开始测血压、心率、血氧饱和度和体重，收集尿液。9点20分到贵南县藏医院进行血样采集和血常规检测，采血持续到11点半左右。下午进行了血容比测量和处理，处理血液液氮保存备用。晚上8点半开始测血压、心率、血氧饱和度和体重。

2022年1月12日 多云，气温 –18～–2 ℃。早上8点开始测血压、心率、血氧饱和度和体重，收集尿液。今天进行问卷调查，主要事项就是对社会人口进行血压、心率、血氧饱和度的检测，了解高原缺氧环境对人体健康的影响，并对当地居民就一些健康方面的生活和工作问题进行调查。本次调查人数共29人，其中男20人、女9人；汉族13人、藏族14人、土族1人、回族1人；籍贯：青海27人、四川1人、甘肃1人（世居偏多）；学历：本科8人、研究生1人、高中5人、初中5人、专科8人、小学2人；婚姻情况：已婚17人、未婚12人；抽烟9人、喝酒16人；年龄段：10～30岁13人、30～50岁10人、50～70岁6人；有睡眠问题2人、头疼1人、口干1人、肠胃不适2人、呼吸类问题（胸闷、呼吸急促等）2人，血压、脉搏、心率等正常。晚上8点

30 分开始测血压、心率、血氧饱和度和体重。

2022 年 1 月 13 日 多云，气温 –20～–1 ℃。早上 8 点开始测血压、心率、血氧饱和度和体重，收集尿液。还有两天就要结束这次高原缺氧科考活动了，大家似乎已经开始蠢蠢欲动了，为了做好完美的收官，我们分组完成了几项任务。所有人分为三组：第一组去当地的一个市场做问卷调查，第二组去较繁华的广场做问卷调查，第三组在两条店铺多的街道做问卷调查；问卷涉及内容包括：受试者的个人基本信息、长期处于高原缺氧地区对身体健康产生的影响，机体在呼吸系统、神经系统、循环系统、消化系统上产生的不适。花费时长 3～5h。在本次的调查中，我们每位成员都积极参与其中，主动和被调查人员进行友好沟通和交流。被调查的人也很友好乐于沟通，愿意回答我们所提出的问题。完成调查问卷后，由各组安排人员对结果进行统计，晚上举行科考汇报，并在晚上 8 点半开始测血压、心率、血氧饱和度和体重。

2022 年 1 月 14 日 多云，气温 –11～2 ℃。早上 8 点开始测血压、心率、血氧饱和度和体重，收集尿液。距离开贵南县只剩一晚，我们全员进入收尾工作，将前期每天测量的纸质版数据结果分发下去，让大家录入电脑；部分人对样品进行整理，核对所有数据的准确性和真实性，对样品进行分装。晚上 8 点半开始测血压、心率、血氧饱和度和体重。

2022 年 1 月 15 日 晴，气温 –20～–1 ℃。早上 8 点开始测血压、心率、血氧饱和度和体重，收集尿液。今天离开贵南县，返回西宁，我们也进行了在贵南县的第五次采血和血常规检测，采血情况正常，现场处理血样和测量血容比数值，其余样本液氮保存备用。下午 1 点半我们坐上返回西宁的大巴。晚上 6 点半到达西宁，对所有样品进行了分类分装，保存于 –86 ℃的冰箱中，本次科考活动画上了圆满句号。

附录 2　青藏高原地表氧含量专题地图编制人员表

附表 2-1　青藏高原地表氧含量专题地图编制人员表

章节	地图设计	参与制图
第 1 章	王静爱、张颖	张颖、马恒、吉怡萌、杨雯倩、陈彦强、刘甜、魏丹
第 2 章	王静爱、陈志、马永贵、张颖、李亚兄	张颖、李亚兄、马恒、吉怡萌、胡小康、刘甜、魏丹
第 3 章	王静爱、郝力壮、蒲小燕	李亚兄、马恒、张颖、刘甜、吉怡萌、魏丹
第 4 章	王静爱、朱文泉	刘若杨、刘甜、张慧、吉怡萌、魏丹
第 5 章	王静爱、唐海萍、陈彦强、贾伟	张颖、霍文怡昕、刘甜、陈彦强、苏鹏、胡小康、马伟东、吉怡萌、魏丹
第 6 章	王静爱、史培军	陈彦强、张颖、霍文怡昕、刘甜、吉怡萌、魏丹
第 7 章	王静爱、刘甜、胡小康	刘甜、苏鹏、吉怡萌、魏丹、陈彦强
第 8 章	王静爱、杨雯倩	杨雯倩、刘甜、杨合仪、霍文怡昕、张慧、张林浩、梁大林、胡金鹏、吉怡萌、魏丹、胡小康
第 9 章	王静爱、史培军	刘甜

附录 3 青藏高原地表氧含量测量结果及相关地理要素数据（2017～2023 年）

附表 3-1 2017～2023 年青藏高原及其周边地区测量点地表氧含量及其他数据

总编号	野外编号	时间	经度/(°)	纬度/(°)	海拔/m	气温/℃	空气相对湿度/%	大气压/hPa	氧含量/%	地貌类型	植被类型
17-001	QZ-001	2017/7/28 8:59	91.1221	29.6536	3668	—	—	651.0	21.20	喜马拉雅山北－雅鲁藏布高山河谷盆地区	一年一熟粮食作物及耐寒经济作物，落叶果树园
17-002	QZ-002	2017/7/28 14:36	90.8613	29.3820	3596	—	—	653.0	21.08	喜马拉雅山北－雅鲁藏布高山河谷盆地区	亚热带、热带常绿阔叶、落叶阔叶灌丛
17-003	QZ-003	2017/7/28 15:12	90.7599	29.3426	3587	—	—	653.0	20.49	喜马拉雅山北－雅鲁藏布高山河谷盆地区	亚热带、热带常绿阔叶、落叶阔叶灌丛
17-004	QZ-004	2017/7/28 16:11	90.9353	29.4786	3613	—	—	650.0	21.08	喜马拉雅山北－雅鲁藏布高山河谷盆地区	亚热带、热带常绿阔叶、落叶阔叶灌丛
17-005	QZ-005	2017/7/28 9:15	90.8788	29.7052	3725	—	—	646.0	21.67	喜马拉雅山北－雅鲁藏布高山河谷盆地区	亚热带、热带常绿阔叶、落叶阔叶灌丛
17-006	QZ-006	2017/7/29 9:41	90.7686	29.7924	3820	—	—	638.0	21.32	喜马拉雅山北－雅鲁藏布高山河谷盆地区	亚热带、热带常绿阔叶、落叶阔叶灌丛
17-007	QZ-007	2017/7/29 10:05	90.7195	29.9616	3967	—	—	627.0	20.96	冈底斯山－念青古拉山高山极高山区	一年一熟粮食作物及耐寒经济作物，落叶果树园
17-008	QZ-008	2017/7/29 10:22	90.6291	30.0312	4109	—	—	616.0	21.08	冈底斯山－念青古拉山高山极高山区	禾草、蒿草高寒草原
17-009	QZ-009	2017/7/29 10:33	90.5796	30.0599	4219	—	—	607.0	21.08	冈底斯山－念青古拉山高山极高山区	禾草、蒿草高寒草原
17-010	QZ-010	2017/7/29 10:46	90.5458	30.1110	4293	—	—	602.0	20.61	冈底斯山－念青古拉山高山极高山区	禾草、蒿草高寒草原
17-011	QZ-011	2017/7/29 10:56	90.5776	30.1683	4448	—	—	590.0	20.73	冈底斯山－念青古拉山高山极高山区	禾草、蒿草高寒草原
17-012	QZ-012	2017/7/29 11:04	90.6161	30.1973	4516	—	—	585.0	20.49	冈底斯山－念青古拉山高山极高山区	禾草、蒿草高寒草原
17-013	QZ-013	2017/7/29 11:17	90.6781	30.2666	4556	—	—	582.0	20.96	冈底斯山－念青古拉山高山极高山区	蒿草高寒草甸
17-014	QZ-014	2017/7/29 11:30	90.8168	30.3159	4302	—	—	602.0	20.37	冈底斯山－念青古拉山高山极高山区	蒿草高寒草甸
17-015	QZ-015	2017/7/29 11:48	90.9654	30.4052	4219	—	—	608.0	21.08	冈底斯山－念青古拉山高山极高山区	杂类草高寒草甸
17-016	QZ-016	2017/7/29 12:09	91.1011	30.4818	4273	—	—	603.0	20.85	冈底斯山－念青古拉山高山极高山区	杂类草高寒草甸

续表

总编号	野外编号	时间	经度 (°)	纬度 (°)	海拔 /m	气温 /℃	空气相对湿度 /%	大气压 /hPa	氧含量 /%	地貌类型	植被类型
17-017	QZ-017	2017/7/29 12:35	91.1209	30.5628	4370	—	—	595.0	20.85	念青唐古拉山－冈底斯山高山极高山区	亚高山常绿针叶灌丛
17-018	QZ-018	2017/7/29 12:42	91.1148	30.5862	4506	—	—	585.0	20.61	念青唐古拉山－冈底斯山高山极高山区	亚高山常绿针叶灌丛
17-019	QZ-019	2017/7/29 12:51	91.1091	30.6146	4772	—	—	564.0	20.49	念青唐古拉山－冈底斯山高山极高山区	蒿草、杂类草高寒草甸
17-020	QZ-020	2017/7/29 12:58	91.1039	30.6487	4939	—	—	552.0	20.96	念青唐古拉山－冈底斯山高山极高山区	蒿草、杂类草高寒草甸
17-021	QZ-021	2017/7/29 13:08	91.0975	30.6817	5125	—	—	540.0	20.85	念青唐古拉山－冈底斯山高山极高山区	高山稀疏植被
17-022	QZ-022	2017/7/29 13:45	90.9978	30.7513	4744	—	—	569.0	20.61	羌塘高原高山极高山湖盆区	禾草、蒿草高寒草原
17-023	QZ-023	2017/7/29 14:42	90.9623	30.7728	4735	—	—	569.0	20.73	羌塘高原高山极高山湖盆区	禾草、蒿草高寒草原
17-024	QZ-024	2017/7/29 15:23	91.0355	30.8912	4730	—	—	569.0	21.08	羌塘高原高山极高山湖盆区	禾草、蒿草高寒草原
17-025	QZ-025	2017/7/29 15:47	90.9429	30.9968	4743	—	—	569.0	21.08	羌塘高原高山极高山湖盆区	无植被地段
17-026	QZ-026	2017/7/29 16:38	90.5568	31.1374	4598	—	—	579.0	20.73	羌塘高原高山极高山湖盆区	无植被地段
17-027	QZ-027	2017/7/29 17:04	90.3510	31.2607	4649	—	—	575.0	20.73	羌塘高原高山极高山湖盆区	禾草、蒿草高寒草原
17-028	QZ-028	2017/7/29 17:26	90.1993	31.3755	4645	—	—	575.0	20.61	羌塘高原高山极高山湖盆区	禾草、蒿草高寒草原
17-029	QZ-029	2017/7/29 18:45	91.2264	31.4828	4750	—	—	567.0	20.85	羌塘高原高山极高山湖盆区	禾草、蒿草高寒草原
17-030	QZ-030	2017/7/30 8:44	92.0532	31.4706	4531	—	—	586.0	20.37	江河源丘状山原区	蒿草、杂类草高寒草甸
17-031	QZ-031	2017/7/30 9:48	91.7397	31.6256	4553	—	—	584.0	20.73	江河源丘状山原区	蒿草、杂类草高寒草甸
17-032	QZ-032	2017/7/30 10:17	91.7498	31.8042	4789	—	—	566.0	20.73	江河源丘状山原区	蒿草、杂类草高寒草甸
17-033	QZ-033	2017/7/30 11:18	91.7064	31.9991	4684	—	—	573.0	20.49	江河源丘状山原区	蒿草、杂类草高寒草甸
17-034	QZ-034	2017/7/30 11:39	91.7144	32.1238	4763	—	—	566.0	20.73	江河源丘状山原区	蒿草、杂类草高寒草甸
17-035	QZ-035	2017/7/30 12:03	91.6788	32.2257	4652	—	—	576.0	20.49	江河源丘状山原区	蒿草、杂类草高寒草甸

续表

总编号	野外编号	时间	经度 (°)	纬度 (°)	海拔/m	气温/℃	空气相对湿度/%	大气压/hPa	氧含量/%	地貌类型	植被类型
17-036	QZ-036	2017/7/31 9:08	91.7098	32.3762	4753	—	—	566.0	20.61	江河源丘状山原区	嵩草、杂类草高寒草甸
17-037	QZ-037	2017/7/31 9:37	91.8359	32.5086	4902	—	—	556.0	20.96	江河源丘状山原区	嵩草、杂类草高寒草甸
17-038	QZ-038	2017/7/31 10:15	91.8515	32.5580	5142	—	—	539.0	20.49	江河源丘状山原区	嵩草、杂类草高寒草甸
17-039	QZ-039	2017/7/31 10:39	91.8616	32.6602	4995	—	—	550.0	20.37	江河源丘状山原区	嵩草、杂类草高寒草甸
17-040	QZ-040	2017/7/31 10:57	91.9031	32.7801	5044	—	—	547.0	20.73	江河源丘状山原区	嵩草、杂类草高寒草甸
17-041	QZ-041	2017/7/31 11:37	91.9184	32.8827	5221	—	—	531.0	20.61	江河源丘状山原区	嵩草、杂类草高寒草甸
17-042	QZ-042	2017/7/31 12:49	91.9602	33.0305	5060	—	—	546.0	20.37	江河源丘状山原区	嵩草、杂类草高寒草甸
17-043	QZ-043	2017/7/31 13:27	91.8922	33.3335	4823	—	—	562.0	20.73	江河源丘状山原区	嵩草、杂类草高寒草甸
17-044	QZ-044	2017/7/31 13:55	92.0665	33.5946	4713	—	—	568.0	20.61	江河源丘状山原区	嵩草、杂类草高寒草甸
17-045	QZ-045	2017/7/31 14:14	92.1809	33.7509	4658	—	—	572.0	20.85	江河源丘状山原区	嵩草、杂类草高寒草甸
17-046	QZ-046	2017/7/31 15:02	92.3635	33.8672	4581	—	—	577.0	20.61	江河源丘状山原区	嵩草、杂类草高寒草甸
17-047	QZ-047	2017/7/31 15:25	92.3401	34.0954	4755	—	—	565.0	20.49	江河源丘状山原区	嵩草、杂类草高寒草甸
17-048	QZ-048	2017/7/31 19:52	92.4419	34.2150	4541	—	—	581.0	20.61	江河源丘状山原区	禾草、薹草高寒草原
17-049	QZ-049	2017/8/1 8:12	92.5769	34.3195	4539	—	—	583.0	20.73	江河源丘状山原区	禾草、薹草高寒草原
17-050	QZ-050	2017/8/1 8:55	92.7822	34.6113	4697	—	—	572.0	20.73	江河源丘状山原区	禾草、薹草高寒草原
17-051	QZ-051	2017/8/1 9:22	92.9169	34.6795	4935	—	—	555.0	20.37	江河源丘状山原区	嵩草、杂类草高寒草甸
17-052	QZ-052	2017/8/1 9:59	92.9529	34.9565	4567	—	—	583.0	20.49	江河源丘状山原区	禾草、薹草高寒草原
17-053	QZ-053	2017/8/1 10:40	93.0894	35.2401	4662	—	—	575.0	20.61	江河源丘状山原区	禾草、薹草高寒草原
17-054	QZ-054	2017/8/1 11:13	93.2483	35.2860	4580	—	—	582.0	20.37	江河源丘状山原区	禾草、薹草高寒草原
17-055	QZ-055	2017/8/1 12:15	93.6006	35.4323	4469	—	—	580.0	20.37	江河源丘状山原区	嵩草、杂类草高寒草甸
17-056	QZ-056	2017/8/1 13:32	94.0158	35.5734	4656	—	—	575.0	20.73	江河源丘状山原区	禾草、薹草高寒草原

续表

总编号	野外编号	时间	经度 (°)	纬度 (°)	海拔 /m	气温 /°C	空气相对湿度 /%	大气压 /hPa	氧含量 /%	地貌类型	植被类型
17-057	QZ-057	2017/8/1 13:44	94.0660	35.6268	4744	—	—	568.0	20.73	江河源丘状山山原区	禾草、薹草高寒草原
17-058	QZ-058	2017/8/1 14:05	94.1645	35.7259	4393	—	—	595.0	20.49	中昆仑山东段高山山原区	杂类草高寒草甸
17-059	QZ-059	2017/8/1 14:15	94.2645	35.7390	4230	—	—	607.0	20.37	中昆仑山东段高山山原区	杂类草高寒草甸
17-060	QZ-060	2017/8/1 14:32	94.3419	35.7992	4007	—	—	624.0	20.73	中昆仑山东段高山山原区	禾草、薹草高寒草原
17-061	QZ-061	2017/8/1 14:45	94.3799	35.8863	3747	—	—	645.0	20.49	中昆仑山东段高山山原区	禾草、薹草高寒草原
17-062	QZ-062	2017/8/1 14:57	94.5107	35.8840	3653	—	—	651.0	20.61	中昆仑山东段高山山原区	半灌木、矮半灌木荒漠
17-063	QZ-063	2017/8/1 15:19	94.7164	35.9072	3462	—	—	666.0	20.49	中昆仑山东段高山山原区	半灌木、矮半灌木荒漠
17-064	QZ-064	2017/8/1 15:57	94.7768	36.1486	3129	—	—	693.0	20.61	柴达木盆地区	半灌木、矮半灌木荒漠
17-065	QZ-065	2017/8/1 16:30	94.9019	36.4012	2832	—	—	718.0	20.73	柴达木盆地区	灌木荒漠
18-001	XZ-001-1	2018/8/1 19:30	91.0884	29.6585	3608	16.01	77.3	651.5	20.14	喜马拉雅山北-雅鲁藏布高山河谷地区	一年一熟粮食作物及耐寒经济作物田，落叶果树园
18-002	XZ-001-2	2018/8/2 11:06	91.0884	29.6585	3609	17.41	65.5	654.7	20.10	喜马拉雅山北-雅鲁藏布高山河谷地区	一年一熟粮食作物及耐寒经济作物田，落叶果树园
18-003	XZ-001-3	2018/8/2 11:17	91.0884	29.6585	3611	16.41	73.3	654.6	20.13	喜马拉雅山北-雅鲁藏布高山河谷地区	一年一熟粮食作物及耐寒经济作物田，落叶果树园
18-004	XZ-002	2018/8/3 9:05	90.8661	29.2906	3556	14.58	80.1	660.6	20.10	喜马拉雅山北-雅鲁藏布高山河谷地区	亚热带、热带常绿阔叶、落叶阔叶灌丛
18-005	XZ-003	2018/8/3 9:45	90.6872	29.3187	3583	17.85	65.7	659.2	20.18	喜马拉雅山北-雅鲁藏布高山河谷地区	亚热带、热带常绿阔叶、落叶阔叶灌丛
18-006	XZ-004	2018/8/3 10:20	90.6300	29.2292	4063	16.11	66.3	621.1	20.15	喜马拉雅山北-雅鲁藏布高山河谷地区	蒿草、杂类草高寒草甸
18-007	XZ-005	2018/8/3 11:15	90.6162	29.1950	4769	18.52	47.4	570.8	20.06	喜马拉雅山北-雅鲁藏布高山河谷地区	蒿草、杂类草高寒草原
18-008	XZ-006	2018/8/3 11:40	90.5689	29.1877	4456	18.30	46.5	595.1	20.15	喜马拉雅山北-雅鲁藏布高山河谷地区	禾草、薹草高寒草原
18-009	XZ-007	2018/8/3 12:48	90.3323	28.8870	4601	17.92	47.0	582.8	20.09	喜马拉雅山北-雅鲁藏布高山河谷地区	禾草、薹草高寒草原
18-010	XZ-008	2018/8/3 13:16	90.1644	28.8992	4953	14.38	43.7	557.4	20.07	喜马拉雅山北-雅鲁藏布高山河谷地区	蒿草、杂类草高寒草甸

续表

总编号	野外编号	时间	经度 (°)	纬度 (°)	海拔 /m	气温 /℃	空气相对湿度 /%	大气压 /hPa	氧含量 /%	地貌类型	植被类型
18-011	XZ-009	2018/8/3 15:43	89.5513	28.9358	4008	29.08	29.4	625.3	20.23	喜马拉雅山北-雅鲁藏布高山河谷盆地区	一年一熟粮食作物及耐寒经济作物田，落叶果树园
18-012	XZ-010	2018/8/3 16:32	89.2411	29.1493	3895	24.15	42.7	633.1	20.27	喜马拉雅山北-雅鲁藏布高山河谷盆地区	亚热带、热带常绿阔叶、落叶阔叶灌丛
18-013	XZ-011	2018/8/3 17:32	88.8884	29.2737	3843	22.69	42.1	637.3	20.24	喜马拉雅山北-雅鲁藏布高山河谷盆地区	亚热带、热带常绿阔叶、落叶阔叶灌丛
18-014	XZ-012	2018/8/4 8:12	88.8230	29.2312	3943	12.63	79.7	632.3	20.09	喜马拉雅山北-雅鲁藏布高山河谷盆地区	亚热带、热带常绿阔叶、落叶阔叶灌丛
18-015	XZ-013	2018/8/4 10:20	88.3768	29.2104	3897	12.37	84.6	635.9	20.19	喜马拉雅山北-雅鲁藏布高山河谷盆地区	亚热带、热带常绿阔叶、落叶阔叶灌丛
18-016	XZ-014	2018/8/4 11:20	87.9799	29.0755	4507	12.44	73.8	589.0	20.19	喜马拉雅山北-雅鲁藏布高山河谷盆地区	禾草、蒿草高寒草原
18-017	XZ-015	2018/8/4 11:38	87.9718	29.0722	4485	15.51	62.9	591.8	20.15	喜马拉雅山北-雅鲁藏布高山河谷盆地区	禾草、蒿草高寒草原
18-018	XZ-016	2018/8/4 12:51	87.4372	28.9618	5122	15.24	50.7	543.7	20.05	喜马拉雅山北-雅鲁藏布高山河谷盆地区	蒿草、杂类草高寒草甸
18-019	XZ-017	2018/8/4 15:15	87.1159	28.6037	4296	13.78	69.9	606.3	20.17	喜马拉雅山北-雅鲁藏布高山河谷盆地区	禾草、蒿草高寒草原
18-020	XZ-018	2018/8/4 16:32	86.4095	28.6690	4379	16.52	59.1	598.4	20.17	喜马拉雅山北-雅鲁藏布高山河谷盆地区	蒿草、杂类草高寒草甸
18-021	XZ-019	2018/8/4 17:43	86.1672	28.5169	5086	8.05	80.5	547.3	20.05	喜马拉雅极高山高山区	蒿草高寒草原
18-022	XZ-020	2018/8/5 8:07	85.9783	28.1620	3625	9.61	84.8	649.5	20.10	喜马拉雅极高山高山区	亚高山草甸常绿阔叶灌丛
18-023	XZ-021	2018/8/5 8:48	85.9870	28.0406	2999	13.26	84.2	710.8	20.27	喜马拉雅极高山高山区	亚热带和热带山地针叶林
18-024	XZ-022	2018/8/5 9:22	85.9777	27.9823	2212	17.69	88.4	783.7	20.36	喜马拉雅极高山高山区	亚热带和热带山地针叶林
18-025	XZ-023	2018/8/5 10:00	86.1633	28.4486	4518	6.01	87.8	592.0	20.00	喜马拉雅极高山高山区	禾草、蒿草高寒草原
18-026	XZ-024	2018/8/5 10:13	86.1388	28.6769	4586	8.65	85.8	587.4	19.96	喜马拉雅山北-雅鲁藏布高山河谷盆地区	禾草、蒿草高寒草原
18-027	XZ-025	2018/8/5 15:08	87.5619	29.1278	4074	20.72	51.0	626.6	20.16	喜马拉雅山北-雅鲁藏布高山河谷盆地区	禾草、蒿草高寒草原
18-028	XZ-026	2018/8/5 17:33	86.8103	29.3901	4767	15.63	58.8	569.4	20.10	喜马拉雅山北-雅鲁藏布高山河谷盆地区	禾草、蒿草高寒草原
18-029	XZ-027	2018/8/5 19:07	86.1057	29.4673	5042	12.89	64.2	550.3	20.07	喜马拉雅山北-雅鲁藏布高山河谷盆地区	蒿草、杂类草高寒草甸

续表

总编号	野外编号	时间	经度(°)	纬度(°)	海拔/m	气温/℃	空气相对湿度/%	大气压/hPa	氧含量/%	地貌类型	植被类型
18-030	XZ-028	2018/8/6 9:16	83.9376	29.7627	4572	7.50	75.8	585.9	19.94	喜马拉雅山北-雅鲁藏布高山河谷盆地区	禾草、蒿草高寒草原
18-031	XZ-029	2018/8/6 9:46	83.6840	29.9133	4637	9.65	67.0	581.1	19.99	喜马拉雅山北-雅鲁藏布高山河谷盆地区	禾草、蒿草高寒草原
18-032	XZ-030	2018/8/6 10:57	82.9469	30.2766	4635	11.24	68.6	581.3	20.07	喜马拉雅山北-雅鲁藏布高山河谷盆地区	杂类草高寒草甸
18-033	XZ-031	2018/8/6 13:05	82.3348	30.6050	4952	16.12	56.0	559.5	20.06	冈底斯山高山区	嵩草高寒草甸
18-034	XZ-032	2018/8/6 16:14	80.7732	31.1781	4478	13.88	67.1	593.8	20.12	喜马拉雅山北-雅鲁藏布高山河谷盆地区	蒿草、蒿草高寒草原
18-035	XZ-033	2018/8/6 18:29	80.1335	31.9502	4425	18.89	42.2	594.9	20.12	喜马拉雅山北-雅鲁藏布高山河谷盆地区	嵩草、杂类草高寒草甸
18-036	XZ-034	2018/8/6 10:04	83.4224	30.0697	4599	7.55	84.2	584.9	19.99	喜马拉雅山北-雅鲁藏布高山河谷盆地区	温带丛生矮禾草、矮半灌木荒漠草原
18-037	XZ-035	2018/8/6 11:19	82.5537	30.5499	4824	13.91	56.9	562.3	19.97	喜马拉雅山北-雅鲁藏布高山河谷盆地区	禾草、蒿草高寒草原
18-038	XZ-036	2018/8/6 12:53	81.6116	30.7064	4593	13.48	62.1	584.8	20.10	喜马拉雅山北-雅鲁藏布高山河谷盆地区	嵩草、杂类草高寒草原
18-039	XZ-037	2018/8/6 14:06	80.8074	31.1779	4548	12.30	75.1	587.4	20.08	喜马拉雅山北-雅鲁藏布高山河谷盆地区	温带丛生矮禾草、矮半灌木荒漠草原
18-040	XZ-038	2018/8/6 17:13	80.3196	31.6595	4472	24.03	32.7	591.5	19.96	喜马拉雅山北-雅鲁藏布高山河谷盆地区	亚高山洛叶阔叶灌丛
18-041	XZ-039	2018/8/6 18:38	80.0389	32.4359	4275	18.73	46.8	606.3	20.28	喜马拉雅山北-雅鲁藏布高山河谷盆地区	温带丛生矮禾草、矮半灌木荒漠草原
18-042	XZ-040	2018/8/6 19:21	80.0998	32.5082	4303	15.17	67.4	605.4	20.15	喜马拉雅山北-雅鲁藏布高山河谷盆地区	半灌木、矮半灌木荒漠
18-043	XZ-041-1	2018/8/7 10:09	79.8133	32.9896	4385	11.46	66.3	600.4	20.08	念青唐古拉山-冈底斯山高山极高山区	一年一熟短生育期耐寒作物田
18-044	XZ-041-2	2018/8/7 10:09	79.8125	32.9896	4387	11.82	66.6	601.3	20.11	念青唐古拉山-冈底斯山高山极高山区	半灌木、矮半灌木荒漠
18-045	XZ-042	2018/8/7 10:57	79.7025	33.3668	4279	19.64	40.5	608.3	20.13	念青唐古拉山-冈底斯山高山极高山区	半灌木、矮半灌木荒漠
18-046	XZ-043	2018/8/7 11:20	79.8131	33.4474	4260	21.05	28.6	609.1	20.17	念青唐古拉山-冈底斯山高山极高山区	无植被地段
18-047	XZ-044-1	2018/8/7 11:43	79.7796	33.4398	4258	20.51	28.9	608.6	20.21	念青唐古拉山-冈底斯山高山极高山区	禾草、杂类草盐生草甸
18-048	XZ-044-2	2018/8/7 11:43	79.7792	33.4393	4258	20.83	28.1	609.0	20.21	念青唐古拉山-冈底斯山高山极高山区	禾草、杂类草盐生草甸

续表

总编号	野外编号	时间	经度 (°)	纬度 (°)	海拔 /m	气温 /℃	空气相对湿度 /%	大气压 /hPa	氧含量 /%	地貌类型	植被类型
18-049	XZ-045	2018/8/7 16:58	79.7031	33.3900	4267	23.97	25.8	606.4	20.28	念青唐古拉山-冈底斯山高山极高山区	禾草、杂类草盐生草甸
18-050	XZ-046	2018/8/7 17:41	79.7095	33.3896	4265	28.04	19.8	605.8	20.29	念青唐古拉山-冈底斯山高山极高山区	禾草、杂类草盐生草甸
18-051	XZ-047	2018/8/8 7:25	79.7270	33.3787	4273	13.85	53.4	607.9	20.09	念青唐古拉山-冈底斯山高山极高山区	半灌木、矮半灌木草荒漠
18-052	XZ-048	2018/8/8 9:13	80.3250	33.6096	4526	12.10	57.5	588.0	20.03	喀喇昆仑高山极高山宽谷盆地区	温带丛生矮禾草、矮半灌木荒漠草原
18-053	XZ-049	2018/8/8 10:40	80.3698	34.3102	5238	3.73	81.6	538.6	20.03	喀喇昆仑高山极高山宽谷盆地区	高山稀疏植被
18-054	XZ-050	2018/8/8 11:48	80.1779	34.7292	5156	5.72	73.2	547.1	19.96	喀喇昆仑高山极高山宽谷盆地区	垫状矮半灌木高寒荒漠
18-055	XZ-051	2018/8/8 12:29	79.8936	34.9244	5010	12.46	51.2	557.6	19.95	喀喇昆仑高山极高山宽谷盆地区	禾草、薹草高寒草原
18-056	XZ-052	2018/8/8 14:48	79.5178	35.6181	4890	19.13	31.1	565.4	20.06	西昆仑高山极高山区	垫状矮半灌木高寒荒漠
18-057	XZ-053	2018/8/8 15:05	79.4931	35.6849	5160	15.46	36.4	545.5	20.03	西昆仑高山极高山区	禾草、薹草高寒草原
18-058	XZ-054	2018/8/8 16:33	78.9994	36.1181	4165	26.03	21.1	619.9	20.24	西昆仑高山极高山区	垫状矮半灌木高寒荒漠
18-059	XZ-055	2018/8/8 17:15	78.4435	36.2508	3864	22.99	26.5	640.4	20.32	西昆仑高山极高山区	禾草、杂类草盐生草甸
18-060	XZ-056	2018/8/8 9:50	78.0324	36.3481	3650	17.66	35.7	657.2	20.18	喀喇昆仑高山极高山宽谷盆地区	嵩草、杂类草高寒草甸
18-061	XZ-057	2018/8/9 11:10	77.5790	36.4308	4813	7.25	62.8	563.5	20.02	喀喇昆仑高山极高山宽谷盆地区	垫状矮半灌木高寒荒漠
18-062	XZ-058	2018/8/9 11:46	77.4157	36.4317	3903	15.18	50.0	629.1	20.14	西昆仑高山极高山区	亚高山落叶阔叶灌丛
18-063	XZ-059	2018/8/9 13:47	76.9819	36.8364	2869	25.59	35.3	715.8	20.36	西昆仑高山极高山区	半灌木、矮半灌木草荒漠
18-064	XZ-060	2018/8/9 15:04	76.9336	37.0894	3243	20.28	49.8	688.2	20.36	西昆仑高山极高山区	温带丛生矮禾草、矮半灌木荒漠草原
18-065	XZ-061	2018/8/9 15:44	77.1314	37.2904	2188	30.45	28.1	781.9	20.49	西昆仑高山极高山区	半灌木、矮半灌木草荒漠
18-066	XZ-062	2018/8/9 17:29	77.2993	37.5117	1796	32.51	25.6	817.1	20.56	喀什洪积冲积平原区	灌木荒漠
18-067	XZ-063	2018/8/9 19:43	77.4217	37.8817	1352	33.29	35.0	857.1	20.66	喀什洪积冲积平原区	两年三熟或一年两熟旱作田和落叶果树园
18-068	QHL-001	2018/8/15 8:35	101.2273	36.6962	2659	16.21	73.3	742.8	20.35	黄湟河谷盆地区	一年一熟粮食作物田，落叶果树园经济作物田

续表

总编号	野外编号	时间	经度 (°)	纬度 (°)	海拔 /m	气温 /℃	空气相对湿度 /%	大气压 /hPa	氧含量 /%	地貌类型	植被类型
18-069	QHL-002	2018/8/15 9:37	100.8533	36.9878	3209	14.54	75.1	701.7	20.28	黄湟河谷盆地区	蒿草、杂类草高寒草甸
18-070	QHL-003	2018/8/15 14:02	98.8713	37.1783	3831	17.41	54.9	643.1	20.30	黄南高山盆地区	蒿草、杂类草高寒草甸
18-071	QHL-004	2018/8/15 16:16	98.5498	37.0089	3118	20.58	46.7	703.7	20.43	黄南高山盆地区	一年一熟粮食作物及耐寒经济作物田、落叶果树园
18-072	QHL-005	2018/8/15 17:07	97.9563	37.0317	2936	16.41	51.9	718.0	20.36	柴达木盆地区	多汁盐生矮半灌木荒漠
18-073	QHL-006	2018/8/15 18:17	97.3623	37.3730	2986	15.78	53.4	714.9	20.31	柴达木盆地区	半灌木、矮半灌木荒漠
18-074	QHL-007	2018/8/16 8:58	97.6494	36.9848	3061	13.27	70.8	709.7	20.38	柴达木盆地区	矮乔半灌木荒漠
18-075	QHL-008	2018/8/16 10:04	98.0849	36.6686	3139	21.27	35.2	702.6	20.41	柴达木盆地区	半灌木、矮半灌木荒漠
18-076	QHL-009	2018/8/16 12:41	98.8741	36.7102	3229	18.37	42.0	696.1	20.52	黄湟河谷盆地区	多汁盐生矮半灌木荒漠
18-077	QHL-010	2018/8/16 14:54	99.6057	36.7544	3785	13.10	71.9	647.6	20.42	黄湟河谷盆地区	蒿草、杂类草高寒草甸
18-078	QHL-011	2018/8/16 16:30	99.8699	36.9810	3196	20.17	53.9	697.1	20.49	黄湟河谷盆地区	温带落叶灌丛
18-079	QHL-012	2018/8/16 17:02	99.9002	36.9787	3218	20.53	52.5	695.3	20.37	黄湟河谷盆地区	无植被地段
18-080	QHL-013	2018/8/17 17:00	101.7371	36.6396	2294	19.12	60.7	778.2	20.59	黄湟河谷盆地区	一年一熟粮食作物及耐寒经济作物田、落叶果树园
19-001	QL-001	2019/2/14 8:53	101.9043	36.7092	2346	-4.37	53.2	767.8	20.30	黄湟河谷盆地区	一年一熟粮食作物及耐寒经济作物田、落叶果树园
19-002	QL-002	2019/2/14 9:24	101.9946	36.8545	2588	-2.50	50.2	744.8	20.15	黄湟河谷盆地区	温带丛生禾草草原
19-003	QL-003	2019/2/14 9:58	102.1736	37.0052	3377	-9.10	63.4	674.0	20.13	北祁连山高山谷地区	亚高山落叶阔叶灌丛
19-004	QL-004	2019/2/14 10:26	102.2490	37.0291	3102	-1.85	44.9	696.6	20.05	北祁连山草质常绿阔叶灌丛	亚高山草质常绿阔叶灌丛
19-005	QL-005	2019/2/14 11:02	102.4038	37.0487	2379	-0.83	43.4	762.6	20.16	北祁连山高山谷地区	亚高山草质常绿阔叶灌丛
19-006	QL-006	2019/2/14 11:58	102.0693	37.1786	2611	3.71	32.7	740.5	20.20	北祁连山高山谷地区	寒温带和温带山地针叶林
19-007	QL-007	2019/2/14 14:24	101.5296	37.4193	3013	8.31	7.9	701.8	20.34	北祁连山高山谷地区	一年一熟短生育期耐寒作物田
19-008	QL-008	2019/2/14 15:01	101.3558	37.6281	3254	3.07	21.1	679.9	20.26	北祁连山高山谷地区	蒿草、杂类草高寒草甸

续表

总编号	野外编号	时间	经度/(°)	纬度/(°)	海拔/m	气温/℃	空气相对湿度/%	大气压/hPa	氧含量/%	地貌类型	植被类型
19-009	QL-009	2019/2/14 15:40	101.1146	37.8391	3770	-3.36	22.6	636.7	20.18	北祁连山高山谷地区	蒿草、杂类草高寒草甸
19-010	QL-010	2019/2/14 16:07	100.9311	37.9853	3546	-2.86	20.9	655.4	20.03	北祁连山高山谷地区	蒿草、杂类草高寒草甸
19-011	QL-011	2019/2/14 16:55	100.6606	38.0224	3130	3.36	12.1	691.1	20.09	北祁连山高山谷地区	蒿草、杂类草高寒草甸
19-012	QL-012	2019/2/14 17:35	100.3153	38.1099	2860	-0.50	16.9	714.9	20.22	北祁连山高山谷地区	禾草、蒿草高寒草原
19-013	QL-013	2019/2/14 17:56	100.2596	38.1707	2735	0.89	17.1	726.7	20.19	北祁连山高山谷地区	温带丛生禾草草原
19-014	QL-014	2019/2/15 9:13	100.2395	38.0150	4150	-11.58	24.5	609.7	20.01	北祁连山高山谷地区	蒿草、杂类草高寒草甸
19-015	QL-015	2019/2/15 10:22	100.0957	38.2206	2693	-7.32	23.3	733.5	20.11	北祁连山高山谷地区	蒿草、杂类草高寒草甸
19-016	QL-016	2019/2/15 11:08	99.7860	38.3062	3075	-4.58	16.1	698.5	20.07	北祁连山高山谷地区	蒿草、杂类草高寒草甸
19-017	QL-017	2019/2/15 11:46	99.5447	38.4557	3292	-2.64	14.6	678.9	20.07	北祁连山高山谷地区	蒿草、杂类草高寒草甸
19-018	QL-018	2019/2/15 12:44	99.2527	38.6969	3552	-0.05	13.1	656.0	20.05	北祁连山高山谷地区	蒿草、杂类草高寒草甸
19-019	QL-019	2019/2/15 13:23	98.8362	38.8336	3865	-0.73	19.2	629.3	20.10	北祁连山高山谷地区	蒿草、杂类草高寒草甸
19-020	QL-020	2019/2/15 13:44	98.7453	38.7842	4138	-6.42	27.7	607.4	19.98	北祁连山高山谷地区	温带丛生禾草草原
19-021	QL-021	2019/2/15 14:17	98.4150	38.8134	3361	1.93	16.1	670.0	20.02	北祁连山高山谷地区	蒿草、杂类草高寒草原
19-022	QL-022	2019/2/15 15:23	98.2795	39.0411	4303	-2.29	19.7	593.8	20.06	北祁连山高山谷地区	温带丛生禾草草原
19-023	QL-023	2019/2/15 16:07	98.2503	39.0939	3561	2.96	15.4	653.2	20.15	北祁连山高山谷地区	温带丛生禾草草原
19-024	QL-024	2019/2/15 16:46	98.0556	39.1780	2998	5.36	12.0	701.2	20.23	北祁连山高山谷地区	温带丛生禾草草原
19-025	QL-025	2019/2/15 17:26	97.9255	39.3110	2714	1.63	12.9	726.5	20.29	北祁连山高山谷地区	温带丛生禾草草原
19-026	QL-026	2019/2/15 18:03	97.7082	39.3411	3609	-1.76	28.3	648.8	20.11	北祁连山高山谷地区	蒿草、杂类草高寒草原
19-027	QL-027	2019/2/15 18:24	97.6492	39.3673	4047	-7.87	39.3	614.0	20.00	北祁连山高山谷地区	蒿草、杂类草高寒草原
19-028	QL-028	2019/2/15 19:00	97.6864	39.5242	3161	-7.16	33.1	688.4	20.01	北祁连山高山谷地区	半灌木、矮半灌木荒漠
19-029	QL-029	2019/2/16 8:41	98.2693	39.7990	1617	-11.54	46.1	838.4	20.43	河西走廊冲积洪积平原区	半灌木、矮半灌木荒漠

续表

总编号	野外编号	时间	经度 (°)	纬度 (°)	海拔 /m	气温 /℃	空气相对湿度 /%	大气压 /hPa	氧含量 /%	地貌类型	植被类型
19-030	QL-030	2019/2/16 10:03	99.0575	39.3697	1569	-8.69	44.9	846.5	20.18	河西走廊冲积洪积平原区	一年一熟粮食作物及耐寒经济作物，落叶果树园
19-031	QL-031	2019/2/16 10:55	99.4699	39.2240	1759	-6.86	41.8	826.8	20.20	河西走廊冲积洪积平原区	一年一熟粮食作物及耐寒经济作物，落叶果树园
19-032	QL-032	2019/2/16 11:29	99.4697	39.0421	2491	-3.21	35.2	753.5	20.04	北祁连山高山谷地区	温带丛生禾草草原
19-033	QL-033	2019/2/16 11:57	99.5355	38.9327	2794	-1.09	29.5	723.8	20.07	北祁连山高山谷地区	温带丛生禾草草原
19-034	QL-034	2019/2/16 12:26	99.6586	38.8457	2234	1.10	25.8	775.5	20.18	北祁连山高山谷地区	温带丛生矮禾草、矮半灌木荒漠草原
19-035	QL-035	2019/2/16 12:53	99.8077	38.9238	2025	-2.12	26.7	796.5	20.24	北祁连山高山谷地区	半灌木、矮半灌木草荒漠
19-036	QL-036	2019/2/16 17:47	102.6323	37.9456	1497	-1.19	24.5	852.5	20.40	河西走廊冲积洪积平原区	一年一熟粮食作物及耐寒经济作物，落叶果树园
19-037	QL-037	2019/2/17 8:42	102.7339	37.7337	1729	-5.32	41.0	830.4	20.25	河西走廊冲积洪积平原区	一年一熟粮食作物及耐寒经济作物，落叶果树园
19-038	QL-038	2019/2/17 9:13	102.8738	37.5764	1909	-3.92	32.4	811.4	20.17	河西走廊冲积洪积平原区	一年一熟粮食作物及耐寒经济作物，落叶果树园
19-039	QL-039	2019/2/17 9:45	102.8836	37.4234	2151	-6.55	42.5	786.6	20.09	六盘山中低山丘陵谷地区	温带丛生矮禾草、矮半灌木荒漠草原
19-040	QL-040	2019/2/17 10:20	102.8942	37.2909	2485	-4.71	34.9	753.1	20.05	北祁连山高山谷地区	蒿草、杂类草高寒草甸
19-041	QL-041	2019/2/17 10:45	102.8305	37.2094	2980	-7.35	34.0	706.3	20.03	北祁连山高山谷地区	寒温带和温带山地针叶林
19-042	QL-042	2019/2/17 11:03	102.8651	37.1649	2800	-3.98	27.5	721.9	20.04	北祁连山高山谷地区	亚高山落叶阔叶灌丛
19-043	QL-043	2019/2/17 11:44	103.0988	37.0141	2488	-0.88	33.8	749.7	20.10	陇中西中山与黄土梁峁区	温带针叶林
19-044	QL-044	2019/2/17 12:44	103.1579	36.9001	2322	-0.79	46.7	767.6	20.18	陇中西中山与黄土梁峁区	一年一熟短生育期耐寒作物田
19-045	QL-045	2019/2/17 13:33	103.2787	36.6974	2051	1.22	38.1	792.9	20.22	陇中西中山与黄土梁峁区	一年一熟粮食作物，落叶果树园
19-046	QL-046	2019/2/17 14:05	103.3790	36.5470	1879	2.02	26.2	809.7	20.27	陇中西中山与黄土梁峁区	一年一熟粮食作物及耐寒经济作物，落叶果树园
19-047	QL-047	2019/2/17 15:29	103.8567	36.0485	1507	2.32	38.2	847.9	20.39	陇中西中山与黄土梁峁区	一年一熟粮食作物及耐寒经济作物，落叶果树园
19-048	QL-048	2019/2/18 9:14	103.1643	36.1927	1648	-1.54	57.7	831.5	20.27	陇中西中山与黄土梁峁区	一年一熟粮食作物及耐寒经济作物，落叶果树园

续表

总编号	野外编号	时间	经度 (°)	纬度 (°)	海拔 /m	气温 /℃	空气相对湿度 /%	大气压 /hPa	氧含量 /%	地貌类型	植被类型
19-049	QL-049	2019/2/18 9:52	102.9503	36.2942	1726	-0.25	50.7	823.4	20.25	陇中西中山与黄土梁峁区	一年一熟粮食作物及耐寒经济作物田、落叶果树园
19-050	QL-050	2019/2/18 10:55	102.5681	36.4387	1897	0.74	37.0	804.9	20.31	黄湟河谷盆地区	一年一熟生育期耐寒作物
19-051	QL-051	2019/2/18 11:27	102.4064	36.4852	2005	1.41	36.0	793.6	20.24	黄湟河谷盆地区	温带丛生矮禾草、矮半灌木荒漠草原
19-052	QL-052	2019/2/18 12:08	102.3966	36.6343	2410	1.97	34.0	754.0	20.18	黄湟河谷盆地区	温带落叶阔叶林
19-053	QL-053	2019/2/18 12:29	102.4169	36.7154	2838	1.77	31.2	714.1	20.13	北祁连高山高山谷地区	亚高山落叶阔叶灌丛
19-054	SQL-001	2019/7/15 8:40	101.9043	36.7092	2346	16.44	72.4	763.7	20.42	黄湟河谷盆地区	一年一熟粮食作物及耐寒经济作物田、落叶果树园
19-055	SQL-002	2019/7/15 9:40	101.9946	36.8545	2588	18.88	63.0	742.2	20.42	黄湟河谷盆地区	温带丛生禾草草原
19-056	SQL-003	2019/7/15 10:40	102.1736	37.0052	3377	15.24	62.3	676.3	20.44	北祁连高山高山谷地区	亚高山落叶阔叶灌丛
19-057	SQL-004	2019/7/15 11:44	102.2490	37.0291	3102	18.84	55.6	698.1	20.37	北祁连高山高山谷地区	亚高山革质常绿阔叶灌丛
19-058	SQL-005	2019/7/15 12:40	102.4038	37.0487	2379	20.95	57.1	759.1	20.52	北祁连高山高山谷地区	亚高山革质常绿阔叶灌丛
19-059	SQL-006	2019/7/15 13:55	102.0693	37.1786	2611	23.80	41.5	738.7	20.56	北祁连高山高山谷地区	寒温带和温带山地针叶林
19-060	SQL-007	2019/7/15 16:50	101.5296	37.4193	3013	20.36	52.3	704.9	20.50	北祁连高山高山谷地区	一年一熟生育期耐寒作物田
19-061	SQL-008	2019/7/15 17:40	101.3558	37.6281	3254	13.42	65.8	684.3	20.54	北祁连高山高山谷地区	蒿草、杂类草高寒草甸
19-062	SQL-009	2019/7/15 18:30	101.1146	37.8391	3770	11.95	54.0	642.9	20.35	北祁连高山高山谷地区	蒿草、杂类草高寒草甸
19-063	SQL-010	2019/7/15 19:10	100.9311	37.9853	3546	17.05	40.0	660.3	20.34	北祁连高山高山谷地区	蒿草、杂类草高寒草甸
19-064	SQL-011	2019/7/15 19:45	100.6606	38.0224	3130	16.09	46.2	694.6	20.46	北祁连高山高山谷地区	蒿草、杂类草高寒草甸
19-065	SQL-012	2019/7/15 20:30	100.3153	38.1099	2860	15.96	56.8	716.7	20.45	北祁连高山高山谷地区	禾草、蒿草高寒草原
19-066	SQL-013	2019/7/16 7:32	100.2596	38.1707	2735	11.25	62.4	729.7	20.28	北祁连高山高山谷地区	温带丛生禾草草原
19-067	SQL-014	2019/7/16 8:25	100.2395	38.0150	4150	11.17	57.2	618.0	20.09	北祁连高山高山谷地区	蒿草、杂类草高寒草甸
19-068	SQL-015	2019/7/16 9:45	100.0957	38.2206	2693	15.97	57.2	732.6	20.42	北祁连高山高山谷地区	蒿草、杂类草高寒草甸

续表

总编号	野外编号	时间	经度（°）	纬度（°）	海拔/m	气温/℃	空气相对湿度/%	大气压/hPa	氧含量/%	地貌类型	植被类型
19-069	SQL-016	2019/7/16 10:58	99.7860	38.3062	3075	23.28	43.3	700.8	20.41	北祁连山高山谷地地区	蒿草、杂类草高寒草甸
19-070	SQL-017	2019/7/16 11:55	99.5447	38.4557	3292	25.12	32.4	683.0	20.50	北祁连山高山谷地地区	蒿草、杂类草高寒草甸
19-071	SQL-018	2019/7/16 13:05	99.2527	38.6969	3552	23.51	34.7	662.0	20.49	北祁连山高山谷地地区	蒿草、杂类草高寒草甸
19-072	SQL-019	2019/7/16 13:45	98.8362	38.8336	3865	20.43	40.1	637.1	20.43	北祁连山高山谷地地区	蒿草、杂类草高寒草甸
19-073	SQL-020	2019/7/16 14:30	98.7453	38.7842	4138	18.02	37.2	616.3	20.37	北祁连山高山谷地地区	蒿草、杂类草高寒草甸
19-074	SQL-021	2019/7/16 15:18	98.4150	38.8134	3361	27.28	27.0	674.9	20.41	北祁连山高山谷地地区	温带丛生草高寒草甸
19-075	SQL-022	2019/7/16 16:45	98.2795	39.0411	4303	18.60	35.1	603.5	20.42	北祁连山高山谷地地区	蒿草、杂类草高寒草原
19-076	SQL-023	2019/7/16 17:33	98.2503	39.0939	3561	17.98	37.4	659.8	20.42	北祁连山高山谷地地区	温带丛生禾草草原
19-077	SQL-024	2019/7/16 18:10	98.0556	39.1780	2998	22.25	35.2	704.9	20.46	北祁连山高山谷地地区	温带丛生禾草草原
19-078	SQL-025	2019/7/16 18:50	97.9255	39.3110	2714	21.88	29.4	729.6	20.52	北祁连山高山谷地地区	温带丛生禾草草原
19-079	SQL-026	2019/7/16 19:28	97.7082	39.3411	3609	14.50	38.8	656.6	20.42	北祁连山高山谷地地区	温带丛生禾草草原
19-080	SQL-027	2019/7/16 19:50	97.6492	39.3673	4047	8.80	51.2	623.1	20.28	北祁连山高山谷地地区	蒿草、杂类草高寒草甸
19-081	SQL-028	2019/7/16 20:25	97.6864	39.5242	3161	15.12	50.3	693.2	20.29	北祁连山高山谷地地区	半灌木、矮半灌木荒漠
19-082	SQL-029	2019/7/17 8:28	98.2693	39.7990	1617	19.77	63.6	828.5	20.58	河西走廊冲积洪积平原区	半灌木、矮半灌木荒漠
19-083	SQL-030	2019/7/17 9:48	99.0575	39.3697	1569	23.84	54.7	837.1	20.55	河西走廊冲积洪积平原区	一年一熟粮食作物田、落叶果树园
19-084	SQL-031	2019/7/17 10:50	99.4699	39.2240	1759	26.63	50.2	820.0	20.62	河西走廊冲积洪积平原区	一年一熟粮食作物田、落叶果树园
19-085	SQL-032	2019/7/17 11:52	99.4697	39.0421	2491	19.34	56.3	754.9	20.61	北祁连山高山谷地地区	温带丛生禾草草原
19-086	SQL-033	2019/7/17 12:30	99.5355	38.9327	2794	16.69	64.1	728.1	20.50	北祁连山高山谷地地区	温带丛生禾草草原
19-087	SQL-034	2019/7/17 13:50	99.6586	38.8457	2234	21.48	53.6	775.6	20.48	北祁连山高山谷地地区	温带丛生矮禾草、矮半灌木荒漠草原
19-088	SQL-035	2019/7/17 14:15	99.8077	38.9238	2025	22.45	50.1	793.9	20.52	北祁连山高山谷地地区	半灌木、矮半灌木荒漠

续表

总编号	野外编号	时间	经度/(°)	纬度/(°)	海拔/m	气温/℃	空气相对湿度/%	大气压/hPa	氧含量/%	地貌类型	植被类型
19-089	SQL-036	2019/7/17 19:25	102.6323	37.9456	1497	29.85	33.6	840.5	20.71	河西走廊冲积洪积平原区	一年一熟粮食作物及耐寒经济作物、落叶果树园
19-090	SQL-037	2019/7/18 9:35	102.7339	37.7337	1729	21.77	65.1	825.7	20.55	河西走廊冲积洪积平原区	一年一熟粮食作物、落叶果树园
19-091	SQL-038	2019/7/18 10:35	102.8738	37.5764	1909	23.50	58.4	808.5	20.56	河西走廊冲积洪积平原区	一年一熟粮食作物、落叶果树园
19-092	SQL-039	2019/7/18 11:18	102.8836	37.4234	2151	22.80	60.3	785.5	20.56	六盘山中低山丘陵谷地区	温带丛生禾草、矮半灌木荒漠草原
19-093	SQL-040	2019/7/18 11:55	102.8942	37.2909	2485	20.75	57.1	755.5	20.53	北祁连山高山谷地区	嵩草、杂类草高寒草甸
19-094	SQL-041	2019/7/18 12:35	102.8305	37.2094	2980	19.59	57.8	712.4	20.46	北祁连山高山谷地区	寒温带和温带山地针叶林
19-095	SQL-042	2019/7/18 13:55	102.8651	37.1649	2800	17.98	66.6	726.9	20.37	北祁连山高山谷地区	亚高山落叶阔叶灌丛
19-096	SQL-043	2019/7/18 14:35	103.0988	37.0141	2488	22.97	57.2	752.1	20.43	陇中西中山与黄土梁峁区	温带针叶林
19-097	SQL-044	2019/7/18 16:20	103.1579	36.9001	2322	22.33	58.8	767.8	20.49	陇中西中山与黄土梁峁区	一年一熟短生育期耐寒作物田
19-098	SQL-045	2019/7/18 17:35	103.2787	36.6974	2051	22.19	54.5	791.6	20.55	陇中西中山与黄土梁峁区	一年一熟粮食作物、落叶果树园
19-099	SQL-046	2019/7/18 18:00	103.3790	36.5470	1879	24.85	56.8	807.3	20.59	陇中西中山与黄土梁峁区	一年一熟粮食作物、落叶果树园
19-100	SQL-047	2019/7/18 19:35	103.8567	36.0485	1507	25.87	56.9	842.8	20.62	陇中西中山与黄土梁峁区	一年一熟粮食作物、落叶果树园
19-101	SQL-048	2019/7/19 9:20	103.1643	36.1927	1648	20.30	71.8	833.3	20.48	陇中西中山与黄土梁峁区	一年一熟粮食作物、落叶果树园
19-102	SQL-049	2019/7/19 9:45	102.9503	36.2942	1726	20.46	75.3	825.8	20.49	陇中西中山与黄土梁峁区	一年一熟粮食作物及耐寒经济作物、落叶果树园
19-103	SQL-050	2019/7/19 11:08	102.5681	36.4387	1897	24.45	59.4	809.6	20.53	黄湟河谷盆地区	一年一熟短生育期耐寒作物田
19-104	SQL-051	2019/7/19 11:40	102.4064	36.4852	2005	26.79	53.1	799.4	20.54	黄湟河谷盆地区	温带丛生矮禾草、矮半灌木荒漠草原
19-105	SQL-052	2019/7/19 12:20	102.3966	36.6343	2410	23.09	64.0	762.7	20.55	北祁连山高山谷地区	温带落叶阔叶林
19-106	SQL-053	2019/7/19 13:00	102.4169	36.7154	2838	23.80	44.1	725.5	20.54	北祁连山高山谷地区	亚高山落叶阔叶灌丛
19-107	SQL-054	2019/7/16 12:32	99.3110	38.6544	3474	25.33	35.1	667.1	20.51	北祁连山高山谷地区	嵩草、杂类草高寒草甸

续表

总编号	野外编号	时间	经度 (°)	纬度 (°)	海拔 /m	气温 /℃	空气相对湿度 /%	大气压 /hPa	氧含量 /%	地貌类型	植被类型
19-108	CZ-001	2019/7/29 8:50	91.1238	29.6510	3592	17.37	59.9	656.3	20.22	喜马拉雅山北-雅鲁藏布高山河谷盆地区	一年一熟粮食作物及耐寒经济作物田、落叶果树园
19-109	CZ-002	2019/7/29 10:03	91.5063	29.7866	3723	14.66	71.4	650.1	20.25	喜马拉雅山北-雅鲁藏布高山河谷盆地区	亚热带、热带常绿阔叶、落叶阔叶灌丛
19-110	CZ-003	2019/7/29 10:40	91.6686	29.8087	3778	15.47	79.9	646.3	20.21	喜马拉雅山北-雅鲁藏布高山河谷盆地区	亚热带、热带常绿阔叶、落叶阔叶灌丛
19-111	CZ-004	2019/7/29 15:11	92.0700	29.7037	4136	24.28	41.4	616.2	20.33	喜马拉雅山北-雅鲁藏布高山河谷盆地区	亚高山常绿针叶灌丛
19-112	CZ-005	2019/7/29 15:57	92.3395	29.7879	4742	13.10	58.3	571.8	20.31	念青唐古拉山-冈底斯山高山极高山地区	蒿草、杂类草高寒草甸
19-113	CZ-006	2019/7/29 16:22	92.3450	29.8244	4990	16.02	52.1	555.4	20.17	念青唐古拉山-冈底斯山高山极高山地区	蒿草、杂类草高寒草甸
19-114	CZ-007	2019/7/29 16:51	92.4121	29.9103	4422	26.38	32.7	598.0	20.26	念青唐古拉山-冈底斯山高山极高山地区	亚高山落叶阔叶灌丛
19-115	CZ-008	2019/7/29 17:38	92.7935	29.9239	3919	21.66	43.5	634.5	20.41	喜马拉雅山北-雅鲁藏布高山河谷盆地区	亚高山落叶阔叶灌丛
19-116	CZ-009	2019/7/29 18:33	93.2742	29.8810	3426	21.98	56.3	670.3	20.42	喜马拉雅山北-雅鲁藏布高山河谷盆地区	亚热带和热带山地针叶林
19-117	CZ-010	2019/7/30 7:56	94.3706	29.6254	3040	15.82	86.2	710.5	20.29	念青唐古拉山-冈底斯山高山极高山地区	亚热带和热带山地针叶林
19-118	CZ-011	2019/7/30 8:41	94.5541	29.5590	3678	13.88	83.6	651.9	20.17	念青唐古拉山-冈底斯山高山极高山地区	亚热带和热带山地针叶林
19-119	CZ-012	2019/7/30 9:13	94.6522	29.6077	4501	8.66	86.2	589.2	20.06	念青唐古拉山-冈底斯山高山极高山地区	亚热带和热带山地针叶林
19-120	CZ-013	2019/7/30 9:29	94.6982	29.6135	4270	11.24	85.1	608.9	20.09	念青唐古拉山-冈底斯山高山极高山地区	高山稀疏植被
19-121	CZ-014	2019/7/30 9:56	94.7296	29.6988	3472	15.45	79.9	673.4	20.19	念青唐古拉山-冈底斯山高山极高山地区	亚热带和热带山地针叶林
19-122	CZ-015	2019/7/30 10:32	94.7381	29.7657	3401	15.54	81.6	683.4	20.23	念青唐古拉山-冈底斯山高山极高山地区	亚热带和热带山地针叶林
19-123	CZ-016	2019/7/30 11:09	94.7999	29.9461	2572	17.93	86.9	750.8	20.31	念青唐古拉山-冈底斯山高山极高山地区	亚热带和热带山地针叶林
19-124	CZ-017	2019/7/30 12:00	95.0683	30.0960	2115	20.76	83.6	792.8	20.40	念青唐古拉山-冈底斯山高山极高山地区	亚热带常绿阔叶林
19-125	CZ-018	2019/7/30 13:31	95.7394	29.8754	2708	20.56	74.3	733.9	20.41	念青唐古拉山-冈底斯山高山极高山地区	亚热带和热带山地针叶林

续表

总编号	野外编号	时间	经度 (°)	纬度 (°)	海拔/m	气温/℃	空气相对湿度/%	大气压/hPa	氧含量/%	地貌类型	植被类型
19-126	CZ-019	2019/7/30 15:45	96.0782	29.7416	3039	18.00	78.1	704.7	20.38	喜马拉雅山极高山高山区	亚热带和热带山地针叶林
19-127	CZ-020	2019/7/30 16:09	96.2062	29.6842	3128	18.03	73.6	697.1	20.34	念青唐古拉山-冈底斯山高山极高山区	亚热带和热带山地针叶林
19-128	CZ-021	2019/7/30 20:20	96.6897	29.4894	3877	12.52	83.2	635.4	20.21	喜马拉雅山极高山高山区	亚热带和热带山地针叶林
19-129	CZ-022	2019/7/31 7:57	96.9167	30.0520	3265	16.00	82.0	687.4	20.26	横断山北段高山峡谷区	亚热带、热带常绿阔叶、落叶阔叶灌丛
19-130	CZ-023	2019/7/31 8:24	97.0407	30.0161	3159	17.17	79.9	703.1	20.26	横断山北段高山峡谷区	亚热带、热带常绿阔叶、落叶阔叶灌丛
19-131	CZ-024	2019/7/31 9:01	97.2365	30.0857	2717	19.96	70.1	734.3	20.30	横断山北段高山峡谷区	亚热带、热带常绿阔叶、落叶阔叶灌丛
19-132	CZ-025	2019/7/31 9:35	97.3041	30.1102	3488	16.93	67.8	666.5	20.23	横断山北段高山峡谷区	亚高山落叶阔叶灌丛
19-133	CZ-026	2019/7/31 10:00	97.2946	30.1119	3920	14.88	71.2	633.3	20.18	横断山北段高山峡谷区	亚高山落叶阔叶灌丛
19-134	CZ-027	2019/7/31 10:26	97.2944	30.1474	4483	16.62	57.9	591.0	20.12	横断山北段高山峡谷区	亚高山革质常绿阔叶灌丛
19-135	CZ-028	2019/7/31 10:39	97.3107	30.1539	4604	12.65	63.1	583.3	20.13	横断山北段高山峡谷区	亚高山革质常绿阔叶灌丛
19-136	CZ-029	2019/7/31 11:03	97.2892	30.2046	4143	18.43	50.6	620.3	20.15	横断山北段高山峡谷区	嵩草、杂类草高寒草甸
19-137	CZ-030	2019/7/31 11:31	97.3211	30.1935	4106	19.24	46.7	622.4	20.19	横断山北段高山峡谷区	嵩草、杂类草高寒草甸
19-138	CZ-031	2019/7/31 15:29	97.6346	29.8906	3957	19.85	52.0	632.9	20.26	横断山北段高山峡谷区	亚热带和热带山地针叶林
19-139	CZ-032	2019/7/31 16:16	97.8481	29.6636	3799	17.09	61.9	644.9	20.28	横断山北段高山峡谷区	一年一熟短生育期耐寒作物田
19-140	CZ-033	2019/7/31 16:48	97.9504	29.7298	4487	9.66	68.8	590.4	20.20	横断山北段高山峡谷区	亚高山革质常绿阔叶灌丛
19-141	CZ-034	2019/7/31 17:09	98.0021	29.7107	5026	3.60	88.2	551.4	20.06	横断山北段高山峡谷区	高山稀疏植被
19-142	CZ-035	2019/8/1 7:54	98.2388	29.5373	3491	11.48	83.3	668.1	20.02	横断山北段高山峡谷区	亚热带和热带山地针叶林
19-143	CZ-036	2019/8/1 17:30	98.3497	29.6094	2845	26.06	46.9	729.6	20.34	横断山北段高山峡谷区	亚热带硬叶常绿阔叶林
19-144	CZ-037	2019/8/1 18:13	98.3815	29.6839	3141	21.48	55.2	696.3	20.36	横断山北段高山峡谷区	亚热带和热带山地针叶林
19-145	CZ-038	2019/8/1 18:31	98.4416	29.7134	3648	18.01	61.3	652.2	20.30	横断山北段高山峡谷区	亚高山常绿针叶灌丛

续表

总编号	野外编号	时间	经度 (°)	纬度 (°)	海拔/m	气温/℃	空气相对湿度/%	大气压/hPa	氧含量/%	地貌类型	植被类型
19-146	CZ-039	2019/8/1 18:53	98.4941	29.7024	4105	12.26	73.7	616.4	20.24	横断山北段高山峡谷区	亚高山常绿针叶灌丛
19-147	CZ-040	2019/8/1 21:46	98.9490	29.7513	2614	20.44	72.9	745.0	20.45	横断山北段高山峡谷区	亚热带、热带常绿阔叶、落叶阔叶灌丛
19-148	CZ-041	2019/8/2 7:28	99.1100	30.0058	2581	19.75	67.1	742.7	20.37	横断山北段高山峡谷区	亚热带硬叶常绿阔叶林
19-149	CZ-042	2019/8/2 8:36	99.3949	30.2989	3478	14.89	75.3	662.4	20.24	横断山北段高山峡谷区	亚热带和热带高山地针叶林
19-150	CZ-043	2019/8/2 9:04	99.4861	30.2820	4049	14.18	66.1	620.7	20.18	横断山北段高山峡谷区	亚高山革质常绿阔叶灌丛
19-151	CZ-044	2019/8/2 9:25	99.5730	30.2841	4621	9.65	73.0	578.5	20.04	横断山北段高山峡谷区	亚高山革质常绿阔叶灌丛
19-152	CZ-045	2019/8/2 9:48	99.7873	30.2176	4130	16.46	53.5	613.1	20.13	横断山北段高山峡谷区	亚高山革质常绿阔叶灌丛
19-153	CZ-046	2019/8/2 10:24	100.1028	30.0881	4004	21.76	45.3	625.7	20.17	横断山北段高山峡谷区	蒿草、杂类草高寒草甸
19-154	CZ-047	2019/8/2 11:17	100.4191	30.0782	4082	19.53	48.8	620.8	20.24	横断山北段高山峡谷区	蒿草、杂类草高寒草甸
19-155	CZ-048	2019/8/2 14:12	100.4826	30.0821	4387	16.59	53.5	597.3	20.16	横断山北段高山峡谷区	蒿草、杂类草高寒草甸
19-156	CZ-049	2019/8/2 14:51	100.6437	30.1427	4425	12.08	80.0	594.9	20.15	横断山北段高山峡谷区	蒿草、杂类草高寒草甸
19-157	CZ-050	2019/8/2 16:01	100.9037	29.9835	3653	13.14	85.3	656.8	20.26	横断山北段高山峡谷区	亚高山革质常绿阔叶灌丛
19-158	CZ-051	2019/8/2 16:29	100.9915	30.0258	2884	16.18	93.2	722.1	20.30	横断山北段高山峡谷区	亚高山革质常绿阔叶林
19-159	CZ-052	2019/8/2 16:43	101.0262	30.0331	2669	17.24	92.7	740.9	20.34	横断山北段高山峡谷区	亚热带硬叶常绿阔叶林
19-160	CZ-053	2019/8/2 17:22	101.2746	30.0388	3454	14.38	88.1	670.2	20.25	横断山北段高山峡谷区	亚高山革质常绿阔叶灌丛
19-161	CZ-054	2019/8/2 17:56	101.4028	30.0519	3834	13.06	83.8	638.5	20.21	横断山北段高山峡谷区	亚高山革质常绿阔叶灌丛
19-162	CZ-055	2019/8/3 8:02	101.9549	29.9958	2816	14.86	77.4	753.8	20.29	横断山北段高山峡谷区	蒿草、杂类草高寒草甸
19-163	CZ-056	2019/8/3 9:44	102.2378	29.9509	1626	25.83	67.9	837.7	20.43	大雪岭山极高山中高山区	亚高山革质常绿阔叶灌丛
19-164	CZ-057	2019/8/3 10:35	102.7385	30.0297	907	29.47	66.2	908.9	20.60	乌蒙山凉山中高山区	一年两熟或三熟粮食作物田及常绿果树园、亚热带经济林
19-165	CZ-058	2019/8/3 11:48	103.1943	30.1606	743	31.99	62.9	922.0	20.69	盆西洪积冲积平原区	一年两熟或三熟粮食作物田及常绿果树园、亚热带经济林

续表

总编号	野外编号	时间	经度 (°)	纬度 (°)	海拔/m	气温/℃	空气相对湿度/%	大气压/hPa	氧含量/%	地貌类型	植被类型
19-166	CZ-059	2019/8/3 12:43	103.4252	30.1827	645	29.42	67.5	932.5	20.78	盆西洪积冲积平原区	亚热带针叶林
20-001	XK-001	2020/6/22 7:38	101.7362	36.6330	2277	14.56	75.6	771.8	20.30	黄湟河谷盆地区	一年一熟粮食作物及耐寒经济作物田、落叶果树园
20-002	XK-002	2020/6/22 8:29	101.2835	36.6839	2596	15.35	67.6	741.1	20.35	黄湟河谷盆地区	一年一熟粮食作物及耐寒经济作物田、落叶果树园
20-003	XK-003	2020/6/22 9:10	101.1010	36.4470	3416	11.86	65.5	670.4	20.26	黄湟河谷盆地区	高草、杂类草高寒草甸
20-004	XK-004	2020/6/22 10:10	100.8449	36.3630	3208	14.24	61.6	690.6	20.23	黄湟河谷盆地区	温带丛生草原
20-005	XK-005	2020/6/22 12:58	99.9902	35.8959	3250	16.15	50.4	686.5	20.37	黄湟河谷盆地区	温带丛生矮禾草、矮半灌木荒漠草原
20-006	XK-006	2020/6/22 15:01	99.9043	35.8271	3914	7.09	76.7	632.7	20.18	黄南高山盆地区	高草、杂类草高寒草甸
20-007	XK-007	2020/6/22 16:20	99.5115	35.4972	4486	5.68	70.8	589.7	20.18	黄南高山盆地区	亚高山落叶阔叶灌丛
20-008	XK-008	2020/6/22 16:52	99.4363	35.4020	3960	13.99	50.9	631.3	20.11	黄南高山盆地区	禾草、蒿草高寒草原
20-009	XK-009	2020/6/22 17:57	98.8654	35.1126	4239	11.36	59.7	609.1	20.11	东昆仑山高山区	高草、杂类草高寒草甸
20-010	XK-010	2020/6/22 19:07	98.2143	34.8896	4237	13.75	46.9	609.3	20.11	东昆仑山高山区	禾草、蒿草高寒草原
20-011	XK-011	2020/6/23 8:01	98.1229	34.7754	4343	7.10	59.7	602.9	20.12	江河源丘状山原区	高草、杂类草高寒草甸
20-012	XK-012	2020/6/23 8:56	97.9768	34.4871	4332	5.42	65.9	605.0	20.11	江河源丘状山原区	高草、杂类草高寒草甸
20-013	XK-013	2020/6/23 9:38	97.8906	34.2917	4597	3.83	67.6	585.2	20.05	江河源丘状山原区	高草、蒿草高寒草甸
20-014	XK-014	2020/6/23 10:17	97.6578	34.1253	4817	3.19	70.4	569.5	20.00	江河源丘状山原区	禾草、蒿草高寒草原
20-015	XK-015	2020/6/23 11:21	97.1439	33.7962	4424	9.40	55.8	598.8	20.10	江河上游高山谷地区	高草、杂类草高寒草甸
20-016	XK-016	2020/6/23 12:00	97.1899	33.6435	4413	14.28	47.2	599.4	20.12	江河上游高山谷地区	高草、杂类草高寒草甸
20-017	XK-017	2020/6/23 14:11	97.2967	33.4170	4278	14.19	37.3	609.5	20.13	江河上游高山谷地区	高草、杂类草高寒草甸
20-018	XK-018	2020/6/23 14:51	97.4870	33.2154	4376	13.54	44.5	601.2	20.19	江河上游高山谷地区	高草、杂类草高寒草甸
20-019	XK-019	2020/6/23 16:47	97.3562	33.1430	3926	21.86	26.8	637.2	20.36	江河上游高山谷地区	高草、杂类草高寒草甸
20-020	XK-020	2020/6/23 17:13	97.2500	33.0067	3596	21.99	24.8	662.6	20.40	江河上游高山谷地区	亚热带和暖山地针叶林

续表

总编号	野外编号	时间	经度 (°)	纬度 (°)	海拔 /m	气温 /℃	空气相对湿度 /%	大气压 /hPa	氧含量 /%	地貌类型	植被类型
20-021	XK-021	2020/6/23 18:21	97.0078	32.9915	3731	20.51	26.3	650.5	20.32	江河上游高山谷地区	杂类草高寒草甸
20-022	XK-022	2020/6/24 8:24	97.0399	32.8482	3890	9.51	54.3	641.5	20.09	江河上游高山谷地区	杂类草高寒草甸
20-023	XK-023	2020/6/24 9:08	96.6945	32.8867	4470	10.59	48.0	594.0	20.09	江河上游高山谷地区	杂类草高寒草甸
20-024	XK-024	2020/6/24 9:51	96.5954	32.6514	3945	12.34	52.5	635.7	20.20	江河上游高山谷地区	亚热带和热带山地针叶林
20-025	XK-025	2020/6/24 10:31	96.4581	32.5533	4309	14.38	45.3	605.7	20.15	江河上游高山谷地区	杂类草高寒草甸
20-026	XK-026	2020/6/24 13:10	96.4883	32.2092	3654	23.22	37.3	656.8	20.26	江河上游高山谷地区	杂类草高寒草甸
20-027	XK-027	2020/6/24 14:48	96.5106	31.9680	4290	19.14	47.7	604.3	20.22	江河上游高山谷地区	蒿草、杂类草高寒草甸
20-028	XK-028	2020/6/24 15:33	96.4148	31.9928	4123	21.77	34.7	618.9	20.28	江河上游高山谷地区	亚热带和热带山地针叶林
20-029	XK-029	2020/6/24 19:32	96.3198	31.8149	3686	21.88	33.3	653.0	20.37	江河上游高山谷地区	亚热带和热带山地针叶林
20-030	XK-030	2020/6/25 8:13	96.6061	31.2190	3829	11.09	62.3	642.4	20.10	横断山北段高山峡谷区	亚热带和热带山地针叶林
20-031	XK-031	2020/6/25 9:31	96.8636	31.1096	3900	14.46	53.9	635.1	20.05	横断山北段高山峡谷区	亚热带、热带常绿阔叶、落叶阔叶灌丛
20-032	XK-032	2020/6/25 10:34	97.0514	31.1927	3338	18.10	48.5	680.1	20.29	横断山北段高山峡谷区	亚热带、热带常绿阔叶、落叶阔叶灌丛
20-033	XK-033	2020/6/25 11:37	97.2919	31.0204	3195	24.50	36.4	688.8	20.31	横断山北段高山峡谷区	亚热带、热带常绿阔叶、落叶阔叶灌丛
20-034	XK-034	2020/6/25 12:17	97.3455	30.8135	3134	28.89	32.5	692.5	20.38	横断山北段高山峡谷区	亚热带、热带常绿阔叶、落叶阔叶灌丛
20-035	XK-035	2020/6/25 13:15	97.2658	30.6564	4371	19.16	39.7	592.9	20.27	横断山北段高山峡谷区	亚高山革质常绿阔叶灌丛
20-036	XK-036	2020/6/25 16:28	97.2164	30.4105	4235	24.26	34.2	606.7	20.18	横断山北段高山峡谷区	杂类草高寒草甸
20-037	XK-037	2020/6/25 17:01	97.3213	30.1933	4111	17.84	53.7	615.9	20.25	横断山北段高山峡谷区	杂类草高寒草甸
20-038	XK-038	2020/6/26 7:20	97.8457	29.6680	3800	15.71	53.8	640.7	20.26	横断山北段高山峡谷区	一年一熟短生育期耐寒作物田
20-039	XK-039	2020/6/26 8:33	97.9642	29.7266	4662	9.92	61.2	574.3	20.03	横断山北段高山峡谷区	亚高山革质常绿阔叶灌丛
20-040	XK-040	2020/6/26 8:55	98.0021	29.7106	5048	7.90	63.3	548.0	19.99	横断山北段高山峡谷区	高山稀疏植被

续表

总编号	野外编号	时间	经度/(°)	纬度/(°)	海拔/m	气温/℃	空气相对湿度/%	大气压/hPa	氧含量/%	地貌类型	植被类型
20-041	XK-041	2020/6/26 9:47	98.2296	29.5373	3528	21.44	48.0	665.8	20.19	横断山北段高山峡谷区	亚热带、热带常绿阔叶、落叶阔叶灌丛
20-042	XK-042	2020/6/26 10:21	98.3167	29.5499	3907	17.28	59.3	632.2	20.21	横断山北段高山峡谷区	亚热带和热带山地针叶林
20-043	XK-043	2020/6/26 11:17	98.3543	29.6222	2718	29.72	37.6	730.9	20.40	横断山北段高山峡谷区	亚热带、热带常绿阔叶、落叶阔叶灌丛
20-044	XK-044	2020/6/26 12:19	98.5245	29.6933	4319	20.59	42.3	597.7	20.31	横断山北段高山峡谷区	亚高山常绿针叶灌丛
20-045	XK-045	2020/6/26 12:54	98.5974	29.6851	3881	24.15	35.7	634.3	20.32	横断山北段高山峡谷区	蒿草、杂类草高寒草甸
20-046	XK-046	2020/6/26 14:52	98.6743	29.3210	3534	27.94	37.4	660.8	20.37	横断山北段高山峡谷区	一年一熟短生育期耐寒作物田
20-047	XK-047	2020/6/26 18:01	98.6808	29.2633	4182	12.73	71.7	608.4	20.24	横断山北段高山峡谷区	亚高山革质常绿阔叶灌丛
20-048	XK-048	2020/6/26 19:18	98.6309	28.9676	2328	26.71	46.6	764.7	20.45	横断山北段高山峡谷区	亚热带、热带常绿阔叶、落叶阔叶灌丛
20-049	XK-049	2020/6/27 7:17	98.9177	28.4797	3200	14.66	80.8	689.4	20.18	横断山南段高山峡谷区	亚热带和热带山地针叶林
20-050	XK-050	2020/6/27 9:07	99.0969	28.3268	3989	13.24	76.8	626.2	20.10	横断山南段高山峡谷区	亚热带、热带常绿阔叶、落叶阔叶灌丛
20-051	XK-051	2020/6/27 10:03	99.2751	28.2542	2576	24.72	50.4	746.2	20.35	横断山南段高山峡谷区	亚热带、热带常绿阔叶灌丛
20-052	XK-052	2020/6/27 10:38	99.3951	28.1567	2051	29.38	43.0	791.7	20.50	横断山南段高山峡谷区	亚热带、热带常绿阔叶、落叶阔叶灌丛
20-053	XK-053	2020/6/27 11:35	99.6031	27.9374	3462	17.45	65.6	665.1	20.36	横断山南段高山峡谷区	亚热带和热带山地针叶林
20-054	XK-054	2020/6/27 13:27	99.7093	27.8352	3286	24.40	46.2	683.7	20.33	横断山南段高山峡谷区	无植被地段
20-055	XK-055	2020/6/27 14:21	99.8103	27.4731	3222	21.49	54.5	689.0	20.37	横断山南段高山峡谷区	亚高山革质常绿阔叶灌丛
20-056	XK-056	2020/6/27 15:13	99.9879	27.3267	2387	27.15	53.4	763.3	20.47	横断山南段高山峡谷区	亚热带和热带山地针叶林
20-057	XK-057	2020/6/27 16:12	100.0739	27.0011	1869	26.40	63.3	807.6	20.53	横断山南段高山峡谷区	亚热带针叶林
20-058	XK-058	2020/6/28 7:16	100.2266	26.8727	2390	20.45	67.2	758.7	20.53	盐源楚雄高原中山盆地区	一年两熟粮食作物田及常绿和落叶果树园与经济林
20-059	XK-059	2020/6/28 8:49	100.1315	26.8274	2488	21.58	63.7	753.2	20.41	南横断山中高山区	一年两熟粮食作物田及常绿和落叶果树园与经济林
20-060	XK-060	2020/6/28 9:53	99.9685	26.6814	2274	24.94	57.9	772.2	20.46	南横断山中高山区	一年两熟粮食作物田及常绿和落叶果树园与经济林

续表

总编号	野外编号	时间	经度 (°)	纬度 (°)	海拔 /m	气温 /℃	空气相对湿度 /%	大气压 /hPa	氧含量 /%	地貌类型	植被类型
20-061	XK-061	2020/6/28 10:51	99.9652	26.4245	2434	24.25	55.9	756.4	20.51	南横断山中高山区	亚热带针叶林
20-062	XK-062	2020/6/28 11:21	99.9864	26.3285	2276	27.50	48.4	771.8	20.51	南横断山中高山区	亚高山革质常绿阔叶灌丛
20-063	XK-063	2020/6/28 12:14	100.0720	26.0179	1979	26.16	57.5	798.8	20.57	盐源楚雄高原中山盆地区	一年两熟粮食作物田及常绿和落叶果树园与经济林
20-064	XK-064	2020/6/28 14:13	100.1545	25.6958	2037	31.27	43.7	792.0	20.61	盐源楚雄高原中山盆地区	亚热带针叶林
20-065	XK-065	2020/6/28 15:24	100.3307	25.5106	2034	31.26	45.6	791.5	20.56	盐源楚雄高原中山盆地区	亚热带、热带常绿阔叶、落叶阔叶灌丛
20-066	XK-066	2020/6/28 16:11	100.4379	25.4361	1790	31.81	45.5	815.6	20.66	盐源楚雄高原中山盆地区	一年两熟粮食作物田及常绿和落叶果树园与经济林
20-067	XK-067	2020/6/28 17:05	100.6086	25.4282	1991	29.78	42.5	795.1	20.64	盐源楚雄高原中山盆地区	亚热带针叶林
20-068	XK-068	2020/6/28 17:56	100.8391	25.3849	2217	27.07	47.9	773.3	20.59	盐源楚雄高原中山盆地区	亚热带针叶林
20-069	XK-069	2020/6/28 18:34	100.9809	25.2994	2438	25.33	50.0	753.3	20.54	盐源楚雄高原中山盆地区	一年两熟粮食作物田及常绿和落叶果树园与经济林
20-070	XK-070	2020/6/29 7:23	101.5387	25.0454	1784	22.98	64.4	817.8	20.43	盐源楚雄高原中山盆地区	一年两熟粮食作物田及常绿和落叶果树园与经济林
20-071	XK-071	2020/6/29 8:45	101.8806	24.9497	1549	25.98	64.0	841.2	20.50	盐源楚雄高原中山盆地区	一年两熟粮食作物田及常绿和落叶果树园与经济林
20-072	XK-072	2020/6/29 9:29	102.2589	24.9722	1833	25.85	63.8	812.2	20.52	滇中喀斯特高原中山盆地区	亚热带、热带草丛
20-073	XK-073	2020/6/29 17:44	102.7065	25.0474	1809	27.40	55.8	803.5	20.48	滇中喀斯特高原中山盆地区	一年两熟粮食作物田及常绿和落叶果树园与经济林
20-074	XK-074	2020/6/30 10:52	102.8881	24.9289	2044	27.59	59.5	791.5	20.47	滇中喀斯特高原中山盆地区	一年两熟粮食作物田及常绿和落叶果树园与经济林
20-075	XK-075	2020/6/30 11:46	103.3358	24.8350	1797	29.91	58.1	816.6	20.56	滇中喀斯特高原中山盆地区	一年两熟粮食作物田及常绿和落叶果树园与经济林
20-076	YA-001	2020/7/24 7:28	101.7504	36.6379	2278	18.05	76.1	775.4	20.20	黄湟谷地盆地区	一年一熟粮食作物田、落叶果树园
20-077	YA-002	2020/7/25 8:05	97.0078	32.9915	3731	14.29	67.9	655.8	20.24	江河上游高山谷地区	蒿草、杂类草高寒草甸
20-078	YA-003	2020/7/25 8:59	97.0373	32.8486	3864	17.46	52.6	642.8	20.14	江河上游高山谷地区	蒿草、杂类草高寒草甸
20-079	YA-004	2020/7/25 9:52	96.6945	32.8867	4457	12.82	55.0	596.4	20.12	江河上游高山谷地区	蒿草、杂类草高寒草甸

续表

总编号	野外编号	时间	经度 (°)	纬度 (°)	海拔 /m	气温 /℃	空气相对湿度 /%	大气压 /hPa	氧含量 /%	地貌类型	植被类型
20-080	YA-005	2020/7/25 10:44	96.4050	32.9530	4244	16.98	48.0	614.2	20.17	江河上游高山谷地区	蒿草、杂类草高寒草甸
20-081	YA-006	2020/7/25 13:07	96.1018	32.9543	4238	18.94	41.4	614.9	20.24	江河上游高山谷地区	亚高山落叶阔叶灌丛
20-082	YA-007	2020/7/25 13:45	95.7553	32.9266	4720	17.82	38.2	577.2	20.18	江河上游高山谷地区	蒿草、杂类草高寒草甸
20-083	YA-008	2020/7/25 16:06	95.2472	32.8938	4156	24.60	29.8	619.5	20.38	江河上游高山谷地区	蒿草、杂类草高寒草甸
20-084	YA-009	2020/7/25 18:39	95.2534	32.8970	4112	23.42	27.7	622.0	20.37	江河上游高山谷地区	蒿草、杂类草高寒草甸
20-085	YA-010	2020/7/26 6:30	95.3037	32.8933	4005	5.85	72.7	628.3	20.10	江河上游高山谷地区	蒿草、杂类草高寒草甸
20-086	YA-011	2020/7/26 7:36	95.1497	32.7974	4703	8.49	50.1	581.0	19.97	江河上游高山谷地区	高山稀疏植被
20-087	YA-012	2020/7/26 8:39	94.9995	32.8694	4313	8.57	62.0	610.8	20.14	江河源丘状山原区	蒿草、杂类草高寒草甸
20-088	YA-013	2020/7/26 9:29	94.7710	32.9012	4664	8.77	57.4	583.7	20.16	江河源丘状山原区	蒿草、杂类草高寒草甸
20-089	YA-014	2020/7/26 10:43	94.4266	32.8188	4707	15.32	40.6	581.1	20.20	江河源丘状山原区	蒿草、杂类草高寒草甸
20-090	YA-015	2020/7/26 11:33	94.2911	32.8810	4882	15.92	42.0	568.6	20.21	江河源丘状山原区	蒿草、杂类草高寒草甸
20-091	YA-016	2020/7/26 12:26	94.1774	32.9586	4773	16.91	28.8	576.9	20.24	江河源丘状山原区	蒿草、杂类草高寒草甸
20-092	YA-017	2020/7/26 14:16	93.9746	33.0391	4907	15.68	34.6	566.7	20.26	江河源丘状山原区	蒿草、杂类草高寒草甸
20-093	YA-018	2020/7/26 15:53	93.6575	33.0456	4720	19.00	31.1	580.1	20.28	江河源丘状山原区	蒿草、杂类草高寒草甸
20-094	YA-019	2020/7/26 17:29	93.3841	32.7053	4823	15.83	36.6	571.6	20.29	江河源丘状山原区	蒿草、杂类草高寒草甸
20-095	YA-020	2020/7/26 18:14	93.3009	32.6096	4944	14.32	40.2	562.7	20.21	江河源丘状山原区	蒿草、杂类草高寒草甸
20-096	YA-021	2020/7/26 19:42	93.1238	32.3914	4497	16.27	39.1	595.8	20.31	江河源丘状山原区	蒿草、杂类草高寒草甸
20-097	YA-022	2020/7/26 22:18	92.3066	32.1030	4635	12.78	48.5	583.7	20.31	江河源丘状山原区	蒿草、杂类草高寒草甸
20-098	YA-023	2020/7/27 7:54	92.0614	31.4690	4491	9.53	60.6	591.8	20.04	江河源丘状山原区	蒿草、杂类草高寒草甸
20-099	YA-024	2020/7/27 9:46	91.7320	31.6189	4547	17.43	48.6	589.1	20.05	江河源丘状山原区	蒿草、杂类草高寒草甸
20-100	YA-025	2020/7/27 10:28	91.3938	31.5299	4603	19.93	46.6	584.7	20.14	江河源丘状山原区	禾草、薹草高寒草原

续表

总编号	野外编号	时间	经度 (°)	纬度 (°)	海拔 /m	气温 /℃	空气相对湿度 /%	大气压 /hPa	氧含量 /%	羌塘高原高山极高山湖盆区	地貌类型	植被类型
20-101	YA-026	2020/7/27 12:32	90.9308	31.3948	4550	20.01	46.4	588.6	20.21	羌塘高原高山极高山湖盆区	禾草、薹草高寒草原	
20-102	YA-027	2020/7/27 13:20	90.4145	31.3660	4620	25.40	32.0	582.9	20.24	羌塘高原高山极高山湖盆区	禾草、薹草高寒草原	
20-103	YA-028	2020/7/27 14:06	90.0136	31.3998	4713	22.07	35.0	576.2	20.28	羌塘高原高山极高山湖盆区	禾草、薹草高寒草原	
20-104	YA-029	2020/7/27 15:41	89.6697	31.5757	4608	27.95	28.8	583.4	20.24	羌塘高原高山极高山湖盆区	禾草、薹草高寒草原	
20-105	YA-030	2020/7/27 17:38	89.1504	31.5074	4610	18.56	52.6	582.0	20.22	羌塘高原高山极高山湖盆区	禾草、薹草高寒草原	
20-106	YA-031	2020/7/27 18:28	88.8042	31.6877	4588	9.26	77.0	584.4	20.23	羌塘高原高山极高山湖盆区	禾草、薹草高寒草原	
20-107	YA-032	2020/7/27 19:44	88.0955	31.8475	4758	15.21	54.8	571.0	20.16	羌塘高原高山极高山湖盆区	禾草、薹草高寒草原	
20-108	YA-033	2020/7/27 21:28	87.2389	31.7895	4540	16.60	49.1	587.5	20.17	羌塘高原高山极高山湖盆区	禾草、薹草高寒草原	
20-109	YA-034	2020/7/28 9:14	86.9068	31.9398	4504	12.15	64.8	590.7	20.08	羌塘高原高山极高山湖盆区	禾草、薹草高寒草原	
20-110	YA-035	2020/7/28 9:55	86.5139	31.9272	4703	10.55	65.9	576.0	20.05	羌塘高原高山极高山湖盆区	禾草、薹草高寒草原	
20-111	YA-036	2020/7/28 10:38	86.0537	31.8755	4792	12.79	62.5	570.2	20.06	羌塘高原高山极高山湖盆区	禾草、薹草高寒草原	
20-112	YA-037	2020/7/28 11:21	85.7658	31.9575	4993	12.92	56.2	556.5	20.09	羌塘高原高山极高山湖盆区	禾草、薹草高寒草原	
20-113	YA-038	2020/7/28 13:44	85.4001	32.0104	4848	17.18	62.8	563.6	20.07	羌塘高原高山极高山湖盆区	禾草、薹草高寒草原	
20-114	YA-039	2020/7/28 14:23	85.1591	31.9787	4566	21.42	42.1	586.0	20.16	羌塘高原高山极高山湖盆区	禾草、薹草高寒草原	
20-115	YA-040	2020/7/28 15:25	84.7945	32.0970	4446	22.49	34.6	593.6	20.24	羌塘高原高山极高山湖盆区	禾草、薹草高寒草原	
20-116	YA-041	2020/7/28 17:07	84.4283	32.2280	4506	22.74	37.7	587.7	20.18	羌塘高原高山极高山湖盆区	禾草、薹草高寒草原	
20-117	YA-042	2020/7/28 17:51	84.0646	32.3014	4443	24.90	29.9	592.4	20.27	羌塘高原高山极高山湖盆区	温带丛生矮禾草、矮半灌木荒漠草原	
20-118	YA-043	2020/7/29 8:30	83.7086	32.3535	4366	11.45	70.2	600.2	20.06	羌塘高原高山极高山湖盆区	温带丛生矮禾草、矮半灌木荒漠草原	

续表

总编号	野外编号	时间	经度/(°)	纬度/(°)	海拔/m	气温/℃	空气相对湿度/%	大气压/hPa	氧含量/%	地貌类型	植被类型
20-119	YA-044	2020/7/29 9:15	83.2160	32.4313	4448	15.32	56.9	594.6	20.08	羌塘高原高山极高山湖盆区	温带丛生矮禾草、矮半灌木荒漠草原
20-120	YA-045	2020/7/29 10:00	82.7863	32.4347	4478	13.40	61.2	592.5	20.12	羌塘高原高山极高山湖盆区	温带丛生矮禾草、矮半灌木荒漠草原
20-121	YA-046	2020/7/29 10:45	82.4486	32.3764	4867	10.94	59.7	564.2	20.10	羌塘高原高山极高山湖盆区	禾草、薹草高寒草原
20-122	YA-047	2020/7/29 11:25	82.1354	32.1750	4833	19.86	37.8	566.4	20.10	羌塘高原高山极高山湖盆区	禾草、薹草高寒草原
20-123	YA-048	2020/7/29 13:44	81.7251	32.1127	4748	22.40	27.3	573.9	20.12	念青唐古拉山极高山区	禾草、薹草高寒草原
20-124	YA-049	2020/7/29 14:26	81.2529	32.2001	4612	27.11	23.7	582.9	20.21	念青唐古拉山极高山区	温带丛生矮禾草、矮半灌木荒漠草原
20-125	YA-050	2020/7/29 14:56	81.1360	32.3908	4539	28.09	21.6	587.6	20.28	念青唐古拉山极高山区	一年一熟短生育期耐寒作物田
20-126	YA-051	2020/7/29 15:45	80.9291	32.4545	4496	27.64	19.3	589.9	20.29	念青唐古拉山极高山区	嵩草、杂类草高寒草甸
20-127	YA-052	2020/7/29 17:50	80.4816	32.3506	4638	23.00	21.0	578.1	20.32	念青唐古拉山极高山区	温带丛生矮禾草、矮半灌木荒漠草原
20-128	YA-053	2020/7/29 19:06	80.1023	32.5059	4313	26.51	20.9	602.1	20.34	冈底斯山－冈底斯山区	一年一熟短生育期耐寒作物田
20-129	YA-054	2020/7/30 10:03	80.0830	32.1193	4293	16.98	40.6	607.9	20.16	喜马拉雅山－雅鲁藏布高山谷地区	半灌木、矮半灌木荒漠
20-130	YA-055	2020/7/30 10:38	80.1065	31.9071	4532	20.74	35.8	589.1	20.15	喜马拉雅山－雅鲁藏布高山谷地区	禾草、薹草高寒草原
20-131	YA-056	2020/7/30 11:08	80.0725	31.8691	5280	14.86	41.4	535.8	20.07	喜马拉雅山－雅鲁藏布高山谷地区	禾草、薹草高寒草原
20-132	YA-057	2020/7/30 11:52	79.9362	31.8259	5362	13.36	44.9	531.9	20.08	喜马拉雅山－雅鲁藏布高山谷地区	高山稀疏植被
20-133	YA-058	2020/7/30 12:20	79.8333	31.8556	4693	17.25	40.4	580.8	20.18	喜马拉雅山－雅鲁藏布高山谷地区	亚高山落叶阔叶灌丛
20-134	YA-059	2020/7/30 12:56	79.7480	31.6662	4074	23.68	32.9	627.2	20.30	喜马拉雅山－雅鲁藏布高山谷地区	温带丛生矮禾草、矮半灌木荒漠草原
20-135	YA-060	2020/7/30 15:16	79.6722	31.4674	3751	31.53	21.0	648.0	20.44	喜马拉雅山－雅鲁藏布高山谷地区	一年一熟短生育期耐寒作物田
20-136	YA-061	2020/7/30 17:32	79.8052	31.4778	3755	29.43	23.3	643.7	20.43	喜马拉雅山－雅鲁藏布高山谷地区	温带丛生矮禾草、矮半灌木荒漠草原

续表

总编号	野外编号	时间	经度 (°)	纬度 (°)	海拔 /m	气温 /℃	空气相对湿度 /%	大气压 /hPa	氧含量 /%	地貌类型	植被类型
20-137	XC-001	2020/8/2 7:17	101.7355	36.6327	2277	18.10	63.7	772.1	20.39	黄湟河谷盆地地区	一年一熟粮食作物及耐寒经济作物田、落叶果树园
20-138	XC-002	2020/8/2 8:14	102.0219	36.4162	2414	20.03	59.5	759.1	20.39	黄湟河谷盆地地区	温带丛生禾草草原
20-139	XC-003	2020/8/2 8:48	102.0029	36.1941	2636	18.91	63.4	739.5	20.43	黄湟河谷盆地地区	温带丛生禾草草原
20-140	XC-004	2020/8/2 9:30	102.0022	36.0378	2126	23.98	48.7	787.2	20.51	黄湟河谷盆地地区	温带丛生禾草草原
20-141	XC-005	2020/8/2 10:19	102.0722	35.6801	2270	26.42	43.5	772.8	20.55	黄湟河谷盆地地区	一年一熟粮食作物及耐寒经济作物田、落叶果树园
20-142	XC-006	2020/8/2 11:17	102.2592	35.5067	3278	21.31	51.6	683.3	20.45	黄南高山盆地地区	蒿草、杂类草高寒草甸
20-143	XC-007	2020/8/2 12:56	102.3302	35.4724	3623	19.99	53.3	656.8	20.36	黄南高山盆地地区	蒿草、杂类草高寒草甸
20-144	XC-008	2020/8/2 13:49	102.5165	35.2616	3372	25.69	43.2	677.3	20.41	黄南高山盆地地区	蒿草、杂类草高寒草甸
20-145	XC-009	2020/8/2 14:30	102.5362	35.2051	2948	25.64	39.4	714.3	20.52	黄南高山盆地地区	温带丛生矮禾草、矮半灌木荒漠草原
20-146	XC-010	2020/8/2 16:08	102.8184	35.2188	2560	34.02	26.6	746.1	20.55	黄南高山盆地地区	温带落叶灌丛
20-147	XC-011	2020/8/2 16:53	102.9103	34.9675	2911	29.20	33.9	714.0	20.57	黄南高山盆地地区	禾草、杂类草盐生草甸
20-148	XC-012	2020/8/2 8:37	102.8350	34.8616	3015	17.40	67.2	706.8	20.22	黄南高山盆地地区	蒿草、杂类草高寒草甸
20-149	XC-013	2020/8/3 9:12	102.5791	34.7549	3198	19.07	60.6	690.7	20.27	黄南高山盆地地区	亚高山落叶阔叶灌丛
20-150	XC-014	2020/8/3 9:42	102.4677	34.5795	3146	19.16	56.3	695.6	20.31	黄南高山盆地地区	蒿草、杂类草高寒草甸
20-151	XC-015	2020/8/3 10:10	102.3699	34.5054	3437	18.06	58.9	671.0	20.31	黄南高山盆地地区	蒿草、杂类草高寒草甸
20-152	XC-016	2020/8/3 11:55	102.3057	34.3501	3586	20.73	56.7	659.6	20.26	黄南高山盆地地区	亚高山落叶阔叶灌丛
20-153	XC-017	2020/8/3 13:01	102.6411	34.0930	3342	25.86	47.8	680.6	20.35	东昆仑山高山区	禾草、杂类草盐生草甸
20-154	XC-018	2020/8/3 14:20	102.7538	33.9972	3472	26.38	44.0	666.8	20.40	江河上游高山谷地地区	蒿草、杂类草高寒草甸
20-155	XC-019	2020/8/3 14:52	102.9393	33.8411	3467	26.94	46.3	667.6	20.40	江河上游高山谷地地区	蒿草、杂类草高寒草甸
20-156	XC-020	2020/8/3 16:41	102.9328	33.5884	3457	25.38	45.5	667.7	20.42	江河上游高山谷地地区	蒿草、杂类草高寒草甸
20-157	XC-021	2020/8/3 17:37	102.5522	33.4118	3610	20.68	55.4	654.6	20.42	江河上游高山谷地地区	蒿草、杂类草高寒草甸

续表

总编号	野外编号	时间	经度 (°)	纬度 (°)	海拔 /m	气温 /℃	空气相对湿度 /%	大气压 /hPa	氧含量 /%	地貌类型	植被类型
20-158	XC-022	2020/8/3 18:16	102.6161	33.1529	3465	20.90	60.2	666.5	20.40	江河上游高山谷地区	蒿草、杂类草高寒草甸
20-159	XC-023	2020/8/3 19:22	102.5394	32.7924	3502	21.57	50.8	663.4	20.41	江河上游高山谷地区	蒿草、杂类草高寒草甸
20-160	XC-024	2020/8/4 8:28	102.3284	32.6282	3509	13.91	74.2	664.0	20.16	江河上游高山谷地区	蒿草、杂类草高寒草甸
20-161	XC-025	2020/8/4 9:10	102.4469	32.3360	3807	18.84	57.5	639.9	20.20	江河上游高山谷地区	蒿草、杂类草高寒草甸
20-162	XC-026	2020/8/4 9:43	102.5174	32.1455	3486	19.63	57.4	667.2	20.32	大雪岷山极高山高山区	亚热带和热带山地针叶林
20-163	XC-027	2020/8/4 10:35	102.6328	31.8715	3176	27.42	41.9	693.9	20.36	大雪岷山极高山高山区	亚高山革质常绿阔叶灌丛
20-164	XC-028	2020/8/4 11:57	102.8893	31.5313	2608	25.11	56.0	744.3	20.47	大雪岷山极高山高山区	亚高山落叶阔叶灌丛
20-165	XC-029	2020/8/4 12:40	103.1141	31.4061	2020	31.91	44.9	797.2	20.56	大雪岷山极高山高山区	亚高山落叶阔叶灌丛
20-166	XC-030	2020/8/4 13:08	103.1685	31.4357	1933	34.34	39.4	803.8	20.60	大雪岷山极高山高山区	亚热带硬叶常绿阔叶林
20-167	XC-031	2020/8/4 14:34	103.3399	31.5701	1619	31.71	45.5	831.4	20.67	大雪岷山极高山高山区	亚热带、热带常绿阔叶、落叶阔叶灌丛
20-168	XC-032	2020/8/4 15:11	103.5685	31.5062	1394	35.64	43.1	852.5	20.68	大雪岷山极高山高山区	温带落叶林
20-169	XC-033	2020/8/4 15:23	103.5786	31.4764	1368	34.88	44.5	854.4	20.70	大雪岷山极高山高山区	亚热带、热带常绿阔叶、落叶阔叶灌丛
20-170	XC-034	2020/8/4 15:51	103.4960	31.3586	1243	30.77	54.2	867.0	20.73	大雪岷山极高山高山区	亚热带、热带常绿阔叶、落叶阔叶灌丛
20-171	XC-035	2020/8/4 16:32	103.4872	31.1117	981	29.20	74.8	894.0	20.68	大雪岷山极高山高山区	温带落叶林
20-172	XC-036	2020/8/4 16:59	103.4885	31.0548	897	30.48	67.9	902.3	20.71	乌蒙山凉山中高山区	温带常绿阔叶灌丛
20-173	XC-037	2020/8/4 17:35	103.5001	31.0016	935	27.60	81.0	897.6	20.69	乌蒙山凉山中高山区	亚热带、热带常绿阔叶、落叶阔叶灌丛
20-174	XC-038	2020/8/4 18:35	103.6136	30.9498	716	28.79	77.8	920.5	20.69	盆西洪积冲积平原区	一年两熟或三熟粮食作物田及常绿果树园、亚热带经济林
20-175	XC-039	2020/8/5 11:10	103.6074	31.0051	741	25.17	86.9	920.1	20.55	乌蒙山凉山中高山区	一年两熟或三熟粮食作物田及常绿果树园、亚热带经济林

续表

总编号	野外编号	时间	经度 (°)	纬度 (°)	海拔 /m	气温 /℃	空气相对湿度 /%	大气压 /hPa	氧含量 /%	地貌类型	植被类型
20-176	XC-040	2020/8/5 17:34	104.0639	30.6475	534	33.01	71.1	943.2	20.61	盆西洪积冲积平原区	一年两熟或三熟粮食作物田及常绿果树园、亚热带经济林
21-001	QC-001	2021/7/25 7:54	101.7507	36.6383	2235	18.86	83.3	774.1	20.11	黄湟河谷盆地区	一年一熟粮食作物及耐寒经济作物田，落叶果树园
21-002	QC-002	2021/7/26 7:14	97.0094	33.0046	3654	16.68	57.4	652.1	20.13	江河上游高山谷地区	一年一熟短生育期耐寒作物田
21-003	QC-003	2021/7/26 8:27	97.3661	33.1283	3865	13.67	72.8	637.9	20.10	江河上游高山谷地区	嵩草、杂类草高寒草甸
21-004	QC-004	2021/7/26 9:01	97.4985	33.1378	4525	10.42	76.3	586.2	20.03	江河上游高山谷地区	杂类草高寒草甸
21-005	QC-005	2021/7/26 9:57	97.9394	33.0954	4148	14.42	63.2	617.1	20.04	江河上游高山谷地区	嵩草、杂类草高寒草甸
21-006	QC-006	2021/7/26 10:51	98.2242	33.0938	4032	19.49	52.7	626.8	20.06	江河上游高山谷地区	嵩草、杂类草高寒草甸
21-007	QC-007	2021/7/26 11:33	98.3395	32.9083	3994	15.52	61.3	629.5	20.13	江河上游高山谷地区	嵩草、杂类草高寒草甸
21-008	QC-008	2021/7/26 13:49	98.3775	32.5757	4175	14.40	55.5	614.1	20.08	江河上游高山谷地区	亚高山落叶阔叶灌丛
21-009	QC-009	2021/7/26 14:33	98.4395	32.4850	4472	10.24	76.7	591.8	20.03	江河上游高山谷地区	亚高山落叶阔叶灌丛
21-010	QC-010	2021/7/26 15:13	98.7092	32.2889	3908	13.38	81.5	636.4	20.02	江河上游高山谷地区	亚高山落叶阔叶灌丛
21-011	QC-011	2021/7/26 16:00	99.0089	32.0646	4346	12.20	73.1	600.4	20.00	江河上游高山谷地区	嵩草、杂类草高寒草甸
21-012	QC-012	2021/7/26 16:41	99.2259	31.9217	3919	13.68	74.5	634.2	20.01	横断山北段高山峡谷区	嵩草、杂类草高寒草甸
21-013	QC-013	2021/7/26 18:31	100.0019	31.6145	3424	16.14	72.5	674.4	20.11	横断山北段高山峡谷区	一年一熟短生育期耐寒作物田
21-014	QC-014	2021/7/27 8:31	100.1886	31.6002	3929	11.88	73.4	628.9	20.02	横断山北段高山峡谷区	亚高山革质常绿阔叶灌丛
21-015	QC-015	2021/7/27 9:01	100.2820	31.6431	3507	14.55	67.4	666.5	20.06	横断山北段高山峡谷区	亚高山革质常绿阔叶灌丛
21-016	QC-016	2021/7/27 10:07	100.6804	31.3998	3180	16.77	63.3	695.0	20.11	横断山北段高山峡谷区	一年一熟短生育期耐寒作物田
21-017	QC-017	2021/7/27 11:09	100.8096	31.6354	4049	16.24	53.6	622.5	20.04	大雪峨山极高山高山区	亚高山革质常绿阔叶灌丛
21-018	QC-018	2021/7/27 13:01	100.8534	31.6720	3778	21.55	44.2	646.9	20.10	大雪峨山极高山高山区	嵩草、杂类草高寒草甸

续表

总编号	野外编号	时间	经度 /(°)	纬度 /(°)	海拔 /m	气温 /℃	空气相对湿度 /%	大气压 /hPa	氧含量 /%	地貌类型	植被类型
21-019	QC-019	2021/7/27 14:46	100.9526	31.7331	3603	20.42	50.1	660.4	20.14	大雪岭山极高山高山区	亚高山落叶阔叶灌丛
21-020	QC-020	2021/7/27 15:35	101.1446	31.7846	3098	20.93	54.5	702.4	20.18	大雪岭山极高山高山区	亚高山落叶阔叶灌丛
21-021	QC-021	2021/7/27 16:42	101.7022	31.8301	2542	24.78	48.9	750.8	20.21	大雪岭山极高山高山区	亚高山落叶阔叶灌丛
21-022	QC-022	2021/7/27 17:21	101.8649	31.8178	2388	22.17	59.3	762.9	20.27	大雪岭山极高山高山区	亚高山落叶阔叶灌丛
21-023	QC-023	2021/7/27 18:55	102.1932	31.9099	2589	21.94	57.7	739.5	20.25	大雪岭山极高山高山区	亚高山落叶阔叶灌丛
21-024	QC-024	2021/7/28 10:16	101.3321	31.7740	2806	19.92	54.7	728.0	20.11	大雪岭山极高山高山区	亚热带和热带山地针叶林
21-025	QC-025	2021/7/28 11:48	101.0177	32.1736	3166	19.12	52.6	694.6	20.16	江河上游高山合地区	亚热带和热带山地针叶林
21-026	QC-026	2021/7/28 12:35	101.0699	32.3168	3923	18.61	37.7	631.1	20.16	江河上游高山合地区	蒿草、杂类草高寒草甸
21-027	QC-027	2021/7/28 15:18	101.1208	32.6321	3176	24.42	36.0	694.3	20.21	江河上游高山合地区	亚热带和热带山地针叶林
21-028	QC-028	2021/7/28 17:14	101.6972	32.8592	3755	17.62	45.4	642.7	20.20	江河上游高山合地区	蒿草、杂类草高寒草甸
21-029	QC-029	2021/7/28 17:35	101.6810	32.8994	3302	23.04	35.1	682.1	20.21	江河上游高山合地区	温带禾草、杂类草高寒草原
21-030	QC-030	2021/7/28 18:36	101.4748	33.2232	3801	16.72	45.9	640.6	20.21	江河上游高山合地区	蒿草、杂类草高寒草甸
21-031	QC-031	2021/7/28 19:06	101.4910	33.4296	3626	16.57	50.5	656.2	20.17	江河上游高山合地区	蒿草、杂类草高寒草甸
21-032	QC-032	2021/7/28 20:16	101.0356	33.8191	3636	15.88	44.5	655.6	20.13	东昆仑山高山区	亚高山落叶阔叶灌丛
21-033	QC-033	2021/7/29 7:53	100.2418	34.4646	3742	6.98	66.7	651.4	20.07	东昆仑山高山区	蒿草、杂类草高寒草甸
21-034	QC-034	2021/7/29 9:12	99.9230	34.5701	3785	14.47	49.0	647.5	19.91	东昆仑山高山区	亚高山落叶阔叶灌丛
21-035	QC-035	2021/7/29 10:18	99.6108	34.8368	4042	19.38	36.9	626.3	19.99	东昆仑山高山区	蒿草、杂类草高寒草甸
21-036	QC-036	2021/7/29 11:22	99.2342	35.0136	4101	17.66	36.1	622.4	20.07	东昆仑山高山区	亚高山落叶阔叶灌丛
21-037	QC-037	2021/7/29 13:53	98.8660	35.1151	4241	20.39	28.6	610.8	20.11	东昆仑山高山区	蒿草、杂类草高寒草甸
21-038	QC-038	2021/7/29 15:12	98.9076	35.2140	4164	22.86	26.6	617.1	20.17	东昆仑山高山区	禾草、薹草高寒草原
21-039	QC-039	2021/7/29 16:51	98.6878	35.3057	4138	20.32	27.8	618.1	20.14	东昆仑山高山区	禾草、薹草高寒草原

续表

总编号	野外编号	时间	经度 (°)	纬度 (°)	海拔 /m	气温 /℃	空气相对湿度 /%	大气压 /hPa	氧含量 /%	地貌类型	植被类型	
21-040	QC-040	2021/7/29 17:21	98.5964	35.4652	4439	15.72	33.6	594.8	20.14	柴达木盆地地区	蒿草、杂类草高寒草甸
21-041	QC-041	2021/7/29 17:55	98.3784	35.6919	3700	22.86	29.5	653.0	20.14	柴达木盆地地区	温带丛生禾草草原
21-042	QC-042	2021/7/29 19:50	97.8862	35.9884	3114	24.38	31.7	697.7	20.22	柴达木盆地地区	高山稀疏植被
21-043	QC-043	2021/7/30 9:06	97.8862	35.9884	3265	20.10	45.2	708.7	20.14	柴达木盆地地区	高山稀疏植被
21-044	QC-044	2021/7/30 10:01	97.8862	35.9884	3273	25.30	33.4	709.7	20.17	柴达木盆地地区	高山稀疏植被
21-045	QC-045	2021/7/30 10:27	97.1014	36.1772	2897	24.77	33.5	715.3	20.24	柴达木盆地地区	无植被地段
21-046	QC-046	2021/7/30 11:27	96.1790	36.3734	2782	27.16	30.5	725.1	20.25	柴达木盆地地区	灌木荒漠
21-047	QC-047	2021/7/30 11:48	96.0611	36.3689	2788	28.13	26.7	724.1	20.28	柴达木盆地地区	无植被地段
21-048	QC-048	2021/7/30 13:30	95.5351	36.3663	2815	33.35	17.4	720.8	20.32	柴达木盆地地区	无植被地段
21-049	QC-049	2021/7/30 15:11	95.2197	36.7650	2685	30.75	16.8	730.9	20.25	柴达木盆地地区	无植被地段
21-050	QC-050	2021/7/30 15:33	95.0621	36.6752	2703	32.38	18.0	729.0	20.29	柴达木盆地地区	禾草、杂类草盐生草甸
21-051	QC-051	2021/7/30 19:26	94.9073	36.4067	2855	28.83	17.3	718.3	20.34	柴达木盆地地区	灌木荒漠
21-052	QC-052	2021/7/31 8:33	94.6367	36.3955	2813	22.87	31.6	720.3	20.18	柴达木盆地地区	无植被地段
21-053	QC-053	2021/7/31 9:03	94.3577	36.4801	2780	22.55	30.1	723.4	20.23	柴达木盆地地区	禾草、杂类草盐生草甸
21-054	QC-054	2021/7/31 9:29	94.1180	36.5841	2775	24.45	24.2	723.9	20.26	柴达木盆地地区	禾草、杂类草盐生草甸
21-055	QC-055	2021/7/31 11:30	93.6352	36.7412	2822	28.17	22.2	719.2	20.37	柴达木盆地地区	灌木荒漠
21-056	QC-056	2021/7/31 12:04	93.4681	36.8730	2837	30.07	21.3	718.0	20.33	柴达木盆地地区	禾草、杂类草盐生草甸
21-057	QC-057	2021/7/31 12:26	93.1643	36.9082	2869	29.84	22.2	715.3	20.32	柴达木盆地地区	禾草、杂类草盐生草甸
21-058	QC-058	2021/7/31 13:42	92.9100	37.0005	2941	31.80	18.3	708.6	20.41	柴达木盆地地区	禾草、杂类草盐生草甸
21-059	QC-059	2021/7/31 14:13	92.6281	37.1637	2883	29.45	19.1	713.5	20.35	柴达木盆地地区	禾草、杂类草盐生草甸
21-060	QC-060	2021/7/31 15:59	92.2692	37.4877	3001	32.88	16.2	702.6	20.24	柴达木盆地地区	半灌木、矮半灌木荒漠

续表

总编号	野外编号	时间	经度 (°)	纬度 (°)	海拔 /m	气温 /℃	空气相对湿度 /%	大气压 /hPa	氧含量 /%	地貌类型	植被类型
21-061	QC-061	2021/7/31 16:42	91.8051	37.7243	2932	31.64	16.2	708.7	20.31	柴达木盆地地区	禾草、杂类草盐生草甸
21-062	QC-062	2021/7/31 17:08	91.5821	37.8723	3290	27.88	17.8	677.5	20.30	柴达木盆地地区	无植被地段
21-063	QC-063	2021/7/31 18:31	90.8736	38.2544	2976	25.45	25.6	705.2	20.25	柴达木盆地地区	半灌木、矮半灌木荒漠
21-064	QC-064	2021/8/1 7:58	91.1860	38.0202	2937	18.11	49.6	712.4	20.12	柴达木盆地地区	无植被地段
21-065	QC-065	2021/8/1 8:41	91.7085	37.8510	2967	19.02	47.7	710.9	20.13	柴达木盆地地区	无植被地段
21-066	QC-066	2021/8/1 9:06	91.7928	37.9948	2895	18.91	46.9	716.6	20.15	柴达木盆地地区	无植被地段
21-067	QC-067	2021/8/1 9:41	92.1209	38.0672	2734	22.68	38.3	729.9	20.15	柴达木盆地地区	无植被地段
21-068	QC-068	2021/8/1 10:16	92.7216	38.0615	2688	23.74	34.2	732.9	20.20	柴达木盆地地区	无植被地段
21-069	QC-069	2021/8/1 10:48	93.2272	38.0282	2697	25.58	31.3	731.5	20.23	柴达木盆地地区	无植被地段
21-070	QC-070	2021/8/1 11:26	93.4327	37.7455	2686	23.87	40.5	732.8	20.24	柴达木盆地地区	无植被地段
21-071	QC-071	2021/8/1 12:04	93.7728	37.6293	2721	25.46	30.5	729.5	20.23	柴达木盆地地区	无植被地段
21-072	QC-072	2021/8/1 12:48	94.3224	37.3450	2699	25.81	31.8	730.7	20.25	柴达木盆地地区	无植被地段
21-073	QC-073	2021/8/1 13:15	94.6990	37.3594	2704	29.62	25.9	729.6	20.26	柴达木盆地地区	无植被地段
21-074	QC-074	2021/8/1 13:54	95.3004	37.4249	3178	31.70	23.7	688.2	20.26	柴达木盆地地区	半灌木、矮半灌木荒漠
21-075	QC-075	2021/8/1 14:09	95.4417	37.4424	3231	31.20	24.8	684.4	20.26	柴达木盆地地区	灌木荒漠
21-076	QC-076	2021/8/1 14:40	95.3698	37.8388	3188	27.83	29.4	688.7	20.30	柴达木盆地地区	灌木荒漠
21-077	QC-077	2021/8/1 15:44	95.7619	37.5238	3316	29.72	25.9	678.5	20.28	柴达木盆地地区	灌木荒漠
21-078	QC-078	2021/8/1 17:38	96.2940	37.4423	3629	25.16	29.1	652.4	20.27	南祁连山高山合地盆地区	半灌木、矮半灌木荒漠
21-079	QC-079	2021/8/1 18:10	96.7355	37.3583	2911	29.72	29.0	712.5	20.24	柴达木盆地地区	半灌木、矮半灌木荒漠
21-080	QC-080	2021/8/1 20:30	97.3566	37.3714	3000	24.93	32.5	704.0	20.33	柴达木盆地地区	半灌木、矮半灌木荒漠
21-081	QC-081	2021/8/2 8:04	97.5480	37.1996	2862	20.57	43.0	716.7	20.21	柴达木盆地地区	半灌木、矮半灌木荒漠

续表

总编号	野外编号	时间	经度/(°)	纬度/(°)	海拔/m	气温/℃	空气相对湿度/%	大气压/hPa	氧含量/%	地貌类型	植被类型
21-082	QC-082	2021/8/2 8:34	97.8302	37.0488	2921	22.81	41.8	711.2	20.20	柴达木盆地区	矮半乔木荒漠
21-083	QC-083	2021/8/2 9:13	98.4212	36.9606	3000	20.79	40.2	704.9	20.24	柴达木盆地区	半灌木、矮半灌木荒漠
21-084	QC-084	2021/8/2 9:37	98.6871	37.0050	3215	20.75	43.6	687.9	20.21	黄南高山盆地区	亚高山落叶阔叶灌丛
21-085	QC-085	2021/8/2 10:07	99.0020	36.8397	3129	24.86	41.3	695.6	20.20	黄湟河谷盆地区	半灌木、矮半灌木荒漠
21-086	QC-086	2021/8/2 11:47	99.3396	36.6644	3166	27.52	35.9	691.9	20.22	黄湟河谷盆地区	半灌木、矮半灌木荒漠
21-087	QC-087	2021/8/2 12:11	99.6133	36.5479	3198	26.56	35.3	688.7	20.28	黄湟河谷盆地区	温带丛生禾草草原
21-088	QC-088	2021/8/2 12:32	99.7897	36.4563	3171	29.12	32.5	691.1	20.29	黄湟河谷盆地区	温带丛生禾草草原
21-089	QC-089	2021/8/2 13:51	100.1282	36.3891	3189	28.28	33.5	688.9	20.30	黄湟河谷盆地区	温带丛生禾草草原
21-090	QC-090	2021/8/2 14:20	100.4802	36.3156	3036	28.83	36.7	701.9	20.31	黄湟河谷盆地区	温带丛生禾草草原
21-091	QC-091	2021/8/2 14:50	100.7788	36.3515	3201	27.88	34.9	687.0	20.33	黄湟河谷盆地区	温带丛生矮禾草、矮半灌木荒漠草原
21-092	QC-092	2021/8/2 16:21	101.0418	36.4165	3367	25.08	45.4	672.8	20.27	黄湟河谷盆地区	禾草、蒿草高寒草原
21-093	QC-093	2021/8/2 16:46	101.1496	36.4893	3097	26.35	43.0	696.8	20.28	黄湟河谷盆地区	蒿草、杂类草高寒草甸
21-094	QC-094	2021/8/2 17:08	101.2604	36.6242	2742	26.20	42.3	727.9	20.34	黄湟河谷盆地区	温带丛生禾草、矮半灌木荒漠草原
21-095	QC-095	2021/8/2 18:07	101.7502	36.6383	2297	28.70	33.9	766.5	20.37	黄湟河谷盆地区	一年一熟粮食作物及耐寒经济作物田，落叶果树园
21-096	QH-001	2021/10/22 8:16	101.7488	36.6385	2257	7.61	67.0	780.8	20.19	黄湟河谷盆地区	一年一熟粮食作物及耐寒经济作物田，落叶果树园
21-097	QH-002	2021/10/22 9:37	101.0816	36.4165	3406	2.97	58.0	677.0	20.00	黄湟河谷盆地区	蒿草、杂类草高寒草甸
21-098	QH-003	2021/10/22 9:56	101.0368	36.3079	3380	6.52	58.4	679.6	19.97	黄湟河谷盆地区	禾草、蒿草高寒草原
21-099	QH-004	2021/10/22 10:38	100.9515	36.1454	2985	8.92	59.8	713.1	19.99	黄湟河谷盆地区	温带丛生禾草、矮半灌木荒漠草原
21-100	QH-005	2021/10/22 14:55	100.8279	36.2099	2607	17.66	33.4	743.6	20.14	黄湟河谷盆地区	一年一熟粮食作物田，落叶果树园
21-101	QH-006	2021/10/22 15:37	100.6711	36.1925	2769	13.42	32.9	728.5	20.12	黄湟河谷盆地区	禾草、蒿草高寒草原

续表

总编号	野外编号	时间	经度 (°)	纬度 (°)	海拔 /m	气温 /℃	空气相对湿度 /%	大气压 /hPa	氧含量 /%	地貌类型	植被类型
21-102	QH-007	2021/10/22 16:25	100.5733	36.1299	2917	12.35	32.2	715.3	20.12	黄湟河谷盆地区	温带丛生禾草草原
21-103	QH-008	2021/10/22 19:17	100.6244	36.2813	2869	10.84	41.9	718.7	20.06	黄湟河谷盆地区	草原化灌木荒漠
21-104	QH-009	2021/10/23 9:24	100.0939	36.3177	2964	4.40	56.8	714.2	19.86	黄湟河谷盆地区	草原化灌木荒漠
21-105	QH-010	2021/10/23 11:29	100.2792	36.3531	3134	10.94	44.0	699.2	19.98	黄湟河谷盆地区	温带丛生禾草草原
21-106	QH-011	2021/10/23 12:07	100.6233	36.2979	2854	14.37	44.3	720.5	20.03	黄湟河谷盆地区	一年一熟粮食作物、落叶果树园经济作物田、落叶果树园
21-107	QH-012	2021/10/23 15:05	101.6240	36.6265	2353	20.61	29.4	766.6	20.20	黄湟河谷盆地区	一年一熟粮食作物、落叶果树园经济作物田、落叶果树园
21-108	QH-013	2021/10/23 17:53	101.7350	36.6385	2270	16.25	37.2	775.6	20.24	黄湟河谷盆地区	一年一熟粮食作物、落叶果树园经济作物田、落叶果树园
21-109	QH-014	2021/11/10 21:41	101.7354	36.6327	2211	0.74	34.2	777.3	20.09	黄湟河谷盆地区	温带丛生禾草草原
21-110	QH-015	2021/11/11 5:32	101.2949	36.6824	2630	−5.92	46.5	744.1	20.04	黄湟河谷盆地区	温带丛生矮禾草、矮半灌木荒漠草原
21-111	QH-016	2021/11/11 6:10	100.9856	36.3989	3312	−7.75	47.1	682.9	19.93	黄湟河谷盆地区	温带丛生禾草草原
21-112	QH-017	2021/11/11 6:58	100.3540	36.3407	3081	−4.91	50.8	701.8	19.80	黄湟河谷盆地区	温带丛生禾草草原
21-113	QH-018	2021/11/13 8:39	96.7328	37.3603	2879	−4.74	27.0	721.4	20.01	柴达木盆地区	半灌木、矮半灌木荒漠
21-114	QH-019	2021/11/13 9:07	96.3048	37.4435	3613	−9.53	26.9	657.2	19.81	南祁连山高山谷地盆地区	半灌木、矮半灌木荒漠
21-115	QH-020	2021/11/13 9:48	95.7593	37.5257	3320	−0.44	20.7	682.4	19.77	柴达木盆地区	灌木荒漠
21-116	QH-021	2021/11/13 10:38	95.5055	37.2994	2992	3.60	21.4	711.3	19.78	柴达木盆地区	无植被地段
21-117	QH-022	2021/11/13 11:18	95.2116	36.7623	2674	−0.37	31.9	740.0	19.86	柴达木盆地区	无植被地段
21-118	QH-023	2021/11/13 12:16	94.9036	36.4024	2809	3.19	23.6	728.2	19.86	柴达木盆地区	灌木荒漠
21-119	QH-024	2021/11/14 16:33	95.1351	36.3954	2809	10.50	15.6	724.9	20.00	柴达木盆地区	无植被地段
21-120	QH-025	2021/11/14 17:36	95.5315	36.3650	2792	8.28	18.4	725.3	20.02	柴达木盆地区	无植被地段
21-121	QH-026	2021/11/14 18:04	96.0611	36.3666	2772	7.25	18.5	727.5	20.04	柴达木盆地区	无植被地段

续表

总编号	野外编号	时间	经度 (°)	纬度 (°)	海拔 /m	气温 /℃	空气相对湿度 /%	大气压 /hPa	氧含量 /%	地貌类型	植被类型
21-122	QH-027	2021/11/14 18:18	96.1739	36.3717	2762	4.33	20.6	728.7	20.03	柴达木盆地地区	灌木荒漠
21-123	QH-028	2021/11/14 19:00	97.1003	36.1775	2878	1.24	20.9	718.2	20.01	柴达木盆地地区	无植被地段
21-124	QH-029	2021/11/14 19:40	97.8773	36.0134	3055	−1.90	24.7	702.9	19.96	柴达木盆地地区	高山稀疏植被
21-125	QH-030	2021/11/14 20:22	98.0902	36.2991	3186	−4.07	15.6	692.5	19.93	柴达木盆地地区	一年一熟粮食作物及耐寒经济作物田、落叶果树园
21-126	QH-031	2021/11/15 9:32	98.3649	36.4598	3376	−4.54	22.6	675.2	19.92	黄南高山盆地地区	半灌木、矮半灌木荒漠
21-127	QH-032	2021/11/15 11:09	99.7811	36.4575	3156	3.12	16.2	693.7	19.87	黄湟河谷盆地地区	温带丛生禾草草原
21-128	QH-033	2021/11/18 8:45	102.0111	36.5174	2127	1.05	33.4	784.9	20.07	黄湟河谷盆地地区	一年一熟粮食作物及耐寒经济作物田、落叶果树园
21-129	QH-034	2021/11/18 11:53	102.3947	36.4751	2005	8.61	24.9	796.8	20.19	黄湟河谷盆地地区	一年一熟短生育期耐寒作物田
21-130	QH-035	2021/11/18 16:48	102.8286	36.3230	1829	14.57	19.5	810.3	20.20	陇中西中山与黄土梁峁区	温带丛生矮禾草、木荒漠草原
21-131	QH-036	2021/11/19 8:27	102.9036	36.3053	1741	1.47	41.3	823.2	20.08	陇中西中山与黄土梁峁区	温带丛生矮禾草荒漠草原
21-132	QH-037	2021/11/19 10:18	102.9578	36.2740	1795	9.53	29.1	820.1	20.12	陇中西中山与黄土梁峁区	温带丛生矮禾草荒漠草原
21-133	QH-038	2021/11/19 11:16	102.9028	36.2950	1756	9.92	28.7	822.7	20.05	陇中西中山与黄土梁峁区	温带丛生矮禾草、木荒漠草原
21-134	QH-039	2021/11/19 12:27	102.7245	35.8189	1812	12.66	21.2	815.8	20.06	黄湟河谷盆地地区	温带丛生禾草草原
22-001	MS-001	2022/7/16 8:23	101.7504	36.6383	2282	16.77	79.6	775.4	20.41	黄湟河谷盆地地区	无植被地段
22-002	MS-002	2022/7/16 8:42	101.4407	36.6602	2426	17.07	81.5	759.1	20.31	黄湟河谷盆地地区	一年一熟粮食作物田、落叶果树园
22-003	MS-003	2022/7/16 8:57	101.2887	36.6813	2625	15.31	84.2	740.7	20.37	黄湟河谷盆地地区	温带丛生禾草草原
22-004	MS-004	2022/7/16 9:24	101.1489	36.4891	3066	13.08	81.0	702.4	20.36	黄湟河谷盆地地区	蒿类、杂类草高寒草甸
22-005	MS-005	2022/7/16 9:47	101.0410	36.4173	3368	13.63	70.9	677.7	20.36	黄湟河谷盆地地区	禾草、蔓草高寒草原
22-006	MS-006	2022/7/16 10:28	100.8445	36.3628	3217	14.79	69.7	691.3	20.41	黄湟河谷盆地地区	温带丛生禾草草原
22-007	MS-007	2022/7/16 10:43	100.7825	36.3536	3207	14.70	73.6	691.9	20.41	黄湟河谷盆地地区	禾草、蔓草高寒草原

续表

总编号	野外编号	时间	经度 (°)	纬度 (°)	海拔/m	气温/℃	空气相对湿度/%	大气压/hPa	氧含量/%	地貌类型	植被类型
22-008	MS-008	2022/7/16 12:34	99.9902	35.8961	3249	18.24	67.9	687.4	20.51	黄南高山盆地区	温带丛生矮禾草、矮半灌木荒漠草原
22-009	MS-009	2022/7/16 13:41	99.9042	35.8267	3920	12.27	84.2	633.4	20.56	黄南高山盆地区	蒿草、杂类草高寒草甸
22-010	MS-010	2022/7/16 15:03	99.5114	35.4973	4478	18.67	61.6	590.9	20.66	黄南高山盆地区	亚高山落叶阔叶灌丛
22-011	MS-011	2022/7/16 15:32	99.4354	35.4034	3979	24.08	52.0	630.5	20.66	东昆仑山高山区	禾草、薹草高寒草原
22-012	MS-012	2022/7/16 16:33	98.9677	35.2207	4292	16.72	62.4	605.7	20.71	东昆仑山高山区	禾草、薹草高寒草原
22-013	MS-013	2022/7/16 17:10	98.8656	35.1153	4244	18.58	58.6	609.3	20.76	东昆仑山高山区	无植被地段
22-014	MS-014	2022/7/16 18:50	98.2046	34.9095	4260	13.66	79.9	608.2	20.82	江河源丘状山原区	无植被地段
22-015	MS-015	2022/7/16 7:10	98.2071	34.9087	4138	11.96	77.9	608.9	20.43	江河源丘状山原区	蒿草、杂类草高寒草甸
22-016	MS-016	2022/7/17 8:41	97.9174	35.1062	4275	12.47	71.3	607.9	20.31	江河源丘状山原区	蒿草、杂类草高寒草甸
22-017	MS-017	2022/7/17 9:36	97.5698	35.0147	4313	16.58	59.0	605.8	20.36	江河源丘状山原区	蒿草、杂类草高寒草甸
22-018	MS-018	2022/7/17 10:53	97.2483	35.0103	4349	17.69	52.6	602.8	20.40	江河源丘状山原区	蒿草、杂类草高寒草甸
22-019	MS-019	2022/7/17 12:20	96.9168	35.0602	4345	14.89	61.3	602.8	20.51	江河源丘状山原区	蒿草、杂类草高寒草甸
22-020	MS-020	2022/7/17 13:54	96.6313	35.0839	4331	13.96	65.2	604.4	20.60	江河源丘状山原区	蒿草、杂类草高寒草甸
22-021	MS-021	2022/7/17 15:07	96.3738	35.0240	4452	17.01	55.7	594.8	20.66	江河源丘状山原区	蒿草、杂类草高寒草甸
22-022	MS-022	2022/7/17 16:10	96.2092	34.9412	4702	12.96	64.1	576.2	20.71	江河源丘状山原区	蒿草、杂类草高寒草甸
22-023	MS-023	2022/7/17 17:25	96.1212	34.6795	4659	14.64	57.9	579.5	20.76	江河源丘状山原区	蒿草、杂类草高寒草甸
22-024	MS-024	2022/7/17 18:01	95.8043	34.5154	4406	18.22	56.2	599.0	20.81	江河上游高山谷地区	蒿草、杂类草高寒草甸
22-025	MS-025	2022/7/17 18:49	95.5730	34.4817	4472	16.67	57.3	592.5	20.81	江河上游高山谷地区	蒿草、杂类草高寒草甸
22-026	MS-026	2022/7/17 20:02	95.8049	34.1390	4243	14.93	65.7	609.5	20.75	江河上游高山谷地区	无植被地段
22-027	MS-027	2022/7/18 9:30	95.4883	34.5433	4242	12.40	68.8	610.2	20.37	江河上游高山谷地区	蒿草、杂类草高寒草甸
22-028	MS-028	2022/7/18 10:07	95.1841	34.6816	4619	10.17	70.5	581.1	20.41	江河上游高山谷地区	蒿草、杂类草高寒草甸

续表

总编号	野外编号	时间	经度 (°)	纬度 (°)	海拔 /m	气温 /℃	空气相对湿度 /%	大气压 /hPa	氧含量 /%	地貌类型	植被类型
22-029	MS-029	2022/7/18 11:08	94.6089	34.9625	4445	11.12	69.2	594.7	20.47	江河源丘状山原区	蒿草、杂类草高寒草甸
22-030	MS-030	2022/7/18 11:49	94.2065	35.0653	4417	10.73	69.4	597.2	20.46	江河源丘状山原区	禾草、蒿草高寒草原
22-031	MS-031	2022/7/18 12:20	93.9637	35.1316	4463	15.46	55.9	594.1	20.52	江河源丘状山原区	蒿草、杂类草高寒草甸
22-032	MS-032	2022/7/18 13:15	93.9145	35.5188	4593	17.83	42.1	584.5	20.56	江河源丘状山原区	禾草、蒿草高寒草原
22-033	MS-033	2022/7/18 14:11	93.7366	35.5137	4568	15.76	40.9	587.2	20.62	江河源丘状山原区	禾草、蒿草高寒草原
22-034	MS-034	2022/7/18 16:32	93.6011	35.4314	4480	17.21	36.0	593.4	20.71	江河源丘状山原区	蒿草、杂类草高寒草甸
22-035	MS-035	2022/7/19 8:28	93.4796	35.4612	4455	5.68	65.5	594.6	20.31	江河源丘状山原区	禾草、蒿草高寒草原
22-036	MS-036	2022/7/19 11:50	93.2485	35.2854	4573	12.36	41.5	587.3	20.47	江河源丘状山原区	禾草、蒿草高寒草原
22-037	MS-037	2022/7/19 12:15	93.0905	35.2394	4655	10.38	41.7	581.0	20.51	江河源丘状山原区	禾草、蒿草高寒草原
22-038	MS-038	2022/7/19 13:49	92.9526	34.9499	4564	13.98	42.7	588.2	20.56	江河源丘状山原区	禾草、蒿草高寒草原
22-039	MS-039	2022/7/19 14:34	92.9171	34.6785	4947	13.01	32.0	559.7	20.61	江河源丘状山原区	蒿草、杂类草高寒草甸
22-040	MS-040	2022/7/19 15:03	92.7834	34.6100	4736	18.18	28.9	576.1	20.66	江河源丘状山原区	禾草、蒿草高寒草原
22-041	MS-041	2022/7/19 15:54	92.5883	34.3229	4575	10.74	44.0	587.2	20.72	江河源丘状山原区	禾草、蒿草高寒草原
22-042	MS-042	2022/7/19 16:28	92.4432	34.2136	4558	18.41	23.5	588.5	20.71	江河源丘状山原区	无植被地段
22-043	MS-043	2022/7/20 8:03	92.3414	34.0953	4731	5.43	58.3	572.0	20.32	江河源丘状山原区	蒿草、杂类草高寒草甸
22-044	MS-044	2022/7/20 8:36	92.3640	33.8656	4570	8.36	54.0	586.0	20.32	江河源丘状山原区	蒿草、杂类草高寒草甸
22-045	MS-045	2022/7/20 9:01	92.1880	33.7516	4649	10.83	50.6	580.5	20.37	江河源丘状山原区	蒿草、杂类草高寒草甸
22-046	MS-046	2022/7/20 9:30	92.0676	33.5928	4710	15.82	37.6	576.4	20.37	江河源丘状山原区	无植被地段
22-047	MS-047	2022/7/20 10:39	91.9047	33.3428	4804	18.46	31.8	569.7	20.41	江河源丘状山原区	禾草、蒿草高寒草原
22-048	MS-048	2022/7/20 13:50	91.9568	33.0369	5046	20.74	24.8	551.8	20.56	江河源丘状山原区	蒿草、杂类草高寒草甸
22-049	MS-049	2022/7/20 14:25	91.9181	32.8818	5224	17.80	24.8	539.7	20.61	江河源丘状山原区	蒿草、杂类草高寒草甸

续表

总编号	野外编号	时间	经度 (°)	纬度 (°)	海拔 /m	气温 /℃	空气相对湿度 /%	大气压 /hPa	氧含量 /%	地貌类型	植被类型
22-050	MS-050	2022/7/20 14:59	91.9041	32.7842	5067	19.55	25.6	551.3	20.66	江河源丘状山原区	嵩草、杂类草高寒草甸
22-051	MS-051	2022/7/20 15:24	91.8623	32.6584	5012	19.67	25.6	555.0	20.66	江河源丘状山原区	嵩草、杂类草高寒草甸
22-052	MS-052	2022/7/20 15:44	91.8521	32.5581	5163	19.60	20.0	543.7	20.66	江河源丘状山原区	嵩草、杂类草高寒草甸
22-053	MS-053	2022/7/20 16:04	91.8371	32.5065	4934	20.06	23.1	560.0	20.72	江河源丘状山原区	嵩草、杂类草高寒草甸
22-054	MS-054	2022/7/20 16:31	91.7108	32.3737	4784	18.95	22.5	570.0	20.72	江河源丘状山原区	嵩草、杂类草高寒草甸
22-055	MS-055	2022/7/20 16:51	91.6860	32.2618	4698	22.23	19.8	575.6	20.71	江河源丘状山原区	无植被地段
22-056	MS-056	2022/7/21 8:06	91.6802	32.2248	4624	7.70	65.9	581.3	20.31	江河源丘状山原区	嵩草、杂类草高寒草甸
22-057	MS-057	2022/7/21 8:32	91.7179	32.1254	4750	5.46	67.1	573.5	20.32	江河源丘状山原区	嵩草、杂类草高寒草甸
22-058	MS-058	2022/7/21 8:56	91.7063	31.9973	4692	6.66	68.5	578.9	20.36	江河源丘状山原区	嵩草、杂类草高寒草甸
22-059	MS-059	2022/7/21 9:25	91.7537	31.8002	4796	8.53	59.4	571.3	20.36	江河源丘状山原区	嵩草、杂类草高寒草甸
22-060	MS-060	2022/7/21 10:02	91.7393	31.6232	4551	9.82	61.9	590.3	20.41	江河源丘状山原区	嵩草、杂类草高寒草甸
22-061	MS-061	2022/7/21 10:41	91.3999	31.5332	4595	12.39	54.2	586.5	20.40	江河源丘状山原区	禾草、薹草高寒草原
22-062	MS-062	2022/7/21 11:00	91.2303	31.4794	4756	13.98	45.8	574.6	20.47	羌塘高原高山极高山湖盆区	嵩草、杂类草高寒草甸
22-063	MS-063	2022/7/21 11:32	90.9412	31.3903	4553	13.00	54.7	590.3	20.47	羌塘高原高山极高山湖盆区	禾草、薹草高寒草原
22-064	MS-064	2022/7/21 12:23	90.4172	31.3656	4618	14.56	41.9	585.5	20.52	羌塘高原高山极高山湖盆区	禾草、薹草高寒草原
22-065	MS-065	2022/7/21 12:43	90.1994	31.3741	4650	15.45	41.3	583.1	20.51	羌塘高原高山极高山湖盆区	禾草、薹草高寒草原
22-066	MS-066	2022/7/21 13:42	90.0301	31.4028	4709	18.97	31.6	579.5	20.56	羌塘高原高山极高山湖盆区	无植被地段
22-067	MS-067	2022/7/21 14:24	89.6782	31.5653	4619	18.19	28.1	586.1	20.61	羌塘高原高山极高山湖盆区	禾草、薹草高寒草原
22-068	MS-068	2022/7/21 16:19	89.4097	31.7795	4579	21.34	27.1	588.7	20.72	羌塘高原高山极高山湖盆区	禾草、薹草高寒草原
22-069	MS-069	2022/7/21 16:49	89.2358	31.9971	4609	19.42	22.1	586.4	20.72	羌塘高原高山极高山湖盆区	禾草、薹草高寒草原

续表

总编号	野外编号	时间	经度 (°)	纬度 (°)	海拔/m	气温/℃	空气相对湿度/%	大气压/hPa	氧含量/%	地貌类型	植被类型
22-070	MS-070	2022/7/21 17:21	89.0905	32.2678	4713	16.69	19.2	578.3	20.76	羌塘高原高山极高山湖盆区	禾草、蒿草高寒草原
22-071	MS-071	2022/7/21 18:36	88.9457	32.5012	4942	14.77	18.2	561.6	20.81	羌塘高原高山极高山湖盆区	禾草、蒿草高寒草原
22-072	MS-072	2022/7/21 19:18	88.8729	32.8241	4916	15.07	17.9	564.2	20.77	羌塘高原高山极高山湖盆区	禾草、蒿草高寒草原
22-073	MS-073	2022/7/21 21:20	88.8384	33.1884	4920	9.61	22.8	565.2	20.72	羌塘高原高山极高山湖盆区	无植被地段
22-074	MS-074	2022/7/22 9:16	88.7466	33.2449	5218	4.75	38.7	538.5	20.37	羌塘高原高山极高山湖盆区	禾草、蒿草高寒草原
22-075	MS-075	2022/7/22 9:38	88.6723	33.2571	5210	7.54	32.8	543.2	20.37	羌塘高原高山极高山湖盆区	禾草、蒿草高寒草原
22-076	MS-076	2022/7/22 13:31	89.1499	31.5081	4617	17.49	21.2	587.4	20.56	羌塘高原高山极高山湖盆区	禾草、蒿草高寒草原
22-077	MS-077	2022/7/22 14:20	89.6713	31.5726	4601	19.98	17.3	588.1	20.61	羌塘高原高山极高山湖盆区	禾草、蒿草高寒草原
22-078	MS-078	2022/7/22 19:21	92.0619	31.4690	4520	19.36	24.6	592.7	20.78	江河源丘状山原区	无植被地段
22-079	MS-079	2022/7/23 10:48	91.0817	30.4587	4284	18.17	32.5	610.3	20.42	念青唐古拉山-冈底斯山高山极高山区	蒿草、杂类草高寒草甸
22-080	MS-080	2022/7/23 11:26	90.8193	30.3139	4302	17.94	37.9	608.4	20.47	念青唐古拉山-冈底斯山高山极高山区	蒿草、杂类草高寒草甸
22-081	MS-081	2022/7/23 11:54	90.6173	30.1944	4537	16.84	26.3	590.9	20.51	念青唐古拉山-冈底斯山高山极高山区	禾草、蒿草高寒草原
22-082	MS-082	2022/7/23 12:32	90.5841	30.0546	4237	22.67	30.6	613.5	20.51	念青唐古拉山-冈底斯山高山极高山区	亚高山落叶阔叶灌丛
22-083	MS-083	2022/7/23 12:57	90.7224	29.9546	3999	24.65	29.7	631.4	20.56	念青唐古拉山-冈底斯山高山极高山区	一年一熟粮食作物及耐寒经济作物带，落叶阔叶、落叶常绿阔叶灌丛
22-084	MS-084	2022/7/23 13:45	90.8782	29.7029	3750	24.86	34.5	649.6	20.56	喜马拉雅山北-雅鲁藏布高山河谷盆地区	亚热带、热带常绿阔叶、落叶阔叶灌丛
22-085	MS-085	2022/7/23 17:03	91.1237	29.6508	3675	26.00	35.1	654.1	20.77	喜马拉雅山北-雅鲁藏布高山河谷盆地区	无植被地段
22-086	KH-001	2022/7/28 8:48	76.0037	39.4945	3943	28.07	17.0	631.4	20.31	喀什洪积冲积平原区	无植被地段
22-087	KH-002	2022/7/28 10:23	75.8761	39.3955	3289	31.47	18.3	682.3	20.42	喀什洪积冲积平原区	两年三熟或一年两熟旱作田和落叶果树园
22-088	KH-003	2022/7/28 10:47	75.7006	39.3240	3789	29.40	18.8	645.6	20.41	喀什洪积冲积平原区	无植被地段

续表

总编号	野外编号	时间	经度/(°)	纬度/(°)	海拔/m	气温/℃	空气相对湿度/%	大气压/hPa	氧含量/%	地貌类型	植被类型
22-089	KH-004	2022/7/28 11:52	75.5722	39.0707	3287	27.61	25.4	680.1	20.47	喀什洪积冲积平原区	半灌木、矮半灌木荒漠
22-090	KH-005	2022/7/28 12:10	75.5699	39.0303	3629	30.28	19.9	654.7	20.52	喀什洪积冲积平原区	半灌木、矮半灌木荒漠
22-091	KH-006	2022/7/28 13:49	75.4922	38.9126	3378	30.23	19.7	679.9	20.56	西昆仑高山极高山区	半灌木、矮半灌木荒漠
22-092	KH-007	2022/7/28 14:04	75.4810	38.8603	3195	28.73	24.3	686.6	20.62	西昆仑高山极高山区	半灌木、矮半灌木荒漠
22-093	KH-008	2022/7/28 14:30	75.3334	38.8024	3196	31.22	17.2	694.5	20.62	西昆仑高山极高山区	半灌木、矮半灌木荒漠
22-094	KH-009	2022/7/28 15:00	75.2283	38.7728	2982	30.60	25.7	705.9	20.67	西昆仑高山极高山区	半灌木、矮半灌木荒漠
22-095	KH-010	2022/7/28 15:16	75.1493	38.7483	3190	29.73	21.7	690.9	20.67	西昆仑高山极高山区	半灌木、矮半灌木荒漠
22-096	KH-011	2022/7/28 15:33	75.0307	38.7324	3094	29.94	29.9	696.4	20.67	西昆仑高山极高山区	垫状矮半灌木高寒荒漠
22-097	KH-012	2022/7/28 15:59	74.9272	38.6630	3074	32.60	16.6	702.4	20.72	西昆仑高山极高山区	垫状矮半灌木高寒荒漠
22-098	KH-013	2022/7/28 16:36	75.0435	38.4104	3107	31.37	22.5	698.0	20.71	西昆仑高山极高山区	垫状矮半灌木高寒荒漠
22-099	KH-014	2022/7/28 17:14	74.8887	38.2845	3110	18.74	47.7	699.8	20.76	西昆仑高山极高山区	高山稀疏植被
22-100	KH-015	2022/7/28 17:37	74.9285	38.1947	2632	31.49	26.3	736.6	20.76	西昆仑高山极高山区	半灌木、矮半灌木荒漠
22-101	KH-016	2022/7/28 18:03	75.0489	38.0393	3116	23.52	37.3	694.1	20.81	西昆仑高山极高山区	半灌木、矮半灌木荒漠
22-102	KH-017	2022/7/28 19:10	75.1012	38.0105	2253	33.19	22.1	771.4	20.79	西昆仑高山极高山区	禾草、杂类草盐生草甸
22-103	KH-018	2022/7/28 18:16	75.1242	37.9849	3347	24.57	34.0	677.9	20.82	西昆仑高山极高山区	禾草、杂类草盐生草甸
22-104	KH-019	2022/7/29 18:27	75.1887	37.9234	3475	24.09	37.9	668.7	20.82	西昆仑高山极高山区	高寒沼泽
22-105	KH-020	2022/7/28 18:43	75.2247	37.8846	3494	24.68	34.5	631.2	20.81	西昆仑高山极高山区	高寒沼泽
22-106	KH-021	2022/7/28 19:03	75.1871	37.7855	3659	23.01	35.1	655.1	20.79	西昆仑高山极高山区	半灌木、矮半灌木荒漠
22-107	KH-022	2022/7/28 19:17	75.2270	37.7515	1971	34.36	28.8	798.2	20.79	西昆仑高山极高山区	灌木荒漠
22-108	KH-023	2022/7/29 8:44	75.2277	37.7701	1899	34.47	26.4	805.1	20.32	西昆仑高山极高山区	无植被地段
22-109	KH-024	2022/7/29 10:24	75.3029	37.6881	3816	23.40	35.1	642.4	20.42	西昆仑高山极高山区	灌木荒漠

续表

总编号	野外编号	时间	经度/(°)	纬度/(°)	海拔/m	气温/℃	空气相对湿度/%	大气压/hPa	氧含量/%	地貌类型	植被类型
22-110	KH-025	2022/7/29 10:36	75.3390	37.6222	4318	20.28	35.7	603.8	20.41	西昆仑高山极高山区	灌木荒漠
22-111	KH-026	2022/7/29 10:59	75.3749	37.4731	3873	24.65	31.8	638.1	20.46	西昆仑高山极高山区	灌木荒漠
22-112	KH-027	2022/7/29 11:20	75.4105	37.3385	3932	23.19	29.4	635.1	20.47	西昆仑高山极高山区	半灌木、矮半灌木荒漠
22-113	KH-028	2022/7/29 11:43	75.4158	37.3244	4156	17.69	45.8	617.8	20.47	西昆仑高山极高山区	半灌木、矮半灌木荒漠
22-114	KH-029	2022/7/29 12:09	75.4550	37.2061	1689	33.11	32.4	824.7	20.52	西昆仑高山极高山区	半灌木、矮半灌木荒漠
22-115	KH-030	2022/7/29 16:41	75.4964	37.1002	1623	30.43	43.6	830.9	20.72	西昆仑高山极高山区	垫状矮半灌木高寒荒漠
22-116	KH-031	2022/7/29 12:36	75.5165	37.0519	1353	31.81	50.4	857.0	20.52	西昆仑高山极高山区	垫状矮半灌木高寒荒漠
22-117	KH-032	2022/7/29 14:04	75.5231	37.0370	1380	26.46	46.1	860.3	20.62	西昆仑高山极高山区	垫状矮半灌木高寒荒漠
22-118	KH-033	2022/7/29 13:39	75.5509	36.9266	1325	29.88	56.5	859.4	20.57	喀喇昆仑高山极高山宽谷盆地区	禾草、蒿草高寒草原
22-119	KH-034	2022/7/29 13:09	75.5073	36.8447	3194	23.09	42.0	689.0	20.57	喀喇昆仑高山极高山宽谷盆地区	蒿草、杂类草高寒草甸
22-120	TR-001	2022/7/18	99.0670	29.9256	2518	21.81	—	—	20.07	横断山北段高山峡谷区	亚热带、热带常绿阔叶、落叶阔叶灌丛
22-121	TR-002	2022/7/18	99.0196	29.7982	2459	24.01	—	—	20.17	横断山北段高山峡谷区	亚热带、热带常绿阔叶、落叶阔叶灌丛
22-122	TR-003	2022/7/18	99.0154	29.7831	2454	26.57	—	—	20.28	横断山北段高山峡谷区	亚热带、热带常绿阔叶、落叶阔叶灌丛
22-123	TR-004	2022/7/18	98.8612	29.7157	2968	24.10	—	—	20.43	横断山北段高山峡谷区	亚热带和热带山地针叶林
22-124	TR-005	2022/7/18	98.7382	29.7260	3461	23.57	—	—	20.26	横断山北段高山峡谷区	亚热带和热带山地针叶林
22-125	TR-006	2022/7/18	98.6718	29.7439	3559	18.76	—	—	20.11	横断山北段高山峡谷区	亚热带和热带山地针叶林
22-126	TR-007	2022/7/18	98.5987	29.7016	3874	20.88	—	—	20	横断山北段高山峡谷区	蒿草、杂类草高寒草甸
22-127	TR-008	2022/7/19	98.5543	29.7046	4043	11.07	—	—	19.8	横断山北段高山峡谷区	亚高山常绿针叶灌丛
22-128	TR-009	2022/7/19	98.5254	29.6966	4345	8.21	—	—	19.7	横断山北段高山峡谷区	亚高山常绿针叶灌丛
22-129	TR-010	2022/7/19	98.4895	29.7092	4037	11.93	—	—	19.71	横断山北段高山峡谷区	亚高山常绿针叶灌丛

续表

总编号	野外编号	时间	经度 (°)	纬度 (°)	海拔 /m	气温 /℃	空气相对湿度 /%	大气压 /hPa	氧含量 /%	地貌类型	植被类型
22-130	TR-011	2022/7/19	98.4549	29.7238	3786	13.66	—	—	19.75	横断山北段高山峡谷区	亚高山常绿针叶灌丛
22-131	TR-012	2022/7/19	98.4482	29.7256	3808	11.72	—	—	19.74	横断山北段高山峡谷区	亚高山常绿针叶灌丛
22-132	TR-013	2022/7/19	98.4478	29.7169	3687	17.32	—	—	19.86	横断山北段高山峡谷区	亚高山常绿针叶灌丛
22-133	TR-014	2022/7/19	98.4455	29.7282	3834	14.15	—	—	19.7	横断山北段高山峡谷区	亚高山常绿针叶灌丛
22-134	TR-015	2022/7/19	98.4006	29.6952	3251	21.46	—	—	20.03	横断山北段高山峡谷区	亚热带、热带常绿阔叶、落叶阔叶灌丛
22-135	TR-016	2022/7/19	98.4005	29.6852	3275	18.47	—	—	20.08	横断山北段高山峡谷区	亚热带、热带常绿阔叶、落叶阔叶灌丛
22-136	TR-017	2022/7/19	98.3743	29.6766	2962	22.29	—	—	20.22	横断山北段高山峡谷区	亚热带和热带常绿阔叶林
22-137	TR-018	2022/7/19	98.3516	29.6365	2596	24.17	—	—	20.32	横断山北段高山峡谷区	亚热带、热带常绿阔叶、落叶阔叶灌丛
22-138	TR-019	2022/7/19	98.3474	29.6242	2693	23.11	—	—	20.34	横断山北段高山峡谷区	亚热带常绿阔叶林
22-139	TR-020	2022/7/19	98.3289	29.5819	2968	22.62	—	—	20.3	横断山北段高山峡谷区	亚热带硬叶常绿阔叶林
22-140	TR-021	2022/7/19	98.3161	29.5526	3883	13.05	—	—	20.21	横断山北段高山峡谷区	亚热带和热带山地针叶林
22-141	TR-022	2022/7/19	98.2722	29.5417	3582	19.72	—	—	20.13	横断山北段高山峡谷区	亚热带和热带山地针叶林
22-142	TR-023	2022/7/19	98.2317	29.5394	3447	18.31	—	—	20.16	横断山北段高山峡谷区	亚热带和热带山地针叶林
22-143	TR-024	2022/7/19	98.1844	29.5657	3803	16.15	—	—	20.06	横断山北段高山峡谷区	亚热带和热带山地针叶林
22-144	TR-025	2022/7/19	98.1591	29.6082	4044	13.78	—	—	20.05	横断山北段高山峡谷区	亚热带和热带山地针叶林
22-145	TR-026	2022/7/19	98.1350	29.6436	4239	11.32	—	—	19.97	横断山北段高山峡谷区	亚高山革质常绿阔叶灌丛
22-146	TR-027	2022/7/19	98.1120	29.6942	4546	11.35	—	—	19.84	横断山北段高山峡谷区	亚高山革质常绿阔叶灌丛
22-147	TR-028	2022/7/19	98.0818	29.7243	4689	8.94	—	—	19.5	横断山北段高山峡谷区	亚高山革质常绿阔叶灌丛
22-148	TR-029	2022/7/19	98.0317	29.7232	4884	8.83	—	—	19.47	横断山北段高山峡谷区	高山稀疏植被
22-149	TR-030	2022/7/19	98.0028	29.7108	5066	11.84	—	—	19.48	横断山北段高山峡谷区	高山稀疏植被
22-150	TR-031	2022/7/19	97.9546	29.7328	4595	11.49	—	—	19.68	横断山北段高山峡谷区	亚高山革质常绿阔叶灌丛

续表

总编号	野外编号	时间	经度(°)	纬度(°)	海拔/m	气温/°C	空气相对湿度/%	大气压/hPa	氧含量/%	地貌类型	植被类型
22-151	TR-032	2022/7/20	97.9362	29.6814	4119	17.76	—	—	19.98	横断山北段高山峡谷区	亚热带和热带山地针叶林
22-152	TR-033	2022/7/20	97.9304	29.6814	4068	12.37	—	—	19.76	横断山北段高山峡谷区	亚高山革质常绿阔叶灌丛
22-153	TR-034	2022/7/20	97.8864	29.6474	3764	8.11	—	—	19.84	横断山北段高山峡谷区	一年一熟短生育期耐寒作物田
22-154	TR-035	2022/7/20	97.7698	29.7382	3811	14.63	—	—	19.75	横断山北段高山峡谷区	亚热带和热带山地针叶林
22-155	TR-036	2022/7/20	97.7178	29.7911	3842	18.41	—	—	19.76	横断山北段高山峡谷区	亚热带和热带山地针叶林
22-156	TR-037	2022/7/20	97.6844	29.8593	3886	21.55	—	—	19.87	横断山北段高山峡谷区	亚热带和热带山地针叶林
22-157	TR-038	2022/7/20	97.6228	29.9029	3907	21.29	—	—	20.01	横断山北段高山峡谷区	亚热带和热带山地针叶林
22-158	TR-039	2022/7/20	97.5535	29.9437	3935	23.28	—	—	20.14	横断山北段高山峡谷区	亚热带和热带山地针叶林
22-159	TR-040	2022/7/20	97.5449	29.9464	4016	23.49	—	—	20.13	横断山北段高山峡谷区	亚热带和热带山地针叶林
22-160	TR-041	2022/7/20	97.5446	29.9471	4029	19.64	—	—	20.19	横断山北段高山峡谷区	亚热带和热带山地针叶林
22-161	TR-042	2022/7/20	97.5043	29.9585	3958	20.07	—	—	20.17	横断山北段高山峡谷区	亚热带和热带山地针叶林
22-162	TR-043	2022/7/20	97.4542	29.9663	3979	20.73	—	—	20.15	横断山北段高山峡谷区	亚热带和热带山地针叶林
22-163	TR-044	2022/7/20	97.4534	30.0201	3999	23.41	—	—	20.1	横断山北段高山峡谷区	亚高山革质常绿阔叶灌丛
22-164	TR-045	2022/7/20	97.4391	30.0601	4026	24.17	—	—	20.12	横断山北段高山峡谷区	亚高山革质常绿阔叶灌丛
22-165	TR-046	2022/7/20	97.4672	30.0820	4206	22.20	—	—	20.11	横断山北段高山峡谷区	亚高山革质常绿阔叶灌丛
22-166	TR-047	2022/7/20	97.3924	30.1370	4037	20.07	—	—	20.16	横断山北段高山峡谷区	蒿草、杂类草高寒草甸
22-167	TR-048	2022/7/20	97.3220	30.1923	4061	22.02	—	—	20.13	横断山北段高山峡谷区	蒿草、杂类草高寒草甸
22-168	TR-049	2022/7/20	97.2930	30.2110	4081	20.01	—	—	19.89	横断山北段高山峡谷区	蒿草、杂类草高寒草甸
22-169	TR-050	2022/7/21	97.2794	30.1222	4159	14.01	—	—	20.05	横断山北段高山峡谷区	亚高山革质常绿阔叶灌丛
22-170	TR-051	2022/7/21	97.3097	30.1565	4621	12.28	—	—	19.92	横断山北段高山峡谷区	亚高山落叶阔叶灌丛
22-171	TR-052	2022/7/21	97.6315	29.8977	3924	14.29	—	—	20.05	横断山北段高山峡谷区	亚热带和热带山地针叶林

续表

总编号	野外编号	时间	经度 (°)	纬度 (°)	海拔 /m	气温 /℃	空气相对湿度 /%	大气压 /hPa	氧含量 /%	地貌类型	植被类型
22-172	TR-053	2022/7/21	97.3067	30.1150	3543	17.61	—	—	19.79	横断山北段高山峡谷区	亚高山落叶阔叶灌丛
22-173	TR-054	2022/7/21	97.3056	30.1142	3540	18.74	—	—	20.08	横断山北段高山峡谷区	亚高山落叶阔叶灌丛
22-174	TR-055	2022/7/21	97.2924	30.0867	3080	22.48	—	—	19.92	横断山北段高山峡谷区	亚热带、热带常绿阔叶落叶阔叶灌丛
22-175	TR-056	2022/7/21	97.2887	30.0843	3039	24.63	—	—	20.12	横断山北段高山峡谷区	亚热带、热带常绿阔叶落叶阔叶灌丛
22-176	TR-057	2022/7/21	97.3013	30.0697	3287	22.04	—	—	20.05	横断山北段高山峡谷区	亚高山落叶阔叶灌丛
22-177	TR-058	2022/7/21	97.2351	30.0877	2684	27.60	—	—	20.27	横断山北段高山峡谷区	亚热带、热带常绿阔叶灌丛
22-178	TR-059	2022/7/21	97.1656	30.0964	2713	29.48	—	—	20.55	横断山北段高山峡谷区	亚高山落叶阔叶灌丛
22-179	TR-060	2022/7/21	97.1615	30.0706	2810	27.27	—	—	20.31	横断山北段高山峡谷区	亚热带、热带常绿阔叶灌丛
22-180	TR-061	2022/7/21	97.1244	30.0241	2956	26.77	—	—	20.45	横断山北段高山峡谷区	亚热带、热带常绿阔叶落叶阔叶灌丛
22-181	TR-062	2022/7/21	97.1029	30.0273	2989	25.46	—	—	20.36	横断山北段高山峡谷区	亚热带、热带常绿阔叶灌丛
22-182	TR-063	2022/7/21	97.0860	30.0271	2987	29.59	—	—	20.55	横断山北段高山峡谷区	亚热带、热带常绿阔叶落叶阔叶灌丛
22-183	TR-064	2022/7/21	97.0399	30.0193	3053	27.72	—	—	20.55	横断山北段高山峡谷区	亚热带、热带常绿阔叶落叶阔叶灌丛
22-184	TR-065	2022/7/21	96.9928	30.0550	3114	30.34	—	—	20.39	横断山北段高山峡谷区	亚热带、热带常绿阔叶落叶阔叶灌丛
22-185	TR-066	2022/7/21	96.9476	30.0656	3186	30.89	—	—	20.42	横断山北段高山峡谷区	亚热带、热带常绿阔叶落叶阔叶灌丛
22-186	TR-067	2022/7/21	96.8718	30.0567	3338	24.77	—	—	20.39	横断山北段高山峡谷区	亚热带、热带常绿阔叶灌丛
23-001	QQ-001	2023/7/20 7:41	101.7507	36.6380	2251	15.98	67.2	777.0	20.31	黄湟河谷盆地区	一年一熟粮食作物田、落叶果树园经济作物田
23-002	QQ-002	2023/7/20 8:38	101.9048	36.7113	2346	18.27	66.9	768.1	20.36	黄湟河谷盆地区	一年一熟粮食作物田、落叶果树园经济作物田
23-003	QQ-003	2023/7/20 9:17	101.9769	36.8434	2545	18.06	54.7	749.6	20.37	黄湟河谷盆地区	温带丛生禾草草原
23-004	QQ-004A	2023/7/20 9:32	102.0036	36.8601	2601	19.11	60.4	744.7	20.41	黄湟河谷盆地区	一年一熟粮食作物田、落叶果树园经济作物田

续表

总编号	野外编号	时间	经度/(°)	纬度/(°)	海拔/m	气温/℃	空气相对湿度/%	大气压/hPa	氧含量/%	地貌类型	植被类型
23-005	QQ-004B	2023/7/20 9:44	102.0043	36.8599	2605	19.67	61.8	744.5	20.39	黄湟河谷盆地区	一年一熟粮食作物及耐寒经济作物田、落叶果树园
23-006	QQ-005	2023/7/20 10:22	102.1740	37.0051	3342	16.71	47.2	679.8	20.40	北祁连山高山谷地区	亚高山落叶阔叶灌丛
23-007	QQ-006	2023/7/20 10:47	102.2470	37.0290	3116	24.66	49.4	700.3	20.47	北祁连山高山谷地区	亚高山草质常绿阔叶灌丛
23-008	QQ-007	2023/7/20 11:24	102.4041	37.0502	2400	23.74	43.5	764.6	20.48	北祁连山高山谷地区	温带丛生禾草草原
23-009	QQ-008A	2023/7/20 12:19	102.0692	37.1787	2599	21.74	46.9	745.0	20.53	北祁连山高山谷地区	寒温带和温带山地针叶林
23-010	QQ-008B	2023/7/20 12:30	102.0659	37.1788	2613	23.32	42.3	743.6	20.52	北祁连山高山谷地区	寒温带和温带山地针叶林
23-011	QQ-009	2023/7/20 14:10	101.6134	37.3807	2886	24.99	27.9	719.8	20.61	北祁连山高山谷地区	一年一熟短生育期耐寒作物田
23-012	QQ-010A	2023/7/20 14:29	101.5365	37.4141	2988	27.57	33.4	710.6	20.68	北祁连山高山谷地区	一年一熟短生育期耐寒作物田
23-013	QQ-010B	2023/7/20 14:37	101.5363	37.4137	2988	28.93	29.4	710.6	20.65	北祁连山高山谷地区	一年一熟短生育期耐寒作物田
23-014	QQ-011	2023/7/20 15:36	101.3582	37.6270	3232	22.24	41.6	689.0	20.67	北祁连山高山谷地区	嵩草、杂类草高寒草甸
23-015	QQ-012	2023/7/20 15:56	101.1151	37.8388	3767	15.34	43.5	647.4	20.68	北祁连山高山谷地区	嵩草、杂类草高寒草甸
23-016	QQ-013	2023/7/20 16:28	100.9260	37.9606	3372	11.89	52.3	679.8	20.69	北祁连山高山谷地区	嵩草、杂类草高寒草甸
23-017	QQ-014A	2023/7/20 16:56	100.6545	38.0204	3133	18.02	39.3	700.3	20.76	北祁连山高山谷地区	嵩草、杂类草高寒草甸
23-018	QQ-014B	2023/7/20 17:06	100.6550	38.0215	3130	19.89	39.9	700.3	20.74	北祁连山高山谷地区	嵩草、杂类草高寒草甸
23-019	QQ-015	2023/7/20 17:29	100.4423	38.0673	3029	21.13	46.6	709.1	20.81	北祁连山高山谷地区	嵩草、杂类草高寒草甸
23-020	QQ-016	2023/7/20 17:49	100.3153	38.1101	2879	21.29	41.2	722.1	20.81	北祁连山高山谷地区	禾草、蔓草高寒草原
23-021	QQ-017	2023/7/20 18:27	100.2595	38.1712	2756	22.41	35.7	732.8	20.80	北祁连山高山谷地区	温带丛生禾草草原
23-022	QQ-018A	2023/7/21 8:12	100.1452	38.2084	2715	12.54	59.0	742.8	20.31	北祁连山高山谷地区	温带丛生禾草草原
23-023	QQ-018B	2023/7/21 8:17	100.1458	38.2083	2708	12.88	62.4	742.7	20.31	北祁连山高山谷地区	温带丛生禾草草原
23-024	QQ-018C	2023/7/21 8:23	100.1451	38.2076	2701	13.13	58.8	742.6	20.32	北祁连山高山谷地区	温带丛生禾草草原

续表

总编号	野外编号	时间	经度/(°)	纬度/(°)	海拔/m	气温/℃	空气相对湿度/%	大气压/hPa	氧含量/%	地貌类型	植被类型
23-025	QQ-018D	2023/7/21 8:37	100.1023	38.2223	2727	13.22	60.7	738.9	20.37	北祁连山高山谷地区	嵩草、杂类草高寒草甸
23-026	QQ-019A	2023/7/21 9:26	99.8026	38.3055	3044	14.80	52.8	708.8	20.36	北祁连山高山谷地区	嵩草、杂类草高寒草甸
23-027	QQ-019B	2023/7/21 9:32	99.8036	38.3052	3040	15.40	50.0	709.2	20.41	北祁连山高山谷地区	嵩草、杂类草高寒草甸
23-028	QQ-019C	2023/7/21 9:42	99.7856	38.3055	3074	14.24	47.8	706.3	20.41	北祁连山高山谷地区	嵩草、杂类草高寒草甸
23-029	QQ-020A	2023/7/21 10:23	99.5487	38.4528	3264	19.78	37.8	689.4	20.40	北祁连山高山谷地区	嵩草、杂类草高寒草甸
23-030	QQ-020B	2023/7/21 10:27	99.5490	38.4522	3262	18.82	40.9	689.5	20.42	北祁连山高山谷地区	嵩草、杂类草高寒草甸
23-031	QQ-021	2023/7/21 11:03	99.2605	38.6911	3529	18.52	37.8	668.4	20.46	北祁连山高山谷地区	嵩草、杂类草高寒草甸
23-032	QQ-022A	2023/7/21 11:31	99.0024	38.8162	3710	17.98	35.2	653.4	20.50	北祁连山高山谷地区	嵩草、杂类草高寒草甸
23-033	QQ-022B	2023/7/21 11:51	98.8373	38.8346	3855	17.54	41.5	642.3	20.52	北祁连山高山谷地区	嵩草、杂类草高寒草甸
23-034	QQ-023A	2023/7/21 12:11	98.7658	38.7932	4023	16.03	41.8	629.5	20.52	北祁连山高山谷地区	嵩草、杂类草高寒草甸
23-035	QQ-023B	2023/7/21 12:24	98.7658	38.7925	4039	18.74	39.1	628.9	20.50	北祁连山高山谷地区	嵩草、杂类草高寒草甸
23-036	QQ-024A	2023/7/21 13:08	98.4229	38.8076	3369	24.38	28.9	680.1	20.55	北祁连山高山谷地区	温带丛生禾草草原
23-037	QQ-024B	2023/7/21 13:15	98.4213	38.8065	3369	25.67	30.3	680.0	20.57	北祁连山高山谷地区	温带丛生禾草草原
23-038	QQ-024C	2023/7/21 13:25	98.4144	38.8134	3362	24.48	23.7	680.4	20.54	北祁连山高山谷地区	温带丛生禾草草原
23-039	QQ-025A	2023/7/21 15:01	98.2797	39.0409	4252	20.34	15.8	607.9	20.66	北祁连山高山谷地区	嵩草、杂类草高寒草甸
23-040	QQ-025B	2023/7/21 15:09	98.2794	39.0415	4253	20.80	16.2	607.8	20.66	北祁连山高山谷地区	嵩草、杂类草高寒草甸
23-041	QQ-026	2023/7/21 15:53	98.2499	39.0944	3505	24.63	19.2	664.5	20.71	北祁连山高山谷地区	温带丛生禾草草原
23-042	QQ-027A	2023/7/21 16:27	98.0658	39.1783	2948	28.55	15.9	707.0	20.73	北祁连山高山谷地区	温带丛生禾草草原
23-043	QQ-027B	2023/7/21 16:34	98.0652	39.1779	2943	30.03	18.3	707.6	20.76	北祁连山高山谷地区	温带丛生禾草草原
23-044	QQ-028A	2023/7/21 17:14	97.9259	39.3111	2654	27.85	26.7	732.3	20.75	北祁连山高山谷地区	温带丛生禾草草原
23-045	QQ-028B	2023/7/21 17:20	97.9253	39.3107	2668	29.30	23.4	731.8	20.77	北祁连山高山谷地区	温带丛生禾草草原

续表

总编号	野外编号	时间	经度 (°)	纬度 (°)	海拔 /m	气温 /℃	空气相对湿度 /%	大气压 /hPa	氧含量 /%	地貌类型	植被类型
23-046	QQ-029	2023/7/21 17:52	97.7168	39.3363	3514	24.99	25.6	663.6	20.80	北祁连山高山谷地区	温带丛生禾草草原
23-047	QQ-030A	2023/7/21 18:16	97.6494	39.3676	4031	18.36	35.0	625.7	20.82	北祁连山高山谷地区	蒿草、杂类草高寒草甸
23-048	QQ-030B	2023/7/21 18:20	97.6493	39.3672	4031	16.28	31.9	626.0	20.80	北祁连山高山谷地区	蒿草、杂类草高寒草甸
23-049	QQ-031	2023/7/21 18:52	97.6866	39.5239	3114	22.45	29.8	695.9	20.78	北祁连山高山谷地区	半灌木、矮半灌木荒漠
23-050	QQ-032	2023/7/21 20:31	98.2699	39.7994	1664	28.03	22.9	829.3	20.72	北祁连山积洪积平原区	半灌木、矮半灌木荒漠
23-051	QQ-033A	2023/7/22 10:15	99.0600	39.3740	1568	28.38	47.8	839.6	20.42	河西走廊冲积洪积平原区	一年一熟粮食作物田、落叶果树园经济作物田
23-052	QQ-033B	2023/7/22 10:36	99.1581	39.3316	1671	29.93	24.4	830.1	20.47	河西走廊冲积洪积平原区	一年一熟粮食作物田、落叶果树园经济作物田
23-053	QQ-034A	2023/7/22 11:04	99.4215	39.2345	1762	31.61	23.8	821.4	20.46	河西走廊冲积洪积平原区	半灌木、矮半灌木荒漠
23-054	QQ-034B	2023/7/22 11:18	99.4693	39.2242	1759	30.47	40.7	821.8	20.48	河西走廊冲积洪积平原区	一年一熟粮食作物田、落叶果树园经济作物田
23-055	QQ-035A	2023/7/22 11:50	99.4697	39.0450	2455	29.88	28.3	757.9	20.50	北祁连山高山谷地区	温带丛生禾草草原
23-056	QQ-035B	2023/7/22 12:05	99.4800	39.0234	2536	26.18	29.5	751.4	20.52	北祁连山高山谷地区	温带丛生禾草草原
23-057	QQ-036A	2023/7/22 12:28	99.5347	38.9326	2717	25.68	31.6	730.4	20.56	北祁连山高山谷地区	温带丛生禾草草原
23-058	QQ-036B	2023/7/22 12:33	99.5348	38.9323	2724	26.77	28.8	730.1	20.55	北祁连山高山谷地区	温带丛生禾草草原
23-059	QQ-037A	2023/7/22 13:05	99.6585	38.8486	2257	31.52	31.9	775.2	20.57	北祁连山高山谷地区	温带丛生矮半灌木荒漠草原
23-060	QQ-037B	2023/7/22 13:11	99.6584	38.8489	2265	31.71	30.4	774.8	20.55	北祁连山高山谷地区	温带丛生矮半灌木荒漠草原
23-061	QQ-038A	2023/7/22 13:55	99.4743	38.7727	2662	28.57	28.0	739.1	20.61	北祁连山高山谷地区	温带丛生禾草草原
23-062	QQ-038B	2023/7/22 14:04	99.4772	38.7752	2647	24.71	40.9	740.5	20.62	北祁连山高山谷地区	温带丛生禾草草原
23-063	QQ-039A	2023/7/22 15:53	99.8075	38.9235	2033	31.63	24.1	794.8	20.70	北祁连山高山谷地区	半灌木、矮半灌木荒漠
23-064	QQ-039B	2023/7/22 16:00	99.8067	38.9236	2020	32.99	24.8	795.8	20.72	北祁连山高山谷地区	半灌木、矮半灌木荒漠
23-065	QQ-040	2023/7/22 21:27	102.6094	37.9380	1528	28.65	39.9	842.1	20.70	河西走廊冲积洪积平原区	一年一熟粮食作物田、落叶果树园经济作物田

续表

总编号	野外编号	时间	经度/(°)	纬度/(°)	海拔/m	气温/℃	空气相对湿度/%	大气压/hPa	氧含量/%	地貌类型	植被类型
23-066	QQ-041	2023/7/23 8:34	102.7332	37.7342	1721	24.87	60.0	823.9	20.37	河西走廊冲积洪积平原区	一年一熟粮食作物及耐寒经济作物田、落叶果树园
23-067	QQ-042A	2023/7/23 9:06	102.8739	37.5823	1891	26.71	39.8	808.4	20.37	河西走廊冲积洪积平原区	一年一熟粮食作物及耐寒经济作物田、落叶果树园
23-068	QQ-042B	2023/7/23 9:12	102.8742	37.5826	1890	26.19	39.8	808.3	20.35	河西走廊冲积洪积平原区	一年一熟粮食作物及耐寒经济作物田、落叶果树园
23-069	QQ-043A	2023/7/23 9:43	102.8932	37.4370	2112	25.18	39.7	788.4	20.42	六盘山中低山丘陵谷地区	温带丛生矮禾草、矮半灌木荒漠草原
23-070	QQ-043B	2023/7/23 9:53	102.8883	37.4318	2135	29.20	32.9	786.4	20.40	六盘山中低山丘陵谷地区	温带丛生矮禾草、矮半灌木荒漠草原
23-071	QQ-044A	2023/7/23 10:18	102.8973	37.2956	2467	28.08	32.2	757.2	20.41	北祁连山高山谷地区	蒿草、杂类草高寒草甸
23-072	QQ-044B	2023/7/23 10:24	102.8978	37.2952	2456	27.27	42.0	757.7	20.43	北祁连山高山谷地区	蒿草、杂类草高寒草甸
23-073	QQ-045A	2023/7/23 10:47	102.8326	37.2126	2934	22.84	40.1	717.1	20.46	北祁连山高山谷地区	寒温带和温带山地针叶林
23-074	QQ-045B	2023/7/23 10:51	102.8321	37.2122	2933	22.02	41.3	716.4	20.45	北祁连山高山谷地区	寒温带和温带山地针叶林
23-075	QQ-045C	2023/7/23 11:04	102.8305	37.2040	2962	22.32	41.1	714.5	20.45	北祁连山高山谷地区	亚高山落叶阔叶林
23-076	QQ-046A	2023/7/23 11:17	102.8611	37.1666	2794	26.57	35.1	728.5	20.46	北祁连山高山谷地区	亚高山落叶阔叶灌丛
23-077	QQ-046B	2023/7/23 11:21	102.8616	37.1660	2793	26.35	37.1	728.5	20.46	北祁连山高山谷地区	亚高山落叶阔叶灌丛
23-078	QQ-047	2023/7/23 12:06	103.0980	37.0141	2498	29.25	35.5	753.5	20.51	陇中西中山与黄土梁峁区	温带针叶林
23-079	QQ-048A	2023/7/23 13:16	103.1588	36.9029	2330	30.99	34.7	768.3	20.55	陇中西中山与黄土梁峁区	一年一熟短生育期耐寒作物田
23-080	QQ-048B	2023/7/23 13:21	103.1594	36.9029	2319	30.00	38.1	769.3	20.57	陇中西中山与黄土梁峁区	一年一熟短生育期耐寒作物田
23-081	QQ-049A	2023/7/23 14:24	103.2792	36.6958	2054	32.07	45.7	792.0	20.63	陇中西中山与黄土梁峁区	一年一熟粮食作物及耐寒经济作物田、落叶果树园
23-082	QQ-049B	2023/7/23 14:29	103.2788	36.6956	2053	30.95	32.9	792.1	20.66	陇中西中山与黄土梁峁区	一年一熟粮食作物及耐寒经济作物田、落叶果树园
23-083	QQ-050A	2023/7/23 15:13	103.3773	36.5525	1895	34.10	32.6	805.9	20.66	陇中西中山与黄土梁峁区	一年一熟粮食作物及耐寒经济作物田、落叶果树园
23-084	QQ-050B	2023/7/23 15:17	103.3771	36.5523	1892	32.85	33.7	806.1	20.65	陇中西中山与黄土梁峁区	一年一熟粮食作物及耐寒经济作物田、落叶果树园

续表

总编号	野外编号	时间	经度 (°)	纬度 (°)	海拔/m	气温/℃	空气相对湿度/%	大气压/hPa	氧含量/%	地貌类型	植被类型
23-085	QQ-051	2023/7/23 17:03	103.8525	36.0503	1522	31.88	32.0	839.3	20.77	陇中西中山与黄土梁峁区	一年一熟粮食作物及耐寒经济作物田、落叶果树园
23-086	QQ-052	2023/7/24 10:01	103.1593	36.1937	1656	26.68	45.5	830.5	20.41	陇中西中山与黄土梁峁区	一年一熟粮食作物及耐寒经济作物田、落叶果树园
23-087	QQ-053A	2023/7/24 10:30	102.9654	36.2902	1718	26.12	43.3	824.0	20.46	陇中西中山与黄土梁峁区	一年一熟粮食作物及耐寒经济作物田、落叶果树园
23-088	QQ-053B	2023/7/24 10:38	102.9666	36.2908	1721	30.91	42.9	823.7	20.45	陇中西中山与黄土梁峁区	一年一熟粮食作物及耐寒经济作物田、落叶果树园
23-089	QQ-054A	2023/7/24 11:44	102.5758	36.4344	1898	29.92	39.7	807.6	20.52	黄湟河谷盆地区	一年一熟短生育期耐寒作物田
23-090	QQ-054B	2023/7/24 11:52	102.5740	36.4351	1896	30.00	37.8	807.2	20.50	黄湟河谷盆地区	一年一熟耐寒作物田
23-091	QQ-055	2023/7/24 12:14	102.4206	36.4851	1996	29.62	34.8	798.5	20.52	黄湟河谷盆地区	温带丛生矮禾草、矮半灌木荒漠草原
23-092	QQ-056A	2023/7/24 12:30	102.3957	36.6264	2364	30.47	29.3	764.6	20.55	北祁连山高山谷地区	温带丛生禾草草原
23-093	QQ-056B	2023/7/24 12:46	102.3951	36.6266	2369	30.33	29.1	764.2	20.57	北祁连山高山谷地区	温带丛生禾草草原
23-094	QQ-057A	2023/7/24 13:10	102.4148	36.7129	2814	24.37	39.1	726.1	20.57	北祁连山高山谷地区	温带落叶阔叶林
23-095	QQ-057B	2023/7/24 13:20	102.4170	36.7287	2860	30.62	30.6	722.2	20.56	北祁连山高山谷地区	亚高山落叶阔叶灌丛
23-096	QQ-058	2023/7/24 15:41	101.7507	36.6380	2251	29.79	26.2	772.1	20.70	黄湟河谷盆地区	一年一熟粮食作物及耐寒经济作物田、落叶果树园
23-097	QQ-059	2023/7/25 8:27	101.4404	36.6302	2434	20.57	44.3	758.8	20.32	黄湟河谷盆地区	温带丛生禾草草原
23-098	QQ-060	2023/7/25 8:44	101.2835	36.6835	2621	21.39	40.0	743.4	20.36	黄湟河谷盆地区	一年一熟粮食作物及耐寒经济作物田、落叶果树园
23-099	QQ-061A	2023/7/25 9:13	101.1365	36.7620	2797	20.79	45.1	729.3	20.35	黄湟河谷盆地区	温带丛生禾草草原
23-100	QQ-061B	2023/7/25 9:14	101.1345	36.7614	2798	17.80	47.9	728.0	20.37	黄湟河谷盆地区	温带丛生禾草草原
23-101	QQ-062A	2023/7/25 9:41	101.0427	36.8619	2983	20.43	46.7	711.9	20.40	黄湟河谷盆地区	温带丛生禾草草原
23-102	QQ-062B	2023/7/25 9:38	101.0402	36.8612	2988	19.37	42.4	711.1	20.42	黄湟河谷盆地区	温带丛生禾草草原
23-103	QQ-063A	2023/7/25 10:20	100.8184	37.0034	3191	25.75	42.2	694.3	20.42	黄湟河谷盆地区	一年一熟粮食作物及耐寒经济作物田、落叶果树园
23-104	QQ-063B	2023/7/25 10:23	100.8186	37.0025	3185	24.24	36.3	694.9	20.41	黄湟河谷盆地区	温带丛生禾草草原

续表

总编号	野外编号	时间	经度/(°)	纬度/(°)	海拔/m	气温/℃	空气相对湿度/%	大气压/hPa	氧含量/%	地貌类型	植被类型
23-105	QQ-064A	2023/7/25 11:06	100.6815	37.0651	3424	24.10	42.5	675.1	20.46	黄湟河谷盆地地区	温带丛生禾草草原
23-106	QQ-064B	2023/7/25 11:17	100.6854	37.0651	3430	22.53	45.1	674.5	20.46	黄湟河谷盆地地区	温带丛生禾草草原
23-107	QQ-064C	2023/7/25 10:51	100.6939	37.0663	3432	20.46	41.0	674.9	20.46	黄湟河谷盆地地区	温带丛生禾草草原
23-108	QQ-065A	2023/7/25 11:44	100.5687	37.1408	3274	24.91	41.8	687.5	20.51	黄湟河谷盆地地区	温带丛生禾草草原
23-109	QQ-065B	2023/7/25 11:47	100.5693	37.1423	3273	25.46	31.5	687.4	20.52	黄湟河谷盆地地区	温带丛生禾草草原
23-110	QQ-066A	2023/7/25 12:01	100.5269	37.1637	3273	24.75	39.0	687.6	20.51	黄湟河谷盆地地区	温带丛生禾草草原
23-111	QQ-066B	2023/7/25 12:01	100.5265	37.1649	3271	25.30	26.2	687.5	20.52	黄湟河谷盆地地区	一年一熟短生育期耐寒作物田
23-112	QQ-067A	2023/7/25 12:24	100.4205	37.2179	3264	24.64	46.2	687.9	20.51	黄湟河谷盆地地区	温带丛生禾草草原
23-113	QQ-067B	2023/7/25 12:22	100.4206	37.2207	3266	26.75	32.5	687.7	20.52	黄湟河谷盆地地区	温带丛生禾草草原
23-114	QQ-068	2023/7/25 13:00	100.1395	37.3311	3311	27.30	34.3	683.6	20.56	黄湟河谷盆地地区	温带丛生禾草草原
23-115	QQ-069A	2023/7/25 14:10	100.2287	37.3489	3357	24.56	54.3	679.5	20.62	南祁连山高山谷地盆地地区	杂类草高寒草甸
23-116	QQ-069B	2023/7/25 14:23	100.2277	37.3494	3376	30.25	34.7	678.7	20.60	南祁连山高山谷地盆地地区	杂类草高寒草甸
23-117	QQ-069C	2023/7/25 14:12	100.2252	37.3485	3387	29.42	26.2	678.0	20.61	南祁连山高山谷地盆地地区	杂类草高寒草甸
23-118	QQ-069D	2023/7/25 14:19	100.2248	37.3478	3391	28.39	31.1	676.3	20.61	南祁连山高山谷地盆地地区	杂类草高寒草甸
23-119	QQ-070A	2023/7/25 14:56	100.2603	37.4328	3559	25.05	34.7	663.4	20.66	南祁连山高山谷地盆地地区	杂类草高寒草甸
23-120	QQ-070B	2023/7/25 14:52	100.2574	37.4329	3547	28.79	23.1	664.3	20.66	南祁连山高山谷地盆地地区	杂类草高寒草甸
23-121	QQ-071A1	2023/7/25 16:55	100.4830	37.0198	3199	19.46	55.3	691.5	20.77	黄湟河谷盆地地区	半灌木、矮半灌木荒漠
23-122	QQ-071A2	2023/7/25 17:01	100.4829	37.0201	3200	18.47	59.2	691.5	20.77	黄湟河谷盆地地区	半灌木、矮半灌木荒漠
23-123	QQ-071B1	2023/7/25 17:04	100.4831	37.0204	3202	19.17	57.2	691.4	20.78	黄湟河谷盆地地区	半灌木、矮半灌木荒漠
23-124	QQ-071B2	2023/7/25 17:13	100.4840	37.0193	3203	19.35	56.4	691.5	20.78	黄湟河谷盆地地区	半灌木、矮半灌木荒漠

续表

总编号	野外编号	时间	经度 (°)	纬度 (°)	海拔/m	气温/℃	空气相对湿度/%	大气压/hPa	氧含量/%	地貌类型	植被类型
23-125	QQ-071C1	2023/7/25 17:00	100.4812	37.0225	3209	21.24	45.8	690.8	20.76	黄湟河谷盆地区	半灌木、矮半灌木荒漠
23-126	QQ-071C2	2023/7/25 17:09	100.4812	37.0228	3210	20.46	47.8	690.4	20.76	黄湟河谷盆地区	半灌木、矮半灌木荒漠
23-127	QQ-071D1	2023/7/25 17:24	100.4830	37.0206	3205	20.39	48.4	691.0	20.78	黄湟河谷盆地区	半灌木、矮半灌木荒漠
23-128	QQ-071D2	2023/7/25 17:29	100.4833	37.0197	3207	20.53	47.4	691.0	20.79	黄湟河谷盆地区	半灌木、矮半灌木荒漠
23-129	QQ-071E1	2023/7/25 17:26	100.4872	37.0222	3204	20.12	53.0	691.5	20.76	黄湟河谷盆地区	亚高山常绿针叶灌丛
23-130	QQ-071E2	2023/7/25 17:30	100.4876	37.0229	3205	19.85	53.4	691.5	20.81	黄湟河谷盆地区	亚高山常绿针叶灌丛
23-131	QQ-071E3	2023/7/25 17:39	100.4883	37.0283	3205	20.69	48.7	691.4	20.79	黄湟河谷盆地区	半灌木、矮半灌木荒漠
23-132	QQ-072A1	2023/7/25 17:46	100.4823	37.0325	3204	21.37	49.2	691.5	20.80	黄湟河谷盆地区	半灌木、矮半灌木荒漠
23-133	QQ-072A2	2023/7/25 17:47	100.4802	37.0323	3209	23.09	41.2	690.8	20.81	黄湟河谷盆地区	半灌木、矮半灌木荒漠
23-134	QQ-072B	2023/7/25 17:55	100.4778	37.0370	3204	20.63	50.0	691.4	20.80	黄湟河谷盆地区	半灌木、矮半灌木荒漠
23-135	QQ-072C1	2023/7/25 18:12	100.4787	37.0520	3226	20.28	48.5	689.3	20.79	黄湟河谷盆地区	半灌木、矮半灌木荒漠
23-136	QQ-072C2	2023/7/25 18:10	100.4768	37.0513	3221	21.40	41.7	690.2	20.80	黄湟河谷盆地区	半灌木、矮半灌木荒漠
23-137	QQ-072C3	2023/7/25 18:16	100.4762	37.0504	3212	20.15	46.1	690.6	20.81	黄湟河谷盆地区	半灌木、矮半灌木荒漠
23-138	QQ-073	2023/7/25 22:25	101.7507	36.6380	2251	24.92	40.9	774.5	20.69	黄湟河谷盆地区	一年一熟粮食作物及耐寒经济作物田、落叶果树园
23-139	QQ-074A	2023/7/26 8:54	101.2609	36.6320	2711	21.03	55.3	736.0	20.36	黄湟河谷盆地区	温带丛生禾草草原
23-140	QQ-074B	2023/7/26 8:53	101.2603	36.6325	2699	21.87	47.2	736.5	20.35	黄湟河谷盆地区	温带丛生禾草草原
23-141	QQ-075A	2023/7/26 9:22	101.1472	36.4908	3098	24.24	46.1	702.5	20.36	黄湟河谷盆地区	蒿草、杂类草高寒草甸
23-142	QQ-075B	2023/7/26 9:23	101.1456	36.4907	3095	27.25	35.9	703.0	20.38	黄湟河谷盆地区	蒿草、杂类草高寒草甸
23-143	QQ-076A	2023/7/26 9:53	101.0477	36.4220	3397	24.95	37.3	677.6	20.41	黄湟河谷盆地区	禾草、蒿草高寒草原
23-144	QQ-076B	2023/7/26 9:58	101.0468	36.4224	3401	24.38	38.8	677.1	20.41	黄湟河谷盆地区	禾草、蒿草高寒草原
23-145	QQ-077A	2023/7/26 10:55	100.8978	36.2844	3799	20.56	49.6	644.8	20.46	黄湟河谷盆地区	蒿草、杂类草高寒草甸

续表

总编号	野外编号	时间	经度 (°)	纬度 (°)	海拔/m	气温/℃	空气相对湿度/%	大气压/hPa	氧含量/%	地貌类型	植被类型
23-146	QQ-077B	2023/7/26 10:59	100.8979	36.2845	3799	20.31	51.2	645.0	20.46	黄湟河谷盆地区	嵩草、杂类草高寒草甸
23-147	QQ-078A	2023/7/26 11:21	100.8940	36.2907	3732	19.61	56.6	650.5	20.44	黄湟河谷盆地区	嵩草、杂类草高寒草甸
23-148	QQ-078B	2023/7/26 11:28	100.8945	36.2904	3732	17.20	61.2	650.3	20.45	黄湟河谷盆地区	嵩草、杂类草高寒草甸
23-149	QQ-078C	2023/7/26 11:33	100.8950	36.2903	3736	15.26	64.4	650.8	20.43	黄湟河谷盆地区	嵩草、杂类草高寒草甸
23-150	QQ-079A	2023/7/26 11:47	100.8996	36.2895	3709	16.53	62.1	653.1	20.51	黄湟河谷盆地区	嵩草、杂类草高寒草甸
23-151	QQ-079B	2023/7/26 11:51	100.9000	36.2894	3707	16.21	68.0	646.2	20.50	黄湟河谷盆地区	嵩草、杂类草高寒草甸
23-152	QQ-080A	2023/7/26 12:05	100.8994	36.2925	3611	15.31	73.5	661.5	20.52	黄湟河谷盆地区	嵩草、杂类草高寒草甸
23-153	QQ-080B	2023/7/26 12:09	100.8996	36.2922	3613	15.50	71.3	661.4	20.51	黄湟河谷盆地区	嵩草、杂类草高寒草甸
23-154	QQ-080C	2023/7/26 12:15	100.9000	36.2921	3607	15.56	65.6	661.2	20.50	黄湟河谷盆地区	嵩草、杂类草高寒草甸
23-155	QQ-081A	2023/7/26 12:27	100.9004	36.3028	3426	18.88	64.5	675.3	20.52	黄湟河谷盆地区	嵩草、杂类草高寒草甸
23-156	QQ-081B	2023/7/26 12:31	100.9010	36.3030	3420	15.91	71.4	675.9	20.52	黄湟河谷盆地区	嵩草、杂类草高寒草甸
23-157	QQ-082	2023/7/26 17:43	101.7507	36.6380	2251	21.39	67.0	775.4	20.81	黄湟河谷盆地区	一年一熟粮食作物田、落叶果树园
23-158	QQ-83A	2023/7/20 10:52	101.1948	36.5477	2840	25.47	44.1	745.4	20.46	黄湟河谷盆地区	亚高山落叶阔叶灌丛
23-159	QQ-83B	2023/7/20 11:56	100.9127	36.1241	2526	24.24	40.4	747.5	20.51	黄湟河谷盆地区	温带丛生禾草草原
23-160	QQ-83C1	2023/7/20 12:11	100.9130	36.1235	2538	23.47	48.3	747.6	20.50	黄湟河谷盆地区	温带丛生禾草草原
23-161	QQ-83C2	2023/7/20 12:40	100.9155	36.1214	2536	26.05	35.5	747.6	20.56	黄湟河谷盆地区	温带丛生禾草草原
23-162	QQ-83C3	2023/7/20 12:45	100.9113	36.1187	2537	25.98	36.5	746.6	20.56	黄湟河谷盆地区	一年一熟粮食作物田、落叶果树园
23-163	QQ-83C4	2023/7/20 12:47	100.9047	36.1177	2532	26.19	37.1	746.6	20.56	黄湟河谷盆地区	一年一熟粮食作物田、落叶果树园
23-164	QQ-83C5	2023/7/20 12:50	100.9047	36.1177	2532	25.09	39.0	746.5	20.57	黄湟河谷盆地区	一年一熟粮食作物田、落叶果树园
23-165	QQ-83D	2023/7/20 14:13	100.9047	36.1177	2532	25.58	29.3	740.1	20.61	黄湟河谷盆地区	一年一熟粮食作物田、落叶果树园

续表

总编号	野外编号	时间	经度 (°)	纬度 (°)	海拔/m	气温/℃	空气相对湿度/%	大气压/hPa	氧含量/%	地貌类型	植被类型
23-166	QQ-83E	2023/7/20 14:30	100.8711	36.1719	2611	24.20	36.5	739.6	20.63	黄湟河谷盆地区	一年一熟粮食作物及耐寒经济作物田、落叶果树园
23-167	QQ-83F	2023/7/20 14:40	100.8415	36.2068	2648	23.49	40.6	744.1	20.66	黄湟河谷盆地区	温带丛生矮禾草、矮半灌木荒漠草原
23-168	QQ-84A	2023/7/20 16:03	100.5747	36.1232	2867	21.31	43.2	717.1	20.71	黄湟河谷盆地区	半灌木、矮半灌木荒漠
23-169	QQ-84B	2023/7/20 16:12	100.5744	36.1368	2867	25.53	36.8	716.7	20.72	黄湟河谷盆地区	温带丛生禾草草原
23-170	QQ-84C1	2023/7/20 16:18	100.5745	36.1320	2866	24.38	35.0	716.6	20.71	黄湟河谷盆地区	温带丛生禾草草原
23-171	QQ-84C2	2023/7/20 16:26	100.5747	36.1232	2867	26.19	32.3	716.5	20.73	黄湟河谷盆地区	半灌木、矮半灌木荒漠
23-172	QQ-84C3	2023/7/20 16:35	100.5791	36.1176	2866	25.08	33.2	716.5	20.75	黄湟河谷盆地区	半灌木、矮半灌木荒漠
23-173	QQ-84C4	2023/7/20 17:22	100.5791	36.1802	2863	22.53	35.5	717.1	20.76	黄湟河谷盆地区	半灌木、矮半灌木荒漠
23-174	QQ-84D1	2023/7/20 17:31	100.5296	36.1922	2873	24.09	33.9	715.7	20.80	黄湟河谷盆地区	温带丛生禾草草原
23-175	QQ-84D2	2023/7/20 17:40	100.5403	36.2095	2866	23.71	31.5	716.0	20.82	黄湟河谷盆地区	半灌木、矮半灌木荒漠
23-176	QQ-84D3	2023/7/20 17:44	100.5457	36.2221	2864	23.52	33.2	716.0	20.82	黄湟河谷盆地区	草原化灌木荒漠
23-177	QQ-84D4	2023/7/20 17:50	100.5656	36.2326	2811	23.93	29.6	720.9	20.82	黄湟河谷盆地区	草原化灌木荒漠
23-178	QQ-85A1	2023/7/21 8:23	100.6221	36.2946	2969	17.85	45.6	711.4	20.33	黄湟河谷盆地区	一年一熟粮食作物及耐寒经济作物田、落叶果树园
23-179	QQ-85A2	2023/7/21 8:33	100.4136	36.3220	2992	20.81	41.5	709.0	20.35	黄湟河谷盆地区	温带丛生禾草草原
23-180	QQ-85A3	2023/7/21 8:44	100.3145	36.3510	3068	20.58	40.3	702.6	20.37	黄湟河谷盆地区	温带丛生禾草草原
23-181	QQ-85A4	2023/7/21 8:57	100.1862	36.3578	3080	21.91	36.2	701.6	20.37	黄湟河谷盆地区	温带丛生禾草草原
23-182	QQ-85B	2023/7/21 9:06	100.1307	36.3427	2992	21.52	32.9	709.4	20.36	黄湟河谷盆地区	温带丛生禾草草原
23-183	QQ-85C	2023/7/21 9:17	100.1027	36.3454	2973	24.94	29.4	710.9	20.36	黄湟河谷盆地区	半灌木、矮半灌木荒漠
23-184	QQ-85D1	2023/7/21 9:23	100.1001	36.3394	2957	23.50	31.9	712.5	20.37	黄湟河谷盆地区	半灌木、矮半灌木荒漠
23-185	QQ-85D2	2023/7/21 9:30	100.0953	36.3307	2936	22.62	34.1	714.2	20.38	黄湟河谷盆地区	半灌木、矮半灌木荒漠

续表

总编号	野外编号	时间	经度 (°)	纬度 (°)	海拔/m	气温/℃	空气相对湿度/%	大气压/hPa	氧含量/%	地貌类型	植被类型
23-186	QQ-85E	2023/7/21 9:34	100.0921	36.3247	2922	21.87	36.4	714.9	20.39	黄湟河谷盆地区	半灌木、矮半灌木荒漠
23-187	QQ-85F	2023/7/21 9:42	100.0875	36.3116	2916	24.61	30.9	715.9	20.42	黄湟河谷盆地区	草原化灌木荒漠
23-188	QQ-86A	2023/7/22 12:19	99.1716	36.7148	3023	26.68	25.3	705.6	20.52	黄湟河谷盆地区	无植被地段
23-189	QQ-86B1	2023/7/22 12:46	99.1735	36.7051	3018	27.66	25.6	705.7	20.56	黄湟河谷盆地区	无植被地段
23-190	QQ-86B2	2023/7/22 13:01	99.1734	36.7046	3012	23.28	31.2	705.6	20.56	黄湟河谷盆地区	无植被地段
23-191	QQ-86B3	2023/7/22 13:52	99.1612	36.7117	3014	28.49	21.3	705.1	20.61	黄湟河谷盆地区	无植被地段
23-192	QQ-86B4	2023/7/22 13:58	99.1617	36.7121	3019	28.91	21.7	705.0	20.61	黄湟河谷盆地区	无植被地段
23-193	QQ-86B5	2023/7/22 14:06	99.1623	36.7123	3019	27.19	23.6	704.9	20.62	黄湟河谷盆地区	无植被地段
23-194	QQ-86C	2023/7/22 15:37	99.1241	36.7829	3120	28.42	15.3	699.3	20.71	黄湟河谷盆地区	多汁盐生矮半灌木荒漠
23-195	QQ-86D	2023/7/22 16:47	99.1101	36.7806	3138	32.29	10.0	697.4	20.71	黄湟河谷盆地区	多汁盐生矮半灌木荒漠
23-196	QQ-86E	2023/7/22 16:25	99.1716	36.7589	3078	31.62	8.9	698.3	20.72	黄湟河谷盆地区	无植被地段
23-197	QQ-86F	2023/7/22 16:33	99.2153	36.7372	3089	32.11	5.8	697.5	20.75	黄湟河谷盆地区	多汁盐生矮半灌木荒漠
23-198	QQ-87A	2023/7/23 11:19	102.7594	35.8401	1741	26.33	26.5	820.5	20.76	陇中西中山与黄土梁峁区	一年一熟粮食作物及耐寒经济作物田、落叶果树园
23-199	QQ-87B	2023/7/23 11:27	102.7317	35.8186	1749	28.64	28.1	819.5	20.48	陇中西中山与黄土梁峁区	温带丛生禾草草原
23-200	QQ-87C1	2023/7/23 11:35	102.7127	35.8175	1769	31.51	19.0	817.8	20.49	黄湟河谷盆地区	温带丛生禾草草原
23-201	QQ-87C2	2023/7/23 11:38	102.7129	35.8177	1767	32.53	17.8	817.8	20.52	黄湟河谷盆地区	温带丛生禾草草原
23-202	QQ-87C3	2023/7/23 11:40	102.7132	35.8178	1768	32.82	18.5	817.7	20.51	黄湟河谷盆地区	温带丛生禾草草原
23-203	QQ-87D	2023/7/23 11:49	102.6991	35.8297	1837	32.21	17.7	811.1	20.52	黄湟河谷盆地区	温带丛生禾草草原

续表

总编号	野外编号	时间	经度(°)	纬度(°)	海拔/m	气温/℃	空气相对湿度/%	大气压/hPa	氧含量/%	地貌类型	植被类型
23-204	QQ-87E	2023/7/23 11:54	102.6944	35.8291	1884	33.22	17.3	806.9	20.52	黄湟河谷地区	温带丛生禾草草原
23-205	QQ-87F	2023/7/23 11:58	102.6925	35.8277	1907	30.72	20.1	804.4	20.51	黄湟河谷地区	温带丛生禾草草原
23-206	QQ-87G1	2023/7/23 12:06	102.6998	35.8304	1814	30.68	20.5	813.3	20.52	黄湟河谷地区	温带丛生禾草草原
23-207	QQ-87G2	2023/7/23 12:10	102.6999	35.8305	1813	30.42	19.7	813.3	20.51	黄湟河谷地区	温带丛生禾草草原

注：(1) 总编号为测量年的统一编号，如 17-001 (2017 年的第一个测点)。

(2) 野外编号为单次野外编号，如 QZ-001 (青藏线的第一个测点)。

(3) 时间为测量时的北京时间，如 2018/8/1 (2018 年 8 月 1 日)。

(4) 经纬度为测量点的经纬度，如 29.6584, 101.0884 (29.6584°N, 101.0884°E)。经纬度在 2017 年野外中由 Garmin Oregon 450 型 GPS 测定，在 2018~2023 年野外中由 Garmin 63sc 型 GPS 测定，仪器精度都为 1″。

(5) 海拔为测量点的绝对高程，单位为 m。2017 年野外科考中经纬度由 Garmin Oregon 450 型 GPS 测定，2018～2023 年野外科考中经纬度由 Garmin 63sc 型 GPS 测定，仪器精度都为 1m。

(6) 气温在野外用 DPH-103 型智能数字温湿度大气压计测得，单位为℃，精度为 0.01℃。

(7) 相对湿度在野外用 DPH-103 型智能数字温湿度大气压计测得，单位为 %，精度为 0.1 ‰。

(8) 大气压在 2017 年野外中用卡西欧 PRG-130GC 型智能数字温湿度气压计测得，单位为 kPa，在 2018～2023 年野外中用 DPH-103 型智能数字温湿度大气压计测得，单位为 kPa，精度为 0.1 kPa。

(9) 氧含量在 2017 年野外中用 CY-12C 型数字测氧仪测得，单位为 %，精度为 0.1%；在 2018～2023 年野外中用 TD400-SH-O2 便携式氧气检测仪测得，单位为 %，精度为 0.01%。

(10) 地貌类型为 1∶25 万中国地貌图的第 3 级分类类型，数据由中国科学院地理科学与资源研究所程维明研究员提供，具体参见：程维明，周成虎，李炳元，等. 2019. 中国地貌区划理论与分区体系研究. 地理学报，74(5): 839-856。

(11) 植被类型为 1∶100 万中国植被类型图的第 3 级分类类型（植被型），具体参见：中国科学院中国植被图编辑委员会. 2001. 中国植被图集 (1∶1000000). 北京：科学出版社。

(12) 由于 2017 年的测氧仪型号为 CY-12C 型数字测氧仪，且 2018～2023 年使用的 TD400-SH-O2 便携式氧气检测仪有更换传感器，为降低测量数据的仪器误差，得到所有氧含量数据，最后将所有氧含量数据进行了对比测量，得到了消除仪器误差的氧含量数据。具体测量和校订过程参见：Hu X K, Chen Y Q, Huo W Y X, et al. 2023. Surface oxygen concentration on the Qinghai-Tibet Plateau (2017–2022). Scientific Data, 10: 900。

附录 4 青藏高原氧含量定位测量结果及相关地理要素数据

附表 4-1 青藏高原典型生态系统碳交换量观测数据

时间	大气压 /hPa	气温 /℃	空气相对湿度 /%	氧含量 /%	土壤呼吸 /[μmol/(m²·s)CO₂]	生态系统呼吸 /[μmol/(m²·s)CO₂]	暗箱 /[μmol/(m²·s)CO₂]	明箱 /[μmol/(m²·s)CO₂]	测量点
2021/8/7 09:30	654.9	11.29	65.1	19.93	2.21	5.02	—	—	
2021/8/7 12:30	654.4	18.25	49.5	20.19	3.61	6.49	—	—	
2021/8/7 18:20	653.9	15.80	53.3	20.00	3.42	5.43	—	—	
2021/8/10 10:20	656.4	15.44	56.5	20.05	2.24	4.04	—	—	
2021/8/10 13:20	655.9	17.99	53.8	19.98	3.54	5.02	—	—	
2021/8/10 17:30	655.1	14.10	63.3	19.95	2.75	5.40	—	—	大通 A
2021/8/11 09:10	656.6	9.72	72.8	19.94	3.55	4.85	—	—	
2021/8/12 11:30	656.9	8.58	82.1	19.92	2.24	3.03	—	—	
2021/8/23 10:20	655.1	8.53	65.1	19.98	2.33	4.27	6.92	-10.12	
2021/8/23 11:20	654.9	10.16	62.1	20.02	2.77	3.24	8.60	-13.87	
2021/8/23 12:20	654.6	11.54	58.7	19.93	2.52	5.64	9.30	-12.82	
2021/8/23 13:20	654.1	11.89	61.5	19.99	2.84	4.22	9.37	—	
2021/8/7 11:40	639.7	18.42	44.9	20.16	3.81	3.89	—	—	
2021/8/7 13:40	639.3	17.38	48.0	20.09	3.84	4.65	—	—	
2021/8/7 17:30	638.9	14.88	61.9	20.08	3.70	3.99	—	—	大通 B
2021/8/10 11:00	641.1	15.06	60.6	20.00	2.53	2.33	—	—	
2021/8/10 12:30	640.9	12.41	66.9	19.94	2.66	3.55	—	—	
2021/8/10 14:00	640.5	15.48	59.2	20.00	2.82	3.80	—	—	

续表

时间	大气压 /hPa	气温 /℃	空气相对湿度 /%	氧含量 /%	土壤呼吸 /[μmol/(m²·s) CO₂]	生态系统呼吸 /[μmol/(m²·s) CO₂]	暗箱 /[μmol/(m²·s) CO₂]	明箱 /[μmol/(m²·s) CO₂]	测量点
2021/8/10 16:40	639.9	14.74	58.7	19.94	2.73	3.32	—	—	
2021/8/11 10:50	641.0	9.38	70.6	19.88	2.60	2.15	—	—	
2021/8/22 09:50	640.7	8.11	73.0	19.96	1.30	1.78	3.82	-2.50	大通 B
2021/8/22 11:50	640.5	12.38	69.8	19.93	1.45	2.64	5.67	-4.55	
2021/8/22 12:50	640.1	12.78	67.9	19.94	1.53	2.76	5.06	-3.97	
2021/8/22 13:50	639.7	8.41	85.9	19.88	1.57	2.45	4.69	2.87	
2021/8/7 10:50	626.0	14.28	65.8	20.01	2.66	2.98	—	—	
2021/8/7 14:40	625.4	20.57	52.6	20.05	3.23	5.13	—	—	
2021/8/7 15:40	625.1	20.82	45.7	20.11	2.80	4.43	—	—	大通 C
2021/8/7 16:40	624.9	17.48	53.7	20.07	2.95	3.98	—	—	
2021/8/10 11:50	627.0	12.22	62.4	19.98	1.71	2.74	—	—	
2021/8/10 15:10	625.9	13.27	64.1	19.94	1.63	2.81	—	—	
2021/8/10 16:00	625.8	13.31	64.3	19.89	2.84	3.02	—	—	
2021/8/11 10:10	626.4	6.52	76.2	19.91	1.61	0.88	—	—	
2021/8/12 09:30	691.7	10.36	79.4	19.94	2.55	3.13	—	—	
2021/8/12 10:30	691.6	13.70	67.8	19.97	2.82	3.39	—	—	
2021/8/12 11:30	691.1	20.05	47.3	20.11	3.42	4.01	—	—	海晏 A
2021/8/12 12:30	691.0	18.08	50.0	20.11	3.36	4.72	—	—	
2021/8/12 15:20	690.3	22.77	44.5	20.11	4.44	6.25	—	—	
2021/8/12 16:15	690.1	20.02	51.2	20.16	4.71	5.39	—	—	

续表

时间	大气压 /hPa	气温 /℃	空气相对湿度 /%	氧含量 /%	土壤呼吸 /[μmol/(m²·s)CO₂]	生态系统呼吸 /[μmol/(m²·s)CO₂]	暗箱 /[μmol/(m²·s)CO₂]	明箱 /[μmol/(m²·s)CO₂]	测量点
2021/8/12 17:05	689.8	21.09	45.9	20.20	4.87	6.30	—	—	
2021/8/12 18:00	689.7	19.20	51.5	20.20	5.04	6.32	—	—	
2021/8/12 18:50	689.8	17.32	62.1	20.11	4.63	5.29	—	—	
2021/8/13 13:50	687.9	20.29	45.0	20.15	6.48	8.67	—	—	
2021/8/13 19:45	687.4	12.84	62.5	20.00	4.04	5.13	—	—	
2021/8/19 09:50	690.0	16.28	70.3	19.98	1.48	3.37	3.37	-9.10	海晏 A
2021/8/19 11:20	690.1	17.77	69.5	20.03	2.74	3.64	3.84	-9.60	
2021/8/19 12:30	689.6	21.35	54.5	20.12	2.54	6.70	4.56	-8.56	
2021/8/19 13:40	689.4	20.53	61.5	20.22	4.34	5.66	4.44	-6.94	
2021/8/19 14:50	688.7	23.40	53.2	20.20	3.76	7.52	5.36	-7.03	
2021/8/19 16:00	688.3	22.02	56.4	20.18	4.97	7.06	3.66	-6.31	
2021/8/19 17:00	688.0	21.12	52.4	20.10	4.52	6.92	4.45	-5.25	
2021/8/19 18:00	688.1	21.08	53.2	20.06	4.37	6.79	4.48	-2.92	
2021/8/19 19:00	688.1	19.54	58.5	20.10	3.93	5.60	4.08	-2.46	
2021/8/13 09:55	696.1	15.96	54.8	20.00	5.24	7.15	—	—	
2021/8/14 08:45	695.2	13.31	67.5	19.96	5.10	8.47	—	—	
2021/8/14 09:45	695.2	13.40	69.1	19.97	5.02	8.64	—	—	
2021/8/14 10:40	694.9	17.35	63.2	20.13	6.90	9.54	—	—	海晏 B
2021/8/14 11:30	694.6	19.96	54.4	20.21	6.39	10.38	—	—	
2021/8/14 12:20	694.3	23.85	48.8	20.15	7.95	9.39	—	—	
2021/8/14 13:10	693.9	23.71	43.9	20.23	7.69	11.42	—	—	

续表

时间	大气压/hPa	气温/℃	空气相对湿度/%	氧含量/%	土壤呼吸/[μmol/(m²·s)CO₂]	生态系统呼吸/[μmol/(m²·s)CO₂]	暗箱/[μmol/(m²·s)CO₂]	明箱/[μmol/(m²·s)CO₂]	测量点
2021/8/14 14:00	693.6	24.23	45.3	20.21	9.54	12.13	—	—	
2021/8/14 15:00	692.9	23.47	43.6	20.25	8.54	13.16	—	—	
2021/8/14 15:50	692.7	23.46	53.1	20.17	9.73	12.48	—	—	
2021/8/14 17:00	692.2	22.44	50.4	20.16	8.71	12.16	—	—	
2021/8/14 17:50	692.0	20.49	51.9	20.20	8.24	11.66	—	—	
2021/8/14 18:45	691.8	18.54	58.1	20.10	8.82	11.25	—	—	
2021/8/14 19:40	692.0	14.71	65.0	20.02	7.23	10.12	—	—	
2021/8/20 09:30	697.4	17.56	66.7	20.04	4.16	6.20	5.10	-8.42	海晏 B
2021/8/20 10:30	697.3	22.29	53.3	20.12	4.38	7.61	9.52	-20.25	
2021/8/20 11:30	697.2	23.04	53.4	20.17	5.19	6.76	9.14	-23.07	
2021/8/20 12:30	696.7	21.87	58.3	20.25	5.29	9.91	17.49	-13.11	
2021/8/20 14:00	695.8	22.92	59.2	20.30	8.89	9.36	17.44	-15.77	
2021/8/20 15:00	695.2	23.19	60.0	20.18	7.58	11.49	21.90	-17.46	
2021/8/20 16:00	694.7	23.42	59.7	20.20	8.69	10.65	21.69	-11.32	
2021/8/20 17:00	694.3	21.93	61.1	20.18	7.97	10.50	18.75	-10.10	
2021/8/20 18:00	693.8	20.48	63.7	20.12	6.89	8.81	16.78	-6.68	
2021/8/20 19:00	694.1	17.37	74.5	20.08	6.66	7.94	11.04	1.94	

续表

时间	大气压/hPa	气温/℃	空气相对湿度/%	氧含量/%	土壤呼吸/[μmol/(m²·s)CO₂]	生态系统呼吸/[μmol/(m²·s)CO₂]	暗箱/[μmol/(m²·s)CO₂]	明箱/[μmol/(m²·s)CO₂]	测量点
2021/8/13 09:20	700.0	13.95	64.6	19.93	4.62	5.56	—	—	
2021/8/13 10:40	699.6	18.12	53.0	20.12	4.83	6.59	—	—	
2021/8/13 11:30	699.3	18.03	61.9	20.06	5.60	6.22	—	—	
2021/8/13 12:10	698.8	19.38	52.9	20.03	5.32	8.40	—	—	
2021/8/13 13:05	698.3	21.77	49.6	20.06	6.85	7.44	—	—	
2021/8/13 14:30	697.6	24.22	51.2	20.19	7.11	10.65	—	—	海晏 C
2021/8/13 15:20	697.5	23.06	46.7	20.27	7.21	8.07	—	—	
2021/8/13 16:05	697.3	24.51	40.7	20.25	6.92	8.91	—	—	
2021/8/13 17:05	698.1	17.69	51.7	20.21	5.71	6.93	—	—	
2021/8/13 18:00	697.8	16.48	54.7	20.11	5.58	5.86	—	—	
2021/8/13 19:00	698.0	14.74	58.9	20.06	4.79	5.54	—	—	
2021/8/21 09:20	698.2	15.21	75.8	19.94	3.61	5.23	8.46	0.07	
2021/8/21 10:20	698.4	16.84	70.4	20.04	3.84	5.93	11.29	−6.90	
2021/8/21 11:20	698.6	15.84	75.6	20.05	3.70	7.26	11.77	5.46	
2021/8/21 12:20	698.5	14.93	79.8	19.96	3.71	5.52	12.15	2.71	
2021/8/21 13:20	698.6	13.59	84.4	19.95	3.54	5.52	8.41	7.39	

续表

时间	大气压/hPa	气温/℃	空气相对湿度/%	氧含量/%	土壤呼吸/[μmol/(m²·s)CO₂]	生态系统呼吸/[μmol/(m²·s)CO₂]	暗箱/[μmol/(m²·s)CO₂]	明箱/[μmol/(m²·s)CO₂]	测量点
2021/8/25 09:10	701.5	14.00	51.7	19.99	0.86	1.02	0.42	-1.65	
2021/8/25 10:10	702.3	18.04	41.6	20.08	1.40	1.83	0.63	-2.73	
2021/8/25 11:10	702.1	19.02	29.7	20.08	1.58	1.89	1.49	-2.47	
2021/8/25 12:10	702.0	20.14	26.8	20.12	1.59	1.88	1.53	-2.56	
2021/8/25 13:10	702.8	17.21	32.5	20.05	1.25	1.69	1.43	-2.28	乌兰 A
2021/8/25 14:10	702.5	21.06	28.2	20.26	2.02	2.06	1.22	-2.70	
2021/8/25 15:10	702.0	22.11	26.6	20.18	1.40	2.51	1.93	-2.61	
2021/8/25 16:10	701.6	19.29	30.3	20.11	1.59	1.86	1.11	-2.46	
2021/8/25 17:10	701.5	18.90	33.5	20.09	1.37	1.95	1.44	-2.40	
2021/8/25 18:10	701.7	16.26	37.5	20.04	1.18	1.45	0.70	-1.13	
2021/8/26 09:05	700.9	11.88	53.1	19.97	0.13	0.42	1.09	-3.08	
2021/8/26 10:05	701.0	12.58	55.5	19.96	0.30	1.12	1.57	-2.32	
2021/8/26 11:05	700.7	14.19	50.3	19.94	0.76	0.83	1.61	-1.15	
2021/8/26 12:05	700.0	16.30	46.4	19.98	0.62	1.16	1.75	-0.06	
2021/8/26 13:05	699.1	19.67	37.8	20.11	1.54	1.25	1.91	0.49	乌兰 B
2021/8/26 14:05	698.3	23.36	26.6	20.19	1.04	1.93	1.68	0.62	
2021/8/26 15:05	697.6	22.74	25.8	20.15	1.34	1.44	1.88	0.95	
2021/8/26 16:05	697.1	22.77	26.8	20.15	0.92	1.99	1.82	0.75	
2021/8/26 17:05	696.6	21.50	27.0	20.16	0.98	1.44	1.45	0.08	
2021/8/26 18:05	696.5	19.59	29.0	20.13	0.72	1.25	1.17	-1.38	

续表

时间	大气压/hPa	气温/℃	空气相对湿度/%	氧含量/%	土壤呼吸/[μmol/(m²·s)CO₂]	生态系统呼吸/[μmol/(m²·s)CO₂]	暗箱/[μmol/(m²·s)CO₂]	明箱/[μmol/(m²·s)CO₂]	测量点
2021/8/27 09:20	695.8	14.46	42.2	20.02	0.25	0.45	1.54	-4.68	
2021/8/27 10:20	695.8	16.59	40.4	20.00	0.27	0.99	2.25	-4.48	
2021/8/27 11:20	695.8	18.64	36.2	20.03	0.58	0.84	3.53	-3.95	
2021/8/27 12:20	695.0	22.11	27.2	20.12	0.46	1.67	4.38	0.33	乌兰 C
2021/8/27 13:20	694.2	22.69	26.3	20.15	0.80	1.17	4.18	0.05	
2021/8/27 14:20	693.9	23.85	24.2	20.16	0.49	1.55	3.78	0.65	
2021/8/27 15:20	693.4	25.96	21.8	20.22	0.70	1.42	3.81	0.26	
2021/8/27 16:20	693.3	22.52	25.0	20.17	0.42	0.93	3.06	-1.77	
2021/8/27 17:20	693.0	21.58	25.9	20.16	0.27	0.85	2.16	-0.53	
2021/8/27 18:20	693.1	19.89	28.1	20.12	0.21	0.61	1.90	-2.29	

注：时间为测量时的北京时间。
(2) 大气压利用 DPH-103 型智能数字温湿度大气压计测得，精度为 0.1 kPa。
(3) 气温利用 DPH-103 型智能数字温湿度大气压计测得，精度为 0.01℃。
(4) 空气相对湿度利用 DPH-103 型智能数字温湿度大气压计测得，精度为 0.1%。
(5) 氧含量利用 TD400-SH-O₂ 便携式氧气检测仪测得，精度为 0.01%。
(6) "土壤呼吸"为清除地表植物和凋落物后测得的对应样点碳交换量；"生态系统呼吸"为保留地表植物和凋落物测得的对应样点碳交换量。二者均利用土壤碳通量测量系统 Li-COR 8100(Li-COR, Lincoln, NE, USA) 测得。
(7) "暗箱"为不透明组合式同化箱测得的对应样点碳交换量，"明箱"为透明组合式同化箱测得的对应样点碳交换量。二者均利用 GFS-3000 便携式光合－荧光测量系统 (Heinz Walz GmbH, Effeltrich, Germany) 测得，均保留了地表植物和凋落物等。
(8) 除时间外，上述其他数据在野外分别由 3 台仪器同时测定，表中所列为其平均值。
(9) 测量点中，大通 A、大通 B、大通 C 在青海省西宁市大通县达坂山测得，海晏 A、海晏 B、海晏 C 在海北州海晏县青海湖北岸测得，乌兰 A、乌兰 B、乌兰 C 在海西州乌兰县茶卡盐湖测得。测量点的经纬度、海拔度由 Garmin 63sc 型 GPS 测定，具体信息如下：

测量点	经度 (°E)	纬度 (°N)	海拔 /m
大通 A	101.4047	37.3258	3673
大通 B	101.3939	37.3461	3868
大通 C	101.3895	37.3509	4039
海晏 A	100.8052	36.8194	3249
海晏 B	100.8949	36.8645	3163
海晏 C	100.9338	36.8768	3118
乌兰 A	99.0022	36.7889	3069
乌兰 B	99.1502	36.7674	3128
乌兰 C	99.2500	36.7174	3113

附表 4-2 祁连山—若尔盖—三江源—藏西北固定点位生态系统草地固碳释氧观测数据

样地名	编号	植被覆盖度 /%	Shannon-Wiener 指数	Simpson 指数	Margalef 物种丰富度指数	Pielou 指数	氧含量 /%	经度 (°E)	纬度 (°N)	土壤呼吸	海拔 /m
QLM	1	92	1.08	0.51	1.14	0.55	21.32	100.2113	38.1916	22.07	2662
QLM	2	92	1.86	0.82	1.25	0.90	21.34	100.3376	38.0894	26.66	2940
QLM	3	95	2.05	0.85	1.44	0.94	21.12	100.3394	38.0919	26.82	3113
QLM	4	91	2.02	0.86	1.30	0.97	22.01	100.3643	38.1736	26.21	3240
QLM	5	40	0.90	0.50	0.78	0.57	21.20	101.0742	37.8617	18.76	3553
MY	6	95	1.93	0.84	1.59	0.88	21.10	101.8053	37.2837	25.24	2860
MY	7	70	1.54	0.96	1.35	0.74	21.09	101.8007	37.2707	24.41	2986
MY	8	76	1.29	0.65	1.01	0.66	21.07	101.8037	37.1485	22.41	3229

续表

样地名	编号	植被覆盖度/%	Shannon-Wiener 指数	Simpson 指数	Margalef 物种丰富度指数	Pielou 指数	氧含量/%	经度/(°E)	纬度/(°N)	土壤呼吸	海拔/m
MY	9	79	0.61	0.32	0.54	0.44	21.01	101.7928	37.2336	20.79	3447
MY	10	86	2.16	0.86	1.85	0.87	21.01	101.7842	37.2322	21.27	3645
RRG	11	95	2.17	0.87	1.90	0.87	21.13	102.3465	33.2008	16.82	4011
RRG	12	70	1.73	0.68	2.24	0.65	20.92	102.3393	33.1922	19.31	3817
RRG	13	95	1.34	0.67	1.09	0.69	20.99	102.3842	33.1924	21.25	3619
RRG	14	95	2.22	0.87	2.35	0.84	21.08	102.464	33.3111	20.51	3440
RRG	15	69	1.88	0.81	1.54	0.82	20.99	102.3465	33.2007	18.14	4018
RRG	16	83	1.50	0.70	1.19	0.72	20.96	102.34	33.1932	19.42	3810
RRG	17	94	1.92	0.82	1.96	0.77	21.03	102.3861	33.1878	20.04	3572
RRG	18	92	1.72	0.74	1.48	0.75	21.05	102.464	33.3071	21.42	3438
MD	19	77	1.22	0.65	0.66	0.76	20.42	97.6569	34.1287	10.65	4834
MD	20	77	1.55	0.75	1.25	0.80	20.63	97.9167	34.3777	22.44	4494
MD	21	79	1.33	0.69	0.79	0.83	20.82	97.9728	34.4859	19.89	4353
MD	22	72	1.45	0.71	0.93	0.74	20.84	98.1335	34.8327	19.01	4229
MD	23	92	1.32	0.69	0.69	0.82	20.76	97.859	34.2651	15.86	4654
TTH	24	78	1.51	0.72	1.18	0.77	20.33	92.9199	34.6797	18.43	5026
TTH	25	78	0.96	0.47	0.72	0.59	20.39	92.8703	34.6393	21.73	4860

续表

样地名	编号	植被覆盖度/%	Shannon-Wiener 指数	Simpson 指数	Margalef 物种丰富度指数	Pielou 指数	氧含量/%	经度 (°E)	纬度 (°N)	土壤呼吸	海拔/m
TTH	26	61	1.02	0.61	0.57	0.73	20.70	92.7185	34.4429	26.92	4695
TTH	27	76	1.61	0.22	1.20	0.83	20.26	92.5979	34.3717	19.53	4581
TTH	28	76	1.53	0.75	0.91	0.86	20.37	92.501	34.291	24.07	4529
GZ	29	64	0.83	0.53	0.51	0.60	20.47	84.0615	32.9099	17.54	4858
GZ	30	47	0.58	0.31	0.52	0.42	20.11	84.0866	32.8921	16.28	4686
GZ	31	28	0.35	0.16	0.38	0.32	20.30	84.1643	32.8207	19.94	4600
GZ	32	59	0.38	0.22	0.18	0.54	20.17	84.2369	32.4661	14.16	4528
GZ	33	24	0.60	0.67	0.40	0.55	20.19	84.1294	32.3628	14.96	4428
AD	34	85	1.61	0.61	0.60	1.00	20.20	91.1453	32.1294	20.15	4840
AD	35	83	1.42	0.72	0.66	0.88	20.27	91.1858	32.1278	21.28	4740
AD	36	73	0.45	0.28	0.16	0.65	20.18	91.2686	32.0972	24.48	4600
AD	37	83	1.44	0.55	0.47	1.04	20.32	91.5408	32.1883	22.70	4570

注：(1) 编号为本次观测的统一编号。

(2) 海拔 (m) 和经纬度（北纬、东经）利用型号为 HOLUX M-241 的 GPS 轨迹记录仪记录，精度为 1 m。

(3) 植被覆盖度 (%)：在 10 m × 10 m 样方内，随机选取 3 个 1 m × 1 m 样方，目测估算样方内植被覆盖度，三个样方平均值即样地植被覆盖度。

(4) 在样方记录物种数及单个物种个体数，用于计算 Shannon-Wiener 指数、Simpson 指数、Margalef 物种丰富度指数、Pielou 指数。

(5) 氧含量 (%)：野外用 TD400-SH-O_2 便携式氧气检测仪测得，精度为 0.01%；同一点位在一天内 5 个时间段测量 5 次（上午两次、中午一次、下午两次），取平均值记为该点氧含量值。

(6) 土壤呼吸 [μmol/($m^2 \cdot s$) CO_2]：使用 Li-8100A 便携式 CO_2 红外气体测量系统测定（Li-8100A, Li-COR, Inc, Lincoln, NE, USA）土壤呼吸；选择晴朗无风天气在 8:00～18:00 每隔 2 h 测一次，每次持续 120 s，在两次测定期间有 30 s 的时间间隔，取一天内平均 CO_2 平均通量记为测量点的土壤呼吸速率；检测上限为 20000 μmol/($m^2 \cdot s$) CO_2。

(7) 样地名对应如下：QLM—祁连山；MY—门源；RRG—若尔盖；MD—玛多；TTH—沱沱河；GZ—改则；AD—安多。

附录 5 青藏高原植被/地表覆盖调查数据（2017～2022 年）

附表 5-1 青藏高原植被/地表覆盖调查数据（51 个大样方数据）

编号	调查时间	样方号	样方面积	植被类型	植被覆盖度/%	海拔/m	经度（°E）	纬度（°N）
18-001	2018/8/4 8:12	XZ-001	1 km×1 km	亚热带、热带常绿阔叶、落叶阔叶灌丛	33.00	3943	88.8230	29.2312
18-002	2018/8/4 12:51	XZ-002	1 km×1 km	蒿草、杂类草高寒草甸	52.40	5122	87.4372	28.9618
18-003	2018/8/5 10:13	XZ-003	1 km×1 km	禾草、蒿草高寒草原	25.90	4586	86.1388	28.6769
18-004	2018/8/6 10:57	XZ-004	1 km×1 km	蒿草、杂类草高寒草甸	30.20	4635	82.9469	30.2766
18-005	2018/8/7 11:43	XZ-005	1 km×1 km	禾草、杂类草盐生草甸	10.95	4258	79.7796	33.4398
18-006	2018/8/7 17:41	XZ-006	1 km×1 km	禾草、杂类草盐生草甸	51.80	4265	79.7095	33.3896
18-007	2018/8/8 12:29	XZ-007	1 km×1 km	禾草、蒿草高寒草原	10.20	5010	79.8936	34.9244
18-008	2018/8/8 17:15	XZ-008	1 km×1 km	禾草、杂类草盐生草甸	7.90	3864	78.4435	36.2508
18-009	2018/8/9 15:44	XZ-009	1 km×1 km	半灌木、矮半灌木荒漠	29.90	2188	77.1314	37.2904
18-010	2018/8/15 14:02	QHL-001	1 km×1 km	蒿草、杂类草高寒草甸	92.20	3831	98.8713	37.1783
18-011	2018/8/16 10:04	QHL-002	1 km×1 km	半灌木、矮半灌木荒漠	25.20	3139	98.0849	36.6686
19-001	2019/7/29 10:40	CZ-001	1 km×1 km	亚热带、热带常绿阔叶、落叶阔叶灌丛	61.30	3778	91.6686	29.8087
19-002	2019/7/31 11:31	CZ-002	1 km×1 km	蒿草、杂类草高寒草甸	43.20	4106	97.3211	30.1935
19-003	2019/8/2 11:17	CZ-003	1 km×1 km	蒿草、杂类草高寒草甸	75.40	4082	100.4191	30.0782
20-001	2020/6/22 10:10	XK-001	1 km×1 km	温带丛生禾草草原	61.44	3208	100.8449	36.3630
20-002	2020/6/23 12:00	XK-002	1 km×1 km	蒿草、杂类草高寒草甸	47.06	4413	97.1899	33.6435
20-003	2020/6/23 14:51	XK-003	1 km×1 km	蒿草、杂类草高寒草甸	70.29	4376	97.4870	33.2154
20-004	2020/6/24 10:31	XK-004	1 km×1 km	蒿草、杂类草高寒草甸	78.16	4309	96.4581	32.5533

续表

编号	调查时间	样方号	样方面积	植被类型	植被覆盖度/%	海拔/m	经度(°E)	纬度(°N)
20-005	2020/6/24 15:33	XK-005	1 km×1 km	亚热带和热带山地针叶林	77.82	4123	96.4148	31.9928
20-006	2020/6/25 13:15	XK-006	1 km×1 km	亚高山草质常绿阔叶灌丛	65.14	4371	97.2658	30.6564
20-007	2020/6/25 17:01	XK-007	1 km×1 km	莎草、杂类草高寒草甸	34.91	4111	97.3213	30.1933
20-008	2020/6/27 10:03	XK-008	1 km×1 km	亚热带、热带常绿阔叶、落叶阔叶灌丛	53.46	2576	99.2751	28.2542
20-009	2020/7/25 10:44	YA-001	1 km×1 km	莎草、杂类草高寒草甸	73.33	4244	96.4050	32.9530
20-010	2020/7/25 16:06	YA-002	1 km×1 km	莎草、杂类草高寒草甸	81.19	4156	95.2472	32.8938
20-011	2020/7/27 10:28	YA-003	1 km×1 km	禾草、蒿草高寒草原	46.20	4603	91.3938	31.5299
20-012	2020/7/27 15:41	YA-004	1 km×1 km	禾草、蒿草高寒草原	43.60	4608	89.6697	31.5757
20-013	2020/7/28 11:21	YA-005	1 km×1 km	禾草、蒿草高寒草甸	36.57	4993	85.7658	31.9575
20-014	2020/7/28 15:25	YA-006	1 km×1 km	禾草、蒿草高寒草原	11.85	4446	84.7945	32.0970
20-015	2020/7/29 11:25	YA-007	1 km×1 km	禾草、蒿草高寒草原	17.67	4833	82.1354	32.1750
20-016	2020/7/29 15:45	YA-008	1 km×1 km	莎草、杂类草高寒草甸	16.16	4496	80.9291	32.4545
20-017	2020/8/2 11:17	XC-001	1 km×1 km	莎草、杂类草高寒草甸	92.95	3278	102.2592	35.5067
20-018	2020/8/3 10:10	XC-002	1 km×1 km	莎草、杂类草高寒草甸	96.60	3437	102.3699	34.5054
20-019	2020/8/3 14:52	XC-003	1 km×1 km	莎草、杂类草高寒草甸	87.52	3467	102.9393	33.8411
21-001	2021/7/26 11:33	QC-001	1 km×1 km	莎草、杂类草高寒草甸	89.81	3994	98.3395	32.9083
21-002	2021/7/27 11:09	QC-002	1 km×1 km	亚高山草质常绿阔叶灌丛	86.43	4049	100.8096	31.6354
21-003	2021/7/28 12:35	QC-003	1 km×1 km	莎草、杂类草高寒草甸	80.07	3923	101.0699	32.3168
21-004	2021/7/29 11:22	QC-004	1 km×1 km	亚高山落叶阔叶灌丛	55.33	4101	99.2342	35.0136
21-005	2021/7/29 15:12	QC-005	1 km×1 km	禾草、蒿草高寒草原	56.38	4164	98.9076	35.2140
21-006	2021/7/29 17:55	QC-006	1 km×1 km	温带丛生禾草草原	31.49	3700	98.3784	35.6919

续表

编号	调查时间	样方号	样方面积	植被类型	植被覆盖度 /%	海拔 /m	经度 (°E)	纬度 (°N)
21-007	2021/7/30 11:48	QC-007	1 km×1 km	无植被地段	1.15	2788	96.0611	36.3689
21-008	2021/7/30 15:33	QC-008	1 km×1 km	禾草、杂类草盐生草甸	7.15	2703	95.0621	36.6752
21-009	2021/7/31 9:29	QC-009	1 km×1 km	禾草、杂类草盐生草甸	14.95	2775	94.1180	36.5841
21-010	2021/7/31 14:13	QC-010	1 km×1 km	禾草、杂类草盐生草甸	44.04	2883	92.6281	37.1637
21-011	2021/8/1 15:44	QC-011	1 km×1 km	灌木荒漠	9.80	3316	95.7619	37.5238
21-012	2021/8/2 10:07	QC-012	1 km×1 km	半灌木、矮半灌木荒漠	52.28	3129	99.0020	36.8397
21-013	2021/8/2 14:50	QC-013	1 km×1 km	温带丛生矮禾草、矮半灌木荒漠草原	77.91	3201	100.7788	36.3515
22-001	2022/7/18 14:11	MS-001	1 km×1 km	禾草、薹草高寒草原	22.18	4568	93.7366	35.5137
22-002	2022/7/19 8:28	MS-002	1 km×1 km	禾草、薹草高寒草原	29.92	4455	93.4796	35.4612
22-003	2022/7/20 10:39	MS-003	1 km×1 km	禾草、薹草高寒草原	37.62	4804	91.9047	33.3428
22-004	2022/7/21 14:24	MS-004	1 km×1 km	禾草、薹草高寒草原	20.75	4619	89.6782	31.5653
22-005	2022/7/29 14:04	KH-001	1 km×1 km	垫状矮半灌木高寒荒漠	17.89	1380	75.5231	37.0370

附表 5-2 青藏高原植物群落样方数据（2020～2022 年）

编号	调查时间	样方号	样方面积	植被类型	总覆盖度 /%	群落平均高度 /cm	海拔 /m	经度 (°E)	纬度 (°N)
20-1	2020/7/25	1-1	1 m×1 m	退化草甸	75	4.97	3690	97.0363	32.8589
20-2	2020/7/25	1-2	5 m×5 m	灌丛	60	88.56	3690	97.0363	32.8589
20-3	2020/7/25	1-1	1 m×1 m	未退化高寒草甸	75	3.40	4217	95.2458	32.8917
20-4	2020/7/25	1-2	1 m×1 m	退化高寒草甸	75	1.35	4217	95.2458	32.8917
20-5	2020/7/27	1-1	1 m×1 m	未退化高寒草甸	50	2.72	4550	90.9294	31.3972

续表

编号	调查时间	样方号	样方面积	植被类型	总覆盖度/%	群落平均高度/cm	海拔/m	经度(°E)	纬度(°N)
20-6	2020/7/27	1-2	1 m×1 m	退化高寒草甸	45	8.45	4550	90.9294	31.3972
20-7	2020/7/27	1-1	1 m×1 m	荒漠草原	7	3.50	4610	90.4128	31.3683
20-8	2020/7/28	1-1	1 m×1 m	紫花针茅高寒草原	10	2.96	5022	85.7622	31.9589
20-9	2020/7/28	1-2	1 m×1 m	紫花针茅高寒草原	15	3.93	5022	85.7622	31.9589
20-10	2020/7/28	1-3	1 m×1 m	紫花针茅高寒草原	13	3.19	5022	85.7622	31.9589
20-11	2020/7/28	1-1	1 m×1 m	紫花针茅高寒草原	5	5.35	4890	85.3975	32.0128
20-12	2020/7/28	1-2	1 m×1 m	紫花针茅高寒草原	20	8.71	4890	85.3975	32.0128
20-13	2020/7/29	1-1	1 m×1 m	荒漠草原	13	4.62	4470	80.9253	32.4550
20-14	2020/7/29	1-2	5 m×5 m	灌丛	58	24.00	4470	80.9253	32.4550
20-15	2020/7/29	1-3	5 m×5 m	灌丛	75	25.86	4470	80.9253	32.4550
20-16	2020/7/29	1-4	5 m×5 m	灌丛	48	23.60	4470	80.9253	32.4550
20-17	2020/6/22	1-1	1 m×1 m	草原草甸	75	3.83	3216	100.8432	36.3634
20-18	2020/6/22	1-2	1 m×1 m	草原草甸	60	7.99	3216	100.8432	36.3634
20-19	2020/6/23	1-3	1 m×1 m	退化高寒草甸	70	3.18	4415	97.1433	33.7979
20-20	2020/6/23	1-4	1 m×1 m	未退化高寒草甸	98	3.79	4415	97.1433	33.7979
20-21	2020/6/24	1-1	1 m×1 m	未退化高寒草甸	80	2.77	4327	94.4574	32.5540
20-22	2020/6/24	1-2	1 m×1 m	退化高寒草甸	50	3.90	4327	94.4574	32.5540
20-23	2020/6/25	1-1	1 m×1 m	高寒草甸	70	1.45	4445	97.2683	30.6602
20-24	2020/6/25	1-2	5 m×5 m	灌丛	50	27.06	4445	97.2683	30.6602
20-25	2020/6/25	1-1	5 m×5 m	灌丛	40	79.90	4123	97.3204	30.1965

续表

编号	调查时间	样方号	样方面积	植被类型	总覆盖度/%	群落平均高度/cm	海拔/m	经度(°E)	纬度(°N)
20-26	2020/6/25	1-2	5 m×5 m	灌丛	40	98.49	4123	97.3204	30.1965
20-27	2020/6/23	1-1	1 m×1 m	退化高寒草甸	50	1.07	4267	97.2961	33.4189
20-28	2020/6/23	1-2	1 m×1 m	未退化高寒草甸	98	1.88	4267	97.2961	33.4189
20-29	2020/6/24	1-1	1 m×1 m	林下草地	98	6.05	3925	96.5952	32.6538
20-30	2020/6/24	1-2	1 m×1 m	高寒草甸	98	2.98	3925	96.5952	32.6538
20-31	2020/6/26	1-1	5 m×5 m	灌丛	60	65.43	3566	98.6751	29.3242
20-32	2020/6/26	1-2	50 m×50 m	乔木	50	318.00	3462	98.6762	29.3418
20-33	2020/8/2	1-1	1 m×1 m	高山草甸	98	9.53	3320	102.2569	35.5069
20-34	2020/8/3	1-1	1 m×1 m	草甸草原	100	21.91	3450	102.3678	34.5069
20-35	2020/8/3	1-2	1 m×1 m	草甸草原	100	23.66	3450	102.3678	34.5069
20-36	2020/8/3	1-1	1 m×1 m	湿地	98	4.05	3460	102.9417	33.8372
20-37	2020/8/3	1-2	1 m×1 m	湿地	100	3.73	3460	102.9417	33.8372
21-1	2021/7/26	1-1	1 m×1 m	高寒草甸草原	94	6.33	3980	98.3389	32.9106
21-2	2021/7/26	1-2	1 m×1 m	高寒草甸草原	70	11.66	3980	98.3389	32.9106
21-3	2021/7/27	1-1	1 m×1 m	高寒草甸	95	2.55	3520	100.2811	31.6456
21-4	2021/7/27	1-2	1 m×1 m	高寒草甸	95	3.70	4070	100.2811	31.6456
21-5	2021/7/27	1-3	1 m×1 m	高寒草甸	99	4.25	4070	100.2811	31.6456
21-6	2021/7/28	1-1	1 m×1 m	高寒草甸	60	1.75	3960	101.0686	32.3181
21-7	2021/7/28	1-2	1 m×1 m	高寒草甸	70	4.00	3960	101.0686	32.3181
21-8	2021/7/28	1-3	1 m×1 m	高寒草甸	70	3.50	3960	101.0686	32.3181

续表

编号	调查时间	样方号	样方面积	植被类型	总覆盖度/%	群落平均高度/cm	海拔/m	经度(°E)	纬度(°N)
21-9	2021/7/28	1-4	2 m×2 m	灌丛	30	23.00	3800	101.6956	32.8614
21-10	2021/7/28	1-5	1 m×1 m	高寒草甸	75	4.00	3820	101.4728	33.2250
21-11	2021/7/29	1-1	1 m×1 m	高寒草原	45	7.00	4100	99.2344	32.0158
21-12	2021/7/29	1-2	1 m×1 m	高寒草原	45	4.07	4100	99.2344	32.0158
21-13	2021/7/29	1-3	1 m×1 m	高寒草原	45	6.55	4100	99.2344	32.0158
21-14	2021/7/29	1-4	4 m×4 m	灌丛	45	117.14	4140	98.9072	35.2150
21-15	2021/7/29	1-5	4 m×4 m	灌丛	55	120.00	4140	98.9072	35.2150
21-16	2021/7/29	1-6	1 m×1 m	高寒草原	90	5.50	3660	98.3778	35.6922
21-17	2021/7/29	1-7	1 m×1 m	退化高寒草原	60	8.40	3660	98.3778	35.6922
21-18	2021/7/29	1-8	1 m×1 m	退化高寒草原	50	9.00	3660	98.3778	35.6922
21-19	2021/7/29	1-9	1 m×1 m	退化高寒草原	50	6.00	3660	98.3778	35.6922
21-20	2021/7/29	1-10	1 m×1 m	退化高寒草原	50	4.25	3660	98.3778	35.6922
21-21	2021/7/29	1-11	1 m×1 m	退化高寒草原	35	10.00	3660	98.3778	35.6922
21-22	2021/7/29	1-12	1 m×1 m	退化高寒草原	10	11.00	3660	98.3778	35.6922
21-23	2021/7/29	1-13	2 m×2 m	灌丛	30	18.22	3660	98.3778	35.6922
21-24	2021/7/29	1-14	2 m×2 m	灌丛	25	12.00	3660	98.3778	35.6922
21-25	2021/7/30	1-1	10 m×10 m	灌丛	4	33.33	2770	96.0631	36.3733
21-26	2021/7/30	1-2	4 m×4 m	灌丛	4	33.25	2770	96.0631	36.3733
21-27	2021/7/30	1-3	10 m×10 m	灌丛	4	117.63	2770	96.0631	36.3733
21-28	2021/7/30	1-4	4 m×4 m	灌丛	4	33.00	2770	96.0631	36.3733

续表

编号	调查时间	样号	样方面积	植被类型	总覆盖度/%	群落平均高度/cm	海拔/m	经度(°E)	纬度(°N)
21-29	2021/7/30	1-5	4 m×4 m	灌丛	6	33.75	2770	96.0631	36.3733
21-30	2021/7/30	1-6	2 m×2 m	湿地	17	40.33	2770	96.0631	36.3733
21-31	2021/7/30	1-1	10 m×10 m	灌丛	22	108.40	2890	85.7622	31.9589
21-32	2021/7/30	1-2	10 m×10 m	灌丛	12	123.20	2890	85.7622	31.9589
21-33	2021/7/30	1-3	10 m×10 m	灌丛	13	79.33	2890	85.7622	31.9589
21-34	2021/8/1	1-1	4 m×4 m	灌丛	13	111.88	3310	95.7597	37.5297
21-35	2021/8/1	1-2	4 m×4 m	灌丛	36	25.83	3310	95.7597	37.5297
21-36	2021/8/2	1-1	1 m×1 m	高寒草甸草原	50	5.80	3020	99.0006	36.8389
21-37	2021/8/2	1-2	1 m×1 m	高寒草甸草原	40	6.00	3020	99.0006	36.8389
21-38	2021/8/3	1-3	1 m×1 m	高寒草甸草原	40	7.57	3190	100.7778	36.3514
21-39	2021/7/18	1-1	1 m×1 m	高寒草原	62	15.34	2663	100.2113	38.1916
21-40	2021/7/18	1-2	1 m×1 m	高寒草原	66	12.98	2663	100.2113	38.1916
21-41	2021/7/18	1-3	1 m×1 m	高寒草原	71	11.40	2663	100.2113	38.1916
21-42	2021/7/18	2-1	1 m×1 m	高寒草原	84	13.45	2490	100.3376	38.0894
21-43	2021/7/18	2-2	1 m×1 m	高寒草原	87	13.56	2490	100.3376	38.0894
21-44	2021/7/18	2-3	1 m×1 m	高寒草原	88	12.95	2490	100.3376	38.0894
21-45	2021/7/19	3-1	1 m×1 m	高寒草原	94	18.87	3113	100.3398	38.0916
21-46	2021/7/19	3-2	1 m×1 m	高寒草原	88	18.39	3113	100.3398	38.0916
21-47	2021/7/19	3-3	1 m×1 m	高寒草原	79	17.11	3113	100.3398	38.0916
21-48	2021/7/22	4-1	1 m×1 m	高寒草原	86	9.02	3240	100.3536	38.1665

续表

编号	调查时间	样方号	样方面积	植被类型	总覆盖度/%	群落平均高度/cm	海拔/m	经度(°E)	纬度(°N)
21-49	2021/7/22	4-2	1 m×1 m	高寒草原	95	8.27	3240	100.3536	38.1665
21-50	2021/7/22	4-3	1 m×1 m	高寒草原	91	8.23	3240	100.3536	38.1665
21-51	2021/7/24	5-1	1 m×1 m	高寒草原	40	2.44	3553	101.0742	37.8617
21-52	2021/7/24	5-2	1 m×1 m	高寒草原	96	2.45	3553	101.0742	37.8617
21-53	2021/7/24	5-3	1 m×1 m	高寒草原	88	2.63	3553	101.0742	37.8617
21-54	2021/7/30	1-1	1 m×1 m	高寒草原	95	23.08	2860	101.8053	37.2836
21-55	2021/7/30	1-2	1 m×1 m	高寒草原	88	25.75	2860	101.8053	37.2836
21-56	2021/7/30	1-3	1 m×1 m	高寒草原	89	25.54	2860	101.8053	37.2836
21-57	2021/7/31	2-1	1 m×1 m	高寒草原	70	13.85	2986	101.8007	37.2707
21-58	2021/7/31	2-2	1 m×1 m	高寒草原	72	8.53	2986	101.8007	37.2707
21-59	2021/7/31	2-3	1 m×1 m	高寒草原	66	18.27	2986	101.8007	37.2707
21-60	2021/8/2	3-1	1 m×1 m	高寒草原	76	5.26	3229	101.8037	37.1485
21-61	2021/8/2	3-2	1 m×1 m	高寒草原	77	10.69	3229	101.8037	37.1485
21-62	2021/8/2	3-3	1 m×1 m	高寒草原	79	8.28	3229	101.8037	37.1485
21-63	2021/8/2	4-1	1 m×1 m	高寒草原	72	9.15	3447	101.7928	37.2336
21-64	2021/8/2	4-2	1 m×1 m	高寒草原	81	13.48	3447	101.7928	37.2336
21-65	2021/8/2	4-3	1 m×1 m	高寒草原	63	16.97	3447	101.7928	37.2336
21-66	2021/8/4	5-1	1 m×1 m	高寒草原	86	11.77	3645	101.7842	37.2322
21-67	2021/8/4	5-2	1 m×1 m	高寒草原	93	3.96	3645	101.7842	37.2322
21-68	2021/8/4	5-3	1 m×1 m	高寒草原	92	4.87	3645	101.7842	37.2322

续表

编号	调查时间	样方号	样方面积	植被类型	总覆盖度/%	群落平均高度/cm	海拔/m	经度/(°E)	纬度/(°N)
21-69	2021/8/6	1-1	1 m×1 m	高寒草原	96	6.60	4011	102.3465	33.2008
21-70	2021/8/6	1-2	1 m×1 m	高寒草原	93	7.09	4011	102.3465	33.2008
21-71	2021/8/6	1-3	1 m×1 m	高寒草原	95	7.02	4011	102.3465	33.2008
21-72	2021/8/7	2-1	1 m×1 m	高寒草原	70	5.05	3817	102.3393	33.1922
21-73	2021/8/7	2-2	1 m×1 m	高寒草原	83	5.55	3817	102.3393	33.1922
21-74	2021/8/7	2-3	1 m×1 m	高寒草原	83	8.19	3817	102.3393	33.1922
21-75	2021/8/7	3-1	1 m×1 m	高寒草原	72	29.29	3619	102.3842	33.1924
21-76	2021/8/7	3-2	1 m×1 m	高寒草原	83	27.11	3619	102.3842	33.1924
21-77	2021/8/7	3-3	1 m×1 m	高寒草原	79	27.99	3619	102.3842	33.1924
21-78	2021/8/7	4-1	1 m×1 m	高寒草原	95	10.43	3440	102.4640	33.3111
21-79	2021/8/9	4-2	1 m×1 m	高寒草原	93	12.84	3440	102.4640	33.3111
21-80	2021/8/9	4-3	1 m×1 m	高寒草原	86	15.18	3440	102.4640	33.3111
21-81	2021/8/9	1-1	1 m×1 m	高寒草原	69	6.75	4018	102.3465	33.2007
21-82	2021/8/9	1-2	1 m×1 m	高寒草原	49	8.25	4018	102.3465	33.2007
21-83	2021/8/9	1-3	1 m×1 m	高寒草原	71	6.42	4018	102.3465	33.2007
21-84	2021/8/9	2-1	1 m×1 m	高寒草原	83	7.16	3810	102.3400	33.1932
21-85	2021/8/10	2-2	1 m×1 m	高寒草原	93	7.15	3810	102.3400	33.1932
21-86	2021/8/10	2-3	1 m×1 m	高寒草原	86	14.01	3810	102.3400	33.1932
21-87	2021/8/10	3-1	1 m×1 m	高寒草原	78	24.83	3572	102.3861	33.1878
21-88	2021/8/10	3-2	1 m×1 m	高寒草原	85	23.75	3572	102.3861	33.1878

续表

编号	调查时间	样方号	样方面积	植被类型	总覆盖度/%	群落平均高度/cm	海拔/m	经度(°E)	纬度(°N)
21-89	2021/8/10	3-3	1 m×1 m	高寒草原	73	20.21	3572	102.3861	33.1878
21-90	2021/8/11	4-1	1 m×1 m	高寒草原	86	9.40	3438	102.4640	33.3071
21-91	2021/8/11	4-2	1 m×1 m	高寒草原	88	10.30	3438	102.4640	33.3071
21-92	2021/8/11	4-3	1 m×1 m	高寒草原	79	10.97	3438	102.4640	33.3071
21-93	2021/8/14	1-1	1 m×1 m	高寒草原	65	4.50	4834	97.6569	34.1286
21-94	2021/8/14	1-2	1 m×1 m	高寒草原	56	4.44	4834	97.6569	34.1286
21-95	2021/8/14	1-3	1 m×1 m	高寒草原	68	2.02	4834	97.6569	34.1286
21-96	2021/8/14	2-1	1 m×1 m	高寒草原	77	3.26	4494	97.9167	34.3777
21-97	2021/8/14	2-2	1 m×1 m	高寒草原	54	2.62	4494	97.9167	34.3777
21-98	2021/8/14	2-3	1 m×1 m	高寒草原	89	2.62	4494	97.9167	34.3777
21-99	2021/8/15	3-1	1 m×1 m	高寒草原	76	2.18	4353	97.9728	34.4859
21-100	2021/8/15	3-2	1 m×1 m	高寒草原	83	3.93	4353	97.9728	34.4859
21-101	2021/8/15	3-3	1 m×1 m	高寒草原	79	2.60	4353	97.9728	34.4859
21-102	2021/8/15	4-1	1 m×1 m	高寒草原	28	2.39	4229	98.1335	34.8327
21-103	2021/8/15	4-2	1 m×1 m	高寒草原	46	2.00	4229	98.1335	34.8327
21-104	2021/8/15	4-3	1 m×1 m	高寒草原	32	4.35	4229	98.1335	34.8327
21-105	2021/8/16	5-1	1 m×1 m	高寒草原	56	8.16	4654	97.8590	34.2651
21-106	2021/8/16	5-2	1 m×1 m	高寒草原	44	8.13	4654	97.8590	34.2651
21-107	2021/8/16	5-3	1 m×1 m	高寒草原	46	7.13	4654	97.8590	34.2651
21-108	2021/8/18	1-1	1 m×1 m	荒漠草原	32	3.03	5026	92.9199	34.6797

续表

编号	调查时间	样方号	样方面积	植被类型	总覆盖度/%	群落平均高度/cm	海拔/m	经度(°E)	纬度(°N)
21-109	2021/8/18	1-2	1 m×1 m	荒漠草原	20	2.10	5026	92.9199	34.6797
21-110	2021/8/18	1-3	1 m×1 m	荒漠草原	25	2.14	5026	92.9199	34.6797
21-111	2021/8/18	2-1	1 m×1 m	荒漠草原	26	5.32	4860	92.8703	34.6393
21-112	2021/8/18	2-2	1 m×1 m	荒漠草原	34	6.23	4860	92.8703	34.6393
21-113	2021/8/18	2-3	1 m×1 m	荒漠草原	31	4.03	4860	92.8703	34.6393
21-114	2021/8/18	3-1	1 m×1 m	荒漠草原	26	3.33	4695	92.7185	34.4429
21-115	2021/8/18	3-2	1 m×1 m	荒漠草原	27	1.58	4695	92.7185	34.4429
21-116	2021/8/18	3-3	1 m×1 m	荒漠草原	25	2.57	4695	92.7185	34.4429
21-117	2021/8/18	4-1	1 m×1 m	荒漠草原	25	3.29	4582	92.5979	34.3717
21-118	2021/8/18	4-2	1 m×1 m	荒漠草原	26	4.20	4582	92.5979	34.3717
21-119	2021/8/18	4-3	1 m×1 m	荒漠草原	27	3.90	4582	92.5979	34.3717
21-120	2021/8/19	5-1	1 m×1 m	荒漠草原	45	9.86	4529	92.5010	34.2910
21-121	2021/8/19	5-2	1 m×1 m	荒漠草原	32	7.08	4529	92.5010	34.2910
21-122	2021/8/19	5-3	1 m×1 m	荒漠草原	23	6.70	4529	92.5010	34.2910
21-123	2021/8/21	1-1	1 m×1 m	荒漠草原	23	2.92	4858	84.0614	32.9100
21-124	2021/8/21	1-2	1 m×1 m	荒漠草原	12	2.23	4858	84.0614	32.9100
21-125	2021/8/21	1-3	1 m×1 m	荒漠草原	16	1.90	4858	84.0614	32.9100
21-126	2021/8/21	2-1	1 m×1 m	荒漠草原	19	5.60	4686	84.0866	32.8920
21-127	2021/8/21	2-2	1 m×1 m	荒漠草原	18	5.43	4686	84.0866	32.8920
21-128	2021/8/21	2-3	1 m×1 m	荒漠草原	16	9.80	4686	84.0866	32.8920

续表

编号	调查时间	样方号	样方面积	植被类型	总覆盖度/%	群落平均高度/cm	海拔/m	经度(°E)	纬度(°N)
21-129	2021/8/21	3-1	1 m×1 m	荒漠草原	15	8.27	4600	84.1643	32.8207
21-130	2021/8/21	3-2	1 m×1 m	荒漠草原	15	4.50	4600	84.1643	32.8207
21-131	2021/8/21	3-3	1 m×1 m	荒漠草原	19	7.50	4600	84.1643	32.8207
21-132	2021/8/21	4-1	1 m×1 m	荒漠草原	23	5.20	4528	84.2369	32.4661
21-133	2021/8/21	4-2	1 m×1 m	荒漠草原	16	4.00	4528	84.2369	32.4661
21-134	2021/8/21	4-3	1 m×1 m	荒漠草原	16	5.10	4528	84.2369	32.4661
21-135	2021/8/21	5-1	1 m×1 m	荒漠草原	17	3.40	4428	84.1294	32.3628
21-136	2021/8/21	5-2	1 m×1 m	荒漠草原	15	7.50	4428	84.1294	32.3628
21-137	2021/8/21	5-3	1 m×1 m	荒漠草原	15	2.55	4428	84.1294	32.3628
22-1	2022/7/18	1-1	0.5 m×0.5 m	荒漠草原	25	6.00	4519	99.8373	38.4952
22-2	2022/7/18	1-2	0.5 m×0.5 m	荒漠草原	20	5.00	4525	93.7337	35.5156
22-3	2022/7/18	1-3	0.5 m×0.5 m	荒漠草原	25	11.00	4518	93.7843	35.5751
22-4	2022/7/18	2-1	0.5 m×0.5 m	荒漠草原	17	10.00	4525	93.7425	35.4526
22-5	2022/7/18	2-2	0.5 m×0.5 m	荒漠草原	30	6.30	4524	93.7425	35.4526
22-6	2022/7/18	2-3	0.5 m×0.5 m	荒漠草原	15	5.30	4525	93.7425	35.4526
22-7	2022/7/18	3-1	0.5 m×0.5 m	荒漠草原	15	3.00	4523	93.7425	35.4526
22-8	2022/7/18	3-2	0.5 m×0.5 m	荒漠草原	10	0.00	4524	93.7425	35.4526
22-9	2022/7/18	3-3	0.5 m×0.5 m	荒漠草原	20	3.50	4531	93.7425	35.4526
22-10	2022/7/18	4-1	0.5 m×0.5 m	荒漠草原	19	5.20	4532	93.7425	35.4526
22-11	2022/7/18	4-2	0.5 m×0.5 m	荒漠草原	15	2.80	4528	93.7425	35.4526

续表

编号	调查时间	样方号	样方面积	植被类型	总覆盖度/%	群落平均高度/cm	海拔/m	经度(°E)	纬度(°N)
22-12	2022/7/18	4-3	0.5 m×0.5 m	荒漠草原	17	2.80	4528	93.7425	35.4526
22-13	2022/7/18	5-1	0.5 m×0.5 m	荒漠草原	12	2.30	4527	93.7425	35.4526
22-14	2022/7/18	5-2	0.5 m×0.5 m	荒漠草原	15	3.50	4528	93.7425	35.4526
22-15	2022/7/18	5-3	0.5 m×0.5 m	荒漠草原	80	2.00	4530	93.7425	35.4526
22-16	2022/7/18	6-1	0.5 m×0.5 m	荒漠草原	15	6.50	4531	93.7425	35.4526
22-17	2022/7/18	6-2	0.5 m×0.5 m	荒漠草原	55	11.00	4531	93.7425	35.4526
22-18	2022/7/18	6-3	0.5 m×0.5 m	荒漠草原	60	8.00	4529	93.7425	35.4526
22-19	2022/7/18	7-1	0.5 m×0.5 m	荒漠草原	70	13.00	4526	93.7425	35.4526
22-20	2022/7/18	7-2	0.5 m×0.5 m	荒漠草原	25	5.00	4528	93.7425	35.4526
22-21	2022/7/18	7-3	0.5 m×0.5 m	荒漠草原	40	6.00	4525	93.7425	35.4526
22-22	2022/7/19	1-1	0.5 m×0.5 m	荒漠草原	15	4.50	4455	93.4796	35.4612
22-23	2022/7/19	1-2	0.5 m×0.5 m	荒漠草原	16	6.20	4455	93.4796	35.4612
22-24	2022/7/19	1-3	0.5 m×0.5 m	荒漠草原	15	7.00	4455	93.4796	35.4612
22-25	2022/7/19	2-1	0.5 m×0.5 m	荒漠草原	12	5.00	4455	93.4796	35.4612
22-26	2022/7/19	2-2	0.5 m×0.5 m	荒漠草原	20	8.00	4455	93.4796	35.4612
22-27	2022/7/19	2-3	0.5 m×0.5 m	荒漠草原	13	4.50	4455	93.4796	35.4612
22-28	2022/7/19	3-1	0.5 m×0.5 m	荒漠草原	8	4.00	4455	93.4796	35.4612
22-29	2022/7/19	3-2	0.5 m×0.5 m	荒漠草原	9	2.00	4455	93.4796	35.4612
22-30	2022/7/19	3-3	0.5 m×0.5 m	荒漠草原	14	10.00	4455	93.4796	35.4612
22-31	2022/7/19	4-1	0.5 m×0.5 m	荒漠草原	14	5.30	4455	93.4796	35.4612

续表

编号	调查时间	样方号	样方面积	植被类型	总覆盖度/%	群落平均高度/cm	海拔/m	经度(°E)	纬度(°N)
22-32	2022/7/19	4-2	0.5 m×0.5 m	荒漠草原	8	5.30	4455	93.4796	35.4612
22-33	2022/7/19	4-3	0.5 m×0.5 m	荒漠草原	11	6.30	4455	93.4796	35.4612
22-34	2022/7/19	5-1	0.5 m×0.5 m	荒漠草原	11	4.00	4455	93.4796	35.4612
22-35	2022/7/19	5-2	0.5 m×0.5 m	荒漠草原	43	6.20	4455	93.4796	35.4612
22-36	2022/7/19	5-3	0.5 m×0.5 m	荒漠草原	17	7.20	4804	91.9047	33.3428
22-37	2022/7/20	1-1	0.5 m×0.5 m	荒漠草原	55	5.70	4804	91.9047	33.3428
22-38	2022/7/20	1-2	0.5 m×0.5 m	荒漠草原	53	4.60	4804	91.9047	33.3428
22-39	2022/7/20	1-3	0.5 m×0.5 m	荒漠草原	50	4.70	4804	91.9047	33.3428
22-40	2022/7/20	2-1	0.5 m×0.5 m	荒漠草原	60	6.40	4804	91.9047	33.3428
22-41	2022/7/20	2-2	0.5 m×0.5 m	荒漠草原	70	3.70	4804	91.9047	33.3428
22-42	2022/7/20	2-3	0.5 m×0.5 m	荒漠草原	50	4.20	4804	91.9047	33.3428
22-43	2022/7/20	3-1	0.5 m×0.5 m	荒漠草原	60	2.20	4804	91.9047	33.3428
22-44	2022/7/20	3-2	0.5 m×0.5 m	荒漠草原	40	3.10	4804	91.9047	33.3428
22-45	2022/7/20	3-3	0.5 m×0.5 m	荒漠草原	70	7.20	4804	91.9047	33.3428
22-46	2022/7/20	4-1	0.5 m×0.5 m	荒漠草原	37	3.20	4804	91.9047	33.3428
22-47	2022/7/20	4-2	0.5 m×0.5 m	荒漠草原	75	2.30	4804	91.9047	33.3428
22-48	2022/7/20	4-3	0.5 m×0.5 m	荒漠草原	74	2.40	4804	91.9047	33.3428
22-49	2022/7/22	1-1	0.5 m×0.5 m	荒漠草原	17	4.20	4619	89.6782	31.5653
22-50	2022/7/22	1-2	0.5 m×0.5 m	荒漠草原	19	3.70	4619	89.6782	31.5653
22-51	2022/7/22	1-3	0.5 m×0.5 m	荒漠草原	20	4.20	4619	89.6782	31.5653

续表

编号	调查时间	样方号	样方面积	植被类型	总覆盖度/%	群落平均高度/cm	海拔/m	经度(°E)	纬度(°N)
22-52	2022/7/22	2-1	0.5 m×0.5 m	荒漠草原	38	2.30	4619	89.6782	31.5653
22-53	2022/7/22	2-2	0.5 m×0.5 m	荒漠草原	25	3.60	4619	89.6782	31.5653
22-54	2022/7/22	2-3	0.5 m×0.5 m	荒漠草原	21	2.50	4619	89.6782	31.5653
22-55	2022/7/22	3-1	0.5 m×0.5 m	荒漠草原	20	2.50	4619	89.6782	31.5653
22-56	2022/7/22	3-2	0.5 m×0.5 m	荒漠草原	20	3.50	4619	89.6782	31.5653
22-57	2022/7/22	3-3	0.5 m×0.5 m	荒漠草原	24	4.20	4619	89.6782	31.5653
22-58	2022/7/29	1-1	1 m×1 m	荒漠草原	50	8.00	3879	75.5177	37.0316
22-59	2022/7/29	1-2	1 m×1 m	荒漠草原	35	5.00	3879	75.5177	37.0316
22-60	2022/7/29	1-3	1 m×1 m	荒漠草原	70	4.00	3879	75.5177	37.0316

注：(1) 总编号为测量年的统一编号，如 20-1(2020 年第一个样方调查点)。

(2) 样方号为单次调查野外编号。

(3) 调查时间为测量时的北京时间，如 2020/7/20。

(4) 经纬度为测量点的经纬度，如 101.0884, 29.6584(101.0884°E, 29.6584°N)，野外由 Garmin 63sc 型 GPS 测定。

(5) 海拔为测量点的绝对高程，单位为 m，野外由 Garmin 63sc 型 GPS 测定，精度为 1m。

(6) 调查点包括 2020 年 37 个样方，2021 年 137 个样方，2022 年 60 个样方；其中，灌木样方 23 个，乔木样方 1 个，草地样方 207 个，湿地样方 3 个。

(7) 21-39 至 21-137 为 2021 年 7～8 月祁连山—三江源—若尔盖—阿里地区科考小队单独调查，其余为科考组调查。

附录 6 青藏高原缺氧（低氧）短居人口、模式动物、家畜健康响应过程测量数据

1. 青藏高原缺氧（低氧）短居人口路线科考（驻地）健康响应过程测量数据（1422 组）

附表 6-1 2019 年"青藏线"野外路线人体健康指标

地点	时间	海拔/m	经度/(°E)	纬度/(°N)	温度/℃	编号	收缩压/mmHg	舒张压/mmHg	脉搏/(次/分)	血氧饱和度/%	心率/(次/分)	血容比/%
西宁	2019/8/20 8:00	2270	101.7406	36.4733	15	1-2	99	68	92	94	88	48.35
西宁	2019/8/20 8:00	2270	101.7406	36.4733	15	1-3	100	63	96	96	91	42.00
西宁	2019/8/20 8:00	2270	101.7406	36.4733	15	1-4	117	81	75	95	81	49.46
西宁	2019/8/20 8:00	2270	101.7406	36.4733	15	1-5	106	84	87	99	74	45.71
西宁	2019/8/20 8:00	2270	101.7406	36.4733	15	1-6	107	72	81	94	75	42.00
西宁	2019/8/20 8:00	2270	101.7406	36.4733	15	1-7	127	100	77	94	95	48.35
西宁	2019/8/20 8:00	2270	101.7406	36.4733	15	1-8	106	68	87	93	94	53.93
西宁	2019/8/20 8:00	2270	101.7406	36.4733	15	1-10	129	98	101	94	99	36.40
西宁	2019/8/20 8:00	2270	101.7406	36.4733	15	1-12	116	84	95	92	79	49.46
西宁	2019/8/20 8:00	2270	101.7406	36.4733	15	1-13	108	72	59	75	65	37.72
西宁	2019/8/20 8:00	2270	101.7406	36.4733	15	1-14	105	71	83	90	94	39.62
西宁	2019/8/20 8:00	2270	101.7406	36.4733	15	1-15	108	69	86	94	85	47.57
西宁	2019/8/20 8:00	2270	101.7406	36.4733	15	1-16	125	82	93	99	85	48.04
西宁	2019/8/20 8:00	2270	101.7406	36.4733	15	1-17	125	90	80	93	83	55.93
西宁	2019/8/20 8:00	2270	101.7406	36.4733	15	1-18	122	93	81	95	72	58.56
西宁	2019/8/20 8:00	2270	101.7406	36.4733	15	1-19	101	78	83	93	94	53.04
西宁	2019/8/20 8:00	2270	101.7406	36.4733	15	1-20	114	91	80	93	68	45.00

续表

地点	时间	海拔/m	经度/(°E)	纬度/(°N)	温度/℃	编号	收缩压/mmHg	舒张压/mmHg	脉搏/(次/分)	血氧饱和度/%	心率/(次/分)	血容比/%
西宁	2019/8/20 8:00	2270	101.7406	36.4733	15	1-21	119	90	89	91	85	51.30
格尔木	2019/8/21 7:30	2800	94.8950	36.4308	13	1-2	114	86	73	74	93	
格尔木	2019/8/21 7:30	2800	94.8950	36.4308	13	1-3	100	73	87	92	88	
格尔木	2019/8/21 7:30	2800	94.8950	36.4308	13	1-4	113	83	85	96	96	
格尔木	2019/8/21 7:30	2800	94.8950	36.4308	13	1-5	125	88	89	93	92	
格尔木	2019/8/21 7:30	2800	94.8950	36.4308	13	1-6	109	81	79	97	90	
格尔木	2019/8/21 7:30	2800	94.8950	36.4308	13	1-7	150	108	83	93	82	
格尔木	2019/8/21 7:30	2800	94.8950	36.4308	13	1-8	108	67	73	95	81	
格尔木	2019/8/21 7:30	2800	94.8950	36.4308	13	1-10	135	98	83	94	88	
格尔木	2019/8/21 7:30	2800	94.8950	36.4308	13	1-12	125	89	85	89	96	
格尔木	2019/8/21 7:30	2800	94.8950	36.4308	13	1-13	110	78	76	90	79	
格尔木	2019/8/21 7:30	2800	94.8950	36.4308	13	1-14	130	79	103	89	96	
格尔木	2019/8/21 7:30	2800	94.8950	36.4308	13	1-15	114	83	66	90	80	
格尔木	2019/8/21 7:30	2800	94.8950	36.4308	13	1-16	136	89	79	93	86	
格尔木	2019/8/21 7:30	2800	94.8950	36.4308	13	1-17	128	89	90	95	90	
格尔木	2019/8/21 7:30	2800	94.8950	36.4308	13	1-18	118	85	84	91	87	
格尔木	2019/8/21 7:30	2800	94.8950	36.4308	13	1-19	130	92	79	89	90	
格尔木	2019/8/21 7:30	2800	94.8950	36.4308	13	1-20	139	94	85	95	86	
西大滩	2019/8/22 7:30	4100	103.1777	37.3061	19	1-2	122	91	96	79	99	52.78
西大滩	2019/8/22 7:30	4100	103.1777	37.3061	19	1-3	112	85	105	92	125	36.76
西大滩	2019/8/22 7:30	4100	103.1777	37.3061	19	1-4	118	89	93	80	95	49.35

附　录

续表

地点	时间	海拔/m	经度/(°E)	纬度/(°N)	温度/°C	编号	收缩压/mmHg	舒张压/mmHg	脉搏/(次/分)	血氧饱和度/%	心率/(次/分)	血容比/%
西大滩	2019/8/22 7:30	4100	103.1777	37.3061	19	1-5	115	94	117	84	115	47.69
西大滩	2019/8/22 7:30	4100	103.1777	37.3061	19	1-6	113	77	133	75	136	44.29
西大滩	2019/8/22 7:30	4100	103.1777	37.3061	19	1-7	130	96	83	78	83	54.12
西大滩	2019/8/22 7:30	4100	103.1777	37.3061	19	1-8	107	78	92	91	90	49.52
西大滩	2019/8/22 7:30	4100	103.1777	37.3061	19	1-10	121	85	86	90	93	50.00
西大滩	2019/8/22 7:30	4100	103.1777	37.3061	19	1-12	120	87	99	88	96	54.41
西大滩	2019/8/22 7:30	4100	103.1777	37.3061	19	1-13	111	67	67	80	76	43.18
西大滩	2019/8/22 7:30	4100	103.1777	37.3061	19	1-14	112	86	103	75	106	42.20
西大滩	2019/8/22 7:30	4100	103.1777	37.3061	19	1-15	134	76	65	86	60	75.00
西大滩	2019/8/22 7:30	4100	103.1777	37.3061	19	1-16	139	96	83	86	85	52.05
西大滩	2019/8/22 7:30	4100	103.1777	37.3061	19	1-17	121	90	98	78	99	42.65
西大滩	2019/8/22 7:30	4100	103.1777	37.3061	19	1-18	129	99	93	87	89	57.75
西大滩	2019/8/22 7:30	4100	103.1777	37.3061	19	1-19	119	76	99	88	99	50.75
西大滩	2019/8/22 7:30	4100	103.1777	37.3061	19	1-20	125	98	90	86	82	33.33
西大滩	2019/8/22 7:30	4100	103.1777	37.3061	19	1-21	116	81	107	67	107	52.31
沱沱河	2019/8/23 7:30	4505.24	92.4115	34.3061	21	1-2	112	85	107	88	108	53.01
沱沱河	2019/8/23 7:30	4505.24	92.4115	34.3061	21	1-3	110	84	99	92	103	43.00
沱沱河	2019/8/23 7:30	4505.24	92.4115	34.3061	21	1-4	121	86	98	96	92	52.34
沱沱河	2019/8/23 7:30	4505.24	92.4115	34.3061	21	1-5	128	87	95	97	109	45.74
沱沱河	2019/8/23 7:30	4505.24	92.4115	34.3061	21	1-6	106	76	133	71	134	43.33
沱沱河	2019/8/23 7:30	4505.24	92.4115	34.3061	21	1-7	151	107	78	87	100	52.05

续表

地点	时间	海拔/m	经度/(°E)	纬度/(°N)	温度/℃	编号	收缩压/mmHg	舒张压/mmHg	脉搏/(次/分)	血氧饱和度/%	心率/(次/分)	血容比/%
沱沱河	2019/8/23 7:30	4505.24	92.4115	34.3061	21	1-8	116	83	93	90	87	53.33
沱沱河	2019/8/23 7:30	4505.24	92.4115	34.3061	21	1-10	122	93	105	94	105	48.31
沱沱河	2019/8/23 7:30	4505.24	92.4115	34.3061	21	1-12	118	84	96	89	96	53.79
沱沱河	2019/8/23 7:30	4505.24	92.4115	34.3061	21	1-13	126	88	87	80	83	41.67
沱沱河	2019/8/23 7:30	4505.24	92.4115	34.3061	21	1-14	108	81	113	87	115	33.56
沱沱河	2019/8/23 7:30	4505.24	92.4115	34.3061	21	1-15	116	85	101	90	99	49.15
沱沱河	2019/8/23 7:30	4505.24	92.4115	34.3061	21	1-16	124	94	90	90	86	47.56
沱沱河	2019/8/23 7:30	4505.24	92.4115	34.3061	21	1-17	128	94	111	87	110	57.95
沱沱河	2019/8/23 7:30	4505.24	92.4115	34.3061	21	1-18	111	80	89	78	99	59.46
沱沱河	2019/8/23 7:30	4505.24	92.4115	34.3061	21	1-19	119	86	85	89	83	51.40
沱沱河	2019/8/23 7:30	4505.24	92.4115	34.3061	21	1-20	111	87	109	92	118	45.56
沱沱河	2019/8/23 7:30	4505.24	92.4115	34.3061	21	1-21	113	79	105	80	102	50.36
唐古拉山	2019/8/23 14:00	5181	91.8383	32.8703	20	1-2	129	87	111	77	108	
唐古拉山	2019/8/23 14:00	5181	91.8383	32.8703	20	1-3	116	87	107	84	119	
唐古拉山	2019/8/23 14:00	5181	91.8383	32.8703	20	1-4	116	90	95	90	100	
唐古拉山	2019/8/23 14:00	5181	91.8383	32.8703	20	1-5	121	92	109	78	123	
唐古拉山	2019/8/23 14:00	5181	91.8383	32.8703	20	1-6	100	77	113	81	127	
唐古拉山	2019/8/23 14:00	5181	91.8383	32.8703	20	1-7	146	103	87	77	87	
唐古拉山	2019/8/23 14:00	5181	91.8383	32.8703	20	1-8	118	72	98	76	81	
唐古拉山	2019/8/23 14:00	5181	91.8383	32.8703	20	1-10	125	100	98	84	100	
唐古拉山	2019/8/23 14:00	5181	91.8383	32.8703	20	1-12	135	103	117	67	120	

续表

地点	时间	海拔/m	经度/(°E)	纬度/(°N)	温度/°C	编号	收缩压/mmHg	舒张压/mmHg	脉搏/(次/分)	血氧饱和度/%	心率/(次/分)	血容比/%
唐古拉山	2019/8/23 14:00	5181	91.8383	32.8703	20	1-13	104	81	98	63	91	
唐古拉山	2019/8/23 14:00	5181	91.8383	32.8703	20	1-14	113	72	75	78	112	
唐古拉山	2019/8/23 14:00	5181	91.8383	32.8703	20	1-15	132	96	105	74	107	
唐古拉山	2019/8/23 14:00	5181	91.8383	32.8703	20	1-16	131	84	107	79	110	
唐古拉山	2019/8/23 14:00	5181	91.8383	32.8703	20	1-17	136	109	117	78	116	
唐古拉山	2019/8/23 14:00	5181	91.8383	32.8703	20	1-18	129	100	93	78	92	
唐古拉山	2019/8/23 14:00	5181	91.8383	32.8703	20	1-19	148	91	101	74	93	
唐古拉山	2019/8/23 14:00	5181	91.8383	32.8703	20	1-20	116	83	105	78	76	
唐古拉山	2019/8/23 14:00	5181	91.8383	32.8703	20	1-21	124	90	113	78	110	
那曲	2019/8/24 7:00	4453.46	92.0568	31.4844	22	1-2	129	85	103	90	103	49.36
那曲	2019/8/24 7:00	4453.46	92.0568	31.4844	22	1-3	102	78	107	90	94	45.83
那曲	2019/8/24 7:00	4453.46	92.0568	31.4844	22	1-4	124	90	90	95	88	47.14
那曲	2019/8/24 7:00	4453.46	92.0568	31.4844	22	1-5	124	84	89	91	93	44.74
那曲	2019/8/24 7:00	4453.46	92.0568	31.4844	22	1-6	92	60	117	81	120	48.61
那曲	2019/8/24 7:00	4453.46	92.0568	31.4844	22	1-7	146	108	79	92	78	50.00
那曲	2019/8/24 7:00	4453.46	92.0568	31.4844	22	1-8	110	84	95	91	96	46.15
那曲	2019/8/24 7:00	4453.46	92.0568	31.4844	22	1-10	129	98	89	95	93	45.00
那曲	2019/8/24 7:00	4453.46	92.0568	31.4844	22	1-12	132	104	113	84	103	48.00
那曲	2019/8/24 7:00	4453.46	92.0568	31.4844	22	1-13	115	77	95	88	93	41.18
那曲	2019/8/24 7:00	4453.46	92.0568	31.4844	22	1-14	128	67	99	90	100	47.62
那曲	2019/8/24 7:00	4453.46	92.0568	31.4844	22	1-15	121	92	111	92	117	54.67

续表

地点	时间	海拔/m	经度/(°E)	纬度/(°N)	温度/°C	编号	收缩压/mmHg	舒张压/mmHg	脉搏/(次/分)	血氧饱和度/%	心率/(次/分)	血容比/%
那曲	2019/8/24 7:00	4453.46	92.0568	31.4844	22	1-16	130	96	81	85	83	48.19
那曲	2019/8/24 7:00	4453.46	92.0568	31.4844	22	1-17	132	103	96	81	107	62.65
那曲	2019/8/24 7:00	4453.46	92.0568	31.4844	22	1-18	129	85	95	80	85	46.25
那曲	2019/8/24 7:00	4453.46	92.0568	31.4844	22	1-19	118	85	87	85	88	48.68
那曲	2019/8/24 7:00	4453.46	92.0568	31.4844	22	1-20	125	98	92	73	99	40.00
那曲	2019/8/24 7:00	4453.46	92.0568	31.4844	22	1-21	125	82	98	73	98	44.30
拉萨	2019/8/25 8:00	3618.9	91.1006	29.6006	22	1-2	115	78	98	94	102	52.70
拉萨	2019/8/25 8:00	3618.9	91.1006	29.6006	22	1-3	112	79	103	91	102	46.27
拉萨	2019/8/25 8:00	3618.9	91.1006	29.6006	22	1-4	112	87	87	82	94	52.94
拉萨	2019/8/25 8:00	3618.9	91.1006	29.6006	22	1-5	119	81	90	92	96	47.83
拉萨	2019/8/25 8:00	3618.9	91.1006	29.6006	22	1-6	90	73	103	92	113	44.87
拉萨	2019/8/25 8:00	3618.9	91.1006	29.6006	22	1-7	134	93	67	87	72	58.11
拉萨	2019/8/25 8:00	3618.9	91.1006	29.6006	22	1-8	108	71	77	91	75	53.16
拉萨	2019/8/25 8:00	3618.9	91.1006	29.6006	22	1-10	119	96	83	94	83	47.13
拉萨	2019/8/25 8:00	3618.9	91.1006	29.6006	22	1-12	115	92	90	89	100	53.25
拉萨	2019/8/25 8:00	3618.9	91.1006	29.6006	22	1-13	111	81	76	89	72	32.56
拉萨	2019/8/25 8:00	3618.9	91.1006	29.6006	22	1-14	115	73	83	76	9	44.09
拉萨	2019/8/25 8:00	3618.9	91.1006	29.6006	22	1-15	105	85	113	93	104	55.00
拉萨	2019/8/25 8:00	3618.9	91.1006	29.6006	22	1-16	131	96	79	89	78	34.57
拉萨	2019/8/25 8:00	3618.9	91.1006	29.6006	22	1-17	125	93	90	91	90	58.97
拉萨	2019/8/25 8:00	3618.9	91.1006	29.6006	22	1-18	113	85	65	84	61	60.92

续表

地点	时间	海拔/m	经度(°E)	纬度(°N)	温度/°C	编号	收缩压/mmHg	舒张压/mmHg	脉搏/(次/分)	血氧饱和度/%	心率/(次/分)	血容比/%
拉萨	2019/8/25 8:00	3618.9	91.1006	29.6006	22	1-19	137	86	84	92	83	
拉萨	2019/8/25 8:00	3618.9	91.1006	29.6006	22	1-20	116	96	85	90	77	51.90
拉萨	2019/8/25 8:00	3618.9	91.1006	29.6006	22	1-21	115	80	86	87	85	51.09

附表 6-2　2019 年 "川藏线" 野外路线人体健康指标

地点	时间	海拔/m	经度(°E)	纬度(°N)	温度/°C	编号	收缩压/mmHg	舒张压/mmHg	脉搏/(次/分)	血氧饱和度/%	心率/(次/分)	血容比/%
米拉山口	2019/8/26 15:00	4925	92.3450	29.8247	16	1-2	117	91	76	91	82	
米拉山口	2019/8/26 15:00	4925	92.3450	29.8247	16	1-3	108	79	86	86	93	
米拉山口	2019/8/26 15:00	4925	92.3450	29.8247	16	1-4	124	91	86	94	100	
米拉山口	2019/8/26 15:00	4925	92.3450	29.8247	16	1-5	122	83	79	81	93	
米拉山口	2019/8/26 15:00	4925	92.3450	29.8247	16	1-6	118	81	98	84	95	
米拉山口	2019/8/26 15:00	4925	92.3450	29.8247	16	1-7	142	95	79	83	83	
米拉山口	2019/8/26 15:00	4925	92.3450	29.8247	16	1-8	108	74	81	89	85	
米拉山口	2019/8/26 15:00	4925	92.3450	29.8247	16	1-10	134	89	71	95	73	
米拉山口	2019/8/26 15:00	4925	92.3450	29.8247	16	1-12	146	107	111	77	108	
米拉山口	2019/8/26 15:00	4925	92.3450	29.8247	16	1-13	119	94	77	83	80	
米拉山口	2019/8/26 15:00	4925	92.3450	29.8247	16	1-14	115	62	95	87	99	
米拉山口	2019/8/26 15:00	4925	92.3450	29.8247	16	1-15	107	72	70	83	75	
米拉山口	2019/8/26 15:00	4925	92.3450	29.8247	16	1-16	107	72	80	84	83	
米拉山口	2019/8/26 15:00	4925	92.3450	29.8247	16	1-17	129	102	107	70	109	
米拉山口	2019/8/26 15:00	4925	92.3450	29.8247	16	1-18	130	100	75	88	71	

续表

地点	时间	海拔/m	经度/(°E)	纬度/(°N)	温度/℃	编号	收缩压/mmHg	舒张压/mmHg	脉搏/(次/分)	血氧饱和度/%	心率/(次/分)	血容比/%
米拉山口	2019/8/26 15:00	4925	92.3450	29.8247	16	1-19	143	100	101	85	124	
米拉山口	2019/8/26 15:00	4925	92.3450	29.8247	16	1-20	129	89	87	87	86	
米拉山口	2019/8/26 15:00	4925	92.3450	29.8247	16	1-21	122	94	105	74	102	
林芝	2019/8/27 7:00	2974	94.4542	29.6689	24	1-2	116	88	98	92	83	53.07
林芝	2019/8/27 7:00	2974	94.4542	29.6689	24	1-3	106	69	95	95	73	38.71
林芝	2019/8/27 7:00	2974	94.4542	29.6689	24	1-4	122	84	86	97	86	46.88
林芝	2019/8/27 7:00	2974	94.4542	29.6689	24	1-5	104	76	71	99	76	41.00
林芝	2019/8/27 7:00	2974	94.4542	29.6689	24	1-6	111	76	87	97	92	39.06
林芝	2019/8/27 7:00	2974	94.4542	29.6689	24	1-7	134	100	71	95	78	50.00
林芝	2019/8/27 7:00	2974	94.4542	29.6689	24	1-8	106	75	89	96	88	50.00
林芝	2019/8/27 7:00	2974	94.4542	29.6689	24	1-10	119	93	86	96	102	47.50
林芝	2019/8/27 7:00	2974	94.4542	29.6689	24	1-12	115	89	99	94	95	41.94
林芝	2019/8/27 7:00	2974	94.4542	29.6689	24	1-13	120	82	98	92	113	40.00
林芝	2019/8/27 7:00	2974	94.4542	29.6689	24	1-14	109	70	79	96	85	40.79
林芝	2019/8/27 7:00	2974	94.4542	29.6689	24	1-15	132	83	69	92	67	48.00
林芝	2019/8/27 7:00	2974	94.4542	29.6689	24	1-16	115	80	63	94	67	35.64
林芝	2019/8/27 7:00	2974	94.4542	29.6689	24	1-17	131	96	89	91	92	55.59
林芝	2019/8/27 7:00	2974	94.4542	29.6689	24	1-18	115	80	64	85	75	64.52
林芝	2019/8/27 7:00	2974	94.4542	29.6689	24	1-19	108	71	69	94	84	52.44
林芝	2019/8/27 7:00	2974	94.4542	29.6689	24	1-20	124	72	93	97	85	32.20
林芝	2019/8/27 7:00	2974	94.4542	29.6689	24	1-21	122	82	74	87	74	55.17

续表

地点	时间	海拔/m	经度/(°E)	纬度/(°N)	温度/°C	编号	收缩压/mmHg	舒张压/mmHg	脉搏/(次/分)	血氧饱和度/%	心率/(次/分)	血容比/%
鲁朗风景区	2019/8/27 15:30	3413	94.7169	29.7003	20	1-2	125	84	85	97	84	
鲁朗风景区	2019/8/27 15:30	3413	94.7169	29.7003	20	1-3	122	78	81	97	78	
鲁朗风景区	2019/8/27 15:30	3413	94.7169	29.7003	20	1-4	121	87	86	99	91	
鲁朗风景区	2019/8/27 15:30	3413	94.7169	29.7003	20	1-5	116	93	73	96	76	
鲁朗风景区	2019/8/27 15:30	3413	94.7169	29.7003	20	1-6	122	73	99	98	92	
鲁朗风景区	2019/8/27 15:30	3413	94.7169	29.7003	20	1-7	131	100	76	97	87	
鲁朗风景区	2019/8/27 15:30	3413	94.7169	29.7003	20	1-8	100	71	113	95	81	
鲁朗风景区	2019/8/27 15:30	3413	94.7169	29.7003	20	1-10	130	96	98	97	100	
鲁朗风景区	2019/8/27 15:30	3413	94.7169	29.7003	20	1-12	122	90	99	92	93	
鲁朗风景区	2019/8/27 15:30	3413	94.7169	29.7003	20	1-13	118	77	81	97	93	
鲁朗风景区	2019/8/27 15:30	3413	94.7169	29.7003	20	1-14	107	70	75	97	87	
鲁朗风景区	2019/8/27 15:30	3413	94.7169	29.7003	20	1-15	115	76	120	94	123	
鲁朗风景区	2019/8/27 15:30	3413	94.7169	29.7003	20	1-16	134	99	83	96	85	
鲁朗风景区	2019/8/27 15:30	3413	94.7169	29.7003	20	1-17	134	87	78	92	89	
鲁朗风景区	2019/8/27 15:30	3413	94.7169	29.7003	20	1-18	115	85	90	89	89	
鲁朗风景区	2019/8/27 15:30	3413	94.7169	29.7003	20	1-19	115	85	90	99	89	
鲁朗风景区	2019/8/27 15:30	3413	94.7169	29.7003	20	1-20	108	79	65	97	71	
鲁朗风景区	2019/8/27 15:30	3413	94.7169	29.7003	20	1-21	118	82	98	89	99	
八宿	2019/8/28 7:00	3207	96.9467	30.0667	20	1-2	123	88	99	96	95	
八宿	2019/8/28 7:00	3207	96.9467	30.0667	20	1-3	105	70	107	99	101	
八宿	2019/8/28 7:00	3207	96.9467	30.0667	20	1-4	125	91	92	97	97	

续表

地点	时间	海拔/m	经度/(°E)	纬度/(°N)	温度/°C	编号	收缩压/mmHg	舒张压/mmHg	脉搏/(次/分)	血氧饱和度/%	心率/(次/分)	血容比/%
八宿	2019/8/28 7:00	3207	96.9467	30.0667	20	1-5	118	94	89	95	92	
八宿	2019/8/28 7:00	3207	96.9467	30.0667	20	1-6	106	78	89	97	120	
八宿	2019/8/28 7:00	3207	96.9467	30.0667	20	1-7	137	104	93	97	99	
八宿	2019/8/28 7:00	3207	96.9467	30.0667	20	1-8	119	81	83	97	95	
八宿	2019/8/28 7:00	3207	96.9467	30.0667	20	1-10	129	90	87	97	87	
八宿	2019/8/28 7:00	3207	96.9467	30.0667	20	1-12	112	84	93	95	113	
八宿	2019/8/28 7:00	3207	96.9467	30.0667	20	1-13	125	88	93	96	108	
八宿	2019/8/28 7:00	3207	96.9467	30.0667	20	1-14	122	83	83	95	88	
八宿	2019/8/28 7:00	3207	96.9467	30.0667	20	1-15	107	74	71	96	98	
八宿	2019/8/28 7:00	3207	96.9467	30.0667	20	1-16	124	88	76	97	84	
八宿	2019/8/28 7:00	3207	96.9467	30.0667	20	1-17	132	101	95	92	90	
八宿	2019/8/28 7:00	3207	96.9467	30.0667	20	1-18	125	100	85	86	115	
八宿	2019/8/28 7:00	3207	96.9467	30.0667	20	1-19	105	78	72	95	109	
八宿	2019/8/28 7:00	3207	96.9467	30.0667	20	1-20	120	84	81	99	84	
八宿	2019/8/28 7:00	3207	96.9467	30.0667	20	1-21	123	90	89	92	107	
业拉山	2019/8/28 12:00	4272	98.6167	30.1167	21	1-2	130	92	90	96	98	
业拉山	2019/8/28 12:00	4272	98.6167	30.1167	21	1-3	112	81	86	94	86	
业拉山	2019/8/28 12:00	4272	98.6167	30.1167	21	1-4	129	96	85	96	69	
业拉山	2019/8/28 12:00	4272	98.6167	30.1167	21	1-5	120	83	98	96	101	
业拉山	2019/8/28 12:00	4272	98.6167	30.1167	21	1-6	108	74	92	97	91	
业拉山	2019/8/28 12:00	4272	98.6167	30.1167	21	1-7	139	100	77	92	89	

续表

地点	时间	海拔/m	经度/(°E)	纬度/(°N)	温度/℃	编号	收缩压/mmHg	舒张压/mmHg	脉搏/(次/分)	血氧饱和度/%	心率/(次/分)	血容比/%
业拉山	2019/8/28 12:00	4272	98.6167	30.1167	21	1-8	104	79	85	94	81	
业拉山	2019/8/28 12:00	4272	98.6167	30.1167	21	1-10	126	102	89	95	76	
业拉山	2019/8/28 12:00	4272	98.6167	30.1167	21	1-12	142	88	96	81	102	
业拉山	2019/8/28 12:00	4272	98.6167	30.1167	21	1-13	111	79	86	86	80	
业拉山	2019/8/28 12:00	4272	98.6167	30.1167	21	1-14	99	71	101	94	106	
业拉山	2019/8/28 12:00	4272	98.6167	30.1167	21	1-15	119	89	81	94	86	
业拉山	2019/8/28 12:00	4272	98.6167	30.1167	21	1-16	132	101	80	89	84	
业拉山	2019/8/28 12:00	4272	98.6167	30.1167	21	1-17	136	99	109	88	108	
业拉山	2019/8/28 12:00	4272	98.6167	30.1167	21	1-18	122	94	96	84	103	
业拉山	2019/8/28 12:00	4272	98.6167	30.1167	21	1-19	122	85	95	88	93	
业拉山	2019/8/28 12:00	4272	98.6167	30.1167	21	1-20	129	91	78	99	87	
业拉山	2019/8/28 12:00	4272	98.6167	30.1167	21	1-21	128	92	93	81	100	
芒康	2019/8/29 7:00	3828	98.5833	29.6833	19	1-2	117	94	96	89	97	52.75
芒康	2019/8/29 7:00	3828	98.5833	29.6833	19	1-3	112	72	80	97	69	42.45
芒康	2019/8/29 7:00	3828	98.5833	29.6833	19	1-4	120	89	83	96	83	59.94
芒康	2019/8/29 7:00	3828	98.5833	29.6833	19	1-5	110	86	93	91	89	48.31
芒康	2019/8/29 7:00	3828	98.5833	29.6833	19	1-6	97	73	80	97	80	42.00
芒康	2019/8/29 7:00	3828	98.5833	29.6833	19	1-7	154	112	71	95	70	50.00
芒康	2019/8/29 7:00	3828	98.5833	29.6833	19	1-8	116	82	68	96	80	51.09
芒康	2019/8/29 7:00	3828	98.5833	29.6833	19	1-10	118	95	86	95	97	51.11
芒康	2019/8/29 7:00	3828	98.5833	29.6833	19	1-12	135	109	90	91	89	52.63

续表

地点	时间	海拔/m	经度/(°E)	纬度/(°N)	温度/°C	编号	收缩压/mmHg	舒张压/mmHg	脉搏/(次/分)	血氧饱和度/%	心率/(次/分)	血容比/%
芒康	2019/8/29 7:00	3828	98.5833	29.6833	19	1-13	117	79	86	94	79	40.70
芒康	2019/8/29 7:00	3828	98.5833	29.6833	19	1-14	115	72	86	92	96	42.40
芒康	2019/8/29 7:00	3828	98.5833	29.6833	19	1-15	128	79	74	95	74	53.06
芒康	2019/8/29 7:00	3828	98.5833	29.6833	19	1-16	121	93	80	93	79	48.24
芒康	2019/8/29 7:00	3828	98.5833	29.6833	19	1-17	129	100	85	91	79	60.20
芒康	2019/8/29 7:00	3828	98.5833	29.6833	19	1-18	131	95	75	87	91	49.41
芒康	2019/8/29 7:00	3828	98.5833	29.6833	19	1-19	106	77	68	94	72	53.09
芒康	2019/8/29 7:00	3828	98.5833	29.5833	19	1-20	122	94	69	94	77	56.73
芒康	2019/8/29 7:00	3828	98.5833	29.6833	19	1-21	113	88	83	87	89	48.18
雅江县	2019/8/30 7:00	2562	101.0217	30.0350	17	1-2	116	85	96	97	84	
雅江县	2019/8/30 7:00	2562	101.0217	30.0350	17	1-3	105	77	73	99	100	
雅江县	2019/8/30 7:00	2562	101.0217	30.0350	17	1-4	126	83	83	99	85	
雅江县	2019/8/30 7:00	2562	101.0217	30.0350	17	1-5	116	88	87	98	84	
雅江县	2019/8/30 7:00	2562	101.0217	30.0350	17	1-6	99	73	79	99	85	
雅江县	2019/8/30 7:00	2562	101.0217	30.0350	17	1-7	146	107	71	99	65	
雅江县	2019/8/30 7:00	2562	101.0217	30.0350	17	1-8	107	77	70	90	85	
雅江县	2019/8/30 7:00	2562	101.0217	30.0350	17	1-10	126	96	92	99	89	
雅江县	2019/8/30 7:00	2562	101.0217	30.0350	17	1-12	124	88	70	96	89	
雅江县	2019/8/30 7:00	2562	101.0217	30.0350	17	1-13	120	90	71	79	63	
雅江县	2019/8/30 7:00	2562	101.0217	30.0350	17	1-14	99	73	86	98	86	
雅江县	2019/8/30 7:00	2562	101.0217	30.0350	17	1-15	123	69	71	94	69	

续表

地点	时间	海拔/m	经度/(°E)	纬度/(°N)	温度/°C	编号	收缩压/mmHg	舒张压/mmHg	脉搏/(次/分)	血氧饱和度/%	心率/(次/分)	血容比/%
雅江县	2019/8/30 7:00	2562	101.0217	30.0350	17	1-16	134	89	65	98	59	
雅江县	2019/8/30 7:00	2562	101.0217	30.0350	17	1-17	134	96	80	94	97	
雅江县	2019/8/30 7:00	2562	101.0217	30.0350	17	1-18	137	103	64	96	70	
雅江县	2019/8/30 7:00	2562	101.0217	30.0350	17	1-19	107	71	59	96	57	
雅江县	2019/8/30 7:00	2562	101.0217	30.0350	17	1-20	117	86	60	99	65	
雅江县	2019/8/30 7:00	2562	101.0217	30.0350	17	1-21	114	81	70	95	64	
折多山	2019/8/30 14:00	4249	101.8044	30.0739	18	1-2	137	101	109	93	110	
折多山	2019/8/30 14:00	4249	101.8044	30.0739	18	1-3	119	83	85	97	91	
折多山	2019/8/30 14:00	4249	101.8044	30.0739	18	1-4	128	83	105	96	104	
折多山	2019/8/30 14:00	4249	101.8044	30.0739	18	1-5	120	80	92	76	67	
折多山	2019/8/30 14:00	4249	101.8044	30.0739	18	1-6	115	89	78	98	82	
折多山	2019/8/30 14:00	4249	101.8044	30.0739	18	1-7	161	120	84	92	77	
折多山	2019/8/30 14:00	4249	101.8044	30.0739	18	1-8	129	91	78	95	88	
折多山	2019/8/30 14:00	4249	101.8044	30.0739	18	1-10	125	93	95	96	85	
折多山	2019/8/30 14:00	4249	101.8044	30.0739	18	1-12	125	95	78	90	74	
折多山	2019/8/30 14:00	4249	101.8044	30.0739	18	1-13	135	90	86	81	83	
折多山	2019/8/30 14:00	4249	101.8044	30.0739	18	1-14	120	84	89	95	87	
折多山	2019/8/30 14:00	4249	101.8044	30.0739	18	1-15	118	91	85	92	85	
折多山	2019/8/30 14:00	4249	101.8044	30.0739	18	1-16	139	96	69	94	78	
折多山	2019/8/30 14:00	4249	101.8044	30.0739	18	1-17	149	99	80	93	98	
折多山	2019/8/30 14:00	4249	101.8044	30.0739	18	1-18	129	96	90	90	83	

续表

地点	时间	海拔/m	经度/(°E)	纬度/(°N)	温度/°C	编号	收缩压/mmHg	舒张压/mmHg	脉搏/(次/分)	血氧饱和度/%	心率/(次/分)	血容比/%
折多山	2019/8/30 14:00	4249	101.8044	30.0739	18	1-19	129	87	75	87	72	
折多山	2019/8/30 14:00	4249	101.8044	30.0739	18	1-20	139	105	93	91	97	
折多山	2019/8/30 14:00	4249	101.8044	30.0739	18	1-21	131	91	98	87	102	
绵阳市	2019/8/31 7:00	527	105.1267	31.7728	21	1-2	118	87	86	99	99	51.89
绵阳市	2019/8/31 7:00	527	105.1267	31.7728	21	1-3	105	67	75	99	73	23.68
绵阳市	2019/8/31 7:00	527	105.1267	31.7728	21	1-4	114	76	93	99	88	31.81
绵阳市	2019/8/31 7:00	527	105.1267	31.7728	21	1-5	105	77	78	99	77	45.45
绵阳市	2019/8/31 7:00	527	105.1267	31.7728	21	1-6	106	68	80	99	82	36.61
绵阳市	2019/8/31 7:00	527	105.1267	31.7728	21	1-7	142	98	68	99	66	50.67
绵阳市	2019/8/31 7:00	527	105.1267	31.7728	21	1-8	111	77	62	99	63	46.99
绵阳市	2019/8/31 7:00	527	105.1267	31.7728	21	1-10	115	89	84	99	95	43.24
绵阳市	2019/8/31 7:00	527	105.1267	31.7728	21	1-12	117	99	69	99	66	44.30
绵阳市	2019/8/31 7:00	527	105.1267	31.7728	21	1-13	109	72	64	99	74	27.27
绵阳市	2019/8/31 7:00	527	105.1267	31.7728	21	1-14	104	78	93	99	100	26.51
绵阳市	2019/8/31 7:00	527	105.1267	31.7728	21	1-15	125	82	62	99	66	50.60
绵阳市	2019/8/31 7:00	527	105.1267	31.7728	21	1-16	123	88	67	99	74	25.61
绵阳市	2019/8/31 7:00	527	105.1267	31.7728	21	1-17	125	88	75	99	79	56.98
绵阳市	2019/8/31 7:00	527	105.1267	31.7728	21	1-18	124	91	67	94	70	56.96
绵阳市	2019/8/31 7:00	527	105.1267	31.7728	21	1-19	113	59	55	99	64	44.19
绵阳市	2019/8/31 7:00	527	105.1267	31.7728	21	1-20	116	80	69	99	69	43.21
绵阳市	2019/8/31 7:00	527	105.1267	31.7728	21	1-21	123	84	67	99	84	46.39

附表 6-3　2020 年"滇藏线"野外路线人体健康指标

地点	时间	海拔/m	经度(°E)	纬度(°N)	编号	收缩压/mmHg	舒张压/mmHg	脉搏/(次/分)	血氧饱和度/%	心率/(次/分)	血容比/%
西宁	2020/6/20 8:00	2277	101.7362	36.6330	2-2	134	97	79	93	82	64.71
西宁	2020/6/20 8:00	2277	101.7362	36.6330	2-3	110	70	81	90	87	56.76
西宁	2020/6/20 8:00	2277	101.7362	36.6330	2-4	112	73	57	94	58	46.51
西宁	2020/6/20 8:00	2277	101.7362	36.6330	2-5	91	60	66	95	68	42.50
西宁	2020/6/20 8:00	2277	101.7362	36.6330	2-6	96	67	79	93	78	36.50
西宁	2020/6/20 8:00	2277	101.7362	36.6330	2-7	91	61	80	99	77	
西宁	2020/6/20 8:00	2277	101.7362	36.6330	2-8	106	72	76	94	79	57.50
西宁	2020/6/20 8:00	2277	101.7362	36.6330	2-9	126	88	75	99	80	48.89
西宁	2020/6/20 8:00	2277	101.7362	36.6330	2-10	127	82	101	93	101	
西宁	2020/6/20 8:00	2277	101.7362	36.6330	2-11	118	89	88	97	83	28.89
西宁	2020/6/20 8:00	2277	101.7362	36.6330	2-12	118	70	70	98	71	45.45
西宁	2020/6/20 8:00	2277	101.7362	36.6330	2-13	104	72	76	99	74	33.33
西宁	2020/6/20 8:00	2277	101.7362	36.6330	2-14	107	77	80	97	82	38.64
西宁	2020/6/20 8:00	2277	101.7362	36.6330	2-15	103	66	64	92	66	40.00
西宁	2020/6/20 8:00	2277	101.7362	36.6330	2-16	127	93	61	98	67	46.34
西宁	2020/6/20 8:00	2277	101.7362	36.6330	2-17	118	82	97	96	87	
玛多	2020/6/23 6:45	4237	98.2143	34.8896	2-1	134	81	75	89	55	
玛多	2020/6/23 6:45	4237	98.2143	34.8896	2-3	109	88	97	88	102	
玛多	2020/6/23 6:45	4237	98.2143	34.8896	2-4	123	91	65	87	66	38.30
玛多	2020/6/23 6:45	4237	98.2143	34.8896	2-5	94	68	68	82	67	60.70
玛多	2020/6/23 6:45	4237	98.2143	34.8896	2-6	108	81	100	85	99	52.90

续表

地点	时间	海拔/m	经度(°E)	纬度(°N)	编号	收缩压/mmHg	舒张压/mmHg	脉搏/(次/分)	血氧饱和度/%	心率/(次/分)	血容比/%
玛多	2020/6/23 6:45	4237	98.2143	34.8896	2-7	92	66	99	88	91	32.70
玛多	2020/6/23 6:45	4237	98.2143	34.8896	2-9	119	90	84	82	83	61.20
玛多	2020/6/23 6:45	4237	98.2143	34.8896	2-10	134	86	104	83	107	53.10
玛多	2020/6/23 6:45	4237	98.2143	34.8896	2-11	122	93	98	87	97	62.50
玛多	2020/6/23 6:45	4237	98.2143	34.8896	2-12	114	73	96	89	102	65.40
玛多	2020/6/23 6:45	4237	98.2143	34.8896	2-13	114	85	89	87	96	64.20
玛多	2020/6/23 6:45	4237	98.2143	34.8896	2-14	131	82	105	88	105	57.70
玛多	2020/6/23 6:45	4237	98.2143	34.8896	2-15	120	73	93	77	101	38.20
玛多	2020/6/23 6:45	4237	98.2143	34.8896	2-16	117	75	100	83	98	65.30
玛多	2020/6/23 6:45	4237	98.2143	34.8896	2-17	116	93	94	75	94	50.00
玛多	2020/6/23 6:45	4237	98.2143	34.8896	2-18	139	89	101	79	110	
玛多	2020/6/23 6:45	4237	98.2143	34.8896	2-19	123	90	104	81	105	42.30
玛多	2020/6/23 6:45	4237	98.2143	34.8896	2-20	137	95	97	80	102	52.90
玛多	2020/6/23 6:45	4237	98.2143	34.8896	2-21	127	102	97	92	99	
玛多	2020/6/23 6:45	4237	98.2143	34.8896	2-22	117	65	79	84	74	
玛多	2020/6/23 6:45	4237	98.2143	34.8896	2-23	112	81	81	85	90	50.00
玉树	2020/6/24 7:20	3731	97.0078	32.9915	2-1	134	81	75	89	55	48.78
玉树	2020/6/24 7:20	3731	97.0078	32.9915	2-3	109	88	97	88	102	47.73
玉树	2020/6/24 7:20	3731	97.0078	32.9915	2-4	123	91	65	87	66	
玉树	2020/6/24 7:20	3731	97.0078	32.9915	2-5	94	68	68	82	67	48.98
玉树	2020/6/24 7:20	3731	97.0078	32.9915	2-6	108	81	100	85	99	47.92

续表

地点	时间	海拔/m	经度(°E)	纬度(°N)	编号	收缩压/mmHg	舒张压/mmHg	脉搏/(次/分)	血氧饱和度/%	心率/(次/分)	血容比/%
玉树	2020/6/24 7:20	3731	97.0078	32.9915	2-7	92	66	99	88	91	32.61
玉树	2020/6/24 7:20	3731	97.0078	32.9915	2-9	119	90	84	82	83	50.00
玉树	2020/6/24 7:20	3731	97.0078	32.9915	2-10	134	86	104	83	107	58.00
玉树	2020/6/24 7:20	3731	97.0078	32.9915	2-11	122	93	98	87	97	
玉树	2020/6/24 7:20	3731	97.0078	32.9915	2-12	114	73	96	89	102	
玉树	2020/6/24 7:20	3731	97.0078	32.9915	2-13	114	85	89	87	96	31.25
玉树	2020/6/24 7:20	3731	97.0078	32.9915	2-14	131	82	105	88	105	48.00
玉树	2020/6/24 7:20	3731	97.0078	32.9915	2-15	120	73	93	77	101	23.26
玉树	2020/6/24 7:20	3731	97.0078	32.9915	2-16	117	75	100	83	98	54.35
玉树	2020/6/24 7:20	3731	97.0078	32.9915	2-17	116	93	94	75	94	44.44
玉树	2020/6/24 7:20	3731	97.0078	32.9915	2-18	139	89	101	79	110	54.17
玉树	2020/6/24 7:20	3731	97.0078	32.9915	2-19	123	90	104	81	105	
玉树	2020/6/24 7:20	3731	97.0078	32.9915	2-20	137	95	97	80	102	44.44
玉树	2020/6/24 7:20	3731	97.0078	32.9915	2-21	127	102	97	92	99	41.86
玉树	2020/6/24 7:20	3731	97.0078	32.9915	2-22	117	65	79	84	74	47.62
玉树	2020/6/24 7:20	3731	97.0078	32.9915	2-23	112	81	81	85	90	47.62
类乌齐	2020/6/25 8:15	3829	96.6061	31.2190	2-1	143	88	86	97	93	
类乌齐	2020/6/25 8:15	3829	96.6061	31.2190	2-3	122	81	95	88	99	
类乌齐	2020/6/25 8:15	3829	96.6061	31.2190	2-4	137	100	59	86	59	
类乌齐	2020/6/25 8:15	3829	96.6061	31.2190	2-5	95	67	77	92	77	
类乌齐	2020/6/25 8:15	3829	96.6061	31.2190	2-6	128	91	109	92	100	

续表

地点	时间	海拔/m	经度/(°E)	纬度/(°N)	编号	收缩压/mmHg	舒张压/mmHg	脉搏/(次/分)	血氧饱和度/%	心率/(次/分)	血容比/%
类乌齐	2020/6/25 8:15	3829	96.6061	31.2190	2-7	105	77	90	92	91	
类乌齐	2020/6/25 8:15	3829	96.6061	31.2190	2-9	116	85	106	88	108	
类乌齐	2020/6/25 8:15	3829	96.6061	31.2190	2-10	133	90	110	99	113	
类乌齐	2020/6/25 8:15	3829	96.6061	31.2190	2-11	140	98	90	92	77	
类乌齐	2020/6/25 8:15	3829	96.6061	31.2190	2-12	117	84	80	88	79	
类乌齐	2020/6/25 8:15	3829	96.6061	31.2190	2-13	118	81	85	88	81	
类乌齐	2020/6/25 8:15	3829	96.6061	31.2190	2-14	129	87	105	84	107	
类乌齐	2020/6/25 8:15	3829	96.6061	31.2190	2-15	117	76	85	86	84	
类乌齐	2020/6/25 8:15	3829	96.6061	31.2190	2-16	133	94	86	94	89	
类乌齐	2020/6/25 8:15	3829	96.6061	31.2190	2-17	123	97	105	86	106	
类乌齐	2020/6/25 8:15	3829	96.6061	31.2190	2-18	139	98	92	92	89	
类乌齐	2020/6/25 8:15	3829	96.6061	31.2190	2-19	131	94	117	84	116	
类乌齐	2020/6/25 8:15	3829	96.6061	31.2190	2-20	126	93	102	99	102	
类乌齐	2020/6/25 8:15	3829	96.6061	31.2190	2-21	125	97	96	94	99	
类乌齐	2020/6/25 8:15	3829	96.6061	31.2190	2-22	118	76	81	88	85	
类乌齐	2020/6/25 8:15	3829	96.6061	31.2190	2-23	127	90	101	88	102	
左贡	2020/6/26 7:00	3800	97.8457	29.6680	2-1	142	96	85	88	83	
左贡	2020/6/26 7:00	3800	97.8457	29.6680	2-2	168	106	110	89	113	
左贡	2020/6/26 7:00	3800	97.8457	29.6680	2-3	114	85	96	87	90	
左贡	2020/6/26 7:00	3800	97.8457	29.6680	2-4	117	92	65	93	60	
左贡	2020/6/26 7:00	3800	97.8457	29.6680	2-5	89	66	68	89	73	

续表

地点	时间	海拔/m	经度(°E)	纬度(°N)	编号	收缩压/mmHg	舒张压/mmHg	脉搏/(次/分)	血氧饱和度/%	心率/(次/分)	血容比/%
左贡	2020/6/26 7:00	3800	97.8457	29.6680	2-6	112	84	97	89	96	
左贡	2020/6/26 7:00	3800	97.8457	29.6680	2-7	94	73	98	90	99	
左贡	2020/6/26 7:00	3800	97.8457	29.6680	2-8	119	86	80	87	80	
左贡	2020/6/26 7:00	3800	97.8457	29.6680	2-9	116	90	72	92	74	
左贡	2020/6/26 7:00	3800	97.8457	29.6680	2-10	119	83	95	91	99	
左贡	2020/6/26 7:00	3800	97.8457	29.6680	2-11	116	88	104	91	102	
左贡	2020/6/26 7:00	3800	97.8457	29.6680	2-12	114	79	73	91	75	
左贡	2020/6/26 7:00	3800	97.8457	29.6680	2-13	109	84	83	93	88	
左贡	2020/6/26 7:00	3800	97.8457	29.6680	2-14	120	78	109	89	108	
左贡	2020/6/26 7:00	3800	97.8457	29.6680	2-15	117	76	97	85	95	
左贡	2020/6/26 7:00	3800	97.8457	29.6680	2-16	109	80	88	91	74	
左贡	2020/6/26 7:00	3800	97.8457	29.6680	2-17	94	80	103	93	112	
左贡	2020/6/26 7:00	3800	97.8457	29.6680	2-18	125	80	99	89	108	
左贡	2020/6/26 7:00	3800	97.8457	29.6680	2-19	127	90	101	92	89	
左贡	2020/6/26 7:00	3800	97.8457	29.6680	2-20	122	89	95	89	98	
左贡	2020/6/26 7:00	3800	97.8457	29.6680	2-21	107	94	105	98	103	
左贡	2020/6/26 7:00	3800	97.8457	29.6680	2-22	97	70	83	89	75	
左贡	2020/6/26 7:00	3800	97.8457	29.6680	2-23	135	84	86	90	79	
德钦	2020/6/27 7:00	3200	98.9177	28.4797	2-1	144	90	88	97	89	
德钦	2020/6/27 7:00	3200	98.9177	28.4797	2-2	149	97	84	89	92	54.05
德钦	2020/6/27 7:00	3200	98.9177	28.4797	2-3	114	85	102	90	92	55.91

续表

地点	时间	海拔/m	经度/(°E)	纬度/(°N)	编号	收缩压/mmHg	舒张压/mmHg	脉搏/(次/分)	血氧饱和度/%	心率/(次/分)	血容比/%
德钦	2020/6/27 7:00	3200	98.9177	28.4797	2-4	120	88	56	91	59	52.70
德钦	2020/6/27 7:00	3200	98.9177	28.4797	2-5	87	61	66	91	64	50.00
德钦	2020/6/27 7:00	3200	98.9177	28.4797	2-6	107	85	94	92	98	25.30
德钦	2020/6/27 7:00	3200	98.9177	28.4797	2-7	105	75	84	92	83	43.16
德钦	2020/6/27 7:00	3200	98.9177	28.4797	2-8	117	82	77	94	87	64.21
德钦	2020/6/27 7:00	3200	98.9177	28.4797	2-9	121	95	73	94	70	54.26
德钦	2020/6/27 7:00	3200	98.9177	28.4797	2-10	117	81	85	92	97	48.65
德钦	2020/6/27 7:00	3200	98.9177	28.4797	2-11	121	93	94	95	93	50.00
德钦	2020/6/27 7:00	3200	98.9177	28.4797	2-12	117	78	74	96	74	56.65
德钦	2020/6/27 7:00	3200	98.9177	28.4797	2-13	107	72	71	92	86	33.71
德钦	2020/6/27 7:00	3200	98.9177	28.4797	2-14	122	77	94	92	94	54.44
德钦	2020/6/27 7:00	3200	98.9177	28.4797	2-15	120	66	78	88	93	48.39
德钦	2020/6/27 7:00	3200	98.9177	28.4797	2-16	117	83	75	91	71	55.79
德钦	2020/6/27 7:00	3200	98.9177	28.4797	2-17	108	80	76	90	80	47.13
德钦	2020/6/27 7:00	3200	98.9177	28.4797	2-18	117	80	91	92	109	57.97
德钦	2020/6/27 7:00	3200	98.9177	28.4797	2-19	113	96	86	94	86	
德钦	2020/6/27 7:00	3200	98.9177	28.4797	2-20	119	89	96	93	95	63.27
德钦	2020/6/27 7:00	3200	98.9177	28.4797	2-21	105	91	105	93	101	51.90
德钦	2020/6/27 7:00	3200	98.9177	28.4797	2-22	102	69	68	95	63	55.00
德钦	2020/6/27 7:00	3200	98.9177	28.4797	2-23	118	87	82	93	87	45.26
丽江	2020/6/28 7:00	2390	100.2266	26.8727	2-1	113	82	70	98	84	

续表

地点	时间	海拔/m	经度(°E)	纬度(°N)	编号	收缩压/mmHg	舒张压/mmHg	脉搏/(次/分)	血氧饱和度/%	心率/(次/分)	血容比/%
丽江	2020/6/28 7:00	2390	100.2266	26.8727	2-2	136	99	94	97	93	
丽江	2020/6/28 7:00	2390	100.2266	26.8727	2-3	113	80	102	95	93	
丽江	2020/6/28 7:00	2390	100.2266	26.8727	2-4	104	74	79	94	80	
丽江	2020/6/28 7:00	2390	100.2266	26.8727	2-5	91	65	75	95	80	
丽江	2020/6/28 7:00	2390	100.2266	26.8727	2-6	103	76	87	95	85	
丽江	2020/6/28 7:00	2390	100.2266	26.8727	2-7	97	65	93	96	96	
丽江	2020/6/28 7:00	2390	100.2266	26.8727	2-8	106	77	69	97	69	
丽江	2020/6/28 7:00	2390	100.2266	26.8727	2-9	108	82	65	96	67	
丽江	2020/6/28 7:00	2390	100.2266	26.8727	2-10	120	75	89	92	82	
丽江	2020/6/28 7:00	2390	100.2266	26.8727	2-11	112	87	82	98	84	
丽江	2020/6/28 7:00	2390	100.2266	26.8727	2-12	114	76	69	95	69	
丽江	2020/6/28 7:00	2390	100.2266	26.8727	2-13	104	76	75	97	73	
丽江	2020/6/28 7:00	2390	100.2266	26.8727	2-14	104	72	99	94	106	
丽江	2020/6/28 7:00	2390	100.2266	26.8727	2-15	108	66	68	92	74	
丽江	2020/6/28 7:00	2390	100.2266	26.8727	2-16	105	71	73	93	75	
丽江	2020/6/28 7:00	2390	100.2266	26.8727	2-17	96	73	90	94	94	
丽江	2020/6/28 7:00	2390	100.2266	26.8727	2-18	119	68	78	93	82	
丽江	2020/6/28 7:00	2390	100.2266	26.8727	2-19	122	96	92	93	96	
丽江	2020/6/28 7:00	2390	100.2266	26.8727	2-20	127	91	94	96	95	
丽江	2020/6/28 7:00	2390	100.2266	26.8727	2-21	118	97	103	94	105	
丽江	2020/6/28 7:00	2390	100.2266	26.8727	2-22	118	69	71	95	83	

续表

地点	时间	海拔/m	经度/(°E)	纬度/(°N)	编号	收缩压/mmHg	舒张压/mmHg	脉搏/(次/分)	血氧饱和度/%	心率/(次/分)	血容比/%
丽江	2020/6/28 7:00	2390	100.2266	26.8727	2-23	120	82	68	95	70	
楚雄	2020/6/29 7:00	1784	101.5387	25.0454	2-1	129	88	79	94	78	
楚雄	2020/6/29 7:00	1784	101.5387	25.0454	2-2	137	95	83	92	83	
楚雄	2020/6/29 7:00	1784	101.5387	25.0454	2-3	124	86	99	94	95	
楚雄	2020/6/29 7:00	1784	101.5387	25.0454	2-4	119	81	59	98	56	
楚雄	2020/6/29 7:00	1784	101.5387	25.0454	2-5	94	65	70	94	74	
楚雄	2020/6/29 7:00	1784	101.5387	25.0454	2-6	101	72	100	93	99	
楚雄	2020/6/29 7:00	1784	101.5387	25.0454	2-7	101	72	83	97	85	
楚雄	2020/6/29 7:00	1784	101.5387	25.0454	2-8	118	77	71	97	77	
楚雄	2020/6/29 7:00	1784	101.5387	25.0454	2-9	117	89	71	95	75	
楚雄	2020/6/29 7:00	1784	101.5387	25.0454	2-10	128	89	96	97	77	
楚雄	2020/6/29 7:00	1784	101.5387	25.0454	2-11	120	83	95	96	96	
楚雄	2020/6/29 7:00	1784	101.5387	25.0454	2-12	125	72	74	96	74	
楚雄	2020/6/29 7:00	1784	101.5387	25.0454	2-13	108	72	81	95	77	
楚雄	2020/6/29 7:00	1784	101.5387	25.0454	2-14	124	84	86	93	86	
楚雄	2020/6/29 7:00	1784	101.5387	25.0454	2-15	105	68	60	94	70	
楚雄	2020/6/29 7:00	1784	101.5387	25.0454	2-16	111	72	70	98	69	
楚雄	2020/6/29 7:00	1784	101.5387	25.0454	2-17	102	73	85	99	86	
楚雄	2020/6/29 7:00	1784	101.5387	25.0454	2-18	117	76	83	95	77	
楚雄	2020/6/29 7:00	1784	101.5387	25.0454	2-19	123	95	86	95	89	
楚雄	2020/6/29 7:00	1784	101.5387	25.0454	2-20	110	83	92	92	85	

续表

地点	时间	海拔/m	经度(°E)	纬度(°N)	编号	收缩压/mmHg	舒张压/mmHg	脉搏/(次/分)	血氧饱和度/%	心率/(次/分)	血容比/%
楚雄	2020/6/29 7:00	1784	101.5387	25.0454	2-21	116	99	103	95	108	
楚雄	2020/6/29 7:00	1784	101.5387	25.0454	2-22	117	67	60	96	88	
楚雄	2020/6/29 7:00	1784	101.5387	25.0454	2-23	119	85	79	95	75	
昆明	2020/6/30 7:00	1809	102.7065	25.0474	2-1	134	94	98	93	95	
昆明	2020/6/30 7:00	1809	102.7065	25.0474	2-2	141	93	98	95	103	57.69
昆明	2020/6/30 7:00	1809	102.7065	25.0474	2-3	103	74	83	96	88	34.00
昆明	2020/6/30 7:00	1809	102.7065	25.0474	2-4	121	84	68	94	77	48.00
昆明	2020/6/30 7:00	1809	102.7065	25.0474	2-5	88	60	77	96	77	43.75
昆明	2020/6/30 7:00	1809	102.7065	25.0474	2-6	108	74	102	93	104	40.00
昆明	2020/6/30 7:00	1809	102.7065	25.0474	2-7	88	63	75	97	78	44.26
昆明	2020/6/30 7:00	1809	102.7065	25.0474	2-8	108	85	83	95	74	43.14
昆明	2020/6/30 7:00	1809	102.7065	25.0474	2-9	98	78	64	95	74	54.72
昆明	2020/6/30 7:00	1809	102.7065	25.0474	2-10	118	74	81	97	88	43.40
昆明	2020/6/30 7:00	1809	102.7065	25.0474	2-11	121	87	83	96	89	41.51
昆明	2020/6/30 7:00	1809	102.7065	25.0474	2-12	123	74	72	97	75	38.78
昆明	2020/6/30 7:00	1809	102.7065	25.0474	2-13	99	71	71	97	70	55.36
昆明	2020/6/30 7:00	1809	102.7065	25.0474	2-14	112	76	99	95	89	38.00
昆明	2020/6/30 7:00	1809	102.7065	25.0474	2-15	100	63	63	96	64	42.00
昆明	2020/6/30 7:00	1809	102.7065	25.0474	2-16	110	71	77	96	69	53.85
昆明	2020/6/30 7:00	1809	102.7065	25.0474	2-17	99	74	89	99	99	46.30
昆明	2020/6/30 7:00	1809	102.7065	25.0474	2-18	110	71	70	99	78	51.79

续表

地点	时间	海拔/m	经度(°E)	纬度(°N)	编号	收缩压/mmHg	舒张压/mmHg	脉搏/(次/分)	血氧饱和度/%	心率/(次/分)	血容比/%
昆明	2020/6/30 7:00	1809	102.7065	25.0474	2-19	123		83	96	83	
昆明	2020/6/30 7:00	1809	102.7065	25.0474	2-20	126	91	85	92	82	46.30
昆明	2020/6/30 7:00	1809	102.7065	25.0474	2-21	12	83	98	96	101	56.86
昆明	2020/6/30 7:00	1809	102.7065	25.0474	2-22	114	92	106	93	107	40.00
昆明	2020/6/30 7:00	1809	102.7065	25.0474	2-23	113	63	78	93	79	50.90

附表 6-4 2020年"玉树—那曲—阿里—札达线"野外路线人体健康指标

地点	时间	海拔/m	经度(°E)	纬度(°N)	编号	收缩压/mmHg	舒张压/mmHg	脉搏/(次/分)	血氧饱和度/%	心率/(次/分)	血容比/%
西宁	2020/7/23 8:00	2278	101.7504	36.6379	3-2	128	81.5	78	92	77	40.74
西宁	2020/7/23 8:00	2278	101.7504	36.6379	3-5	104	76	80	95	77	39.29
西宁	2020/7/23 8:00	2278	101.7504	36.6379	3-6	122	83	64	94	64	48.00
西宁	2020/7/23 8:00	2278	101.7504	36.6379	3-7	102	78	80	94	82	50.00
西宁	2020/7/23 8:00	2278	101.7504	36.6379	3-8	125	88	75	93	76	52.73
西宁	2020/7/23 8:00	2278	101.7504	36.6379	3-9	126	78	86	93	88	43.14
西宁	2020/7/23 8:00	2278	101.7504	36.6379	3-11	113	81	89	94	88	47.37
西宁	2020/7/23 8:00	2278	101.7504	36.6379	3-12	106	70	75	92	70	62.27
西宁	2020/7/23 8:00	2278	101.7504	36.6379	3-13	107	78	72	96	77	39.22
西宁	2020/7/23 8:00	2278	101.7504	36.6379	3-14	88	66	78	96	80	37.74
西宁	2020/7/23 8:00	2278	101.7504	36.6379	3-15	98	72	95	94	105	
西宁	2020/7/23 8:00	2278	101.7504	36.6379	3-16	131	87	103	94	99	47.06
西宁	2020/7/23 8:00	2278	101.7504	36.6379	3-17	120	88	103	96	109	51.79

续表

地点	时间	海拔/m	经度/(°E)	纬度/(°N)	编号	收缩压/mmHg	舒张压/mmHg	脉搏/(次/分)	血氧饱和度/%	心率/(次/分)	血容比/%
西宁	2020/7/23 8:00	2278	101.7504	36.6379	3-18	94	68	88	96	89	47.73
西宁	2020/7/23 8:00	2278	101.7504	36.6379	3-19	103	69	82	93	79	47.83
西宁	2020/7/23 8:00	2278	101.7504	36.6379	3-20	117	92	85	95	87	57.69
西宁	2020/7/23 8:00	2278	101.7504	36.6379	3-21	112	74	73	96	71	47.06
西宁	2020/7/23 8:00	2278	101.7504	36.6379	3-22	95	67	75	95	82	40.00
西宁	2020/7/23 8:00	2278	101.7504	36.6379	3-23	103	77	85	93	86	50.94
西宁	2020/7/23 8:00	2278	101.7504	36.6379	3-24	94	69	91	93	86	46.30
西宁	2020/7/23 8:00	2278	101.7504	36.6379	3-25	108	75	82	93	80	42.00
玉树	2020/7/25 7:00	3864	97.0373	32.8486	3-2	141	94	91	87	89	42.55
玉树	2020/7/25 7:00	3864	97.0373	32.8486	3-5	129	89	95	89	96	
玉树	2020/7/25 7:00	3864	97.0373	32.8486	3-6	110	89	61	93	62	50.00
玉树	2020/7/25 7:00	3864	97.0373	32.8486	3-7	107	78	79	87	83	29.17
玉树	2020/7/25 7:00	3864	97.0373	32.8486	3-8	133	94	88	91	88	52.38
玉树	2020/7/25 7:00	3864	97.0373	32.8486	3-9	120	89	95	91	98	36.00
玉树	2020/7/25 7:00	3864	97.0373	32.8486	3-11	119	80	83	90	91	52.08
玉树	2020/7/25 7:00	3864	97.0373	32.8486	3-12	104	73	91	91	92	58.62
玉树	2020/7/25 7:00	3864	97.0373	32.8486	3-13	110	89	78	89	79	54.57
玉树	2020/7/25 7:00	3864	97.0373	32.8486	3-16	111	86	124	84	117	60.00
玉树	2020/7/25 7:00	3864	97.0373	32.8486	3-17	105	83	103	91	102	57.14
玉树	2020/7/25 7:00	3864	97.0373	32.8486	3-18	100	72	103	89	105	39.29
玉树	2020/7/25 7:00	3864	97.0373	32.8486	3-19	101	79	87	94	89	43.24

续表

地点	时间	海拔/m	经度/(°E)	纬度/(°N)	编号	收缩压/mmHg	舒张压/mmHg	脉搏/(次/分)	血氧饱和度/%	心率/(次/分)	血容比/%
玉树	2020/7/25 7:00	3864	97.0373	32.8486	3-20	123	89	99	93	100	50.00
玉树	2020/7/25 7:00	3864	97.0373	32.8486	3-21	119	86	83	94	80	55.36
玉树	2020/7/25 7:00	3864	97.0373	32.8486	3-22	96	70	79	91	87	62.26
玉树	2020/7/25 7:00	3864	97.0373	32.8486	3-24	92	71	77	88	84	49.06
玉树	2020/7/25 7:00	3864	97.0373	32.8486	3-25	111	76	94	87	100	
玉树	2020/7/25 7:00	3864	97.0373	32.8486	3-27	107	80	80	87	86	46.81
玉树	2020/7/25 7:00	3864	97.0373	32.8486	3-28	129	91	84	84	87	35.29
玉树	2020/7/25 7:00	3864	97.0373	32.8486	3-30	119	74	113	86	119	54.55
玉树	2020/7/25 7:00	3864	97.0373	32.8486	3-32	115	96	99	93	101	59.09
杂多	2020/7/26 6:00	4005	95.3037	32.8933	3-1	139	85	81	89	90	
杂多	2020/7/26 6:00	4005	95.3037	32.8933	3-2	159	100	100	80	94	
杂多	2020/7/26 6:00	4005	95.3037	32.8933	3-4	137	85	104	93	104	
杂多	2020/7/26 6:00	4005	95.3037	32.8933	3-5	126	80	133	85	139	
杂多	2020/7/26 6:00	4005	95.3037	32.8933	3-6	124	93	61	91	62	
杂多	2020/7/26 6:00	4005	95.3037	32.8933	3-7	109	86	90	90	91	
杂多	2020/7/26 6:00	4005	95.3037	32.8933	3-8	132	92	82	86	88	
杂多	2020/7/26 6:00	4005	95.3037	32.8933	3-9	131	87	99	87	101	
杂多	2020/7/26 6:00	4005	95.3037	32.8933	3-11	124	86	77	89	76	
杂多	2020/7/26 6:00	4005	95.3037	32.8933	3-12	104	83	99	84	114	
杂多	2020/7/26 6:00	4005	95.3037	32.8933	3-13	107	79	81	90	88	
杂多	2020/7/26 6:00	4005	95.3037	32.8933	3-14	98	74	98	90	93	

续表

地点	时间	海拔/m	经度/(°E)	纬度/(°N)	编号	收缩压/mmHg	舒张压/mmHg	脉搏/(次/分)	血氧饱和度/%	心率/(次/分)	血容比/%
杂多	2020/7/26 6:00	4005	95.3037	32.8933	3-15	106	83	105	89	109	
杂多	2020/7/26 6:00	4005	95.3037	32.8933	3-16	115	80	106	82	105	
杂多	2020/7/26 6:00	4005	95.3037	32.8933	3-17	116	92	94	89	98	
杂多	2020/7/26 6:00	4005	95.3037	32.8933	3-18	103	78	102	92	100	
杂多	2020/7/26 6:00	4005	95.3037	32.8933	3-19	110	84	88	91	92	
杂多	2020/7/26 6:00	4005	95.3037	32.8933	3-20	122	93	103	94	108	
杂多	2020/7/26 6:00	4005	95.3037	32.8933	3-21	113	78	83	91	85	
杂多	2020/7/26 6:00	4005	95.3037	32.8933	3-22	104	73	81	89	81	
杂多	2020/7/26 6:00	4005	95.3037	32.8933	3-23	137	82	101	88	101	
杂多	2020/7/26 6:00	4005	95.3037	32.8933	3-24	97	72	75	85	76	
杂多	2020/7/26 6:00	4005	95.3037	32.8933	3-25	115	83	119	82	118	
杂多	2020/7/26 6:00	4005	95.3037	32.8933	3-26	129	95	116	81	114	
杂多	2020/7/26 6:00	4005	95.3037	32.8933	3-29	117	81	89	91	90	
杂多	2020/7/26 6:00	4005	95.3037	32.8933	3-31	114	84	90	85	102	
杂多	2020/7/26 6:00	4005	95.3037	32.8933	3-32	123	99	98	93	96	
那曲	2020/7/27 7:30	4491	92.0614	31.4690	3-1	140	84	93	77	103	
那曲	2020/7/27 7:30	4491	92.0614	31.4690	3-4	134	84	97	76	103	
那曲	2020/7/27 7:30	4491	92.0614	31.4690	3-5	131	89	133	89	134	61.90
那曲	2020/7/27 7:30	4491	92.0614	31.4690	3-6	136	99	61	87	64	63.83
那曲	2020/7/27 7:30	4491	92.0614	31.4690	3-9	117	82	92	81	96	
那曲	2020/7/27 7:30	4491	92.0614	31.4690	3-11	122	83	75	90	79	58.00

续表

地点	时间	海拔/m	经度/(°E)	纬度/(°N)	编号	收缩压/mmHg	舒张压/mmHg	脉搏/(次/分)	血氧饱和度/%	心率/(次/分)	血容比/%
那曲	2020/7/27 7:30	4491	92.0614	31.4690	3-12	109	73	115	74	122	55.56
那曲	2020/7/27 7:30	4491	92.0614	31.4690	3-14	94	74	104	88	105	48.94
那曲	2020/7/27 7:30	4491	92.0614	31.4690	3-15	106	90	103	87	94	
那曲	2020/7/27 7:30	4491	92.0614	31.4690	3-16	120	88	114	74	114	
那曲	2020/7/27 7:30	4491	92.0614	31.4690	3-17	130	97	113	86	108	54.00
那曲	2020/7/27 7:30	4491	92.0614	31.4690	3-18	106	75	85	83	92	38.46
那曲	2020/7/27 7:30	4491	92.0614	31.4690	3-19	111	85	88	87	91	55.56
那曲	2020/7/27 7:30	4491	92.0614	31.4690	3-20	117	90	110	95	110	
那曲	2020/7/27 7:30	4491	92.0614	31.4690	3-21	115	83	91	87	92	
那曲	2020/7/27 7:30	4491	92.0614	31.4690	3-22	101	70	94	82	91	47.37
那曲	2020/7/27 7:30	4491	92.0614	31.4690	3-23	119	93	116	88	115	65.21
那曲	2020/7/27 7:30	4491	92.0614	31.4690	3-24	94	77	91	80	95	51.11
那曲	2020/7/27 7:30	4491	92.0614	31.4690	3-25	109	80	99	79	114	53.45
那曲	2020/7/27 7:30	4491	92.0614	31.4690	3-27	123	82	107			
那曲	2020/7/27 7:30	4491	92.0614	31.4690	3-29	114	90	114	91	99	
那曲	2020/7/27 7:30	4491	92.0614	31.4690	3-32	125	96	101	86	103	62.00
尼玛	2020/7/28 7:30	4540	87.2389	31.7895	3-1	118	88	75	89	71	
尼玛	2020/7/28 7:30	4540	87.2389	31.7895	3-4	138	90	94	86	96	
尼玛	2020/7/28 7:30	4540	87.2389	31.7895	3-5	127	88	134	78	137	
尼玛	2020/7/28 7:30	4540	87.2389	31.7895	3-6	128	86	60	91	63	
尼玛	2020/7/28 7:30	4540	87.2389	31.7895	3-7	103	83	103	90	107	

续表

地点	时间	海拔/m	经度(°E)	纬度(°N)	编号	收缩压/mmHg	舒张压/mmHg	脉搏/(次/分)	血氧饱和度/%	心率/(次/分)	血容比/%
尼玛	2020/7/28 7:30	4540	87.2389	31.7895	3-8	129	95	84	75	94	
尼玛	2020/7/28 7:30	4540	87.2389	31.7895	3-9	124	89	90	87	96	
尼玛	2020/7/28 7:30	4540	87.2389	31.7895	3-10	106	88	117	84	127	
尼玛	2020/7/28 7:30	4540	87.2389	31.7895	3-11	124	86	89	95	93	
尼玛	2020/7/28 7:30	4540	87.2389	31.7895	3-12	102	78	110	74	104	
尼玛	2020/7/28 7:30	4540	87.2389	31.7895	3-13	111	87	70	86	70	
尼玛	2020/7/28 7:30	4540	87.2389	31.7895	3-14	93	75	94	90	89	
尼玛	2020/7/28 7:30	4540	87.2389	31.7895	3-15	109	79	114	89	113	
尼玛	2020/7/28 7:30	4540	87.2389	31.7895	3-16	110	83	119	72	117	
尼玛	2020/7/28 7:30	4540	87.2389	31.7895	3-17	134	87	100	87	111	
尼玛	2020/7/28 7:30	4540	87.2389	31.7895	3-18	102	80	87	90	88	
尼玛	2020/7/28 7:30	4540	87.2389	31.7895	3-19	104	86	94	89	100	
尼玛	2020/7/28 7:30	4540	87.2389	31.7895	3-20	116	90	125	91	121	
尼玛	2020/7/28 7:30	4540	87.2389	31.7895	3-21	127	84	101	84	100	
尼玛	2020/7/28 7:30	4540	87.2389	31.7895	3-22	99	72	87	78	86	
尼玛	2020/7/28 7:30	4540	87.2389	31.7895	3-23	127	92	97	86	93	
尼玛	2020/7/28 7:30	4540	87.2389	31.7895	3-24	95	87	75	75	94	
尼玛	2020/7/28 7:30	4540	87.2389	31.7895	3-25	115	79	111	74	112	
尼玛	2020/7/28 7:30	4540	87.2389	31.7895	3-27	125	83	95	73	104	
尼玛	2020/7/28 7:30	4540	87.2389	31.7895	3-29	116	84	96	88	94	
尼玛	2020/7/28 7:30	4540	87.2389	31.7895	3-30	124	86	97	73	90	

续表

地点	时间	海拔/m	经度/(°E)	纬度/(°N)	编号	收缩压/mmHg	舒张压/mmHg	脉搏/(次/分)	血氧饱和度/%	心率/(次/分)	血容比/%
尼玛	2020/7/28 7:30	4540	87.2389	31.7895	3-32	130	108	97	90	101	
改则	2020/7/29 7:00	4443	84.0646	32.3014	3-1	140	102	83	87	75	
改则	2020/7/29 7:00	4443	84.0646	32.3014	3-4	142	89	88	85	91	53.33
改则	2020/7/29 7:00	4443	84.0646	32.3014	3-5	126	91	123	83	125	60.42
改则	2020/7/29 7:00	4443	84.0646	32.3014	3-6	127	94	60	86	60	47.92
改则	2020/7/29 7:00	4443	84.0646	32.3014	3-7	111	77	91	92	90	54.90
改则	2020/7/29 7:00	4443	84.0646	32.3014	3-9	130	91	81	82	84	
改则	2020/7/29 7:00	4443	84.0646	32.3014	3-10	110	80	100	87	103	65.45
改则	2020/7/29 7:00	4443	84.0646	32.3014	3-11	127	88	91	93	97	53.33
改则	2020/7/29 7:00	4443	84.0646	32.3014	3-12	109	78	95	82	97	58.49
改则	2020/7/29 7:00	4443	84.0646	32.3014	3-13	117	92	84	90	92	45.10
改则	2020/7/29 7:00	4443	84.0646	32.3014	3-14	100	75	99	87	100	
改则	2020/7/29 7:00	4443	84.0646	32.3014	3-15	99	82	93	91	90	
改则	2020/7/29 7:00	4443	84.0646	32.3014	3-16	113	81	80	89	79	
改则	2020/7/29 7:00	4443	84.0646	32.3014	3-19	118	82	97	91	96	50.00
改则	2020/7/29 7:00	4443	84.0646	32.3014	3-20	128	91	118	93	118	62.00
改则	2020/7/29 7:00	4443	84.0646	32.3014	3-21	128	93	88	87	89	42.55
改则	2020/7/29 7:00	4443	84.0646	32.3014	3-22	106	77	75	85	74	
改则	2020/7/29 7:00	4443	84.0646	32.3014	3-23	125	89	110	90	100	58.93
改则	2020/7/29 7:00	4443	84.0646	32.3014	3-24	97	70	103	75	102	46.43
改则	2020/7/29 7:00	4443	84.0646	32.3014	3-25	124	88	110	84	108	50.00

续表

地点	时间	海拔/m	经度/(°E)	纬度/(°N)	编号	收缩压/mmHg	舒张压/mmHg	脉搏/(次/分)	血氧饱和度/%	心率/(次/分)	血容比/%
改则	2020/7/29 7:00	4443	84.0646	32.3014	3-27	124	80	99	84	97	
改则	2020/7/29 7:00	4443	84.0646	32.3014	3-30	122	93	114	77	105	
改则	2020/7/29 7:00	4443	84.0646	32.3014	3-31	123	91	84	88	85	
改则	2020/7/29 7:00	4443	84.0646	32.3014	3-32	124	92	94	86	94	43.64
噶尔	2020/7/30 7:00	4313	80.1023	32.5059	3-1	121	89	70	86	73	
噶尔	2020/7/30 7:00	4313	80.1023	32.5059	3-5	118	94	98	80	101	55.93
噶尔	2020/7/30 7:00	4313	80.1023	32.5059	3-6	129	94	59	92	61	58.18
噶尔	2020/7/30 7:00	4313	80.1023	32.5059	3-8	125	86	92	87	93	54.55
噶尔	2020/7/30 7:00	4313	80.1023	32.5059	3-9	122	85	83	85	86	
噶尔	2020/7/30 7:00	4313	80.1023	32.5059	3-10	106	78	110	87	112	44.64
噶尔	2020/7/30 7:00	4313	80.1023	32.5059	3-11	111	77	76	89	76	55.77
噶尔	2020/7/30 7:00	4313	80.1023	32.5059	3-12	106	70	96	86	98	53.85
噶尔	2020/7/30 7:00	4313	80.1023	32.5059	3-13	117	89	81	92	89	57.14
噶尔	2020/7/30 7:00	4313	80.1023	32.5059	3-14	96	65	86	88	89	49.18
噶尔	2020/7/30 7:00	4313	80.1023	32.5059	3-15	107	82	88	85	89	
噶尔	2020/7/30 7:00	4313	80.1023	32.5059	3-16	117	86	104	87	107	43.14
噶尔	2020/7/30 7:00	4313	80.1023	32.5059	3-17	122	95	107	87	108	64.91
噶尔	2020/7/30 7:00	4313	80.1023	32.5059	3-18	102	69	70	91	77	
噶尔	2020/7/30 7:00	4313	80.1023	32.5059	3-19	93	77	94	88	88	52.83
噶尔	2020/7/30 7:00	4313	80.1023	32.5059	3-20	120	94	115	91	113	52.54
噶尔	2020/7/30 7:00	4313	80.1023	32.5059	3-21	120	81	98	88	98	62.96

续表

地点	时间	海拔/m	经度/(°E)	纬度/(°N)	编号	收缩压/mmHg	舒张压/mmHg	脉搏/(次/分)	血氧饱和度/%	心率/(次/分)	血容比/%
噶尔	2020/7/30 7:00	4313	80.1023	32.5059	3-22	107	75	69	87	69	40.74
噶尔	2020/7/30 7:00	4313	80.1023	32.5059	3-23	122	90	88	87	88	61.11
噶尔	2020/7/30 7:00	4313	80.1023	32.5059	3-24	92	69	92	82	94	53.36
噶尔	2020/7/30 7:00	4313	80.1023	32.5059	3-25	117	86	95	82	96	58.18
噶尔	2020/7/30 7:00	4313	80.1023	32.5059	3-30	120	82	115	80	117	
噶尔	2020/7/30 7:00	4313	80.1023	32.5059	3-31	124	91	88	89	88	
噶尔	2020/7/30 7:00	4313	80.1023	32.5059	3-32	131	106	97	93	99	62.96
札达	2020/7/30 20:50	3755	79.8052	31.4778	3-1	155	82	86	86	86	
札达	2020/7/30 20:50	3755	79.8052	31.4778	3-5	121	92	109	90	110	
札达	2020/7/30 20:50	3755	79.8052	31.4778	3-6	114	82	72	93	72	
札达	2020/7/30 20:50	3755	79.8052	31.4778	3-8	141	92	88	88	89	
札达	2020/7/30 20:50	3755	79.8052	31.4778	3-9	125	87	94	93	103	
札达	2020/7/30 20:50	3755	79.8052	31.4778	3-10	97	74	110	88	113	
札达	2020/7/30 20:50	3755	79.8052	31.4778	3-11	110	73	105	88	114	
札达	2020/7/30 20:50	3755	79.8052	31.4778	3-12	97	66	98	90	99	
札达	2020/7/30 20:50	3755	79.8052	31.4778	3-13	115	85	107	94	105	
札达	2020/7/30 20:50	3755	79.8052	31.4778	3-14	104	67	101	91	101	
札达	2020/7/30 20:50	3755	79.8052	31.4778	3-15	118	92	98	95	94	
札达	2020/7/30 20:50	3755	79.8052	31.4778	3-16	125	81	114	83	115	
札达	2020/7/30 20:50	3755	79.8052	31.4778	3-17	123	94	108	91	104	
札达	2020/7/30 20:50	3755	79.8052	31.4778	3-18	107	73	107	93	107	

续表

地点	时间	海拔/m	经度/(°E)	纬度/(°N)	编号	收缩压/mmHg	舒张压/mmHg	脉搏/(次/分)	血氧饱和度/%	心率/(次/分)	血容比/%
札达	2020/7/30 20:50	3755	79.8052	31.4778	3-19	114	85	86	90	92	
札达	2020/7/30 20:50	3755	79.8052	31.4778	3-20	121	90	111	93	110	
札达	2020/7/30 20:50	3755	79.8052	31.4778	3-21	121	80	114	90	117	
札达	2020/7/30 20:50	3755	79.8052	31.4778	3-22	118	81	85	93	88	
札达	2020/7/30 20:50	3755	79.8052	31.4778	3-23	108	77	115	86	114	
札达	2020/7/30 20:50	3755	79.8052	31.4778	3-24	89	71	109	94	105	
札达	2020/7/30 20:50	3755	79.8052	31.4778	3-25	116	71	100	86	97	
札达	2020/7/30 20:50	3755	79.8052	31.4778	3-26	129	97	108	89	110	
札达	2020/7/30 20:50	3755	79.8052	31.4778	3-27	118	76	104	84	105	
札达	2020/7/30 20:50	3755	79.8052	31.4778	3-29	122	81	100	91	98	
札达	2020/7/30 20:50	3755	79.8052	31.4778	3-30	117	79	110	82	109	
札达	2020/7/30 20:50	3755	79.8052	31.4778	3-31	134	95	100	91	101	
札达	2020/7/30 20:50	3755	79.8052	31.4778	3-32	122	100	104	93	105	

附表 6-5 2020 年 "西宁—合作—红原—成都线" 野外路线人体健康指标

地点	时间	海拔/m	经度/(°E)	纬度/(°N)	编号	收缩压/mmHg	舒张压/mmHg	脉搏/(次/分)	血氧饱和度/%	心率/(次/分)	血容比/%
西宁	2020/8/1 7:30	2277	101.7355	36.6327	3-5	111	83	85	93	88	52.73
西宁	2020/8/1 7:30	2277	101.7355	36.6327	3-8	133	93	93	92	90	32.08
西宁	2020/8/1 7:30	2277	101.7355	36.6327	3-10	98	69	86	96	88	42.00
西宁	2020/8/1 7:30	2277	101.7355	36.6327	3-11	105	76	99	95	96	45.28
西宁	2020/8/1 7:30	2277	101.7355	36.6327	3-12	95	70	83	95	87	63.64

续表

地点	时间	海拔/m	经度/(°E)	纬度/(°N)	编号	收缩压/mmHg	舒张压/mmHg	脉搏/(次/分)	血氧饱和度/%	心率/(次/分)	血容比/%
西宁	2020/8/1 7:30	2277	101.7355	36.6327	3-13	110	75	80	96	75	39.62
西宁	2020/8/1 7:30	2277	101.7355	36.6327	3-14	94	64	78	96	75	44.00
西宁	2020/8/1 7:30	2277	101.7355	36.6327	3-15	90	67	83	97	84	
西宁	2020/8/1 7:30	2277	101.7355	36.6327	3-16	104	72	81	93	85	32.65
西宁	2020/8/1 7:30	2277	101.7355	36.6327	3-17	118	81	99	96	98	27.78
西宁	2020/8/1 7:30	2277	101.7355	36.6327	3-18	89	67	83	97	82	
西宁	2020/8/1 7:30	2277	101.7355	36.6327	3-20	114	88	79	97	80	42.00
西宁	2020/8/1 7:30	2277	101.7355	36.6327	3-21	111	81	79	97	79	42.31
西宁	2020/8/1 7:30	2277	101.7355	36.6327	3-22	98	69	65	95	65	30.00
西宁	2020/8/1 7:30	2277	101.7355	36.6327	3-23	106	76	100	95	101	
西宁	2020/8/1 7:30	2277	101.7355	36.6327	3-25	112	77	90	96	89	41.38
合作	2020/8/3 7:00	2911	102.9103	34.9675	3-1	117	87	72	96	80	
合作	2020/8/3 7:00	2911	102.9103	34.9675	3-4	128	91	83	95	88	
合作	2020/8/3 7:00	2911	102.9103	34.9675	3-5	120	80	98	91	96	
合作	2020/8/3 7:00	2911	102.9103	34.9675	3-10	107	71	80	90	88	
合作	2020/8/3 7:00	2911	102.9103	34.9675	3-11	114	78	78	95	78	
合作	2020/8/3 7:00	2911	102.9103	34.9675	3-12	107	73	84	93	85	
合作	2020/8/3 7:00	2911	102.9103	34.9675	3-13	110	80	59	94	68	
合作	2020/8/3 7:00	2911	102.9103	34.9675	3-14	103	71	82	93	88	
合作	2020/8/3 7:00	2911	102.9103	34.9675	3-15	105	76	89	99	94	
合作	2020/8/3 7:00	2911	102.9103	34.9675	3-16	111	75	85	93	97	

附 录

续表

地点	时间	海拔/m	经度(°E)	纬度(°N)	编号	收缩压/mmHg	舒张压/mmHg	脉搏/(次/分)	血氧饱和度/%	心率/(次/分)	血容比/%
合作	2020/8/3 7:00	2911	102.9103	34.9675	3-17	125	90	104	96	99	
合作	2020/8/3 7:00	2911	102.9103	34.9675	3-18	99	72	75	94	70	
合作	2020/8/3 7:00	2911	102.9103	34.9675	3-19	113	79	80	95	83	
合作	2020/8/3 7:00	2911	102.9103	34.9675	3-20	119	86	83	96	86	
合作	2020/8/3 7:00	2911	102.9103	34.9675	3-21	110	70	82	89	82	
合作	2020/8/3 7:00	2911	102.9103	34.9675	3-22	105	69	79	93	78	
合作	2020/8/3 7:00	2911	102.9103	34.9675	3-23	117	73	91	93	86	
合作	2020/8/3 7:00	2911	102.9103	34.9675	3-24	98	72	107	89	102	
合作	2020/8/3 7:00	2911	102.9103	34.9675	3-25	111	81	86	92	77	
合作	2020/8/3 7:00	2911	102.9103	34.9675	3-33	119	79	118	91	119	
合作	2020/8/3 7:00	2911	102.9103	34.9675	3-34	113	70	69	93	67	
合作	2020/8/3 7:00	2911	102.9103	34.9675	3-35	133	91	79	97	85	
合作	2020/8/3 7:00	2911	102.9103	34.9675	3-36	114	84	93	95	95	
合作	2020/8/3 7:00	2911	102.9103	34.9675	3-37	106	75	87	94	93	
红原	2020/8/4 7:00	3502	102.5394	32.7924	3-1	138	83	76	89	78	
红原	2020/8/4 7:00	3502	102.5394	32.7924	3-4	118	83	90	89	93	
红原	2020/8/4 7:00	3502	102.5394	32.7924	3-5	120	76	112	84	115	52.94
红原	2020/8/4 7:00	3502	102.5394	32.7924	3-10	110	82	80	91	84	
红原	2020/8/4 7:00	3502	102.5394	32.7924	3-11	115	80	76	93	74	
红原	2020/8/4 7:00	3502	102.5394	32.7924	3-12	107	75	80	92	91	
红原	2020/8/4 7:00	3502	102.5394	32.7924	3-13	112	92	77	91	77	

续表

地点	时间	海拔/m	经度(°E)	纬度(°N)	编号	收缩压/mmHg	舒张压/mmHg	脉搏/(次/分)	血氧饱和度/%	心率/(次/分)	血容比/%
红原	2020/8/4 7:00	3502	102.5394	32.7924	3-14	98	70	87	95	77	
红原	2020/8/4 7:00	3502	102.5394	32.7924	3-15	102	79	79	99	86	
红原	2020/8/4 7:00	3502	102.5394	32.7924	3-16	114	76	90	89	94	49.09
红原	2020/8/4 7:00	3502	102.5394	32.7924	3-17	124	92	101	95	102	48.08
红原	2020/8/4 7:00	3502	102.5394	32.7924	3-18	96	72	86	92	77	38.78
红原	2020/8/4 7:00	3502	102.5394	32.7924	3-19	105	86	88	98	87	
红原	2020/8/4 7:00	3502	102.5394	32.7924	3-20	124	92	81	95	91	
红原	2020/8/4 7:00	3502	102.5394	32.7924	3-21	122	86	82	93	82	
红原	2020/8/4 7:00	3502	102.5394	32.7924	3-22	97	69	75	92	76	
红原	2020/8/4 7:00	3502	102.5394	32.7924	3-23	113	82	104	89	107	
红原	2020/8/4 7:00	3502	102.5394	32.7924	3-24	91	70	94	94	96	
红原	2020/8/4 7:00	3502	102.5394	32.7924	3-25	116	84	89	89	94	
红原	2020/8/4 7:00	3502	102.5394	32.7924	3-33	122	79	106	87	107	
红原	2020/8/4 7:00	3502	102.5394	32.7924	3-34	121	84	82	89	90	
红原	2020/8/4 7:00	3502	102.5394	32.7924	3-35	131	91	82	90	80	
红原	2020/8/4 7:00	3502	102.5394	32.7924	3-36	123	91	106	91	105	
红原	2020/8/4 7:00	3502	102.5394	32.7924	3-37	103	70	90	90	97	
成都	2020/8/5 7:00	534	104.0639	30.6475	3-1	122	91	77	98	82	
成都	2020/8/5 7:00	534	104.0639	30.6475	3-4	111	81	84	97	87	
成都	2020/8/5 7:00	534	104.0639	30.6475	3-5	114	76	80	98	76	
成都	2020/8/5 7:00	534	104.0639	30.6475	3-10	106	79	77	98	79	

续表

地点	时间	海拔/m	经度(°E)	纬度(°N)	编号	收缩压/mmHg	舒张压/mmHg	脉搏/(次/分)	血氧饱和度/%	心率/(次/分)	血容比/%
成都	2020/8/5 7:00	534	104.0639	30.6475	3-11	112	76	79	99	78	
成都	2020/8/5 7:00	534	104.0639	30.6475	3-12	115	68	73	99	87	
成都	2020/8/5 7:00	534	104.0639	30.6475	3-13	114	82	62	98	64	
成都	2020/8/5 7:00	534	104.0639	30.6475	3-14	94	67	75	99	72	
成都	2020/8/5 7:00	534	104.0639	30.6475	3-15	103	72	94	94	95	
成都	2020/8/5 7:00	534	104.0639	30.6475	3-16	119	76	91	97	89	
成都	2020/8/5 7:00	534	104.0639	30.6475	3-17	112	82	93	97	92	
成都	2020/8/5 7:00	534	104.0639	30.6475	3-18	108	59	77	99	78	
成都	2020/8/5 7:00	534	104.0639	30.6475	3-19	94	73	102	99	94	
成都	2020/8/5 7:00	534	104.0639	30.6475	3-20	118	84	83	98	88	
成都	2020/8/5 7:00	534	104.0639	30.6475	3-21	107	82	84	99	84	
成都	2020/8/5 7:00	534	104.0639	30.6475	3-22	107	72	72	99	58	
成都	2020/8/5 7:00	534	104.0639	30.6475	3-23	111	67	106	99	102	
成都	2020/8/5 7:00	534	104.0639	30.6475	3-24	91	66	82	97	78	
成都	2020/8/5 7:00	534	104.0639	30.6475	3-25	113	78	95	98	95	
成都	2020/8/5 7:00	534	104.0639	30.6475	3-33	118	79	89	95	93	
成都	2020/8/5 7:00	534	104.0639	30.6475	3-34	117	78	69	96	69	
成都	2020/8/5 7:00	534	104.0639	30.6475	3-35	122	86	59	99	58	
成都	2020/8/5 7:00	534	104.0639	30.6475	3-36	104	74	86	97	88	
成都	2020/8/5 7:00	534	104.0639	30.6475	3-37	99	78	88	95	88	

附表 6-6 2021年"玉树—马尔康—玛沁—格尔木—茫崖—大柴旦—西宁线"野外路线人体健康指标

地点	时间	海拔/m	经度(°E)	纬度(°N)	编号	收缩压/mmHg	舒张压/mmHg	脉搏/(次/分)	血氧饱和度/%	心率/(次/分)	血容比/%
西宁	2021/7/24 8:20	2235	101.7507	36.6383	4-3	100	79	82	93	80	
西宁	2021/7/24 8:20	2235	101.7507	36.6383	4-5	106	68	95	93	93	45.45
西宁	2021/7/24 8:20	2235	101.7507	36.6383	4-6	122	95	75	94	74	49.02
西宁	2021/7/24 8:20	2235	101.7507	36.6383	4-7	99	67	85	95	87	36.36
西宁	2021/7/24 8:20	2235	101.7507	36.6383	4-9	102	74	79	95	82	41.38
西宁	2021/7/24 8:20	2235	101.7507	36.6383	4-10	97	65	95	93	94	
西宁	2021/7/24 8:20	2235	101.7507	36.6383	4-11	100	75	107	96	107	
西宁	2021/7/24 8:20	2235	101.7507	36.6383	4-13	116	77	85	95	84	52.00
西宁	2021/7/24 8:20	2235	101.7507	36.6383	4-14	92	63	75	95	74	
西宁	2021/7/24 8:20	2235	101.7507	36.6383	4-15	106	68	84	93	85	36.17
西宁	2021/7/24 8:20	2235	101.7507	36.6383	4-16	115	86	67	94	75	46.94
西宁	2021/7/24 8:20	2235	101.7507	36.6383	4-17	92	53	75	90	84	46.30
西宁	2021/7/24 8:20	2235	101.7507	36.6383	4-18	106	71	69	93	74	46.30
西宁	2021/7/24 8:20	2235	101.7507	36.6383	4-19	95	61	79	94	84	28.30
西宁	2021/7/24 8:20	2235	101.7507	36.6383	4-20	135	83	65	92	70	
西宁	2021/7/24 8:20	2235	101.7507	36.6383	4-21	96	64	80	93	86	39.28
西宁	2021/7/24 8:20	2235	101.7507	36.6383	4-22	125	81	74	96	82	46.15
西宁	2021/7/24 8:20	2235	101.7507	36.6383	4-24	104	64	69	95	70	45.10
玉树	2021/7/26 6:10	3654	97.0094	33.0046	4-1	125	87	75	97	76	
玉树	2021/7/26 6:10	3654	97.0094	33.0046	4-2	109	79	87	92	91	
玉树	2021/7/26 6:10	3654	97.0094	33.0046	4-3	129	88	106	89	109	53.35

续表

地点	时间	海拔/m	经度/(°E)	纬度/(°N)	编号	收缩压/mmHg	舒张压/mmHg	脉搏/(次/分)	血氧饱和度/%	心率/(次/分)	血容比/%
玉树	2021/7/26 6:10	3654	97.0094	33.0046	4-4	126	94	61	90	63	43.14
玉树	2021/7/26 6:10	3654	97.0094	33.0046	4-5	114	86	92	92	90	47.87
玉树	2021/7/26 6:10	3654	97.0094	33.0046	4-6	130	98	83	85	83	40.40
玉树	2021/7/26 6:10	3654	97.0094	33.0046	4-7	98	70	85	90	85	
玉树	2021/7/26 6:10	3654	97.0094	33.0046	4-8	103	85	120	90	125	39.45
玉树	2021/7/26 6:10	3654	97.0094	33.0046	4-9	94	74	99	90	96	40.00
玉树	2021/7/26 6:10	3654	97.0094	33.0046	4-10	95	63	89	90	103	
玉树	2021/7/26 6:10	3654	97.0094	33.0046	4-11	119	45	92	95	89	48.31
玉树	2021/7/26 6:10	3654	97.0094	33.0046	4-13	119	90	78	94	81	51.61
玉树	2021/7/26 6:10	3654	97.0094	33.0046	4-14	101	73	81	92	95	
玉树	2021/7/26 6:10	3654	97.0094	33.0046	4-15	99	72	108	95	105	43.10
玉树	2021/7/26 6:10	3654	97.0094	33.0046	4-16	114	85	83	92	85	54.00
玉树	2021/7/26 6:10	3654	97.0094	33.0046	4-17	107	76	100	87	100	
玉树	2021/7/26 6:10	3654	97.0094	33.0046	4-18	120	83	102	91	103	
玉树	2021/7/26 6:10	3654	97.0094	33.0046	4-19	104	93	93	94	95	42.55
玉树	2021/7/26 6:10	3654	97.0094	33.0046	4-20	134	85	84	91	89	35.60
玉树	2021/7/26 6:10	3654	97.0094	33.0046	4-21	100	63	88	91	91	43.14
玉树	2021/7/26 6:10	3654	97.0094	33.0046	4-22	119	96	89	94	99	48.33
玉树	2021/7/26 6:10	3654	97.0094	33.0046	4-24	114	74	92	94	99	
玉树	2021/7/26 6:10	3654	97.0094	33.0046	4-26	123	93	86	81	86	
玉树	2021/7/26 6:10	3654	97.0094	33.0046	4-27	111	80	84	89	82	61.30

续表

地点	时间	海拔/m	经度(°E)	纬度(°N)	编号	收缩压/mmHg	舒张压/mmHg	脉搏/(次/分)	血氧饱和度/%	心率/(次/分)	血容比/%
玉树	2021/7/26 6:10	3654	97.0094	33.0046	4-28	130	92	87	88	90	
玉树	2021/7/26 6:10	3654	97.0094	33.0046	4-30	113	78	95	88	90	50.00
甘孜	2021/7/27 6:30	3424	100.0019	31.6145	4-1	124	97	85	93	87	
甘孜	2021/7/27 6:30	3424	100.0019	31.6145	4-2	124	81	88	96	91	
甘孜	2021/7/27 6:30	3424	100.0019	31.6145	4-3	116	80	69	91	74	
甘孜	2021/7/27 6:30	3424	100.0019	31.6145	4-4	120	85	61	91	64	
甘孜	2021/7/27 6:30	3424	100.0019	31.6145	4-5	116	79	84	91	82	48.39
甘孜	2021/7/27 6:30	3424	100.0019	31.6145	4-6	131	99	76	92	82	37.25
甘孜	2021/7/27 6:30	3424	100.0019	31.6145	4-7	101	69	84	91	80	32.14
甘孜	2021/7/27 6:30	3424	100.0019	31.6145	4-8	101	74	89	92	92	41.38
甘孜	2021/7/27 6:30	3424	100.0019	31.6145	4-9	104	74	85	91	79	48.33
甘孜	2021/7/27 6:30	3424	100.0019	31.6145	4-11	112	82	92	90	93	42.86
甘孜	2021/7/27 6:30	3424	100.0019	31.6145	4-13	120	93	84	98	82	51.67
甘孜	2021/7/27 6:30	3424	100.0019	31.6145	4-14	89	68	77	94	77	
甘孜	2021/7/27 6:30	3424	100.0019	31.6145	4-15	94	70	92	94	89	
甘孜	2021/7/27 6:30	3424	100.0019	31.6145	4-16	116	79	75	87	75	36.85
甘孜	2021/7/27 6:30	3424	100.0019	31.6145	4-17	97	71	89	88	92	49.15
甘孜	2021/7/27 6:30	3424	100.0019	31.6145	4-18	116	78	87	90	81	46.43
甘孜	2021/7/27 6:30	3424	100.0019	31.6145	4-19	89	66	95	89	92	
甘孜	2021/7/27 6:30	3424	100.0019	31.6145	4-20	123	85	71	91	73	41.94
甘孜	2021/7/27 6:30	3424	100.0019	31.6145	4-21	107	74	85	89	89	

续表

地点	时间	海拔/m	经度(°E)	纬度(°N)	编号	收缩压/mmHg	舒张压/mmHg	脉搏/(次/分)	血氧饱和度/%	心率/(次/分)	血容比/%
甘孜	2021/7/27 6:30	3424	100.0019	31.6145	4-22	105	76	96	89	98	35.09
甘孜	2021/7/27 6:30	3424	100.0019	31.6145	4-24	113	81	76	92	75	46.15
甘孜	2021/7/27 6:30	3424	100.0019	31.6145	4-25	128	98	92	84	90	
甘孜	2021/7/27 6:30	3424	100.0019	31.6145	4-26	130	101	101	88	99	55.17
甘孜	2021/7/27 6:30	3424	100.0019	31.6145	4-28	125	90	84	93	85	
甘孜	2021/7/27 6:30	3424	100.0019	31.6145	4-30	116	80	80	90	84	55.17
马尔康	2021/7/28 6:30	2589	102.1932	31.9099	4-1	138	97	79	92	87	
马尔康	2021/7/28 6:30	2589	102.1932	31.9099	4-2	129	89	90	93	93	
马尔康	2021/7/28 6:30	2589	102.1932	31.9099	4-3	120	86	84	92	86	41.94
马尔康	2021/7/28 6:30	2589	102.1932	31.9099	4-4	131	95	55	96	56	45.00
马尔康	2021/7/28 6:30	2589	102.1932	31.9099	4-5	105	78	78	93	84	42.11
马尔康	2021/7/28 6:30	2589	102.1932	31.9099	4-6	125	94	84	91	91	32.79
马尔康	2021/7/28 6:30	2589	102.1932	31.9099	4-7	98	72	82	95	80	42.11
马尔康	2021/7/28 6:30	2589	102.1932	31.9099	4-8	99	78	87	97	91	41.6
马尔康	2021/7/28 6:30	2589	102.1932	31.9099	4-9	107	79	82	93	80	48.00
马尔康	2021/7/28 6:30	2589	102.1932	31.9099	4-10	103	69	93	94	91	
马尔康	2021/7/28 6:30	2589	102.1932	31.9099	4-11	109	80	97	94	102	42.11
马尔康	2021/7/28 6:30	2589	102.1932	31.9099	4-13	120	84	88	97	82	51.61
马尔康	2021/7/28 6:30	2589	102.1932	31.9099	4-14	91	66	73	95	72	
马尔康	2021/7/28 6:30	2589	102.1932	31.9099	4-16	111	84	65	94	77	21.05
马尔康	2021/7/28 6:30	2589	102.1932	31.9099	4-17	112	71	85	94	87	45.61

续表

地点	时间	海拔/m	经度（°E）	纬度（°N）	编号	收缩压/mmHg	舒张压/mmHg	脉搏（次/分）	血氧饱和度/%	心率（次/分）	血容比/%
马尔康	2021/7/28 6:30	2589	102.1932	31.9099	4-18	123	86	85	92	88	41.67
马尔康	2021/7/28 6:30	2589	102.1932	31.9099	4-20	131	82	64	95	66	25.60
马尔康	2021/7/28 6:30	2589	102.1932	31.9099	4-21	104	74	92	92	83	
马尔康	2021/7/28 6:30	2589	102.1932	31.9099	4-22	108	76	88	96	87	
马尔康	2021/7/28 6:30	2589	102.1932	31.9099	4-24	120	75	77	97	67	45.61
马尔康	2021/7/28 6:30	2589	102.1932	31.9099	4-25	127	93	78	96	77	
马尔康	2021/7/28 6:30	2589	102.1932	31.9099	4-26	125	97	85	88	86	
马尔康	2021/7/28 6:30	2589	102.1932	31.9099	4-27	114	76	74	91	78	
马尔康	2021/7/28 6:30	2589	102.1932	31.9099	4-30	113	82	76	95	43	54.24
玛沁	2021/7/29 7:00	3742	100.2418	34.4646	4-1	152	105	92	89	91	
玛沁	2021/7/29 7:00	3742	100.2418	34.4646	4-2	126	93	85	92	92	
玛沁	2021/7/29 7:00	3742	100.2418	34.4646	4-3	122	86	92	88	84	38.98
玛沁	2021/7/29 7:00	3742	100.2418	34.4646	4-4	118	86	63	93	63	46.43
玛沁	2021/7/29 7:00	3742	100.2418	34.4646	4-5	117	80	90	89	91	44.44
玛沁	2021/7/29 7:00	3742	100.2418	34.4646	4-6	134	99	80	88	82	87.90
玛沁	2021/7/29 7:00	3742	100.2418	34.4646	4-7	94	77	97	91	88	44.07
玛沁	2021/7/29 7:00	3742	100.2418	34.4646	4-8	99	80	98	90	97	41.67
玛沁	2021/7/29 7:00	3742	100.2418	34.4646	4-9	99	75	86	88	78	46.67
玛沁	2021/7/29 7:00	3742	100.2418	34.4646	4-10	101	69	92	87	88	
玛沁	2021/7/29 7:00	3742	100.2418	34.4646	4-11	100	74	98	89	99	
玛沁	2021/7/29 7:00	3742	100.2418	34.4646	4-13	112	68	77	88	86	53.97

续表

地点	时间	海拔/m	经度(°E)	纬度(°N)	编号	收缩压/mmHg	舒张压/mmHg	脉搏/(次/分)	血氧饱和度/%	心率/(次/分)	血容比/%
玛沁	2021/7/29 7:00	3742	100.2418	34.4646	4-14	93	71	82	89	89	
玛沁	2021/7/29 7:00	3742	100.2418	34.4646	4-15	97	73	78	89	87	
玛沁	2021/7/29 7:00	3742	100.2418	34.4646	4-16	119	83	63	89	68	
玛沁	2021/7/29 7:00	3742	100.2418	34.4646	4-17	96	70	95	91	97	39.34
玛沁	2021/7/29 7:00	3742	100.2418	34.4646	4-18	113	80	85	89	89	43.90
玛沁	2021/7/29 7:00	3742	100.2418	34.4646	4-19	89	72	95	89	84	35.00
玛沁	2021/7/29 7:00	3742	100.2418	34.4646	4-20	143	82	70	89	68	45.00
玛沁	2021/7/29 7:00	3742	100.2418	34.4646	4-21	107	77	96	88	98	
玛沁	2021/7/29 7:00	3742	100.2418	34.4646	4-22	119	88	84	94	87	42.11
玛沁	2021/7/29 7:00	3742	100.2418	34.4646	4-24	112	78	77	88	83	20.00
玛沁	2021/7/29 7:00	3742	100.2418	34.4646	4-26	135	99	90	88	91	
玛沁	2021/7/29 7:00	3742	100.2418	34.4646	4-27	120	72	68	90	73	
玛沁	2021/7/29 7:00	3742	100.2418	34.4646	4-30	106	80	84	83	88	52.63
香日德	2021/7/30 7:30	3114	97.8862	35.9884	4-1	140	92	76	92	82	
香日德	2021/7/30 7:30	3114	97.8862	35.9884	4-2	123	92	102	89	105	
香日德	2021/7/30 7:30	3114	97.8862	35.9884	4-3	121	84	86	91	91	
香日德	2021/7/30 7:30	3114	97.8862	35.9884	4-4	132	95	60	94	60	
香日德	2021/7/30 7:30	3114	97.8862	35.9884	4-5	119	78	78	94	82	
香日德	2021/7/30 7:30	3114	97.8862	35.9884	4-6	138	100	85	91	85	
香日德	2021/7/30 7:30	3114	97.8862	35.9884	4-7	106	69	98	94	96	
香日德	2021/7/30 7:30	3114	97.8862	35.9884	4-8	102	77	86	90	98	

续表

地点	时间	海拔/m	经度/(°E)	纬度/(°N)	编号	收缩压/mmHg	舒张压/mmHg	脉搏/(次/分)	血氧饱和度/%	心率/(次/分)	血容比/%
香日德	2021/7/30 7:30	3114	97.8862	35.9884	4-9	106	73	91	89	91	
香日德	2021/7/30 7:30	3114	97.8862	35.9884	4-10	103	91	90	93	97	
香日德	2021/7/30 7:30	3114	97.8862	35.9884	4-11	105	74	94	91	97	
香日德	2021/7/30 7:30	3114	97.8862	35.9884	4-13	121	92	73	90	74	
香日德	2021/7/30 7:30	3114	97.8862	35.9884	4-14	100	69	87	90	96	
香日德	2021/7/30 7:30	3114	97.8862	35.9884	4-15	113	73	79	95	78	
香日德	2021/7/30 7:30	3114	97.8862	35.9884	4-16	120	80	71	90	72	
香日德	2021/7/30 7:30	3114	97.8862	35.9884	4-17	109	72	91	94	92	
香日德	2021/7/30 7:30	3114	97.8862	35.9884	4-18	125	84	97	91	93	
香日德	2021/7/30 7:30	3114	97.8862	35.9884	4-19	106	71	90	90	97	
香日德	2021/7/30 7:30	3114	97.8862	35.9884	4-20	142	87	69	92	74	
香日德	2021/7/30 7:30	3114	97.8862	35.9884	4-21	99	72	88	89	90	
香日德	2021/7/30 7:30	3114	97.8862	35.9884	4-22	115	79	90	91	97	
香日德	2021/7/30 7:30	3114	97.8862	35.9884	4-24	104	72	86	92	74	
香日德	2021/7/30 7:30	3114	97.8862	35.9884	4-25	127	91	84	88	81	
香日德	2021/7/30 7:30	3114	97.8862	35.9884	4-26	127	87	86	89	84	
香日德	2021/7/30 7:30	3114	97.8862	35.9884	4-27	128	78	92	93	94	
香日德	2021/7/30 7:30	3114	97.8862	35.9884	4-28	119	76	80	90	83	
香日德	2021/7/30 7:30	3114	97.8862	35.9884	4-29	18	83	96	91	95	
香日德	2021/7/30 7:30	3114	97.8862	35.9884	4-30	109	73	100	85	99	
格尔木	2021/7/31 6:30	2855	94.9073	36.4067	4-1	134	95	83	94	92	

续表

地点	时间	海拔/m	经度/(°E)	纬度/(°N)	编号	收缩压/mmHg	舒张压/mmHg	脉搏/(次/分)	血氧饱和度/%	心率/(次/分)	血容比/%
格尔木	2021/7/31 6:30	2855	94.9073	36.4067	4-3	112	79	84	92	78	49.18
格尔木	2021/7/31 6:30	2855	94.9073	36.4067	4-4	128	95	66	94	68	47.00
格尔木	2021/7/31 6:30	2855	94.9073	36.4067	4-5	112	79	81	94	80	41.94
格尔木	2021/7/31 6:30	2855	94.9073	36.4067	4-6	133	93	79	91	79	42.37
格尔木	2021/7/31 6:30	2855	94.9073	36.4067	4-7	103	69	83	91	82	41.67
格尔木	2021/7/31 6:30	2855	94.9073	36.4067	4-8	100	76	82	94	88	42.37
格尔木	2021/7/31 6:30	2855	94.9073	36.4067	4-9	104	75	89	92	87	37.00
格尔木	2021/7/31 6:30	2855	94.9073	36.4067	4-10	104	73	93	89	92	
格尔木	2021/7/31 6:30	2855	94.9073	36.4067	4-11	104	81	126	92	127	54.24
格尔木	2021/7/31 6:30	2855	94.9073	36.4067	4-13	111	71	93	94	98	
格尔木	2021/7/31 6:30	2855	94.9073	36.4067	4-14	98	72	85	93	88	35.48
格尔木	2021/7/31 6:30	2855	94.9073	36.4067	4-15	98	72	73	93	72	
格尔木	2021/7/31 6:30	2855	94.9073	36.4067	4-16	115	76	74	92	75	40.68
格尔木	2021/7/31 6:30	2855	94.9073	36.4067	4-17	102	72	92	90	93	
格尔木	2021/7/31 6:30	2855	94.9073	36.4067	4-18	112	76	85	91	88	44.44
格尔木	2021/7/31 6:30	2855	94.9073	36.4067	4-19	93	68	93	91	94	40.00
格尔木	2021/7/31 6:30	2855	94.9073	36.4067	4-20	134	85	67	93	71	
格尔木	2021/7/31 6:30	2855	94.9073	36.4067	4-21	96	71	85	97	91	
格尔木	2021/7/31 6:30	2855	94.9073	36.4067	4-22	101	75	85	92	85	
格尔木	2021/7/31 6:30	2855	94.9073	36.4067	4-24	107	75	68	94	71	42.37
格尔木	2021/7/31 6:30	2855	94.9073	36.4067	4-26	131	96	85	87	89	60.00

续表

地点	时间	海拔/m	经度(°E)	纬度(°N)	编号	收缩压/mmHg	舒张压/mmHg	脉搏/(次/分)	血氧饱和度/%	心率/(次/分)	血容比/%
格尔木	2021/7/31 6:30	2855	94.9073	36.4067	4-27	100	64	92	88	91	
格尔木	2021/7/31 6:30	2855	94.9073	36.4067	4-30	114	79	79	88	81	53.33
茫崖	2021/8/1 7:00	2976	90.8736	38.2544	4-1	140	89	76	95	74	
茫崖	2021/8/1 7:00	2976	90.8736	38.2544	4-2	123	86	98	93	101	
茫崖	2021/8/1 7:00	2976	90.8736	38.2544	4-3	113	82	75	91	80	
茫崖	2021/8/1 7:00	2976	90.8736	38.2544	4-5	115	81	89	93	84	37.50
茫崖	2021/8/1 7:00	2976	90.8736	38.2544	4-6	125	90	87	89	87	
茫崖	2021/8/1 7:00	2976	90.8736	38.2544	4-7	96	71	93	93	94	
茫崖	2021/8/1 7:00	2976	90.8736	38.2544	4-8	101	80	99	93	94	
茫崖	2021/8/1 7:00	2976	90.8736	38.2544	4-9	100	78	91	93	93	46.00
茫崖	2021/8/1 7:00	2976	90.8736	38.2544	4-10	112	76	102	90	108	
茫崖	2021/8/1 7:00	2976	90.8736	38.2544	4-11	105	79	112	96	114	37.70
茫崖	2021/8/1 7:00	2976	90.8736	38.2544	4-13	123	85	89	96	85	28.57
茫崖	2021/8/1 7:00	2976	90.8736	38.2544	4-14	125	90	57	93	59	
茫崖	2021/8/1 7:00	2976	90.8736	38.2544	4-15	108	67	76	93	80	
茫崖	2021/8/1 7:00	2976	90.8736	38.2544	4-16	124	83	78	90	81	36.67
茫崖	2021/8/1 7:00	2976	90.8736	38.2544	4-17	105	74	94	87	93	39.60
茫崖	2021/8/1 7:00	2976	90.8736	38.2544	4-18	107	79	89	91	87	
茫崖	2021/8/1 7:00	2976	90.8736	38.2544	4-19	98	72	78	90	83	
茫崖	2021/8/1 7:00	2976	90.8736	38.2544	4-20	130	84	84	92	91	46.15
茫崖	2021/8/1 7:00	2976	90.8736	38.2544	4-21	103	74	91	91	92	

续表

地点	时间	海拔/m	经度(°E)	纬度(°N)	编号	收缩压/mmHg	舒张压/mmHg	脉搏/(次/分)	血氧饱和度/%	心率/(次/分)	血容比/%
茫崖	2021/8/1 7:00	2976	90.8736	38.2544	4-22	107	82	109	95	108	
茫崖	2021/8/1 7:00	2976	90.8736	38.2544	4-24	113	67	68	91	67	33.33
茫崖	2021/8/1 7:00	2976	90.8736	38.2544	4-25	127	90	102	90	98	
茫崖	2021/8/1 7:00	2976	90.8736	38.2544	4-26	145	101	99	87	95	
茫崖	2021/8/1 7:00	2976	90.8736	38.2544	4-30	112	85	85	93	84	
德令哈	2021/8/2 6:10	3000	97.3566	37.3714	4-1	131	93	79	90	93	
德令哈	2021/8/2 6:10	3000	97.3566	37.3714	4-3	110	81	91	92	87	
德令哈	2021/8/2 6:10	3000	97.3566	37.3714	4-4	131	90	73	96	79	
德令哈	2021/8/2 6:10	3000	97.3566	37.3714	4-5	105	67	90	90	90	39.28
德令哈	2021/8/2 6:10	3000	97.3566	37.3714	4-6	120	91	85	86	11	49.15
德令哈	2021/8/2 6:10	3000	97.3566	37.3714	4-7	113	69	67	93	78	42.37
德令哈	2021/8/2 6:10	3000	97.3566	37.3714	4-8	108	84	87	87	82	42.11
德令哈	2021/8/2 6:10	3000	97.3566	37.3714	4-9	106	81	97	91	92	50.00
德令哈	2021/8/2 6:10	3000	97.3566	37.3714	4-10	103	64	86	93	87	
德令哈	2021/8/2 6:10	3000	97.3566	37.3714	4-11	108	76	104	92	94	
德令哈	2021/8/2 6:10	3000	97.3566	37.3714	4-13	116	91	85	94	79	42.86
德令哈	2021/8/2 6:10	3000	97.3566	37.3714	4-14	93	69	730	94	74	
德令哈	2021/8/2 6:10	3000	97.3566	37.3714	4-15	96	65	72	93	80	
德令哈	2021/8/2 6:10	3000	97.3566	37.3714	4-16	109	81	84	92	75	41.51
德令哈	2021/8/2 6:10	3000	97.3566	37.3714	4-17	106	70	95	89	72	
德令哈	2021/8/2 6:10	3000	97.3566	37.3714	4-18	111	75	93	90	85	50.87

续表

地点	时间	海拔/m	经度(°E)	纬度(°N)	编号	收缩压/mmHg	舒张压/mmHg	脉搏/(次/分)	血氧饱和度/%	心率/(次/分)	血容比/%
德令哈	2021/8/2 6:10	3000	97.3566	37.3714	4-19	91	60	84	89	76	55.00
德令哈	2021/8/2 6:10	3000	97.3566	37.3714	4-20	132	85	66	90	68	
德令哈	2021/8/2 6:10	3000	97.3566	37.3714	4-21	111	81	101	91	89	50.00
德令哈	2021/8/2 6:10	3000	97.3566	37.3714	4-22	107	74	94	95	107	
德令哈	2021/8/2 6:10	3000	97.3566	37.3714	4-24	112	77	61	89	60	44.26
德令哈	2021/8/2 6:10	3000	97.3566	37.3714	4-25	133	104	77	91	78	
德令哈	2021/8/2 6:10	3000	97.3566	37.3714	4-26	130	90	101	84	101	
德令哈	2021/8/2 6:10	3000	97.3566	37.3714	4-28	123	94	71	90	72	
西宁	2021/8/3 9:00	2297	101.7502	36.6383	4-3	113	85	95	94	96	39.23
西宁	2021/8/3 9:00	2297	101.7502	36.6383	4-5	104	77	97	92	99	49.15
西宁	2021/8/3 9:00	2297	101.7502	36.6383	4-6	125	92	94	92	95	42.37
西宁	2021/8/3 9:00	2297	101.7502	36.6383	4-7	97	63	85	94	84	42.11
西宁	2021/8/3 9:00	2297	101.7502	36.6383	4-8	102	69	106	95	106	50.00
西宁	2021/8/3 9:00	2297	101.7502	36.6383	4-9	104	72	85	93	82	
西宁	2021/8/3 9:00	2297	101.7502	36.6383	4-10	96	55	88	96	88	
西宁	2021/8/3 9:00	2297	101.7502	36.6383	4-11	99	72	83	96	88	42.86
西宁	2021/8/3 9:00	2297	101.7502	36.6383	4-13	117	90	108	96	108	
西宁	2021/8/3 9:00	2297	101.7502	36.6383	4-15	98	63	85	96	84	
西宁	2021/8/3 9:00	2297	101.7502	36.6383	4-16	114	83	77	94	75	
西宁	2021/8/3 9:00	2297	101.7502	36.6383	4-18	110	75	96	92	95	50.87
西宁	2021/8/3 9:00	2297	101.7502	36.6383	4-19	89	70	114	91	105	55.00

续表

地点	时间	海拔/m	经度（°E）	纬度（°N）	编号	收缩压/mmHg	舒张压/mmHg	脉搏/（次/分）	血氧饱和度/%	心率/（次/分）	血容比/%
西宁	2021/8/3 9:00	2297	101.7502	36.6383	4-20	127	80	77	94	76	103
西宁	2021/8/3 9:00	2297	101.7502	36.6383	4-21	84	62	88	94	79	50.00
西宁	2021/8/3 9:00	2297	101.7502	36.6383	4-24	103	72	79	92	77	44.26

附表 6-7　2022 年"玛多—曲麻莱—索南达杰自然保护站—双湖—班戈线"野外路线人体健康指标

地点	时间	海拔/m	经度（°E）	纬度（°N）	温度/°C	编号	收缩压/mmHg	舒张压/mmHg	脉搏/（次/分）	血氧饱和度/%	心率/（次/分）
西宁	2022/7/16 7:30	2280	101.7504	36.6379	16	5-1	147	87	102	97	103
西宁	2022/7/16 7:30	2280	101.7504	36.6379	16	5-2	108	73	102	92	104
西宁	2022/7/16 7:30	2280	101.7504	36.6379	16	5-3	86	53	83	96	81
西宁	2022/7/16 7:30	2280	101.7504	36.6379	16	5-4	106	70	102	94	104
西宁	2022/7/16 7:30	2280	101.7504	36.6379	16	5-5	116	76	82	96	84
西宁	2022/7/16 7:30	2280	101.7504	36.6379	16	5-6	118	71	88	96	90
西宁	2022/7/16 7:30	2280	101.7504	36.6379	16	5-7	97	59	74	88	75
西宁	2022/7/16 7:30	2280	101.7504	36.6379	16	5-8	98	56	82	91	83
西宁	2022/7/16 7:30	2280	101.7504	36.6379	16	5-9	97	61	91	94	92
西宁	2022/7/16 7:30	2280	101.7504	36.6379	16	5-10	105	60	91	92	92
西宁	2022/7/16 7:30	2280	101.7504	36.6379	16	5-11	110	69	69	94	70
西宁	2022/7/16 7:30	2280	101.7504	36.6379	16	5-12	94	70	88	97	89
西宁	2022/7/16 7:30	2280	101.7504	36.6379	16	5-13	107	70	87	94	83
西宁	2022/7/16 7:30	2280	101.7504	36.6379	16	5-14	115	72	100	91	100
西宁	2022/7/16 7:30	2280	101.7504	36.6379	16	5-15	110	64	65	95	64

续表

地点	时间	海拔/m	经度(°E)	纬度(°N)	温度/°C	编号	收缩压/mmHg	舒张压/mmHg	脉搏/(次/分)	血氧饱和度/%	心率/(次/分)
西宁	2022/7/16 7:30	2280	101.7504	36.6379	16	5-16	115	65	94	90	93
西宁	2022/7/16 7:30	2280	101.7504	36.6379	16	5-17	108	69	88	94	89
西宁	2022/7/16 7:30	2280	101.7504	36.6379	16	5-18	107	71	85	95	81
玛多	2022/7/17 6:30	4261	98.2046	34.9095	6	5-1	114	82	91	78	104
玛多	2022/7/17 6:30	4261	98.2046	34.9095	6	5-2	99	69	116	77	121
玛多	2022/7/17 6:30	4261	98.2046	34.9095	6	5-3	94	61	90	84	93
玛多	2022/7/17 6:30	4261	98.2046	34.9095	6	5-4	110	85	54	82	105
玛多	2022/7/17 6:30	4261	98.2046	34.9095	6	5-5	115	72	95	81	94
玛多	2022/7/17 6:30	4261	98.2046	34.9095	6	5-6	91	63	87	81	86
玛多	2022/7/17 6:30	4261	98.2046	34.9095	6	5-7	92	53	87	74	88
玛多	2022/7/17 6:30	4261	98.2046	34.9095	6	5-8	96	51	100	79	97
玛多	2022/7/17 6:30	4261	98.2046	34.9095	6	5-9	112	68	105	80	107
玛多	2022/7/17 6:30	4261	98.2046	34.9095	6	5-10	84	67	106	81	106
玛多	2022/7/17 6:30	4261	98.2046	34.9095	6	5-11	105	71	93	84	94
玛多	2022/7/17 6:30	4261	98.2046	34.9095	6	5-12				90	112
玛多	2022/7/17 6:30	4261	98.2046	34.9095	6	5-13	109	73	100	87	100
玛多	2022/7/17 6:30	4261	98.2046	34.9095	6	5-14	124	70	105	67	105
玛多	2022/7/17 6:30	4261	98.2046	34.9095	6	5-15	110	74	99	72	95
玛多	2022/7/17 6:30	4261	98.2046	34.9095	6	5-16	99	59	94	75	93
玛多	2022/7/17 6:30	4261	98.2046	34.9095	6	5-17	105	61	65	81	73
玛多	2022/7/17 6:30	4261	98.2046	34.9095	6	5-18	105	66	92	80	92

续表

地点	时间	海拔/m	经度/(°E)	纬度/(°N)	温度/°C	编号	收缩压/mmHg	舒张压/mmHg	脉搏/(次/分)	血氧饱和度/%	心率/(次/分)
曲麻莱	2022/7/18 6:30	4243	95.8049	34.1390	7	5-1	152	104	91	85	101
曲麻莱	2022/7/18 6:30	4243	95.8049	34.1390	7	5-2	105	79	110	80	112
曲麻莱	2022/7/18 6:30	4243	95.8049	34.1390	7	5-3	87	66	86	85	85
曲麻莱	2022/7/18 6:30	4243	95.8049	34.1390	7	5-4	113	77	116	80	116
曲麻莱	2022/7/18 6:30	4243	95.8049	34.1390	7	5-5	104	64	97	88	94
曲麻莱	2022/7/18 6:30	4243	95.8049	34.1390	7	5-6	108	75	97	88	94
曲麻莱	2022/7/18 6:30	4243	95.8049	34.1390	7	5-7	85	46	91	81	87
曲麻莱	2022/7/18 6:30	4243	95.8049	34.1390	7	5-8	109	60	91	79	107
曲麻莱	2022/7/18 6:30	4243	95.8049	34.1390	7	5-9	104	70	95	82	99
曲麻莱	2022/7/18 6:30	4243	95.8049	34.1390	7	5-10	95	69	112	81	126
曲麻莱	2022/7/18 6:30	4243	95.8049	34.1390	7	5-11	79	77	87	88	84
曲麻莱	2022/7/18 6:30	4243	95.8049	34.1390	7	5-12	94	70	96	89	104
曲麻莱	2022/7/18 6:30	4243	95.8049	34.1390	7	5-13	116	77	100	91	102
曲麻莱	2022/7/18 6:30	4243	95.8049	34.1390	7	5-14	133	78	89	78	88
曲麻莱	2022/7/18 6:30	4243	95.8049	34.1390	7	5-15	103	67	67	94	65
曲麻莱	2022/7/18 6:30	4243	95.8049	34.1390	7	5-16	101	68	94	86	94
曲麻莱	2022/7/18 6:30	4243	95.8049	34.1390	7	5-17	121	86	100	76	103
曲麻莱	2022/7/18 6:30	4243	95.8049	34.1390	7	5-18	106	78	101	76	100
索南达杰自然保护站	2022/7/19 6:30	4480	93.6011	35.4314	2	5-1	149	98	96	84	101
索南达杰自然保护站	2022/7/19 6:30	4480	93.6011	35.4314	2	5-2	121	78	131	70	132
索南达杰自然保护站	2022/7/19 6:30	4480	93.6011	35.4314	2	5-3	90	59	85	81	90

续表

地点	时间	海拔/m	经度(°E)	纬度(°N)	温度/°C	编号	收缩压/mmHg	舒张压/mmHg	脉搏/(次/分)	血氧饱和度/%	心率/(次/分)
索南达杰自然保护站	2022/7/19 6:30	4480	93.6011	35.4314	2	5-4	106	73	109	75	114
索南达杰自然保护站	2022/7/19 6:30	4480	93.6011	35.4314	2	5-5	108	76	92	89	92
索南达杰自然保护站	2022/7/19 6:30	4480	93.6011	35.4314	2	5-6	115	82	86	86	84
索南达杰自然保护站	2022/7/19 6:30	4480	93.6011	35.4314	2	5-7	108	63	85	85	84
索南达杰自然保护站	2022/7/19 6:30	4480	93.6011	35.4314	2	5-8	107	68	102	71	96
索南达杰自然保护站	2022/7/19 6:30	4480	93.6011	35.4314	2	5-9	113	77	97	84	97
索南达杰自然保护站	2022/7/19 6:30	4480	93.6011	35.4314	2	5-10	105	81	104	83	114
索南达杰自然保护站	2022/7/19 6:30	4480	93.6011	35.4314	2	5-11	117	73	93	85	91
索南达杰自然保护站	2022/7/19 6:30	4480	93.6011	35.4314	2	5-12				90	110
索南达杰自然保护站	2022/7/19 6:30	4480	93.6011	35.4314	2	5-13	117	80	91	90	92
索南达杰自然保护站	2022/7/19 6:30	4480	93.6011	35.4314	2	5-14	122	73	88	73	91
索南达杰自然保护站	2022/7/19 6:30	4480	93.6011	35.4314	2	5-15	114	81	107	77	108
索南达杰自然保护站	2022/7/19 6:30	4480	93.6011	35.4314	2	5-16	116	77	87	85	88
索南达杰自然保护站	2022/7/19 6:30	4480	93.6011	35.4314	2	5-17	105	81	63	87	64
索南达杰自然保护站	2022/7/19 6:30	4480	93.6011	35.4314	2	5-18	106	77	102		
唐古拉山镇	2022/7/20 6:30	4558	92.4432	34.2136	11	5-1	163	114	86	83	82
唐古拉山镇	2022/7/20 6:30	4558	92.4432	34.2136	11	5-2	96	63	83	82	85
唐古拉山镇	2022/7/20 6:30	4558	92.4432	34.2136	11	5-3	126	89	119	76	109
唐古拉山镇	2022/7/20 6:30	4558	92.4432	34.2136	11	5-4	127	79	97	90	99
唐古拉山镇	2022/7/20 6:30	4558	92.4432	34.2136	11	5-5	127	84	88	89	94
唐古拉山镇	2022/7/20 6:30	4558	92.4432	34.2136	11	5-6	107	63	84	79	85

附　录

续表

地点	时间	海拔/m	经度(°E)	纬度(°N)	温度/℃	编号	收缩压/mmHg	舒张压/mmHg	脉搏/(次/分)	血氧饱和度/%	心率/(次/分)
唐古拉山镇	2022/7/20 6:30	4558	92.4432	34.2136	11	5-7	116	64	101	72	111
唐古拉山镇	2022/7/20 6:30	4558	92.4432	34.2136	11	5-8	114	89	99	81	97
唐古拉山镇	2022/7/20 6:30	4558	92.4432	34.2136	11	5-9	97	72	101	81	102
唐古拉山镇	2022/7/20 6:30	4558	92.4432	34.2136	11	5-10	109	75	80	83	87
唐古拉山镇	2022/7/20 6:30	4558	92.4432	34.2136	11	5-11	100	74	101	86	104
唐古拉山镇	2022/7/20 6:30	4558	92.4432	34.2136	11	5-12	114	83	99	87	101
唐古拉山镇	2022/7/20 6:30	4558	92.4432	34.2136	11	5-13	111	68	89	73	90
唐古拉山镇	2022/7/20 6:30	4558	92.4432	34.2136	11	5-14	108	72	64	87	61
唐古拉山镇	2022/7/20 6:30	4558	92.4432	34.2136	11	5-15	126	81	81	81	79
唐古拉山镇	2022/7/20 6:30	4558	92.4432	34.2136	11	5-16	121	83	94	80	96
安多	2022/7/21 6:30	4698	91.6860	32.2618	0	5-1	150	102	83	81	90
安多	2022/7/21 6:30	4698	91.6860	32.2618	0	5-2	123	75	132	62	133
安多	2022/7/21 6:30	4698	91.6860	32.2618	0	5-3	95	66	86	84	88
安多	2022/7/21 6:30	4698	91.6860	32.2618	0	5-4	119	84	96	71	102
安多	2022/7/21 6:30	4698	91.6860	32.2618	0	5-5	116	76	88	90	86
安多	2022/7/21 6:30	4698	91.6860	32.2618	0	5-6	114	81	83	84	82
安多	2022/7/21 6:30	4698	91.6860	32.2618	0	5-7	94	54	82	83	84
安多	2022/7/21 6:30	4698	91.6860	32.2618	0	5-8	117	74	113	74	124
安多	2022/7/21 6:30	4698	91.6860	32.2618	0	5-9	114	69	98	81	96
安多	2022/7/21 6:30	4698	91.6860	32.2618	0	5-10	100	67	112	78	120
安多	2022/7/21 6:30	4698	91.6860	32.2618	0	5-11	118	73	95	84	96

续表

地点	时间	海拔/m	经度(°E)	纬度(°N)	温度/°C	编号	收缩压/mmHg	舒张压/mmHg	脉搏/(次/分)	血氧饱和度/%	心率/(次/分)
安多	2022/7/21 6:30	4698	91.6860	32.2618	0	5-12	106	87	102	89	107
安多	2022/7/21 6:30	4698	91.6860	32.2618	0	5-13	114	85	98	87	100
安多	2022/7/21 6:30	4698	91.6860	32.2618	0	5-14	124	73	93	70	89
安多	2022/7/21 6:30	4698	91.6860	32.2618	0	5-15	112	74	60	83	58
安多	2022/7/21 6:30	4698	91.6860	32.2618	0	5-16	109	76	79	70	78
安多	2022/7/21 6:30	4698	91.6860	32.2618	0	5-17	120	81	94	71	95
安多	2022/7/21 6:30	4698	91.6860	32.2618	0	5-18	119	93	102	78	103
双湖	2022/7/22 7:00	4920	88.8384	33.1884	-1	5-1	180	112	78	81	92
双湖	2022/7/22 7:00	4920	88.8384	33.1884	-1	5-2	116	77	114	67	117
双湖	2022/7/22 7:00	4920	88.8384	33.1884	-1	5-3	98	73	88	82	86
双湖	2022/7/22 7:00	4920	88.8384	33.1884	-1	5-4	145	103	89	77	92
双湖	2022/7/22 7:00	4920	88.8384	33.1884	-1	5-5	120	86	83	86	84
双湖	2022/7/22 7:00	4920	88.8384	33.1884	-1	5-6	121	88	90	84	89
双湖	2022/7/22 7:00	4920	88.8384	33.1884	-1	5-7	118	74	82	73	82
双湖	2022/7/22 7:00	4920	88.8384	33.1884	-1	5-8	107	65	105	68	103
双湖	2022/7/22 7:00	4920	88.8384	33.1884	-1	5-9	128	89	103	82	103
双湖	2022/7/22 7:00	4920	88.8384	33.1884	-1	5-10	115	88	104	78	100
双湖	2022/7/22 7:00	4920	88.8384	33.1884	-1	5-11	125	82	83	86	73
双湖	2022/7/22 7:00	4920	88.8384	33.1884	-1	5-12	111	85	104	86	97
双湖	2022/7/22 7:00	4920	88.8384	33.1884	-1	5-13	131	83	104	90	89
双湖	2022/7/22 7:00	4920	88.8384	33.1884	-1	5-14	127	84	96	75	99

续表

地点	时间	海拔/m	经度/(°E)	纬度/(°N)	温度/°C	编号	收缩压/mmHg	舒张压/mmHg	脉搏/(次/分)	血氧饱和度/%	心率/(次/分)
双湖	2022/7/22 7:00	4920	88.8384	33.1884	−1	5-15	127	84	62	82	72
双湖	2022/7/22 7:00	4920	88.8384	33.1884	−1	5-16	131	89	103	76	103
双湖	2022/7/22 7:00	4920	88.8384	33.1884	−1	5-17	126	93	112	71	113
双湖	2022/7/22 7:00	4920	88.8384	33.1884	−1	5-18	144	104	96	67	97
那曲	2022/7/23 6:30	4450	92.0568	31.4844	0	5-1	143	101	88	84	92
那曲	2022/7/23 6:30	4450	92.0568	31.4844	0	5-2	127	87	120	70	120
那曲	2022/7/23 6:30	4450	92.0568	31.4844	0	5-3	85	67	96	84	98
那曲	2022/7/23 6:30	4450	92.0568	31.4844	0	5-4	117	89	91	86	90
那曲	2022/7/23 6:30	4450	92.0568	31.4844	0	5-5	127	81	84	89	82
那曲	2022/7/23 6:30	4450	92.0568	31.4844	0	5-6	116	87	78	88	78
那曲	2022/7/23 6:30	4450	92.0568	31.4844	0	5-7	110	72	82	84	85
那曲	2022/7/23 6:30	4450	92.0568	31.4844	0	5-8	109	60	92	83	86
那曲	2022/7/23 6:30	4450	92.0568	31.4844	0	5-9	111	83	98	85	103
那曲	2022/7/23 6:30	4450	92.0568	31.4844	0	5-10	110	75	102	79	111
那曲	2022/7/23 6:30	4450	92.0568	31.4844	0	5-11	116	76	82	83	84
那曲	2022/7/23 6:30	4450	92.0568	31.4844	0	5-12	107	77	82	89	102
那曲	2022/7/23 6:30	4450	92.0568	31.4844	0	5-13	118	72	109	90	113
那曲	2022/7/23 6:30	4450	92.0568	31.4844	0	5-14	115	63	86	79	78
那曲	2022/7/23 6:30	4450	92.0568	31.4844	0	5-15	120	87	102	80	105
那曲	2022/7/23 6:30	4450	92.0568	31.4844	0	5-16	113	82	91	85	91
那曲	2022/7/23 6:30	4450	92.0568	31.4844	0	5-17	126	90	114	64	111

续表

地点	时间	海拔/m	经度/(°E)	纬度/(°N)	温度/°C	编号	收缩压/mmHg	舒张压/mmHg	脉搏/(次/分)	血氧饱和度/%	心率/(次/分)
那曲	2022/7/23 6:30	4450	92.0568	31.4844	0	5-18	121	88	95	83	95
拉萨	2022/7/23 19:00	3650	91.1006	29.6006	21	5-1	147	103	86	89	90
拉萨	2022/7/23 19:00	3650	91.1006	29.6006	21	5-2	127	80	110	83	110
拉萨	2022/7/23 19:00	3650	91.1006	29.6006	21	5-3	94	64	97	89	93
拉萨	2022/7/23 19:00	3650	91.1006	29.6006	21	5-4	123	89	88	93	90
拉萨	2022/7/23 19:00	3650	91.1006	29.6006	21	5-5	119	85	99	90	102
拉萨	2022/7/23 19:00	3650	91.1006	29.6006	21	5-6	108	83	114	90	112
拉萨	2022/7/23 19:00	3650	91.1006	29.6006	21	5-7	109	63	91	86	93
拉萨	2022/7/23 19:00	3650	91.1006	29.6006	21	5-8	118	68	86	87	94
拉萨	2022/7/23 19:00	3650	91.1006	29.6006	21	5-9	111	71	95	90	98
拉萨	2022/7/23 19:00	3650	91.1006	29.6006	21	5-10				87	110
拉萨	2022/7/23 19:00	3650	91.1006	29.6006	21	5-11	110	78	85	92	85
拉萨	2022/7/23 19:00	3650	91.1006	29.6006	21	5-12	100	76	78	92	81
拉萨	2022/7/23 19:00	3650	91.1006	29.6006	21	5-13	112	69	98	89	101
拉萨	2022/7/23 19:00	3650	91.1006	29.6006	21	5-14	127	82	82	85	81
拉萨	2022/7/23 19:00	3650	91.1006	29.6006	21	5-15	103	62	75	85	75
拉萨	2022/7/23 19:00	3650	91.1006	29.6006	21	5-16	116	71	92	90	90
拉萨	2022/7/23 19:00	3650	91.1006	29.6006	21	5-17	127	88	102	90	101
拉萨	2022/7/23 19:00	3650	91.1006	29.6006	21	5-18	123	83	102	90	101

附　录

附表 6-8　2022 年"喀什—塔什库尔干线"野外路线人体健康指标

地点	时间	海拔/m	经度(°E)	纬度(°N)	温度/°C	编号	收缩压/mmHg	舒张压/mmHg	脉搏/(次/分)	血氧饱和度/%	心率/(次/分)
喀什	2022/7/27 9:00	1380	76.0037	39.4945	24	6-1	112	72	91	94	93
喀什	2022/7/27 9:00	1380	76.0037	39.4945	24	6-2	119	79	78	96	76
喀什	2022/7/27 9:00	1380	76.0037	39.4945	24	6-3	109	70	68	96	74
喀什	2022/7/27 9:00	1380	76.0037	39.4945	24	6-4	102	51	76	94	81
喀什	2022/7/27 9:00	1380	76.0037	39.4945	24	6-5	117	74	60	95	79
喀什	2022/7/27 9:00	1380	76.0037	39.4945	24	6-6	82	57	93	96	91
喀什	2022/7/27 9:00	1380	76.0037	39.4945	24	6-7	126	81	111	99	129
喀什	2022/7/27 9:00	1380	76.0037	39.4945	24	6-8	89	63	75	98	83
喀什	2022/7/27 9:00	1380	76.0037	39.4945	24	6-9	100	68	77	96	82
喀什	2022/7/28 8:00	1380	76.0037	39.4945	25	6-1	107	66	89	94	87
喀什	2022/7/28 8:00	1380	76.0037	39.4945	25	6-2	99	64	73	97	78
喀什	2022/7/28 8:00	1380	76.0037	39.4945	25	6-3	117	76	80	95	81
喀什	2022/7/28 8:00	1380	76.0037	39.4945	25	6-4	105	48	77	97	69
喀什	2022/7/28 8:00	1380	76.0037	39.4945	25	6-5	81	43	62	96	62
喀什	2022/7/28 8:00	1380	76.0037	39.4945	25	6-6	78	50	96	96	95
喀什	2022/7/28 8:00	1380	76.0037	39.4945	25	6-7	111	72	105	97	102
喀什	2022/7/28 8:00	1380	76.0037	39.4945	25	6-8	82	53	75	99	81
喀什	2022/7/28 8:00	1380	76.0037	39.4945	25	6-9	104	64	80	96	79
塔什库尔干	2022/7/29 7:30	3110	75.2278	37.7705	27	6-1	104	67	108	88	109
塔什库尔干	2022/7/29 7:30	3110	75.2278	37.7705	27	6-2	113	66	88	92	85
塔什库尔干	2022/7/29 7:30	3110	75.2278	37.7705	27	6-3	111	76	82	91	85
塔什库尔干	2022/7/29 7:30	3110	75.2278	37.7705	27	6-4	92	57	84	88	90

续表

地点	时间	海拔/m	经度/(°E)	纬度/(°N)	温度/°C	编号	收缩压/mmHg	舒张压/mmHg	脉搏/(次/分)	血氧饱和度/%	心率/(次/分)
塔什库尔干	2022/7/29 7:30	3110	75.2278	37.7705	27	6-5	104	66	77	90	81
塔什库尔干	2022/7/29 7:30	3110	75.2278	37.7705	27	6-6	106	74	109	92	112
塔什库尔干	2022/7/29 7:30	3110	75.2278	37.7705	27	6-7	105	67	109	90	109
塔什库尔干	2022/7/29 7:30	3110	75.2278	37.7705	27	6-8	86	59	95	94	90
塔什库尔干	2022/7/29 7:30	3110	75.2278	37.7705	27	6-9	110	67	85	92	89
喀什	2022/7/30 9:00	1380	76.0037	39.4945	22	6-1	87	48	82	84	82
喀什	2022/7/30 9:00	1380	76.0037	39.4945	22	6-2	107	54	81	96	82
喀什	2022/7/30 9:00	1380	76.0037	39.4945	22	6-3	105	72	72	96	73
喀什	2022/7/30 9:00	1380	76.0037	39.4945	22	6-4	107	55	85	96	85
喀什	2022/7/30 9:00	1380	76.0037	39.4945	22	6-5	93	48	82	94	83
喀什	2022/7/30 9:00	1380	76.0037	39.4945	22	6-6	78	52	76	97	77
喀什	2022/7/30 9:00	1380	76.0037	39.4945	22	6-7	112	61	88	93	88

附表6-9 2023年"环祁连山、环青海湖"野外路线人体健康指标

地点	时间	海拔/m	经度/(°E)	纬度/(°N)	温度/°C	编号	收缩压/mmHg	舒张压/mmHg	脉搏/(次/分)	血氧饱和度/%	心率/(次/分)
西宁	2023/7/20 7:00	2251	101.7507	36.6380	15.98	10-1	157	109	80	90	83
西宁	2023/7/20 7:00	2251	101.7507	36.6380	15.98	10-2	121	82	120	93	121
西宁	2023/7/20 7:00	2251	101.7507	36.6380	15.98	10-3	133	96	95	93	91
西宁	2023/7/20 7:00	2251	101.7507	36.6380	15.98	10-4	122	82	86	95	87
西宁	2023/7/20 7:00	2251	101.7507	36.6380	15.98	10-5	126	93	78	96	77
西宁	2023/7/20 7:00	2251	101.7507	36.6380	15.98	10-7	131	91	75	95	72
西宁	2023/7/20 7:00	2251	101.7507	36.6380	15.98	10-8	109	84	82	92	85
西宁	2023/7/20 7:00	2251	101.7507	36.6380	15.98	10-9	130	88	90	94	95

续表

地点	时间	海拔/m	经度(°E)	纬度(°N)	温度/°C	编号	收缩压/mmHg	舒张压/mmHg	脉搏/(次/分)	血氧饱和度/%	心率/(次/分)
西宁	2023/7/20 7:00	2251	101.7507	36.6380	15.98	10-10	100	72	75	91	84
西宁	2023/7/20 7:00	2251	101.7507	36.6380	15.98	10-11	103	75	89	93	95
西宁	2023/7/20 7:00	2251	101.7507	36.6380	15.98	10-12	137	89	90	95	99
西宁	2023/7/20 7:00	2251	101.7507	36.6380	15.98	10-13	127	95	84	91	86
西宁	2023/7/20 7:00	2251	101.7507	36.6380	15.98	10-14	121	88	77	91	76
西宁	2023/7/20 7:00	2251	101.7507	36.6380	15.98	10-15	144	84	88	96	84
西宁	2023/7/20 7:00	2251	101.7507	36.6380	15.98	10-16	109	75	66	92	64
西宁	2023/7/20 7:00	2251	101.7507	36.6380	15.98	10-17	121	92	88	93	92
西宁	2023/7/20 7:00	2251	101.7507	36.6380	15.98	10-18	111	81	71	94	75
西宁	2023/7/20 7:00	2251	101.7507	36.6380	15.98	10-19	133	73	94	94	100
西宁	2023/7/20 7:00	2251	101.7507	36.6380	15.98	10-20	127	83	84	95	78
西宁	2023/7/20 7:00	2251	101.7507	36.6380	15.98	10-21	157	99	91	96	93
西宁	2023/7/20 7:00	2251	101.7507	36.6380	15.98	10-22	118	76	101	94	104
西宁	2023/7/20 7:00	2251	101.7507	36.6380	15.98	10-23	149	108	93	92	92
西宁	2023/7/20 7:00	2251	101.7507	36.6380	15.98	10-24	130	92	82	93	82
祁连	2023/7/21 7:00	2756	100.2595	38.1712	12.54	10-1	153	96	89	89	90
祁连	2023/7/21 7:00	2756	100.2595	38.1712	12.54	10-2	109	68	95	90	94
祁连	2023/7/21 7:00	2756	100.2595	38.1712	12.54	10-3	122	85	94	92	93
祁连	2023/7/21 7:00	2756	100.2595	38.1712	12.54	10-4	119	80	86	86	89
祁连	2023/7/21 7:00	2756	100.2595	38.1712	12.54	10-5	114	84	84	91	83
祁连	2023/7/21 7:00	2756	100.2595	38.1712	12.54	10-7	115	79	84	95	86
祁连	2023/7/21 7:00	2756	100.2595	38.1712	12.54	10-8	121	71	72	93	74
祁连	2023/7/21 7:00	2756	100.2595	38.1712	12.54	10-9	116	64	82	94	87
祁连	2023/7/21 7:00	2756	100.2595	38.1712	12.54	10-10	87	59	79	90	82

续表

地点	时间	海拔/m	经度/(°E)	纬度/(°N)	温度/℃	编号	收缩压/mmHg	舒张压/mmHg	脉搏/(次/分)	血氧饱和度/%	心率/(次/分)
祁连	2023/7/21 7:00	2756	100.2595	38.1712	12.54	10-11	105	74	99	91	99
祁连	2023/7/21 7:00	2756	100.2595	38.1712	12.54	10-12	114	87	106	391	109
祁连	2023/7/21 7:00	2756	100.2595	38.1712	12.54	10-15	124	69	68	96	76
祁连	2023/7/21 7:00	2756	100.2595	38.1712	12.54	10-16	100	64	69	94	83
祁连	2023/7/21 7:00	2756	100.2595	38.1712	12.54	10-17	112	73	81	92	83
祁连	2023/7/21 7:00	2756	100.2595	38.1712	12.54	10-18	105	73	85	95	82
祁连	2023/7/21 7:00	2756	100.2595	38.1712	12.54	10-19	120	66	86	94	93
祁连	2023/7/21 7:00	2756	100.2595	38.1712	12.54	10-20	122	78	64	93	66
祁连	2023/7/21 7:00	2756	100.2595	38.1712	12.54	10-21	155	92	89	89	89
祁连	2023/7/21 7:00	2756	100.2595	38.1712	12.54	10-22	109	73	92	94	93
祁连	2023/7/21 7:00	2756	100.2595	38.1712	12.54	10-23	141	102	92	91	91
嘉峪关	2023/7/22 7:00	1664	98.2699	39.7994	28.38	10-1	144	90	86	93	90
嘉峪关	2023/7/22 7:00	1664	98.2699	39.7994	28.38	10-2	105	65	88	91	89
嘉峪关	2023/7/22 7:00	1664	98.2699	39.7994	28.38	10-3	122	87	94	98	98
嘉峪关	2023/7/22 7:00	1664	98.2699	39.7994	28.38	10-4	118	73	78	92	84
嘉峪关	2023/7/22 7:00	1664	98.2699	39.7994	28.38	10-5	111	72	82	95	84
嘉峪关	2023/7/22 7:00	1664	98.2699	39.7994	28.38	10-7	114	74	89	95	89
嘉峪关	2023/7/22 7:00	1664	98.2699	39.7994	28.38	10-8	107	76	72	95	93
嘉峪关	2023/7/22 7:00	1664	98.2699	39.7994	28.38	10-9	110	69	91	93	92
嘉峪关	2023/7/22 7:00	1664	98.2699	39.7994	28.38	10-10	87	56	75	96	78
嘉峪关	2023/7/22 7:00	1664	98.2699	39.7994	28.38	10-11	93	51	91	96	90
嘉峪关	2023/7/22 7:00	1664	98.2699	39.7994	28.38	10-12	100	73	90	95	82
嘉峪关	2023/7/22 7:00	1664	98.2699	39.7994	28.38	10-15	111	64	79	96	78
嘉峪关	2023/7/22 7:00	1664	98.2699	39.7994	28.38	10-16	108	79	61	95	77

续表

地点	时间	海拔/m	经度(°E)	纬度(°N)	温度/°C	编号	收缩压/mmHg	舒张压/mmHg	脉搏/(次/分)	血氧饱和度/%	心率/(次/分)
嘉峪关	2023/7/22 7:00	1664	98.2699	39.7994	28.38	10-17	99	70	92	94	91
嘉峪关	2023/7/22 7:00	1664	98.2699	39.7994	28.38	10-18	91	72	89	95	90
嘉峪关	2023/7/22 7:00	1664	98.2699	39.7994	28.38	10-19	110	51	88	95	94
嘉峪关	2023/7/22 7:00	1664	98.2699	39.7994	28.38	10-20	115	70	56	93	67
嘉峪关	2023/7/22 7:00	1664	98.2699	39.7994	28.38	10-21	121	82	95	93	100
嘉峪关	2023/7/22 7:00	1664	98.2699	39.7994	28.38	10-22	123	84	86	97	92
嘉峪关	2023/7/22 7:00	1664	98.2699	39.7994	28.38	10-23	131	97	86	93	88
武威	2023/7/23 6:40	1528	102.6094	37.9380	24.87	10-1	138	91	77	95	78
武威	2023/7/23 6:40	1528	102.6094	37.9380	24.87	10-2	106	72	87	91	86
武威	2023/7/23 6:40	1528	102.6094	37.9380	24.87	10-3	123	87	94	94	95
武威	2023/7/23 6:40	1528	102.6094	37.9380	24.87	10-4	112	76	87	92	92
武威	2023/7/23 6:40	1528	102.6094	37.9380	24.87	10-5	114	78	81	95	83
武威	2023/7/23 6:40	1528	102.6094	37.9380	24.87	10-7	112	73	89	98	92
武威	2023/7/23 6:40	1528	102.6094	37.9380	24.87	10-8	105	79	77	95	79
武威	2023/7/23 6:40	1528	102.6094	37.9380	24.87	10-9	116	65	84	96	91
武威	2023/7/23 6:40	1528	102.6094	37.9380	24.87	10-10	101	64	86	97	88
武威	2023/7/23 6:40	1528	102.6094	37.9380	24.87	10-11	102	55	90	96	89
武威	2023/7/23 6:40	1528	102.6094	37.9380	24.87	10-12	106	81	89	95	96
武威	2023/7/23 6:40	1528	102.6094	37.9380	24.87	10-15	109	67	70	96	72
武威	2023/7/23 6:40	1528	102.6094	37.9380	24.87	10-16	102	72	69	94	72
武威	2023/7/23 6:40	1528	102.6094	37.9380	24.87	10-17	110	72	84	93	85
武威	2023/7/23 6:40	1528	102.6094	37.9380	24.87	10-18	91	64	97	96	95
武威	2023/7/23 6:40	1528	102.6094	37.9380	24.87	10-19	99	53	80	94	82
武威	2023/7/23 6:40	1528	102.6094	37.9380	24.87	10-20	118	66	75	96	75

续表

地点	时间	海拔/m	经度/(°E)	纬度/(°N)	温度/°C	编号	收缩压/mmHg	舒张压/mmHg	脉搏/(次/分)	血氧饱和度/%	心率/(次/分)
武威	2023/7/23 6:40	1528	102.6094	37.9380	24.87	10-21	103	61	85	93	92
武威	2023/7/23 6:40	1528	102.6094	37.9380	24.87	10-22	107	74	91	96	91
武威	2023/7/23 6:40	1528	102.6094	37.9380	24.87	10-23	115	84	82	92	81
兰州	2023/7/24 7:30	1522	103.8525	36.0503	26.68	10-1	133	95	96	95	97
兰州	2023/7/24 7:30	1522	103.8525	36.0503	26.68	10-2	116	77	91	92	89
兰州	2023/7/24 7:30	1522	103.8525	36.0503	26.68	10-3	118	89	98	95	96
兰州	2023/7/24 7:30	1522	103.8525	36.0503	26.68	10-4	113	71	86	90	88
兰州	2023/7/24 7:30	1522	103.8525	36.0503	26.68	10-5	120	82	83	96	77
兰州	2023/7/24 7:30	1522	103.8525	36.0503	26.68	10-7	120	83	87	94	85
兰州	2023/7/24 7:30	1522	103.8525	36.0503	26.68	10-8	112	74	82	95	87
兰州	2023/7/24 7:30	1522	103.8525	36.0503	26.68	10-9	127	76	96	93	99
兰州	2023/7/24 7:30	1522	103.8525	36.0503	26.68	10-10	105	66	84	95	85
兰州	2023/7/24 7:30	1522	103.8525	36.0503	26.68	10-11	118	59	100	97	92
兰州	2023/7/24 7:30	1522	103.8525	36.0503	26.68	10-12	122	93	106	95	107
兰州	2023/7/24 7:30	1522	103.8525	36.0503	26.68	10-15	112	68	67	96	68
兰州	2023/7/24 7:30	1522	103.8525	36.0503	26.68	10-16	109	70	65	93	65
兰州	2023/7/24 7:30	1522	103.8525	36.0503	26.68	10-17	111	79	78	95	80
兰州	2023/7/24 7:30	1522	103.8525	36.0503	26.68	10-18	95	68	77	96	88
兰州	2023/7/24 7:30	1522	103.8525	36.0503	26.68	10-19	97	54	80	99	78
兰州	2023/7/24 7:30	1522	103.8525	36.0503	26.68	10-20	114	69	76	95	75
兰州	2023/7/24 7:30	1522	103.8525	36.0503	26.68	10-21	110	72	92	94	83
兰州	2023/7/24 7:30	1522	103.8525	36.0503	26.68	10-22	116	81	91	95	95
兰州	2023/7/24 7:30	1522	103.8525	36.0503	26.68	10-23	126	96	79	93	79

附　录

续表

地点	时间	海拔/m	经度/°E	纬度/°N	温度/°C	编号	收缩压/mmHg	舒张压/mmHg	脉搏/(次/分)	血氧饱和度/%	心率/(次/分)
西宁	2023/7/25 7:30	2251	101.7507	36.6380	20.57	10-1	137	83	74	91	76
西宁	2023/7/25 7:30	2251	101.7507	36.6380	20.57	10-2	124	82	87	92	87
西宁	2023/7/25 7:30	2251	101.7507	36.6380	20.57	10-3	119	88	92	95	93
西宁	2023/7/25 7:30	2251	101.7507	36.6380	20.57	10-4	132	85	73	87	79
西宁	2023/7/25 7:30	2251	101.7507	36.6380	20.57	10-7	115	74	72	94	74
西宁	2023/7/25 7:30	2251	101.7507	36.6380	20.57	10-8	117	76	77	93	84
西宁	2023/7/25 7:30	2251	101.7507	36.6380	20.57	10-9	117	81	85	95	81
西宁	2023/7/25 7:30	2251	101.7507	36.6380	20.57	10-10	92	62	71	94	76
西宁	2023/7/25 7:30	2251	101.7507	36.6380	20.57	10-11	115	92	91	93	95
西宁	2023/7/25 7:30	2251	101.7507	36.6380	20.57	10-12	105	82	82	92	96
西宁	2023/7/25 7:30	2251	101.7507	36.6380	20.57	10-15	105	64	65	95	66
西宁	2023/7/25 7:30	2251	101.7507	36.6380	20.57	10-16	106	71	65	93	70
西宁	2023/7/25 7:30	2251	101.7507	36.6380	20.57	10-17	122	82	75	95	81
西宁	2023/7/25 7:30	2251	101.7507	36.6380	20.57	10-18	102	72	87	96	91
西宁	2023/7/25 7:30	2251	101.7507	36.6380	20.57	10-19	109	60	92	91	92
西宁	2023/7/25 7:30	2251	101.7507	36.6380	20.57	10-20	107	71	75	89	74
西宁	2023/7/25 7:30	2251	101.7507	36.6380	20.57	10-21	133	95	84	92	81
西宁	2023/7/25 7:30	2251	101.7507	36.6380	20.57	10-22	109	76	86	96	90
西宁	2023/7/26 7:30	2251	101.7507	36.6380	21.04	10-1	146	96	78	91	82
西宁	2023/7/26 7:31	2251	101.7507	36.6380	21.04	10-2	113	75	91	95	86
西宁	2023/7/26 7:32	2251	101.7507	36.6380	21.04	10-3	114	85	88	96	89
西宁	2023/7/26 7:33	2251	101.7507	36.6380	21.04	10-4	120	77	93	90	96

续表

地点	时间	海拔/m	经度（°E）	纬度（°N）	编号	温度/°C	收缩压/mmHg	舒张压/mmHg	脉搏/(次/分)	血氧饱和度/%	心率/(次/分)
西宁	2023/7/26 7:34	2251	101.7507	36.6380	10-7	21.04	121	78	74	95	73
西宁	2023/7/26 7:35	2251	101.7507	36.6380	10-8	21.04	111	76	89	95	87
西宁	2023/7/26 7:36	2251	101.7507	36.6380	10-9	21.04	116	81	89	91	88
西宁	2023/7/26 7:37	2251	101.7507	36.6380	10-10	21.04	110	69	85	93	83
西宁	2023/7/26 7:38	2251	101.7507	36.6380	10-11	21.04	93	53	86	94	87
西宁	2023/7/26 7:39	2251	101.7507	36.6380	10-12	21.04	95	73	86	93	95
西宁	2023/7/26 7:40	2251	101.7507	36.6380	10-15	21.04	114	74	71	93	72
西宁	2023/7/26 7:41	2251	101.7507	36.6380	10-17	21.04	102	71	98	96	96
西宁	2023/7/26 7:42	2251	101.7507	36.6380	10-18	21.04	93	69	80	92	83
西宁	2023/7/26 7:43	2251	101.7507	36.6380	10-19	21.04	111	63	92	91	92
西宁	2023/7/26 7:44	2251	101.7507	36.6380	10-20	21.04	107	70	69	92	69
西宁	2023/7/26 7:45	2251	101.7507	36.6380	10-21	21.04	125	74	106	93	106
西宁	2023/7/26 7:46	2251	101.7507	36.6380	10-22	21.04	102	65	95	95	93

注：(1) 对所有科考队员统一编号，以便生理指标（血压、心率、血氧饱和度）的测量和记录，（编号 a-b，a 表示线路考察数，b 表示相应的队员）。

(2) 海拔 (m) 和经纬度（北纬、东经）利用型号为 HOLUX M-241 的 GPS 轨迹记录仪记录，精度为 1 m。

附表 6-10　2019 年"青川线"野外路线受试者激素指标

地点	海拔/m	经度（°E）	纬度（°N）	编号	NE/(pg/mL)	ALD/(pg/mL)	Cortisol/(nmol/L)	T3/(nmol/L)	T4/(nmol/L)	IL-6/(pg/mL)	HBDH/(ng/mL)	CK/(ng/mL)	CK-MB/(ng/mL)
西宁	2270	101.7406	36.4733	1-1	186.95	220.62	201.37	4.90	9.20	1.87	11.97	38.82	
西宁	2270	101.7406	36.4733	1-2	221.06	185.39	246.77	0.92	11.97	6.03	11.25	47.69	
西宁	2270	101.7406	36.4733	1-3	192.11	186.33	246.00	6.25	15.30	2.94	12.54	30.29	

续表

地点	海拔/m	经度(°E)	纬度(°N)	编号	NE/(pg/mL)	ALD/(pg/mL)	Cortisol/(nmol/L)	T3/(nmol/L)	T4/(nmol/L)	IL-6/(pg/mL)	HBDH/(ng/mL)	CK/(ng/mL)	CK-MB/(ng/mL)
西宁	2270	101.7406	36.4733	1-4	175.77	178.30	206.14	4.80	12.81	1.55	12.72	6.57	
西宁	2270	101.7406	36.4733	1-5	185.80	157.25	133.28	3.20	10.17	1.52	13.00	20.48	
西宁	2270	101.7406	36.4733	1-6	223.35	188.94	238.95	4.69	56.38	8.53	13.72	33.50	
西宁	2270	101.7406	36.4733	1-8	189.53	220.38	158.08	3.22	14.61	2.37	11.00	27.13	
西宁	2270	101.7406	36.4733	1-9	176.92	222.04	214.15	4.08	11.83	1.55	11.90	42.54	
西宁	2270	101.7406	36.4733	1-10	192.68	174.28	41.92	0.37	17.25	1.62	19.95	43.26	
西宁	2270	101.7406	36.4733	1-11	198.70	214.24	217.20	2.89	12.25	1.60		32.95	
西宁	2270	101.7406	36.4733	1-12	165.45	201.47	176.01	3.68	9.75	0.95	13.59	30.34	
西宁	2270	101.7406	36.4733	1-13	187.52	218.73	148.73	3.82	23.77	2.50	10.97	26.52	
西宁	2270	101.7406	36.4733	1-14	219.05	188.46	48.98	1.64	11.14	1.30	11.30	47.47	
西宁	2270	101.7406	36.4733	1-15	135.36	117.53	49.36	0.23	9.48		17.35		
西宁	2270	101.7406	36.4733	1-16	63.42	100.98	91.13	2.54	8.37	5.29	4.13	5.73	
西宁	2270	101.7406	36.4733	1-17	134.21	189.41	66.53			0.83		31.67	
西宁	2270	101.7406	36.4733	1-18	178.64	152.29	429.87					9.28	
西宁	2270	101.7406	36.4733	1-19	25.30	73.08	15.79	0.48	10.86	3.49		5.40	
西宁	2270	101.7406	36.4733	1-20	39.34	57.71	14.46	0.42	7.53	5.39	5.05	5.96	
西宁	2270	101.7406	36.4733	1-21	42.21	107.60	10.83	0.66	9.61	2.50	3.77	9.56	
西大滩	4100	103.1777	37.3061	1-2	170.33	274.29	122.22	1.75	6.56	1.70	4.85	30.62	
西大滩	4100	103.1777	37.3061	1-3	172.05	243.79	41.16	1.46	11.56	2.50	7.57	35.72	
西大滩	4100	103.1777	37.3061	1-4	162.87	266.25	157.89	4.09	10.17	1.72	9.25	29.35	
西大滩	4100	103.1777	37.3061	1-5	129.63	199.81	55.66	1.44	10.72	2.00	9.01	28.74	

续表

地点	海拔/m	经度(°E)	纬度(°N)	编号	NE/(pg/mL)	ALD/(pg/mL)	Cortisol/(nmol/L)	T3/(nmol/L)	T4/(nmol/L)	IL-6/(pg/mL)	HBDH/(ng/mL)	CK/(ng/mL)	CK-MB/(ng/mL)
西大滩	4100	103.1777	37.3061	1-6	153.42		212.25		43.47	6.23	7.75	11.72	
西大滩	4100	103.1777	37.3061	1-7	154.56	240.72	207.86	4.91	27.52	8.10	11.23	46.70	
西大滩	4100	103.1777	37.3061	1-8	124.75	208.80	45.17	1.32	7.95	8.00	13.18	39.71	
西大滩	4100	103.1777	37.3061	1-10	174.91	214.00	93.04	2.09	13.64	1.95	8.09	33.67	
西大滩	4100	103.1777	37.3061	1-12	202.71	273.35	34.10	1.38	17.80	1.77	6.75	8.62	
西大滩	4100	103.1777	37.3061	1-13	180.64	257.03	228.27	6.69	26.68	2.30	7.21	32.12	
西大滩	4100	103.1777	37.3061	1-14	153.13	237.41	118.02	3.47	6.42	2.47	5.28	21.14	
西大滩	4100	103.1777	37.3061	1-15	130.49	198.63	124.70	3.90	8.64	1.20	10.10	15.88	
西大滩	4100	103.1777	37.3061	1-16	34.47	41.15	110.01	3.29	7.26	1.13	3.92	9.72	
西大滩	4100	103.1777	37.3061	1-17	174.05	215.89	46.69	0.83	6.42	1.10		22.09	
西大滩	4100	103.1777	37.3061	1-18	125.61	204.54	320.39	6.51	58.46	5.01	13.77	42.21	
西大滩	4100	103.1777	37.3061	1-19	14.12	76.62	18.08	0.57	20.99	1.18	3.07	5.35	
西大滩	4100	103.1777	37.3061	1-20	49.37	67.16	160.75	0.32			8.99	31.73	
西大滩	4100	103.1777	37.3061	1-21	51.95	85.84	66.15	1.53	8.37	4.51	3.04	5.35	
沱沱河	4505	92.4115	34.3061	1-2	155.99		5.11	0.16	6.01	3.54	7.81	42.21	
沱沱河	4505	92.4115	34.3061	1-3	211.31		117.83	3.23	12.39	2.05	8.65	51.63	
沱沱河	4505	92.4115	34.3061	1-4	234.53	231.97	55.27		7.81	3.19		11.55	
沱沱河	4505	92.4115	34.3061	1-5	130.49	200.29	32.39	0.32	6.98	1.65	10.04	28.57	
沱沱河	4505	92.4115	34.3061	1-6	139.94	211.40	119.74	4.19	60.54	5.79	17.40	40.43	
沱沱河	4505	92.4115	34.3061	1-7	136.79	240.25	14.27	0.97	8.50	1.40	15.88	38.33	
沱沱河	4505	92.4115	34.3061	1-8	129.34	227.24	47.07	0.40	13.64	1.52	9.37	30.29	

续表

地点	海拔/m	经度(°E)	纬度(°N)	编号	NE/(pg/mL)	ALD/(pg/mL)	Cortisol/(nmol/L)	T3/(nmol/L)	T4/(nmol/L)	IL-6/(pg/mL)	HBDH/(ng/mL)	CK/(ng/mL)	CK-MB/(ng/mL)
沱沱河	4505	92.4115	34.3061	1-10	155.99	266.49	27.62	0.32	8.92		22.65	53.07	
沱沱河	4505	92.4115	34.3061	1-12	118.16	289.90	40.21	0.59		1.30	13.26	30.40	
沱沱河	4505	92.4115	34.3061	1-13	132.21	259.63	176.39			3.17			
沱沱河	4505	92.4115	34.3061	1-14	139.66		30.10	4.41	24.19		14.01	24.03	
沱沱河	4505	92.4115	34.3061	1-15	112.72	277.37	36.96	0.96	30.29	1.30	14.39	27.85	
沱沱河	4505	92.4115	34.3061	1-16	40.20	99.56	103.53	3.10	13.36	1.90		11.00	
沱沱河	4505	92.4115	34.3061	1-17	172.62	188.94	153.88	0.80	8.37	2.67		40.76	
沱沱河	4505	92.4115	34.3061	1-18	138.80		421.86	10.50	42.50			64.43	
沱沱河	4505	92.4115	34.3061	1-19	30.74	63.85	5.68	0.31	7.67	17.70	2.43	2.96	
沱沱河	4505	92.4115	34.3061	1-20	68.00	93.65	3.59	0.42	7.12	1.55	4.28	18.37	
沱沱河	4505	92.4115	34.3061	1-21	24.15	84.66	62.33	0.41	12.53	1.18		7.17	
那曲	4453	92.0568	31.4844	1-2	193.26	250.89	60.61	1.29	9.06	1.55	19.26		
那曲	4453	92.0568	31.4844	1-3	192.11	232.92	179.06	4.41	9.61	3.57	19.69		
那曲	4453	92.0568	31.4844	1-4	214.18	226.06	42.11	1.03	6.98	1.72	10.84		
那曲	4453	92.0568	31.4844	1-5	139.94	166.95	25.90	0.39	6.84	1.05	13.47		
那曲	4453	92.0568	31.4844	1-6	272.65	90.34	295.40	4.08	39.73	1.08			
那曲	4453	92.0568	31.4844	1-7	158.57	262.24	40.97	0.50	5.31	5.96	10.12		
那曲	4453	92.0568	31.4844	1-8	182.94	229.84	38.68	2.07	10.31	2.50	9.68		
那曲	4453	92.0568	31.4844	1-10	233.67	223.93	34.10	0.96	12.94	1.87	13.88		
那曲	4453	92.0568	31.4844	1-12	201.57	214.95	118.60	3.85	10.86	4.66	9.81		
那曲	4453	92.0568	31.4844	1-14	210.45	176.88	50.89	2.26	6.42	3.14	14.83		

续表

地点	海拔/m	经度 (°E)	纬度 (°N)	编号	NE/(pg/mL)	ALD/(pg/mL)	Cortisol/(nmol/L)	T3/(nmol/L)	T4/(nmol/L)	IL-6/(pg/mL)	HBDH/(ng/mL)	CK/(ng/mL)	CK-MB/(ng/mL)
那曲	4453	92.0568	31.4844	1-15	160.01	154.41	16.17	0.22	5.45	2.02	8.58		
那曲	4453	92.0568	31.4844	1-16	31.03	111.85	168.00	3.81	9.06	1.92	4.00		
那曲	4453	92.0568	31.4844	1-17	222.49	215.89	52.79	2.32	11.56		17.20		
那曲	4453	92.0568	31.4844	1-18	152.27	193.43	326.87	7.45	44.58	4.76	10.71		
那曲	4453	92.0568	31.4844	1-19	37.62		30.29	0.74	8.50	1.25			
那曲	4453	92.0568	31.4844	1-20	84.91	95.77	70.15	1.45	10.31	1.15	4.54		
那曲	4453	92.0568	31.4844	1-21	78.03	78.99	43.83	0.38	14.89	1.55	9.32		
拉萨	3619	91.1006	29.6006	1-2	251.73	280.68	15.60	2.30	18.50	2.02	18.35		
拉萨	3619	91.1006	29.6006	1-3	222.49	235.52	154.84	0.53	20.85		8.89		
拉萨	3619	91.1006	29.6006	1-4	194.12	261.76	7.40	0.79			8.76		
拉萨	3619	91.1006	29.6006	1-5	235.68	162.22	81.79	0.45	9.89		19.05		
拉萨	3619	91.1006	29.6006	1-6	221.34	210.93	130.42	3.41	53.88	6.28	16.01		
拉萨	3619	91.1006	29.6006	1-7	294.15	236.23	31.62	0.22	13.36		18.28		
拉萨	3619	91.1006	29.6006	1-8	236.82	218.73	157.51	1.74	16.97		21.11		
拉萨	3619	91.1006	29.6006	1-10	252.01	274.29	17.13	1.29	29.46	1.55	19.59		
拉萨	3619	91.1006	29.6006	1-12	31.97	214.95	112.15	0.33	16.83	2.12	16.89		59.47
拉萨	3619	91.1006	29.6006	1-13	93.06	197.21	382.87	1.95	47.22	5.64	13.67		42.68
拉萨	3619	91.1006	29.6006	1-14	93.94	229.61	100.54	0.20	34.18	2.00	14.06		45.28
拉萨	3619	91.1006	29.6006	1-15		216.84	27.72	0.50	14.19	1.82	19.54		21.16
拉萨	3619	91.1006	29.6006	1-16	121.40	86.55	305.21		22.52	1.57			
拉萨	3619	91.1006	29.6006	1-17		227.48	303.76		16.00	1.72			65.97

续表

地点	海拔/m	经度(°E)	纬度(°N)	编号	NE/(pg/mL)	ALD/(pg/mL)	Cortisol/(nmol/L)	T3/(nmol/L)	T4/(nmol/L)	IL-6/(pg/mL)	HBDH/(ng/mL)	CK/(ng/mL)	CK-MB/(ng/mL)
拉萨	3619	91.1006	29.6006	1-18	307.74	253.49	533.35		40.98	9.18	17.92		51.79
拉萨	3619	91.1006	29.6006	1-20	153.49	105.94	149.89	0.33	25.43	2.75	9.74		9.57
拉萨	3619	91.1006	29.6006	1-21	50.21	65.27	240.62	0.21	6.70	1.45			5.61
林芝	2974	94.4542	29.6689	1-2	98.55	246.87	50.94	0.57	6.56	1.20	17.66	31.40	38.19
林芝	2974	94.4542	29.6689	1-3	323.78	263.42	326.02	3.04	20.72	1.85	9.86	36.39	43.86
林芝	2974	94.4542	29.6689	1-4	121.84	254.20	103.44	1.55	14.19	1.05	13.75	26.74	35.76
林芝	2974	94.4542	29.6689	1-5	175.46	271.69	162.47	2.62	25.85	1.15	8.96	35.17	32.33
林芝	2974	94.4542	29.6689	1-6		253.96	173.60	3.18	12.67	5.74	19.00	42.93	
林芝	2974	94.4542	29.6689	1-7	125.14	267.67	87.48	0.99	8.92	1.87		30.23	37.18
林芝	2974	94.4542	29.6689	1-8	51.31	265.07	29.65	0.14	13.92	1.30		27.41	22.82
林芝	2974	94.4542	29.6689	1-10	50.87	309.05	52.15	0.86	21.27	1.30	19.26	34.50	38.60
林芝	2974	94.4542	29.6689	1-12	188.86	282.10	156.67	1.10	32.23	1.05	19.92	28.52	30.92
林芝	2974	94.4542	29.6689	1-13	95.47	263.65	101.27	2.50	32.65	1.72	10.10	29.01	40.61
林芝	2974	94.4542	29.6689	1-14	46.47	215.65	203.84	4.05	8.92	4.56	18.61	25.02	
林芝	2974	94.4542	29.6689	1-15	29.11	199.81	95.46		11.70	6.43	8.06	20.75	32.04
林芝	2974	94.4542	29.6689	1-16	51.09	88.92	70.06	1.44	7.67	0.80	5.36	4.13	34.76
林芝	2974	94.4542	29.6689	1-17	103.60	239.30	232.39	1.77	36.40	1.08	13.08	21.59	6.38
林芝	2974	94.4542	29.6689	1-18			532.39		14.89	3.57		24.69	
林芝	2974	94.4542	29.6689	1-19	97.45	83.01	101.02	3.30	14.06	0.83	13.16	3.79	
林芝	2974	94.4542	29.6689	1-20	31.97	129.59	114.09	1.19	9.75	1.10	5.15	8.34	24.90
林芝	2974	94.4542	29.6689	1-21	69.33		139.73	1.73	28.07	1.15	7.57	9.11	7.50

续表

地点	海拔/m	经度/(°E)	纬度/(°N)	编号	NE/(pg/mL)	ALD/(pg/mL)	Cortisol/(nmol/L)	T3/(nmol/L)	T4/(nmol/L)	IL-6/(pg/mL)	HBDH/(ng/mL)	CK/(ng/mL)	CK-MB/(ng/mL)
芒康	3828	98.5833	29.6833	1-2	56.36	35.01	24.09	2.95	10.31	1.92	16.48	33.73	6.79
芒康	3828	98.5833	29.6833	1-3	250.83	27.68	39.57	1.55	15.44	1.30	17.20	34.94	41.03
芒康	3828	98.5833	29.6833	1-4	49.99	191.54	18.53	0.55	60.82	3.27	17.22	27.46	38.60
芒康	3828	98.5833	29.6833	1-5	69.33	24.13	18.28	0.80	17.52	1.20	11.64	24.08	35.41
芒康	3828	98.5833	29.6833	1-6	49.55	10.89	100.54	0.50	15.72	8.85	18.82	26.24	26.07
芒康	3828	98.5833	29.6833	1-7		22.95	22.88	1.97	20.16	1.08		22.64	40.79
芒康	3828	98.5833	29.6833	1-8	35.92	35.01	2.80	0.83	20.02	1.13	14.01	17.04	42.33
芒康	3828	98.5833	29.6833	1-10	47.79	45.17	13.45	0.91	19.47	2.37	15.45	28.46	32.39
芒康	3828	98.5833	29.6833	1-12	182.27		15.38	0.08	17.80	1.13		26.41	35.94
芒康	3828	98.5833	29.6833	1-13	230.83	37.37	41.27	1.49	13.50	2.97	19.36	33.23	55.81
芒康	3828	98.5833	29.6833	1-14	26.70	17.04	58.93	0.84	32.65	0.90	9.37	27.52	31.98
芒康	3828	98.5833	29.6833	1-15	73.06	30.75	21.43	0.14	16.55	1.35	12.33	36.55	40.91
芒康	3828	98.5833	29.6833	1-16	46.91	26.49	75.14	1.55	76.22	1.72	2.94	3.24	23.70
芒康	3828	98.5833	29.6833	1-17	51.97	20.11	115.78	0.78	9.75	6.61	17.04	47.92	6.62
芒康	3828	98.5833	29.6833	1-18	52.63	96.25	328.92	6.89	11.00	5.54	19.56	32.62	26.72
芒康	3828	98.5833	29.6833	1-19	67.13	64.09	50.46	0.42	9.61	1.57	4.97	4.90	32.10
芒康	3828	98.5833	29.6833	1-20	73.50	244.26	28.69	0.22	9.48	1.23	9.32	7.29	4.43
芒康	3828	98.5833	29.6833	1-21	110.64	31.93	76.11	0.77	15.30	1.30	5.75	4.51	6.79
绵阳	527	105.1267	31.7728	1-2	219.41	100.74	18.77	0.59	11.42	1.25	14.96	54.07	7.74
绵阳	527	105.1267	31.7728	1-3	91.08	153.70	38.61	2.85	14.89	1.20	9.84	31.56	52.44
绵阳	527	105.1267	31.7728	1-4	96.57	213.29	157.64	0.22	54.85	0.95	17.17	23.80	41.50

续表

地点	海拔/m	经度(°E)	纬度(°N)	编号	NE/(pg/mL)	ALD/(pg/mL)	Cortisol/(nmol/L)	T3/(nmol/L)	T4/(nmol/L)	IL-6/(pg/mL)	HBDH/(ng/mL)	CK/(ng/mL)	CK-MB/(ng/mL)
绵阳	527	105.1267	31.7728	1-5	239.62	387.09	22.64	0.59	13.64	0.75	10.30	45.31	40.26
绵阳	527	105.1267	31.7728	1-6	122.72	210.69	33.28	1.87	24.46	6.21		29.12	45.28
绵阳	527	105.1267	31.7728	1-7	100.31	259.63	40.78	0.21	26.54	5.11	14.55	45.09	65.32
绵阳	527	105.1267	31.7728	1-8	152.17	579.55	60.86	0.27	12.94	1.82	11.25	32.34	56.04
绵阳	527	105.1267	31.7728	1-10	54.82	499.16	55.78	0.29	49.30	1.65	12.82	40.54	33.16
绵阳	527	105.1267	31.7728	1-12	37.90	434.37	14.41	0.34	13.64	1.82	14.01	58.34	42.09
绵阳	527	105.1267	31.7728	1-13	58.34	110.67	33.28	0.94		4.51	20.18	57.56	49.66
绵阳	527	105.1267	31.7728	1-14	52.63	58.18	10.54	0.30	13.64	1.25	17.74	43.54	46.94
绵阳	527	105.1267	31.7728	1-15	36.80	98.14	21.67	0.62	15.03	0.98	12.80	34.50	31.45
绵阳	527	105.1267	31.7728	1-16	26.26	81.82	113.36	2.40	16.14	0.83	8.73	16.82	27.25
绵阳	527	105.1267	31.7728	1-17	85.81	587.35	8.61	0.57	76.22	1.37	17.76	47.03	47.17
绵阳	527	105.1267	31.7728	1-18	41.64	317.80	367.39	8.06	24.60	8.40	22.99	43.54	37.77
绵阳	527	105.1267	31.7728	1-19	293.24	248.76	182.31		16.28	1.40		12.72	11.64
绵阳	527	105.1267	31.7728	1-20	33.29	134.32	50.22	1.30	19.61	1.23	4.72	13.83	8.80
绵阳	527	105.1267	31.7728	1-21	99.21	40.21	97.15	1.53	22.66	2.80	6.67	26.80	4.49

附表 6-11 2020 年"滇藏线"野外路线受试者激素指标

地点	海拔/m	经度(°E)	纬度(°N)	编号	NE/(pg/mL)	ALD/(pg/mL)	EPI/(pmol/L)	CORT/(ng/mL)	Cortisol/(nmol/L)	T3/(nmol/L)	T4/(nmol/L)	EPO/(mIU/mL)	IL-6/(pg/mL)	AVP/(pg/mL)	HBDH/(ng/mL)	CK/(ng/mL)	CK-MB/(ng/mL)	Hb/(g/L)	2,3-DPG/(nmol/L)
西宁	2277	101.7362	36.6330	2-2	117.59	104.71	334.11	431.69	82.31	1.07	74.59	5.54	10.64	20.02	10.00	18.70	26.10	120.02	986.48
西宁	2277	101.7362	36.6330	2-3	114.86	71.75	444.67	410.56	84.67	1.28	65.37	5.75	7.71	14.53	13.01	21.40	35.16	111.29	1078.76

续表

地点	海拔/m	经度(°E)	纬度(°N)	编号	NE/(pg/mL)	ALD/(pg/mL)	EPI/(pmol/L)	CORT/(pg/mL)	Cortisol/(nmol/L)	T3/(nmol/L)	T4/(nmol/L)	EPO/(mIU/mL)	IL-6/(pg/mL)	AVP/(pg/mL)	HBDH/(ng/mL)	CK/(ng/mL)	CK-MB/(ng/mL)	Hb/(g/L)	2,3-DPG/(nmol/L)
西宁	2277	101.7362	36.6330	2-4	110.28	85.35	438.83	377.17	65.38	1.10	80.52	3.58	7.22	16.33	13.53	11.67	26.03	108.01	1122.62
西宁	2277	101.7362	36.6330	2-5	140.43	97.71	348.33	388.90	61.10	1.43	60.93	4.23	7.59	16.41	11.65	12.28	35.70	99.42	1092.95
西宁	2277	101.7362	36.6330	2-6	113.57	68.04	337.03	325.60	78.87	1.07	75.47	5.49	7.50	15.07	10.92	17.38	26.63	130.23	1006.32
西宁	2277	101.7362	36.6330	2-8	106.54	71.82	350.21	339.12	63.46	1.19	57.49	3.94	8.21	22.69	12.57	17.98	34.85	121.56	966.46
西宁	2277	101.7362	36.6330	2-9	144.78	103.34	478.76	476.54	79.50	1.17	63.32	4.49	5.92	18.48	12.43	19.04	36.03	153.02	890.92
西宁	2277	101.7362	36.6330	2-11	114.81	108.83	413.87	379.85	90.87	1.26	48.53	5.95	8.96	14.73	9.76	12.56	31.09	152.69	1110.25
西宁	2277	101.7362	36.6330	2-12	148.45	105.63	357.93	369.11	57.59	1.21	55.22	4.19	10.46	19.60	10.12	20.97	28.66	132.77	901.48
西宁	2277	101.7362	36.6330	2-13	150.96	99.58	512.76	426.67	59.67	1.37	62.73	5.90	7.56	15.42	13.15	19.36	28.24	107.27	852.52
西宁	2277	101.7362	36.6330	2-14	109.42	89.77	462.28	313.61	73.66	1.81	51.69	3.90	9.02	13.79	11.47	19.31	30.56	132.38	1062.38
西宁	2277	101.7362	36.6330	2-15	138.28	92.91	365.00	475.46	85.61	1.10	80.09	5.08	8.61	18.54	13.32	22.47	37.27	148.69	1068.38
玛多	4237	98.2143	34.8896	2-3	155.20	118.95	399.28	506.17	68.30	1.76	74.93	4.76	10.91	19.55	10.18	17.98	33.29	149.49	800.83
玛多	4237	98.2143	34.8896	2-4	135.40	83.81	387.41	517.72	96.11	1.60	50.77	3.55	8.74	25.78	15.31	21.11	29.11	145.16	947.53
玛多	4237	98.2143	34.8896	2-5	120.47	122.52	383.08	362.22	91.01	1.39	67.85	4.74	11.28	19.62	14.92	20.18	35.30	107.41	1037.08
玛多	4237	98.2143	34.8896	2-7	161.62	118.73	430.64	516.29	97.44	0.92	77.65	4.63	10.13	25.31	13.25	26.42	32.20	154.11	737.49
玛多	4237	98.2143	34.8896	2-9	130.84	109.77	435.72	519.78	100.46	1.75	76.24	6.02	9.77	15.88	15.09	23.22	31.80	132.55	853.43
玛多	4237	98.2143	34.8896	2-10	155.13	113.86	455.22	556.57	67.06	1.85	52.23	5.65	8.61	20.17	12.70	23.31	32.48	101.27	840.87
玛多	4237	98.2143	34.8896	2-11	118.06	124.91	488.65	402.24	98.33	1.79	54.14	3.45	11.50	22.78	14.94	25.35	34.77	116.57	1019.42
玛多	4237	98.2143	34.8896	2-12	148.12	119.63	424.89	416.20	97.21	1.70	70.46	6.38	10.21	16.04	10.09	16.87	35.65	155.16	1018.33
玛多	4237	98.2143	34.8896	2-13	159.73	124.05	424.33	430.61	92.86	1.49	52.54	5.73	9.08	23.37	10.82	24.96	29.59	112.83	726.21
玛多	4237	98.2143	34.8896	2-14	136.19	83.22	474.99	535.80	108.55	1.83	77.08	3.31	7.31	23.81	13.14	20.20	39.31	108.11	1081.31
玛多	4237	98.2143	34.8896	2-15	161.37	85.04	373.00	415.39	94.49	1.89	50.58	4.77	11.13	24.21	13.18	15.34	40.33	131.25	881.28

续表

地点	海拔/m	经度(°E)	纬度(°N)	编号	NE/(pg/mL)	ALD/(pg/mL)	EPI/(pmol/L)	CORT/(pg/mL)	Cortisol/(nmol/L)	T3/(nmol/L)	T4/(nmol/L)	EPO/(mIU/mL)	IL-6/(pg/mL)	AVP/(pg/mL)	HBDH/(ng/mL)	CK/(ng/mL)	CK-MB/(ng/mL)	Hb/(g/L)	2,3-DPG/(nmol/L)
玛多	4237	98.2143	34.8896	2-16	139.01	108.00	536.49	448.43	103.73	1.19	80.52	4.79	10.70	18.09	13.33	17.14	41.02	122.20	1020.33
玛多	4237	98.2143	34.8896	2-17	159.82	118.12	512.57	399.64	100.36	0.95	79.44	5.51	11.41	23.27	13.18	26.03	28.68	111.23	849.61
玛多	4237	98.2143	34.8896	2-18	155.83	87.03	382.14	479.94	102.42	1.50	76.96	3.63	8.48	25.84	10.21	25.23	34.32	118.97	774.98
玛多	4237	98.2143	34.8896	2-20	113.62	91.02	554.19	428.47	108.34	1.86	53.71	5.75	8.22	25.46	13.49	25.26	31.22	125.30	955.90
玛多	4237	98.2143	34.8896	2-21	153.66	115.42	398.90	468.12	74.85	1.53	58.14	6.26	12.76	16.20	14.61	16.30	33.21	132.90	768.43
玛多	4237	98.2143	34.8896	2-23	137.43	92.25	395.42	499.19	63.25	1.33	51.36	5.67	9.72	17.46	11.05	25.29	31.73	103.67	762.06
玉树	3731	97.0078	32.9915	2-3	163.29	113.67	473.77	432.94	78.87	1.44	79.97	5.61	11.63	21.14	12.34	28.63	35.23	123.47	851.97
玉树	3731	97.0078	32.9915	2-4	149.49	117.76	494.02	506.80	88.83	1.17	63.38	3.82	12.77	24.55	13.07	29.15	31.73	131.13	702.36
玉树	3731	97.0078	32.9915	2-5	153.39	99.84	582.73	465.97	116.73	1.44	71.11	6.06	14.18	20.54	13.60	26.05	34.21	146.06	835.96
玉树	3731	97.0078	32.9915	2-6	139.89	121.57	413.69	464.09	94.03	1.65	72.07	5.48	10.44	21.09	15.42	21.44	37.14	124.56	896.20
玉树	3731	97.0078	32.9915	2-7	160.16	112.18	482.34	483.97	91.57	1.91	59.53	4.31	12.96	26.98	11.73	26.65	34.97	130.51	694.72
玉树	3731	97.0078	32.9915	2-9	125.07	129.18	431.58	517.36	96.36	1.94	59.91	6.21	12.60	21.58	14.57	22.72	34.91	115.03	800.65
玉树	3731	97.0078	32.9915	2-10	160.43	134.43	549.67	531.33	90.33	1.59	70.81	5.58	13.83	28.04	16.33	18.86	42.07	155.38	786.45
玉树	3731	97.0078	32.9915	2-13	154.23	109.75	500.04	505.36	104.17	1.19	52.56	6.42	13.64	23.90	14.30	26.29	43.18	131.38	824.85
玉树	3731	97.0078	32.9915	2-15	153.26	133.13	576.14	481.28	104.71	1.92	56.98	6.34	9.79	28.12	13.77	20.72	34.03	147.25	928.96
玉树	3731	97.0078	32.9915	2-16	168.30	111.83	469.81	461.86	77.31	0.92	82.42	4.78	10.39	23.32	16.17	23.49	43.27	113.76	913.67
玉树	3731	97.0078	32.9915	2-17	140.16	135.76	523.68	587.28	80.91	1.89	60.72	3.80	14.54	19.30	11.93	24.15	37.71	151.50	818.85
玉树	3731	97.0078	32.9915	2-18	153.96	94.92	462.00	448.43	118.67	1.31	68.96	4.65	9.76	20.19	14.62	28.76	32.82	154.83	928.42
玉树	3731	97.0078	32.9915	2-20	128.39	95.54	429.51	520.94	84.98	1.81	80.80	4.40	10.83	22.83	14.18	28.81	43.74	132.57	937.52
玉树	3731	97.0078	32.9915	2-21	150.62	102.02	477.35	474.93	94.84	0.95	49.17	3.30	10.33	19.79	15.42	27.50	42.88	123.06	700.18
玉树	3731	97.0078	32.9915	2-22	127.10	107.57	517.84	553.98	87.81	1.80	80.17	5.40	12.44	28.41	11.94	26.10	42.15	124.62	697.81

续表

地点	海拔/m	经度(°E)	纬度(°N)	编号	NE/(pg/mL)	ALD/(pg/mL)	EPI/(pmol/L)	CORT/(pg/mL)	Cortisol/(nmol/L)	T3/(nmol/L)	T4/(nmol/L)	EPO/(mIU/mL)	IL-6/(pg/mL)	AVP/(pg/mL)	HBDH/(ng/mL)	CK/(ng/mL)	CK-MB/(ng/mL)	Hb/(g/L)	2,3-DPG/(nmol/L)
德钦	3200	98.9177	28.4797	2-2	130.66	111.66	426.49	605.81	81.73	1.06	48.09	4.40	12.10	18.74	13.28	23.58	35.41	148.09	707.28
德钦	3200	98.9177	28.4797	2-4	159.21	92.56	429.13	574.92	120.87	1.26	62.98	5.77	13.67	24.04	16.07	29.93	32.12	104.84	931.15
德钦	3200	98.9177	28.4797	2-5	144.40	117.36	512.85	553.17	76.60	1.90	48.83	4.49	12.61	22.72	12.63	20.27	31.90	134.74	930.60
德钦	3200	98.9177	28.4797	2-6	154.88	111.26	443.45	504.92	78.43	1.48	50.79	6.17	11.34	20.01	14.66	27.39	41.02	147.99	709.82
德钦	3200	98.9177	28.4797	2-7	121.40	120.70	515.11	557.91	82.26	1.95	55.97	5.44	9.03	23.54	15.39	28.70	38.60	114.29	871.63
德钦	3200	98.9177	28.4797	2-8	165.14	137.63	437.89	509.04	110.47	1.75	70.81	5.42	9.66	22.51	11.54	30.27	32.74	114.25	760.79
德钦	3200	98.9177	28.4797	2-9	159.73	104.57	447.12	463.29	78.55	1.43	60.37	6.24	14.38	24.60	12.03	30.68	42.20	144.46	952.26
德钦	3200	98.9177	28.4797	2-10	150.75	112.78	422.63	594.17	82.10	1.08	47.69	5.11	9.02	22.21	15.89	27.66	33.50	148.34	758.78
德钦	3200	98.9177	28.4797	2-11	134.41	96.84	531.22	452.91	96.13	1.49	65.00	3.70	11.66	25.41	11.97	26.05	35.89	108.46	746.23
德钦	3200	98.9177	28.4797	2-12	133.21	93.98	485.92	416.38	106.12	1.14	82.64	5.58	12.96	25.13	12.71	29.52	40.85	101.41	789.54
德钦	3200	98.9177	28.4797	2-13	131.02	108.12	495.52	615.39	82.99	1.79	80.80	4.64	10.58	23.80	11.74	24.36	37.19	122.83	697.81
德钦	3200	98.9177	28.4797	2-14	137.32	122.82	548.45	495.79	88.41	1.85	73.01	4.33	10.63	27.11	12.07	26.75	36.38	103.06	730.76
德钦	3200	98.9177	28.4797	2-15	121.87	128.05	471.98	433.93	94.14	1.19	65.03	4.70	14.14	24.42	11.51	24.73	32.19	119.67	729.12
德钦	3200	98.9177	28.4797	2-16	161.22	116.91	522.36	514.14	108.50	1.21	69.84	6.06	10.91	20.99	12.44	26.48	35.38	142.86	871.63
德钦	3200	98.9177	28.4797	2-17	143.79	121.64	592.05	607.51	83.99	1.06	63.66	5.81	12.58	26.09	12.57	27.29	42.50	149.45	906.94
德钦	3200	98.9177	28.4797	2-18	142.61	104.67	494.39	421.66	118.18	1.53	55.45	4.36	11.48	26.58	11.66	29.91	37.72	138.65	831.41
德钦	3200	98.9177	28.4797	2-20	128.09	95.18	424.33	535.98	108.31	1.58	54.13	4.08	14.60	26.16	14.66	23.62	37.68	98.27	728.57
德钦	3200	98.9177	28.4797	2-21	165.09	132.87	473.20	507.51	102.30	1.31	71.21	4.87	10.63	26.18	14.75	27.25	36.39	151.85	681.43
德钦	3200	98.9177	28.4797	2-22	138.44	92.75	559.19	591.75	107.21	1.30	57.53	5.88	9.01	27.53	12.34	22.95	37.40	102.46	851.06
德钦	3200	98.9177	28.4797	2-23	138.78	97.34	585.55	553.44	96.11	1.77	57.12	4.64	13.23	27.91	11.75	29.73	40.77	100.67	887.28
昆明	1809	102.7065	25.0474	2-2	147.53	81.97	405.31	541.44	70.74	1.11	64.84	3.93	8.10	24.45	11.10	15.59	31.60	144.75	837.05

续表

地点	海拔/m	经度(°E)	纬度(°N)	编号	NE/(pg/mL)	ALD/(pg/mL)	EPI/(pmol/L)	CORT/(pg/mL)	Cortisol/(nmol/L)	T3/(nmol/L)	T4/(nmol/L)	EPO/(mIU/mL)	IL-6/(pg/mL)	AVP/(pg/mL)	HBDH/(ng/mL)	CK/(ng/mL)	CK-MB/(ng/mL)	Hb/(g/L)	2,3-DPG/(nmol/L)
昆明	1809	102.7065	25.0474	2-3	132.24	126.77	440.71	403.94	92.58	1.06	59.83	3.98	8.59	17.19	10.95	23.11	29.45	112.67	945.53
昆明	1809	102.7065	25.0474	2-4	122.80	83.53	448.91	431.60	87.06	1.37	50.27	4.27	8.37	24.54	15.34	19.01	34.75	101.86	994.31
昆明	1809	102.7065	25.0474	2-5	158.62	105.19	418.58	506.71	94.19	1.17	60.84	5.57	10.73	18.42	13.79	18.53	32.87	116.53	998.13
昆明	1809	102.7065	25.0474	2-6	157.43	83.17	392.87	383.17	84.41	1.07	63.32	5.71	12.32	24.94	10.04	26.69	38.02	111.11	910.40
昆明	1809	102.7065	25.0474	2-7	125.07	110.01	431.86	547.44	97.51	1.19	76.26	3.92	11.52	23.14	13.30	23.94	29.95	134.35	726.93
昆明	1809	102.7065	25.0474	2-8	121.78	125.47	518.41	477.79	71.81	1.83	82.08	4.10	8.55	18.55	12.93	25.99	36.93	129.86	801.19
昆明	1809	102.7065	25.0474	2-9	129.94	88.28	374.60	388.99	102.14	1.06	60.32	5.78	9.91	20.68	15.33	21.51	29.07	98.29	772.44
昆明	1809	102.7065	25.0474	2-10	114.70	116.49	459.17	429.90	98.61	1.81	74.29	5.35	8.64	24.65	11.55	15.11	30.02	104.43	1025.61
昆明	1809	102.7065	25.0474	2-11	119.21	125.31	549.11	472.06	98.68	1.87	66.55	4.01	9.70	23.68	11.47	17.56	37.44	154.75	994.12
昆明	1809	102.7065	25.0474	2-12	124.49	98.28	454.37	431.33	100.11	1.92	80.77	5.58	9.05	17.15	10.87	25.23	38.95	131.31	1054.91
昆明	1809	102.7065	25.0474	2-13	130.84	82.56	559.75	526.13	80.46	1.94	72.33	5.83	8.51	25.21	12.26	18.03	30.82	102.79	1070.39
昆明	1809	102.7065	25.0474	2-14	145.28	102.73	374.70	423.81	102.23	0.90	63.81	4.34	8.56	15.88	11.18	16.45	28.68	141.99	732.58
昆明	1809	102.7065	25.0474	2-15	143.02	116.91	424.33	403.31	79.22	1.57	48.23	6.42	9.25	23.73	11.03	25.74	28.82	130.49	893.47
昆明	1809	102.7065	25.0474	2-16	121.60	114.34	521.33	539.29	74.08	1.31	57.80	4.36	12.51	20.87	11.16	20.83	29.97	105.03	988.30
昆明	1809	102.7065	25.0474	2-17	131.86	86.58	552.31	444.67	72.18	1.10	53.46	4.43	7.95	22.46	13.92	15.37	37.40	134.87	1060.74
昆明	1809	102.7065	25.0474	2-18	136.48	95.42	394.95	403.22	96.93	0.96	63.85	5.80	9.17	16.93	12.02	22.50	29.97	150.29	879.28
昆明	1809	102.7065	25.0474	2-20	160.92	79.86	511.72	521.39	108.55	1.46	78.26	3.66	8.26	19.73	10.99	24.29	28.68	110.18	752.96
昆明	1809	102.7065	25.0474	2-21	131.86	94.73	390.71	470.90	75.62	1.84	81.91	5.48	7.91	21.70	10.40	21.53	40.60	98.62	837.41
昆明	1809	102.7065	25.0474	2-22	147.46	98.12	371.78	362.49	67.98	1.97	51.86	4.12	11.98	23.18	12.29	19.22	39.02	115.60	848.88
昆明	1809	102.7065	25.0474	2-23	118.94	125.40	467.55	495.88	84.56	1.18	79.62	6.14	11.14	18.59	12.04	16.85	40.02	140.86	834.32

附表 6-12 2020 年"西宁—阿里—西宁—成都线"野外路线受试者激素指标

地点	海拔/m	经度/(°E)	纬度/(°N)	编号	NE/(pg/mL)	ALD/(pg/mL)	EPI/(pmol/L)	CORT/(pg/mL)	Cortisol/(nmol/L)	T3/(nmol/L)	T4/(nmol/L)	EPO/(mIU/mL)	IL-6/(pg/mL)	AVP/(pg/mL)	HBDH/(ng/mL)	CK/(ng/mL)	CK-MB/(ng/mL)
西宁	2278	101.7504	36.6379	3-2	95.53	168.70	499.22	693.17	159.66	2.08	78.66	2.92	19.62	33.76	27.89	22.78	38.03
西宁	2278	101.7504	36.6379	3-5	178.57	107.21	657.51	510.30	126.27	3.89	69.66	2.51	3.36	38.76	20.10	42.93	46.26
西宁	2278	101.7504	36.6379	3-6	177.27	156.95	633.67	279.65	104.04	2.79	52.37	4.40	16.81	31.83	22.55	39.55	47.85
西宁	2278	101.7504	36.6379	3-7	164.52	167.75	298.99	637.22	137.79	4.13	104.18	1.54	5.81	37.49	15.51	27.33	54.35
西宁	2278	101.7504	36.6379	3-8	97.69	74.93	448.21	625.39	223.04	2.33	61.09	2.91	1.01	19.93	26.29	22.18	48.03
西宁	2278	101.7504	36.6379	3-9	180.84	57.48	298.51	472.99	229.16	3.91	48.78	5.54	9.46	40.46	21.07	22.07	44.38
西宁	2278	101.7504	36.6379	3-11	134.02	150.18	251.79	502.56	98.28	1.53	48.50	7.59	12.56	35.08	20.21	28.35	63.43
西宁	2278	101.7504	36.6379	3-12	177.27	182.35	720.44	514.84	207.17	3.95	77.68	6.53	10.82	34.89	29.17	55.69	51.45
西宁	2278	101.7504	36.6379	3-13	168.19	178.31	616.98	639.95	226.80	1.66	41.62	3.58	19.45	22.23	18.74	36.18	43.99
西宁	2278	101.7504	36.6379	3-14	164.19	152.56	476.82	238.25	86.17	4.03	84.28	4.03	2.32	29.64	17.52	19.61	40.03
西宁	2278	101.7504	36.6379	3-16	170.25	91.67	431.52	328.33	211.99	2.17	100.87	1.77	17.78	38.00	27.75	42.49	59.93
西宁	2278	101.7504	36.6379	3-17	112.29	115.52	728.07	735.03	89.35	1.85	80.42	5.35	13.69	16.96	26.83	36.87	52.23
西宁	2278	101.7504	36.6379	3-20	191.11	152.68	604.11	572.16	207.05	3.20	87.09	3.75	2.01	13.56	25.61	36.73	55.34
西宁	2278	101.7504	36.6379	3-21	128.08	148.76	248.45	491.64	201.17	2.31	105.16	2.08	2.59	28.01	20.38	51.04	63.22
西宁	2278	101.7504	36.6379	3-22	93.26	185.32	575.50	589.91	78.88	2.93	95.18	3.12	9.24	38.64	28.02	61.92	61.66
西宁	2278	101.7504	36.6379	3-23	148.40	150.54	436.29	749.58	245.62	2.45	103.05	3.59	11.23	42.90	22.46	26.59	56.33
西宁	2278	101.7504	36.6379	3-24	202.58	114.34	591.24	666.79	238.92	2.51	67.62	5.97	3.36	23.89	28.65	35.20	47.46
玉树	3864	97.0373	32.8486	3-2	121.27	94.91	352.17	380.14	76.91	0.97	73.88	5.00	10.06	21.40	9.43	13.89	40.07
玉树	3864	97.0373	32.8486	3-5	147.95	117.69	364.68	433.07	95.28	1.24	79.04	5.92	12.14	17.75	13.45	16.24	35.38
玉树	3864	97.0373	32.8486	3-6	147.95	90.43	366.90	400.96	86.65	1.35	80.89	3.97	7.19	19.04	13.14	16.97	32.58
玉树	3864	97.0373	32.8486	3-7	150.17	105.34	458.74	470.49	90.24	1.32	53.74	6.23	7.94	20.34	12.50	16.04	37.67

续表

地点	海拔/m	经度(°E)	纬度(°N)	编号	NE/(pg/mL)	ALD/(pg/mL)	EPI/(pmol/L)	CORT/(pg/mL)	Cortisol/(nmol/L)	T3/(nmol/L)	T4/(nmol/L)	EPO/(mIU/mL)	IL-6/(pg/mL)	AVP/(pg/mL)	HBDH/(ng/mL)	CK/(ng/mL)	CK-MB/(ng/mL)
玉树	3864	97.0373	32.8486	3-8	143.78	115.90	472.92	364.64	80.96	1.45	66.36	5.85	12.20	19.05	9.67	15.09	38.62
玉树	3864	97.0373	32.8486	3-9	128.39	109.29	476.07	398.30	60.51	1.83	57.44	6.01	8.07	18.65	13.00	18.75	28.50
玉树	3864	97.0373	32.8486	3-12	108.02	111.08	522.41	431.14	74.27	1.00	64.71	5.13	9.81	15.18	10.98	13.94	34.95
玉树	3864	97.0373	32.8486	3-14	117.30	80.15	426.86	535.24	75.68	1.20	53.09	5.64	6.78	18.76	11.72	14.62	28.49
玉树	3864	97.0373	32.8486	3-16	104.02	75.10	405.46	457.37	70.20	1.10	70.87	3.67	11.62	16.31	11.25	18.63	36.72
玉树	3864	97.0373	32.8486	3-17	144.85	76.74	453.64	501.49	72.92	1.21	49.41	5.39	9.83	15.43	9.55	14.85	28.98
玉树	3864	97.0373	32.8486	3-19	108.79	87.98	415.09	411.69	103.33	1.33	69.63	5.53	11.07	15.46	11.66	20.23	34.05
玉树	3864	97.0373	32.8486	3-22	151.82	115.14	446.51	413.53	79.80	1.35	69.22	3.63	10.99	21.22	10.27	23.03	30.83
玉树	3864	97.0373	32.8486	3-24	126.68	83.37	493.40	531.11	59.08	1.29	76.06	5.98	10.83	16.19	13.08	16.50	38.59
玉树	3864	97.0373	32.8486	3-25	132.06	115.78	399.71	427.38	94.07	1.29	64.83	6.36	10.79	21.10	9.54	13.27	34.72
玉树	3864	97.0373	32.8486	3-27	135.07	101.47	395.35	419.77	100.88	1.54	65.01	5.39	11.49	21.93	10.75	18.04	39.01
玉树	3864	97.0373	32.8486	3-28	108.77	97.35	474.12	473.88	81.74	1.33	69.01	5.82	10.40	20.94	13.36	17.06	29.07
那曲	4491	92.0614	31.4690	3-5	112.81	88.31	419.17	505.43	74.03	1.64	70.41	6.14	13.80	19.08	14.71	26.96	39.38
那曲	4491	92.0614	31.4690	3-6	128.04	116.16	506.56	519.28	107.57	1.53	51.86	4.26	12.36	24.28	11.57	17.79	34.98
那曲	4491	92.0614	31.4690	3-8	156.96	102.26	420.75	505.43	89.95	1.56	55.81	5.44	12.99	21.84	14.14	23.84	38.67
那曲	4491	92.0614	31.4690	3-9	127.27	110.32	498.03	527.72	85.37	1.57	55.26	5.07	9.47	17.93	12.06	16.14	36.15
那曲	4491	92.0614	31.4690	3-11	133.25	105.43	429.46	558.81	97.39	1.53	70.97	4.51	13.34	25.46	14.46	17.50	43.76
那曲	4491	92.0614	31.4690	3-12	147.60	121.46	452.35	473.97	103.13	0.93	65.03	3.88	8.81	21.22	11.35	19.43	34.60
那曲	4491	92.0614	31.4690	3-14	138.33	118.74	480.33	579.36	86.65	1.21	66.12	5.43	13.98	20.03	15.35	26.20	37.76
那曲	4491	92.0614	31.4690	3-15	154.30	95.70	424.55	515.80	77.76	1.42	75.32	5.35	13.86	21.33	10.34	20.75	34.87
那曲	4491	92.0614	31.4690	3-17	152.81	115.76	563.55	453.70	93.66	0.95	53.56	3.60	11.75	19.17	13.67	20.39	32.43

续表

地点	海拔/m	经度 (°E)	纬度 (°N)	编号	NE/(pg/mL)	ALD/(pg/mL)	EPI/(pmol/L)	CORT/(pg/mL)	Cortisol/(nmol/L)	T3/(nmol/L)	T4/(nmol/L)	EPO/(mIU/mL)	IL-6/(pg/mL)	AVP/(pg/mL)	HBDH/(ng/mL)	CK/(ng/mL)	CK-MB/(ng/mL)
那曲	4491	92.0614	31.4690	3-18	130.68	116.11	538.99	481.77	98.31	1.86	66.68	5.20	9.51	22.75	13.34	23.65	39.11
那曲	4491	92.0614	31.4690	3-19	142.17	119.86	384.14	476.27	119.85	1.50	76.11	4.78	11.34	26.29	13.34	25.88	37.51
那曲	4491	92.0614	31.4690	3-22	153.38	86.52	558.27	537.17	81.42	1.88	50.68	5.71	12.28	17.26	14.83	20.14	41.11
那曲	4491	92.0614	31.4690	3-23	127.84	100.90	554.56	463.06	103.76	1.91	80.99	3.76	14.10	22.55	11.17	16.71	42.46
那曲	4491	92.0614	31.4690	3-24	118.33	123.27	526.20	419.40	119.97	1.72	74.91	4.35	9.52	18.67	14.86	16.91	38.19
那曲	4491	92.0614	31.4690	3-25	151.07	129.18	534.92	495.89	112.85	1.66	74.07	5.29	11.14	18.28	12.04	18.34	34.42
改则	4443	84.0646	32.3014	3-5	114.90	128.32	462.82	557.35	107.35	1.09	69.13	3.85	11.73	23.21	14.02	20.61	34.50
改则	4443	84.0646	32.3014	3-6	129.80	93.29	488.30	408.30	80.67	0.87	84.80	4.29	12.85	25.36	14.53	25.77	31.39
改则	4443	84.0646	32.3014	3-7	134.61	87.12	437.15	559.46	104.51	1.77	59.45	3.65	13.05	18.57	11.61	18.29	31.84
改则	4443	84.0646	32.3014	3-32	149.22	116.78	424.55	410.59	94.29	0.95	76.88	3.90	14.13	17.68	14.34	24.30	40.55
改则	4443	84.0646	32.3014	3-20	151.42	102.71	541.96	576.33	88.52	1.68	61.52	3.98	11.92	17.61	12.67	15.87	37.74
改则	4443	84.0646	32.3014	3-9	129.84	94.80	464.02	573.76	103.98	1.60	68.55	4.43	12.69	19.36	11.35	15.87	36.97
改则	4443	84.0646	32.3014	3-12	135.64	119.43	513.79	570.10	110.43	1.16	55.27	3.33	10.36	20.86	11.61	22.71	42.30
改则	4443	84.0646	32.3014	3-13	116.48	123.24	395.08	498.83	89.25	1.12	77.18	4.16	8.52	17.56	10.87	16.96	34.90
改则	4443	84.0646	32.3014	3-14	157.40	123.86	563.92	562.30	110.38	1.24	82.43	5.05	11.34	21.76	11.75	26.59	37.18
改则	4443	84.0646	32.3014	3-17	117.30	126.44	545.29	433.80	92.40	1.51	84.73	5.09	8.50	17.16	15.17	27.10	40.52
改则	4443	84.0646	32.3014	3-18	113.74	113.85	420.65	580.46	92.52	1.65	48.94	4.26	8.74	19.55	14.68	18.90	31.74
改则	4443	84.0646	32.3014	3-19	150.15	117.78	537.60	475.81	103.69	1.70	84.01	4.54	13.35	24.75	15.21	23.08	33.95
改则	4443	84.0646	32.3014	3-22	138.26	87.21	557.71	500.85	114.62	1.01	53.41	5.84	8.85	20.67	10.99	24.86	41.10
改则	4443	84.0646	32.3014	3-23	150.83	121.74	427.23	414.81	82.32	1.23	63.69	5.51	9.09	23.23	11.21	18.72	36.57
改则	4443	84.0646	32.3014	3-24	115.80	95.96	558.92	405.46	97.41	1.42	50.30	6.31	13.74	25.70	11.03	19.84	42.43

续表

地点	海拔/m	经度(°E)	纬度(°N)	编号	NE/(pg/mL)	ALD/(pg/mL)	EPI/(pmol/L)	CORT/(pg/mL)	Cortisol/(nmol/L)	T3/(nmol/L)	T4/(nmol/L)	EPO/(mIU/mL)	IL-6/(pg/mL)	AVP/(pg/mL)	HBDH/(ng/mL)	CK/(ng/mL)	CK-MB/(ng/mL)
改则	4443	84.0646	32.3014	3-25	121.08	94.68	452.62	600.55	75.12	1.75	73.35	3.40	8.97	20.09	13.66	22.76	35.27
噶尔	4313	80.1023	32.5059	3-5	148.70	77.24	353.56	376.20	79.87	1.23	60.23	5.44	7.77	15.22	12.49	15.19	34.33
噶尔	4313	80.1023	32.5059	3-6	132.39	76.15	476.44	488.28	63.13	1.90	72.66	4.87	9.43	14.93	9.41	21.13	29.40
噶尔	4313	80.1023	32.5059	3-8	148.19	104.69	393.32	479.93	91.36	1.28	48.62	5.78	7.64	19.64	10.19	20.23	29.91
噶尔	4313	80.1023	32.5059	3-9	152.19	104.31	367.37	445.54	74.42	1.33	76.75	4.33	8.48	22.76	13.27	21.31	32.84
噶尔	4313	80.1023	32.5059	3-10	144.39	80.92	356.34	506.90	99.01	1.87	51.77	4.07	7.70	14.66	11.05	21.66	29.80
噶尔	4313	80.1023	32.5059	3-11	129.47	94.06	481.63	479.93	78.49	1.11	75.75	5.89	11.37	18.13	11.89	21.23	37.35
噶尔	4313	80.1023	32.5059	3-12	135.40	102.64	348.18	488.65	74.22	1.33	74.91	5.27	9.92	20.46	9.52	22.04	32.43
噶尔	4313	80.1023	32.5059	3-13	132.70	108.36	348.00	542.21	99.28	1.18	66.82	5.22	9.61	20.88	10.20	12.78	39.70
噶尔	4313	80.1023	32.5059	3-14	107.19	75.98	403.79	392.71	100.01	0.93	78.75	5.09	11.36	20.67	11.59	17.18	28.88
噶尔	4313	80.1023	32.5059	3-16	133.76	90.74	483.02	487.91	85.73	1.87	53.94	3.38	8.05	19.33	9.90	18.28	34.16
噶尔	4313	80.1023	32.5059	3-17	147.07	104.41	476.72	430.68	92.49	1.04	81.33	5.49	11.07	15.54	12.53	16.14	39.95
噶尔	4313	80.1023	32.5059	3-18	105.39	109.84	434.92	516.81	67.00	1.36	54.98	5.36	9.81	23.25	11.63	18.52	40.29
噶尔	4313	80.1023	32.5059	3-19	120.92	76.93	384.79	386.38	64.31	0.93	66.57	3.85	9.01	22.70	9.56	18.96	34.34
噶尔	4313	80.1023	32.5059	3-20	137.71	109.48	496.18	364.92	74.73	0.93	56.91	3.45	9.51	15.18	13.27	17.77	32.06
噶尔	4313	80.1023	32.5059	3-21	128.85	102.19	404.34	457.46	90.07	1.44	74.59	3.62	10.54	23.27	10.80	21.50	36.03
噶尔	4313	80.1023	32.5059	3-22	138.61	77.10	490.71	537.17	102.16	1.14	54.24	5.79	11.11	15.96	12.35	14.28	39.82
噶尔	4313	80.1023	32.5059	3-23	114.42	87.16	515.92	379.59	63.46	0.90	71.59	3.25	7.84	19.71	11.89	16.35	32.66
噶尔	4313	80.1023	32.5059	3-24	121.34	95.11	487.75	475.35	85.13	1.63	79.79	3.31	10.14	22.04	10.35	20.99	29.04
噶尔	4313	80.1023	32.5059	3-25	125.10	84.83	408.88	440.68	75.36	1.07	67.48	5.23	11.40	18.45	11.15	12.63	31.41
噶尔	4313	80.1023	32.5059	3-32	117.41	119.14	464.30	452.33	89.30	1.51	50.71	5.97	8.03	21.13	13.24	15.24	35.49

续表

地点	海拔/m	经度/(°E)	纬度/(°N)	编号	NE/(pg/mL)	ALD/(pg/mL)	EPI/(pmol/L)	CORT/(pg/mL)	Cortisol/(nmol/L)	T3/(nmol/L)	T4/(nmol/L)	EPO/(mIU/mL)	IL-6/(pg/mL)	AVP/(pg/mL)	HBDH/(ng/mL)	CK/(ng/mL)	CK-MB/(ng/mL)
返西宁	2277	101.7355	36.6327	3-5	128.83	110.56	493.96	441.14	85.71	1.55	64.60	5.10	8.22	14.94	11.43	19.56	29.52
返西宁	2277	101.7355	36.6327	3-8	118.37	107.86	454.39	317.96	60.46	1.16	70.72	4.05	9.02	21.26	9.91	14.31	26.37
返西宁	2277	101.7355	36.6327	3-10	122.53	76.00	422.41	447.01	77.98	1.07	61.89	3.75	6.21	14.93	11.17	21.58	29.92
返西宁	2277	101.7355	36.6327	3-11	119.47	79.41	355.97	349.78	92.01	0.94	78.31	5.68	9.17	13.27	12.04	17.06	32.16
返西宁	2277	101.7355	36.6327	3-12	131.29	82.06	343.74	435.91	56.63	1.82	78.38	4.23	6.70	13.40	9.77	16.55	27.21
返西宁	2277	101.7355	36.6327	3-13	123.25	80.99	397.39	454.44	93.51	1.61	80.72	5.82	7.70	14.07	12.05	18.72	37.54
返西宁	2277	101.7355	36.6327	3-14	122.44	88.71	493.49	363.27	74.30	1.78	49.12	5.13	6.20	15.78	12.53	19.29	36.71
返西宁	2277	101.7355	36.6327	3-16	113.56	74.77	441.13	491.67	58.45	1.66	53.11	3.48	6.07	15.21	13.39	15.17	30.52
返西宁	2277	101.7355	36.6327	3-17	120.97	93.10	357.82	327.59	73.67	1.53	69.98	3.24	7.44	19.76	13.64	20.30	35.40
返西宁	2277	101.7355	36.6327	3-18	119.67	107.96	372.19	511.12	90.70	1.55	61.39	5.70	9.44	21.11	11.60	16.81	31.37
返西宁	2277	101.7355	36.6327	3-20	120.83	100.80	361.90	375.19	62.52	1.35	72.13	4.38	9.03	20.12	9.54	16.31	33.38
返西宁	2277	101.7355	36.6327	3-21	123.19	76.31	462.63	445.17	87.43	1.40	71.78	3.67	10.96	17.26	10.05	18.31	27.22
返西宁	2277	101.7355	36.6327	3-22	100.79	82.54	328.08	434.81	77.59	1.80	59.89	4.80	7.90	21.74	9.61	15.74	31.13
返西宁	2277	101.7355	36.6327	3-23	137.18	68.47	483.48	510.66	83.67	1.43	60.36	3.56	11.32	17.01	11.95	19.24	27.73
返西宁	2277	101.7355	36.6327	3-25	112.35	104.07	436.87	500.39	78.59	1.22	75.84	5.35	9.49	19.90	9.07	11.99	36.22
红原	3502	102.5394	32.7924	3-5	113.05	73.39	432.95	738.21	253.50	2.41	66.15	6.57	8.35	16.30	17.56	38.46	63.19
红原	3502	102.5394	32.7924	3-10	141.92	184.72	286.59	331.06	160.13	3.18	96.23	5.39	3.07	29.46	21.61	23.69	41.11
红原	3502	102.5394	32.7924	3-11	98.56	182.11	271.81	424.77	97.58	3.06	61.51	5.06	9.32	36.64	29.75	35.03	61.63
红原	3502	102.5394	32.7924	3-12	95.20	173.80	591.24	288.29	67.24	3.73	101.22	6.96	15.13	37.93	23.26	18.73	45.40
红原	3502	102.5394	32.7924	3-13	148.94	176.06	292.79	727.29	144.38	3.87	66.22	5.43	0.89	37.08	27.94	47.86	48.33
红原	3502	102.5394	32.7924	3-14	110.13	124.31	657.51	225.97	250.91	3.77	70.01	1.93	15.97	43.87	20.89	48.79	58.28

续表

地点	海拔/m	经度(°E)	纬度(°N)	编号	NE/(pg/mL)	ALD/(pg/mL)	EPI/(pmol/L)	CORT/(pg/mL)	Cortisol/(nmol/L)	T3/(nmol/L)	T4/(nmol/L)	EPO/(mIU/mL)	IL-6/(pg/mL)	AVP/(pg/mL)	HBDH/(ng/mL)	CK/(ng/mL)	CK-MB/(ng/mL)
红原	3502	102.5394	32.7924	3-16	173.92	93.80	624.13	601.28	235.39	4.11	62.21	4.92	17.06	39.77	18.72	32.95	58.64
红原	3502	102.5394	32.7924	3-17	108.18	145.55	303.75	754.59	95.93	2.40	60.73	5.07	11.30	19.93	15.75	30.46	50.19
红原	3502	102.5394	32.7924	3-19	197.60	164.07	489.21	245.53	172.48	4.28	65.09	3.10	19.75	17.95	29.22	46.38	50.85
红原	3502	102.5394	32.7924	3-21	190.47	158.49	501.61	292.39	152.84	4.04	38.17	2.64	9.64	22.86	25.88	22.92	56.27
红原	3502	102.5394	32.7924	3-22	205.50	102.94	329.50	450.25	163.90	2.98	70.93	4.32	13.63	41.40	28.57	26.37	61.87
红原	3502	102.5394	32.7924	3-23	114.02	123.12	275.63	472.08	179.89	3.54	41.76	7.38	9.62	19.98	17.66	36.76	47.04
红原	3502	102.5394	32.7924	3-24	155.65	54.63	373.84	322.87	250.44	1.93	48.08	4.51	16.07	15.08	19.07	46.02	36.29
红原	3502	102.5394	32.7924	3-25	131.64	54.16	246.54	746.40	208.23	3.89	77.46	3.98	10.70	25.73	28.46	59.81	60.20
成都	534	104.0639	30.6475	3-5	159.65	143.89	542.13	654.05	183.18	1.91	70.15	1.87	9.21	29.25	15.89	33.69	42.04
成都	534	104.0639	30.6475	3-10	126.24	64.37	658.46	603.10	245.85	4.22	45.55	5.31	16.57	30.54	18.27	39.14	57.20
成都	534	104.0639	30.6475	3-11	167.33	144.25	474.91	452.98	244.44	3.69	46.39	7.24	7.28	16.87	28.55	22.54	64.78
成都	534	104.0639	30.6475	3-13	198.04	78.73	432.95	470.72	251.03	3.23	97.92	6.97	4.21	36.39	29.59	30.90	37.40
成都	534	104.0639	30.6475	3-14	161.49	155.88	487.78	647.23	184.47	3.92	91.17	7.01	17.21	40.65	15.47	48.24	45.46
成都	534	104.0639	30.6475	3-17	107.86	62.11	578.37	683.17	238.09	2.85	95.53	7.90	2.47	22.35	26.94	33.12	53.43
成都	534	104.0639	30.6475	3-18	103.53	70.30	282.78	186.85	73.12	2.25	89.41	2.31	16.44	27.50	17.16	57.45	66.73
成都	534	104.0639	30.6475	3-19	118.78	161.58	605.06	670.88	230.33	3.53	74.65	2.23	5.51	33.44	17.48	23.22	63.85
成都	534	104.0639	30.6475	3-22	160.41	170.01	608.40	304.67	171.30	3.10	39.30	2.13	12.14	31.85	28.41	36.13	42.19
成都	534	104.0639	30.6475	3-23	199.44	192.44	620.80	478.91	122.03	1.61	50.68	6.38	4.31	39.29	27.84	39.86	44.35
成都	534	104.0639	30.6475	3-24	140.19	49.88	605.54	536.68	158.96	3.42	76.69	7.96	15.59	24.35	24.65	17.77	54.41
成都	534	104.0639	30.6475	3-25	170.35	169.17	690.88	719.56	173.18	1.50	76.76	1.36	17.15	32.20	23.94	44.13	47.13

附表 6-13　2021 年"西宁—甘孜—芒崖—西宁线"野外路线受试者激素指标

地点	海拔/m	经度（°E）	纬度（°N）	样本号	NE/(pg/mL)	ALD/(pg/mL)	EPI/(pmol/L)	CORT/(pg/mL)	Cortisol/(nmol/L)	T3/(nmol/L)	T4/(nmol/L)	EPO/(mIU/mL)	IL-6/(pg/mL)	AVP/(pg/mL)	HBDH/(ng/mL)	CK/(ng/mL)	CK-MB/(ng/mL)
西宁	2235	101.7507	36.6383	4-5	97.26	46.20	563.59	294.66	165.31	2.76	43.16	3.01	12.85	13.10	24.60	59.20	44.74
西宁	2235	101.7507	36.6383	4-6	112.51	124.90	555.48	663.15	121.21	3.28	55.60	5.84	16.60	39.77	22.41	38.95	58.13
西宁	2235	101.7507	36.6383	4-7	126.78	94.40	692.31	667.24	245.74	3.20	71.77	1.90	8.18	25.48	25.78	20.70	49.08
西宁	2235	101.7507	36.6383	4-9	111.96	190.90	540.22	316.04	239.27	1.84	53.35	7.83	1.22	13.14	21.78	30.40	35.93
西宁	2235	101.7507	36.6383	4-13	119.86	166.68	664.66	433.87	227.51	2.38	74.02	2.90	9.07	27.83	16.09	36.79	60.11
西宁	2235	101.7507	36.6383	4-15	149.92	164.90	414.84	626.76	77.00	4.22	91.31	6.01	4.49	29.85	22.83	36.70	63.31
西宁	2235	101.7507	36.6383	4-16	194.03	53.92	477.29	689.08	196.47	1.70	83.23	4.18	4.25	35.51	19.84	39.58	62.77
西宁	2235	101.7507	36.6383	4-17	177.49	120.03	326.16	363.36	159.54	4.29	76.27	7.96	14.23	18.18	17.53	38.51	33.62
西宁	2235	101.7507	36.6383	4-18	160.73	168.70	548.33	361.99	202.35	2.15	77.82	2.74	13.04	15.88	17.13	27.74	57.77
西宁	2235	101.7507	36.6383	4-19	184.52	44.31	581.23	445.70	177.18	2.16	54.55	6.39	5.30	21.29	25.36	64.55	65.38
西宁	2235	101.7507	36.6383	4-20	138.02	87.63	523.54	281.47	179.65	2.34	104.60	6.10	8.99	16.60	26.92	19.85	44.35
西宁	2235	101.7507	36.6383	4-21	159.97	104.84	722.35	664.97	229.16	2.35	46.89	7.57	12.07	13.35	21.43	34.51	60.23
西宁	2235	101.7507	36.6383	4-22	181.71	120.51	713.76	601.28	209.40	3.85	88.22	7.77	9.62	17.31	24.14	53.80	66.10
西宁	2235	101.7507	36.6383	4-24	162.03	146.27	390.05	375.64	257.61	2.45	101.01	2.15	11.79	14.20	15.89	48.49	37.31
玉树	3654	97.0094	33.0046	4-4	101.04	170.48	526.40	698.63	83.35	3.91	88.71	3.96	4.27	40.74	17.04	36.90	55.31
玉树	3654	97.0094	33.0046	4-5	185.17	122.29	699.94	669.06	170.72	3.48	86.46	4.22	1.74	13.90	23.56	40.46	68.74
玉树	3654	97.0094	33.0046	4-6	190.25	134.99	575.98	319.68	209.17	2.70	75.57	7.51	1.45	41.98	15.66	31.80	61.84
玉树	3654	97.0094	33.0046	4-8	162.03	168.46	656.55	645.41	147.67	2.90	51.03	2.81	12.91	40.00	21.29	36.60	49.62
玉树	3654	97.0094	33.0046	4-11	136.08	50.24	298.03	476.63	159.07	2.48	58.42	1.66	12.18	24.86	25.23	53.01	40.27
玉树	3654	97.0094	33.0046	4-13	97.04	177.25	440.11	250.08	92.64	2.99	97.50	5.30	17.53	28.93	14.73	47.06	56.87
玉树	3654	97.0094	33.0046	4-16	160.19	98.79	431.05	306.04	221.28	2.55	50.96	4.00	13.95	30.93	24.88	50.95	47.43

续表

地点	海拔/m	经度(°E)	纬度(°N)	样本号	NE/(pg/mL)	ALD/(pg/mL)	EPI/(pmol/L)	CORT/(pg/mL)	Cortisol/(nmol/L)	T3/(nmol/L)	T4/(nmol/L)	EPO/(mIU/mL)	IL-6/(pg/mL)	AVP/(pg/mL)	HBDH/(ng/mL)	CK/(ng/mL)	CK-MB/(ng/mL)
玉树	3654	97.0094	33.0046	4-18	146.35	70.30	502.56	415.67	149.08	2.62	95.74	6.20	8.38	31.44	20.46	20.84	67.93
玉树	3654	97.0094	33.0046	4-20	165.16	156.36	520.20	333.33	245.38	3.40	58.84	5.80	16.60	29.12	25.25	26.79	51.96
玉树	3654	97.0094	33.0046	4-21	107.32	142.82	476.82	254.63	247.85	3.78	83.02	6.50	17.04	22.60	18.51	20.73	61.84
玉树	3654	97.0094	33.0046	4-22	161.27	147.69	334.74	520.76	214.58	1.59	83.86	4.14	11.65	14.52	23.93	23.61	34.97
玉树	3654	97.0094	33.0046	4-24	147.11	71.72	442.97	434.78	221.16	1.66	58.84	5.08	5.63	39.54	22.74	33.06	39.64
玉树	3654	97.0094	33.0046	4-26	160.08	121.46	466.80	708.19	208.46	1.97	41.05	6.01	3.71	31.76	16.55	57.48	66.31
甘孜	3424	100.0019	31.6145	4-3	203.77	48.22	381.46	724.56	134.73	2.62	56.66	6.13	18.88	20.53	16.91	46.10	48.99
甘孜	3424	100.0019	31.6145	4-4	167.54	145.91	263.71	212.78	132.50	2.01	89.56	4.16	6.84	40.21	28.86	42.98	41.47
甘孜	3424	100.0019	31.6145	4-6	202.79	155.76	518.29	245.53	218.46	1.44	61.44	8.42	3.46	42.95	21.47	19.33	41.38
甘孜	3424	100.0019	31.6145	4-7	205.71	148.17	625.56	664.97	70.65	4.15	82.31	2.38	16.56	15.74	26.51	42.84	46.00
甘孜	3424	100.0019	31.6145	4-8	120.29	176.30	634.15	519.39	65.12	1.57	73.53	3.61	1.84	21.13	23.99	33.96	47.22
甘孜	3424	100.0019	31.6145	4-9	199.66	91.78	685.16	684.99	141.20	2.87	95.18	1.51	18.87	17.24	19.54	56.11	50.79
甘孜	3424	100.0019	31.6145	4-11	209.71	130.95	652.74	261.45	89.11	3.64	91.10	4.78	8.96	42.33	15.63	42.93	52.71
甘孜	3424	100.0019	31.6145	4-13	172.84	78.02	322.35	259.18	176.01	2.30	60.81	6.69	19.27	43.48	20.19	52.87	46.14
甘孜	3424	100.0019	31.6145	4-17	177.38	146.03	558.34	705.91	226.92	1.96	95.53	6.72	15.30	32.50	18.47	45.20	42.25
甘孜	3424	100.0019	31.6145	4-18	203.44	165.97	341.42	289.20	75.24	1.88	50.05	7.30	14.72	30.86	14.69	41.86	46.44
甘孜	3424	100.0019	31.6145	4-20	122.02	195.17	570.74	518.94	257.96	2.70	88.29	4.31	10.55	34.73	16.16	44.32	56.06
甘孜	3424	100.0019	31.6145	4-22	129.70	70.77	455.84	576.71	73.47	1.57	86.81	4.14	15.33	31.19	25.52	64.90	55.07
甘孜	3424	100.0019	31.6145	4-24	204.20	106.86	637.96	468.90	250.20	2.81	41.83	4.76	10.62	39.82	24.18	49.36	58.22
甘孜	3424	100.0019	31.6145	4-26	112.83	166.68	508.76	331.06	192.94	2.54	87.52	6.07	2.98	27.37	19.51	26.24	34.04
甘孜	3424	100.0019	31.6145	4-30	207.44	123.60	383.85	393.84	183.18	1.64	96.16	4.05	17.31	42.95	15.11	52.11	46.77

续表

地点	海拔/m	经度(°E)	纬度(°N)	样本号	NE/(pg/mL)	ALD/(pg/mL)	EPI/(pmol/L)	CORT/(pg/mL)	Cortisol/(nmol/L)	T3/(nmol/L)	T4/(nmol/L)	EPO/(mIU/mL)	IL-6/(pg/mL)	AVP/(pg/mL)	HBDH/(ng/mL)	CK/(ng/mL)	CK-MB/(ng/mL)
马尔康	2589	102.1932	31.9099	4-5	120.23	96.57	415.72	497.28	196.10	3.62	81.76	5.06	16.30	12.50	18.60	35.35	61.89
马尔康	2589	102.1932	31.9099	4-6	104.61	81.93	277.12	602.91	115.86	1.83	39.67	5.46	15.73	21.39	18.96	30.40	46.13
马尔康	2589	102.1932	31.9099	4-7	103.95	147.53	363.80	514.88	230.56	3.72	76.74	2.79	7.01	28.43	26.91	21.84	57.07
马尔康	2589	102.1932	31.9099	4-8	181.72	174.04	398.11	587.62	188.75	4.01	67.68	3.98	10.46	26.16	23.56	45.51	46.94
马尔康	2589	102.1932	31.9099	4-9	169.51	143.42	616.44	246.18	189.24	1.60	85.59	4.06	14.13	37.14	15.81	19.40	35.81
马尔康	2589	102.1932	31.9099	4-11	123.42	117.75	667.43	701.13	153.69	2.76	62.73	7.20	3.28	21.55	28.02	16.99	59.68
马尔康	2589	102.1932	31.9099	4-13	155.87	68.73	622.00	555.19	208.99	2.92	39.11	7.80	19.17	16.39	20.42	49.16	43.62
马尔康	2589	102.1932	31.9099	4-16	119.79	152.25	464.39	631.63	108.03	3.42	66.50	6.63	3.07	11.85	24.47	27.12	39.97
马尔康	2589	102.1932	31.9099	4-23	139.15	57.96	520.48	382.38	232.97	2.93	69.70	2.41	6.83	34.30	16.44	22.06	39.43
马尔康	2589	102.1932	31.9099	4-30	143.88	53.72	455.12	492.65	233.69	1.97	78.76	7.45	10.85	30.46	14.77	28.77	49.24
玛沁	3742	100.2418	34.4646	4-3	94.06	97.06	439.83	334.20	107.67	3.37	45.94	4.45	16.49	17.79	27.32	48.95	38.92
玛沁	3742	100.2418	34.4646	4-5	195.36	177.55	644.72	247.10	145.02	4.17	83.08	7.71	8.77	11.10	19.44	31.70	47.24
玛沁	3742	100.2418	34.4646	4-6	107.69	78.90	478.30	503.30	258.75	3.26	63.99	1.95	1.14	26.92	18.01	43.10	43.29
玛沁	3742	100.2418	34.4646	4-8	136.84	166.17	672.53	637.66	188.39	1.81	38.28	3.12	7.95	14.66	20.17	25.87	36.05
玛沁	3742	100.2418	34.4646	4-9	159.50	114.85	586.31	470.87	167.67	3.13	43.08	4.24	5.99	16.64	18.74	24.11	35.96
玛沁	3742	100.2418	34.4646	4-13	158.62	138.09	621.54	400.45	150.44	2.64	70.96	1.56	10.83	33.45	27.76	36.79	41.67
玛沁	3742	100.2418	34.4646	4-15	137.28	188.44	646.11	674.25	91.05	4.09	43.71	5.31	13.63	39.68	15.22	55.91	39.85
玛沁	3742	100.2418	34.4646	4-16	136.51	130.46	494.53	466.24	138.63	1.52	61.06	3.05	10.78	29.13	26.13	46.75	43.68
玛沁	3742	100.2418	34.4646	4-17	143.22	99.96	614.12	791.93	192.97	4.05	90.81	2.15	7.88	15.87	24.47	54.77	46.76
玛沁	3742	100.2418	34.4646	4-18	114.73	68.13	659.55	723.83	156.34	3.94	79.67	2.54	5.89	12.66	22.29	24.60	34.52
玛沁	3742	100.2418	34.4646	4-19	104.50	44.04	366.59	547.31	249.23	2.71	57.65	4.43	6.97	37.34	15.81	64.35	61.59

续表

地点	海拔/m	经度 (°E)	纬度 (°N)	样本号	NE/(pg/mL)	ALD/(pg/mL)	EPI/(pmol/L)	CORT/(pg/mL)	Cortisol/(nmol/L)	T3/(nmol/L)	T4/(nmol/L)	EPO/(mIU/mL)	IL-6/(pg/mL)	AVP/(pg/mL)	HBDH/(ng/mL)	CK/(ng/mL)	CK-MB/(ng/mL)
玛沁	3742	100.2418	34.4646	4-20	166.76	87.13	495.92	661.28	137.91	1.82	86.22	3.72	7.89	41.35	15.91	36.92	51.69
玛沁	3742	100.2418	34.4646	4-22	193.71	114.85	553.40	779.88	142.01	3.43	45.10	7.17	4.85	12.86	17.92	18.73	55.07
玛沁	3742	100.2418	34.4646	4-24	185.68	129.01	441.68	691.86	166.22	2.16	101.96	2.49	7.68	25.17	24.75	42.88	62.76
格尔木	2855	94.9073	36.4067	4-3	105.93	99.60	605.31	624.22	186.58	4.19	69.63	3.84	15.30	13.67	15.54	50.19	48.37
格尔木	2855	94.9073	36.4067	4-4	118.03	108.80	433.80	664.99	125.14	3.54	98.69	3.74	9.81	38.06	23.51	61.37	63.27
格尔木	2855	94.9073	36.4067	4-5	100.76	193.65	522.80	461.14	235.26	1.61	88.52	8.14	5.59	12.30	28.73	30.69	45.89
格尔木	2855	94.9073	36.4067	4-6	105.05	107.95	605.31	229.50	226.94	2.71	71.23	4.30	17.39	35.92	17.64	61.48	49.48
格尔木	2855	94.9073	36.4067	4-7	150.37	104.08	426.85	545.46	65.74	2.00	95.41	2.40	3.36	31.51	16.19	51.33	43.80
格尔木	2855	94.9073	36.4067	4-8	101.75	130.83	666.04	432.88	186.83	3.54	92.77	2.14	16.55	32.73	16.11	48.81	55.49
格尔木	2855	94.9073	36.4067	4-9	102.74	94.15	694.78	234.13	227.43	3.20	105.94	2.67	4.85	14.12	21.30	20.68	62.07
格尔木	2855	94.9073	36.4067	4-16	143.33	102.62	250.70	463.00	126.47	2.63	38.28	5.69	7.84	39.25	19.05	58.32	64.97
格尔木	2855	94.9073	36.4067	4-17	118.25	190.26	263.21	508.86	115.74	2.74	92.28	2.12	16.10	38.44	17.59	55.77	42.09
格尔木	2855	94.9073	36.4067	4-18	102.41	148.86	389.30	672.86	157.79	2.35	71.93	4.08	18.60	29.62	28.26	56.23	60.10
格尔木	2855	94.9073	36.4067	4-24	169.73	108.80	359.63	728.92	155.38	2.66	85.10	7.34	8.93	25.44	26.77	37.38	51.09
格尔木	2855	94.9073	36.4067	4-30	135.19	195.10	490.82	530.17	148.63	2.13	78.34	4.04	9.20	25.10	28.17	60.94	52.77
德令哈	3000	97.3566	37.3714	4-4	215.71	121.87	590.02	708.54	158.27	1.85	71.72	7.65	12.46	25.87	22.93	25.87	39.46
德令哈	3000	97.3566	37.3714	4-5	141.13	51.54	590.48	682.13	106.71	2.71	85.73	5.16	10.27	37.68	19.67	53.79	55.13
德令哈	3000	97.3566	37.3714	4-9	186.45	145.11	374.00	588.08	107.55	2.77	88.03	4.00	13.51	17.88	22.36	58.13	42.51
德令哈	3000	97.3566	37.3714	4-11	112.64	73.45	457.44	522.76	161.65	2.19	77.99	3.03	12.17	17.13	19.90	50.08	54.05
德令哈	3000	97.3566	37.3714	4-13	194.26	146.56	610.41	336.06	256.46	3.21	104.47	6.04	1.29	13.60	19.92	48.38	67.57

续表

地点	海拔/m	经度/(°E)	纬度/(°N)	样本号	NE/(pg/mL)	ALD/(pg/mL)	EPI/(pmol/L)	CORT/(pg/mL)	Cortisol/(nmol/L)	T3/(nmol/L)	T4/(nmol/L)	EPO/(mIU/mL)	IL-6/(pg/mL)	AVP/(pg/mL)	HBDH/(ng/mL)	CK/(ng/mL)	CK-MB/(ng/mL)
德令哈	3000	97.3566	37.3714	4-16	99.55	87.37	307.25	437.52	172.73	1.56	51.10	7.42	11.16	41.64	26.43	43.34	37.72
德令哈	3000	97.3566	37.3714	4-17	103.62	131.43	502.41	604.76	142.49	2.39	61.27	7.80	17.95	19.65	24.81	40.17	35.63
德令哈	3000	97.3566	37.3714	4-24	177.98	84.59	679.48	594.57	122.01	1.67	62.18	2.19	13.32	14.73	16.05	24.76	53.67
返西宁	2297	101.7502	36.6383	4-5	202.51	47.43	537.17	348.10	189.72	3.30	38.83	2.88	12.20	15.51	14.76	44.42	66.50
返西宁	2297	101.7502	36.6383	4-8	214.17	128.29	488.04	383.77	106.47	2.93	68.03	2.12	2.34	32.14	15.54	19.81	66.88
返西宁	2297	101.7502	36.6383	4-9	192.06	180.45	353.61	735.41	133.09	2.50	68.45	5.76	12.07	33.34	15.19	31.99	62.58
返西宁	2297	101.7502	36.6383	4-13	139.81	189.90	353.61	705.76	67.79	2.35	97.16	2.67	8.03	12.99	21.97	37.74	67.81
返西宁	2297	101.7502	36.6383	4-18	101.42	78.05	349.90	776.18	76.23	2.88	99.59	3.48	5.46	28.84	16.48	28.77	48.88
返西宁	2297	101.7502	36.6383	4-19	119.46	54.57	556.64	454.66	191.52	1.84	84.89	4.36	1.66	15.22	28.79	44.69	39.46
返西宁	2297	101.7502	36.6383	4-21	201.52	125.38	340.16	709.46	219.96	3.95	45.73	3.54	9.62	30.95	18.49	56.91	63.12
返西宁	2297	101.7502	36.6383	4-24	160.27	48.03	589.55	573.72	204.66	2.79	91.51	6.86	1.66	21.64	19.63	25.98	39.31

注：(1) 海拔 (m) 和经纬度（北纬、东经）利用型号为 HOLUX M-241 的 GPS 轨迹记录仪记录，精度为 1 m。

(2) 激素名称对应如下：NE—去甲肾上腺素；ALD—醛固酮；EPI—肾上腺素；CORT—皮质酮；Cortisol—皮质醇；T3—三碘甲状腺原氨酸；T4—甲状腺素；EPO—红细胞生成素；IL-6—白介素；AVP—精氨酸加压素；HBDH—羟丁酸脱氢酶；CK—肌酸激酶；CK-MB—肌酸激酶同工酶；Hb—血红蛋白；2,3-DPG—2,3-二磷酸甘油酸。

2. 青藏高原缺氧（低氧）短居人口定点科考健康响应过程测量数据（985 组）

附表 6-14 2022 年"贵南点"野外路线人体健康指标

地点	时间	海拔/m	经度/(°E)	纬度/(°N)	编号	收缩压/mmHg	舒张压/mmHg	脉搏/(次/分)	血氧饱和度/%	心率/(次/分)	血容比/%
西宁	2021/12/31 8:00	2278	101.7504	36.6379	6-1	109	71	70	92	80	
西宁	2021/12/31 8:00	2278	101.7504	36.6379	6-2	110	76	75	93	78	

续表

地点	时间	海拔/m	经度(°E)	纬度(°N)	编号	收缩压/mmHg	舒张压/mmHg	脉搏/(次/分)	血氧饱和度/%	心率/(次/分)	血容比/%
西宁	2021/12/31 8:00	2278	101.7504	36.6379	6-3	108	67	64	91	61	
西宁	2021/12/31 8:00	2278	101.7504	36.6379	6-4	102	63	64	90	69	
西宁	2021/12/31 8:00	2278	101.7504	36.6379	6-5	99	58	63	93	67	
西宁	2021/12/31 8:00	2278	101.7504	36.6379	6-6	92	65	67	94	62	
西宁	2021/12/31 8:00	2278	101.7504	36.6379	6-7	107	76	107	91	101	
西宁	2021/12/31 8:00	2278	101.7504	36.6379	6-8	110	72	100	90	100	
西宁	2021/12/31 8:00	2278	101.7504	36.6379	6-9	127	80	61	96	64	
西宁	2021/12/31 8:00	2278	101.7504	36.6379	6-10	131	79	53	96	61	
西宁	2021/12/31 8:00	2278	101.7504	36.6379	6-11	132	77	71	95	79	
西宁	2021/12/31 8:00	2278	101.7504	36.6379	6-12	136	81	68	95	65	
西宁	2021/12/31 8:00	2278	101.7504	36.6379	6-13	100	67	87	97	64	
西宁	2021/12/31 8:00	2278	101.7504	36.6379	6-14	102	66	83	97	60	
西宁	2021/12/31 8:00	2278	101.7504	36.6379	6-15	117	73	70	97	71	
西宁	2021/12/31 8:00	2278	101.7504	36.6379	6-16	112	73	71	95	70	
西宁	2021/12/31 8:00	2278	101.7504	36.6379	6-17	116	73	86	96	81	
西宁	2021/12/31 8:00	2278	101.7504	36.6379	6-18	101	74	77	95	82	
西宁	2021/12/31 8:00	2278	101.7504	36.6379	6-19	116	61	101	89	92	
西宁	2021/12/31 8:00	2278	101.7504	36.6379	6-20	116	53	91	89	102	
西宁	2021/12/31 8:00	2278	101.7504	36.6379	6-21	113	62	70	94	69	
西宁	2021/12/31 8:00	2278	101.7504	36.6379	6-22	120	63	68	95	69	
西宁	2021/12/31 8:00	2278	101.7504	36.6379	6-23	96	63	82	94	75	

续表

地点	时间	海拔/m	经度/(°E)	纬度/(°N)	编号	收缩压/mmHg	舒张压/mmHg	脉搏/(次/分)	血氧饱和度/%	心率/(次/分)	血容比/%
西宁	2021/12/31 8:00	2278	101.7504	36.6379	6-24	118	83	78		78	
西宁	2021/12/31 8:00	2278	101.7504	36.6379	6-25	120	83	93	97	91	
西宁	2021/12/31 8:00	2278	101.7504	36.6379	6-26	117	78	95	96	107	
西宁	2021/12/31 8:00	2278	101.7504	36.6379	6-27	135	85	70	91	73	
贵南	2022/1/2 8:00	3100	100.7533	35.5853	6-1	125	78	79	93	79	60.00
贵南	2022/1/2 8:00	3100	100.7533	35.5853	6-2	111	76	54	92	61	52.00
贵南	2022/1/2 8:00	3100	100.7533	35.5853	6-3	107	71	65	95	67	37.00
贵南	2022/1/2 8:00	3100	100.7533	35.5853	6-4	125	74	74	93	78	53.00
贵南	2022/1/2 8:00	3100	100.7533	35.5853	6-5	106	69	72	94	66	45.00
贵南	2022/1/2 8:00	3100	100.7533	35.5853	6-6	133	84	78	94	82	47.00
贵南	2022/1/2 8:00	3100	100.7533	35.5853	6-7	105	63	85	94	82	44.00
贵南	2022/1/2 8:00	3100	100.7533	35.5853	6-8	111	76	90	91	91	52.00
贵南	2022/1/2 8:00	3100	100.7533	35.5853	6-9	106	66	88	97	87	55.00
贵南	2022/1/2 8:00	3100	100.7533	35.5853	6-10	118	69	86	92	83	25.00
贵南	2022/1/2 8:00	3100	100.7533	35.5853	6-11	103	66	73	95	72	55.00
贵南	2022/1/2 8:00	3100	100.7533	35.5853	6-12	107	71	79	95	81	53.00
贵南	2022/1/2 8:00	3100	100.7533	35.5853	6-13	126	81	84	94	83	43.00
贵南	2022/1/2 8:00	3100	100.7533	35.5853	6-14	111	81	86	96	86	53.00
贵南	2022/1/2 8:00	3100	100.7533	35.5853	6-15	114	80	71	92	78	44.00
贵南	2022/1/2 8:00	3100	100.7533	35.5853	6-16	94	68	63	95	69	50.00
贵南	2022/1/2 8:00	3100	100.7533	35.5853	6-17	103	79	84	91	84	

续表

地点	时间	海拔/m	经度/(°E)	纬度/(°N)	编号	收缩压/mmHg	舒张压/mmHg	脉搏/(次/分)	血氧饱和度/%	心率/(次/分)	血容比/%
贵南	2022/1/2 8:00	3100	100.7533	35.5853	6-18	103	72	80	92	84	44.00
贵南	2022/1/2 8:00	3100	100.7533	35.5853	6-19	105	65	64	96	62	40.00
贵南	2022/1/2 8:00	3100	100.7533	35.5853	6-20	103	59	70	94	70	46.00
贵南	2022/1/2 8:00	3100	100.7533	35.5853	6-21	115	77	71	93	68	41.00
贵南	2022/1/2 8:00	3100	100.7533	35.5853	6-22	118	68	76	87	75	44.00
贵南	2022/1/2 8:00	3100	100.7533	35.5853	6-23	118	76	66	95	69	46.00
贵南	2022/1/2 8:00	3100	100.7533	35.5853	6-24	100	70	76	94	79	45.00
贵南	2022/1/2 8:00	3100	100.7533	35.5853	6-25	109	63	75	92	76	39.00
贵南	2022/1/2 8:00	3100	100.7533	35.5853	6-26	104	66	82	93	79	
贵南	2022/1/2 8:00	3100	100.7533	35.5853	6-28	113	75	87	92	87	
贵南	2022/1/3 7:30	3100	100.7533	35.5853	6-1	115	88	72	87	68	
贵南	2022/1/3 7:30	3100	100.7533	35.5853	6-2	104	72	59	93	58	
贵南	2022/1/3 7:30	3100	100.7533	35.5853	6-3	104	61	69	91	69	
贵南	2022/1/3 7:30	3100	100.7533	35.5853	6-4	116	79	72	92	77	
贵南	2022/1/3 7:30	3100	100.7533	35.5853	6-5	106	64	71	90	65	
贵南	2022/1/3 7:30	3100	100.7533	35.5853	6-6	129	80	71	94	67	
贵南	2022/1/3 7:30	3100	100.7533	35.5853	6-7	101	69	87	92	78	
贵南	2022/1/3 7:30	3100	100.7533	35.5853	6-8	105	70	81	92	73	
贵南	2022/1/3 7:30	3100	100.7533	35.5853	6-9	107	73	74	94	78	
贵南	2022/1/3 7:30	3100	100.7533	35.5853	6-10	113	79	81	90	81	
贵南	2022/1/3 7:30	3100	100.7533	35.5853	6-11	102	67	78	94	81	

续表

地点	时间	海拔/m	经度(°E)	纬度(°N)	编号	收缩压/mmHg	舒张压/mmHg	脉搏/(次/分)	血氧饱和度/%	心率/(次/分)	血容比/%
贵南	2022/1/3 7:30	3100	100.7533	35.5853	6-12	101	71	85	92	86	
贵南	2022/1/3 7:30	3100	100.7533	35.5853	6-13	107	75	84	91	84	
贵南	2022/1/3 7:30	3100	100.7533	35.5853	6-14	117	80	83	96	84	
贵南	2022/1/3 7:30	3100	100.7533	35.5853	6-15	111	75	80	93	86	
贵南	2022/1/3 7:30	3100	100.7533	35.5853	6-16	94	67	76	91	76	
贵南	2022/1/3 7:30	3100	100.7533	35.5853	6-17	104	74	88	93	86	
贵南	2022/1/3 7:30	3100	100.7533	35.5853	6-18	100	64	76	92	72	
贵南	2022/1/3 7:30	3100	100.7533	35.5853	6-19	114	66	66	96	62	
贵南	2022/1/3 7:30	3100	100.7533	35.5853	6-20	107	61	63	93	68	
贵南	2022/1/3 7:30	3100	100.7533	35.5853	6-21	119	66	68	94	69	
贵南	2022/1/3 7:30	3100	100.7533	35.5853	6-22	118	76	73	93	78	
贵南	2022/1/3 7:30	3100	100.7533	35.5853	6-23	108	68	58	96	57	
贵南	2022/1/3 7:30	3100	100.7533	35.5853	6-24	101	72	82	93	84	
贵南	2022/1/3 7:30	3100	100.7533	35.5853	6-25	96	62	75	95	77	
贵南	2022/1/3 7:30	3100	100.7533	35.5853	6-26	102	65	81	93	79	
贵南	2022/1/3 7:30	3100	100.7533	35.5853	6-28	111	81	85	94	87	
贵南	2022/1/4 8:00	3100	100.7533	35.5853	6-1	108	74	80	91	73	38.18
贵南	2022/1/4 8:00	3100	100.7533	35.5853	6-2	98	65	66	91	68	47.27
贵南	2022/1/4 8:00	3100	100.7533	35.5853	6-3	107	70	68	94	68	48.39
贵南	2022/1/4 8:00	3100	100.7533	35.5853	6-4	110	73	76	94	74	53.85
贵南	2022/1/4 8:00	3100	100.7533	35.5853	6-5	115	66	74	91	71	56.90

续表

地点	时间	海拔/m	经度(°E)	纬度(°N)	编号	收缩压/mmHg	舒张压/mmHg	脉搏/(次/分)	血氧饱和度/%	心率/(次/分)	血容比/%
贵南	2022/1/4 8:00	3100	100.7533	35.5853	6-6	114	83	81	92	84	54.55
贵南	2022/1/4 8:00	3100	100.7533	35.5853	6-7	101	72	89	92	87	49.10
贵南	2022/1/4 8:00	3100	100.7533	35.5853	6-8	120	73	89	91	81	49.02
贵南	2022/1/4 8:00	3100	100.7533	35.5853	6-9	102	70	72	94	77	54.39
贵南	2022/1/4 8:00	3100	100.7533	35.5853	6-10	127	80	89	91	88	35.71
贵南	2022/1/4 8:00	3100	100.7533	35.5853	6-11	103	70	87	92	88	55.56
贵南	2022/1/4 8:00	3100	100.7533	35.5853	6-12	91	64	84	94	84	38.60
贵南	2022/1/4 8:00	3100	100.7533	35.5853	6-13	102	74	86	94	86	47.27
贵南	2022/1/4 8:00	3100	100.7533	35.5853	6-14	106	78	88	97	78	49.06
贵南	2022/1/4 8:00	3100	100.7533	35.5853	6-15	100	67	71	94	77	32.00
贵南	2022/1/4 8:00	3100	100.7533	35.5853	6-16	131	79	73	90	80	45.61
贵南	2022/1/4 8:00	3100	100.7533	35.5853	6-17	96	64	76	93	69	44.44
贵南	2022/1/4 8:00	3100	100.7533	35.5853	6-18	105	73	87	93	86	40.00
贵南	2022/1/4 8:00	3100	100.7533	35.5853	6-19	104	71	82	85	91	41.82
贵南	2022/1/4 8:00	3100	100.7533	35.5853	6-20	109	69	69	96	63	49.10
贵南	2022/1/4 8:00	3100	100.7533	35.5853	6-21	106	58	65	93	68	38.18
贵南	2022/1/4 8:00	3100	100.7533	35.5853	6-22	107	68	78	92	84	53.70
贵南	2022/1/4 8:00	3100	100.7533	35.5853	6-23	108	57	76	94	80	38.46
贵南	2022/1/4 8:00	3100	100.7533	35.5853	6-24	119	71	67	95	67	45.10
贵南	2022/1/4 8:00	3100	100.7533	35.5853	6-25	100	66	82	91	78	42.31
贵南	2022/1/4 8:00	3100	100.7533	35.5853	6-26	98	62	96	96	92	42.59

续表

地点	时间	海拔/m	经度/(°E)	纬度/(°N)	编号	收缩压/mmHg	舒张压/mmHg	脉搏/(次/分)	血氧饱和度/%	心率/(次/分)	血容比/%
贵南	2022/1/4 8:00	3100	100.7533	35.5853	6-28	96	69	93	95	92	44.23
贵南	2022/1/4 8:00	3100	100.7533	35.5853	6-1	113	77	83	92	84	53.85
贵南	2022/1/5 8:00	3100	100.7533	35.5853	6-2	109	74	87	91	86	
贵南	2022/1/5 8:00	3100	100.7533	35.5853	6-3	109	67	70	92	67	
贵南	2022/1/5 8:00	3100	100.7533	35.5853	6-4	93	62	68	92	68	
贵南	2022/1/5 8:00	3100	100.7533	35.5853	6-5	106	75	70	92	66	
贵南	2022/1/5 8:00	3100	100.7533	35.5853	6-6	121	70	67	92	70	
贵南	2022/1/5 8:00	3100	100.7533	35.5853	6-7	117	78	71	95	72	
贵南	2022/1/5 8:00	3100	100.7533	35.5853	6-8	95	70	88	95	83	
贵南	2022/1/5 8:00	3100	100.7533	35.5853	6-9	110	73	83	92	86	
贵南	2022/1/5 8:00	3100	100.7533	35.5853	6-10	106	66	84	95	78	
贵南	2022/1/5 8:00	3100	100.7533	35.5853	6-11	96	67	67			
贵南	2022/1/5 8:00	3100	100.7533	35.5853	6-12	119	82	94	90	85	
贵南	2022/1/5 8:00	3100	100.7533	35.5853	6-13	102	71	85	93	82	
贵南	2022/1/5 8:00	3100	100.7533	35.5853	6-14	87	69	86	95	84	
贵南	2022/1/5 8:00	3100	100.7533	35.5853	6-15	96	65	75	93	85	
贵南	2022/1/5 8:00	3100	100.7533	35.5853	6-16	105	73	97	95	90	
贵南	2022/1/5 8:00	3100	100.7533	35.5853	6-17	106	73	91	92	88	
贵南	2022/1/5 8:00	3100	100.7533	35.5853	6-18	109	74	84	93	87	
贵南	2022/1/5 8:00	3100	100.7533	35.5853	6-19	95	64	71	94	70	
贵南	2022/1/5 8:00	3100	100.7533	35.5853	6-20	97	63	86	95	84	

续表

地点	时间	海拔/m	经度 (°E)	纬度 (°N)	编号	收缩压/mmHg	舒张压/mmHg	脉搏/(次/分)	血氧饱和度/%	心率/(次/分)	血容比/%
贵南	2022/1/5 8:00	3100	100.7533	35.5853	6-21	96	69	77	92	74	
贵南	2022/1/5 8:00	3100	100.7533	35.5853	6-22	109	64	78	93	78	
贵南	2022/1/5 8:00	3100	100.7533	35.5853	6-23	113	67	75	91	73	
贵南	2022/1/5 8:00	3100	100.7533	35.5853	6-24	94	64	83	94	84	
贵南	2022/1/5 8:00	3100	100.7533	35.5853	6-25	113	61	78	92	74	
贵南	2022/1/5 8:00	3100	100.7533	35.5853	6-26	108	67	64	95	65	
贵南	2022/1/5 8:00	3100	100.7533	35.5853	6-28	104	63	88	92	81	
贵南	2022/1/5 8:00	3100	100.7533	35.5853	6-1	96	63	82	93	78	
贵南	2022/1/5 8:00	3100	100.7533	35.5853	6-2	90	68	95	91	90	
贵南	2022/1/5 8:00	3100	100.7533	35.5853	6-3	94	64	88	90	81	
贵南	2022/1/5 8:00	3100	100.7533	35.5853	6-4	109	77	89	93	85	
贵南	2022/1/6 8:00	3100	100.7533	35.5853	6-5	105	75	58	92	64	
贵南	2022/1/6 8:00	3100	100.7533	35.5853	6-6	105	73	66	93	72	
贵南	2022/1/6 8:00	3100	100.7533	35.5853	6-7	107	88	78	94	79	
贵南	2022/1/6 8:00	3100	100.7533	35.5853	6-8	105	66	79	92	76	
贵南	2022/1/6 8:00	3100	100.7533	35.5853	6-9	119	81	83	95	83	
贵南	2022/1/6 8:00	3100	100.7533	35.5853	6-10	99	75	82	93	86	
贵南	2022/1/6 8:00	3100	100.7533	35.5853	6-11	110	74	81	91	79	
贵南	2022/1/6 8:00	3100	100.7533	35.5853	6-12	106	70	80	94	79	
贵南	2022/1/6 8:00	3100	100.7533	35.5853	6-13	124	73	85	94	83	
贵南	2022/1/6 8:00	3100	100.7533	35.5853	6-14	100	64	81	93	71	

续表

地点	时间	海拔/m	经度/(°E)	纬度/(°N)	编号	收缩压/mmHg	舒张压/mmHg	脉搏/(次/分)	血氧饱和度/%	心率/(次/分)	血容比/%
贵南	2022/1/6 8:00	3100	100.7533	35.5853	6-15	97	61	92	93	87	
贵南	2022/1/6 8:00	3100	100.7533	35.5853	6-16	98	70	80	94	80	
贵南	2022/1/6 8:00	3100	100.7533	35.5853	6-17	100	71	90	96	88	
贵南	2022/1/6 8:00	3100	100.7533	35.5853	6-18	92	65	85	92	88	
贵南	2022/1/6 8:00	3100	100.7533	35.5853	6-19	103	71	88	94	86	
贵南	2022/1/6 8:00	3100	100.7533	35.5853	6-20	95	67	83	94	84	
贵南	2022/1/6 8:00	3100	100.7533	35.5853	6-21	104	73	85	93	85	
贵南	2022/1/6 8:00	3100	100.7533	35.5853	6-22	98	66	86	92	79	
贵南	2022/1/6 8:00	3100	100.7533	35.5853	6-23	110	69	88	93	86	
贵南	2022/1/6 8:00	3100	100.7533	35.5853	6-24	101	58	66	93	61	
贵南	2022/1/6 8:00	3100	100.7533	35.5853	6-25	108	71	78	94	78	
贵南	2022/1/6 8:00	3100	100.7533	35.5853	6-26	100	61	83	93	87	
贵南	2022/1/6 8:00	3100	100.7533	35.5853	6-28	104	67	72	93	72	
贵南	2022/1/6 8:00	3100	100.7533	35.5853	6-1	84	58	80	93	82	
贵南	2022/1/6 8:00	3100	100.7533	35.5853	6-2	105	64	81	94	80	
贵南	2022/1/6 8:00	3100	100.7533	35.5853	6-3	94	63	85	95	87	
贵南	2022/1/6 8:00	3100	100.7533	35.5853	6-4	113	69	83	93	87	
贵南	2022/1/6 8:00	3100	100.7533	35.5853	6-5	114	82	87	93	86	50.79
贵南	2022/1/6 8:00	3100	100.7533	35.5853	6-6	103	62	64	93	65	54.39
贵南	2022/1/7 8:00	3100	100.7533	35.5853	6-7	106	70	72	94	70	56.14
贵南	2022/1/7 8:00	3100	100.7533	35.5853	6-8	106	74	72	95	69	56.14

续表

地点	时间	海拔/m	经度(°E)	纬度(°N)	编号	收缩压/mmHg	舒张压/mmHg	脉搏/(次/分)	血氧饱和度/%	心率/(次/分)	血容比/%
贵南	2022/1/7 8:00	3100	100.7533	35.5853	6-9	106	70	76	90	71	56.45
贵南	2022/1/7 8:00	3100	100.7533	35.5853	6-10	118	73	83	91	78	44.82
贵南	2022/1/7 8:00	3100	100.7533	35.5853	6-11	98	66	80	93	83	54.55
贵南	2022/1/7 8:00	3100	100.7533	35.5853	6-12	111	73	86	90	81	48.33
贵南	2022/1/7 8:00	3100	100.7533	35.5853	6-13	94	67	66	96	67	56.90
贵南	2022/1/7 8:00	3100	100.7533	35.5853	6-14	112	82	91	91	90	53.57
贵南	2022/1/7 8:00	3100	100.7533	35.5853	6-15	106	73	85	93	77	54.10
贵南	2022/1/7 8:00	3100	100.7533	35.5853	6-16	95	72	85	95	85	45.00
贵南	2022/1/7 8:00	3100	100.7533	35.5853	6-17	96	71	88	95	86	44.62
贵南	2022/1/7 8:00	3100	100.7533	35.5853	6-18	101	70	96	96	91	59.68
贵南	2022/1/7 8:00	3100	100.7533	35.5853	6-19	102	68	82	92	84	40.98
贵南	2022/1/7 8:00	3100	100.7533	35.5853	6-20	92	66	96	92	96	44.83
贵南	2022/1/7 8:00	3100	100.7533	35.5853	6-21	93	65	80	92	77	46.88
贵南	2022/1/7 8:00	3100	100.7533	35.5853	6-22	99	68	90	94	83	46.88
贵南	2022/1/7 8:00	3100	100.7533	35.5853	6-23	100	61	78	92	84	45.00
贵南	2022/1/7 8:00	3100	100.7533	35.5853	6-24	103	75	76	95	80	51.67
贵南	2022/1/7 8:00	3100	100.7533	35.5853	6-25	99	70	91	92	90	50.72
贵南	2022/1/7 8:00	3100	100.7533	35.5853	6-26	105	68	77	92	76	47.46
贵南	2022/1/7 8:00	3100	100.7533	35.5853	6-28	107	58	83	92	84	55.56
贵南	2022/1/7 8:00	3100	100.7533	35.5853	6-1	100	61	62	95	65	47.17
贵南	2022/1/7 8:00	3100	100.7533	35.5853	6-2	100	67	89	92	82	44.62

续表

地点	时间	海拔/m	经度/°E	纬度/°N	编号	收缩压/mmHg	舒张压/mmHg	脉搏/(次/分)	血氧饱和度/%	心率/(次/分)	血容比/%
贵南	2022/1/7 8:00	3100	100.7533	35.5853	6-3	95	62	87	93	86	45.76
贵南	2022/1/7 8:00	3100	100.7533	35.5853	6-4	106	70	87	94	84	47.06
贵南	2022/1/7 8:00	3100	100.7533	35.5853	6-5	104	79	82	91	84	48.33
贵南	2022/1/8 8:00	3100	100.7533	35.5853	6-6	104	73	88	93	86	
贵南	2022/1/8 8:00	3100	100.7533	35.5853	6-7	103	61	68	91	68	
贵南	2022/1/8 8:00	3100	100.7533	35.5853	6-8	110	66	74	93	82	
贵南	2022/1/8 8:00	3100	100.7533	35.5853	6-9	110	76	70	91	75	
贵南	2022/1/8 8:00	3100	100.7533	35.5853	6-10	107	69	73	92	77	
贵南	2022/1/8 8:00	3100	100.7533	35.5853	6-11	120	83	106	93	88	
贵南	2022/1/8 8:00	3100	100.7533	35.5853	6-12	102	68	80	97	70	
贵南	2022/1/8 8:00	3100	100.7533	35.5853	6-13	109	73	80	91	69	
贵南	2022/1/8 8:00	3100	100.7533	35.5853	6-14	99	63	73	92	76	
贵南	2022/1/8 8:00	3100	100.7533	35.5853	6-15	119	82	87	92	78	
贵南	2022/1/8 8:00	3100	100.7533	35.5853	6-16	106	69	88	92	84	
贵南	2022/1/8 8:00	3100	100.7533	35.5853	6-17	89	65	81	92	81	
贵南	2022/1/8 8:00	3100	100.7533	35.5853	6-18	93	68	77	90	79	
贵南	2022/1/8 8:00	3100	100.7533	35.5853	6-19	103	75	89	95	94	
贵南	2022/1/8 8:00	3100	100.7533	35.5853	6-20	95	64	77	96	81	
贵南	2022/1/8 8:00	3100	100.7533	35.5853	6-21	105	68	89	94	90	
贵南	2022/1/8 8:00	3100	100.7533	35.5853	6-22	92	56	84	94	78	
贵南	2022/1/8 8:00	3100	100.7533	35.5853	6-23	96	66	88	93	84	

续表

地点	时间	海拔/m	经度(°E)	纬度(°N)	编号	收缩压/mmHg	舒张压/mmHg	脉搏/(次/分)	血氧饱和度/%	心率/(次/分)	血容比/%
贵南	2022/1/8 8:00	3100	100.7533	35.5853	6-24	101	65	78	92	76	
贵南	2022/1/8 8:00	3100	100.7533	35.5853	6-25	105	70	66	95	67	
贵南	2022/1/8 8:00	3100	100.7533	35.5853	6-26	109	63	87	93	86	
贵南	2022/1/8 8:00	3100	100.7533	35.5853	6-28	116	62	85	94	78	
贵南	2022/1/8 8:00	3100	100.7533	35.5853	6-1	117	60	79	93	81	
贵南	2022/1/8 8:00	3100	100.7533	35.5853	6-2	99	61	70	96	66	
贵南	2022/1/8 8:00	3100	100.7533	35.5853	6-3	99	59	84	91	89	
贵南	2022/1/8 8:00	3100	100.7533	35.5853	6-4	98	64	79	91	92	
贵南	2022/1/8 8:00	3100	100.7533	35.5853	6-5	102	63	95	92	92	
贵南	2022/1/8 8:00	3100	100.7533	35.5853	6-6	106	70	84	90	83	
贵南	2022/1/9 8:00	3100	100.7533	35.5853	6-7	107	81	81	92	80	
贵南	2022/1/9 8:00	3100	100.7533	35.5853	6-8	98	61	70	94	75	
贵南	2022/1/9 8:00	3100	100.7533	35.5853	6-9	112	72	78	94	84	
贵南	2022/1/9 8:00	3100	100.7533	35.5853	6-10	121	80	66	93	77	
贵南	2022/1/9 8:00	3100	100.7533	35.5853	6-11	108	66	68	91	68	
贵南	2022/1/9 8:00	3100	100.7533	35.5853	6-12	118	78	85	94	87	
贵南	2022/1/9 8:00	3100	100.7533	35.5853	6-13	105	73	90	92	85	
贵南	2022/1/9 8:00	3100	100.7533	35.5853	6-14	106	72	83	91	84	
贵南	2022/1/9 8:00	3100	100.7533	35.5853	6-15	94	66	72	91	73	
贵南	2022/1/9 8:00	3100	100.7533	35.5853	6-16	105	77	90	91	87	
贵南	2022/1/9 8:00	3100	100.7533	35.5853	6-17	104	71	85	93	86	

续表

地点	时间	海拔/m	经度/(°E)	纬度/(°N)	编号	收缩压/mmHg	舒张压/mmHg	脉搏/(次/分)	血氧饱和度/%	心率/(次/分)	血容比/%
贵南	2022/1/9 8:00	3100	100.7533	35.5853	6-18	95	63	89	93	88	
贵南	2022/1/9 8:00	3100	100.7533	35.5853	6-19	104	69	80	93	81	
贵南	2022/1/9 8:00	3100	100.7533	35.5853	6-20	102	77	91	93	87	
贵南	2022/1/9 8:00	3100	100.7533	35.5853	6-21	95	70	85	91	87	
贵南	2022/1/9 8:00	3100	100.7533	35.5853	6-22	107	71	91	91	88	
贵南	2022/1/9 8:00	3100	100.7533	35.5853	6-23	95	63	82	93	84	
贵南	2022/1/9 8:00	3100	100.7533	35.5853	6-24	90	65	94	93	93	
贵南	2022/1/9 8:00	3100	100.7533	35.5853	6-25	102	67	87	91	88	
贵南	2022/1/9 8:00	3100	100.7533	35.5853	6-26	99	61	72	94	71	
贵南	2022/1/9 8:00	3100	100.7533	35.5853	6-28	106	61	77	91	73	
贵南	2022/1/9 8:00	3100	100.7533	35.5853	6-1	102	65	75	92	77	
贵南	2022/1/9 8:00	3100	100.7533	35.5853	6-2	103	63	75	91	74	
贵南	2022/1/9 8:00	3100	100.7533	35.5853	6-3	109	68	77	93	74	
贵南	2022/1/9 8:00	3100	100.7533	35.5853	6-4	89	64	83	91	85	
贵南	2022/1/9 8:00	3100	100.7533	35.5853	6-5	106	74	70	94	65	
贵南	2022/1/9 8:00	3100	100.7533	35.5853	6-6	98	71	77	93	75	
贵南	2022/1/9 8:00	3100	100.7533	35.5853	6-7	112	84	86	90	85	
贵南	2022/1/10 8:00	3100	100.7533	35.5853	6-8	106	76	106	95	105	
贵南	2022/1/10 8:00	3100	100.7533	35.5853	6-9	110	61	69	91	73	
贵南	2022/1/10 8:00	3100	100.7533	35.5853	6-10	92	60	76	95	63	
贵南	2022/1/10 8:00	3100	100.7533	35.5853	6-11	117	78	66	94	68	

续表

地点	时间	海拔/m	经度(°E)	纬度(°N)	编号	收缩压/mmHg	舒张压/mmHg	脉搏/(次/分)	血氧饱和度/%	心率/(次/分)	血容比/%
贵南	2022/1/10 8:00	3100	100.7533	35.5853	6-12	100	65	65	92	68	
贵南	2022/1/10 8:00	3100	100.7533	35.5853	6-13	123	81	80	94	81	
贵南	2022/1/10 8:00	3100	100.7533	35.5853	6-14	98	62	82	93	87	
贵南	2022/1/10 8:00	3100	100.7533	35.5853	6-15	114	71	74	93	73	
贵南	2022/1/10 8:00	3100	100.7533	35.5853	6-16	101	62	75	91	67	
贵南	2022/1/10 8:00	3100	100.7533	35.5853	6-17	124	75	77	92	83	
贵南	2022/1/10 8:00	3100	100.7533	35.5853	6-18	96	72	91	94	90	
贵南	2022/1/10 8:00	3100	100.7533	35.5853	6-19	95	70	86	95	84	
贵南	2022/1/10 8:00	3100	100.7533	35.5853	6-20	100	75	82	93	79	
贵南	2022/1/10 8:00	3100	100.7533	35.5853	6-21	97	73	102	94	98	
贵南	2022/1/10 8:00	3100	100.7533	35.5853	6-22	102	61	90	92	86	
贵南	2022/1/10 8:00	3100	100.7533	35.5853	6-23	107	66	78	92	85	
贵南	2022/1/10 8:00	3100	100.7533	35.5853	6-24	90	57	73	94	81	
贵南	2022/1/10 8:00	3100	100.7533	35.5853	6-25	98	70	98	93	93	
贵南	2022/1/10 8:00	3100	100.7533	35.5853	6-26	94	65	84	90	83	
贵南	2022/1/10 8:00	3100	100.7533	35.5853	6-28	99	63	65	93	63	
贵南	2022/1/10 8:00	3100	100.7533	35.5853	6-1	109	65	67	94	75	
贵南	2022/1/10 8:00	3100	100.7533	35.5853	6-2	101	64	75	94	75	
贵南	2022/1/10 8:00	3100	100.7533	35.5853	6-3	106	50	77	91	80	
贵南	2022/1/10 8:00	3100	100.7533	35.5853	6-4	115	76	68	91	69	
贵南	2022/1/10 8:00	3100	100.7533	35.5853	6-5	95	62	96	92	87	

续表

地点	时间	海拔/m	经度/(°E)	纬度/(°N)	编号	收缩压/mmHg	舒张压/mmHg	脉搏/(次/分)	血氧饱和度/%	心率/(次/分)	血容比/%
贵南	2022/1/10 8:00	3100	100.7533	35.5853	6-6	105	68	72	92	65	
贵南	2022/1/10 8:00	3100	100.7533	35.5853	6-7	96	67	81	91	77	
贵南	2022/1/10 8:00	3100	100.7533	35.5853	6-8	98	68	86	93	88	
贵南	2022/1/10 8:00	3100	100.7533	35.5853	6-9	104	81	89	90	91	48.21
贵南	2022/1/11 8:00	3100	100.7533	35.5853	6-10	99	66	64	91	63	50.00
贵南	2022/1/11 8:00	3100	100.7533	35.5853	6-11	101	66	77	92	77	41.07
贵南	2022/1/11 8:00	3100	100.7533	35.5853	6-12	120	76	67	93	60	46.29
贵南	2022/1/11 8:00	3100	100.7533	35.5853	6-13	98	68	64	92	64	58.18
贵南	2022/1/11 8:00	3100	100.7533	35.5853	6-14	125	82	80	95	85	50.94
贵南	2022/1/11 8:00	3100	100.7533	35.5853	6-15	94	67	79	93	86	53.70
贵南	2022/1/11 8:00	3100	100.7533	35.5853	6-16	106	67	81	90	78	41.50
贵南	2022/1/11 8:00	3100	100.7533	35.5853	6-17	95	59	70	91	64	54.23
贵南	2022/1/11 8:00	3100	100.7533	35.5853	6-18	109	80	85	90	86	37.25
贵南	2022/1/11 8:00	3100	100.7533	35.5853	6-19	101	75	90	94	89	60.37
贵南	2022/1/11 8:00	3100	100.7533	35.5853	6-20	96	65	75	94	74	23.63
贵南	2022/1/11 8:00	3100	100.7533	35.5853	6-21	97	69	74	91	73	29.31
贵南	2022/1/11 8:00	3100	100.7533	35.5853	6-22	88	75	96	93	96	36.20
贵南	2022/1/11 8:00	3100	100.7533	35.5853	6-23	92	68	79	91	86	37.50
贵南	2022/1/11 8:00	3100	100.7533	35.5853	6-24	119	76	87	91	87	18.03
贵南	2022/1/11 8:00	3100	100.7533	35.5853	6-25	81	53	75	95	75	53.70
贵南	2022/1/11 8:00	3100	100.7533	35.5853	6-26	90	69	90	92	89	30.03

续表

地点	时间	海拔/m	经度/(°E)	纬度/(°N)	编号	收缩压/mmHg	舒张压/mmHg	脉搏/(次/分)	血氧饱和度/%	心率/(次/分)	血容比/%
贵南	2022/1/11 8:00	3100	100.7533	35.5853	6-28	108	68	81	93	82	45.00
贵南	2022/1/11 8:00	3100	100.7533	35.5853	6-1	106	64	71	95	68	47.45
贵南	2022/1/11 8:00	3100	100.7533	35.5853	6-2	102	58	73	91	75	38.98
贵南	2022/1/11 8:00	3100	100.7533	35.5853	6-3	103	61	73	95	85	49.05
贵南	2022/1/11 8:00	3100	100.7533	35.5853	6-4	105	65	87	93	84	53.59
贵南	2022/1/11 8:00	3100	100.7533	35.5853	6-5	114	69	60	94	53	40.35
贵南	2022/1/11 8:00	3100	100.7533	35.5853	6-6	104	71	87	91	85	43.10
贵南	2022/1/11 8:00	3100	100.7533	35.5853	6-7	103	62	73	94	70	18.64
贵南	2022/1/11 8:00	3100	100.7533	35.5853	6-8	104	75	84	92	90	37.50
贵南	2022/1/11 8:00	3100	100.7533	35.5853	6-9	111	73	90	91	89	25.05
贵南	2022/1/12 8:00	3100	100.7533	35.5853	6-10	104	63	67	91	67	
贵南	2022/1/12 8:00	3100	100.7533	35.5853	6-11	91	66	68	96	64	
贵南	2022/1/12 8:00	3100	100.7533	35.5853	6-12	114	71	66	92	66	
贵南	2022/1/12 8:00	3100	100.7533	35.5853	6-13	111	80	69	94	81	
贵南	2022/1/12 8:00	3100	100.7533	35.5853	6-14	115	83	84	91	87	
贵南	2022/1/12 8:00	3100	100.7533	35.5853	6-15	99	64	80	95	82	
贵南	2022/1/12 8:00	3100	100.7533	35.5853	6-16	107	65	84	94	85	
贵南	2022/1/12 8:00	3100	100.7533	35.5853	6-17	104	58	82	94	68	
贵南	2022/1/12 8:00	3100	100.7533	35.5853	6-18	114	77	75	90	75	
贵南	2022/1/12 8:00	3100	100.7533	35.5853	6-19	105	74	102	95	101	
贵南	2022/1/12 8:00	3100	100.7533	35.5853	6-20	90	67	86	93	86	

续表

地点	时间	海拔/m	经度/(°E)	纬度/(°N)	编号	收缩压/mmHg	舒张压/mmHg	脉搏/(次/分)	血氧饱和度/%	心率/(次/分)	血容比/%
贵南	2022/1/12 8:00	3100	100.7533	35.5853	6-21	105	72	78	93	80	
贵南	2022/1/12 8:00	3100	100.7533	35.5853	6-22	98	72	102	94	101	
贵南	2022/1/12 8:00	3100	100.7533	35.5853	6-23	91	63	90	92	82	
贵南	2022/1/12 8:00	3100	100.7533	35.5853	6-24	104	70	105	94	105	
贵南	2022/1/12 8:00	3100	100.7533	35.5853	6-25	88	58	59	94	58	
贵南	2022/1/12 8:00	3100	100.7533	35.5853	6-26	100	73	99	93	98	
贵南	2022/1/12 8:00	3100	100.7533	35.5853	6-28	104	74	83	90	84	
贵南	2022/1/12 8:00	3100	100.7533	35.5853	6-1	105	61	84	96	83	
贵南	2022/1/12 8:00	3100	100.7533	35.5853	6-2	111	61	90	91	86	
贵南	2022/1/12 8:00	3100	100.7533	35.5853	6-3	92	69	91	93	90	
贵南	2022/1/12 8:00	3100	100.7533	35.5853	6-4	108	69	87	90	88	
贵南	2022/1/12 8:00	3100	100.7533	35.5853	6-5	108	67	82	93	74	
贵南	2022/1/12 8:00	3100	100.7533	35.5853	6-6	104	76	87	92	88	
贵南	2022/1/12 8:00	3100	100.7533	35.5853	6-7	105	65	83	93	79	
贵南	2022/1/12 8:00	3100	100.7533	35.5853	6-8	94	63	101	93	100	
贵南	2022/1/12 8:00	3100	100.7533	35.5853	6-9	108	77	78	94	81	
贵南	2022/1/12 8:00	3100	100.7533	35.5853	6-10	115	67	93	90	94	
贵南	2022/1/13 8:00	3100	100.7533	35.5853	6-11	100	70	72	91	74	
贵南	2022/1/13 8:00	3100	100.7533	35.5853	6-12	102	67	79	92	80	
贵南	2022/1/13 8:00	3100	100.7533	35.5853	6-13	117	76	74	93	72	
贵南	2022/1/13 8:00	3100	100.7533	35.5853	6-14	111	63	71	92	73	

续表

地点	时间	海拔/m	经度(°E)	纬度(°N)	编号	收缩压/mmHg	舒张压/mmHg	脉搏/(次/分)	血氧饱和度/%	心率/(次/分)	血容比/%
贵南	2022/1/13 8:00	3100	100.7533	35.5853	6-15	124	80	81	91	84	
贵南	2022/1/13 8:00	3100	100.7533	35.5853	6-16	106	75	76	95	80	
贵南	2022/1/13 8:00	3100	100.7533	35.5853	6-17	102	69	80	90	82	
贵南	2022/1/13 8:00	3100	100.7533	35.5853	6-18	104	58	85	92	84	
贵南	2022/1/13 8:00	3100	100.7533	35.5853	6-19	123	73	92	91	90	
贵南	2022/1/13 8:00	3100	100.7533	35.5853	6-20	107	73	97	91	97	
贵南	2022/1/13 8:00	3100	100.7533	35.5853	6-21	88	55	84	93	84	
贵南	2022/1/13 8:00	3100	100.7533	35.5853	6-22	100	68	74	93	67	
贵南	2022/1/13 8:00	3100	100.7533	35.5853	6-23	102	78	99	93	92	
贵南	2022/1/13 8:00	3100	100.7533	35.5853	6-24	103	73	88	92	86	
贵南	2022/1/13 8:00	3100	100.7533	35.5853	6-25	96	63	74	93	75	
贵南	2022/1/13 8:00	3100	100.7533	35.5853	6-26	84	60	75	93	65	
贵南	2022/1/13 8:00	3100	100.7533	35.5853	6-28	90	69	95	93	93	
贵南	2022/1/13 8:00	3100	100.7533	35.5853	6-1	109	72	84	90	82	
贵南	2022/1/13 8:00	3100	100.7533	35.5853	6-2	98	68	71	92	78	
贵南	2022/1/13 8:00	3100	100.7533	35.5853	6-3	109	67	67	93	66	
贵南	2022/1/13 8:00	3100	100.7533	35.5853	6-4	105	57	86	93	84	
贵南	2022/1/13 8:00	3100	100.7533	35.5853	6-5	108	63	80	93	80	
贵南	2022/1/13 8:00	3100	100.7533	35.5853	6-6	115	66	72	90	69	
贵南	2022/1/13 8:00	3100	100.7533	35.5853	6-7	97	67	102	92	98	
贵南	2022/1/13 8:00	3100	100.7533	35.5853	6-8	103	74	75	93	77	

续表

地点	时间	海拔/m	经度（°E）	纬度（°N）	编号	收缩压/mmHg	舒张压/mmHg	脉搏/(次/分)	血氧饱和度/%	心率/(次/分)	血容比/%
贵南	2022/1/13 8:00	3100	100.7533	35.5853	6-9	96	71	85	87	88	
贵南	2022/1/13 8:00	3100	100.7533	35.5853	6-10	97	65	85	94	80	
贵南	2022/1/14 8:00	3100	100.7533	35.5853	6-11	111	79	62	94	64	
贵南	2022/1/14 8:00	3100	100.7533	35.5853	6-12	102	58	71	92	69	
贵南	2022/1/14 8:00	3100	100.7533	35.5853	6-13	107	73	76	93	73	
贵南	2022/1/14 8:00	3100	100.7533	35.5853	6-14	117	76	73	94	68	
贵南	2022/1/14 8:00	3100	100.7533	35.5853	6-15	112	45	67	93	72	
贵南	2022/1/14 8:00	3100	100.7533	35.5853	6-16	119	85	75	94	77	
贵南	2022/1/14 8:00	3100	100.7533	35.5853	6-17	106	72	71	96	78	
贵南	2022/1/14 8:00	3100	100.7533	35.5853	6-18	109	66	82	92	86	
贵南	2022/1/14 8:00	3100	100.7533	35.5853	6-19	103	64	73	93	75	
贵南	2022/1/14 8:00	3100	100.7533	35.5853	6-20	44680	76	81	90	81	
贵南	2022/1/14 8:00	3100	100.7533	35.5853	6-21	101	62	102	92	101	
贵南	2022/1/14 8:00	3100	100.7533	35.5853	6-22	88	66	82	92	76	
贵南	2022/1/14 8:00	3100	100.7533	35.5853	6-23	102	73	69	92	72	
贵南	2022/1/14 8:00	3100	100.7533	35.5853	6-24	94	70	107	93	106	
贵南	2022/1/14 8:00	3100	100.7533	35.5853	6-25	103	67	88	93	84	
贵南	2022/1/14 8:00	3100	100.7533	35.5853	6-26	114	74	70	94	74	
贵南	2022/1/14 8:00	3100	100.7533	35.5853	6-28	89	54	76	96	65	
贵南	2022/1/14 8:00	3100	100.7533	35.5853	6-1	91	69	91	91	89	
贵南	2022/1/14 8:00	3100	100.7533	35.5853	6-2	106	76	82	90	82	

续表

地点	时间	海拔/m	经度/°E	纬度/°N	编号	收缩压/mmHg	舒张压/mmHg	脉搏/(次/分)	血氧饱和度/%	心率/(次/分)	血容比/%
贵南	2022/1/14 8:00	3100	100.7533	35.5853	6-3	100	68	66	96	61	
贵南	2022/1/14 8:00	3100	100.7533	35.5853	6-4	104	66	73	93	76	
贵南	2022/1/14 8:00	3100	100.7533	35.5853	6-5	85	59	73	92	82	
贵南	2022/1/14 8:00	3100	100.7533	35.5853	6-6	105	65	84	92	74	
贵南	2022/1/14 8:00	3100	100.7533	35.5853	6-7	104	76	83	94	80	
贵南	2022/1/14 8:00	3100	100.7533	35.5853	6-8	98	61	68	92	65	
贵南	2022/1/14 8:00	3100	100.7533	35.5853	6-9	104	74	85	92	86	
贵南	2022/1/14 8:00	3100	100.7533	35.5853	6-10	104	70	84	91	85	
贵南	2022/1/15 7:30	3100	100.7533	35.5853	6-11	119	68	55	93	59	48.07
贵南	2022/1/15 7:30	3100	100.7533	35.5853	6-12	99	62	58	94	60	39.65
贵南	2022/1/15 7:30	3100	100.7533	35.5853	6-13	104	79	81	93	78	55.00
贵南	2022/1/15 7:30	3100	100.7533	35.5853	6-14	117	83	62	94	66	53.92
贵南	2022/1/15 7:30	3100	100.7533	35.5853	6-15	107	68	70	94	73	54.00
贵南	2022/1/15 7:30	3100	100.7533	35.5853	6-16	125	78	81	93	82	56.00
贵南	2022/1/15 7:30	3100	100.7533	35.5853	6-17	107	73	86	95	89	50.90
贵南	2022/1/15 7:30	3100	100.7533	35.5853	6-18	109	74	72	92	81	47.16
贵南	2022/1/15 7:30	3100	100.7533	35.5853	6-19	103	69	76	93	68	55.76
贵南	2022/1/15 7:30	3100	100.7533	35.5853	6-20	114	84	77	91	77	56.55
贵南	2022/1/15 7:30	3100	100.7533	35.5853	6-21	95	74	95	94	95	60.00
贵南	2022/1/15 7:30	3100	100.7533	35.5853	6-22	92	68	80	95	77	44.23
贵南	2022/1/15 7:30	3100	100.7533	35.5853	6-23	102	79	86	92	87	48.57

续表

地点	时间	海拔/m	经度/(°E)	纬度/(°N)	编号	收缩压/mmHg	舒张压/mmHg	脉搏/(次/分)	血氧饱和度/%	心率/(次/分)	血容比/%
贵南	2022/1/15 7:30	3100	100.7533	35.5853	6-24	102	81	99	95	98	47.45
贵南	2022/1/15 7:30	3100	100.7533	35.5853	6-25	98	65	80	95	82	41.17
贵南	2022/1/15 7:30	3100	100.7533	35.5853	6-26	116	70	92	91	89	46.29
贵南	2022/1/15 7:30	3100	100.7533	35.5853	6-28	88	62	82	95	64	49.01
贵南	2022/1/15 7:30	3100	100.7533	35.5853	6-1	101	52	88	93	90	35.71
贵南	2022/1/15 7:30	3100	100.7533	35.5853	6-2	104	73	86	88	84	49.01
贵南	2022/1/15 7:30	3100	100.7533	35.5853	6-3	101	69	62	97	67	50.00
贵南	2022/1/15 7:30	3100	100.7533	35.5853	6-4	110	57	69	93	75	39.65
贵南	2022/1/15 7:30	3100	100.7533	35.5853	6-5	104	62	73	95	71	51.85
贵南	2022/1/15 7:30	3100	100.7533	35.5853	6-6	108	67	73	94	70	50.94
贵南	2022/1/15 7:30	3100	100.7533	35.5853	6-7	118	84	66	95	64	47.05
贵南	2022/1/15 7:30	3100	100.7533	35.5853	6-8	106	68	73	92	73	47.05
贵南	2022/1/15 7:30	3100	100.7533	35.5853	6-9	95	71	74	93	70	42.31
贵南	2022/1/15 7:30	3100	100.7533	35.5853	6-10	111	81	90	94	85	38.88

附表 6-15 2022 年 "达日点" 野外路线人体健康指标

地点	时间	海拔/m	经度/(°E)	纬度/(°N)	编号	收缩压/mmHg	舒张压/mmHg	脉搏/(次/分)	血氧饱和度/%	心率/(次/分)	血容比/%
西宁	2021/12/31 8:00	2278	101.7504	36.6379	7-1	113	83	93	78	100	
西宁	2021/12/31 8:00	2278	101.7504	36.6379	7-2	89	65	90	78	90	
西宁	2021/12/31 8:00	2278	101.7504	36.6379	7-3	106	50			88	

续表

地点	时间	海拔/m	经度(°E)	纬度(°N)	编号	收缩压/mmHg	舒张压/mmHg	脉搏/(次/分)	血氧饱和度/%	心率/(次/分)	血容比/%
西宁	2021/12/31 8:00	2278	101.7504	36.6379	7-4	132	71	85	78	97	
西宁	2021/12/31 8:00	2278	101.7504	36.6379	7-5	126	61	66	81	65	
西宁	2021/12/31 8:00	2278	101.7504	36.6379	7-6	130	74	81	82	86	
西宁	2021/12/31 8:00	2278	101.7504	36.6379	7-7	122	69	75		75	
西宁	2021/12/31 8:00	2278	101.7504	36.6379	7-8	114	88	111	83	110	
西宁	2021/12/31 8:00	2278	101.7504	36.6379	7-9	127	79	69	81	77	
西宁	2021/12/31 8:00	2278	101.7504	36.6379	7-10	121	74	78	86	72	
西宁	2021/12/31 8:00	2278	101.7504	36.6379	7-11	112	67	78	93	118	
西宁	2021/12/31 8:00	2278	101.7504	36.6379	7-12	98	62	91	94	93	
西宁	2021/12/31 8:00	2278	101.7504	36.6379	7-13	127	82	89	97	80	
西宁	2021/12/31 8:00	2278	101.7504	36.6379	7-14	111	78	94	94	92	
西宁	2021/12/31 8:00	2278	101.7504	36.6379	7-15	103	71	106	95	101	
西宁	2021/12/31 8:00	2278	101.7504	36.6379	7-16	107	72	80	96	76	
西宁	2021/12/31 8:00	2278	101.7504	36.6379	7-17	116	89	79	96	77	
西宁	2021/12/31 8:00	2278	101.7504	36.6379	7-18	119	82	81	95	73	
西宁	2021/12/31 8:00	2278	101.7504	36.6379	7-19	105	59	79	98	79	
西宁	2021/12/31 8:00	2278	101.7504	36.6379	7-20	99	68	69	86	53	
西宁	2021/12/31 8:00	2278	101.7504	36.6379	7-21	130	78	69	85	81	
西宁	2021/12/31 8:00	2278	101.7504	36.6379	7-22	153	103	71	91	64	
西宁	2021/12/31 8:00	2278	101.7504	36.6379	7-23	114	76	66	84	63	
西宁	2021/12/31 8:00	2278	101.7504	36.6379	7-24	102	50	75	75	81	

续表

地点	时间	海拔/m	经度/(°E)	纬度/(°N)	编号	收缩压/mmHg	舒张压/mmHg	脉搏/(次/分)	血氧饱和度/%	心率/(次/分)	血容比/%
西宁	2021/12/31 8:00	2278	101.7504	36.6379	7-25	104	56	82	87	73	
西宁	2021/12/31 8:00	2278	101.7504	36.6379	7-26	97	46	59	84	62	
西宁	2021/12/31 8:00	2278	101.7504	36.6379	7-27	134	77	94	85	97	
西宁	2021/12/31 8:00	2278	101.7504	36.6379	7-28	99	46	86	83	91	
西宁	2021/12/31 8:00	2278	101.7504	36.6379	7-29	100	62	69	88	68	
西宁	2021/12/31 8:00	2278	101.7504	36.6379	7-30	106	61	69	94	76	
西宁	2021/12/31 8:00	2278	101.7504	36.6379	7-31	95	49	68	96	64	
西宁	2021/12/31 8:00	2278	101.7504	36.6379	7-32	113	74	80	93	79	
西宁	2021/12/31 8:00	2278	101.7504	36.6379	7-33	101	65	69	93	74	
西宁	2021/12/31 8:00	2278	101.7504	36.6379	7-34	98	58			71	
西宁	2021/12/31 8:00	2278	101.7504	36.6379	7-36	119	80	75	95	72	
西宁	2021/12/31 8:00	2278	101.7504	36.6379	7-37	119	83			67	
西宁	2021/12/31 8:00	2278	101.7504	36.6379	7-38	109	61			60	
西宁	2021/12/31 8:00	2278	101.7504	36.6379	7-39	99	71			88	
达日	2022/1/2 7:00	4000	99.4393	33.4539	7-1	127	75	108	78	113	55.20
达日	2022/1/2 7:00	4000	99.4393	33.4539	7-2	96	59	82	79	88	52.88
达日	2022/1/2 7:00	4000	99.4393	33.4539	7-3	99	52	88	81	90	60.90
达日	2022/1/2 7:00	4000	99.4393	33.4539	7-4	127	83	84	85	82	56.06
达日	2022/1/2 7:00	4000	99.4393	33.4539	7-5	116	65	64	89	67	63.53
达日	2022/1/2 7:00	4000	99.4393	33.4539	7-6	109	66	91	88	98	58.96
达日	2022/1/2 7:00	4000	99.4393	33.4539	7-7	134	76	83	87	85	53.33

续表

地点	时间	海拔/m	经度(°E)	纬度(°N)	编号	收缩压/mmHg	舒张压/mmHg	脉搏(次/分)	血氧饱和度/%	心率(次/分)	血容比/%
达日	2022/1/2 7:00	4000	99.4393	33.4539	7-8	102	64	97	90	95	57.76
达日	2022/1/2 7:00	4000	99.4393	33.4539	7-9	129	69	72	80	79	61.45
达日	2022/1/2 7:00	4000	99.4393	33.4539	7-10	110	77	81	84	87	53.65
达日	2022/1/2 7:00	4000	99.4393	33.4539	7-11	99	64	86	83	91	39.78
达日	2022/1/2 7:00	4000	99.4393	33.4539	7-12	92	63	107	86	110	52.32
达日	2022/1/2 7:00	4000	99.4393	33.4539	7-13	92	62	86	88	91	47.72
达日	2022/1/2 7:00	4000	99.4393	33.4539	7-14	97	71	103	82	108	46.97
达日	2022/1/2 7:00	4000	99.4393	33.4539	7-15	103	75	122	89	111	52.43
达日	2022/1/2 7:00	4000	99.4393	33.4539	7-16	96	70	95	86	105	52.68
达日	2022/1/2 7:00	4000	99.4393	33.4539	7-17	105	78	100	89	104	48.05
达日	2022/1/2 7:00	4000	99.4393	33.4539	7-18	97	76	107	89	110	50.51
达日	2022/1/2 7:00	4000	99.4393	33.4539	7-19	107	69	71	85	68	59.67
达日	2022/1/2 7:00	4000	99.4393	33.4539	7-20	121	67	68	88	75	58.18
达日	2022/1/2 7:00	4000	99.4393	33.4539	7-21	149	93	73	90	72	53.59
达日	2022/1/2 7:00	4000	99.4393	33.4539	7-22	118	68	73	87	72	55.40
达日	2022/1/2 7:00	4000	99.4393	33.4539	7-23	105	56	77	84	76	52.27
达日	2022/1/2 7:00	4000	99.4393	33.4539	7-24	126	75	85	92	83	46.67
达日	2022/1/2 7:00	4000	99.4393	33.4539	7-25	108	64	68	86	70	45.01
达日	2022/1/2 7:00	4000	99.4393	33.4539	7-26	126	84	89	88	90	46.33
达日	2022/1/2 7:00	4000	99.4393	33.4539	7-27	106	61	83	88	84	41.97
达日	2022/1/2 7:00	4000	99.4393	33.4539	7-28	115	63	94	90	89	51.78

续表

地点	时间	海拔/m	经度（°E）	纬度（°N）	编号	收缩压/mmHg	舒张压/mmHg	脉搏/（次/分）	血氧饱和度/%	心率/（次/分）	血容比/%
达日	2022/1/2 7:00	4000	99.4393	33.4539	7-29	90	64	85	90	91	42.52
达日	2022/1/2 7:00	4000	99.4393	33.4539	7-30	95	62	98	89	98	34.78
达日	2022/1/2 7:00	4000	99.4393	33.4539	7-31	100	64	107	87	108	44.07
达日	2022/1/2 7:00	4000	99.4393	33.4539	7-32	82	42	90	85	92	48.08
达日	2022/1/2 7:00	4000	99.4393	33.4539	7-33	94	64	96	89	95	55.54
达日	2022/1/2 7:00	4000	99.4393	33.4539	7-34	99	58	100	86	99	49.73
达日	2022/1/2 7:00	4000	99.4393	33.4539	7-36				88	96	50.74
达日	2022/1/2 7:00	4000	99.4393	33.4539	7-37	102	63	91	88	100	53.38
达日	2022/1/2 7:00	4000	99.4393	33.4539	7-38	107	63	91	88	100	54.59
达日	2022/1/2 7:00	4000	99.4393	33.4539	7-39	108	60	103	102	116	47.98
达日	2022/1/3 7:00	4000	99.4393	33.4539	7-1	115	82	78	79	77	
达日	2022/1/3 7:00	4000	99.4393	33.4539	7-2	94	60	83	83	88	
达日	2022/1/3 7:00	4000	99.4393	33.4539	7-3	123	76	69	87	78	
达日	2022/1/3 7:00	4000	99.4393	33.4539	7-4	104	75	83	88	82	
达日	2022/1/3 7:00	4000	99.4393	33.4539	7-5	133	64	59	86	61	
达日	2022/1/3 7:00	4000	99.4393	33.4539	7-6	106	67	88	83	88	
达日	2022/1/3 7:00	4000	99.4393	33.4539	7-7	131	80	61	93	65	
达日	2022/1/3 7:00	4000	99.4393	33.4539	7-8	107	71	107	88	108	
达日	2022/1/3 7:00	4000	99.4393	33.4539	7-9	118	68	73	80	69	
达日	2022/1/3 7:00	4000	99.4393	33.4539	7-10	113	80	84	86	86	
达日	2022/1/3 7:00	4000	99.4393	33.4539	7-11	81	52	90	89	94	

续表

地点	时间	海拔/m	经度(°E)	纬度(°N)	编号	收缩压/mmHg	舒张压/mmHg	脉搏/(次/分)	血氧饱和度/%	心率/(次/分)	血容比/%
达日	2022/1/3 7:00	4000	99.4393	33.4539	7-12	98	55	95	87	95	
达日	2022/1/3 7:00	4000	99.4393	33.4539	7-13	99	71	74	86	81	
达日	2022/1/3 7:00	4000	99.4393	33.4539	7-14	107	71	86	86	90	
达日	2022/1/3 7:00	4000	99.4393	33.4539	7-15	106	72	120	86	117	
达日	2022/1/3 7:00	4000	99.4393	33.4539	7-16	107	74	90	86	89	
达日	2022/1/3 7:00	4000	99.4393	33.4539	7-17	101	80	95	88	104	
达日	2022/1/3 7:00	4000	99.4393	33.4539	7-18	104	64	105	89	106	
达日	2022/1/3 7:00	4000	99.4393	33.4539	7-19	100	67	102	89	110	
达日	2022/1/3 7:00	4000	99.4393	33.4539	7-20	107	65	65	87	65	
达日	2022/1/3 7:00	4000	99.4393	33.4539	7-21	124	70	56	88	59	
达日	2022/1/3 7:00	4000	99.4393	33.4539	7-22	137	91	69	89	72	
达日	2022/1/3 7:00	4000	99.4393	33.4539	7-23	129	76	53	90	54	
达日	2022/1/3 7:00	4000	99.4393	33.4539	7-24	107	67	76	84	75	
达日	2022/1/3 7:00	4000	99.4393	33.4539	7-25	130	76	81	89	73	
达日	2022/1/3 7:00	4000	99.4393	33.4539	7-26	100	61	89	86	87	
达日	2022/1/3 7:00	4000	99.4393	33.4539	7-27	122	69	79	86	86	
达日	2022/1/3 7:00	4000	99.4393	33.4539	7-28	97	49	63	96	72	
达日	2022/1/3 7:00	4000	99.4393	33.4539	7-29	108	56	71	87	77	
达日	2022/1/3 7:00	4000	99.4393	33.4539	7-30	102	80	95	90	100	
达日	2022/1/3 7:00	4000	99.4393	33.4539	7-31	107	62	99	89	103	
达日	2022/1/3 7:00	4000	99.4393	33.4539	7-32	108	70	114	84	116	

续表

地点	时间	海拔/m	经度/(°E)	纬度/(°N)	编号	收缩压/mmHg	舒张压/mmHg	脉搏/(次/分)	血氧饱和度/%	心率/(次/分)	血容比/%
达日	2022/1/3 7:00	4000	99.4393	33.4539	7-33	99	60	92	89	79	
达日	2022/1/3 7:00	4000	99.4393	33.4539	7-34	100	67	76	84	74	
达日	2022/1/3 7:00	4000	99.4393	33.4539	7-36	101	71	81	90	83	
达日	2022/1/3 7:00	4000	99.4393	33.4539	7-37	108	73	74	89	77	
达日	2022/1/3 7:00	4000	99.4393	33.4539	7-38	86	46	71	86	77	
达日	2022/1/3 7:00	4000	99.4393	33.4539	7-39	95	68	97	88	119	
达日	2022/1/3 7:00	4000	99.4393	33.4539	7-1	100	69	100	89	100	
达日	2022/1/3 7:00	4000	99.4393	33.4539	7-2	121	79	72	82	76	53.06
达日	2022/1/4 7:00	4000	99.4393	33.4539	7-3	99	67	99	82	102	55.78
达日	2022/1/4 7:00	4000	99.4393	33.4539	7-4	112	75	69	88	69	52.71
达日	2022/1/4 7:00	4000	99.4393	33.4539	7-5	105	59	75	86	75	60.92
达日	2022/1/4 7:00	4000	99.4393	33.4539	7-6	138	87	68	88	72	58.26
达日	2022/1/4 7:00	4000	99.4393	33.4539	7-7	104	63	82	83	83	53.91
达日	2022/1/4 7:00	4000	99.4393	33.4539	7-8	124	78	87	91	85	57.19
达日	2022/1/4 7:00	4000	99.4393	33.4539	7-9	108	75	118	88	123	55.99
达日	2022/1/4 7:00	4000	99.4393	33.4539	7-10	107	68	74	91	72	55.23
达日	2022/1/4 7:00	4000	99.4393	33.4539	7-11	113	76	84	86	83	49.33
达日	2022/1/4 7:00	4000	99.4393	33.4539	7-12	98	61	80	87	86	50.09
达日	2022/1/4 7:00	4000	99.4393	33.4539	7-13	98	69	86	88	89	43.43
达日	2022/1/4 7:00	4000	99.4393	33.4539	7-14	105	70	81	86	81	45.90
达日	2022/1/4 7:00	4000	99.4393	33.4539	7-15	106	72	87	82	90	50.00

续表

地点	时间	海拔/m	经度/°E	纬度/°N	编号	收缩压/mmHg	舒张压/mmHg	脉搏/(次/分)	血氧饱和度/%	心率/(次/分)	血容比/%
达日	2022/1/4 7:00	4000	99.4393	33.4539	7-16	115	68	108	94	105	52.46
达日	2022/1/4 7:00	4000	99.4393	33.4539	7-17	95	73	81	91	85	50.34
达日	2022/1/4 7:00	4000	99.4393	33.4539	7-18	101	76	102	87	100	45.28
达日	2022/1/4 7:00	4000	99.4393	33.4539	7-19	104	70	99	86	93	51.69
达日	2022/1/4 7:00	4000	99.4393	33.4539	7-20	83	54	104	90	106	60.21
达日	2022/1/4 7:00	4000	99.4393	33.4539	7-21	111	70	76	94	81	56.49
达日	2022/1/4 7:00	4000	99.4393	33.4539	7-22	124	73	68	88	69	55.50
达日	2022/1/4 7:00	4000	99.4393	33.4539	7-23	127	85	77	90	71	55.83
达日	2022/1/4 7:00	4000	99.4393	33.4539	7-24	111	65	67	91	69	49.00
达日	2022/1/4 7:00	4000	99.4393	33.4539	7-25	105	67	99	88	99	56.99
达日	2022/1/4 7:00	4000	99.4393	33.4539	7-26	115	83	90	89	90	52.52
达日	2022/1/4 7:00	4000	99.4393	33.4539	7-27	89	54	94	85	95	52.55
达日	2022/1/4 7:00	4000	99.4393	33.4539	7-28	133	86	77	87	83	52.97
达日	2022/1/4 7:00	4000	99.4393	33.4539	7-29	102	46	77	89	73	57.04
达日	2022/1/4 7:00	4000	99.4393	33.4539	7-30	107	53	75	87	78	48.22
达日	2022/1/4 7:00	4000	99.4393	33.4539	7-31	93	54	96	90	101	45.64
达日	2022/1/4 7:00	4000	99.4393	33.4539	7-32	105	61	100	88	103	45.83
达日	2022/1/4 7:00	4000	99.4393	33.4539	7-33	95	66	105	86	130	44.31
达日	2022/1/4 7:00	4000	99.4393	33.4539	7-34	81	48	77	87	84	40.48
达日	2022/1/4 7:00	4000	99.4393	33.4539	7-36	113	68	81	87	81	43.12
达日	2022/1/4 7:00	4000	99.4393	33.4539	7-37	90	60	71	87	77	52.54

续表

地点	时间	海拔/m	经度(°E)	纬度(°N)	编号	收缩压/mmHg	舒张压/mmHg	脉搏/(次/分)	血氧饱和度/%	心率/(次/分)	血容比/%
达日	2022/1/4 7:00	4000	99.4393	33.4539	7-38	101	71	81	89	84	47.86
达日	2022/1/4 7:00	4000	99.4393	33.4539	7-39	113	64	77	87	96	38.12
达日	2022/1/4 7:00	4000	99.4393	33.4539	7-1	103	74	107	89	100	47.86
达日	2022/1/4 7:00	4000	99.4393	33.4539	7-2	103	59	98	93	97	57.65
达日	2022/1/5 7:30	4000	99.4393	33.4539	7-3	97	78	79	87	80	
达日	2022/1/5 7:30	4000	99.4393	33.4539	7-4	109	66	96	87	100	
达日	2022/1/5 7:30	4000	99.4393	33.4539	7-5	123	68	67	86	68	
达日	2022/1/5 7:30	4000	99.4393	33.4539	7-6	139	75	87	86	94	
达日	2022/1/5 7:30	4000	99.4393	33.4539	7-7	105	83	71	90	75	
达日	2022/1/5 7:30	4000	99.4393	33.4539	7-8	116	66	96	88	97	
达日	2022/1/5 7:30	4000	99.4393	33.4539	7-9	106	79	92	82	93	
达日	2022/1/5 7:30	4000	99.4393	33.4539	7-10	116	83	109	90	104	
达日	2022/1/5 7:30	4000	99.4393	33.4539	7-11	103	58	68	81	62	
达日	2022/1/5 7:30	4000	99.4393	33.4539	7-12	87	73	86	88	82	
达日	2022/1/5 7:30	4000	99.4393	33.4539	7-13	102	53	81	87	83	
达日	2022/1/5 7:30	4000	99.4393	33.4539	7-14	97	77	107	90	107	
达日	2022/1/5 7:30	4000	99.4393	33.4539	7-15	99	65	88	85	92	
达日	2022/1/5 7:30	4000	99.4393	33.4539	7-16	104	64	78	88	85	
达日	2022/1/5 7:30	4000	99.4393	33.4539	7-17	104	68	105	89	104	
达日	2022/1/5 7:30	4000	99.4393	33.4539	7-18	104	80	85	91	91	
达日	2022/1/5 7:30	4000	99.4393	33.4539	7-19	97	73	102	88	106	

续表

地点	时间	海拔/m	经度(°E)	纬度(°N)	编号	收缩压/mmHg	舒张压/mmHg	脉搏/(次/分)	血氧饱和度/%	心率/(次/分)	血容比/%
达日	2022/1/5 7:30	4000	99.4393	33.4539	7-20	113	83	94	90	93	
达日	2022/1/5 7:30	4000	99.4393	33.4539	7-21	95	62	102	89	95	
达日	2022/1/5 7:30	4000	99.4393	33.4539	7-22	110	71	71	89	70	
达日	2022/1/5 7:30	4000	99.4393	33.4539	7-23	113	75	77	89	77	
达日	2022/1/5 7:30	4000	99.4393	33.4539	7-24	110	77	66	92	66	
达日	2022/1/5 7:30	4000	99.4393	33.4539	7-25	119	70	74	89	74	
达日	2022/1/5 7:30	4000	99.4393	33.4539	7-26	102	71	104	87	102	
达日	2022/1/5 7:30	4000	99.4393	33.4539	7-27	117	88	102	90	105	
达日	2022/1/5 7:30	4000	99.4393	33.4539	7-28	99	59	88	82	85	
达日	2022/1/5 7:30	4000	99.4393	33.4539	7-29	123	75	74	89	78	
达日	2022/1/5 7:30	4000	99.4393	33.4539	7-30	107	60	99	88	97	
达日	2022/1/5 7:30	4000	99.4393	33.4539	7-31	106	57	76	89	72	
达日	2022/1/5 7:30	4000	99.4393	33.4539	7-32	100	62	101	89	94	
达日	2022/1/5 7:30	4000	99.4393	33.4539	7-33	100	56	100	88	126	
达日	2022/1/5 7:30	4000	99.4393	33.4539	7-34	98	63	97	90	91	
达日	2022/1/5 7:30	4000	99.4393	33.4539	7-36	81	43	85	88	89	
达日	2022/1/5 7:30	4000	99.4393	33.4539	7-37	97	65	82	82	81	
达日	2022/1/5 7:30	4000	99.4393	33.4539	7-38	97	70	74	89	76	
达日	2022/1/5 7:30	4000	99.4393	33.4539	7-39	99	73	96	91	91	
达日	2022/1/5 7:30	4000	99.4393	33.4539	7-1	92	56	87	87	102	
达日	2022/1/5 7:30	4000	99.4393	33.4539	7-2	104	75	109	91	115	

续表

地点	时间	海拔/m	经度/(°E)	纬度/(°N)	编号	收缩压/mmHg	舒张压/mmHg	脉搏/(次/分)	血氧饱和度/%	心率/(次/分)	血容比/%
达日	2022/1/5 7:30	4000	99.4393	33.4539	7-3	101	75	109	89	119	
达日	2022/1/6 7:00	4000	99.4393	33.4539	7-4	118	75	87	85	88	
达日	2022/1/6 7:00	4000	99.4393	33.4539	7-5	100	65	89	89	92	
达日	2022/1/6 7:00	4000	99.4393	33.4539	7-6	95	65	80	79	88	
达日	2022/1/6 7:00	4000	99.4393	33.4539	7-7	107	65	86	88	88	
达日	2022/1/6 7:00	4000	99.4393	33.4539	7-8	129	69	72	87	87	
达日	2022/1/6 7:00	4000	99.4393	33.4539	7-9	116	82	92	90	81	
达日	2022/1/6 7:00	4000	99.4393	33.4539	7-10	113	87	86	91	87	
达日	2022/1/6 7:00	4000	99.4393	33.4539	7-11	116	88	110	87	115	
达日	2022/1/6 7:00	4000	99.4393	33.4539	7-12	106	67	84	87	86	
达日	2022/1/6 7:00	4000	99.4393	33.4539	7-13	102	77	82	87	79	
达日	2022/1/6 7:00	4000	99.4393	33.4539	7-14	107	69	100	90	91	
达日	2022/1/6 7:00	4000	99.4393	33.4539	7-15	96	65	94	91	92	
达日	2022/1/6 7:00	4000	99.4393	33.4539	7-16	98	61	82	85	87	
达日	2022/1/6 7:00	4000	99.4393	33.4539	7-17	98	74	100	88	92	
达日	2022/1/6 7:00	4000	99.4393	33.4539	7-18	100	61	94	89	94	
达日	2022/1/6 7:00	4000	99.4393	33.4539	7-19	99	66	88	91	89	
达日	2022/1/6 7:00	4000	99.4393	33.4539	7-20	108	71	85	89	104	
达日	2022/1/6 7:00	4000	99.4393	33.4539	7-21	112	93	110	90	106	
达日	2022/1/6 7:00	4000	99.4393	33.4539	7-22	83	54	90	91	105	
达日	2022/1/6 7:00	4000	99.4393	33.4539	7-23	101	71	108	85	76	

续表

地点	时间	海拔/m	经度/(°E)	纬度/(°N)	编号	收缩压/mmHg	舒张压/mmHg	脉搏/(次/分)	血氧饱和度/%	心率/(次/分)	血容比/%
达日	2022/1/6 7:00	4000	99.4393	33.4539	7-24	111	78	102	92	93	
达日	2022/1/6 7:00	4000	99.4393	33.4539	7-25	133	68	105	86	89	
达日	2022/1/6 7:00	4000	99.4393	33.4539	7-26	117	68	75	87	89	
达日	2022/1/6 7:00	4000	99.4393	33.4539	7-27	104	75	96	86	92	
达日	2022/1/6 7:00	4000	99.4393	33.4539	7-28	115	74	80	87	95	
达日	2022/1/6 7:00	4000	99.4393	33.4539	7-29	102	54	92	84	79	
达日	2022/1/6 7:00	4000	99.4393	33.4539	7-30	132	77	94	92	77	
达日	2022/1/6 7:00	4000	99.4393	33.4539	7-31	110	44	94	88	87	
达日	2022/1/6 7:00	4000	99.4393	33.4539	7-32	109	55	75	84	85	
达日	2022/1/6 7:00	4000	99.4393	33.4539	7-33	95	64	81	89	109	
达日	2022/1/6 7:00	4000	99.4393	33.4539	7-34	102	65	87	87	109	
达日	2022/1/6 7:00	4000	99.4393	33.4539	7-36	100	61	78	87	109	
达日	2022/1/6 7:00	4000	99.4393	33.4539	7-37	83	53	104	88	82	
达日	2022/1/6 7:00	4000	99.4393	33.4539	7-38	106	66	100	84	91	
达日	2022/1/6 7:00	4000	99.4393	33.4539	7-39	101	62	108	86	75	
达日	2022/1/6 7:00	4000	99.4393	33.4539	7-1	100	74	82	88	87	
达日	2022/1/6 7:00	4000	99.4393	33.4539	7-2	109	64	91	84	112	
达日	2022/1/6 7:00	4000	99.4393	33.4539	7-3	109	60	75	90	92	
达日	2022/1/6 7:00	4000	99.4393	33.4539	7-4	99	66	88	92	110	
达日	2022/1/7 7:00	4000	99.4393	33.4539	7-5	107	77	63	89	65	57.30
达日	2022/1/7 7:00	4000	99.4393	33.4539	7-6	103	68	103	87	102	64.53

续表

地点	时间	海拔/m	经度(°E)	纬度(°N)	编号	收缩压/mmHg	舒张压/mmHg	脉搏/(次/分)	血氧饱和度/%	心率/(次/分)	血容比/%
达日	2022/1/7 7:00	4000	99.4393	33.4539	7-7	101	57	82	84	88	61.05
达日	2022/1/7 7:00	4000	99.4393	33.4539	7-8	115	75	93	88	98	61.22
达日	2022/1/7 7:00	4000	99.4393	33.4539	7-9	109	79	72	88	63	61.39
达日	2022/1/7 7:00	4000	99.4393	33.4539	7-10	109	69	77	95	89	59.35
达日	2022/1/7 7:00	4000	99.4393	33.4539	7-11	128	88	94	92	91	59.29
达日	2022/1/7 7:00	4000	99.4393	33.4539	7-12	109	79	110	86	111	60.00
达日	2022/1/7 7:00	4000	99.4393	33.4539	7-13	107	71	80	87	80	59.17
达日	2022/1/7 7:00	4000	99.4393	33.4539	7-14	118	75	85	87	86	54.83
达日	2022/1/7 7:00	4000	99.4393	33.4539	7-15	83	60	98	87	94	54.04
达日	2022/1/7 7:00	4000	99.4393	33.4539	7-16	95	70	106	88	102	43.06
达日	2022/1/7 7:00	4000	99.4393	33.4539	7-17	104	67	94	85	92	50.00
达日	2022/1/7 7:00	4000	99.4393	33.4539	7-18	108	66	87	84	92	53.98
达日	2022/1/7 7:00	4000	99.4393	33.4539	7-19	103	62	110	88	109	56.10
达日	2022/1/7 7:00	4000	99.4393	33.4539	7-20	99	71	84	90	83	52.87
达日	2022/1/7 7:00	4000	99.4393	33.4539	7-21	105	79	109	88	112	49.91
达日	2022/1/7 7:00	4000	99.4393	33.4539	7-22	107	68	87	91	111	52.17
达日	2022/1/7 7:00	4000	99.4393	33.4539	7-23	103	65	94	89	105	61.54
达日	2022/1/7 7:00	4000	99.4393	33.4539	7-24	119	72	85	88	93	57.70
达日	2022/1/7 7:00	4000	99.4393	33.4539	7-25	112	70	87	85	93	55.50
达日	2022/1/7 7:00	4000	99.4393	33.4539	7-26	118	72	85	88	94	89.00
达日	2022/1/7 7:00	4000	99.4393	33.4539	7-27	112	69	90	81	90	50.00

续表

地点	时间	海拔/m	经度(°E)	纬度(°N)	编号	收缩压/mmHg	舒张压/mmHg	脉搏/(次/分)	血氧饱和度/%	心率/(次/分)	血容比/%
达日	2022/1/7 7:00	4000	99.4393	33.4539	7-28	109	63	88	91	93	57.48
达日	2022/1/7 7:00	4000	99.4393	33.4539	7-29	124	82	86	93	87	55.15
达日	2022/1/7 7:00	4000	99.4393	33.4539	7-30	105	67	84	82	87	51.06
达日	2022/1/7 7:00	4000	99.4393	33.4539	7-31	133	85	76	81	82	57.97
达日	2022/1/7 7:00	4000	99.4393	33.4539	7-32	114	53	89	94	74	57.04
达日	2022/1/7 7:00	4000	99.4393	33.4539	7-33	98	55	67	90	92	51.73
达日	2022/1/7 7:00	4000	99.4393	33.4539	7-34	100	69	102	87	92	45.79
达日	2022/1/7 7:00	4000	99.4393	33.4539	7-36	102	66	94	86	102	47.71
达日	2022/1/7 7:00	4000	99.4393	33.4539	7-37	102	79	109	88	112	46.72
达日	2022/1/7 7:00	4000	99.4393	33.4539	7-38	98	58	85	85	75	45.41
达日	2022/1/7 7:00	4000	99.4393	33.4539	7-39	89	63	98	81	92	47.29
达日	2022/1/7 7:00	4000	99.4393	33.4539	7-1	98	66	84	87	83	51.63
达日	2022/1/7 7:00	4000	99.4393	33.4539	7-2	111	84	88	86	88	46.49
达日	2022/1/7 7:00	4000	99.4393	33.4539	7-3	90	50	85	85	90	38.79
达日	2022/1/7 7:00	4000	99.4393	33.4539	7-4	102	63	111	90	110	52.17
达日	2022/1/7 7:00	4000	99.4393	33.4539	7-5	101	55	109	91	109	56.79
达日	2022/1/8 7:00	4000	99.4393	33.4539	7-6	111	72	80	87	81	
达日	2022/1/8 7:00	4000	99.4393	33.4539	7-7	101	75	105	89	113	
达日	2022/1/8 7:00	4000	99.4393	33.4539	7-8	95	62	77	83	83	
达日	2022/1/8 7:00	4000	99.4393	33.4539	7-9	103	68	85	89	84	
达日	2022/1/8 7:00	4000	99.4393	33.4539	7-10	106	54	66	89	61	

续表

地点	时间	海拔/m	经度/(°E)	纬度/(°N)	编号	收缩压/mmHg	舒张压/mmHg	脉搏/(次/分)	血氧饱和度/%	心率/(次/分)	血容比/%
达日	2022/1/8 7:00	4000	99.4393	33.4539	7-11	98	64	84	86	84	
达日	2022/1/8 7:00	4000	99.4393	33.4539	7-12	123	84	73	83	84	
达日	2022/1/8 7:00	4000	99.4393	33.4539	7-13	108	71	93	86	106	
达日	2022/1/8 7:00	4000	99.4393	33.4539	7-14	123	72	77	83	65	
达日	2022/1/8 7:00	4000	99.4393	33.4539	7-15	114	71	79	89	79	
达日	2022/1/8 7:00	4000	99.4393	33.4539	7-16	82	59	90	87	91	
达日	2022/1/8 7:00	4000	99.4393	33.4539	7-17	88	58	103	88	107	
达日	2022/1/8 7:00	4000	99.4393	33.4539	7-18	100	72	84	85	87	
达日	2022/1/8 7:00	4000	99.4393	33.4539	7-19	110	72	87	86	88	
达日	2022/1/8 7:00	4000	99.4393	33.4539	7-20	100	61	107	89	111	
达日	2022/1/8 7:00	4000	99.4393	33.4539	7-21	105	84	81	88	79	
达日	2022/1/8 7:00	4000	99.4393	33.4539	7-22	97	78	104	90	109	
达日	2022/1/8 7:00	4000	99.4393	33.4539	7-23	105	68	114	89	114	
达日	2022/1/8 7:00	4000	99.4393	33.4539	7-24	92	70	109	88	106	
达日	2022/1/8 7:00	4000	99.4393	33.4539	7-25	107	66	75	89	89	
达日	2022/1/8 7:00	4000	99.4393	33.4539	7-26	123	81	74	80	79	
达日	2022/1/8 7:00	4000	99.4393	33.4539	7-27	109	62	71	81	82	
达日	2022/1/8 7:00	4000	99.4393	33.4539	7-28	115	70	74	79	79	
达日	2022/1/8 7:00	4000	99.4393	33.4539	7-29	117	67	71	90	90	
达日	2022/1/8 7:00	4000	99.4393	33.4539	7-30	129	87	71	90	61	
达日	2022/1/8 7:00	4000	99.4393	33.4539	7-31	101	47	82	87	82	

续表

地点	时间	海拔/m	经度(°E)	纬度(°N)	编号	收缩压/mmHg	舒张压/mmHg	脉搏/(次/分)	血氧饱和度/%	心率/(次/分)	血容比/%
达日	2022/1/8 7:00	4000	99.4393	33.4539	7-32	114	79	85	89	89	
达日	2022/1/8 7:00	4000	99.4393	33.4539	7-33	101	59	84	87	87	
达日	2022/1/8 7:00	4000	99.4393	33.4539	7-34	115	62	67	90	73	
达日	2022/1/8 7:00	4000	99.4393	33.4539	7-36	92	63	108	88	106	
达日	2022/1/8 7:00	4000	99.4393	33.4539	7-37	97	67	105	88	105	
达日	2022/1/8 7:00	4000	99.4393	33.4539	7-38	97	70	114	87	115	
达日	2022/1/8 7:00	4000	99.4393	33.4539	7-39	91	59	86	83	81	
达日	2022/1/8 7:00	4000	99.4393	33.4539	7-1	100	67	104	85	106	
达日	2022/1/8 7:00	4000	99.4393	33.4539	7-2	107	78	81	90	81	
达日	2022/1/8 7:00	4000	99.4393	33.4539	7-3	109	73	81	87	82	
达日	2022/1/8 7:00	4000	99.4393	33.4539	7-4	94	58	97	88	106	
达日	2022/1/8 7:00	4000	99.4393	33.4539	7-5	111	74	109	92	107	
达日	2022/1/8 7:00	4000	99.4393	33.4539	7-6	103	62	115	87	113	
达日	2022/1/8 7:00	4000	99.4393	33.4539	7-7	114	76	93	85	94	
达日	2022/1/8 7:00	4000	99.4393	33.4539	7-8	111	91	85	89	88	
达日	2022/1/9 7:00	4000	99.4393	33.4539	7-9	109	59	88	91	88	
达日	2022/1/9 7:00	4000	99.4393	33.4539	7-10	110	66	88	89	94	
达日	2022/1/9 7:00	4000	99.4393	33.4539	7-11	122	70	70	90	65	
达日	2022/1/9 7:00	4000	99.4393	33.4539	7-12	102	72	82	89	90	
达日	2022/1/9 7:00	4000	99.4393	33.4539	7-13	136	86	88	85	81	
达日	2022/1/9 7:00	4000	99.4393	33.4539	7-14	111	87	117	90	118	

续表

地点	时间	海拔/m	经度/(°E)	纬度/(°N)	编号	收缩压/mmHg	舒张压/mmHg	脉搏/(次/分)	血氧饱和度/%	心率/(次/分)	血容比/%
达日	2022/1/9 7:00	4000	99.4393	33.4539	7-15	115	64	89	86	92	
达日	2022/1/9 7:00	4000	99.4393	33.4539	7-16	119	75	89	89	84	
达日	2022/1/9 7:00	4000	99.4393	33.4539	7-17	88	53	93	99	91	
达日	2022/1/9 7:00	4000	99.4393	33.4539	7-18	101	68	106	89	106	
达日	2022/1/9 7:00	4000	99.4393	33.4539	7-19	105	70	80	83	82	
达日	2022/1/9 7:00	4000	99.4393	33.4539	7-20	102	71	93	87	89	
达日	2022/1/9 7:00	4000	99.4393	33.4539	7-21	103	63	111	90	111	
达日	2022/1/9 7:00	4000	99.4393	33.4539	7-22	93	68	91	86	87	
达日	2022/1/9 7:00	4000	99.4393	33.4539	7-23	105	83	102	91	97	
达日	2022/1/9 7:00	4000	99.4393	33.4539	7-24	113	68	115	87	120	
达日	2022/1/9 7:00	4000	99.4393	33.4539	7-25	85	46	127	89	123	
达日	2022/1/9 7:00	4000	99.4393	33.4539	7-26	108	74	74	88	79	
达日	2022/1/9 7:00	4000	99.4393	33.4539	7-27	115	71	82	92	82	
达日	2022/1/9 7:00	4000	99.4393	33.4539	7-28	128	73	83	89	84	
达日	2022/1/9 7:00	4000	99.4393	33.4539	7-29	112	65	76	79	78	
达日	2022/1/9 7:00	4000	99.4393	33.4539	7-30	112	65	75	81	85	
达日	2022/1/9 7:00	4000	99.4393	33.4539	7-31	109	66	75	85	87	
达日	2022/1/9 7:00	4000	99.4393	33.4539	7-32	120	73	71	81	85	
达日	2022/1/9 7:00	4000	99.4393	33.4539	7-33	124	83	80	87	86	
达日	2022/1/9 7:00	4000	99.4393	33.4539	7-34	103	70	77	89	80	
达日	2022/1/9 7:00	4000	99.4393	33.4539	7-36	131	73	80	88	78	

续表

地点	时间	海拔/m	经度(°E)	纬度(°N)	编号	收缩压/mmHg	舒张压/mmHg	脉搏/(次/分)	血氧饱和度/%	心率/(次/分)	血容比/%
达日	2022/1/9 7:00	4000	99.4393	33.4539	7-37	101	70	96	86	93	
达日	2022/1/9 7:00	4000	99.4393	33.4539	7-38	108	70	97	86	94	
达日	2022/1/9 7:00	4000	99.4393	33.4539	7-39	101	68	91	88	103	
达日	2022/1/9 7:00	4000	99.4393	33.4539	7-1	87	52	90	90	123	
达日	2022/1/9 7:00	4000	99.4393	33.4539	7-2	99	66	97	83	97	
达日	2022/1/9 7:00	4000	99.4393	33.4539	7-3	101	72	81	90	83	
达日	2022/1/9 7:00	4000	99.4393	33.4539	7-4	110	73	89	85	85	
达日	2022/1/9 7:00	4000	99.4393	33.4539	7-5	100	46	89	94	89	
达日	2022/1/9 7:00	4000	99.4393	33.4539	7-6	107	59	108	91	104	
达日	2022/1/9 7:00	4000	99.4393	33.4539	7-7	98	58	112	87	117	
达日	2022/1/10 7:00	4000	99.4393	33.4539	7-8	112	79	85	88	85	
达日	2022/1/10 7:00	4000	99.4393	33.4539	7-9	117	69	99	78	94	
达日	2022/1/10 7:00	4000	99.4393	33.4539	7-10	92	66	78	89	82	
达日	2022/1/10 7:00	4000	99.4393	33.4539	7-11	115	70	82	86	80	
达日	2022/1/10 7:00	4000	99.4393	33.4539	7-12	104	60	66	87	69	
达日	2022/1/10 7:00	4000	99.4393	33.4539	7-13	94	61	79	93	91	
达日	2022/1/10 7:00	4000	99.4393	33.4539	7-14	139	67	86	77	86	
达日	2022/1/10 7:00	4000	99.4393	33.4539	7-15	109	77	106	88	103	
达日	2022/1/10 7:00	4000	99.4393	33.4539	7-16	104	75	86	85	78	
达日	2022/1/10 7:00	4000	99.4393	33.4539	7-17	111	81	84	89	83	
达日	2022/1/10 7:00	4000	99.4393	33.4539	7-18	82	48	99	87	93	

续表

地点	时间	海拔/m	经度(°E)	纬度(°N)	编号	收缩压/mmHg	舒张压/mmHg	脉搏/(次/分)	血氧饱和度/%	心率/(次/分)	血容比/%
达日	2022/1/10 7:00	4000	99.4393	33.4539	7-19	96	53	123	81	122	
达日	2022/1/10 7:00	4000	99.4393	33.4539	7-20	109	53	90	84	88	
达日	2022/1/10 7:00	4000	99.4393	33.4539	7-21	103	64	78	81	85	
达日	2022/1/10 7:00	4000	99.4393	33.4539	7-22	102	65	108	89	105	
达日	2022/1/10 7:00	4000	99.4393	33.4539	7-23	94	66	98	90	102	
达日	2022/1/10 7:00	4000	99.4393	33.4539	7-24	94	66	108	89	108	
达日	2022/1/10 7:00	4000	99.4393	33.4539	7-25	100	77	97	89	102	
达日	2022/1/10 7:00	4000	99.4393	33.4539	7-26	103	63	104	89	96	
达日	2022/1/10 7:00	4000	99.4393	33.4539	7-27	107	57	98	85	94	
达日	2022/1/10 7:00	4000	99.4393	33.4539	7-28	122	63	89	84	90	
达日	2022/1/10 7:00	4000	99.4393	33.4539	7-29	112	67	64	82	82	
达日	2022/1/10 7:00	4000	99.4393	33.4539	7-30	108	64	82	89	83	
达日	2022/1/10 7:00	4000	99.4393	33.4539	7-31	112	67	99	87	97	
达日	2022/1/10 7:00	4000	99.4393	33.4539	7-32	109	70	100	86	98	
达日	2022/1/10 7:00	4000	99.4393	33.4539	7-33	113	72	72	82	81	
达日	2022/1/10 7:00	4000	99.4393	33.4539	7-34	133	77	72	89	71	
达日	2022/1/10 7:00	4000	99.4393	33.4539	7-36	122	47	77	86	84	
达日	2022/1/10 7:00	4000	99.4393	33.4539	7-37	138	75	84	88	86	
达日	2022/1/10 7:00	4000	99.4393	33.4539	7-38	101	89	93	89	93	
达日	2022/1/10 7:00	4000	99.4393	33.4539	7-39	111	65	106	84	111	
达日	2022/1/10 7:00	4000	99.4393	33.4539	7-1	105	68	97	88	92	

续表

地点	时间	海拔/m	经度(°E)	纬度(°N)	编号	收缩压/mmHg	舒张压/mmHg	脉搏/(次/分)	血氧饱和度/%	心率/(次/分)	血容比/%
达日	2022/1/10 7:00	4000	99.4393	33.4539	7-2	109	66	90	84	86	
达日	2022/1/10 7:00	4000	99.4393	33.4539	7-3	101	60	101	89	101	
达日	2022/1/10 7:00	4000	99.4393	33.4539	7-4	90	65	84	87	83	
达日	2022/1/10 7:00	4000	99.4393	33.4539	7-5	112	67	92	85	90	
达日	2022/1/10 7:00	4000	99.4393	33.4539	7-6	91	64	80	88	80	
达日	2022/1/10 7:00	4000	99.4393	33.4539	7-7	104	54	99	93	101	
达日	2022/1/10 7:00	4000	99.4393	33.4539	7-8	100	63	106	89	106	
达日	2022/1/10 7:00	4000	99.4393	33.4539	7-9	115	74	79	84	83	53.36
达日	2022/1/11 7:00	4000	99.4393	33.4539	7-10	103	72	101	85	105	52.86
达日	2022/1/11 7:00	4000	99.4393	33.4539	7-11	102	62	84	86	87	56.82
达日	2022/1/11 7:00	4000	99.4393	33.4539	7-12	119	80	86	87	87	56.69
达日	2022/1/11 7:00	4000	99.4393	33.4539	7-13	95	60	71	86	70	62.83
达日	2022/1/11 7:00	4000	99.4393	33.4539	7-14	116	67	84	88	83	59.67
达日	2022/1/11 7:00	4000	99.4393	33.4539	7-15	130	78	79	86	84	55.11
达日	2022/1/11 7:00	4000	99.4393	33.4539	7-16	108	78	115	87	119	55.07
达日	2022/1/11 7:00	4000	99.4393	33.4539	7-17	110	87	83	81	105	58.56
达日	2022/1/11 7:00	4000	99.4393	33.4539	7-18	108	73	74	86	73	57.71
达日	2022/1/11 7:00	4000	99.4393	33.4539	7-19	92	60	99	82	95	54.55
达日	2022/1/11 7:00	4000	99.4393	33.4539	7-20	95	70	96	88	98	51.18
达日	2022/1/11 7:00	4000	99.4393	33.4539	7-21	96	59	76	88	78	51.87
达日	2022/1/11 7:00	4000	99.4393	33.4539	7-22	101	69	87	84	87	49.20

续表

地点	时间	海拔/m	经度(°E)	纬度(°N)	编号	收缩压/mmHg	舒张压/mmHg	脉搏/(次/分)	血氧饱和度/%	心率/(次/分)	血容比/%
达日	2022/1/11 7:00	4000	99.4393	33.4539	7-23	94	60	97	93	97	53.64
达日	2022/1/11 7:00	4000	99.4393	33.4539	7-24	97	72	86	91	87	54.81
达日	2022/1/11 7:00	4000	99.4393	33.4539	7-25	95	70	105	86	112	51.61
达日	2022/1/11 7:00	4000	99.4393	33.4539	7-26	99	78	105	89	105	49.02
达日	2022/1/11 7:00	4000	99.4393	33.4539	7-27	92	61	111	97	97	50.72
达日	2022/1/11 7:00	4000	99.4393	33.4539	7-28	110	60	74	88	79	56.62
达日	2022/1/11 7:00	4000	99.4393	33.4539	7-29	120	79	89	85	82	55.84
达日	2022/1/11 7:00	4000	99.4393	33.4539	7-30	110	61	73	88	84	55.69
达日	2022/1/11 7:00	4000	99.4393	33.4539	7-31	108	59	86	89	87	58.67
达日	2022/1/11 7:00	4000	99.4393	33.4539	7-32	109	70	76	90	94	50.85
达日	2022/1/11 7:00	4000	99.4393	33.4539	7-33	102	69	97	90	93	56.77
达日	2022/1/11 7:00	4000	99.4393	33.4539	7-34	112	61	76	87	67	57.55
达日	2022/1/11 7:00	4000	99.4393	33.4539	7-36	123	73	90	86	103	53.83
达日	2022/1/11 7:00	4000	99.4393	33.4539	7-37	105	51	99	97	96	55.82
达日	2022/1/11 7:00	4000	99.4393	33.4539	7-38	114	73	85	97	93	55.14
达日	2022/1/11 7:00	4000	99.4393	33.4539	7-39	98	62	108	92	113	50.09
达日	2022/1/11 7:00	4000	99.4393	33.4539	7-1	112	84	96	88	106	45.95
达日	2022/1/11 7:00	4000	99.4393	33.4539	7-2	99	84	97	91	97	43.93
达日	2022/1/11 7:00	4000	99.4393	33.4539	7-3	91	60	86	91	87	44.63
达日	2022/1/11 7:00	4000	99.4393	33.4539	7-4	95	67	80	83	92	43.31
达日	2022/1/11 7:00	4000	99.4393	33.4539	7-5	95	54	80	87	82	45.80

续表

地点	时间	海拔/m	经度(°E)	纬度(°N)	编号	收缩压/mmHg	舒张压/mmHg	脉搏/(次/分)	血氧饱和度/%	心率/(次/分)	血容比/%
达日	2022/1/11 7:00	4000	99.4393	33.4539	7-6	95	70	79	86	87	52.49
达日	2022/1/11 7:00	4000	99.4393	33.4539	7-7	88	54	85	87	88	47.85
达日	2022/1/11 7:00	4000	99.4393	33.4539	7-8	104	58	99	92	103	37.59
达日	2022/1/11 7:00	4000	99.4393	33.4539	7-9	104	73	90	88	101	44.92
达日	2022/1/12 7:00	4000	99.4393	33.4539	7-10	119	75	90	88	89	
达日	2022/1/12 7:00	4000	99.4393	33.4539	7-11	100	66	94	88	89	
达日	2022/1/12 7:00	4000	99.4393	33.4539	7-12	88	52	80	85	86	
达日	2022/1/12 7:00	4000	99.4393	33.4539	7-13	116	71	92	86	99	
达日	2022/1/12 7:00	4000	99.4393	33.4539	7-14	95	51	72	88	71	
达日	2022/1/12 7:00	4000	99.4393	33.4539	7-15	91	60	75	88	87	
达日	2022/1/12 7:00	4000	99.4393	33.4539	7-16	125	76	90	91	88	
达日	2022/1/12 7:00	4000	99.4393	33.4539	7-17	123	80	122	88	128	
达日	2022/1/12 7:00	4000	99.4393	33.4539	7-18	112	63	81	88	89	
达日	2022/1/12 7:00	4000	99.4393	33.4539	7-19	121	71	82	86	85	
达日	2022/1/12 7:00	4000	99.4393	33.4539	7-20	82	53	101	84	98	
达日	2022/1/12 7:00	4000	99.4393	33.4539	7-21	97	62	107	87	112	
达日	2022/1/12 7:00	4000	99.4393	33.4539	7-22	93	66	73	88	83	
达日	2022/1/12 7:00	4000	99.4393	33.4539	7-23	110	70	84	84	83	
达日	2022/1/12 7:00	4000	99.4393	33.4539	7-24	114	74	88	93	96	
达日	2022/1/12 7:00	4000	99.4393	33.4539	7-25	99	72	85	90	88	
达日	2022/1/12 7:00	4000	99.4393	33.4539	7-26	94	71	98	88	105	

续表

地点	时间	海拔/m	经度(°E)	纬度(°N)	编号	收缩压/mmHg	舒张压/mmHg	脉搏/(次/分)	血氧饱和度/%	心率/(次/分)	血容比/%
达日	2022/1/12 7:00	4000	99.4393	33.4539	7-27	99	66	97	84	103	
达日	2022/1/12 7:00	4000	99.4393	33.4539	7-28	101	69	94	83	98	
达日	2022/1/12 7:00	4000	99.4393	33.4539	7-29	108	73	67	78	72	
达日	2022/1/12 7:00	4000	99.4393	33.4539	7-30	127	82	88	81	81	
达日	2022/1/12 7:00	4000	99.4393	33.4539	7-31	121	79	66	77	84	
达日	2022/1/12 7:00	4000	99.4393	33.4539	7-32	112	84	73	88	79	
达日	2022/1/12 7:00	4000	99.4393	33.4539	7-33	94	68	88	86	88	
达日	2022/1/12 7:00	4000	99.4393	33.4539	7-34	126	82	75	86	93	
达日	2022/1/12 7:00	4000	99.4393	33.4539	7-36	110	79	73	94	67	
达日	2022/1/12 7:00	4000	99.4393	33.4539	7-37	128	82	81	81	77	
达日	2022/1/12 7:00	4000	99.4393	33.4539	7-38	103	55	76	89	89	
达日	2022/1/12 7:00	4000	99.4393	33.4539	7-39	112	52	89	89	98	
达日	2022/1/12 7:00	4000	99.4393	33.4539	7-1	93	59	110	93	114	
达日	2022/1/12 7:00	4000	99.4393	33.4539	7-2	105	83	94	80	100	
达日	2022/1/12 7:00	4000	99.4393	33.4539	7-3	104	75	95	86	94	
达日	2022/1/12 7:00	4000	99.4393	33.4539	7-4	96	65	74	89	82	
达日	2022/1/12 7:00	4000	99.4393	33.4539	7-5	98	70	94	93	77	
达日	2022/1/12 7:00	4000	99.4393	33.4539	7-6	94	75	88	89	85	
达日	2022/1/12 7:00	4000	99.4393	33.4539	7-7	109	75	82	86	83	
达日	2022/1/12 7:00	4000	99.4393	33.4539	7-8	98	52	90	87	84	
达日	2022/1/12 7:00	4000	99.4393	33.4539	7-9	94	65	98	91	107	

续表

地点	时间	海拔/m	经度(°E)	纬度(°N)	编号	收缩压/mmHg	舒张压/mmHg	脉搏(次/分)	血氧饱和度/%	心率(次/分)	血容比/%
达日	2022/1/12 7:00	4000	99.4393	33.4539	7-10	95	62	104	85	101	
达日	2022/1/13 7:00	4000	99.4393	33.4539	7-11	116	80	90	85	91	
达日	2022/1/13 7:00	4000	99.4393	33.4539	7-12	102	74	107	89	107	
达日	2022/1/13 7:00	4000	99.4393	33.4539	7-13	109	68	74	81	82	
达日	2022/1/13 7:00	4000	99.4393	33.4539	7-14	117	73	88	84	93	
达日	2022/1/13 7:00	4000	99.4393	33.4539	7-15	107	64	70	89	76	
达日	2022/1/13 7:00	4000	99.4393	33.4539	7-16	103	61	83	89	84	
达日	2022/1/13 7:00	4000	99.4393	33.4539	7-17	135	82	97	91	81	
达日	2022/1/13 7:00	4000	99.4393	33.4539	7-18	105	78	105	88	104	
达日	2022/1/13 7:00	4000	99.4393	33.4539	7-19	119	68	81	89	82	
达日	2022/1/13 7:00	4000	99.4393	33.4539	7-20	113	74	85	87	84	
达日	2022/1/13 7:00	4000	99.4393	33.4539	7-21	112	69	73	86	94	
达日	2022/1/13 7:00	4000	99.4393	33.4539	7-22	106	80	82	88	110	
达日	2022/1/13 7:00	4000	99.4393	33.4539	7-23	106	62	74	89	73	
达日	2022/1/13 7:00	4000	99.4393	33.4539	7-24	101	66	74	84	75	
达日	2022/1/13 7:00	4000	99.4393	33.4539	7-25	112	77	108	91	111	
达日	2022/1/13 7:00	4000	99.4393	33.4539	7-26	111	78	88	93	97	
达日	2022/1/13 7:00	4000	99.4393	33.4539	7-27	108	76	103	86	110	
达日	2022/1/13 7:00	4000	99.4393	33.4539	7-28	107	77	104	87	100	
达日	2022/1/13 7:00	4000	99.4393	33.4539	7-29	104	85	101	89	107	
达日	2022/1/13 7:00	4000	99.4393	33.4539	7-30	101	49	79	89	80	

续表

地点	时间	海拔/m	经度(°E)	纬度(°N)	编号	收缩压/mmHg	舒张压/mmHg	脉搏/(次/分)	血氧饱和度/%	心率/(次/分)	血容比/%
达日	2022/1/13 7:00	4000	99.4393	33.4539	7-31	119	79	87	88	80	
达日	2022/1/13 7:00	4000	99.4393	33.4539	7-32	124	75	91	93	93	
达日	2022/1/13 7:00	4000	99.4393	33.4539	7-33	101	66	76	91	111	
达日	2022/1/13 7:00	4000	99.4393	33.4539	7-34	99	67	88	88	87	
达日	2022/1/13 7:00	4000	99.4393	33.4539	7-36	116	73	89	89	100	
达日	2022/1/13 7:00	4000	99.4393	33.4539	7-37	101	61	72	86	75	
达日	2022/1/13 7:00	4000	99.4393	33.4539	7-38	132	77	79	85	81	
达日	2022/1/13 7:00	4000	99.4393	33.4539	7-39	124	72	91	87	85	
达日	2022/1/13 7:00	4000	99.4393	33.4539	7-1	112	59	89	87	93	
达日	2022/1/13 7:00	4000	99.4393	33.4539	7-2	103	69	101	86	99	
达日	2022/1/13 7:00	4000	99.4393	33.4539	7-3	104	68	101	89	90	
达日	2022/1/13 7:00	4000	99.4393	33.4539	7-4	102	69	101	91	96	
达日	2022/1/13 7:00	4000	99.4393	33.4539	7-5	97	68	102	86	93	
达日	2022/1/13 7:00	4000	99.4393	33.4539	7-6	94	60	99	88	99	
达日	2022/1/13 7:00	4000	99.4393	33.4539	7-7	96	70	91	87	89	
达日	2022/1/13 7:00	4000	99.4393	33.4539	7-8	104	85	91	86	95	
达日	2022/1/13 7:00	4000	99.4393	33.4539	7-9	89	51	101	91	100	
达日	2022/1/13 7:00	4000	99.4393	33.4539	7-10	99	71	110	83	98	
达日	2022/1/13 7:00	4000	99.4393	33.4539	7-11	96	75	103	87	109	
达日	2022/1/14 7:00	4000	99.4393	33.4539	7-12	112	80	84	88	84	
达日	2022/1/14 7:00	4000	99.4393	33.4539	7-13	92	72	116		104	

续表

地点	时间	海拔/m	经度(°E)	纬度(°N)	编号	收缩压/mmHg	舒张压/mmHg	脉搏/(次/分)	血氧饱和度/%	心率/(次/分)	血容比/%
达日	2022/1/14 7:00	4000	99.4393	33.4539	7-14	115	84	90	83	88	
达日	2022/1/14 7:00	4000	99.4393	33.4539	7-15	102	72	90	89	90	
达日	2022/1/14 7:00	4000	99.4393	33.4539	7-16	114	59	68	90	67	
达日	2022/1/14 7:00	4000	99.4393	33.4539	7-17	117	63	86	86	71	
达日	2022/1/14 7:00	4000	99.4393	33.4539	7-18	130	93	90	86	92	
达日	2022/1/14 7:00	4000	99.4393	33.4539	7-19	113	86	116	84	127	
达日	2022/1/14 7:00	4000	99.4393	33.4539	7-20	107	92	98	86	117	
达日	2022/1/14 7:00	4000	99.4393	33.4539	7-21	111	77	93	87	89	
达日	2022/1/14 7:00	4000	99.4393	33.4539	7-22	92	66	108	87	110	
达日	2022/1/14 7:00	4000	99.4393	33.4539	7-23	105	80	92	87	90	
达日	2022/1/14 7:00	4000	99.4393	33.4539	7-24	97	69	69	88	70	
达日	2022/1/14 7:00	4000	99.4393	33.4539	7-25	98	66	79	81	87	
达日	2022/1/14 7:00	4000	99.4393	33.4539	7-26	112	77	109	93	105	
达日	2022/1/14 7:00	4000	99.4393	33.4539	7-27	109	78	95	91	93	
达日	2022/1/14 7:00	4000	99.4393	33.4539	7-28	106	88	94	91	105	
达日	2022/1/14 7:00	4000	99.4393	33.4539	7-29	100	69	80	90	97	
达日	2022/1/14 7:00	4000	99.4393	33.4539	7-30	101	71	101	97	83	
达日	2022/1/14 7:00	4000	99.4393	33.4539	7-31	101	59	102	87	104	
达日	2022/1/14 7:00	4000	99.4393	33.4539	7-32	119	76	91	89	94	
达日	2022/1/14 7:00	4000	99.4393	33.4539	7-33	109	82	88	85	91	
达日	2022/1/14 7:00	4000	99.4393	33.4539	7-34	107	68	86	85	81	

续表

地点	时间	海拔/m	经度/(°E)	纬度/(°N)	编号	收缩压/mmHg	舒张压/mmHg	脉搏/(次/分)	血氧饱和度/%	心率/(次/分)	血容比/%
达日	2022/1/14 7:00	4000	99.4393	33.4539	7-36	97	64	105	86	106	
达日	2022/1/14 7:00	4000	99.4393	33.4539	7-37	122	79	87	85	92	
达日	2022/1/14 7:00	4000	99.4393	33.4539	7-38	113	77	78	88	79	
达日	2022/1/14 7:00	4000	99.4393	33.4539	7-39	131	87	81	88	86	
达日	2022/1/14 7:00	4000	99.4393	33.4539	7-1	108	67	102	94	101	
达日	2022/1/14 7:00	4000	99.4393	33.4539	7-2	111	66	78	91	81	
达日	2022/1/14 7:00	4000	99.4393	33.4539	7-3	122	100	98	91	97	
达日	2022/1/14 7:00	4000	99.4393	33.4539	7-4	109	79	101	86	107	
达日	2022/1/14 7:00	4000	99.4393	33.4539	7-5	107	73	1111	105	99	
达日	2022/1/14 7:00	4000	99.4393	33.4539	7-6	100	79	82	84	94	
达日	2022/1/14 7:00	4000	99.4393	33.4539	7-7	107	74	101	83	91	
达日	2022/1/14 7:00	4000	99.4393	33.4539	7-8	91	64	88	84	98	
达日	2022/1/14 7:00	4000	99.4393	33.4539	7-9	107	62	111	83	95	
达日	2022/1/15 7:00	4000	99.4393	33.4539	7-10	114	77	78	85	76	55.66
达日	2022/1/15 7:00	4000	99.4393	33.4539	7-11	51	73	96	89	102	55.50
达日	2022/1/15 7:00	4000	99.4393	33.4539	7-12	109	66	93	88	92	58.76
达日	2022/1/15 7:00	4000	99.4393	33.4539	7-13	102	57	72	82	69	59.07
达日	2022/1/15 7:00	4000	99.4393	33.4539	7-14	96	60	85	87	82	50.55
达日	2022/1/15 7:00	4000	99.4393	33.4539	7-15	123	74	87	81	77	58.58
达日	2022/1/15 7:00	4000	99.4393	33.4539	7-16	106	70	119	89	116	54.23
达日	2022/1/15 7:00	4000	99.4393	33.4539	7-17	112	84	85	90	81	46.62

续表

地点	时间	海拔/m	经度（°E）	纬度（°N）	编号	收缩压/mmHg	舒张压/mmHg	脉搏（次/分）	血氧饱和度/%	心率（次/分）	血容比/%
达日	2022/1/15 7:00	4000	99.4393	33.4539	7-18	85	56	100	84	101	44.68
达日	2022/1/15 7:00	4000	99.4393	33.4539	7-19	97	76	87	85	91	58.58
达日	2022/1/15 7:00	4000	99.4393	33.4539	7-20	92	61	76	86	77	55.50
达日	2022/1/15 7:00	4000	99.4393	33.4539	7-21	96	65	74	86	76	51.05
达日	2022/1/15 7:00	4000	99.4393	33.4539	7-22	95	54	109	95	97	45.47
达日	2022/1/15 7:00	4000	99.4393	33.4539	7-23	97	68	90	89	92	49.81
达日	2022/1/15 7:00	4000	99.4393	33.4539	7-24	102	66	110	90	110	51.39
达日	2022/1/15 7:00	4000	99.4393	33.4539	7-25	106	71	95	89	95	56.88
达日	2022/1/15 7:00	4000	99.4393	33.4539	7-26	103	69	93	83	85	53.67
达日	2022/1/15 7:00	4000	99.4393	33.4539	7-27	113	73	98	87	95	45.45
达日	2022/1/15 7:00	4000	99.4393	33.4539	7-28	106	75	91	88	103	49.91
达日	2022/1/15 7:00	4000	99.4393	33.4539	7-29	91	57	105	87	103	48.62
达日	2022/1/15 7:00	4000	99.4393	33.4539	7-30	108	72	84	88	87	56.68
达日	2022/1/15 7:00	4000	99.4393	33.4539	7-31	98	61	72	86	78	56.99
达日	2022/1/15 7:00	4000	99.4393	33.4539	7-32	96	63	68	89	67	57.97
达日	2022/1/15 7:00	4000	99.4393	33.4539	7-33	87	58	95	85	95	53.44
达日	2022/1/15 7:00	4000	99.4393	33.4539	7-34	94	66	93	87	94	56.49
达日	2022/1/15 7:00	4000	99.4393	33.4539	7-36	112	81	99	85	94.5	58.36
达日	2022/1/15 7:00	4000	99.4393	33.4539	7-37	54	63	84	88	97	56.31
达日	2022/1/15 7:00	4000	99.4393	33.4539	7-38	101	59	100	92	98	55.93
达日	2022/1/15 7:00	4000	99.4393	33.4539	7-39	98.5	64	99	84.5	109	51.56

3. 青藏高原缺氧（低氧）模式动物响应过程测量数据

附表 6-16 青藏高原缺氧（低氧）模式动物响应过程测量数据（72 组）

地点	海拔 /m	干预条件	实验时间	实验动物编号	动脉血氧分压 /mmHg	动脉血氧饱和度 /%	肺动脉压 /mmHg	肺组织含水量 /%
西宁	2200	低氧胁迫 0 天	2019/7/15	X-1	94.0	94.0	24.79	72.1
西宁	2200	低氧胁迫 0 天	2019/7/15	X-2	95.0	95.0	23.21	71.7
西宁	2200	低氧胁迫 0 天	2019/7/15	X-3	94.0	94.0	25.12	72.3
西宁	2200	低氧胁迫 0 天	2019/7/15	X-4	96.0	96.0	25.87	72.4
西宁	2200	低氧胁迫 0 天	2019/7/15	X-5	95.0	95.0	24.66	71.8
西宁	2200	低氧胁迫 0 天	2019/7/15	X-6	96.0	96.0	23.20	72.0
西宁	2200	低氧胁迫 7 天	2019/7/22	X-7	96.0	95.0	22.25	71.5
西宁	2200	低氧胁迫 7 天	2019/7/22	X-8	98.0	96.0	19.20	70.9
西宁	2200	低氧胁迫 7 天	2019/7/22	X-9	97.0	95.0	25.38	72.0
西宁	2200	低氧胁迫 7 天	2019/7/22	X-10	95.0	93.0	22.52	71.7
西宁	2200	低氧胁迫 7 天	2019/7/22	X-11	96.0	94.0	26.10	71.8
西宁	2200	低氧胁迫 7 天	2019/7/22	X-12	94.0	92.0	26.40	71.2
西宁	2200	低氧胁迫 14 天	2019/7/29	X-13	98.0	94.0	24.79	72.1
西宁	2200	低氧胁迫 14 天	2019/7/29	X-14	95.0	93.0	32.90	70.9
西宁	2200	低氧胁迫 14 天	2019/7/29	X-15	96.0	94.0	22.78	71.9
西宁	2200	低氧胁迫 14 天	2019/7/29	X-16	97.0	92.0	20.10	72.0
西宁	2200	低氧胁迫 14 天	2019/7/29	X-17	96.0	95.0	23.86	71.8
西宁	2200	低氧胁迫 14 天	2019/7/29	X-18	95.0	94.0	23.89	72.1
西宁	2200	低氧胁迫 28 天	2019/8/5	X-19	94.0	95.0	26.40	72.0
西宁	2200	低氧胁迫 28 天	2019/8/5	X-20	94.0	94.0	23.64	71.8

续表

地点	海拔/m	干预条件	实验时间	实验动物编号	动脉血氧分压/mmHg	动脉血氧饱和度/%	肺动脉压/mmHg	肺组织含水量/%
西宁	2200	低氧胁迫28天	2019/8/5	X-21	94.0	96.0	25.12	71.9
西宁	2200	低氧胁迫28天	2019/8/5	X-22	94.0	96.0	26.86	72.1
西宁	2200	低氧胁迫28天	2019/8/5	X-23	95.0	93.0	25.78	71.9
西宁	2200	低氧胁迫28天	2019/8/5	X-24	96.0	95.0	23.42	71.9
门源	3200	低氧胁迫0天	2019/7/15	Y-1	94.0	95.0	22.34	72.3
门源	3200	低氧胁迫0天	2019/7/15	Y-2	92.0	94.0	21.90	70.9
门源	3200	低氧胁迫0天	2019/7/15	Y-3	96.0	97.0	24.10	71.2
门源	3200	低氧胁迫0天	2019/7/15	Y-4	95.0	96.0	24.70	72.1
门源	3200	低氧胁迫0天	2019/7/15	Y-5	96.0	93.0	23.50	71.7
门源	3200	低氧胁迫0天	2019/7/15	Y-6	98.0	94.0	23.34	70.9
门源	3200	低氧胁迫7天	2019/7/22	Y-7	76.0	93.6	25.03	73.1
门源	3200	低氧胁迫7天	2019/7/22	Y-8	71.0	91.0	25.90	72.4
门源	3200	低氧胁迫7天	2019/7/22	Y-9	73.0	92.3	27.80	73.5
门源	3200	低氧胁迫7天	2019/7/22	Y-10	75.0	93.9	29.40	72.6
门源	3200	低氧胁迫7天	2019/7/22	Y-11	74.0	93.1	26.19	73.7
门源	3200	低氧胁迫7天	2019/7/22	Y-12	72.0	92.7	26.72	73.4
门源	3200	低氧胁迫14天	2019/7/29	Y-13	66.0	90.1	30.90	74.2
门源	3200	低氧胁迫14天	2019/7/29	Y-14	68.0	91.1	27.80	74.6
门源	3200	低氧胁迫14天	2019/7/29	Y-15	64.0	90.6	29.40	74.7
门源	3200	低氧胁迫14天	2019/7/29	Y-16	65.0	93.3	34.19	74.5
门源	3200	低氧胁迫14天	2019/7/29	Y-17	67.0	87.9	31.59	75.0

续表

地点	海拔/m	干预条件	实验时间	实验动物编号	动脉血氧分压/mmHg	动脉血氧饱和度/%	肺动脉压/mmHg	肺组织含水量/%
门源	3200	低氧胁迫 14 天	2019/7/29	Y-18	66.0	89.2	29.03	74.8
门源	3200	低氧胁迫 28 天	2019/8/5	Y-19	61.0	88.4	34.60	76.2
门源	3200	低氧胁迫 28 天	2019/8/5	Y-20	62.0	87.3	34.50	76.8
门源	3200	低氧胁迫 28 天	2019/8/5	Y-21	60.0	86.2	33.43	76.9
门源	3200	低氧胁迫 28 天	2019/8/5	Y-22	58.0	89.1	33.80	77.2
门源	3200	低氧胁迫 28 天	2019/8/5	Y-23	57.0	88.6	32.08	76.3
门源	3200	低氧胁迫 28 天	2019/8/5	Y-24	59.0	88.3	34.21	77.1
玛多	4200	低氧胁迫 0 天	2019/7/15	M-1	98.0	96.0	21.72	71.3
玛多	4200	低氧胁迫 0 天	2019/7/15	M-2	95.0	96.0	24.11	71.4
玛多	4200	低氧胁迫 0 天	2019/7/15	M-3	96.0	96.0	24.12	71.0
玛多	4200	低氧胁迫 0 天	2019/7/15	M-4	97.0	94.0	24.12	71.6
玛多	4200	低氧胁迫 0 天	2019/7/15	M-5	96.0	93.0	25.09	71.5
玛多	4200	低氧胁迫 0 天	2019/7/15	M-6	95.0	94.0	24.99	72.3
玛多	4200	低氧胁迫 7 天	2019/7/22	M-7	70.0	90.2	30.07	73.5
玛多	4200	低氧胁迫 7 天	2019/7/22	M-8	72.0	89.9	27.30	74.1
玛多	4200	低氧胁迫 7 天	2019/7/22	M-9	71.0	90.7	24.59	74.6
玛多	4200	低氧胁迫 7 天	2019/7/22	M-10	69.0	91.4	26.50	74.2
玛多	4200	低氧胁迫 7 天	2019/7/22	M-11	71.0	89.4	27.76	73.9
玛多	4200	低氧胁迫 7 天	2019/7/22	M-12	67.0	89.3	34.10	74.4
玛多	4200	低氧胁迫 14 天	2019/7/29	M-13	60.0	88.4	34.30	76.3
玛多	4200	低氧胁迫 14 天	2019/7/29	M-14	61.0	89.0	31.00	76.5

续表

地点	海拔/m	干预条件	实验时间	实验动物编号	动脉血氧分压/mmHg	动脉血氧饱和度/%	肺动脉压/mmHg	肺组织含水量/%
玛多	4200	低氧胁迫14天	2019/7/29	M-15	63.0	89.1	33.19	76.8
玛多	4200	低氧胁迫14天	2019/7/29	M-16	59.0	89.2	36.80	77.1
玛多	4200	低氧胁迫14天	2019/7/29	M-17	64.0	86.3	37.84	76.9
玛多	4200	低氧胁迫14天	2019/7/29	M-18	58.0	84.2	35.83	76.4
玛多	4200	低氧胁迫28天	2019/8/5	M-19	50.0	82.1	36.57	79.8
玛多	4200	低氧胁迫28天	2019/8/5	M-20	51.0	80.5	36.70	79.2
玛多	4200	低氧胁迫28天	2019/8/5	M-21	48.0	82.6	34.86	79.6
玛多	4200	低氧胁迫28天	2019/8/5	M-22	47.0	83.3	34.60	78.7
玛多	4200	低氧胁迫28天	2019/8/5	M-23	52.0	84.3	36.82	79.1
玛多	4200	低氧胁迫28天	2019/8/5	M-24	53.0	81.5	35.68	79.0

4. 青藏高原缺氧（低氧）家畜健康响应过程测量数据（40组）

附表6-17 2021年西宁市城北区（海拔2260m）家畜健康响应过程测量

编号	畜舍温度/℃	畜舍湿度/%	氧含量/%	初体重/kg	末体重/kg	呼吸频次/(次/分)	瘤胃MCP浓度/(mg/dL)	瘤胃总挥发酸/(mmol/L)	瘤胃异丁酸/%	瘤胃异戊酸/%	总胆红素/(μmol/L)	血糖/(μmol/L)	谷丙转氨酶/(U/L)
C1	14.07	43.56	20.49	288.0	289.0	13	10.67	57.63	0.0070	0.0066	2.12	3.94	32
C2	14.07	43.56	20.49	267.5	272.5	13	9.39	63.86	0.0072	0.0059	1.43	4.07	34
C3	14.07	43.56	20.49	242.0	245.5	15	4.87	51.38	0.0065	0.0063	2.04	4.07	34
C4	14.07	43.56	20.49	223.0	218.0	12	11.17	51.57	0.0046	0.0026	4.72	3.72	24
C5	14.07	43.56	20.49	302.5	303.0	14	6.89	62.10	0.0051	0.0035	1.72	4.09	28
C6	14.07	43.56	20.49	245.0	245.5	13	7.70	74.50	0.0044	0.0033	3.65	3.93	18

续表

编号	畜舍温度/°C	畜舍湿度/%	氧含量/%	初体重/kg	末体重/kg	呼吸频次/(次/分)	瘤胃MCP浓度/(mg/dL)	瘤胃总挥发酸/(mmol/L)	瘤胃异丁酸/%	瘤胃异戊酸/%	总胆红素/(μmol/L)	血糖/(μmol/L)	谷丙转氨酶/(U/L)
C7	14.07	43.56	20.49	255.5	256.5	13	9.41	66.99	0.0056	0.0046	2.08	3.60	29
C8	14.07	43.56	20.49	225.5	232.5	14	7.39	49.49	0.0070	0.0056	2.57	3.61	25
C9	14.07	43.56	20.49	245.0	240.0	15	10.99	61.98	0.0059	0.0052	1.21	3.58	20
C10	14.07	43.56	20.49	217.0	210.5	14	11.56	66.14	0.0046	0.0046	1.19	3.64	51
Y1	14.07	43.56	20.49	198.0	196.5	18	12.98	92.35	0.0041	0.0067	4.91	3.37	25
Y2	14.07	43.56	20.49	226.0	223.0	20	18.00	72.65	0.0055	0.0081	6.29	4.13	30
Y3	14.07	43.56	20.49	224.5	223.5	18	18.03	82.27	0.0043	0.0061	3.04	3.77	29
Y4	14.07	43.56	20.49	182.0	184.0	19	19.45	81.34	0.0048	0.0056	5.00	3.67	32
Y5	14.07	43.56	20.49	214.0	218.0	13	18.33	85.29	0.0047	0.0064	2.54	3.81	27
Y6	14.07	43.56	20.49	213.0	217.5	16	33.69	83.45	0.0057	0.0080	1.54	4.16	52
Y7	14.07	43.56	20.49	191.5	195.5	13	21.90	67.01	0.0058	0.0075	2.01	4.55	43
Y8	14.07	43.56	20.49	186.5	184.5	21	14.38	79.58	0.0051	0.0058	1.92	4.13	32
Y9	14.07	43.56	20.49	221.0	223.5	18	19.96	86.37	0.0048	0.0063	3.27	4.06	34
Y10	14.07	43.56	20.49	260.0	263.5	16	21.71	98.60	0.0050	0.0076	1.36	4.43	34

附表 6-18 2021 年黄南州河南县（海拔 3800m）家畜健康响应过程测量

编号	畜舍温度/°C	畜舍湿度/%	氧含量/%	初体重/kg	末体重/kg	呼吸频次/(次/分)	瘤胃MCP浓度/(mg/dL)	瘤胃总挥发酸/(mmol/L)	瘤胃异丁酸/%	瘤胃异戊酸/%	总胆红素/(μmol/L)	血糖/(μmol/L)	谷丙转氨酶/(U/L)
C-1	8.50	55.93	20.05	285.0	286.5	13	-4.37	71.31	0.0061	0.0057	1.03	4.00	30
C-2	8.50	55.93	20.05	271.0	269.5	12	2.72	70.22	0.0051	0.0040	0.88	4.30	39
C-3	8.50	55.93	20.05	237.0	248.5	12	1.36	73.04	0.0060	0.0061	0.20	4.06	34
C-4	8.50	55.93	20.05	239.0	234.0	14	1.17	86.82	0.0050	0.0046	1.32	3.67	30

续表

编号	畜舍温度/°C	畜舍湿度/%	氧含量/%	初体重/kg	末体重/kg	呼吸频次/(次/分)	瘤胃MCP浓度/(mg/dL)	瘤胃总挥发酸/(mmol/L)	瘤胃异丁酸/%	瘤胃异戊酸/%	总胆红素/(μmol/L)	血糖/(μmol/L)	谷丙转氨酶/(U/L)
C-5	8.50	55.93	20.05	290.5	287.5	13	4.38	86.58	0.0055	0.0052	2.49	4.11	20
C-6	8.50	55.93	20.05	236.0	241.5	13	4.87	74.32	0.0049	0.0035	1.91	4.03	26
C-7	8.50	55.93	20.05	250.0	250.5	12	2.82	62.85	0.0073	0.0067	0.94	3.84	26
C-8	8.50	55.93	20.05	240.0	227.5	12	6.42	60.92	0.0065	0.0055	0.98	3.77	30
C-9	8.50	55.93	20.05	253.5	260.5	14	5.10	76.23	0.0059	0.0051	0.56	3.65	27
C-10	8.50	55.93	20.05	199.0	202.5	11	3.15	64.22	0.0052	0.0042	—	4.22	47
Y-1	8.50	55.93	20.05	191.5	191.5	11	12.30	78.69	0.0065	0.0094	2.18	4.57	29
Y-2	8.50	55.93	20.05	218.5	221.5	11	13.26	75.74	0.0058	0.0078	2.09	4.93	37
Y-3	8.50	55.93	20.05	217.5	215.5	12	6.09	83.18	0.0063	0.0089	2.31	4.42	35
Y-4	8.50	55.93	20.05	172.5	174.0	11	1.56	98.44	0.0044	0.0056	3.53	3.85	42
Y-5	8.50	55.93	20.05	194.0	205.5	9	11.09	64.00	0.0056	0.0069	1.92	4.34	29
Y-6	8.50	55.93	20.05	198.5	200.0	10	11.30	70.24	0.0055	0.0062	1.31	3.80	50
Y-7	8.50	55.93	20.05	185.0	184.5	9	14.39	78.95	0.0067	0.0086	1.49	4.52	49
Y-8	8.50	55.93	20.05	180.0	181.5	11	9.02	72.52	0.0063	0.0076	0.79	4.33	45
Y-9	8.50	55.93	20.05	215.0	213.0	11	12.64	79.26	0.0059	0.0075	1.58	4.66	38
Y-10	8.50	55.93	20.05	270.0	264.5	12	6.80	91.34	0.0062	0.0106	1.74	4.30	46

注：(1) 样本编号中 C 表示黄牛，Y 表示牦牛。
(2) 西宁市城北区测量点位于青海大学畜牧兽医科学院，海拔2260m，116.4134°E，39.9109°N，为青藏高原较低海拔测量点，测量时间为2021年3月24日～4月24日。
(3) 黄南州河南县测量点位于河南县雪多牦牛养殖基地，海拔3800m，101.8106°E，34.6143°N，为青藏高原较高海拔测量点，测量时间为2021年4月25日～5月24日。